U0267478

手和腕关节手术技术

OPERATIVE TECHNIQUES: HAND AND WRIST SURGERY

（第 3 版）

手和腕关节手术技术

OPERATIVE TECHNIQUES: HAND AND WRIST SURGERY

（第3版）

原　　著　Kevin C. Chung

主　　译　陈山林

副 主 译　刘　波　郭　阳　李文军　朱　瑾

翻译秘书　沈　杰　王　瑶

译　　者〔按姓氏汉语拼音排序〕

白　帆　陈山林　郜永斌　郭　阳

黄志峰　李　斌　李　峰　李文军

栗鹏程　刘　波　刘　畅　刘　坤

刘　路　苗荷佳　荣艳波　孙丽颖

童德迪　王志新　武竞衡　薛云皓

杨　辰　杨　勇　殷耀斌　朱　瑾

北京大学医学出版社

SHOU HE WAN GUANJIE SHOUSHU JISHU (DI 3 BAN)

图书在版编目（CIP）数据

手和腕关节手术技术：第3版/（美）凯文·庄
(Kevin C. Chung) 著；陈山林主译. – 北京：北京大学
医学出版社，2021.1
书名原文：Operative Techniques: Hand and Wrist
Surgery
ISBN 978-7-5659-2319-7

Ⅰ.①手… Ⅱ.①凯… ②陈… Ⅲ.①手—外科手术
②腕关节—外科手术 Ⅳ. ①R658.2 ②R687.4

中国版本图书馆CIP 数据核字(2020) 第 223785 号

北京市版权局著作权合同登记号：图字：01-2020-5187

Elsevier (Singapore) Pte Ltd.
3 Killiney Road, #08-01 Winsland House I, Singapore 239519
Tel: (65) 6349-0200; Fax: (65) 6733-1817

手和腕关节手术技术（第3版）

主　　译：陈山林
出版发行：北京大学医学出版社
地　　址：（100083）北京市海淀区学院路38号　北京大学医学部院内
电　　话：发行部 010-82802230；图书邮购 010-82802495
网　　址：http : //www.pumpress.com.cn
E – mail : booksale@bjmu.edu.cn
印　　刷：北京信彩瑞禾印刷厂
经　　销：新华书店
责任编辑：刘 燕　冯智勇　　责任校对：靳新强　　责任印制：李 啸
开　　本：889 mm×1194 mm　1/16　印张：58.25　字数：1700 千字
版　　次：2021 年 1 月第 1 版　2021 年 1 月第 1 次印刷
书　　号：ISBN 978-7-5659-2319-7
定　　价：650.00 元

版权所有，违者必究
（凡属质量问题请与本社发行部联系退换）

我十分荣幸地为我的教科书中文版作序。《手和腕关节手术技术（第3版）》已然成为手外科领域的权威教科书。它通过大量照片和示意图，以高度清晰且图文并茂的方式向读者勾勒出了手外科手术的全貌。翻译一部如此重量级的教科书需要译者们付出经年的努力。我很高兴地看到北京积水潭医院手外科作为中国首屈一指的手外科中心能够肩负重任、砥砺前行，承担起为中国手外科医师翻译这部教科书的巨大挑战。

手外科是一门整合了整形外科、骨科和普外科等多门学科的复杂专业。想要成为一名技术全面的手外科医师，必须思路清晰，思考时条理分明，并设计出能解除患者病痛及治疗损伤的手术方案。在这部著作中，我努力地提供指导，积极地分享我认为安全且可实现预期效果的手术，而不是那些无法经受时间考验的手术。这部教科书的设计理念在于在读者与我之间构架起一座沟通的桥梁，模拟了我在现场指导外科手术的场景，借此读者可获得身临其境的个性化辅导。本书中的所有手术皆源于我的亲身经历。这一切都是用来阐述这些手术的本质如何，以便协助术前准备和手术实施。

中国在手外科和显微外科领域做出了巨大贡献。只有通过诚挚的友谊和充分的信任，我们才能不断地促进思想和观念的交流与分享，从而为患者提供高质量的医疗服务。我十分感激并期待您在阅读本书时能享受其中。作为领路人，我将谦卑地将这部书呈现给您，为您开启学习这一伟大专业的美妙旅程。

Kevin C. Chung，医学博士，理学硕士

第75任美国手外科学会主席

《整形与修复重建外科杂志》候任主编

译者前言

《手和腕关节手术技术》是手外科领域经典手术技巧方面的著作之一，一直受到北美手外科和整形外科医师的极力推荐，更是各级医师必备的权威教科书。全书介绍的每种手术技术都包涵了手术适应证、治疗的选择、术前准备、手术解剖、手术操作与要点以及术后处理和预后等内容。原书采用大量手术照片和示意图对手术步骤进行一一详解，并对重要的手术解剖和关键点采用彩色插图予以突出，有利于读者的学习和理解，具有很强的实用性。每章后均有重要文献的概述，有利于读者深入阅读和理解。

Kevin C. Chung 教授和著者们通过这本书毫无保留地分享了他们独特的并在实践中取得的可靠、良好结果的手术方法，并期望能将这些最常用的手术方法奉献给全世界的各位同行，以作为实用指南。Kevin C. Chung 教授是美国密西根大学手外科中心的主任、第 75 届美国手外科医师学会（American Society for Surgery of Hand, ASSH）主席以及《整形与修复重建外科杂志》（*Journal of Plastic and Reconstructive Surgery*）候任主编。他勤奋、博学、严谨，在专著撰写数量上无人能与之相媲美。对于本书中的每一种手术技术，他都亲力亲为，由此可窥一斑。他在专业领域的造诣和在学术领域的名誉都是这本著作质量的最好保证。正是因为每次阅读此书都带来的身心愉悦，以及对 Kevin C. Chung 教授本人 100% 的信任，我们才决定再次翻译第 3 版。相信这本书一定会对您的临床工作有所裨益。

在此书付梓之际，感谢精心翻译书稿的每一位成员。在翻译中我们力求使译文做到既符合国内读者的语言习惯，又不失原著风采。但由于我们的语言能力尚有不足，文中难免出现不足与疏漏之处，恳请读者予以谅解和指正。衷心希望该书能成为国内读者喜爱的专业性书籍，成为手外科医师的"亲密伴侣"。

陈山林

2021 年 1 月

欢迎翻开《手和腕关节手术技术（第 3 版）》。有一种普遍的观点认为，新版本只更新了相关信息，而没有在结构上做出改变。然而，本书第 3 版有所不同，因为我们对每一章都重新撰写并扩充，并增加了新的图片，为安全、有效地开展手术操作提供了坚实的基础。在过去两年里，我和我的团队精心收集了图片来完善本书，以期始终保持较高的质量。所有手术都是由我和在密歇根大学的同事完成。我的国际学者及工作人员团队参与了组织策划。我相信这本书会满足读者对我们团队工作的高度期待。

当以客座教授的身份访问世界各地时，我在许多书店看到了这本书。很多读者来找我分享对这本书的喜爱，正是这样的鼓励和热情激励着我，让我撰写第 3 版，从而为我们的患者提供最好的治疗。几年来，我一直在紧张地编写，为它细致的插画和图片、清晰的科学写作设定标准，并力图涵盖手外科的所有手术操作。尽管读者可能已经购买了第 1 版或第 2 版，但第 3 版对前几版进行了知识补充，目的是使这三版书籍能够"无缝连接"，成为手外科领域的手术百科全书。希望读者和我一样珍惜此书。最后，本书的编写要归因于广大读者的鼓励和鞭策。

编写这样一本教科书需要每一个参与者付出很多不懈的努力。我想感谢我信任的助手 Brianna Maroukis 和 Helen Huetteman。正是通过她们的共同努力，使这本书的出版成为现实。此外，我的国际学者 Nasa Fujihara、Yuki Fujihara、Sirichai Kamnerdnakta、Taichi Saito 和 Michiro Yamamoto 精心拍摄了每一张图片，并花了无数时间整理图片和插画。我还要感谢 Elsevier 的 Taylor Ball。她与我合作编写了本书的所有三个版本。如果没有她的奉献精神，这本书将无法按时且全面地呈现给读者。感谢 Elsevier 的 Dolores Meloni。正是他向 Elsevier 的领导层力荐，使本书第 3 版代表了出版界最具创意和最全面的产品。最后，我要向我的患者致敬。他们是我最好的导师。我从他们和他们的家属身上学到了很多。在我的诊所里，每一位患者都有术前、术中和术后的照片。这样我可以回顾他们的治疗过程，通过评估治疗结果，反思和总结治疗心得。有人问我：谁是我最好的导师？我毫不犹豫地回答：我的患者。

我永远感谢读者对本系列教科书的关心和支持。我期待着在您的书架上看到这本教科书。如果我们在国内或国际会议上相遇，恳请赏光会面，以便我能亲自感谢您的友情和鼓励。

Kevin C. Chung，医学博士，理学硕士

原著序

我很荣幸为我的好友兼同行 Kevin C. Chung 博士的著作——《手和腕关节手术技术》第 3 版作序。相信目前手外科及整形外科的读者都已经了解密歇根大学 Charles BG de Nancrede 外科学、整形外科和骨科学教授——Kevin C. Chung 博士。虽然 Kevin C. Chung 博士已经发表了 400 多篇同行评议论文，出版了 200 多章节专业书籍以及 18 本教科书，但本书可以称得上是其最优秀的作品。何出此言呢? 因为它在普适性、简洁性、全面性和现代性四个方面均有贡献，堪称经典。

本文在格式及行文上整齐划一。Kevin C. Chung 博士专业的声音具有突破性。作为《手外科与整形修复外科杂志》(*Journal of Hand Surgery and Plastic & Reconstructive Surgery* ）的资深编辑，Kevin C. Chung 博士的写作风格是简洁明快的。

一本好用的教科书应该做到简洁。本书的每一章均有适应证、临床检查和手术解剖的关键点版块。这是一本基于操作的教科书，每一个关键步骤都是以逐步的操作指南形式呈现。我认同 Kevin C. Chung 博士的教学方式。这样的教学形式最有益于手术教学。本书的图片简洁明快地展示了重要的解剖结构。每章后提供了经典参考文献，可以辅助读者学习。

最重要的是，这本书是全面而紧跟时代的。本书共有 105 章，全部内容都来源于 Kevin C. Chung 博士在手外科所有领域的大量经验。虽然很多手外科医师专攻于某一特定领域，但 Kevin C. Chung 博士及他的团队以其在手外科所有领域的工作——从先天畸形，到复杂的桡骨远端骨折及显微外科重建等而闻名国际。他所从事的工作是动态的，因此，本书第 3 版更新了一些新型技术，如经皮小针刀和神经移植术等。

很少有作者能够独立地通过一本教科书深入浅出地呈现手外科学的临床经验。但 Kevin C. Chung 博士尽善尽美地做到了。本书第 3 版已经十分完善，我愿意将这本经典教科书推荐给自己的实习医师。

James Chang, MD

整形与修复外科主任

Johnson & Johnson 外科与骨科学特聘教授

斯坦福大学医学中心

第 72 届美国手外科医师学会主席（2017—2018 ）

谨将本书献给Chin-Yin和William，并纪念我的岳母Chun-Huei

原著者名单

Joshua M. Adkinson, MD
Assistant Professor of Surgery
Division of Plastic Surgery
Riley Children's Hospital
Indiana University School of Medicine
Indianapolis, Indiana

Matthew Brown, MD
Hand Fellow
Section of Plastic Surgery
Department of Surgery
University of Michigan
Ann Arbor, Michigan

Kevin C. Chung, MD, MS
Chief of Hand Surgery
    University of Michigan Health System
Charles B. G. de Nancrede
    Professor of Plastic Surgery and
    Orthopaedic Surgery
Assistant Dean for Faculty Affairs
Associate Director of Global REACH
University of Michigan Medical School
Ann Arbor, Michigan

Yuki Fujihara, MD
International Research Fellow
Section of Plastic Surgery
Department of Surgery
University of Michigan
Ann Abor, Michigan;
Department of Hand Surgery
Nagoya University Graduate School
    of Medicine
Nagoya, Japan

Nasa Fujihara, MD
International Research Fellow
Section of Plastic Surgery
Department of Surgery
University of Michigan
Ann Arbor, Michigan;
Department of Hand Surgery
Nagoya University Graduate School of
    Medicine
Nagoya, Japan

Aviram M. Giladi, MD, MS
Resident
Section of Plastic Surgery
Department of Surgery
University of Michigan
Ann Arbor, Michigan

Steven C. Haase, MD, FACS
Associate Professor of Surgery
Section of Plastic Surgery
Associate Professor of Orthopaedic
    Surgery
University of Michigan Medical School
Ann Arbor, Michigan

Sirichai Kamnerdnakta, MD
International Research Fellow
Section of Plastic Surgery
Department of Surgery
University of Michigan
Ann Arbor, Michigan;
Division of Plastic Surgery
Department of Surgery
Faculty of Medicine
Siriraj Hospital
Mahidol University
Salaya, Thailand

Brian P. Kelley, MD
Resident
Section of Plastic Surgery
Department of Surgery
University of Michigan
Ann Arbor, Michigan

Brett Michelotti, MD
Hand Fellow
Section of Plastic Surgery
Department of Surgery
University of Michigan
Ann Arbor, Michigan

Taichi Saito, MD, PhD
International Research Fellow
Section of Plastic Surgery
Department of Surgery
University of Michigan
Ann Arbor, Michigan;
Orthopaedic Surgery Section
Okayama University
Okayama, Japan

Erika Davis Sears, MD, MS
Assistant Professor of Surgery
Section of Plastic Surgery
Department of Surgery
University of Michigan Medical School
Ann Arbor, Michigan

Jennifer F. Waljee, MD, MPH, MS
Assistant Professor
Section of Plastic Surgery
Department of Surgery
University of Michigan Medical School
Ann Abor, Michigan

Guang Yang, MD
Associate Professor
Department of Hand Surgery
China-Japan Union Hospital of
    Jilin University
Changchun, Jilin Province, Peoples'
    Republic of China

目　录

第六篇　神经疾病

第七篇　肌腱疾病

第八篇　皮瓣和显微手术

第一篇

麻醉和急诊手术操作

第一章

手部麻醉

Aviram M. Giladi、Kevin C. Chung 著　刘　畅 译　郭　阳 审校

适应证

- 术后镇痛。
- 外伤后辅助功能评估。
- 急诊室内的床旁操作。
- 手部小手术操作（"充分清醒"手部手术）。
- 在高危患者中减少或避免使用镇静或气道装置。
- 用于术中需要检查活动的手术操作（肌腱松解和扳机指松解等）。

临床检查

麻醉药品

- 利多卡因是应用最广泛的麻醉药品——3~5 min 起效，持续作用60~120 min。
- 布比卡因（麻卡因）通常也用于长时间镇痛（400~450 min），但起效需要15 min 或更长时间。
- 在手或手指手术中将肾上腺素和局部麻醉药混合（1∶200 000 甚至1∶100 000）不是禁忌。此举可以增加麻醉作用时间并辅助减少出血。

手术解剖

- 图 1.1 图示了手背的感觉神经分布。
- 图 1.2 图示了桡神经、正中神经和尺神经的位置。桡神经在桡骨茎突区域跨过腕关节。单纯感觉支在桡骨茎突近侧分出，跨过腕关节后分出几束主要分支，走行于从茎突掌侧至尺背侧第三掌骨之间的皮下组织内（图 1.3A、B）。
- 正中神经在腕管内跨过腕关节，掌侧皮支走行在腕关节的同一区域水平，但更为浅表。神经走行在掌长肌（palmaris longus, PL）和桡侧腕屈肌（flexor carpi radialis, FCR）的肌腱之间。对于有掌长肌的患者，此肌腱可以用于辅助注射定位。
  - 要识别掌长肌，嘱患者拇指与环指或小指对捏，观察绷起的肌腱（图 1.4A、B）。
  - 如果无法识别或定位，则可以采用桡侧腕屈肌腱的尺侧缘作为标记。
- 尺神经在尺侧腕屈肌腱豆骨止点（神经进入 Guyon 管之前）的近侧区域内跨过腕关节。
  - 尺动脉在神经及尺侧腕屈肌（flexor carpi ulnaris, FCU）桡侧。
  - 背侧感觉支在腕关节水平也同样走行在尺侧腕屈肌的尺侧，较尺神经主干更为浅表（图 1.5）。
- 指总神经走行在掌骨之间。在远掌横纹水平，掌指关节近侧 1 cm 处，对指总神经进行阻滞可麻醉多根手指。

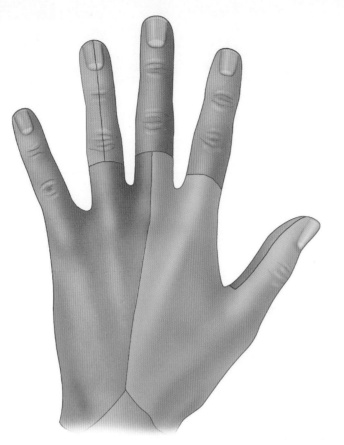

图 1.1

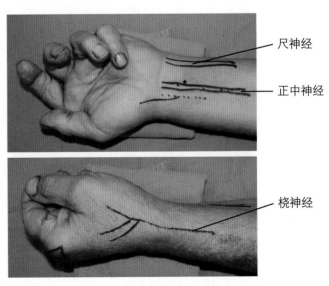

尺神经

正中神经

桡神经

图 1.2

桡浅神经

尺神经背侧皮支

正中神经

尺神经

- 每根手指在桡、尺两侧均有掌侧和背侧神经（总共四根指神经）。掌侧支较大，在手指内位于伴行的指动脉掌侧。掌侧支在每个指蹼的近侧从指总神经发出，进入手指（图 1.6）。

体位

患者仰卧，将上肢伸直，手背向下置于手术桌。此体位容易实施神经阻滞，特别是正中神经阻滞。其实只要腕关节和肘关节可以活动，这些阻滞通常可以在上肢和手多种不同的体位上实施。

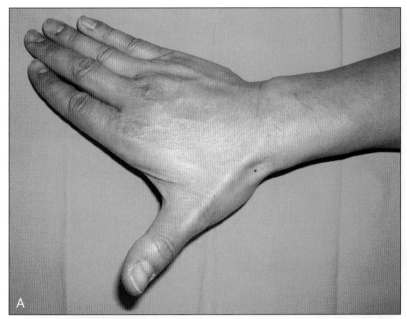

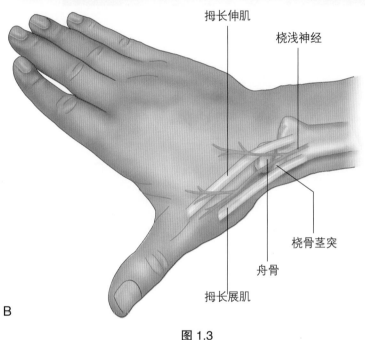

拇长伸肌

桡浅神经

桡骨茎突

舟骨

拇长展肌

图 1.3

手术操作：桡神经阻滞

第一步

从掌侧开始，注射于桡动脉桡侧（沿前臂或腕关节的桡侧缘），位于桡骨茎突的近侧，注于皮下水平。为了避免动脉内注射，在注射前回抽，确保针头不在桡动脉内（图 1.7）。

第二步

调整位置，沿桡骨桡侧缘向背侧移动针头，至桡骨茎突区域，再次注射至皮下水平。

第三步

- 继续沿背侧皮下注射，越过茎突，向尺侧直至第三掌骨延长线的区域。

桡神经阻滞：第一步手术要点
- 在腕关节水平的桡神经阻滞，本质上是桡骨茎突附近区域的浅表阻滞（图 1.8）。 - 在第一和第二伸肌间室以及鼻烟窝的浅层进行阻滞。

桡神经阻滞：第一步手术注意
神经分支走行在皮下水平，对于此阻滞没有必要进行深方注射。

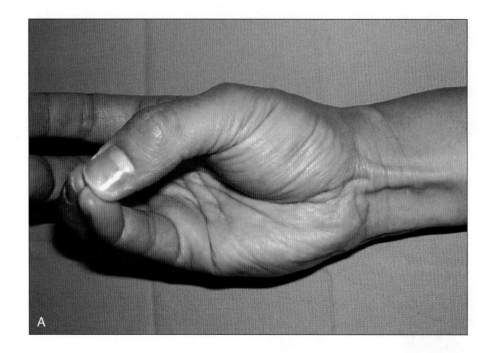

A

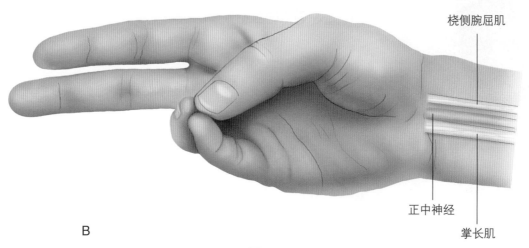

桡侧腕屈肌

正中神经

掌长肌

B

图 1.4

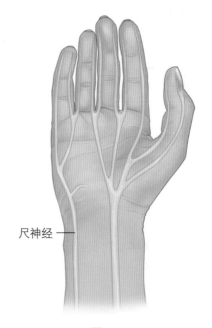

尺神经

图 1.5

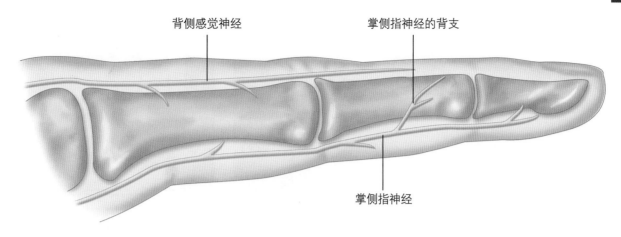

背侧感觉神经　　掌侧指神经的背支

掌侧指神经

图 1.6

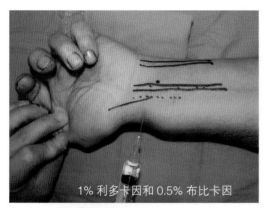

1% 利多卡因和 0.5% 布比卡因

图 1.7

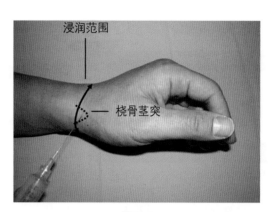

浸润范围

桡骨茎突

图 1.8

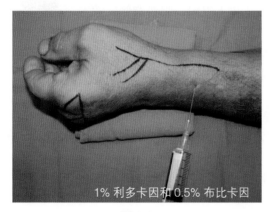

1% 利多卡因和 0.5% 布比卡因

图 1.9

- 也可以向近端轻微移动，确保对腕骨有足够的阻滞（图 1.9 ）。

手术操作：正中神经阻滞

第一步
在掌长肌和桡侧腕屈肌间确定神经位置（或紧靠桡侧腕屈肌的尺侧）。进入约 1 cm 深，通过屈肌腱膜，浸润约 5 ml 局部麻醉药。

第二步
缓慢退出，在腱膜表面注入少量药物，阻滞掌皮支。

桡神经阻滞：第三步手术要点
- 此手术操作需要多个注射位置，对于腕关节不同的曲度既覆盖足够区域，又同时避免注射过深。
- 此处注射需要更多的麻醉药，采用 10 ml 药物，以达到整个区域的完全浸润。

正中神经阻滞：第一步手术要点
- 注射在腕关节近侧横纹水平，与尺骨茎突平齐（图 1.10 ）。
- 屈曲或者伸直手指，观察针头是否"摇摆"。这样可以确定位于腕管入口的位置。

正中神经阻滞：第一步手术注意
- 正中神经阻滞的深度为浅表水平。在解剖部分描述的标记点对于定位神经是非常重要的。

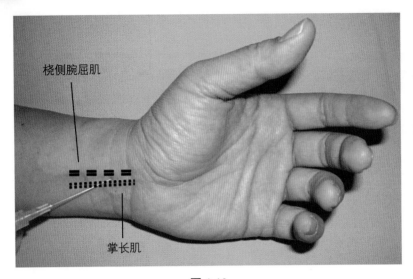

桡侧腕屈肌

掌长肌

图 1.10

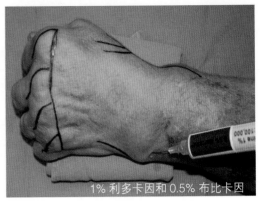

1% 利多卡因和 0.5% 布比卡因

图 1.11

尺神经阻滞：第一步手术要点

尺神经阻滞可以在尺侧腕屈肌的桡侧或尺侧进行。然而，我们更偏爱尺侧入路，可以避免注入尺动脉的风险。

掌骨间阻滞：第一步手术要点

- 注射点位于远侧掌横纹，在掌指关节近侧。
- 入路可以是掌侧或背侧，很多报道指出使用背侧入路的患者不适更少。

皮下指神经阻滞：第一步手术要点

- 如果不需要手背麻醉，一些情况下需要掌侧单次注射技术。在掌侧面，紧靠掌指纹近侧进行单次注射。可将针头移动至指蹼桡侧缘，然后缓慢后退，再次定位向尺侧，这样可以实现一次穿刺两侧注射。
- 然而，我们推荐的方式是在背侧皮下注射一个皮丘，然后垂直进入已麻醉的皮丘区域，再控制针头向尺侧和桡侧（与"单侧注射"技术类似），可以减少多余的皮肤注射位置。

皮下指神经阻滞：第一步手术注意

- 关于背侧或是掌侧入路是有争议的，很多人更推荐背侧，因为疼痛更轻。
- 只通过掌侧的技术通常需要在手指背侧皮下注射一个皮丘，用以阻滞指背神经。

手术操作：尺神经阻滞

第一步

确定尺侧腕屈肌，移向肌腱的尺背侧（图 1.11）

第二步

- 在尺骨远端平面插入针头，于尺侧腕屈肌的下方滑动（肌腱的尺背侧）。
- 在此平面注入约 5 ml 麻醉药。

第三步

缓慢退出，再次注入皮下组织，阻滞背侧感觉支。

手术操作：指神经阻滞

指神经阻滞可以采用多种方式。

第一步：掌骨间阻滞

- 如果目的是阻滞邻近两指神经，可以采用掌骨间阻滞（也称经掌骨阻滞）技术（图 1.12、1.13）。
- 在相应两侧的指蹼处，沿掌骨颈注射，阻滞指总神经（图 1.14）。

第一步：皮下阻滞

- 阻滞单侧指神经，可以采用皮下阻滞技术。
- 在指蹼处，沿手指近端桡尺侧浸润（图 1.15）。

第一步：经鞘管阻滞

- 另外，也可采用鞘管内阻滞技术进行指神经阻滞，注射入屈肌腱鞘。
- 在掌指横纹水平处注射（图 1.16）。

第二步：经鞘管阻滞

直接插入针头至骨头，然后缓慢后退，同时推注直至阻力消失——这个平面位于骨膜与肌腱之间（图 1.17）。

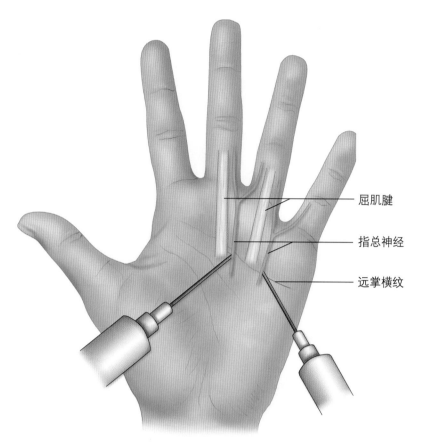

屈肌腱

指总神经

远掌横纹

图 1.12

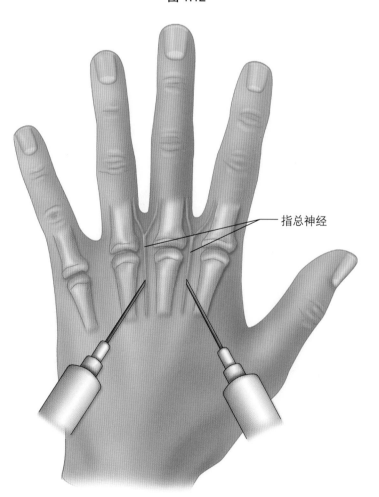

指总神经

图 1.13

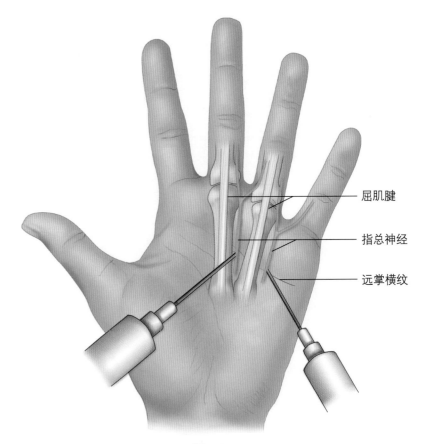

屈肌腱

指总神经

远掌横纹

图 1.14

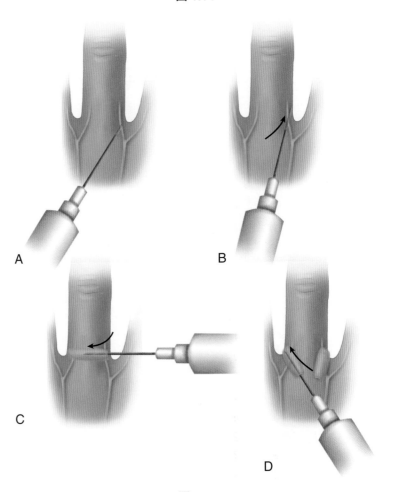

图 1.15

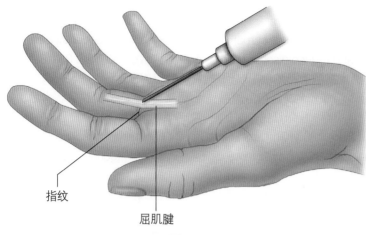

指纹

屈肌腱

图 1.16

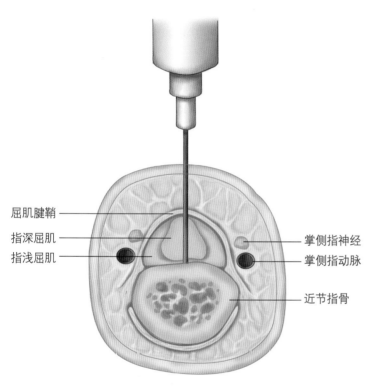

屈肌腱鞘

指深屈肌

指浅屈肌

掌侧指神经

掌侧指动脉

近节指骨

图 1.17

术后护理和预后

- 大部分阻滞可以提供足够的目标区域疼痛和锐痛的减轻。
- 阻滞的持续时间依赖于使用的麻醉药品，如前所述。

循证文献

Bas H, Kleinert JM. Anatomic variations in sensory innervation of the hand and digits. *J Hand Surg Am*. 1999; 24: 1171-84.

对 30 例新鲜尸体手标本进行了解剖，研究感觉神经的走行及相互的交通支。作者在腕横韧带稍远侧发现正中神经及尺神经的交通支。在 62% 的标本中指总神经在 A1 滑车水平发出背侧分支。在拇指及小指此背侧分支支配至指甲水

术后注意

- 神经损伤是不常见的，尤其在指神经阻滞中。然而，如果发生，通常在 4 周内将会缓解。仅仅需要患者支持和再次检查确认。在非常罕见的完全或近完全神经麻痹中，需要进一步评估以除外新发的神经压迫。
- 对于局部麻醉引起的中毒反应，尽管采用这些小剂量是异常罕见的，但如果患者有中枢神经系统和心血管系统改变，还是应该考虑。

平（Ⅳ级证据）。

Gebhard RE, Al-Samsam T, Greger J, Khan A, Chelly JE. Distal nerve blocks at the wrist for outpatient carpal tunnel surgery offer intraoperative cardiovascular stability and reduce discharge time. *Anesth Analg* 2002; 95: 351-5.

对 62 例实施腕管手术的患者回顾性研究比较了 Bier 阻滞、外周神经（正中和尺神经）阻滞和全身麻醉。外周神经阻滞术中心血管更稳定，术后从麻醉恢复室离开得更早（Ⅳ级证据）。

Hung VS, Bodavula VKR, Dubin NH. Digital anesthesia: comparison of the efficacy and pain associated with three digital nerve block techniques. *J Hand Surg Br*. 2005;30:581-4.

对 50 名健康志愿者应用三种不同的麻醉方法进行指神经阻滞，采用随机对照单盲的方法比较了麻醉起效的时间、不适感以及患者对不同麻醉方法的偏好。经掌骨指神经阻滞的起效时间明显超过其他两种方法。40% 的受试者在经鞘管注射的 24～72 h 内有明显不适感。43% 的患者更愿意选择皮下注射作为麻醉方法（Ⅰ级证据）。

Low CK, Vartany A, Engstrom JW, Poncelet A, Diao E. Comparison of transthecal and subcutaneous single-injection digital block techniques. *J Hand Surg* 1997;22:901-5.

对 142 名患者采用随机双盲研究对比了经鞘管指神经阻滞和皮下指神经阻滞。在有效性、分布范围、起效时间和持续时间方面没有统计学差异（Ⅰ级证据）。

Sonmez A, Yaman M, Ersoy B, Numanodlu A. Digital blocks with and without adrenalin: a randomised- controlled study of capillary blood parameters. *J Hand Surg Eur* 2008; 33: 515-8.

对 20 名指神经阻滞的患者随机使用 2% 利多卡因和 2% 利多卡因及 1: 80 000 肾上腺素。两组间手指的 PO_2 和 SaO_2 没有统计学差异。没有报道过关于手指灌注的讨论。没有肾上腺素组的手指感觉平均在 4.8 h 后恢复，有肾上腺素组的患者在 8.1 h 恢复（Ⅱ级证据）。

第二章

手和前臂骨筋膜间室综合征的筋膜切开术

Aviram M. Giladi、Kevin C. Chung 著 刘 畅 译 郭 阳 审校

适应证

- 骨筋膜间室综合征——当骨筋膜间室内压力增大到一定水平时，会导致通过组织的灌注压降低。
- 止血带、绷带、石膏、压迫和其他损伤可造成长时间缺血，导致再灌注损伤。
- 挤压伤及随后的肿胀可引起封闭的肌肉间室内压力增加。
- 骨筋膜间室综合征的其他高危因素为注射损伤、渗出液损伤、电击伤、贯通伤、环形烧伤、蛇或昆虫咬伤。
  - 对于注射损伤（空气、水及其他亲水液体），可根据注射量及临床表现等选择密切的观察手段。
  - 对于油漆或其他油性基质液体注入后需要早期解压，并根据需要进行探查或清创处理。这种注射损伤更易引起缺血及深部感染，随着时间进展加重（图 2.1A、B ）。

临床检查

- 骨筋膜间室综合征引起的缺血首先影响神经，然后是肌肉。肌肉的不可逆损伤发生在 6 h 之内，神经则更短。
- 根据神经或肌肉损伤的临床表现做出诊断。
- 疼痛（与受伤不成比例，特别是在被动拉伸时）、感觉异常、麻痹、苍白、无脉及肢体温度调节障碍（调温障碍症）。
- 与受伤不成比例的疼痛和感觉异常最早出现，其中无脉和苍白通常较晚（太晚），也可能不会发生。
- 肢体或间室通常触诊较韧，表面皮肤发亮甚至形成水疱（图 2.2A、B 和图 2.3 ）。

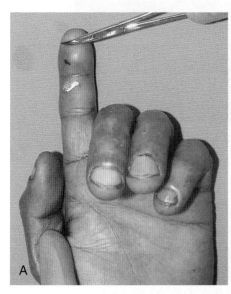
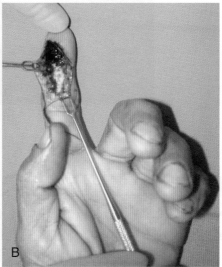

图 2.1

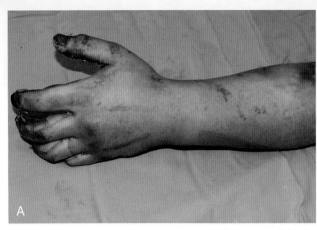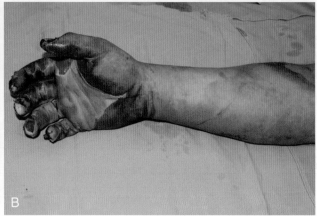

图 2.2

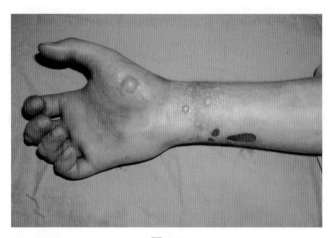

图 2.3

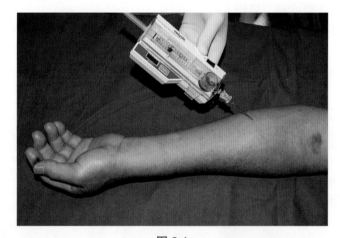

图 2.4

影像学

- 通常临床诊断已经足以确诊，因此不需要额外的成像或其他检查。
- 临床表现不明显的病例需要通过测量间室内压力进行诊断。目前有多种方法，史赛克（Stryker）系统被认为非常准确。动脉压力计是一种更容易获得的辅助设备。如果使用得当，它是非常准确的（图 2.4）。

- 正常组织压力为 0 ~ 8 mmHg。任何读数超过 30 mmHg 的情况都是骨筋膜间室紧急切开的手术适应证。如果基于临床情况不需要早期手术干预，如组织压力 ≥20 mmHg，则需要非常密切的监测。另外，有些人认为舒张压与间室内压力之间的差异 >20 mmHg 也是筋膜切开术的适应证（低血压或脓毒症患者）。
- 测量间室内压力时，细导管和侧口针比直针更准确。

手术解剖

- 前臂有三个主要的间室——掌侧、背侧和外侧（移动间室）。在掌侧和背侧间室内，有浅层和深层的亚间室。有些人认为在旋前方肌周围有第三个独立的掌侧亚间室。掌侧的深层间室最易受累，而移动间室最少受累（图 2.5、表 2.1）。
- 腕管很容易受到压力的影响，在进行其他上肢筋膜切开术时也一并将其切开。
- 据报道手部有多达 10 个间室，但单个间室的临床意义存在争议。大多数外科医生在手部骨筋膜间室综合征的情况下不会松解所有间室。可能需要松解的间室包括大鱼际、小鱼际、拇内收肌、背侧骨间肌和掌侧骨间肌。
- 手指间室也被描述过，其由 Cleland 韧带和 Grayson 韧带围成。尽管这些间室在骨筋膜间室综合征的临床意义上存在争议。
- 对于高压注射损伤，可能需要调整手术入路，以便在注射区域对缺血组织进行充分清创（图 2.1A、B）。

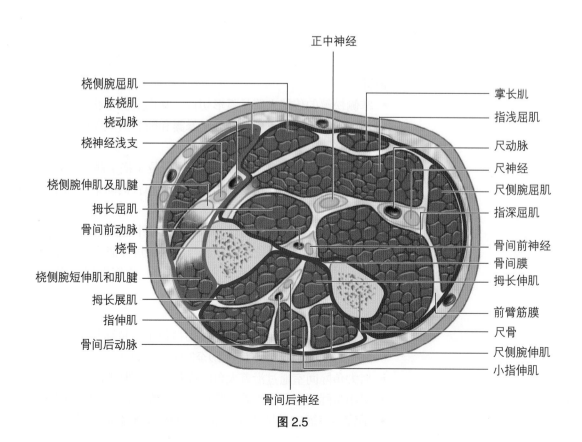

图 2.5

表 2.1　上肢的骨筋膜间室及其内容物

	间室	肌肉	动脉	神经
上臂	前侧	肱二头肌、肱肌、喙肱肌	肱动脉	肌皮神经
	后侧	肱三头肌	肱深动脉	桡神经
	三角肌	三角肌	–	腋神经
前臂	掌侧		桡动脉和尺动脉	正中神经、尺神经和骨间前神经
	浅层	旋前圆肌、桡侧腕屈肌、掌长肌、指浅屈肌、尺侧腕屈肌		
	深层	拇长屈肌、指深屈肌、旋前方肌		
	背侧		骨间后动脉	骨间后神经
	浅层	指总伸肌、小指伸肌、尺侧腕伸肌		
	深层	拇长展肌、拇短伸肌、拇长伸肌、示指固有伸肌、旋后肌		
	移动间室	肱桡肌、桡侧腕长伸肌、桡侧腕短伸肌	–	桡神经
手	大鱼际	拇短展肌、拇对掌肌、拇短屈肌	指动脉	运动神经返支
	小鱼际	小指展肌、小指对掌肌、小指屈肌	–	尺神经
	内收	拇内收肌	–	尺神经
	骨间	四个背侧和三个掌侧骨间肌	–	尺神经
	腕管	指深屈肌、指浅屈肌、拇长屈肌	–	正中神经
	指		指动脉	指神经

显露

- 前臂
  - 掌侧松解的传统入路是弧形切口，从内上髁至腕近侧横纹。然而，这会使远侧屈肌腱和正中神经处于暴露和断裂的风险中，我们不同意使用这种入路。
  - 我们提倡使用两个纵向切口——一个位于桡掌侧（屈肌上方），另一个位于伸肌的尺背侧。这种入路减压掌侧和背侧间室，而不暴露正中神经或远端前臂肌腱（图 2.6、图 2.7）。
  - 更传统的背侧松解是通过 Lister 结节与外上髁远端 4 cm 区域之间的纵行切口进行的（切口位于指伸肌与桡侧腕短伸肌之间的空间，图 2.8）。这是一种可接受的背部松解入路。然而，我们发现采用图 2.6 和 2.7 中所示的有限切口也是成功的。
  - 手
    - 腕管的松解采用单一切口，该切口位于大鱼际与小鱼际之间，与中指和环指之间的指蹼对齐（图 2.9至2.11）。
    - 对大鱼际间室通过沿着大鱼际桡侧缘的斜形切口进入（图 2.9 和 2.10）。
    - 对小鱼际间室通过沿着手掌尺侧缘的纵形切口松解（图 2.9）。
    - 手背间室通过示指和环指掌骨桡侧两个平行的纵行切口松解（图 2.12至

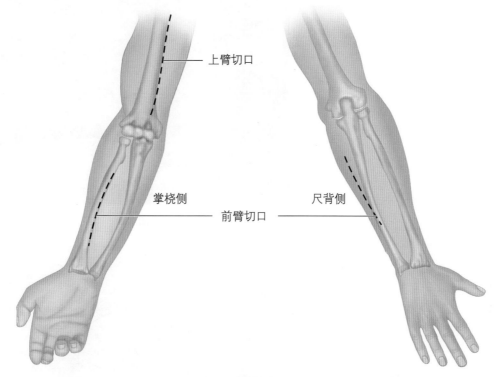

上臂切口

掌桡侧

尺背侧

前臂切口

图 2.6

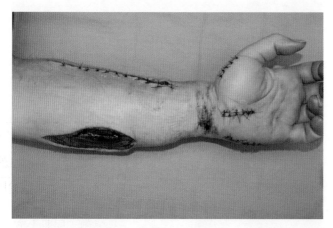

图 2.7

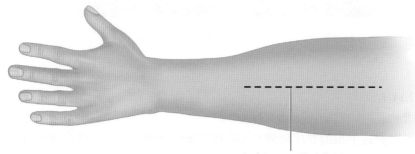

皮肤切口，前臂背侧

图 2.8

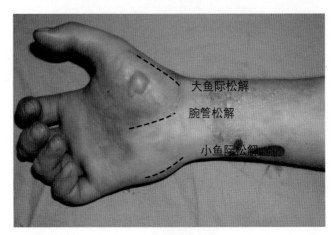

图 2.9

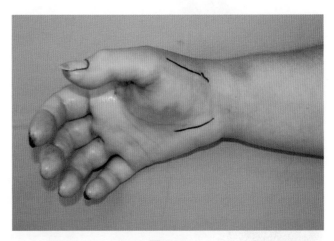

图 2.10

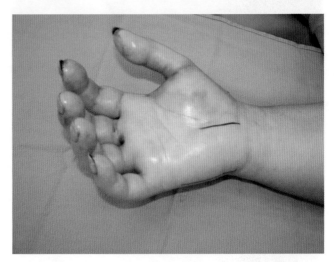

图 2.11

显露要点

- 小鱼际间室的松解不应该直接在尺侧缘上进行，而应该略微偏向边缘的桡侧。这样瘢痕不在手的直接接触区域。
- 如果也需要腕管减压，则没有理由使用跨过手腕的切口，因为这增加了开放性伤口暴露正中神经和屈肌腱的风险。

显露注意

不要在前臂远端做切口，否则会导致正中神经或远侧屈肌腱的显露，并且置这些重要结构于干燥和坏死的风险。尽可能避免使用这些显露方法（图 2.16A、B）。

2.14）。

- 手指
  - 可以通过手指的非接触侧（示指和拇指的桡侧，中指、环指和小指的尺侧）的侧正中切口进行减压（图 2.15）。

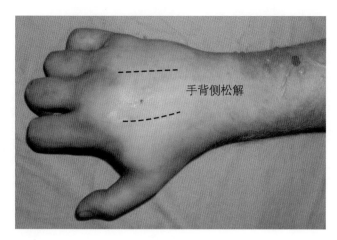

图 2.12

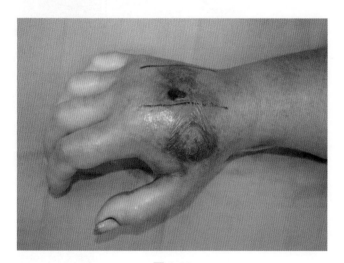

图 2.13

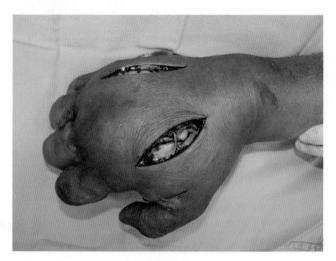

图 2.14

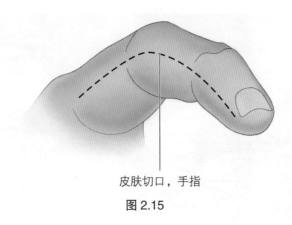

皮肤切口，手指

图 2.15

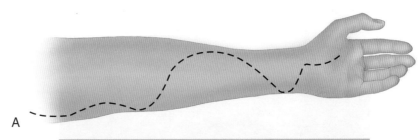

A

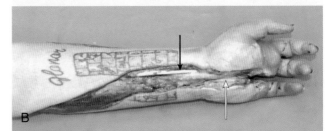

B

图 2.16

手术操作：前臂筋膜切开术

第一步：前臂掌侧松解

- 切开皮肤和皮下组织（图2.17），并切开包绕前臂肌肉的深筋膜。
- 掀起皮下组织瓣，游离切口部位，以及增加各方向的显露。
- 在桡侧腕屈肌与掌长肌之间分离，以显露屈肌深层（旋前方肌、拇长屈肌和指深屈肌），并根据需要采用筋膜切开进行减压。
- 观察屈肌深层间室至关重要。
- 电击伤后，观察深层间室尤为重要。

第二步：前臂背侧松解

- 为进入前臂背侧间室，我们首选沿前臂尺背侧纵行切口（图2.6）。
- 或者，沿指伸肌腱与桡侧腕短伸肌之间进行切口也是安全的。
- 切开皮肤和皮下组织，然后显露并切开深筋膜（图2.18）。
- 通过同一切口，可达到移动间室（肱桡肌、桡侧腕长伸肌和桡侧腕短伸肌），并将包裹肌肉的筋膜切开以松解该间室。

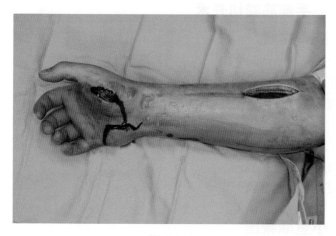

图 2.17

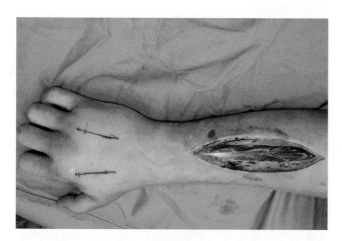

图 2.18

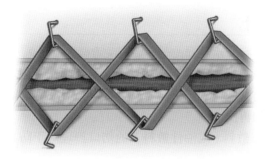

图 2.19

第三步

松开止血带（如果使用的话）并止血。 继续清除无活力的软组织，直至观察到健康的出血组织。

第四步：松解后

- 根据需要放置软组织维持装置。
- 将厚实的湿敷料放在开放伤口上，并佩戴可拆卸的支具置于功能位置。
- 定期更换敷料，以防止暴露的肌肉和肌腱干燥。

第四步手术要点

- 大多数切口应保持开放，但应缝合重要结构的表面皮肤。虽然使用我们的方法不会使这些结构处于危险之中，但如果正中神经和桡侧腕屈肌腱暴露，需要以缝线固定其表面的软组织。
- 松解后立即闭合伤口可能会导致进一步的缺血，并且由于水肿导致伤口边缘之间存在较大间隙，然而，可以使用软组织维持系统（如皮钉和橡皮管，图 2.19）以使伤口最小化，降低重建难度。

手术操作：手部筋膜切开术

第一步：腕管松解

- 切口在大鱼际与小鱼际之间，与中指与环指之间的指蹼对齐。
- 向下切开纵行纤维，识别腕横韧带的横行纤维。
- 将腕横韧带从远端向近端完全切开，以完全松解腕管。

第二步：大鱼际减压

- 加深切口直至拇短展肌。
- 切开拇短展肌表面筋膜。

第三步：小鱼际减压

- 加深切口直至小指展肌。
- 切开小指展肌表面筋膜。

第四步：背侧减压

- 沿第二掌骨的切口用于减压第一骨间背侧肌、内收肌以及第二骨间背侧肌。
- 沿第四掌骨的切口用于减压第三和第四骨间背侧肌。

第五步

松开止血带（如果使用的话）并止血。继续清除无活力的软组织，直至看到健康的出血组织。

第六步：松解后

- 根据需要在腕管和其他显露的重要结构上放置软组织维持装置。
- 将厚实的湿敷料放在开放伤口上，并佩戴可拆卸的支具置于功能位置。
- 定期更换敷料，以防止显露的肌肉和肌腱干燥。

术后护理和预后

- 术后抬高肢体对减轻水肿和改善疼痛至关重要。
- 在 12～24 h 内再次检查肢体，以评估是否需要再次清创。
- 如果对肌肉活力有任何顾虑，需要安排在初次手术后约 48 h 内返回急诊手术室进行检查和再次清创。
- 定期更换湿纱布敷料（或油性敷料）的伤口护理对于防止任何开放性伤口的干燥是重要的。
- 当组织仍然是弹性、柔软时，为了限制感染风险，在 3～5 天内尝试关闭开放性伤口（无论是一期伤口闭合还是植皮）。
- 如果在骨筋膜间室综合征发作后 4～6 h 内进行筋膜切开术，患者可能恢复全部功能和感觉。但是，任何超过 3～4 h 的延迟可能会导致一定程度的永久性神经和（或）肌肉损伤。

循证文献

Bae DS, Kadiyala RK, Waters PM. Acute compartment syndrome in children: contemporary diagnosis, treatment, and outcome. *J Pediatr Orthop* 2001; 21: 680–8.

对 33 例儿科患者的回顾性研究显示，75% 的患者因骨折而发展为骨筋膜间室综合征。对于早期诊断，疼痛、苍白、感觉异常、麻痹和无脉的"传统"症状和体征并不可靠。通过早期诊断和干预，90％的患者实现了功能的完全恢复（Ⅳ级证据）。

Chan PSH, Steinberg DR, Pepe MD, Beredjiklian PK. The significant of the three volar spaces in forearm compartment syndrome: A clinical and cadaveric correlation. *J Hand Surg* 1998; 23A: 1077–81.

在七只手臂中，评估了所有三个掌侧（浅、深、旋前方肌）间室松解后释放的压力。在六只手臂中，浅层释放足以缓解深部和旋前方肌空间的压力。在第七只手臂中，需要独立松解旋前方肌空间。作者提倡释放掌侧浅层间室后，在进一步切开和松解之前，重新检查深层和旋前方肌内压力（Ⅴ级证据）。

Ouellette EA, Kelly R. Compartment syndromes of the hand. *J Bone Joint Surg* 1996;78:1515–22.

这是对 17 例手部骨筋膜间室综合征筋膜切开术后患者的回顾性分析。所有患者均根据张力高、肿胀和至少一个间室内压力升高来进行诊断。对所有 17 名患者进行全手内减压以及腕管松解。17 例中的 13 例结果令人满意，4 例的结果不佳（Ⅳ级证据）。

Prasarn ML, Ouellette EA. Acute compartment syndrome of the upper extremity. *J Am Acad Orthop Surg* 2011; 19: 49–58.

这是对骨筋膜间室综合征的病理生理学、相关手术解剖学、手术入路和基于最新证据的护理建议的综述（Ⅲ级证据）。

Verhoeven N, Hierner R. High-pressure injection injury of the hand: an often underestimated trauma. Case report with study of the literature. *Strat Traum Limb Recon* 2008; 3:2 7–33.

本文是一个案例报告，讨论了手部油漆枪注射伤的处理。作者介绍了由于缺血而进行早期清创的必要性，以及在某些情况下由于延迟治疗导致的感染。

第三章
截 指 术

Aviram M. Giladi、Kevin C. Chung 著　刘　畅 译　郭　阳 审校

适应证

- 截指并不意味着治疗的失败。相反，它是治疗流程的一部分，以帮助患者在受到严重的创伤后尽量恢复功能。
- 损伤手指血运和功能达到无法恢复的程度（血运重建不成功或不可行）。
- 再植失败的手指截除——无论是由于手指受伤程度严重，还是由于再植指会导致其余手部功能受损。
- 结构和（或）功能的完整性被严重破坏，超出了重建的能力——包括多节段损伤、血管和神经撕脱伤，以及骨节段性丢失。
- 患者本人的选择也非常重要。对于预后功能恢复不良的损伤（关节破坏，需要进行广泛的软组织重建等），如长期的治疗只能获得有限的功能恢复，患者可能更愿意截指。
- 手指缺血性坏死。
- 恶性肿瘤，需扩大切除。
- 目标是保持功能长度并提供足够的软组织覆盖。
  - 对于拇指，重要的是保留腕掌关节，进而足趾移植仍然是一种选择。
  - 对多个手指损伤，重要的是考虑使用截指的软组织为相邻的手指或手部伤口提供覆盖。
  - 软组织皮瓣对受伤部位覆盖的同时提供感觉。
  - 在重建其他受伤手指时使用截指的骨骼、肌腱、血管或神经进行移植。

临床检查

- 检查手指的灌注情况，观察毛细血管充盈、颜色和张力（图 3.1）。注意粉红色血管化手指（上指）与白色失血管化手指（下指）之间的颜色差异。
  - 检查充盈需要约 2 s。如果可能，最容易的办法是在甲床上（特别是在肤色较深的患者中）按压并释放。

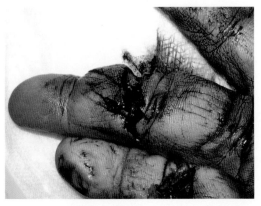

图 3.1

- 如果手指感觉柔软且有弹性，张力的丢失意味着血流灌注可能已经丢失。
- 评估感觉
  - 检查指尖对锐刺激的反应——使用无菌针头检查锐痛觉。
  - 检查两点辨别觉（尽管在刚受伤的患者中很难）。如果可以的话，可以使用成品设备，或打开回形针至所需宽度来完成。也可以用锋利的虹膜剪刀打开到所需宽度，轻轻按压其尖端。目的是测试患者能够将两点感觉区别开的两点间宽度。
- 检查每个受累手指的结构完整性——检查屈曲（浅肌和深肌）的功能以及抗重抗阻的伸指功能。

影像学

- 对于评估创伤手指，在判断其结构完整性及保指后长期功能的潜力时，X线通常是唯一方式。

手术解剖

通常，手指截指是通过骨干而不是关节水平完成的。了解手指的解剖结构对于保留屈肌和伸肌腱的止点非常重要，并且对于残端修整也很重要（图3.2A、B）。

对于掌骨截指，必须在经掌骨截指与系列截指之间做出决定。

- 对于边缘列手指，通常可以做经掌骨（颈部或干部）截指，对远端剩余的骨以45°截骨，以保持手部曲度和形状。
- 对于中央列手指，以及边缘列截指后对手功能或外观不满的患者的边缘手指，通常进行系列截指并切除掌骨。
  - 对于示指和中指，必须保留掌骨基底部，以保持桡侧腕长伸肌（extensor carpi radialis longus，ECRL）或桡侧腕短伸肌（extensor carpi radialis brevis，ECRB）止点。

虽然有些人主张保留软骨，但我们的一般做法是去除截指部位的软骨。剥离软骨仍然是手外科的标准操作，但确实没有明确的证据支持。

识别手指桡侧和尺侧的神经血管束。对血管进行结扎或电凝以止血，并适当地处理神经以预防神经瘤（稍后讨论）（图3.3）。

在系列截指中，识别并保护指总血管和神经（掌侧），以免损伤边缘手指的灌注或感觉（图3.4）。

必须切开A1滑车，以便在经掌骨或系列截指时识别屈肌腱（图3.4）。

体位

通常可以在急诊室或小手术室而不是大手术室中进行手指截指。

显露

在检查和评估期间对患手进行彻底清洁。这将有助于观察皮肤颜色和灌注，以及畸形和软组织损伤的程度。通常，一旦已经完成感觉检查，就可以进行神经阻滞，之后彻底清洁麻醉下的手指（见第一章）。

显露要点

- 在清洁干的血迹时，用过氧化氢浸泡或冲洗是有帮助的。
- 使用手指止血带维持干净的手指术野。如果没有预制的手指止血带，可以采用多余的手套（图3.5）
- 使用止血钳夹住手指止血带，以便手术后提醒医生将其移除。在急诊室嘈杂的环境中，如果没有提醒医生，他可能会忘记。对于麻醉的手指，患者可能不会感觉到止血带痛直到过晚。

显露注意

在检查手指前，受伤部位可能在一直出血，这时用止血带或者压迫指动脉止血可能影响感觉检查——如果需要，可尝试对出血点直接按压。

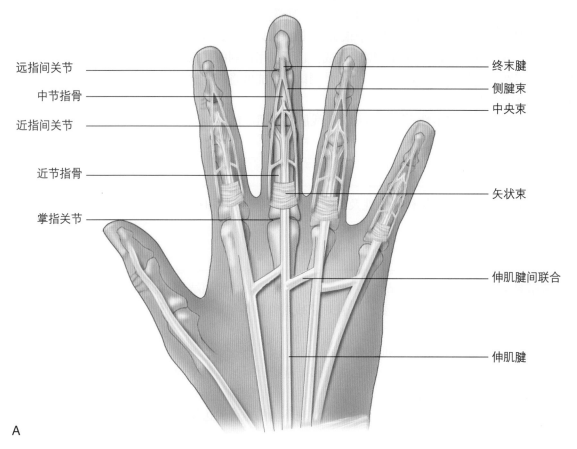

远指间关节 —— 终末腱

中节指骨 —— 侧腱束

近指间关节 —— 中央束

近节指骨 —— 矢状束

掌指关节 —— 伸肌腱间联合

—— 伸肌腱

A

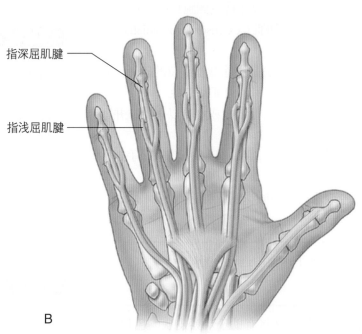

指深屈肌腱

指浅屈肌腱

B

图 3.2

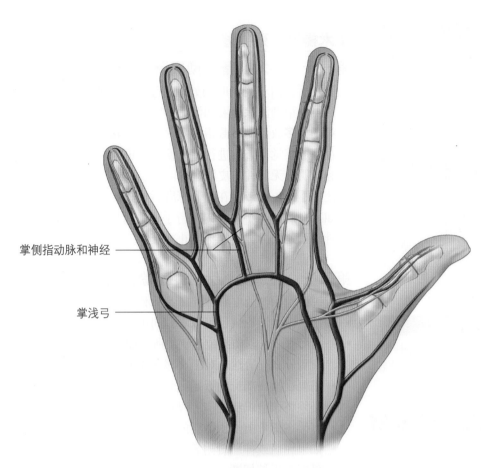

掌侧指动脉和神经

掌浅弓

图 3.3

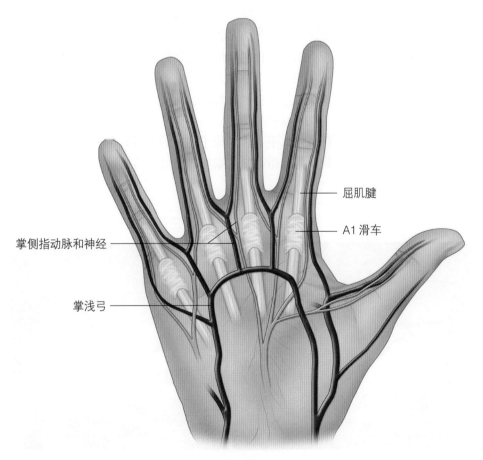

屈肌腱

A1 滑车

掌侧指动脉和神经

掌浅弓

图 3.4

手术操作：残指修整

第一步：手术准备：彻底清洁、麻醉和放置止血带

- 受伤后，由于受伤时的处理，手术部位通常有血液或污垢。用过氧化物清洁可以帮助清除血液和污垢。
- 对于大多数创伤后截指，唯一需要的麻醉是指神经阻滞（见第一章）。可以在完成感觉检查后进行，以便进行更彻底的清洁和功能测试。
- 标出明显无活性的皮肤区域。
- 使用手指止血带，在充分麻醉后放置在手指根部（图3.5）。
- 如果在麻醉下手术室内进行手术，可以使用标准的手臂止血带。对于经掌骨或系列截指，使用标准止血带。

第二步：确认皮肤活性并清除任何明显失活组织

- 应锐性切除失活皮肤（最好用手术刀）。
- 即使在止血带下，也可以看到向更健康、更有活力组织的过渡区。
- 一般而言，切割伤部位近侧的所有皮肤和软组织即使受伤，也都应该保留，除非明显没有活性。对于这部分软组织，可以为骨残端提供足够的覆盖。
  - 需要在损伤部位的近端截骨，以提供足够的软组织长度覆盖骨端。因此，必须将该组织从骨头上以最小损失活性的办法分离。
  - 直接在指骨上使用锋利的剪刀或骨剥，掀起包裹指骨的软组织。
  - 如果屈肌或伸肌腱附着在需要被切除的远端骨段上，则拉出肌腱，并尽可能在近端切断，然后使其缩回到手掌中。此举可以防止肌腱在远端被拴住，而限制其他手指的肌腱滑动。

第三步：识别和处理神经血管束

- 沿受伤手指桡侧和尺侧缘掌侧区域识别神经血管束。
  - 如果远端手指与近端手指之间仍有软组织连接，要注意神经血管束可能就位于这些软组织内。因此，要仔细检查是否存在神经血管束，然后再切断这些软组织。
- 在手指水平，神经位于动脉的掌侧；在手掌水平，动脉位于神经的掌侧。
- 确认每根指动脉末端均已电凝或结扎。

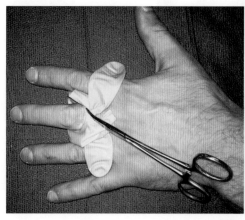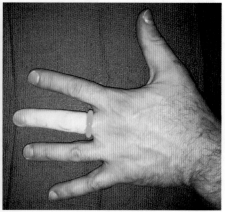

图 3.5

- 将神经向远端牵出（图3.7），用锋利的剪刀切断，使其可以向近端回缩，以远离瘢痕部位，从而避免了因神经残端被"束缚"在瘢痕内造成的"折磨人"的疼痛。
- 在掌骨水平截指，处理神经血管束时要更加小心，因为此处的指总神经会发出分支支配相邻手指，因此必须保留主干的连续性（图3.8）。蓝色箭头表示位于手掌的指总神经。
  - 首先显露远端的指神经，沿其走行向近端分离，在掌骨间间隙内显露指总神经。向远端牵拉神经，有助于显露指蹼处的分支点或手掌水平的指总神经。分支点以远是切断神经的安全水平。
  - 显露掌骨时，在骨骼表面分离并将软组织剥离到另一侧，以保护神经血管束。

第三步手术要点

如果神经切断后近端没有充分回缩，可将其埋入邻近的软组织内或骨内，避免形成痛性神经瘤。所有神经断端都会形成神经瘤，但被"禁锢"在瘢痕内的神经瘤可能会引起不同程度的疼痛。

第三步手术注意

如果在上止血带前控制指动脉出血比较困难，可以压迫止血，不要在游离神经之前通过处理指动脉来控制出血。

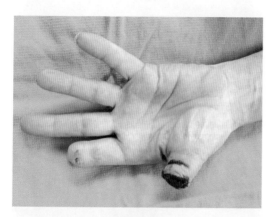

图 3.6

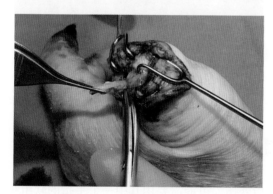

图 3.7

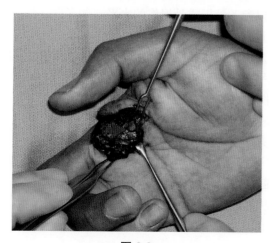

图 3.8

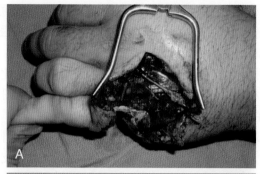

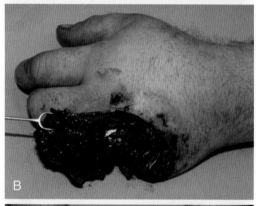

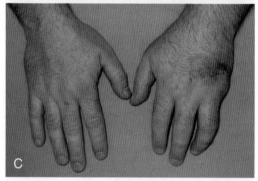

图 3.9

第四步：根据损伤平面和软组织情况处理骨断端

- 截指水平取决于局部软组织情况。
  - 对于多根手指外伤，可能需要用其中一个手指的软组织来覆盖相邻手指或手上的伤口（图 3.9A—C）。
- 截指水平也可以参考骨折或骨损伤的水平。
- 可能的话，尽量在指骨干水平截指。
- 可能的话，尽量保留指浅屈肌、指深屈肌和指总伸肌的肌腱止点（图 3.3）。
- 如果在关节水平截指，要去除近端关节面上的软骨。
- 修整骨断端（图 3.10）。
  - 对于指骨水平截指，注意勿留下锐利骨缘，邻关节水平截骨，不要留下喇叭形 / 四方形状的皮肤。
  - 对于掌骨水平截指，如果是小指和示指，截骨角度分别向尺侧和桡侧倾斜约 45°，截骨后的轮廓会更显自然（图 3.11）。
  - 对于系列截指，留下示指和中指掌骨的基底部以保留桡侧腕长伸肌 / 桡侧腕短伸肌的止点。

第四步手术要点

修整所有锐利骨缘及桡侧或尺侧骨突，避免术后残端过宽或边缘突出，而影响外观。

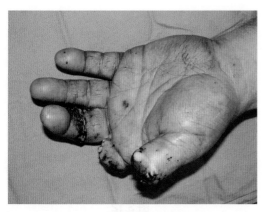

图 3.10

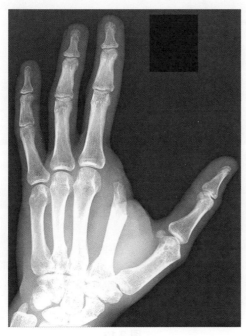

图 3.11

第五步：关闭伤口

- 不用皮内缝合。用尼龙线间断缝合皮肤即可（图 3.10）。
- 不要将屈肌腱缝合到伸肌腱上或将肌腱固定，否则会严重影响手的功能。
- "稀松"缝合关闭伤口，有利于伤口愈合过程中积液引流。
- 对儿童考虑使用可吸收缝线缝合，因为术后拆线可能是一个挑战。

手术操作：择期截指（经掌骨或系列截指）

对于需要采取手术切除无功能的手指，或者存在手指缺血坏死或恶性肿瘤等
  情况，需采取经掌骨水平截指或系列截指手术，步骤如下：

第一步

在拟截指手指的基底部或掌指关节的掌侧上标记弧形泪滴状切口，在背侧更
  靠近掌骨近端水平标记 Y 形切口（图 3.13A、B）。

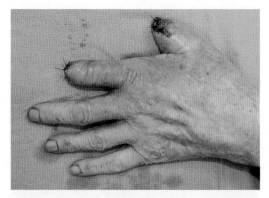

图 3.12

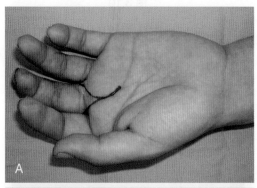

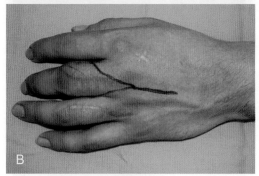

图 3.13

第二步

- 首先切开掌侧切口，分离和辨认神经血管束（图 3.14）。
  - 确定神经结构后，轻轻牵拉，看其是否拉动指蹼。如证实与指蹼有牵拉，说明确实是指神经，可以切断。如果没有，则可能是指总神经，需要进一步显露，以免损伤相邻手指的感觉。
- 显露 A1 滑车，切开，并将手指的屈肌腱切断。

第三步

切开至骨骼，牵开任何与骨相连的掌侧软组织，保护掌骨两侧的软组织。

第四步

- 转向背侧，做 Y 形切口。
- 向下切开，牵开手指的伸肌腱，并继续切开至骨面，使用骨膜剥离器将骨间肌从掌骨上掀起。
  - 将软组织游离到两侧，保护神经血管束，并避免对肌肉和掌骨间韧带造成不必要的损伤。

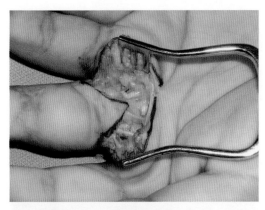

图 3.14

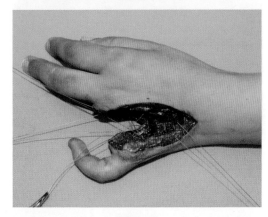

图 3.15

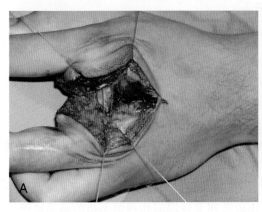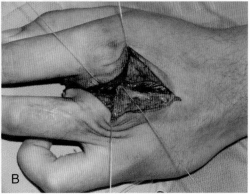

图 3.16

第五步

- 切开掌骨间韧带，尽可能保留长度。
- 用锯切开掌骨，并移除手指和掌骨（见第四步残指修整，以获得关于截骨的其他信息）。

第六步

- 使用 2-0 爱惜邦（或其他可选择的编织缝线）将掌骨间韧带聚拢在一起，闭合空腔（图 3.15 和 3.16A、B）。
  - 小心不要过度收紧此缝线，因为它可以拉近相邻手指，造成重叠交叉。
- 可以使用可吸收缝线松散地将软组织缝在一起，闭合空腔，覆盖爱惜邦缝线。
- 用尼龙线间断缝合切口（图 3.17A、B）。

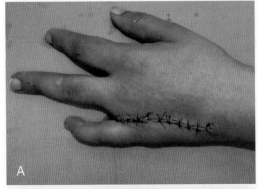

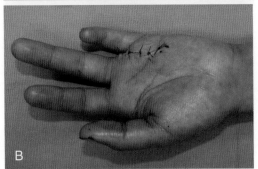

图 3.17

术后护理和预后

- 除非发现其他更近端的损伤，否则手指截指的患者在出院时通常仅用松软敷料包扎。
- 48 h 后开始标准的伤口护理，轻柔地清洁创口，更换辅料（我们的推荐是每日一次三溴苯酚铋或每日两次杆菌肽）。
- 加压包扎和抬高患肢以控制水肿。
- 伤口愈合后，患者就可以逐渐恢复活动。进行复杂重建手术的患者，康复时间要更长。
- 在掌骨水平截指后的愈合过程中，我们经常将患者置于内在肌阳性位的掌侧夹板中，以防止边缘列掌骨塌陷和残留手指的活动轨迹异常。

循证文献

Blazar PE, Garon MT. Ray resections of the fingers: indications, techniques, and outcomes. *J Am Acad Orthop Surg* 2015; 23: 476–84.

经系列截指的综述。报告的主要负面结果是握力和捏力减少 15%～30%。除此之外，患者的总体满意度高且长期功能满意。

Chow SP, Ng C. Hand function after digital amputation. *J Hand Surg Br* 1993; 18: 125–8.

本文是对截指术后结果的综述。握力和指捏力在 1 年时恢复到未受伤侧的 70%。多个手指截指导致更弱的握力和指捏力。25% 的患者不得不换工作，20% 的患者对受伤手的表现表示担忧。

Wang K, Sears ED, Shauver MJ, Chung KC. A systematic review of outcomes of revision amputation treatment for fingertip amputations. *Hand (NY)* 2013;8:139–45.

本文是一篇综述，介绍指尖受伤后修整截指的预后。作者回顾了 38 项研究，认为可以恢复近似正常的感觉和满意的活动。患者平均 7 周返回工作。

Whitaker LA, Graham 3rd WP, Riser WH, Kilgore E. Retaining the articular cartilage in finger joint amputations. *Plast Reconstr Surg* 1972; 49: 542–7.

本文是关于猫的一项实验。该实验对比了经关节截肢与去除远端软骨的截肢。在经关节截肢模型中，炎症和重塑发生得更快，去除软骨者则康复时间更长。

Yuan F, McGlinn EP, Giladi AM, Chung KC. A systematic review of outcomes after revision amputation for treatment of traumatic finger amputation. *Plast Reconstr Surg* 2015; 136: 99–113.

这是对修整截肢伤治疗的系统性评价。平均静态两点辨别觉为 5 mm，总有效运动为正常值的 93％（与局部皮瓣覆盖相比，修整性截指之后略好）。77％的患者报告低温不耐受。无论治疗方案，91％的患者报告总体功能满意或良好或优秀。

第四章

化脓性关节炎及化脓性腱鞘炎的切开引流术

Aviram M. Giladi、Kevin C. Chung 著，刘　畅译　郭　阳审校

化脓性关节炎的引流

适应证

- 感染性关节炎的临床诊断——在闭合的关节间隙内有化脓性渗出。
- 表现为红肿、疼痛和关节肿胀（图 4.1）。在大多数患者手指处于轻度屈曲位。轴向负荷疼痛是重要体征。在关节背侧（受伤部位）可见软组织损伤或穿刺伤。
- 高度重视糖尿病患者或免疫功能低下患者。
- 如怀疑有腕部化脓性关节炎，可以进行关节穿刺来辅助诊断。对手部小关节，穿刺也是一种选择，虽然这种小关节渗出的液体量并不一定可靠。
- 搏击咬伤是一种表现独特的化脓性关节炎。当握紧的拳头与牙齿接触时，导致穿透型伤口，可伴有肌腱损伤（手指伸直后，损伤常位于关节近端），随后化脓性关节炎的发生率相当高（图 4.2A、B）。
- 即使未发生暴发化脓性感染，也要放宽对这些患者的手术适应证。

影像学

- X 线检查可以排除合并的骨髓炎、关节内气体或任何残留的异物（特别是在咬伤的情况下）。

手术解剖

- 如果采取腕关节穿刺，可以将桡骨远端背侧的 Lister 结节作为标志。对于桡腕关节，可以在 Lister 结节远 1 cm 处进入，采用 18 号针头，指向近端方向入针，以抵消桡骨远端关节的倾斜（图 4.3）。

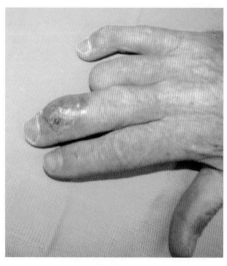

图 4.1

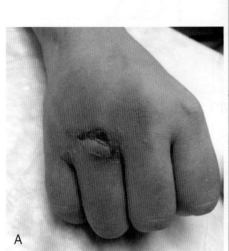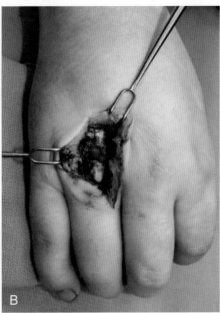

图 4.2 A、B

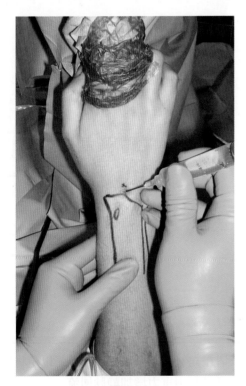

图 4.3

- 如果需要穿刺腕中关节，可以在桡腕关节入路远端约 1 cm 处进行。
- 通过背侧入路进入感染的掌指（metacarpophalangeal，MCP）关节，纵行劈开伸肌腱，或切开与伸肌腱相邻的矢状束进入关节。
- 对近指间（proximal interphalangeal，PIP）关节，采用侧正中入路。切开横行支持带后，在侧副韧带上开窗进入关节（图 4.4）。向掌侧牵开手指动脉神经束，置入掌侧皮肤软组织内。
- 对远指间（distal interphalangeal，DIP）关节，采用背侧入路。应牵开伸肌腱的终末部分，以避免任何损伤。通过该方式进入关节。

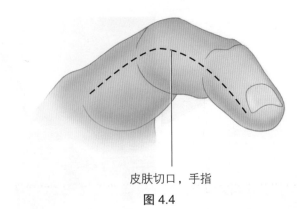

皮肤切口，手指

图 4.4

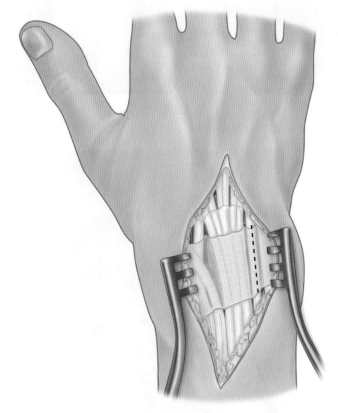

图 4.5

体位

- 如果使用止血带，请在充气前避免加压或驱血，以免将感染物质挤向近端。在对止血带充气前可以利用重力增加静脉回流。

显露

- 进入腕关节的手术切口为纵行的，位于 Lister 结节尺侧。通过第三和第四腕背间室进入背侧腕关节（图 4.5）。
- 通过侧正中切口进入近指间关节。通过这种切口可以向掌侧游离神经血管束。然而，指背感觉神经仍然可能受损，特别是在进行背侧剥离的情况下（图 4.4）。
- 近指间关节的入路可以一直向近侧延伸直至指蹼，向远侧至远指间关节。
- 对远指间关节采用背侧入路，通常为 H 形或 T 形切口。

显露要点

- 对于示指，切口应该位于尺侧，以避免接触表面。
- 对于小指，切口应该位于桡侧。
- 对于中指和环指，切口可以位于任意一侧。

手术操作

第一步：入路

手腕的化脓性关节炎

- 采用背侧切口入路。
- 在 Lister 结节的尺侧做纵行切口。
- 避免损伤到指背静脉和桡神经感觉支。
- 确定第三（拇长伸肌）和第四（指总伸肌）背侧间室，将其切开并进入关节。向桡侧牵拉拇长伸肌以进行保护。
- 采用纵行切口切开背侧关节囊。如果关节的近侧无明显感染，则需要显露桡腕关节近端以及腕中关节。

掌指关节的化脓性关节炎

- 入路采用背侧切口。
- 直接在关节表面行纵形或 S 形切口。
- 识别伸肌腱。
  - 可以纵行劈开肌腱进入关节。
  - 或者可以切开矢状束至指伸肌腱的侧面。
- 切开关节囊（如果上一次手术没有切开）。

近指间关节的化脓性关节炎

- 采用侧正中切口入路。
- 沿侧正中线切开。
- 向掌侧牵拉软组织束，保护神经血管束。
- 切开横行支持带。
- 侧副韧带开窗。
- 进行关节囊切开术以进入关节腔。

远指间关节的化脓性关节炎

- 采用背侧 H 形切口入路。
- 在关节背侧切开。
- 确定远节指骨基底部的伸肌腱远端止点。
- 牵拉伸肌腱，以暴露关节背侧间隙。

第二步：大量灌洗感染关节

- 使用冲洗装置小心、轻柔地冲洗感染液体。避免脉冲性冲洗，因为会破坏脆弱的软骨。
- 牵引关节以打开空间。
- 弯曲或伸直关节，以打开空间并清理感染物质。

第三步：清创

- 应清除区域的坏死组织或炎性滑膜。
- 取坏死组织标本进行培养和病理检查。
- 检查关节表面，除非这些区域有明确的感染和发展为骨髓炎的风险，否则一般尽量不清理这些区域。
  - 这一点对于咬伤尤其重要。因为在关节软骨内可能残存牙齿碎片，或关

第一步手术要点

- 近指间关节的化脓性关节炎
  - 避免掀起近指间关节背侧的软组织，否则可能破坏背侧皮支或背侧静脉。
- 远指间关节的化脓性关节炎
  - 切口应该浅表。这个水平的肌腱非常浅，很容易受损。

第一步手术注意

- 远指间关节的化脓性关节炎
  - 任何伸肌止点的损伤都应该处理；未治疗的损伤可能导致槌状指。

搏击咬伤后 5 mm
关节表面的缺损

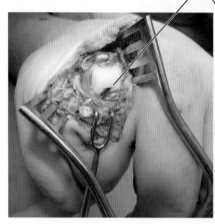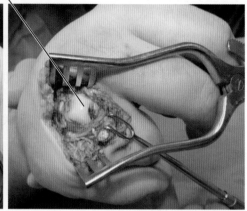

图 4.6

节存在需要清创的伤口（图 4.6 ）。

第四步：关闭伤口

- 为了防止切开的关节囊早期闭合，应放置引流条持续引流。
- 清创术后无须关闭腕背部关节囊，但应使用尼龙缝线松散地缝合皮肤伤口，并放置引流。
- 对于掌指关节，如果在入路时劈开了伸肌腱，应使用可吸收缝线修复肌腱。同样，如果矢状束被切开，也应对其进行修复。用尼龙缝线松散地缝合皮肤。
- 对于近指间关节和远指间关节，用尼龙缝线松散地缝合皮肤。
- 对于松散闭合的伤口，应该用湿敷料覆盖，从术后第一天（POD1）开始每天更换 3 次。
- 术后 36 ~ 48 h 取出引流。
- 如果对第一次清创是否残留感染有任何顾虑，请在 48 h 内安排返回手术室，进行再一次冲洗和清创。

术后护理和预后

- 松散缝合伤口的湿敷料应每日更换三次。
- 术后第一天，患者可以开始每天湿润伤口三次，同时更换敷料。可以用过氧化物和水 1 : 1 的混合液体浸润伤口，并进行主动和被动运动范围（range-of-motion，ROM）内的练习。
- 如果引流没有因浸润而脱落，则应在 36 h 内将其取出。
- 应使用可拆卸的支具抬高和休息患肢，但患者应进行早期运动范围练习，以帮助清除残留的感染液体，并防止进一步的僵硬。
- 应使用静脉注射抗生素，并根据培养结果进行选择。一旦确定微生物，则

术后注意

关于静脉和口服抗生素治疗的时间尚有争议。我们采用静脉输入抗生素约 2 周，或稍延长直至症状改善。然后口服抗生素，总共完成 6 周的治疗。

可以改为口服抗生素。

化脓性腱鞘炎的引流

适应证

急性感染性腱鞘炎的临床诊断

表现为 Kanavel 征——手指梭形肿胀，被动牵拉痛，沿屈肌腱走行压痛，和
（或）手指轻微屈曲位（图 4.7A、B）。许多人认为沿肌腱的压痛和被动牵
拉痛是最具指示性的。对于轻症病例，需要在手术前采用静脉注射抗生素
治疗。如果症状出现超过 24 h 并且正在恶化，则考虑进行持续冲洗。

掌侧皮肤软组织可见穿刺伤（图 4.8）。

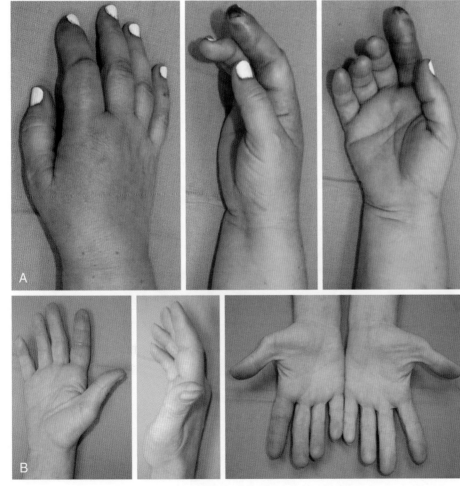

图 4.7A、B

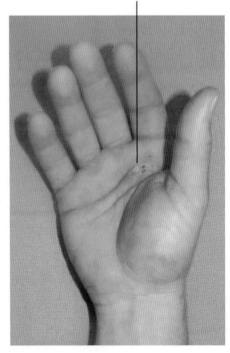

扳机指松解术后
切口位置的脓肿

图 4.8

影像学

- 通过 X 线检查可排除相关骨髓炎、关节内气体或任何残留的异物。
- 可以使用超声来诊断屈肌腱鞘炎，可观察到鞘管内的液体潴留。

手术解剖

- 手指屈肌鞘管开始于掌骨颈水平并延伸至远指间水平（图 4.9）。
- 小指与手尺侧滑囊连接，拇指可能与手桡侧滑囊连接——感染可以向近端延伸到腕横韧带（甚至可能穿过 Parona 区域，形成马蹄形脓肿）。

体位

- 如果使用止血带，请在充气前避免加压或驱血。在对止血带充气前可以利用重力增加静脉回流。

显露

- 有两种治疗屈肌腱鞘炎的方法——一种是采用开放的方法大面积显露屈肌腱鞘，另一种是有限切开，依赖于腱鞘导管的冲洗。
- 开放手术的入路采用侧正中切口（图 4.4），而闭合式灌洗采用手掌处 A1 滑车附近的小切口，以及紧邻远指间关节近端的切口（图 4.10）。
- 许多作者认为闭合式方法是可取的，除非需要对失活物质进行清创或者有大量脓性物质而需要开放冲洗。我们提倡采用闭合的方法来保护手指上的软组织。我们不主张持续灌洗，而是灌洗直至在远端看到清亮的冲洗液，

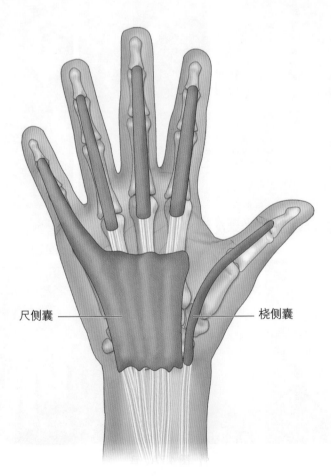

尺侧囊　　　　　　　　　　　　　　桡侧囊

图 4.9

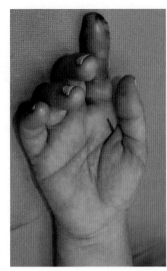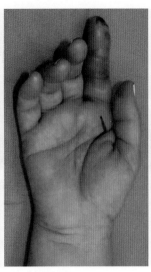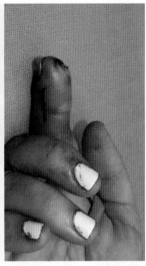

图 4.10

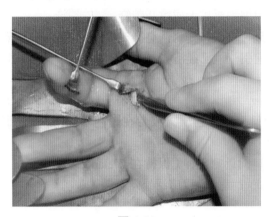

图 4.11

随后采用静脉注射抗生素。

手术操作：闭合灌洗技术

第一步：设计屈肌腱鞘的切口

- 在手掌侧，在 A1 滑车表面上设计锯齿形（Bruner）切口。对于中指、环指和小指，这大致与远侧掌纹对齐。对于示指，与近侧掌纹对齐。
- 在手指侧，将切口沿着边界纵行切开，位于神经血管束背侧（图 4.10）。

第二步：暴露屈肌腱鞘

- 在手掌侧，向下分离到鞘管。向近端或远端方向分离（平行于神经血管束），以避免伤害神经血管束。辨认神经血管束，向远离鞘管的方向牵开。
- 在手指侧，也是沿着与神经血管束平行的平面分离。神经血管束应该位于切口的掌侧。

第三步：进入鞘管

- 在手掌侧，在紧邻 A1 滑车的近端鞘管上做一小切口，进入鞘管（图 4.11）。
- 在手指侧，在 A4 滑车远端鞘管上开窗（约 0.5 cm）。

第一步手术要点

对于远端切口，示指、中指、环指在尺侧，拇指和小指在桡侧。

第三步手术要点

为了采集培养标本，在切开前采用针头穿刺，或者在腱鞘切开后即刻取得液体做检查。

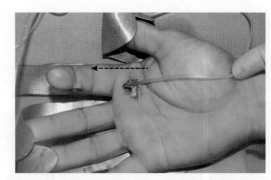

图4.12   箭头表示灌洗导管置入的方向，从近侧的手掌处切口至远侧切口

第四步：灌洗腱鞘

- 通过近端（手掌）切口将灌洗导管（14 G 或 16 G 大小）放入鞘管（图 4.12）。
- 使用生理盐水通过该导管彻底冲洗，并注意观察远端（手指）切口部位流出的连续性。根据需要扩大或撑开鞘管。
- 持续灌洗，直到流出液体变得清亮。至少使用 500 ml 进行彻底灌洗，即使在此使用量之前引流液已经清亮。

第五步：中转切开冲洗

- 如果不能充分排出脓性物质，或者在鞘内发现失活组织，则转为切开冲洗。
- 可以从远端切口向近端延伸（保持在 Cleland 韧带背侧），或者可以沿着手指掌侧转为 Bruner 切口，以广泛暴露腱鞘。

第六步：完成手术操作

- 从近端切口取出导管。
- 用湿润的引流条引流两个伤口，以便继续排出所有残留液体，并防止伤口闭合。
- 将手包在厚实的软敷料中。

术后护理和预后

- 12～24 h 后拆除术后敷料。开始每天 2 次伤口浸泡（聚维酮碘或半强度过氧化物），然后进行伤口清洁和更换湿引流条，以防止伤口早期闭合。
- 早期开始关节运动练习。
- 考虑使用支具以提供舒适度，以及保护和辅助抬高。如果使用支具，请务必经常取出，以进行关节运动练习。
- 在手术室获得培养物之后开始静脉注射抗生素，并根据培养结果术后持续使用。

循证文献

Draeger RW, Bynum Jr DK. Flexor tendon sheath infections of the hand. *J Am Acad Orthop Surg* 2012; 20: 373–82.

　本文为屈肌腱鞘炎的综述。该综述回顾了动物和人类研究，强调了抗生素的重要性、手术干预的时机和可能的预后。强调早期干预的重要性，尤其对于感染

第四步手术要点
使用抗生素灌洗和仅仅用生理盐水灌洗在预后方面没有明显差异。

第五步手术要点
如果暴露范围大，则考虑在第六步时采用尼龙缝线松散地缝合伤口。

第六步手术要点
- 考虑使用掌侧可拆除休息支具，以辅助抬高患肢和提供舒适度。
- 如果对是否残留感染物有任何顾虑，或者在 24～36 h 后感染的体征和症状没有改善，则返回手术室再次探查，并根据需要行进一步的冲洗。

第六步手术注意
没有证据表明单次灌洗的预后与术后保留导管做持续灌洗的预后有明显差异。

严重且就诊晚或是合并并发症的患者来说。

Giladi AM, Malay S, Chung KC. A systematic review of the management of acute pyogenic flexor teno- synovitis. *J Hand Surg Eur Vol* 2015; 40: 720–8.

本文是治疗化脓性屈肌腱鞘炎的系统性综述。该综述确定了静脉注射抗生素治疗的价值，以避免在轻症病例中进行手术。它还强调了闭合灌洗而不是开放冲洗的好处，以及辅助使用抗生素。

Giuffre JL, Jacobson NA, Rizzo M, Shin AY. Pyarthrosis of the small joints of the hand resulting in arthrodesis or amputation. *J Hand Surg Am* 2011; 36: 1273–81.

本文是对掌指关节和近指间关节化脓性关节炎治疗预后的综述。本文讨论了110名接受手术治疗的患者，即使在最初的手术治疗后，也存在大约25%的患者需要关节融合或截肢。在这些患者中，初次干预后仍存在的持续感染是导致这些恶化结果的主要原因，故强调了早期彻底治疗这些感染的重要性。

Shewring DJ, Trickett RW, Subramanian KN, Hnyda R. The management of clenched fist "fight bite" injuries of the hand. *J Hand Surg Eur Vol* 2015; 40: 819–24.

本文讨论了治疗搏击咬伤的手术方式以及147例患者的预后。结果显示，对于掌指关节损伤的患者早期干预，采用冲洗和清创有很好的效果，但对于近指间关节损伤的患者，则有高达40%的结果不佳。

手部骨折和脱位

第五章

克氏针固定治疗槌状指（石黑伸直阻挡技术）

Taichi Saito、Steven C. Haase 著　黄志峰 译　郭　阳 审校

适应证

- 大部分槌状指骨折经保守治疗效果满意。
- 该技术仅限于骨折复位对避免创伤性关节炎或不稳定而言非常重要的特殊情况。
  - 骨折片较大且有移位（达到或超过远节指骨关节面的 1/3）。
  - 远节指骨掌侧半脱位。
  - 远指间关节对合差。
- 如果不处理槌状指骨折，伸肌机制产生的伸指力量完全集中于近指间关节，而非均匀地分布于整个手指，久之将导致近指间关节过伸和鹅颈畸形。

临床检查

- 患者表现为远指间关节屈曲，不能主动伸直远指间关节（图 5.1A，B）。

影像学

- 应拍摄两个方向的 X 线片（后前位和侧位），评估力线和关节对合情况（图 5.2A、B）。

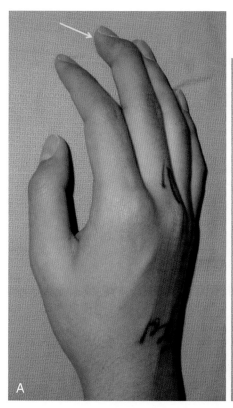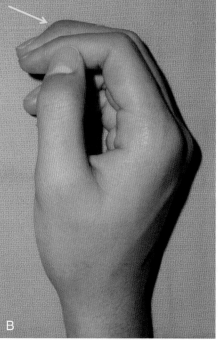

图 5.1 A–B

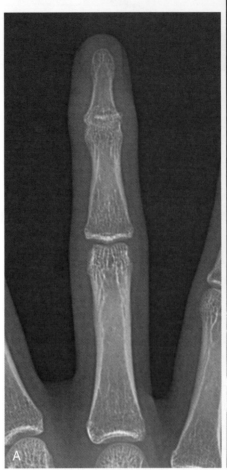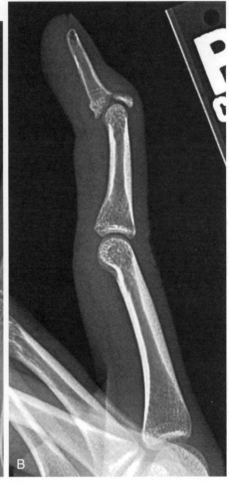

图 5.2 A–B

手术解剖

- 槌状指骨折涉及远节指骨基底背侧，为撕脱性骨折。
- 撕脱的骨折片较大时，可累及侧副韧带远端止点，导致远节指骨掌侧半脱位。

手术操作

第一步：插入伸直阻挡针

- 保持远指间关节和近指间关节屈曲，将撕脱的骨折片尽可能拉向远端。
- 在 X 线透视下经伸指肌腱末端紧贴骨折片近端经皮打入直径 1.1 mm 的克氏针，固定骨折片（图 5.3A、B）。对儿童和体格较小的成人患者，可以使用直径 0.9 mm 的克氏针。

第二步：复位

- 在保持纵向牵引的同时，在远节指骨基底施加应力，将远节指骨从掌侧向背侧推压。
- 然后逐渐伸直远指间关节至中立位，完成骨折复位（图 5.5A、B）。

第三步：插入远指间关节固定针

- 在保持复位的同时，从远端向近端经远指间关节打入另一枚直径 1.1 mm 的克氏针（图 5.6A、B）。

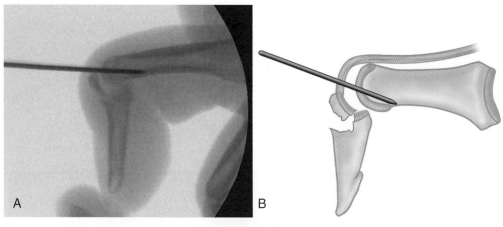

图 5.3 A–B

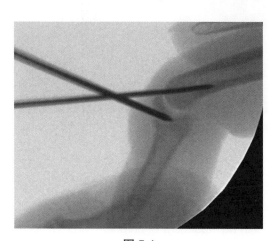

图 5.4

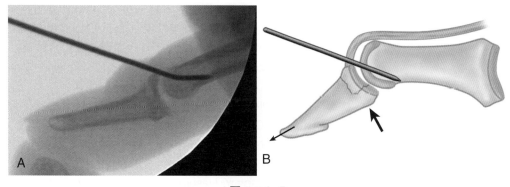

图 5.5 A–B

- 经透视确认复位满意后，剪短克氏针并套上保护帽。佩戴手或前臂保护支具（图 5.6C、D）。

术后护理和预后

- 术后 4～6 周骨折愈合后拔除克氏针。如骨折端无压痛或 X 线片上见到骨折端桥接骨小梁，提示骨折愈合。
- 拔针后即刻开始伸指锻炼。将患指用掌侧可拆卸远指间关节夹板继续保护 2～3 周。
- 拔针后数周内循序渐进地练习屈指，直至可以完全主动屈指。

> **第三步手术要点**
>
> 确保纵向的克氏针不穿过近指间关节，这样术后即可开始活动近指间关节，防止发生显著的关节僵硬。

> **第三步手术注意**
>
> 纵向克氏针经过骨折端时要十分小心，以免经过远指间关节时使已经复位的骨折端再次移位。

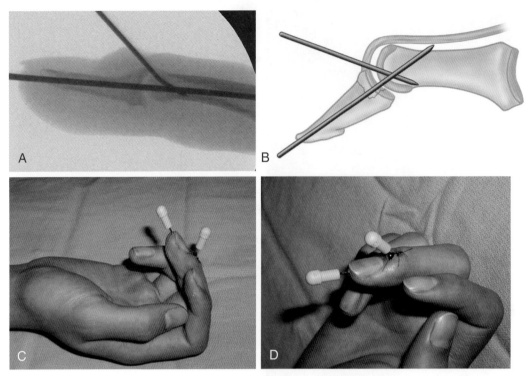

图 5.6 A–D

循证文献

Asano K, Inoue G, Shin M. Treatment of chronic mallet fractures using extension-block Kirschner wire. *Hand Surg* 2014;19:399–403.

这篇回顾性文献研究了 11 例慢性槌状指骨折患者（>4 周），从受伤到手术治疗的平均时间为 56 天。所有患者均采用 Ishiguro 伸直阻挡穿针技术，所有病例均获得骨性愈合。平均随访 8 个月。根据 Crawford 标准，8 例结果为优或良（73%）。作者认为该技术适用于年轻的慢性槌状指患者。

Hofmeister EP, Mazurek MT, Shin AY, Bishop AT. Extension block pinning for large mallet fractures. *J Hand Surg Am* 2003; 28: 453–9.

这篇回顾性病例研究系列包括 23 例患者，有 24 处槌状指骨折，平均累及关节面的比例为 40%。其中 3 例患者在受伤 30 天后接受治疗。随访时间至少 1 年，末次随访时平均伸直缺失 4°，平均屈曲 77°。根据 Crawford 标准，优良率为 92%。

Ishiguro T, Itoh Y, Yabe Y, Hashizume N. Extension block with Kirschner wire for fracture dislocation of the DIP joint. *Tech Hand Up Extrem Surg* 1997; 1: 95–102.

这篇文章是最早在 1988 年描述了该技术的作者撰写的，总结了该技术的适应证、禁忌证和手术要点。该文章从作者丰富的经验中选择展示了部分病例。

Lee YH, Kim JY, Chung MS, Baek GH, Gong HS, Lee SK. Two extension block Kirschner wire technique for mallet finger fractures. *J Bone Joint Surg Br* 2009; 91: 1478–81.

作者对 Ishiguro 技术进行了改良，使用两根克氏针起到伸直阻挡作用。此研究包括 32 例患者，均为急性骨折，至少累及关节面的 1/3，伴或者不伴有远指间关节掌侧半脱位。平均随访 49 个月。结果所有骨折得到愈合，无关节炎发生。2 例患者有一过性指甲畸形。根据 Crawford 标准，优良率为 94%。作者认为改良的 Ishiguro 技术更容易复位，两根针形成"一面墙"，可防止骨折片旋转。

第六章

闭合复位克氏针固定关节外指骨骨折

Taichi Saito、Steven C. Haase 著　黄志峰 译　郭　阳 审校

适应证

- 不稳定骨折或成功闭合复位后不能维持位置的骨折。
- 包括横形、螺旋形及斜形骨折在内的骨干部骨折均可用这种方法治疗。
- 粉碎程度越重，操作就越困难。

临床检查

- 创伤的症状和体征（肿胀、压痛、青紫和开放伤口）。如有开放伤口，提示可能存在开放性骨折。对开放骨折需要彻底清创（图 6.1）。
- 指骨骨折可造成患指活动度下降，可能难以检查出对线不良。被动活动腕关节产生的肌腱固定效应有助于检出阳性体征。
- 骨折明显移位或塌陷可造成手指短缩。应仔细检查每个手指的长度并与健侧未受伤的手指对比。
- 检查旋转移位时可通过与邻指的相对姿势来判定，特别在轻度屈指位。屈指时各手指轻度汇聚并指向舟骨结节。图 6.2A 显示环指与邻指的指向不一致，图 6.2B 显示的是同一患者指骨骨折复位并穿针固定后的表现。

影像学

- 大部分指骨骨折评估需前后位、侧位和斜位片（图 6.3）。
- 关节外骨折通常不需要做 CT 检查。

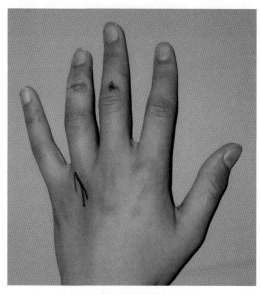

图 6.1

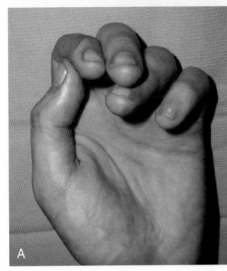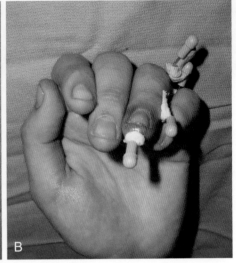

图 6.2

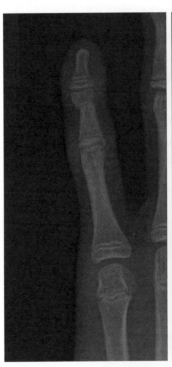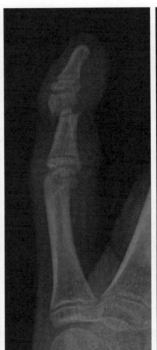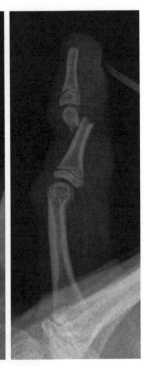

图 6.3

手术解剖

远节指骨

- 伸指肌腱和屈指肌腱均止于远节指骨基底。
- 由于通过骨折线的变形力量很小，远节指骨的关节外骨折通常无明显移位。
- 甲板对于无移位骨折起到夹板样保护作用。移位骨折将明显破坏甲基质，应视作开放性骨折处理。

中节指骨

- 中节指骨骨折根据不同的骨折位置有典型的移位形式。具体来说，移位方向取决于骨折部位相对于伸、屈肌腱的牵拉方向。

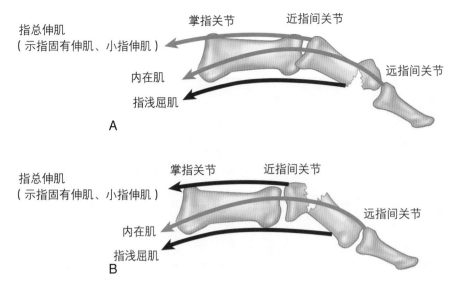

图 6.4A–B　EDC，指总伸肌；EDM，小指伸肌；EIP，示指固有伸肌

- 中节指骨远端 1/3 骨折时，指浅屈肌腱牵拉近端骨折块屈曲，产生尖端位于掌侧的成角畸形（图 6.4A）。
- 中节指骨近端 1/3 骨折时，指浅屈肌腱牵拉远端骨折块屈曲，伸肌腱中央束牵拉近端骨折块伸展，形成尖端位于背侧的成角畸形（图 6.4B）。

近节指骨

- 骨间肌止于近节指骨基底，倾向于牵拉近端骨折块屈曲。
- 止于中节指骨基底的伸肌腱中央束倾向于使远端骨折块背伸。
- 上述机制使大部分近节指骨骨折表现为尖端位于掌侧的成角畸形。

手术操作：远节指骨骨折

第一步

- 轻柔手法复位。开放性骨折时要对骨折端进行清创并行甲床修补。

第二步

- 最常使用的穿针方式为逆行穿针（克氏针）。
- 手法维持复位，将克氏针经甲粗隆向近端穿过骨折线。
- 对于大部分病例，将克氏针推进到远节指骨基底处皮质即可。为了增加稳定性，也可以穿过远指间关节，固定远指间关节很少产生并发症（图 6.5A、B）。
- 为了防止骨折端旋转移位，可以再穿一根克氏针经过骨折端，最好与第一根针有轻微成角。

第三步

- 可将克氏针远端剪短并埋于皮下，或突出于皮外以利于将来拔除。对后一种情况需加针帽保护或折弯尖端。
- 将克氏针断端埋于皮下会降低术后感染的发生率，但将来取出时需在局麻下做一小切口。

第二步手术要点

远节指骨甲粗隆紧贴甲基质下方，逆行穿针时使克氏针尽可能贴近手指背侧，紧贴甲床掌侧进针。

第二步手术注意

插入第二根克氏针经过骨折端时，注意不要使断端分离而影响复位。

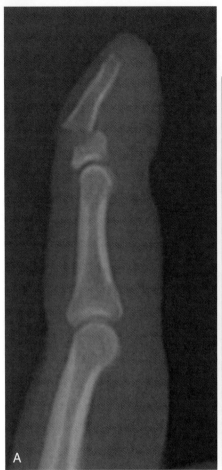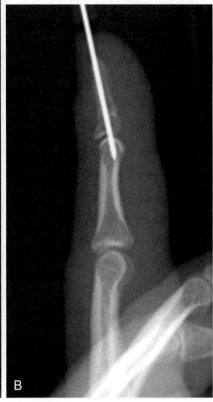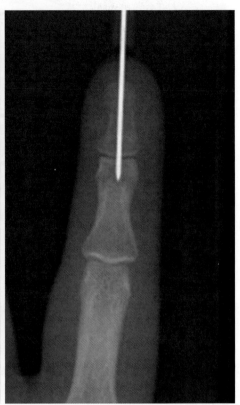

图 6.5 A–B

手术操作：中节和近节指骨骨折

第一步

- 手法复位骨折，根据需要进行牵拉或施加其他应力。对于复杂骨折需要多种手法联合应用。
- 对尖端位于掌侧的成角畸形（图 6.4A、6.6A）的简单横形骨折的典型复位方法：轻柔地牵拉患指纠正移位，并对齐背侧皮质，然后被动屈曲手指纠正成角畸形。
- 对长斜形或螺旋形骨折（图 6.7A），先牵引消除短缩移位，然后加压复位骨折端，可通过复位钳经皮加压。有时还需要进行旋转操作，以纠正远端骨折块相对于近端骨折块的旋转畸形。

第二步

- 克氏针选择：对于绝大多数成人指骨骨折使用直径 1.1 mm（0.045 英寸）的克氏针。
- 对于儿童或骨骼较细小的成人指骨骨折使用直径 0.9 mm（0.035 英寸）的克氏针。
- 通过 X 线透视确认理想的入针点及针道方向。
- 维持复位，逆行或顺行打入克氏针。

第一步手术要点

如果在手指屈曲位置可获得最终复位，则便于比较患指相对于邻指的姿势，以发现旋转畸形。然后在该位置进行穿针，避免手指剪刀样畸形。

第一步手术注意

由于侧位时其他手指的遮挡，近节指骨骨折残余的尖端位于掌侧的成角畸形而易于被忽视。术中要进行多个方向透视，以确认复位。

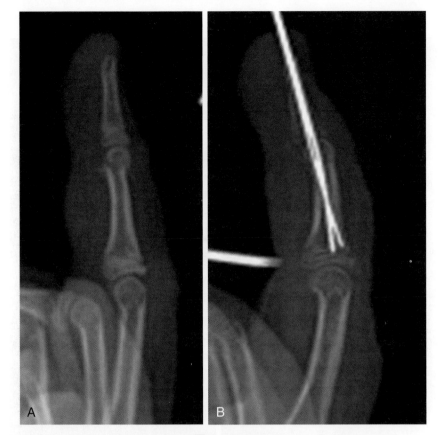

图 6.6 A–B

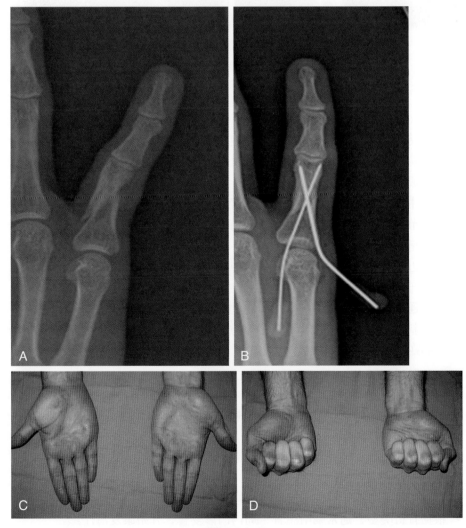

图 6.7 A–D

第二步手术要点

- 有时把克氏针与指骨之间以理想的锐角穿入非常困难，因为克氏针会"滑过"骨皮质，而不是沿正确方向穿过皮质前进。在这种情况下，入针时可以增大克氏针和指骨的角度。一旦针尖进入第一层骨皮质而且尚未穿透，在保持电钻高速运转的同时逐渐把克氏针调整到合适的角度。这样可以使针尖在骨皮质入点处刻画出锐角轨迹，然后继续沿预设的方向前进而不被折弯。只有加在电钻上的力量足够轻柔并保持足够高的转速，才能使克氏针钻出合适的轨迹。
- 记住克氏针固定的目的是保持骨折端稳定数周（足以允许骨折早期骨性愈合），要注意克氏针不能妨碍早期功能锻炼。克氏针入点的选择要尽量避免在早期活动时引起皮肤刺激或肌腱牵绊。

第二步手术注意

- 选择克氏针入针点时要注意避免影响肌腱滑动的重要区域，否则将影响术后活动，或导致肌腱粘连或肌腱损伤。
- 尽可能不要固定近指间关节和掌指关节，以便术后早期功能锻炼，使患者即使带针也可以早期轻柔地活动。虽然短期固定远指间关节相对安全，固定其他关节则可能引起关节挛缩，产生显著的并发症。
- 一旦克氏针针尖穿透骨皮质，仅靠改变电钻的方向并不能改变针道方向。要改变方向，必须拔出克氏针，再重新打入。
- 使用任何一根克氏针时应避免反复进退，否则将导致克氏针周围骨隧道扩大，降低克氏针的固定效果。

第三步手术要点

- 为防止克氏针移位，针尖要尽可能靠近皮质骨。将克氏针的尾端折弯则可以防止内向移位。
- 支具设计要在克氏针旁留置衬垫，支具长度要超越突向远端的克氏针，以避免刮碰。

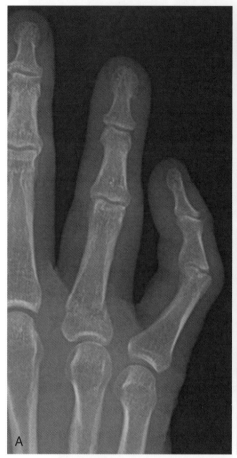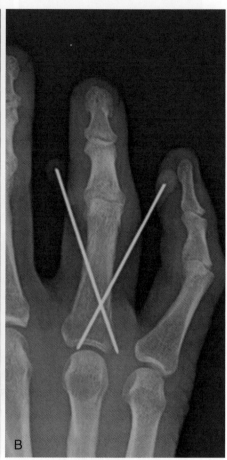

图 6.8 A–B

- 要维持骨折端稳定，至少需要两根克氏针，经常需要多针固定来防止骨折端移位。对每根克氏针都要仔细设计以实现特定的目的，或防止短缩，或防止成角，或防止旋转（图 6.7A、B）。
- 对于中节指骨横行骨折，可以考虑经远指间关节逆行穿针。短期固定远指间关节很少产生并发症。根据骨折特征，可将克氏针经远节指骨甲粗隆穿入或指尖侧方穿入（图 6.6B）。
- 对于近节指骨横行骨折，使用两枚纵向或交叉克氏针，以抵抗愈合过程中的折弯或旋转应力。通常可以从近节指骨基底尺侧或桡侧关节外顺行进针，避免通过掌指关节（图 6.7A、B），也可以关节外逆行穿针（图 6.8A、B）。
- 对于斜形和螺旋形骨折，应从多个方向穿针以抵抗短缩、折弯和旋转应力（图 6.9A、B）。

第三步

- 目测检查手指力线满意，通过透视确认复位满意后，剪断克氏针或折弯尾端并使用针帽保护。
- 术后早期佩戴保护性支具。固定手指于内收肌阳性体位或手功能位。

术后护理和预后

- 根据骨折类型，通常嘱咐患者 1 周内门诊复查，开始康复治疗。

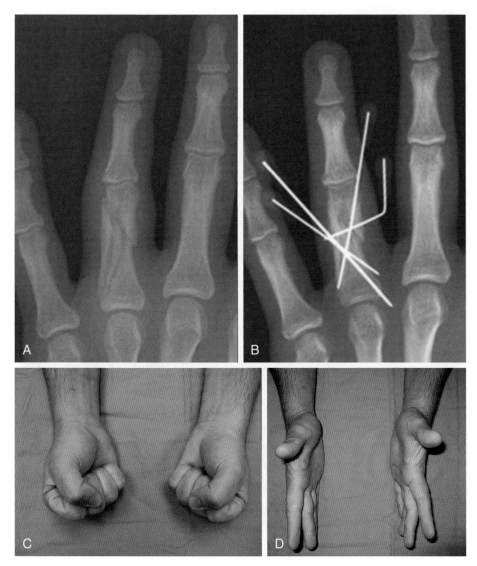

图 6.9 A–D

- 术后第一次随访时去除厚敷料，定制支具保护骨折端和针尾，以免针尾活动或造成伤害。进行手部理疗锻炼和护理针道时取下支具。
- 术后即刻活动未受伤手指以避免造成不必要的关节僵硬。
- 即使带着克氏针，只要固定牢靠，伤指也可以参与轻柔的主动活动。由于稳定性不如钉板系统，应在有经验的理疗师监护下并根据个体化方案进行训练。
- 克氏针通常于 3～4 周拔除。这段时间通常足够早期愈合并稳定骨折断端。判断骨折愈合的最佳方法是触诊骨折端时疼痛消失。X 线片显示骨折愈合需要更久的时间，不应作为指导拔针的依据。
- 儿童由于骨折愈合快，可以更早地拔除克氏针。
- 拔针后继续使用支具保护 3～4 周。6～8 周后骨折愈合足够牢固后停止使用支具。
- 对急性指骨骨折使用这种方式处理后的优良率为 80%～90%（图 6.7C、D和图 6.9C、D）。

第三步手术注意

将克氏针尾端折弯或佩戴保护帽时要防止拔出或骨折端移位。预防方法是进行上述操作时使用一个大针持紧贴皮肤固定住克氏针。

术后护理要点

拔除克氏针后，将伤指固定到未受伤的邻指上有助于在骨折最终愈合期提高伤指的功能活动和维持良好的力线。

术后护理注意

一般不推荐迟至 5～6 周拔针，特别是克氏针妨碍掌指关节和（或）近指间关节的活动时。这将导致难以克服的关节挛缩，即使通过康复训练也难以恢复。

循证文献

Al-Qattan MM. Phalangeal neck fractures in adults. *J Hand Surg Br 2006*; 31: 484–8.

这篇文献回顾了 11 例成人指骨颈骨折的治疗结果。对 1 例无移位骨折使用夹板治疗，结果为优。对 9 例有移位的骨折采用闭合复位克氏针固定，其中 8 例结果为良，1 例结果为中等。1 例严重的骨折（远端骨折块旋转 180°，骨折端之间无接触）需要切开复位克氏针固定，结果为差（Ⅳ 级证据）。

Eberlin KR, Babushkina A, Neira JR, Mudgal CS. Outcomes of closed reduction and periarticular pin- ning of base and shaft fractures of the proximal phalanx. *J Hand Surg Am* 2014; 39: 1524–8.

这是一篇回顾性研究，作者回顾分析了 43 例患者（50 处骨折），均为近节指骨干部或基底骨折，采用关节旁克氏针穿针固定。操作方法为从近节指骨基底桡侧或尺侧作为入针点，顺行入针，经过骨折端，两针的方向并非必须交叉。平均随访 17 周，平均临床愈合时间为 35 天。随访结果 63% 为优，17% 为良，17% 为中等。有 3 例患者因为手指僵硬需要肌腱松解。2 例患者发生了针道感染。作者的结论是关节旁穿针固定可用于治疗近节指骨关节外骨折（Ⅳ 级证据）。

Faruqui S, Stern PJ, Kiefhaber TR. Percutaneous pinning of fractures in the proximal third of the proximal phalanx: complications and outcomes. *J Hand Surg Am* 2012;37:1342–8.

这篇回顾性研究比较了采用两种不同的穿针方法治疗近节指骨基底骨折：经关节固定（使克氏针经过掌骨头，穿过掌指关节，然后经过骨折端）和交叉穿针固定（分别从近节指骨基底桡侧和尺侧穿针，经过骨折端）。每组 25 例患者。两组患者在术后总活动度（TAM）方面无统计学差异。经关节固定组需要二次手术的病例数（*n*=6）多于交叉穿针组（*n*=2）。尽管经关节固定组从趋势上看并发症更多，总体来说两组在并发症方面无统计学差异。本研究可能由于检验效能不足，无法发现两组间的微小差异（Ⅲ 级证据）。

第七章

切开复位内固定治疗关节外指骨骨折

Taichi Saito、Kevin C. Chung、Steven C. Haase 著　刘　坤 译　郭　阳 审校

适应证

- 无法闭合复位的骨折。
- 闭合复位成功后依然不稳定或出现复位丢失的骨折（非手术治疗失败）。
- 需要超过克氏针固定的强度的骨折，如
  - 开放性骨折伴软组织损伤。
  - 骨折需要更坚强的固定，以便早期康复训练。
  - 粉碎性骨折。

临床检查

- 更详细的临床检查参见第六章。
- 对于开放性骨折需要彻底的清创，仔细地评估软组织损伤，修复如图 7.1 所示的结构。

影像学

- 拍摄三种标准体位（正位、斜位和侧位）的 X 线平片（图 7.2）。
- CT 有助于评估粉碎性骨折，但通常没有必要。

手术解剖

- 伸肌装置包括纵向和横向部分，覆盖手指背侧和侧面的大部分区域。必须仔细规划切口和显露方法，以免损伤重要结构（图 7.3）。

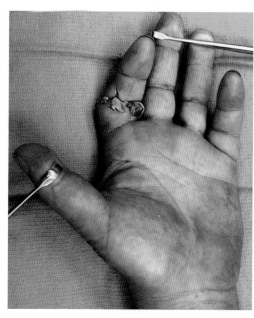
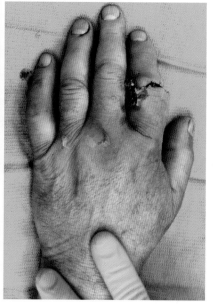

图 7.1

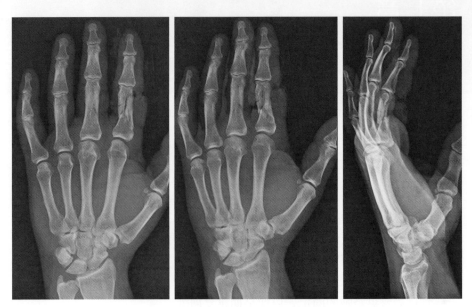

图 7.2

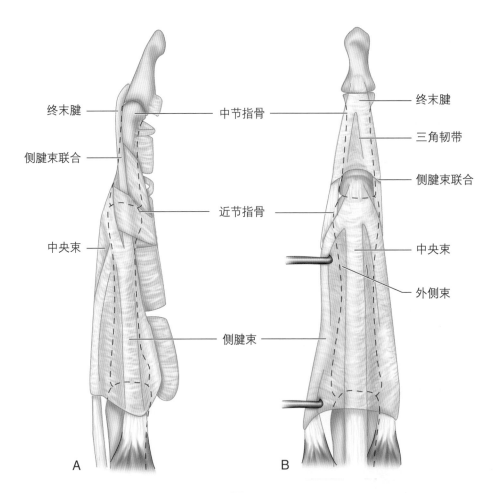

图 7.3

- 中央束止于中节指骨基底背侧，作用是背伸近指间关节。
- 侧腱束形成于手指的侧方，由外在肌和内在肌共同组成。它们在远端汇合，止于远节指骨基底背侧。

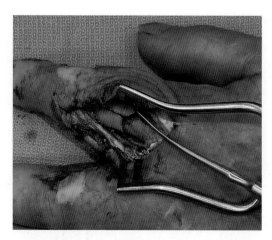

图 7.4

显露

- 背侧、背外侧或轴正中切口均可用于近节指骨和中节指骨骨折。
- 为了显露骨折部位，有时候必须切开伸肌装置。
  - 可以从侧腱束和中央束的间隔处切开。缝合伤口时不需要修复（图 7.4）。
  - 可将近节指骨背侧的伸指肌腱从中线（背部中央）纵行劈开。在缝合伤口时需要修复伸指肌腱的长段劈开。
  - 采用侧方入路时，可能需要切断横行支持韧带以显露骨折。在缝合伤口时不需要修复。
  - 在中节指骨背侧，可以纵行切开三角韧带，从两侧的侧腱束之间显露骨折。
- 在伸指肌腱深层，切开骨膜并稍做剥离，以显露骨折部位。

手术操作

第一步：复位

- 应清除骨折部位的血凝块、碎屑和任何异物，以便对骨折的几何形状进行详细评估，有助于骨折复位。
- 对开放性骨折应仔细清创，以防骨髓炎的发生。
- 通过轻柔的牵引和（或）直接骨折手法整复来获得骨折复位。
- 通过使用各种复位钳和（或）临时克氏针来维持骨折复位。

第二步：固定

- 通常使用直径为 1.5 ~ 2.0 mm 的螺丝钉进行指骨固定。较小的螺钉（直径 1.0 ~ 1.3 mm）可用于更小的手、较小的骨折块，或作为拉力螺钉。此时较大的螺丝钉并不适合。

拉力螺钉

- 拉力螺钉可提供骨折块之间的加压，适用于长斜形或螺旋形骨折（图 7.5A）。
  - 对近端皮质采用与螺丝钉外径相同的钻头钻孔，产生一个滑动孔（例如，对于 1.3 mm 螺钉，此步骤使用直径 1.3 mm 的钻头）。
  - 对远端皮质采用与螺丝钉核心直径相同的钻头钻孔，当拧入自攻螺钉时可产生螺纹孔（例如，对于 1.3 mm 螺钉，此步骤使用直径 1.0 mm 的钻

显露要点

- 切断伸肌装置纤薄、横行的纤维，如侧腱束与中央束之间的间隔或横行支持韧带，不需要修复。
- 显露时可以切断一小部分矢状束，但是矢状束大部分断裂时则需要修复，以防止伸指肌腱在掌指关节屈曲时滑脱。
- 对于广泛的伸指肌腱纵行劈开在缝合伤口时应该予以修复。
- 在急性骨折，骨膜通常增厚和肿胀。仔细地剥离此层，有可能在内固定物表面将骨膜缝合，在肌腱与内固定物之间形成保护性分界。

显露注意

- 在中节指骨基底，劈开肌腱时要注意保护中央束的骨膜止点。
- 类似地，要仔细保护止于远节指骨基底背侧菲薄、扁平的终末腱。

第一步要点

- 保留附着的骨膜既可以帮助维持骨折块有更好的血运，还可通过骨膜的牵拉作用帮助复位骨折。
- 不要将临时克氏针置于螺丝钉将要置入的位置。

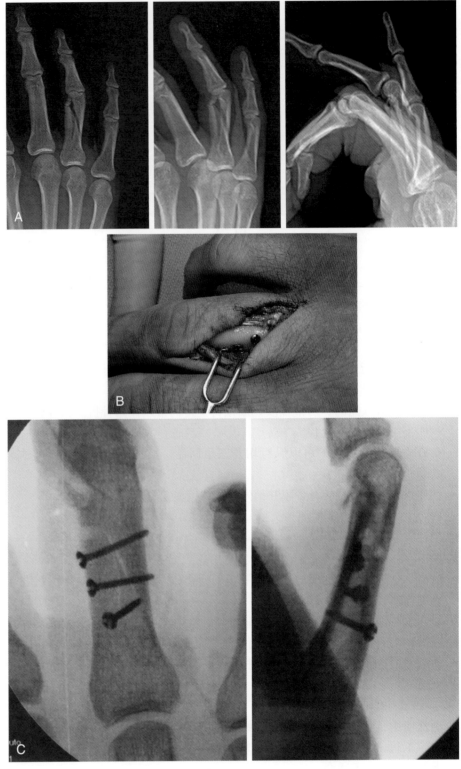

图 7.5 A–C

头）。一些器械套件包括一个特殊的钻孔导向器，可以将其插入滑动孔，以辅助完成这一步骤。

- 一些外科医生选择相反的手术步骤。首先使用较小的钻头钻透两层皮质，然后根据需要对近端皮质进行扩孔。

- 测量所需螺丝钉的长度，并拧入螺丝钉。螺丝钉将滑过近端皮质骨，通过螺丝钉螺纹与远端皮质接合。由于为此应用设计的螺丝钉大多数为自攻螺钉，因此不需要单独的攻丝步骤。

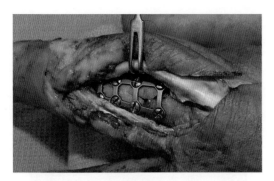

图 7.6

- 在拉力螺钉模式下，当拧紧全螺纹螺钉时，钉帽与远端螺纹之间的骨折部位受到挤压（参考第十四章的图 14.9）。
- 3 枚或更多的拉力螺钉可理想地获得多方向的稳定。短斜形骨折可能只能容纳 2 枚螺丝钉（图 7.5B、C）。

钢板固定

- 鉴于指骨尺寸较小，加压钢板固定并不实用。
- 从概念上钢板固定只能选择其他三种类型（非加压）。
  - 桥接钢板：使钢板跨越骨折粉碎区，以防止在骨折愈合过程中塌陷。
  - 张力带钢板：将钢板置于背侧成角畸形的骨折背侧，用于将变形力重新定向为掌侧皮质的压应力。
  - 中和钢板：用钢板来增强拉力螺钉的强度，提供额外的稳定性来抵抗骨折部位的弯曲。
- 指骨钢板可以包含在多个平面中的钉孔，或者可以调整旋转和位置的卵圆形钉孔。
- 由于屈指肌腱和伸指肌腱与指骨如此接近，因此很难使用复位钳将钢板夹持到复位的骨折处，同时确保手指力线正常。相反，应先用一枚螺丝钉将钢板固定到骨折线的任何一侧用以临时固定。确保力线正常后，依次置入其他螺丝钉。
- 对用于指骨骨折的薄钢板，可以小心地将其弯曲或扭曲，以改善手指力线；或者选用带有卵圆形的钢板，可以在最终拧紧螺丝之前调整力线。

第三步：闭合伤口和夹板固定

- 被动活动（肌腱固定效应）：被动屈曲腕关节，手指由于外在肌的牵拉而应该伸直。被动背伸腕关节，手指屈曲指向舟骨结节。依此外科医生可以评估任何残留的旋转畸形。
- 主动活动：清醒的患者可以主动屈曲手指，但是这同样可以在麻醉状态下的患者身上模拟。方法是挤压前臂掌侧腱腹联合处，可以使手指屈曲来评估力线（图 7.7）。在缝合伤口之前，通过在透视下检查螺钉长度、骨折复位情况和骨折稳定性，来评估固定的质量（图 7.8）。
- 尽可能地修复骨膜来覆盖钢板。
- 修复伸肌装置。
- 松开止血带，仔细止血，缝合伤口。
- 用不吸收缝线缝合伤口。

第二步要点

- 对于复杂骨折，带有螺钉的多个平面的钢板（3D 钢板、H 形钢板或 Z 形钢板）对稳定性有所帮助。这些钢板可以从多个方向来固定多个骨折块（图 7.6）。
- 如果骨折的固定位点有限，也可以将临时克氏针换成螺丝钉。但是，要记住，由于钻孔技术的原因，克氏针尖端钻出的孔可能是不规则的或热损坏的。

第二步注意

- 指骨皮质太薄，因此不要使用螺钉帽埋头器。
- 背侧放置的螺丝钉不能突出掌侧皮质，因为屈指肌腱紧邻指骨的掌侧表面。

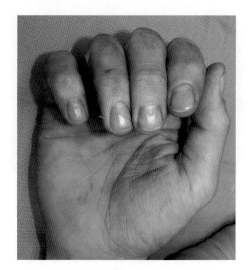

图 7.7

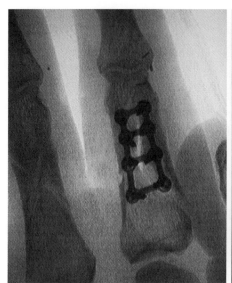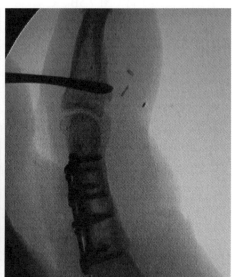

图 7.8

- 使用衬垫良好的夹板固定，维持指间关节伸直位，掌指关节中度屈曲位，腕关节轻度背伸位。

术后护理和预后

- 具有坚强固定的可靠患者，可以在 1 周内开始主动活动所有手指关节，以改善肌腱滑动和组织水肿。
- 在最初数周内，可以佩戴可拆卸的前臂或手部矫形器加以保护，并维持掌指关节屈曲位和指间关节伸直位。
- 术后 6 周左右，一旦骨折明显愈合，即可去除支具，开始加强功能锻炼。
- 大多数患者可以恢复接近正常的活动度和力量。

循证文献

Bannasch H, Heermann AK, Iblher N, Momeni A, Schulte-Monting J, Stark GB. Ten years stable internal fixation of metacarpal and phalangeal hand fractures-risk factor and outcome analysis show no increase of complications in the treatment of open compared with closed fractures. *J Trauma* 2010; 68: 624–8.

本研究回顾了采用内固定治疗 365 例掌骨和指骨骨折的影像学表现、临床结果和并发症。91.2% 的患者获得了骨性愈合。在功能分析中，85.2% 的患者获得了优异到可接受的结果，14.8% 的患者结果不满意。出现多处骨折和软组织损伤与较差的功能结果相关。开放性骨折和闭合性骨折之间的感染率和不愈合率无显著性差异（IV 级证据）。

Curtin CM, Chung KC. Use of eight-hole titanium miniplates for unstable phalangeal fractures. *Ann Plast Surg* 2002; 49:580–6.

本回顾性研究报道了多种创伤所致的 13 例 16 处不稳定性指骨骨折。大多数为开放性骨折，合并复杂的软组织损伤，均采用骨折切开复位 8 孔微型钛板内固定方式治疗。就关节活动度而言，6 例患者取得了良到优的结果，关节总活动度 >180°，尽管其中有 3 例患者需要进行内固定物取出和肌腱松解术。其余患者结果包括 2 例差，2 例失访，3 例拇指骨折者运动范围可接受。所有病例均获得术后即刻稳定性，但存在明显的并发症发生率（IV 级证据）。

Mumtaz MU, Farooq MA, Rasool AA, Kawoosa AA, Badoo AR, Dhar SA. Unstable metacarpal and phalangeal fractures: treatment by internal fixation using AO mini-fragment plates and screws. *Ulus Travma Acil Cerrahi Derg* 2010; 16: 334–8.

本回顾性研究评估了采用 AO 微型骨块钢板和螺钉治疗 42 例不稳定性掌骨和指骨骨折的结果。对 27 例骨折采用钢板固定，15 例采用拉力螺钉固定。根据美国手外科学会的评定标准，78.5% 的患者结果为优，19% 为良，2.5% 为差（IV 级证据）。

Shimizu T, Omokawa S, Akahane M, et al. Predictors of the postoperative range of finger motion for comminuted periarticular metacarpal and phalangeal fractures treated with a titanium plate. *Injury* 2012; 43:940–5.

本前瞻性队列研究显示了 72 例患者中 49 个指骨骨折和 23 个掌骨骨折患者术后总关节主动活动度的独立预后因素。42 例患者采用侧方钢板固定，30 例患者采用背侧钢板固定。分析显示，骨折部位、软组织损伤和年龄是降低术后手指活动度的危险因素，具有中度相关性（IV 级证据）。

第八章
动态牵引外固定治疗近指间关节骨折脱位

Taichi Saito、Kevin C. Chung、Steven C. Haase 著 刘 坤 译 郭 阳 审校

适应证

- 近指间关节骨折脱位伴不稳定（持续半脱位或再脱位）主要是由于中节指骨基底大块的掌侧唇骨折所致。
  - 对于受伤的近指间关节，为了采取这种技术，必须采取闭合的方法复位。
  - 如果通过牵引和（或）手法整复手指无法获得关节对合良好的复位，则需要采用开放手术操作。
- 近指间关节的 Pilon 骨折：关节的对合性丧失，伴中节指骨基底掌侧和背侧唇同时损伤。
  - 通常是轴向载荷损伤的结果。
  - 通过韧带牵引或关节囊牵引，必须使骨折块获得可接受的复位，以形成一个合适的关节面，否则不能采用该技术。

临床检查

- 应评估手指的触痛、肿胀和任何开放性伤口（图 8.1A、B）。
- 骨折部位的压缩和脱位会造成手指长度的短缩。

影像学

- 应拍摄患指正位、侧位和斜位的 X 线平片（图 8.2A–C）。
- 当存在轻微不稳定性时，中节指骨会向近节指骨背侧移位，表明近指间关节的背侧缺乏关节对合，称为"V 字征"，可以从关节的侧位片上看到（图 8.2C）。
- CT 有助于评估复杂的骨折。

手术解剖

- 近指间关节是一个铰链关节，通过骨性结构和软组织限制提供稳定性。
- 近节指骨头由两个同心髁组成。中节指骨基底的凹面与近节指骨头髁相匹配。这种骨性结构在关节屈伸活动时提供稳定性。
- 侧副韧带限制桡侧和尺侧偏移。每个侧副韧均包含两个部分（固有韧带和副侧副韧带）。固有侧副韧带起自近节指骨头部侧面的凹陷，止于中节指骨的侧方偏掌侧。副侧副韧带起自固有侧副韧带，并向掌侧方向走行，附着于掌板（图 8.3）。
- 掌板和副侧副韧带在关节背伸时提供稳定性。固有侧副韧带在关节屈曲时提供稳定性（图 8.3）。
- 当中节指骨基底掌侧骨折超过关节面的 40% 时，通常会造成近指间关节不稳定和（或）关节半脱位，这是因为止于中节指骨掌侧骨折块的侧副韧带丧失了稳定功能所致（图 8.4）。

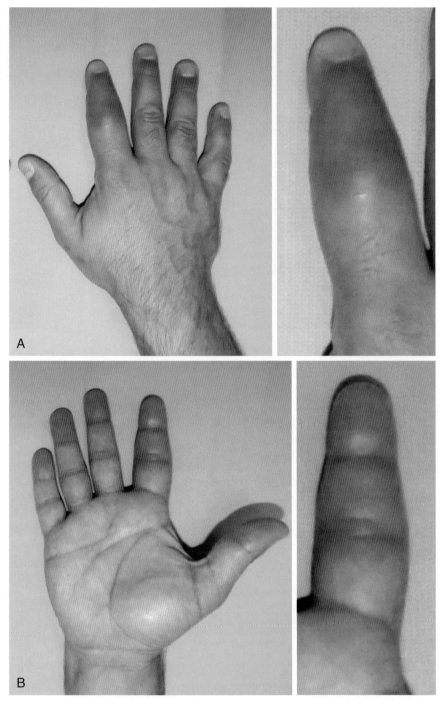

图 8.1 A–B

手术操作

- 目前有许多不同的用于近指间关节的动态牵引外固定。以下内容描述了通常称为铃木框架（Suzuki frame）的固定装置。

第一步：复位

- 应检查骨折是否可以通过轴向牵引进行复位，以及能否在完全活动范围内维持复位状态。
- 如果闭合整复无法获得骨折复位，则可能需要切开复位。在这种情况下，外固定器仍可用于稳定关节，但可能需要与各种内固定方法或掌板成形术相结合。

第一步手术注意

如果骨折超过 2 周，则采用闭合方法难以复位。

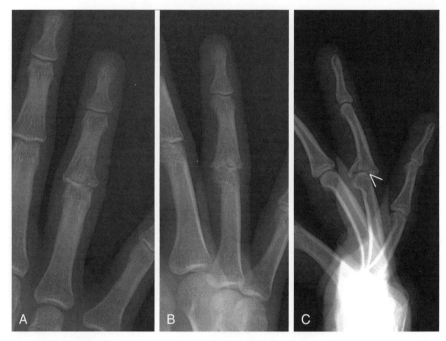

图 8.2 A–C

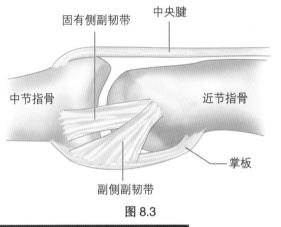

图 8.3

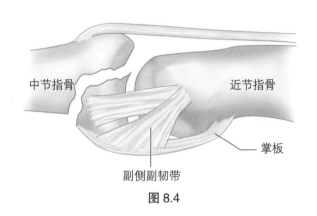

图 8.4

第二步：置入近端和远端克氏针（图 8.5、8.6）

- 在透视引导下获得精确的侧方透视图，将第一枚克氏针（1.1 mm，标记为"K1"）置入近节指骨头的旋转中心，并与指骨的纵轴垂直。
- 要置入的第二枚克氏针是远端克氏针（1.1 mm，标记为"K3"）。将其置入中节指骨的远端部分（它不必位于旋转中心，但应垂直于指骨纵轴，正如第一枚克氏针一样）。
- 将克氏针钻透手指对侧并继续前进，直到两侧的长度相等。

第三步：折弯克氏针（图 8.7、8.8）

- 在手指的两侧将近端克氏针（K1）折弯 90°，使其向远侧突出。采用锯齿形折弯的方法将克氏针的每个末端做成钩子形状，并用于橡皮筋牵引。
- 同样在手指的两侧折弯远端克氏针（K3），在每个末端折弯成一个钩子，用于固定橡皮筋的另一端。

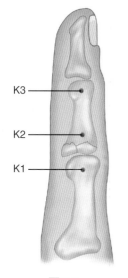

图 8.5

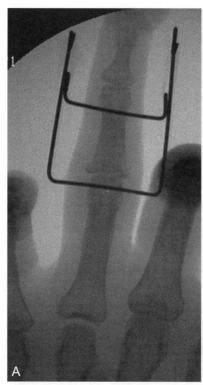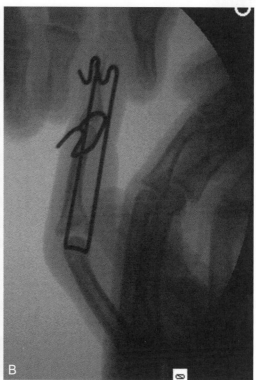

图 8.6 A–B

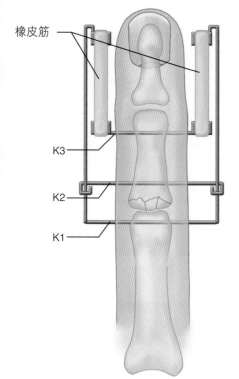

图 8.7

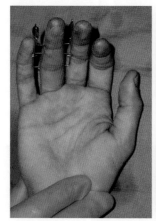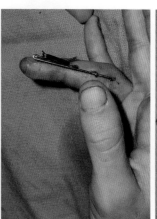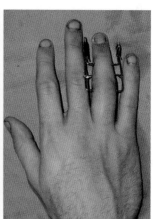

图 8.8

第四步：安装橡皮筋（图 8.7、8.8）

- 将近端和远端钩子通过橡皮筋连接，通过调节橡皮筋的数量、尺寸或强度来获得足够的牵引力。
- 在体格检查和透视控制下，对关节完全活动范围内的近指间关节的对合性和稳定性进行检查，并根据需要调整牵引力（图 8.9）。

第五步：增加第三枚克氏针（图 8.7、8.8）

- 许多外固定器需要第三枚克氏针，将其置于骨折部位的远端和远端克氏针的近端（通常为 0.9 mm，标记为"K2"）。
- 置入该克氏针的目的是用来控制中节指骨基底向背侧半脱位的趋势，这可

第四步手术要点

- 可以将牙科正畸橡皮筋或其他小的橡皮筋进行适当的消毒后用于此手术操作。如果没有这些材料，大口径橡胶导管的薄层横截面切片是很好的替代品。
- 如果没有无菌橡皮筋可用，也可以在关闭所有切口后再安装非无菌的橡皮筋，此时不再需要无菌操作。

第四步手术注意

如果手指两侧施加的牵引力不均匀，手指将逐渐偏向牵引力较小的一侧。这种情况可能在牵拉几天后才会显现。因此，术后应密切随访这些患者，在正位片和侧位片上验证其力线是否良好非常重要。

第五步手术要点

第三枚克氏针应该比其他克氏针细（0.9 mm 或更小），这样才能易于将其折弯并包绕近端克氏针（K1）的长臂，而不会在固定器或骨折上产生不适当的扭矩。

能导致在侧位 X 线片上出现 "V 字征"（图 8.2C）。

- 中节指骨上的克氏针的理想位置是由克氏针的预期功能所决定的，在用橡皮筋施加牵引力和手指进行完全幅度的关节活动之前可能不明显。通常，连接到 K1 纵向延伸部分的克氏针可以在中节指骨基底施加轻微的指向掌侧的应力，可防止背侧半脱位。

术后护理和预后

- 手术后最初的 3～4 天，患手应持续抬高和休息。
- 术后第 3 天或第 4 天，患者应该到诊室复查，并接受评估。通过体格检查和 X 线检查手指的力线，并开始作业治疗，包括尽可能地进行主动和被动关节活动，以及控制水肿，并开始进行针道护理。
- 此装置通常保留约 6 周。早期移除的原因包括针道部位的刺激或感染。耐受性良好的装置可以维持 8 周。
- 骨折愈合后，可能在 X 线片上关节看起来仍不规则，但是关节的对合性会随着时间的推移而重塑（图 8.10）。

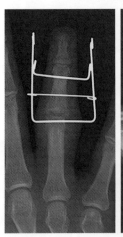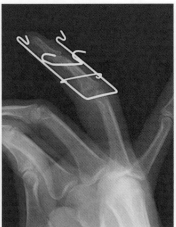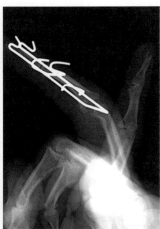

图 8.9

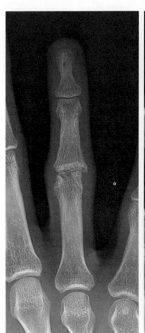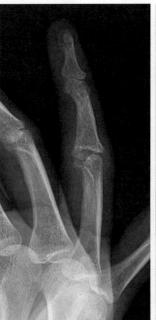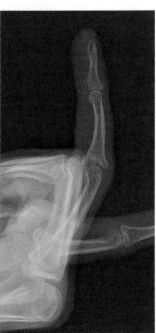

图 8.10

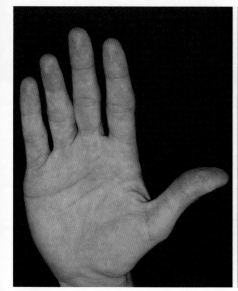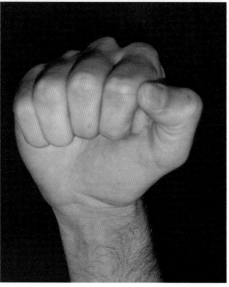

图 8.11

- 对于复杂的关节内骨折，术后关节活动度常常不能恢复正常。但是在已发表的系列文献中，被选定的患者可以获得接近正常的功能，平均关节活动度可达到 90°（图 8.11）。

循证文献

Ellis SJ, Cheng R, Prokopis P, et al. Treatment of proximal interphalangeal dorsal fracture-dislocation injuries with dynamic external fixation: a pins and rubber band system. *J Hand Surg Am* 2007; 32: 1242–50.

本研究报告了采用动态牵引外固定器（Suzuki 框架）治疗近指间关节不稳定性骨折脱位的结果。在 14 例接受治疗的患者中，8 例获得了平均 26 个月的随访。在最终随访时，近指间关节的平均关节活动度为 88°，平均握力为健侧的 92%。5 例患者有小的关节面台阶或关节炎（IV 级证据）。

Ruland RT, Hogan CJ, Cannon DL, Slade JF. Use of dynamic distraction external fixation for unstable fracture-dislocations of the proximal interphalangeal joint. *J Hand Surg Am* 2008; 33: 19–25.

本回顾性研究回顾了采用 Suzuki 框架固定器治疗 34 例近指间关节不稳定性骨折脱位或 Pilon 损伤的结果。所有患者获得了平均 16 个月的随访。在最终随访时，近指间关节的平均关节活动度为 88°，远指间关节的平均关节活动度为 60°。8 例出现针道感染。没有患者出现感染性关节炎、骨髓炎或复位丢失。所有患者均恢复到术前活动水平（IV 级证据）。

Suzuki Y, Matsunaga T, Sato S, Yokoi T. The pins and rubbers traction system for treatment of comminuted intraarticular fractures and fracture-dislocations in the hand. *J Hand Surg Br* 1994; 19: 98–107.

本文介绍了动态牵引系统的手术技术、术后护理和病例报告。在病例报告中，汇报了 7 例严重受损关节的结果，所有患者获得了平均 13.1 个月的随访。在最终随访时，近指间关节平均关节活动度为 80°（IV 级证据）。

第九章
切开复位内固定治疗关节内指骨骨折

Taichi Saito、Kevin C. Chung、Steven C. Haase 著　刘　坤译　郭　阳审校

适应证

- 闭合复位失败的移位骨折。
- 闭合复位成功后再移位的骨折（不稳定骨折）。
- 残留关节面台阶或关节面存在间隙的骨折（＞1 mm）。
- 克氏针固定无法成功处理的骨折。

临床检查

- 关节内骨折通常会导致肿胀、触痛和关节活动困难（图 9.1A、B）。
- 即使是仍保留关节活动的病例，也要仔细检查因骨折移位所致的成角或旋转畸形。

影像学

- 应拍摄标准的正位和侧位 X 线平片（图 9.2A、B）。
- 一个或多个斜位片可提供额外的信息。

手术解剖

- 近指间关节是一个屈戌（铰链）关节。近节指骨的同心髁与中节指骨基底的凹面相对合，提供一部分关节的稳定性，并由坚强的侧副韧带和掌板进一步加强（参见第八章图 8.3）。
- 伸肌装置包括纵向和横向部分，覆盖手指背侧和侧方的大部分。必须仔细规划手术切口和显露步骤，以免损伤重要结构（参见第七章图 7.3）。

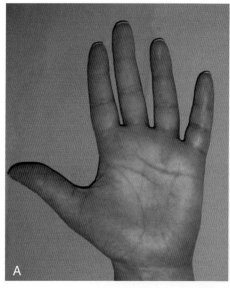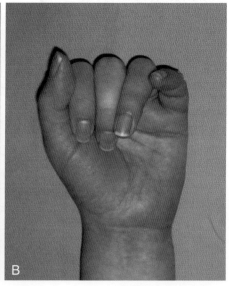

图 9.1 A–B

- 在近指间关节骨折中，骨折常累及中节指骨基底掌侧唇，未受损关节面的百分比决定了关节的稳定性。当骨折累及≤30%的关节面时，关节通常是稳定的。如果骨折累及超过50%的关节面，则骨折通常不稳定。骨折累及30%～50%的关节面时，骨折的稳定性难以预测（图9.3）。

显露

背侧或背外侧入路

- 该入路可用于修复背侧骨折碎片，并且还允许进入关节的一侧或两侧，以显露指骨髁骨折（图9.4A、B）。
- 在近指间关节背侧做一直线形或弧形切口，可以设计为背侧正中、S形或锯齿形切口。

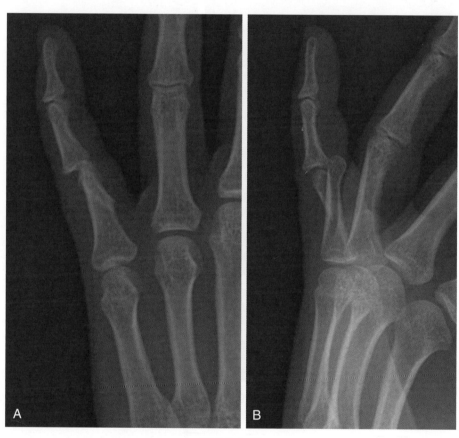

图 9.2 A–B

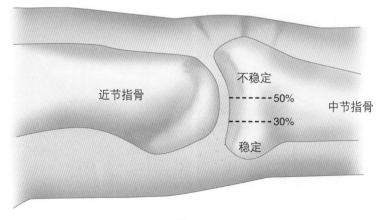

图 9.3

- 大多数指骨髁骨折可以通过切开侧腱束与中央束之间的间隔来显露。这可以在关节的一侧或两侧进行，以帮助观察关节面（图 9.5A、B）。
- 为了更好地观察髁突骨折向近端的延伸情况，切断横行支持韧带可以更好地显露近节指骨干。
- 在极少数情况下，为了观察近指间关节的中心，可以沿着中央腱的中央劈开。

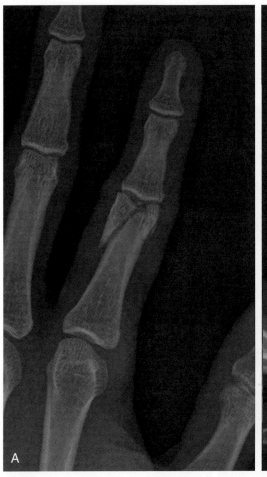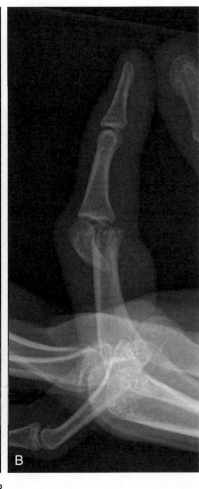

图 9.4 A–B

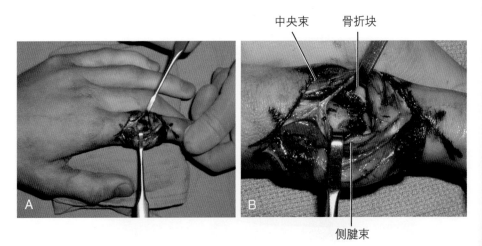

图 9.5 A–B

掌侧入路

- 掌侧入路可以用于掌侧骨折的病例，如带有较大骨折块的近指间关节掌板撕脱骨折（图 9.6）。
- 以近指间关节为中心做一个掌侧 V 形切口（图 9.7）。

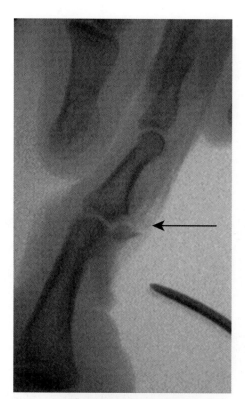

图 9.6 箭头指示中节指骨掌侧唇撕脱骨折

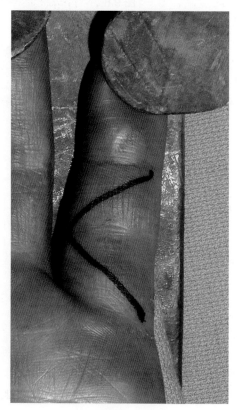

图 9.7

- 掀起皮瓣和皮下组织，辨别和保护手指桡侧和尺侧神经血管束。
- 切开 A2 与 A4 滑车之间的指屈肌腱鞘管，包括 A3 滑车（图 9.8）。
- 牵开指屈肌腱，显露掌板（图 9.9）。
- 根据骨折的形态和所需要的显露范围，可以从掌板的远端或近端断开。
- 为了完全暴露两个关节表面，要将侧副韧带从掌板和中节指骨基底游离。

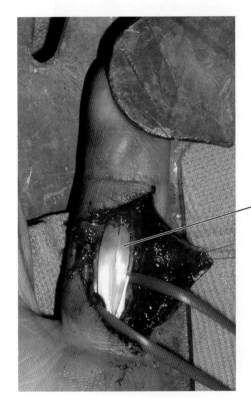

指深屈肌腱

图 9.8

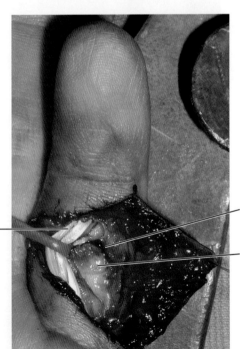

指深屈肌腱

骨折部位

掌板

图 9.9

这允许关节过度背伸 180°，同时显露两个关节面。这有时被称为"霰弹枪"显露法（图 9.10）。

手术操作

第一步：复位（图 9.11）

- 去除骨折端任何血凝块或碎片，以便精确复位骨折。
- 特别是关节面骨折，必须达到关节面解剖复位。
- 可以使用尖头复位钳或较细的临时克氏针来维持复位状态。

第二步：固定

- 对于小的关节骨块，通常用拉力螺钉或双层皮质螺钉固定。拉力螺钉技术在第七章介绍。
- 对于双髁骨折或其他伴有指骨干部或颈部完全横断的关节骨折，除了需要拉力螺钉固定外，还可能需要进行钢板固定。
- 对于近节指骨髁骨折，通常采用直径 1.3 ~ 1.5 mm 的螺丝钉固定。对于更小的碎片，可以使用直径 1.0 mm 的螺丝钉。
- 通常将螺丝钉从移动的骨折块进入，穿向更稳定（更大）的骨折块（图 9.13）。
- 对骨折块应使用两枚螺丝钉固定，以防止松动或旋转。但是，较小的骨折块可能没有足够的空间容纳两枚螺丝钉（图 9.14）。
- 在透视辅助下确认骨折的复位情况、螺丝钉的位置和长度（图 9.15A、B）。

第一步手术要点

最小限度地剥离附着于小骨折块的骨膜和其他软组织，以保留血液供应。

第一步手术注意

- 指骨髁（干骺端）骨折块易碎，因此在使用夹钳时要轻柔，以免产生额外的骨折块碎裂。
- 要注意临时固定克氏针的位置，使其不会干扰计划中的内固定物（图 9.12）。
- 如果计划将临时克氏针更换为螺丝钉，要注意克氏针钻孔可能不太精确，并且比常规钻孔造成更多的热损伤。

第二步手术要点

- 这些螺丝钉不需要埋头。如果干骺端骨骼太薄或太软，可能会导致螺钉失去把持力。

第二步手术注意

直接穿过侧副韧带的螺丝钉可能会损伤韧带功能，并导致不必要的关节僵硬。为了避免这个问题，要么将韧带沿其纤维方向劈开，使螺丝钉头部贴近骨表面，要么将一部分韧带从骨头剥离以允许放置螺丝钉。

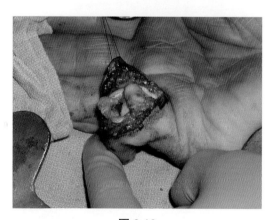

图 9.10

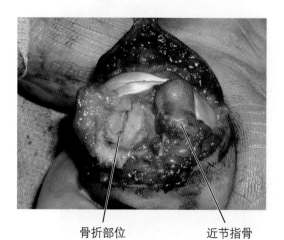

骨折部位　　近节指骨

图 9.11

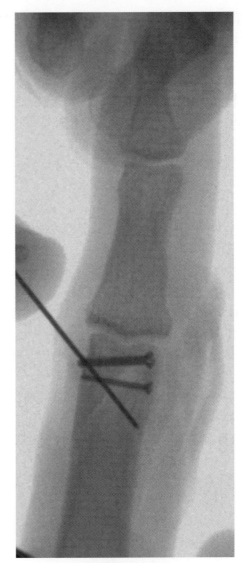

图 9.12

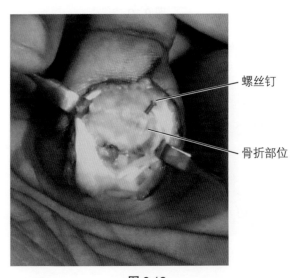

螺丝钉

骨折部位

图 9.13

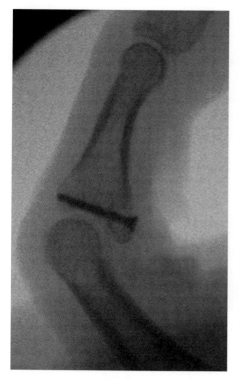

图 9.14

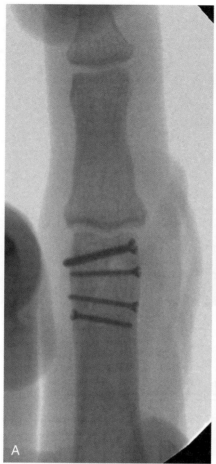
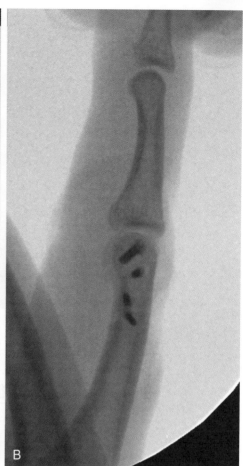

图 9.15

- 检查手指的关节运动是否平滑和稳定。

第三步：闭合伤口

- 如果将中央束劈开进行显露，则需要将其修复。但是，如果从中央束与侧腱束之间劈开伸肌装置，则不需要进行修复。同样，在闭合伤口时也不需要修复横行支持韧带。
- 在掌侧入路中，必要时可重新固定掌板远端止点。通常不需要修复掌板近端切开处，并且也不需要修复侧副韧带止点。这些结构在正常的愈合过程中会重新附着并变得稳定。
- 用不吸收缝线缝合皮肤切口。术后使用敷料包扎和夹板固定。将手指固定在指间关节伸直位和掌指关节中度屈曲位。

> **第三步手术注意**
>
> - 过度缝合不需要修复的结构（如侧副韧带），可能会导致不必要的炎症和关节僵硬。
> - 仔细检查夹板中手指的位置。特别是要避免近指间关节处于过伸位，否则可能出现由于掌侧入路后掌板愈合不佳而导致的关节不稳定。

术后护理和预后

- 对于坚强固定的可靠患者，可在 1 周内开始进行轻柔的主动关节活动。
- 手指佩戴保护性夹板并一直持续到骨折愈合（约 6 周）。可以临时摘下夹板进行关节运动训练。
- 确认骨折愈合后，可以去除夹板并开始加强锻炼。
- 康复后的关节通常可以恢复到几乎完全的活动度和力量（图 9.16A、B）。

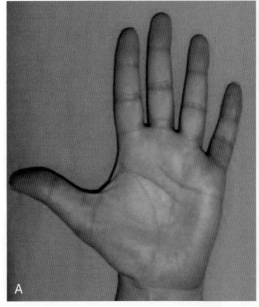
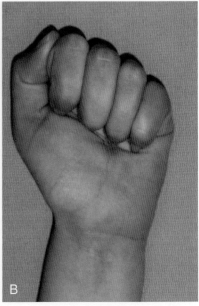

图 9.16 A–B

循证文献

Hamilton SC, Stern PJ, Fassler PR, Kiefhaber TR. Mini-screw fixation for the treatment of proximal interphalangeal joint dorsal fracture-dislocations. *J Hand Surg Am* 2006; 31: 1349–54.

本研究报告了采用切开复位内固定术治疗 9 例近指间关节不稳定性骨折 - 脱位的结果。对骨折采用掌侧入路微型螺丝钉固定。术后平均随访时间为 42 个月。末次随访时，近指间关节的平均关节活动度为 70°。近指间关节平均屈曲挛缩角度为 14°。两名患者在剧烈活动期间有疼痛，但其他患者患指无疼痛（ IV 级证据 ）。

Lee JY, Teoh LC. Dorsal fracture dislocations of the proximal interphalangeal joint treated by open reduction and interfragmentary screw fixation: indications, approaches and results. *J Hand Surg Br* 2006; 31: 138–46.

本研究报道了一组 10 例近指间关节不稳定骨折脱位的患者。采用背侧入路，使用微型螺丝钉进行切开复位内固定。患者随访平均时间 8.7 个月。所有患者获得良到优的结果，近指间关节的平均关节主动活动度为 85°（ IV 级证据 ）。

Shewring DJ, Miller AC, Ghandour A. Condylar fractures of the proximal and middle phalanges. *J Hand Surg Eur* 2015; 40: 51–8.

本回顾性研究报告了 74 例指骨髁骨折患者的治疗方法。尽管有 12 例患者最初采用非手术方法治疗，但其中 5 例因在随访期间发生骨折移位而最终需要内固定治疗。其余 62 例患者采用侧方入路，使用单枚螺丝钉固定。伤后 1 周内固定最容易，伤后最多延迟至 2 周进行手术，对最终结果影响不大。对于单髁骨折，在 1 周内固定的患者效果最好，关节活动度几乎没有损失。延迟就诊患者以及双髁骨折患者的结果不佳（ IV 级证据 ）。

近指间关节掌板成形术

Taichi Saito、Steven C. Haase 著　郭　阳 译　郭　阳 审校

适应证

- 用于不稳定的以及中节指骨掌侧唇不能被保留或者以其他方式重建的近指间关节骨折脱位。
- 掌板成形术可以用于急性或者慢性损伤的病例。但是在理想情况下，近节指骨头的关节面应该是完整的。

体格检查

- 急性损伤患者表现为患指疼痛、肿胀和活动受限。
- 慢性损伤患者表现为关节疼痛和僵硬。大多数患者认为是在手指轻微的戳伤之后出现了这些症状（图 10.1）。

影像学

- 需要基本的 X 线片检查，包括后前位、侧位和斜位。正规的纯侧位片对于判断关节脱位来说至关重要（图 10.2A）。
- 在轻微半脱位的情况下，与正常排列相比，中节指骨相对背移，形成关节背侧 "V 征"，提示关节面的不匹配性（图 10.2B）。

手术解剖

- 掌板在其远端与中节指骨的掌侧唇紧密相连。它的近端止点（缰绳韧带）在非病理状态下通常是松散和脆弱的，并允许掌板在关节屈曲时自由移动，并有效地防止了过伸（图 10.3）。

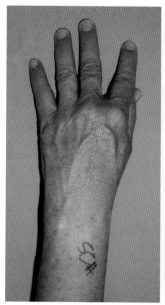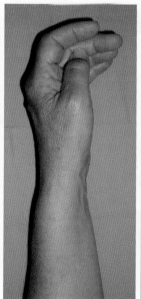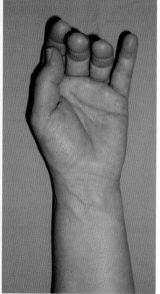

图 10.1

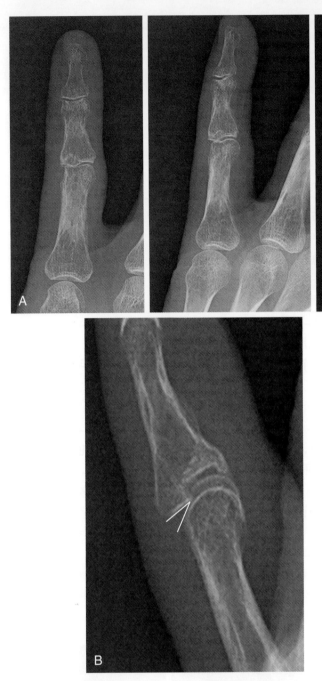

图 10.2 A–B

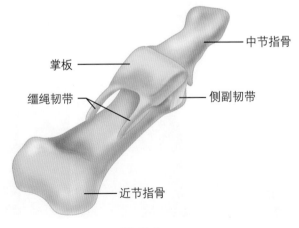

图 10.3

- 中节指骨掌侧唇的粉碎性骨折涉及超过 40% 的关节面时，由于外侧韧带和掌侧稳定装置的丢失，近指间关节通常变得不稳定（图 10.4）。

显露

- 在近指间关节的掌侧做一个 V 形切口。切口中心位于近指间关节屈曲指纹上。
- 掀起皮肤及皮下组织，保护桡侧和尺侧神经血管。
- 显露并切开 A2 至 A4 滑车，掀起成为矩形组织瓣。
- 牵开屈肌腱显露掌板（参见第九章图 9.9）。

手术操作

第一步：掌板切口及关节暴露

- 沿着掌板的桡侧和尺侧边缘进行纵行切开，分离掌板与副韧带，成为近端为蒂的组织瓣。
- 在远端，掌板可能连带骨折块从止点撕脱。如果不是，则在掌板的最远端做一个横行切口，将其与中节指骨基底部分离（图 10.5）。
- 此项操作需要广泛暴露关节（"霰弹枪"暴露）。找到侧副韧带，并逐步从中节指骨的止点处切断，直至完全打开关节。
- 指间关节过伸接近 180° 后，整个关节表面可以暴露出来（图 10.6A、B）。

第二步：关节和掌板的处理

- 游离骨折片，一并切除包括附着在远端掌板上的骨折碎片。
- 中节指骨基底部受损的掌侧部分被塑形成光滑、对称的表面，掌板将成为新的关节面。正常背侧关节表面与中节指骨基底的重塑部分之间的高度差应与掌板的厚度相同（图 10.7）。

> **第一步手术要点**
>
> - 要设计足够宽度的掌板组织瓣，以重建足够的稳定性。另外，组织瓣在桡尺两侧的宽度应对称，以避免形成角度畸形。

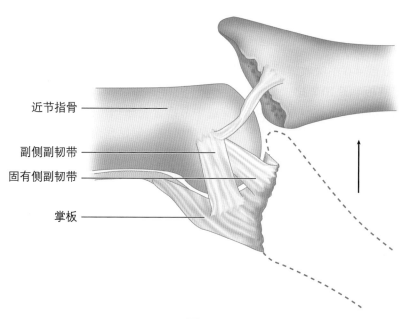

近节指骨

副侧副韧带

固有侧副韧带

掌板

图 10.4

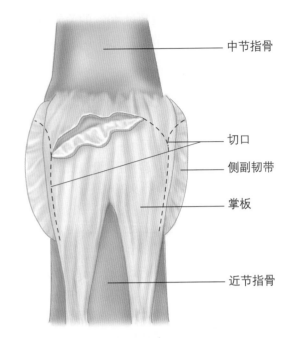

中节指骨

切口

侧副韧带

掌板

近节指骨

图 10.5

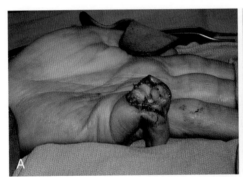
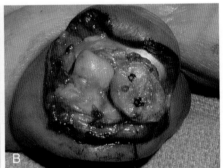

图 10.6 A–B

第二步手术要点

- 对近节指骨基底的处理要注意两侧对称，以避免重建出现角度畸形。

第三步手术要点

- 如果近指间关节在插入掌板后不能完全伸直，可以部分甚至全部切断缰绳韧带以松解掌板，直至近指间关节可以完全伸直。
- 如果发现有侧方不稳定，可以将掌板的侧方与邻近的侧副韧带缝合，以增加侧方的稳定性。

第三步手术注意

- 当缝合到骨膜并打结时，注意不要缝到伸肌装置。

第三步：复位

- 用 3-0 或 4-0 不吸收缝线锁紧缝合方式（如 Bunnell 缝合或 Krackow 缝合）固定掌板（图 10.7）。
- 使用 Keith 针或类似方法将缝线穿过中节指骨底部（图 10.8）。
- 插入针头，将掌板从正确部位放入重建区域，紧贴残余关节表面，从而实现平滑的关节面轮廓。
- 缝合针应指向手指的背部。此处缝线可以收紧，将掌板拉入关节缺损部位（图 10.9）。
- 在直视和影像学指导下评估关节复位和活动度，将缝线系在钮扣上或骨膜上，以避免皮肤受压（图 10.10）。

第四步：固定和缝合伤口

- 在全程活动度的透视下确认整个关节复位的平整性和稳定性（图 10.11）。
- 止血带放气，止血，皮肤缝合（图 10.12）。

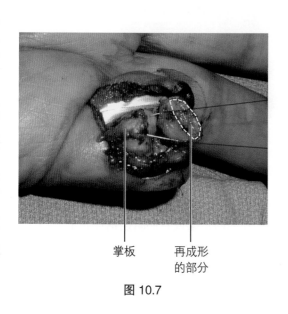

掌板　　再成形
　　　　的部分

图 10.7

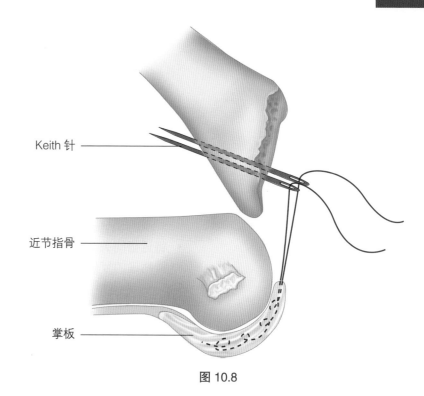

Keith 针

近节指骨

掌板

图 10.8

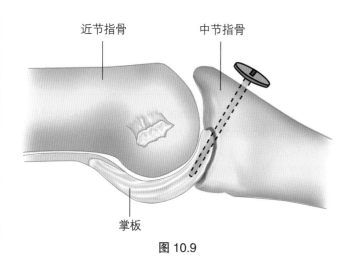

近节指骨　　中节指骨

掌板

图 10.9

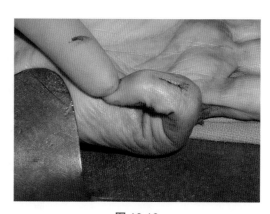

图 10.10

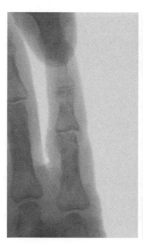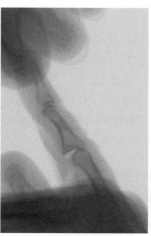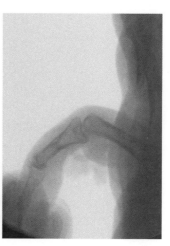

图 10.11

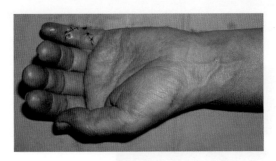

图 10.12

- 将近指间关节以钢针固定在轻度屈曲位共 3 周时间，以在早期愈合期间保持精确的复位。也可以使用铰接式外部固定架或背侧阻挡钢针固定。

术后护理和预后

- 手术后将近指间关节固定 3 周。
- 在背侧阻挡钢针固定下，1 周内开始被动屈曲活动。
- 拆线及移除背伸阻挡针后开始主动屈曲和伸直。
- 用支具固定 3~6 周。
- 6 周后拆除拉出缝线。
- 6 周后可使用动态支具，帮助关节充分伸直。
- 手术后 1 年内活动范围可能会逐渐改善。

循证文献

Deitch MA, Kiefhaber TR, Comisar BR, Stern PJ. Dorsal fracture dislocations of the proximal interphalangeal joint: surgical complications and long-term results. *J Hand Surg Am 1999*; 24: 914–23.

这是一项回顾性研究，比较了两种治疗急性近指间关节背侧骨折脱位的疗效和并发症——切开复位内固定（ORIF）和掌板成形术。23 例采用掌板成形术，33 例采用手术治疗。3 例掌板成形术患者和 3 例切开复位内固定患者出现再脱位。74% 的患者几乎没有疼痛。切开复位内固定和掌板成形术在握力和活动度方面没有统计学上的显著差异（Ⅲ 级证据）。

Dionysian E, Eaton RG. The long-term outcome of volar plate arthroplasty of the proximal interphalangeal joint. *J Hand Surg Am* 2000; 25: 429–37.

本研究显示采用掌板成形术治疗 17 例近指间关节骨折脱位的疗效。平均随访期为 11.5 年。所有患者活动时均无疼痛。损伤后 4 周内进行关节成形术的患者平均活动度为 85°，损伤后 4 周以上进行手术的患者平均活动度为 61°。4 例患者出现关节狭窄。作者认为掌板成形术提供了令人满意的功能和无痛的活动（Ⅳ 级证据）。

Tyser AR, Tsai MA, Parks BG, Means KR Jr. Biomechanical characteristics of hemi-hamate reconstruction versus volar plate arthroplasty in the treatment of dorsal fracture dislocations of the proximal interphalangeal joint. *J Hand Surg Am 2015*; 40: 329–32.

这项生物力学研究采用了 18 个近指间关节骨折脱位的尸体手模型，比较了半钩骨重建与掌板成形术后的稳定性和活动度。半钩骨重建关节的中节指骨背侧位移平均为 0.01 mm，掌板成形术平均为 0.03 mm（Ⅲ 级证据）。

第十一章

半钩骨关节成形术

Matthew Brown、Kevin C. Chuang 著　郭　阳 译　陈山林 审校

适应证

- 不稳定的近指间关节骨折脱位，累及中节指骨基底关节面的 50% 以上。
- 中节指骨基底外侧平台粉碎性骨折。
- 近指间关节复杂骨折脱位治疗失败。
- 因为要将移植物固定至中节指骨，因而其背侧皮质要完整。近节指骨头及关节面完整，与移植物可以紧密对合。

体格检查

- 在伸直和屈曲位置检查手指。
- 检查伸直时手指的矢状面是否对齐，近节指骨和中节指骨的力线是否正常。
- 评估在冠状面上是否存在侧方移位——提示关节面有不对称塌陷（图 11.1A、B）。
- 记录患指的主动和被动活动范围。

影像学

- 首先进行标准位置平片检查，以评估骨皮质和关节面的情况。应重点评估中节指骨基底和近节指骨头关节面。要注意中节指骨近端背侧皮质的完整性，因为要在这个位置固定移植物。
- 侧位 X 线片（白色箭头）显示关节面连续性丧失。后前位片显示了中节指骨的不对称塌陷（图 11.2A、B），导致手指尺侧偏斜（黑色箭头）畸形。
- CT 有助于确定更详细的解剖结构，关节面的严重撞击（白色箭头）以及

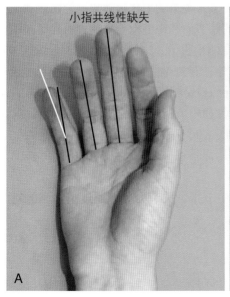
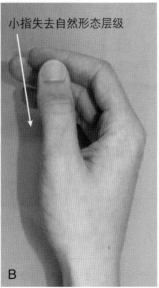

图 11.1 A–B

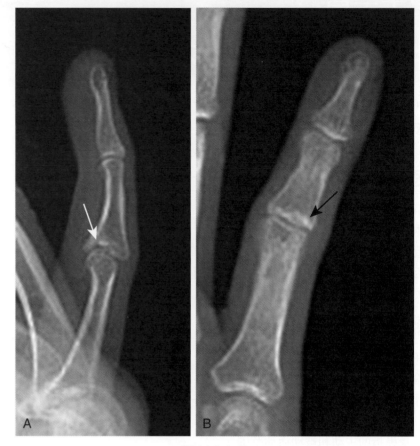

图 11.2 A-B

掌侧皮质和关节表面的粉碎性骨折（黑色箭头）清晰可见。对于急性或亚急性非粉碎性骨折，切开复位内固定术（ORIF）可能优于关节成形术（图11.3A、B）。

手术解剖

- 近指间关节由近节指骨的双髁关节指骨头和中节指骨的基底组成。关节的盒形韧带结构有助于关节的稳定性：掌板形成底面，桡侧和尺侧副韧带作为侧面，伸肌装置为顶部。
- 近指间关节是一个倾斜的铰链关节，关节的平移运动超过旋转运动。关节初始屈曲时的稳定性依赖于完整的关节面和中节指骨掌侧唇的共同作用。掌侧稳定性丧失或骨折可导致关节背侧半脱位。这种背侧半脱位形成的"V"征可以在侧位 X 线片上看到。另外，背侧半脱位的中节指骨将失去其在骨折部位的滑动运动和杠杆效应，导致铰链运动和屈曲活动度丧失（图 11.4）。
- 该手术的基本原理是基于对钩骨和中节指骨基底解剖研究。钩骨远端背侧关节面与环指、小指掌骨的基底之间有一个中央脊。这一双髁关节表面轮廓类似于中指骨基底关节面。其背唇有一个杯状结构，可以替换中节指骨的掌侧唇（图 11.5）。
- 半钩骨关节成形术替换受损的中节指骨关节面，即通过重建掌侧唇的完整性，为近指间关节提供稳定性。

体位

- 患者取仰卧，将手臂伸展在手术台上。
- 上臂放置止血带。

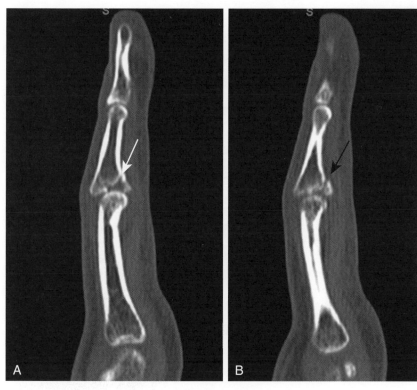

图 11.3 A–B

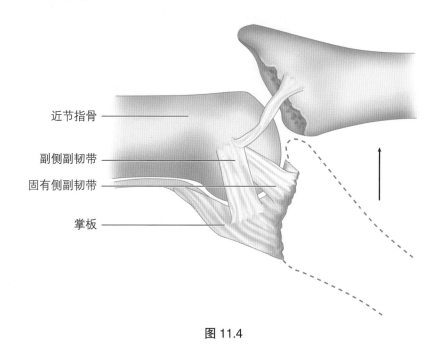

近节指骨

副侧副韧带

固有侧副韧带

掌板

图 11.4

显露

显露近指间关节

- 通过掌侧入路显露手指和近指间关节。从远指间关节到掌指关节设计 Bruner 切口（图 11.6）。
- 切开皮肤和皮下组织，保护神经血管束。
- 在侧边切开 A3 滑车，露出屈肌腱。保护 A2 和 A4 滑车，牵开肌腱后，显露掌板（图 11.7）。

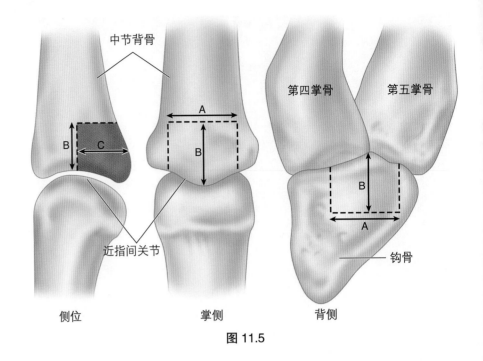

图 11.5

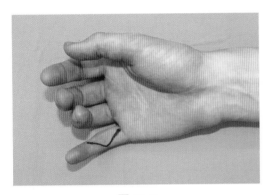

图 11.6

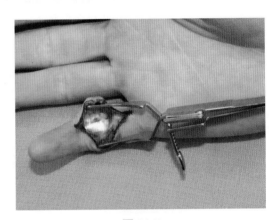

图 11.7

第一步手术要点

从远端到近端游离掌板的优点在于，手术结束时可以将掌板覆盖至移植的钩骨上。

第一步手术注意

避免过度游离肌腱：这会造成术后粘连，导致不良结果。

第二步手术要点

对称切取移植物有助于移植骨块的测量和移植。

第二步手术注意

在关节切除过程中，要保持背侧骨皮质的完整性。

手术操作

第一步：Shotgun 显露近指间关节。

- 从中节指骨基底切断掌板。
- 分离掌板与副侧副韧带，使关节过伸，以"霰弹枪"方式显露近节和中节指骨关节面（图 11.8）。
- 检查近侧节指骨头关节面有无严重磨损。

第二步：受区准备

- 检查关节面有无磨损，关节损伤通常是不规则的（图 11.9）。
- 将所有受损掌侧关节表面的整体切除，以便容纳移植物。仅切除受损区域会使移植操作很困难。
- 使用电锯或骨凿进行平行切割，切除受损的关节表面（图 11.10）。

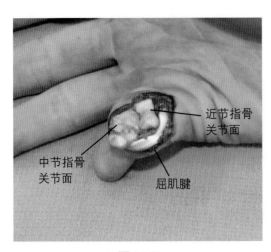

图 11.8

近节指骨
关节面

中节指骨
关节面

屈肌腱

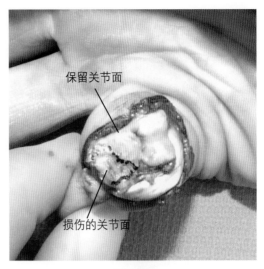

图 11.9

保留关节面

损伤的关节面

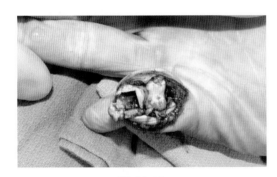

图 11.10

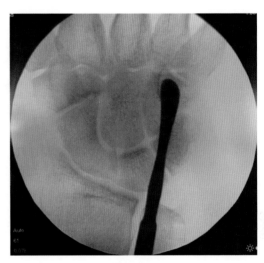

图 11.11

第三步：获取移植物

- 可以使用 C 形臂定位第四和第五掌骨间隙的位置（图 11.11）。
- 设计横行切口。
- 保护感觉神经和静脉。
- 将伸肌腱向桡侧牵拉，显露关节间隙（图 11.12A–C）。
- 测量中节骨缺损的大小（图 11.5）。
- 以钩骨与第四、第五掌骨关节面交界为中心，在钩骨远端设计截骨的范围。这个关节面将与近节指骨关节面的中央沟对合，背侧部分将重建为中节指骨的掌侧唇。

第四步

- 修整钩骨移植物，与预先设计好的缺损区域大小合适（图 11.14）。
- 用直径 1 mm 螺钉将钩骨移植物固定在背侧皮质（图 11.15A–C）。

> **第三步手术要点**
>
> 在水平截骨部位近侧做一个小槽，以便于放置弧形骨凿，使掌侧截骨平面与背侧皮质相平行（图 11.13A、B）。

> **第三步手术注意**
>
> 截骨实际操作比计划的要大 1 mm，以保证移植骨块切取大小合适。如有必要，可对骨块进行修整。

> **第四步手术要点**
>
> 移植物放置的位置需要增加角度，以加强掌侧唇。此例移植骨块需要倾斜更大角度，以创建掌侧唇（图 11.16A、B）。

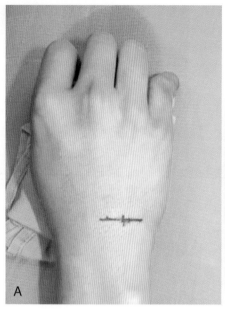
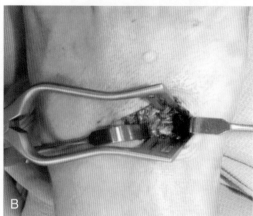

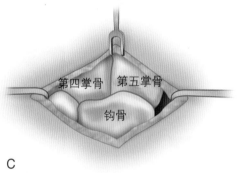

第四掌骨　第五掌骨

钩骨

图 11.12 A–C

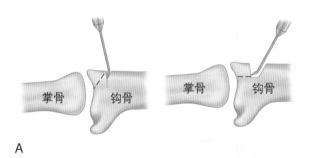

掌骨　钩骨　　掌骨　钩骨

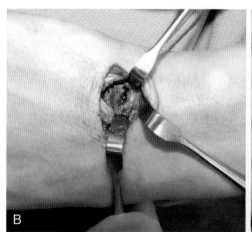
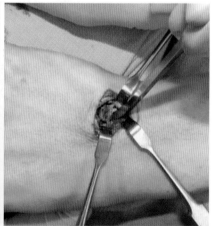

图 11.13 A–B

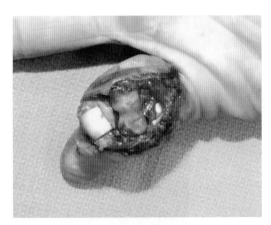

图 11.14

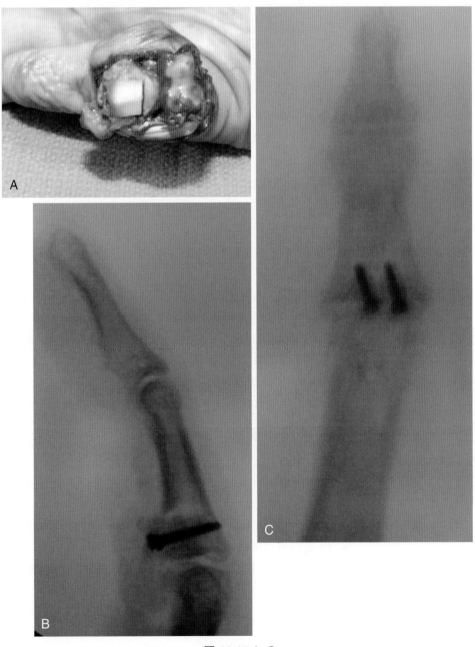

图 11.15 A–C

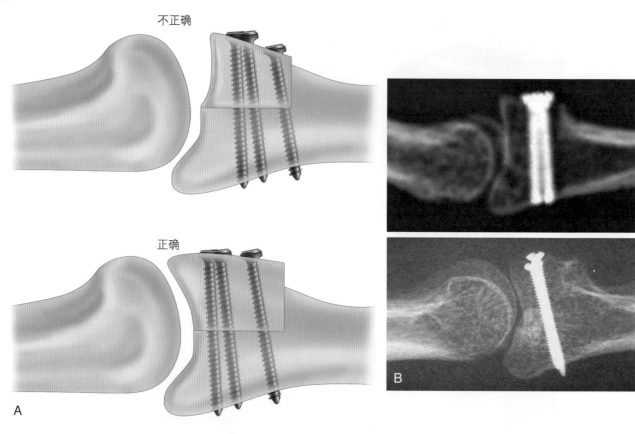

图 11.16 A–B

第五步

- 松止血带，双极电凝止血。
- 对腕背皮肤切口以 4-0 尼龙缝线缝合。将脱位的关节复位。将掌板远端缝合在新固定的移植骨块上，屈肌腱会自然恢复至其解剖位置。
- 测试手指的活动度和稳定性。
- 用 4-0 尼龙线间断缝合手部皮肤。
- 将患手以背托固定于腕中立，手指固定于屈曲 20° 位。

第五步手术要点

如果掌板较薄或破损，可以将 A3 滑车垫至肌腱与掌板之间。

术后护理和预后

- 在 1 周后去除支具固定。
- 在背侧阻挡支具的保护下，进行近指间关节的主动活动训练。掌指关节和远指间关节也可以开始主动和被动运动训练。
- 术后 2 周和 6 周时拍 X 线片，以评估移植物位置和骨愈合情况。
- 12 周后可以不受限制地使用手指。
- 图 11.17A–F 和图 11.18A–C 分别显示了 2 个月时的随访照片和 X 线片。

术后护理要点

早期主动活动训练至关重要。

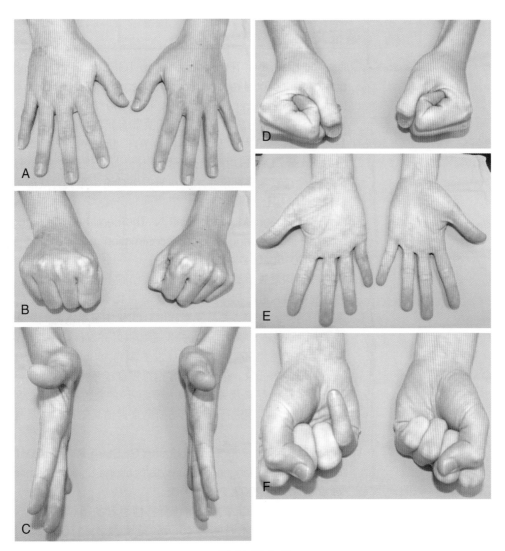

图 11.17 A–F

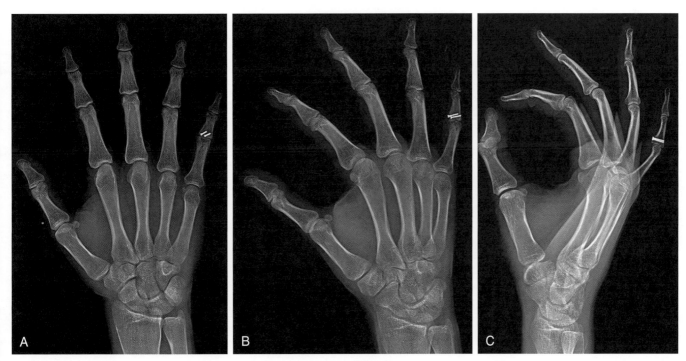

图 11.18 A–C

循征文献

Calfee RP, Kiefhaber TR, Sommerkamp TG, Stern PJ. Hemi-hamate arthroplasty provides functional reconstruction of acute and chronic proximal interphalangeal fracture-dislocations. *J Hand Surg Am* 2009; 34: 1232–41.

作者评估了 33 例急、慢性近指间关节骨折脱位患者平均 4.5 年半钩骨移植术后随访。近指间关节活动度平均为 70°，远指间关节平均为 54°。平均 VAS 评分为 1.4 分，DASH 功能评分平均为 5 分。10 例患者主诉低温环境的手指疼痛。只有一个患者需要翻修手术。作者得出结论，半钩骨成形术可以恢复近指间关节功能（Ⅴ级证据）。

Frueh FS, Calcagni M, Lindenblatt N. The hemi-hamate autograft arthroplasty in proximal interphalangeal joint reconstruction: a systematic review. *J Hand Surg Eur Vol* 2015; 40: 24–32.

本文对半钩骨关节成形术进行了系统回顾。根据 PRISMA 指南进行评价，由两名独立审稿人进行初筛。全文共收录了 13 篇文章，总结了 71 例患者的治疗结果：①治疗人数；②关节受累程度；③受伤至手术时间；④随访时间；⑤功能结果（运动范围和握力）；⑥并发症和供区并发症。平均随访 36 个月，近指间关节活动范围为 77°，总并发症发生率约为 35%。多达 50% 的患者出现骨关节炎的影像学征象。很少有患者抱怨疼痛或手指运动受限。作者认为半钩骨关节成形术是治疗累及关节面率大于 50% 的急性和陈旧性近指间关节骨折脱位的可靠方法。需要进行长期随访研究来评估其结果，尤其是骨关节炎的发生率（Ⅲ级证据）。

Williams R, Kiefhaber T, Sommerkamp G, Stern P. Treatment of unstable dorsal proximal interphalangeal fracture/dislocations using a hemi-hamate autograft. *J Hand Surg Am* 2003; 28: 856–65.

这是一项对 13 名连续接受半钩骨移植患者的回顾性研究。平均关节面受累率为 60%。平均手术时间为 45 天，范围为 2～175 天。术后平均运动范围为 85°。握力为受限侧的 80%。2 名患者出现复发性背侧半脱位。

第十二章

闭合复位克氏针固定掌骨颈和掌骨干骨折

Taichi Saito、Steven C. Haase 著　黄志峰 译　郭　阳 审校

适应证

- 注意：大部分掌骨骨折不需要手术治疗。对无移位骨折和复位后稳定的移位骨折可以采用保守治疗。
- 尝试闭合复位后残留移位或移位复发，特别是骨折移位影响到手的外观和功能时可以考虑手术治疗。
- 明确的手术适应证包括：
  - 旋转畸形（图 12.2）：即使很小的旋转畸形（10° 以内）也会导致手指叠罗（剪刀手），必须纠正旋转畸形才能保存手的功能。
  - 成角畸形（典型成角为尖端位于背侧）（图 12.2）：
  - 由于腕掌关节的代偿作用，掌骨骨折成角畸形在拇指、环指和小指比示指和中指更易耐受。
  - 特别是常见的小指骨颈骨折（通常被称为"拳击手骨折"），只要没有旋转移位，即使有明显的成角畸形，愈合后也很少引起显著的并发症。
- 掌骨干骨折成角畸形需要手术矫正的适应证为：
  - 示指和中指（第二、三掌骨）大于 5° ~ 10°。
  - 环指（第四掌骨）大于 20°。
  - 小指（第五掌骨）大于 30°。
  - 拇指（第一掌骨）大于 30°。
- 掌骨颈骨折成角畸形手术矫正的适应证为：
  - 示指和中指大于 10° ~ 15°。
  - 环指大于 20° ~ 30°。
  - 小指大于 40° ~ 70°（范围较大）。

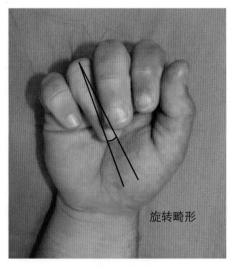

图 12.1

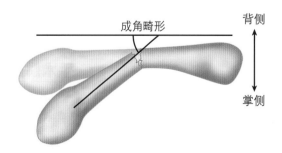

图 12.2

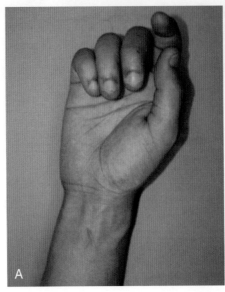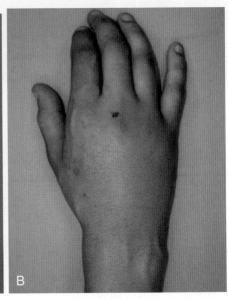

图 12.3 A–B

- 短缩移位：短缩畸形比成角和旋转畸形易于耐受。但如果短缩超过 5 mm，可导致疼痛和力弱的症状。
- 多发性骨折：如果相邻的掌骨也发生骨折，由于丧失了邻近的结构支持，与单一骨折相比，骨折的稳定性比单发骨折显著下降。
- 对于掌骨颈骨折也可以使用髓内固定治疗（见第十三章）。
- 对于长斜形和螺旋形掌骨干骨折，使用拉力螺钉更容易处理（见第十四章）。

临床检查

- 应注意手背的肿胀和伤口，肿胀可能掩盖骨折移位。如果有伤口，提示可能存在开放性骨折或伴发软组织损伤。如果不对污染组织和骨折端彻底清创，将可能导致骨髓炎（图 12.3A、B）。
- 同时屈曲各手指以检查有无旋转畸形。正常手指屈曲时轻度汇聚并指向舟骨结节。图 12.4 显示环指不指向舟骨结节（标记为 S 处）。
- 通过轻微屈曲手指进行仔细的检查，可发现轻度旋转移位。图 12.5 显示环指相对于其他手指旋前。

影像学

- 普通 X 线检查应包括三个投照体位（后前位、斜位和侧位）（图 12.6A–C）。
  - 后前位评估短缩最为准确。后前位上中指、环指与小指掌骨头在一条直线上。
  - 侧位片评价成角畸形最为准确。
- CT 检查一般并无必要，但对于评估轻微骨折和粉碎性骨折有一定帮助。

手术解剖

穿针时有损伤或刺激背侧皮神经的风险，特别是当入针点靠近近端较大分支时。

掌骨干部皮质厚而髓腔窄，相反，掌骨颈部（干骺端）的皮质菲薄。

环指掌骨是所有掌骨中最纤细的，因此对其经皮固定更具有挑战性。

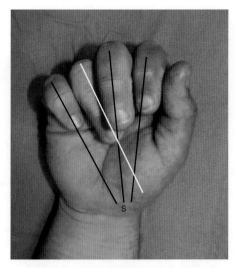

图 12.4

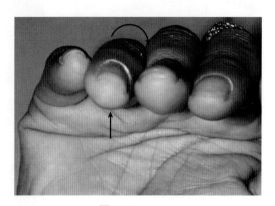

图 12.5

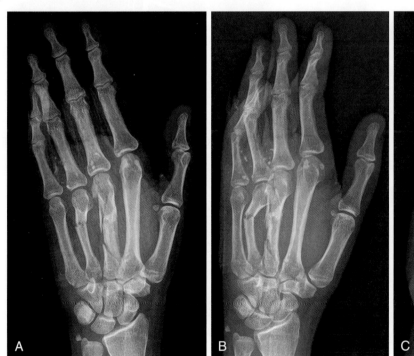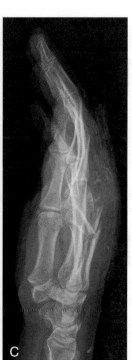

图 12.6 A–B

手术操作

第一步

- 典型的掌骨骨折成角尖端位于背侧,绝大多数骨折可通过纵向牵引和骨折端局部加压进行复位。
- Jahss 手法(图 12.7)有助于术中复位掌骨颈骨折。方法为屈曲近指间关节并施以背向应力,以纠正掌骨颈成角。

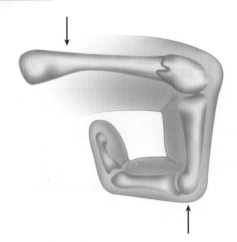

图 12.7   箭头显示施加外力的方向

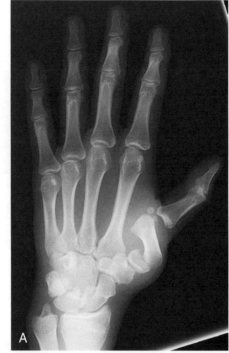

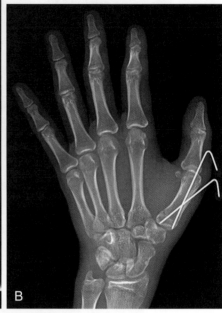

图 12.8 A–B

第二步

• 固定时通常使用 1.1 mm（0.045 英寸）克氏针。穿针方向有纵向和横向两种。
• 纵向穿针
  • 一般从远端向近端打入（图 12.8A、B 和 12.9A–C）。
  • 可将针尾留在远端，也可以从近端穿出皮肤。
• 为了防止旋转移位，至少需要两枚克氏针。
  • 另一种方法是使用一枚克氏针防止成角移位，术后辅以邻指固定控制旋转移位。
  • 横向穿针
    • 一般沿示指到中指或小指到环指方向（图 12.10A、B）。
    • 使用邻近的掌骨作为稳定支架间接固定骨折。

第三步

• 剪断克氏针针尾，并预留适当长度，以加盖保护帽。
  • 也可以在皮肤表面下剪断，以后小切口切开取出（不常用）。
• 术后使用保护夹板，克氏针周围使用保护性衬垫。一般为前臂内收肌增强位夹板，固定伤指和至少一个邻指。

术后护理和预后

• 术后 7～10 天复查，开始活动所有未累及的手指和关节。
  • 用克氏针固定的邻近骨折的关节也可以开始轻柔活动。
  • 尽量避免长期（超过 4 周）固定，以免导致关节僵硬。
• 利用可拆卸支具保护克氏针，并在锻炼和治疗间隙保持手部处于安全位（内在肌增强位）。

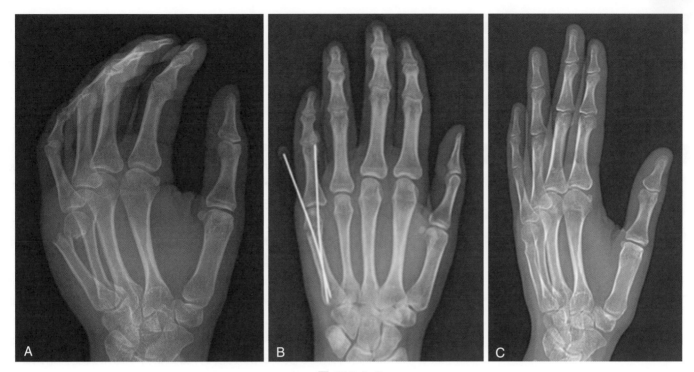

图 12.9 A–C

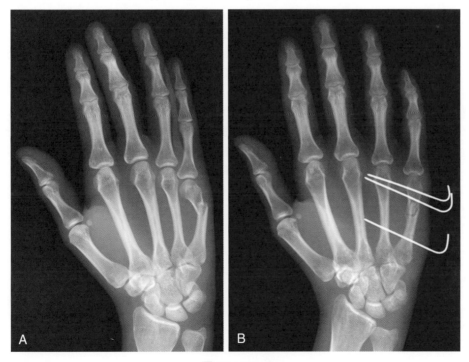

图 12.10 A–B

术后要点

X 线显示骨折端牢固愈合需要数月时间，因此决定拔除克氏针的时机不能仅仅根据 X 线表现。骨折端触诊无明显压痛即提示愈合足够牢固，可以拔针并开始功能锻炼。

术后注意

靠近掌指关节经皮穿出的克氏针在术后要通过限制掌指关节伸直加以保护。针尾处张力过大可导致折弯或针道感染。

- 对于年龄太小或其他依从性差的患者，为了保证早期的稳定性，可用石膏管型固定数周。
- 骨折临床愈合即可拔除克氏针。一般需要 4 周左右，或查体骨折端无明显压痛时即可。

循证文献

Greeven AP, Bezstarosti S, Krijnen P, Schipper IB. Open reduction and internal fixation versus percutaneous transverse Kirschner wire fixation for single, closed second to fifth metacarpal shaft fractures: a systematic review. *Eur J Trauma Emerg Surg* 2016; 42(2): 169–75.

这篇系统性综述比较了切开复位内固定术（ORIF）和经皮横向克氏针固定单发的闭合掌骨干骨折的疗效。两种方法都取得了满意的结果，两组的并发症发生率接近，但切开复位内固定术组因为功能受限而需要再次手术的病例更多。

Hiatt SV, Begonia MT, Thiagarajan G, Hutchison RL. Biomechanical comparison of 2 methods of intramedullary K-wire fixation of transverse metacarpal shaft fractures. *J Hand Surg Am* 2015;40: 1586–90.

在这篇实验性研究中，作者使用聚亚安酯骨骼模型模拟掌骨干横行骨折，比较了 1.6 mm 克氏针和 3 枚 0.8 mm 克氏针的生物力学固定强度。结果显示 1 枚 1.6 mm 克氏针和 3 枚 0.8 mm 克氏针的平均刚度分别为 3.20 N/mm 和 0.76 N/mm，差别有统计学意义。研究显示一枚粗针比数根细针能提供更大的稳定性。

Lee SK, Kim KJ, Choy WS. Modified retrograde percutaneous intramedullary multiple Kirschner wire fixation for treatment of unstable displaced metacarpal neck and shaft fractures. *Eur J Orthop Surg Traumatol* 2013; 23: 535–43.

这篇前瞻性研究囊括了 65 例连续的掌骨颈或掌骨干骨折患者，均采用闭合复位、逆行穿入克氏针髓内固定，平均随访 13 个月。有 4 例患者发生了伸肌腱刺激症状。术后平均 DASH 评分为 8.7，影像学提示骨折愈合平均需要 5.2 周。

Sletten IN, Nordsletten L, Husby T, Odegaard RA, Hellund JC, Kvernmo HD. Isolated, extra-articular neck and shaft fractures of the 4th and 5th metacarpals: a comparison of transverse and bouquet (intramedullary) pinning in 67 patients. *J Hand Surg Eur* 2012; 37: 387–95.

这篇研究旨在观察尺侧掌骨（环指和小指）单处关节外骨折的治疗效果，包括掌骨干骨折和掌骨颈骨折。22 例使用了髓内穿入克氏针，45 例横向穿针固定到邻指。有 11 例患者失访。总体功能结果良好，两组间无显著差异。并发症相对常见：12% 发生了浅表感染（均发生于横向穿针组，将针尾置于皮外）；39% 有皮肤感觉异常，29% 有怕冷症状，10% 有其他并发症。作者建议对于髓内穿针，将针尾包埋于皮下，以避免感染和存在横向穿针时伤及邻近掌骨的潜在风险。

第十三章

经皮髓内针治疗掌骨头与掌骨颈骨折

Steven C. Haase, Taichi Saito, Kevin C. Chung 著 郭 阳 译 陈山林 审校

适应证

- 有关手术适应证的详细讨论请参见第十二章。
  - 旋转畸形。
  - 成角畸形。
  - 对掌骨颈成角应考虑手术矫正：
    - 示指、中指成角 >10°~15°。
    - 环指 >20°~30°。
    - 小指 >40°~70°（有较大争议）。
- 短缩畸形。
- 多发骨折。
- 伸直受限：虽然比较常见，但通常会随着时间减轻。如不合并其他因素，掌指关节的轻度伸直受限（20°~30°）不是绝对适应证。

临床检查

- 检查手背是否有肿胀和伤口（图 13.1）。
- 评估活动范围是否受限，尤其是关节内骨折或邻关节骨折，是否有骨折块阻挡关节活动。

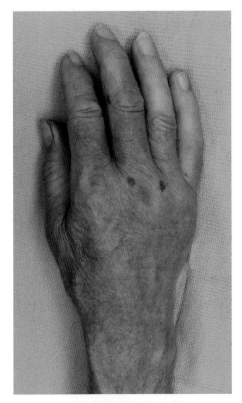

图 13.1

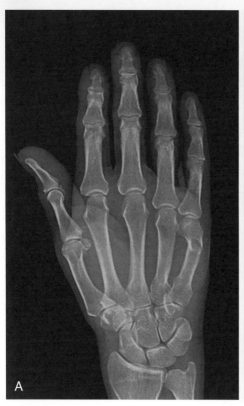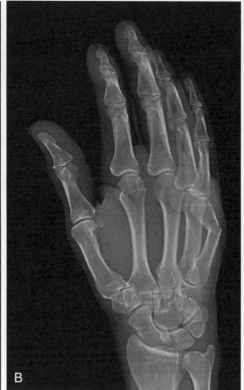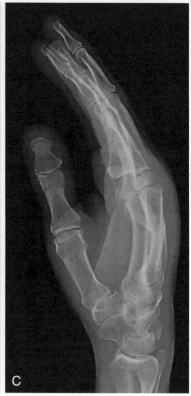

图 13.2 A–C

- 评估骨折手指旋转畸形。
- 关于体格检查的更多细节，见第十二章。

影像学

- X 线平片应拍摄三种体位：后前位、斜位和侧位（图 13.2 A–C）。
  - 后前位是评估短缩畸形最好的体位。通常中指、环指和小指位在一条直线上。
  - 侧位片是平估成角畸形的最佳体位。
- CT 有助于评估细微或复杂骨折，尤其是关节内骨折。

手术解剖

- 尺神经的背感觉支直接跨过小指掌骨的基底部，在此区域显露和钻孔时存在损伤风险。
- 在拇指和示指骨折时有损伤桡神经浅支的风险。
- 伸肌肌腱跨过中指、环指和小指掌骨的基底部到达手指（图 13.3）。
- 掌骨基底为腕伸肌的止点：
  - 桡侧腕长伸肌（extensor carpi radialis longus, ECRL）：示指掌骨基底部。
  - 桡侧腕短伸肌（extensor carpi radialis brevis, ECRB）：中指掌骨基底部。
  - 尺侧腕伸肌（extensor carpi ulnaris, ECU）：小指掌骨基底部。

显露

- 通常髓内固定技术要在骨折的掌骨基底部做小切口（图 13.4）。
- 使用小的牵开器并进行钝性分离，可以将伸肌腱和感觉神经分支拉到一边并加以保护，从而安全地进入掌骨基底部（图 13.5）。

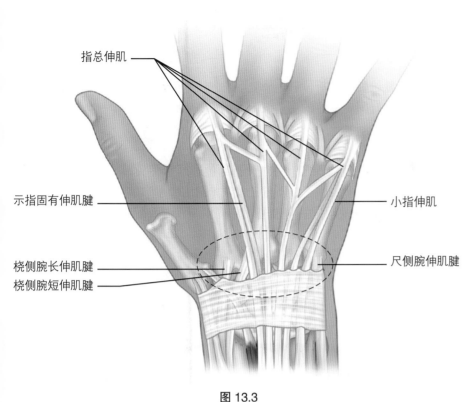

指总伸肌

示指固有伸肌腱

桡侧腕长伸肌腱
桡侧腕短伸肌腱

小指伸肌

尺侧腕伸肌腱

图 13.3

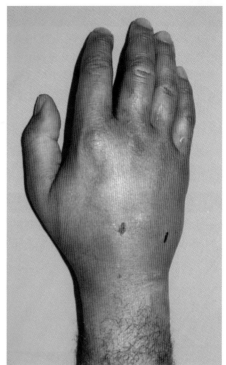

图 13.4

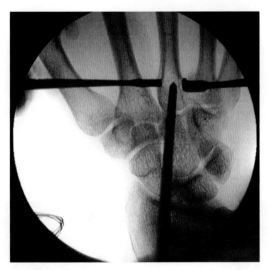

图 13.5

手术操作

第一步

- 显露掌骨基底后，将固定装置向骨折线方向插入髓腔。
- 可以选择的固定物包括普通克氏针和商用髓内针。如果使用普通克氏针，首选细针［如 0.035 英寸（ 0.9 mm ）］。因为细针更灵活，在髓腔内的活动度大。

显露要点

对于小指，这种方法可以在掌骨基底部的外侧进行，从而更容易避开伸指肌腱。

显露注意

在掌骨基底部使用经皮技术打入克氏针（无开放性解剖）有损伤感觉神经和指伸肌腱的风险。

第一步手术要点

- 如果没有合适的尖锥，可以使用大号克氏针 [0.062 英寸（ 1.6 mm ）或更大] 的尖头。用手轻轻地扭动这根克氏针，可以在骨皮质上做一个可控的、小的皮质开口。
- 在骨皮质上做一个斜开口（从近端到远端），可更容易将固定装置引入髓腔内。

第一步手术注意

一定不要穿透对面的皮质。使用电钻时要非常小心，因为掌骨背侧基底部的干骺端皮质很薄。

- 有些商用器械包括一个开口尖锥，以便在掌骨皮质上做开口。这个尖锥上有一个通道，用于引入髓内固定物（图 13.6A、B ）。

第二步

- 通过闭合复位处理骨折位移，最常用的方法有 Jahss 复位法（图 13.7A、B ）。有关获得良好闭合复位的更多细节，请参见第十二章的第一步。

第三步

- 骨折复位后，将髓内固定针穿过骨折部位进入掌骨头部。理想情况下，髓内针应停在软骨下骨水平，不穿透皮质（图 13.7A、B ）。
- 大多数商用设备设计为手动推进，常提供一个"手柄"来插入髓内针（图 13.8A、B ）。
- 有些装置的底座上有锁定栓，来控制整个装置的旋转度。该螺钉上覆盖有硅帽，以在愈合期间保护伸肌腱。按设计要求这些装置在骨折愈合后需要取出（图 13.9A–C ）。

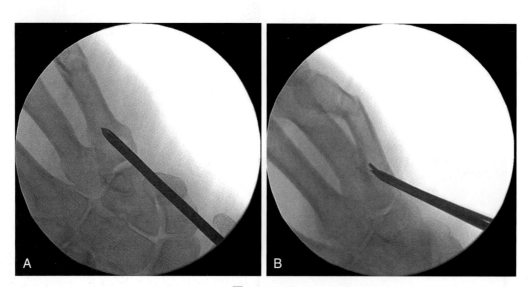

图 13.6 A–B

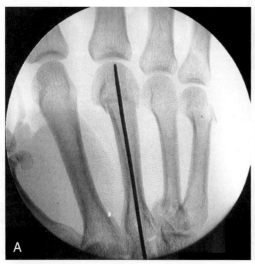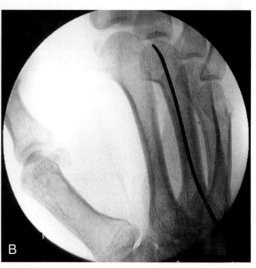

图 13.7 A–B

第四步

- 完全打入髓内针后，在掌骨基底部水平将其截断。可使用锁定螺钉将装置锁紧，对于其他装置或克氏针可直接折弯并切断。有些商用器械套装提供专用的折弯和（或）切断工具。
- 如果计划稍后取出固定物，应使固定针稍微突出骨面，以便日后取出。
- 一些外科医生选择永久性地保留这些植入物。在这种情况下，可以在与掌骨基底部平齐骨面的位置切断固定针。
- 应通过被动和（或）主动活动检查手指的运动，以验证伸肌腱在无干扰的情况下可以自由滑动。

术后护理和预后

- 在最初的几周内，用支具保护手指于内在肌阳性征体位，但手指早期活动很重要，从手术后 4 ~ 7 天开始。
- 邻指胶带固定有助于维持旋转稳定性，以及改善愈合期间的运动。

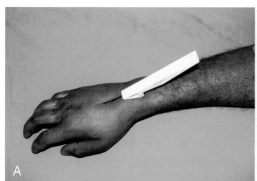
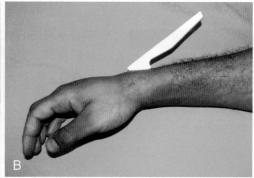

图 13.8 A–B

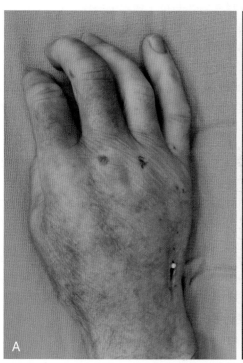
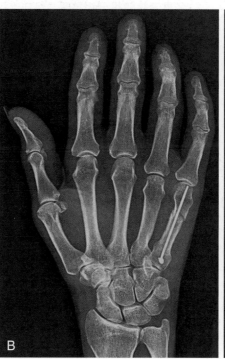
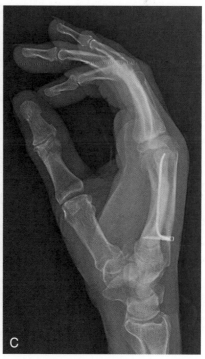

图 13.9 A–B

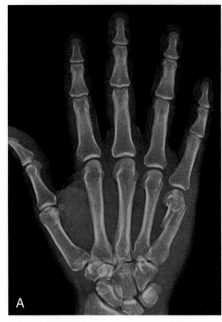
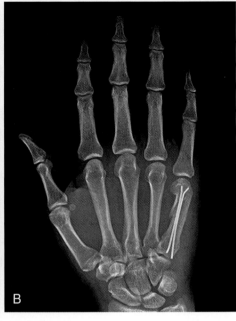

图 13.10 A–B

- 术后 6 周内，大多数患者疼痛消失，恢复了术前运动范围。此时可以开始移除支具，并开始力量练习。
- 如果计划取出内固定物，应在骨折愈合完成后进行。

循证文献

Sletten IN, Hellund JC, Olsen B, Clementsen S, Kvernmo HD, Nordsletten L. Conservative treatment has comparable outcome with bouquet pinning of little finger metacarpal neck fractures: a multicentre randomized controlled study of 85 patients. *J Hand Surg Eur* 2015;40:76–83.

这项随机对照研究评价了两种治疗成角大于 30° 的小指掌颈部骨折的方法。85 名患者被随机分组接受"保守治疗"（无骨折复位）或手术治疗（闭合复位钢针固定）。在 1 年时，QuickDASH 评分、疼痛、满意度、运动范围、握力或生活质量没有统计学差异。手术组对手的外观有更好的满意度，但休息时间明显更长，并发症也更多（ II 级证据 ）。

Winter M, Balaguer T, Bessière C, Carles M, Lebreton E. Surgical treatment of the boxer's fracture: transverse pinning versus intramedullary pinning. *J Hand Surg Eur* 2007; 32:709–13.

在这项前瞻性随机研究中，对 36 例小指掌骨颈部骨折患者采用了手术治疗，并进行了横向穿针与髓内针的结果比较。使用髓内技术获得更好的功能结果，但对手术技术的要求更高（ II 级证据 ）。

Yammine K, Harvey A. Antegrade intramedullary nailing for fifth metacarpal neck fractures: a systematic review and meta-analysis. *Eur J Orthop Surg Traumatol* 2014;24:273–8.

该文章严格地系统性回顾了 163 名患者四项初步研究的数据。在这些研究中，我们将顺行髓内针与其他技术（即钢板和横向穿针）对小指掌骨颈骨折的治疗疗效进行了比较。与其他技术相比，使用髓内针可显著提高 12 个月时的握力，有更好的总体活动度，且残余角度畸形更少（ II 级证据 ）。

第十四章

掌骨骨折切开复位内固定

Tachi Saito, Keivin C. Chung, Steven C. Haase 著　郭　阳 译　陈山林 审校

适应证

- 保守治疗失败的闭合性骨折（残余畸形）：更多详情请参考第十二章。
- 骨折无法复位。
- 不稳定。
  - 螺旋形骨折或长斜形骨折。
  - 多发掌骨骨折。
  - 开放性骨折。
- 多发创伤患者。
- 需要早期康复的运动员。

体格检查

参见第十二章。

影像学

- 应拍三个位置（后前位、斜位和侧位）X 线片。有关掌骨骨折放射学评估的更多细节，请参阅第十二章（图 14.1A–C）。
- 骨折形态将直接影响固定类型。
  - 对于横形骨折，通常采用加压钢板固定。

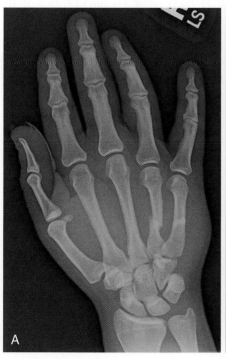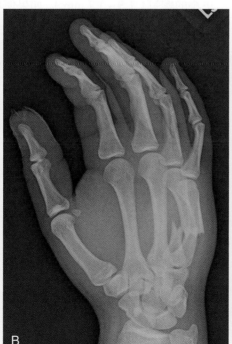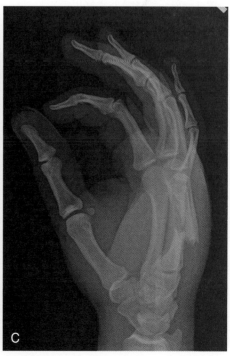

图 14.1 A–C

- 对于长斜形（螺旋形）骨折，通常用骨折间加压螺钉固定（拉力螺钉）。
- 对于短斜形骨折，使用骨块间螺钉在空间会受限，结合以上两种技术会有帮助。
- 对于粉碎性骨折，可能需要使用中和钢板跨越骨折，以及使用其他技术如拉力螺钉或环形钢丝。

手术解剖

- 桡神经浅支和尺神经手背支有受到损伤的风险（图14.2和14.3）。
- 由于腱联合在掌骨颈水平，骨折显露时可能需要切断肌腱联合。之后可以考虑修复，但在大多数情况下并不需要修复（图14.4）。
- 骨间肌起自于掌骨干，肌肉的筋膜与掌骨背侧的骨膜相连。

显露

- 背侧入路最常用。
- 应沿掌骨背部纵向行皮肤切口（图14.5）。
- 小心解剖皮下组织，以避免损伤皮肤神经。
- 牵开伸肌腱，并切开骨膜，以显露骨折（图14.6）。
- 对于相邻的两个掌骨骨折的固定，可以在掌骨间做切口，以使两处骨折都能显露（图14.15）。

手术操作

第一步：复位

- 需要清除骨折碎片和骨折血肿，以准确评估复位情况。
- 可以使用各种复位夹、骨钳或临时克氏针维持复位。

第二步：固定

- 通常使用直径为 2.0～2.4 mm 的螺钉进行固定，有时根据手的大小需要用更小的螺钉（1.5～1.7 mm）。如果使用拉力钉，通常 2.0 mm 钉有些太大了。

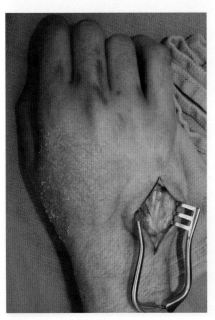

图 14.2

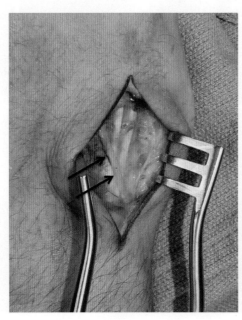

图 14.3

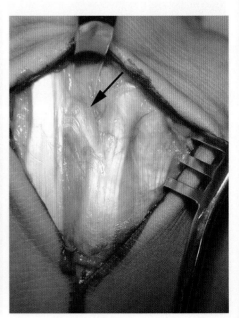

图 14.4

拉力螺钉

拉力螺钉提供了对骨折片间的加压，是长斜形骨折理想的固定方式。

- 使用与螺钉外径相同的钻头钻过近侧皮质，形成滑动孔（例如，对于 1.5 mm 螺钉，使用 1.5 mm 钻头进行此步骤）。

- 在远端皮质，用与螺钉中心直径匹配的钻头钻孔，形成螺纹道（例如，

第一步手术注意

- 即使看上去是解剖复位，在进行固定之前，也要严格检查手指的姿势和力线情况。一旦用钢板和（或）螺钉固定了骨折，就很难修正复位了。

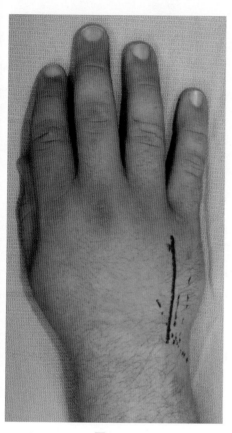

图 14.5

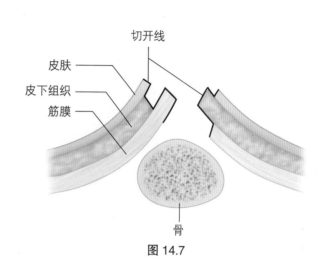

图 14.7

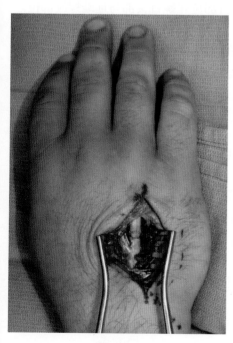

图 14.6

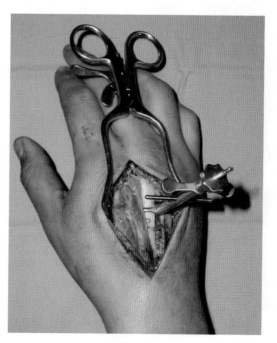

图 14.8

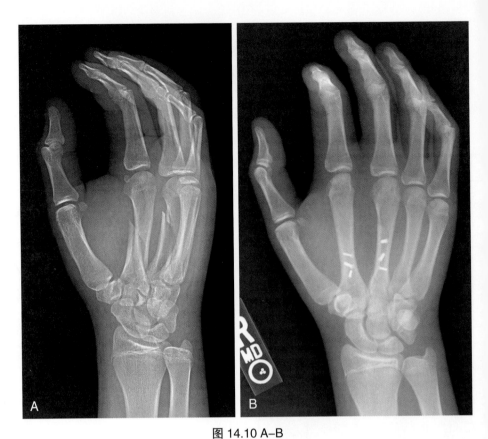

图 14.10 A–B

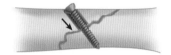

图 14.9

对于 1.5 mm 螺钉，此步骤使用 1.1 mm 钻头)。有些器械提供特殊的钻头导向器。该导向器被安装在滑动孔中，以协助完成这一步骤。

- 一些外科医生选择相反的步骤。首先用较小的钻头穿过两层皮质，然后根据需要扩大近侧皮质。
- 测量螺钉长度并拧入螺钉。螺钉将滑过近皮质，并固定远侧皮质。因为大多数为此应用而设计的螺钉是自攻螺钉，所以不需要单独的攻丝步骤。
- 在这种结构中拧紧全螺纹螺钉，使骨折部位在螺钉头部与远端螺纹部位之间被加压 (图 14.9)。
- 使用三个或更多的拉力螺钉是最理想的 (图 14.10A、B)。
- 拉力螺钉不适合用于骨折长度小于骨直径 2 倍的骨折，短斜形骨折只能容纳 2 个螺钉。

加压钢板

- 加压钢板利用板中的椭圆孔将压力传导至骨折部位 (图 14.11、14.12)。
- 要放置的第一枚螺钉应靠近骨折线。螺钉拧紧时即将钢板拉向骨折线，即将螺钉偏心打入椭圆孔中。
- 应立即将下一个螺钉放置在骨折线的另一侧，在椭圆孔离骨折线最远的部位钻孔。通常情况下，器械包含有专门的操作指南。通过拧紧第二枚螺钉，在骨折端产生轴向加压 (图 14.13)。
- 将其余螺钉放在其他孔的中间位置 (非偏心)。这些螺钉用于加强固定，但是不产生额外的加压。
- 预弯钢板后将其放置于掌骨背侧，起到掌侧皮质加压的作用 (图 14.14)。

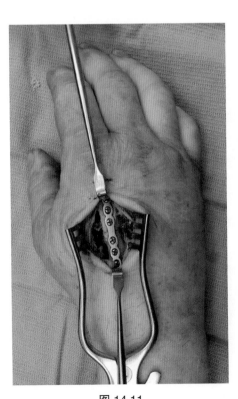

图 14.11

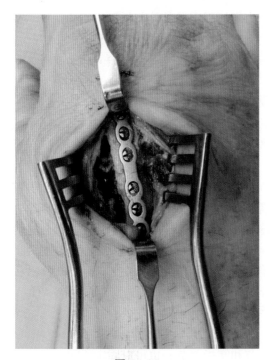

图 14.12

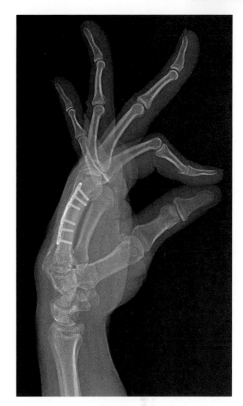

图 14.14

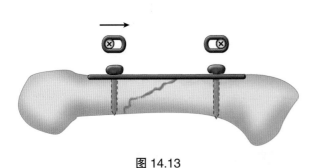

图 14.13

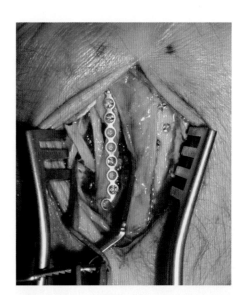

图 14.15

非加压钢板

- **桥接钢板**：指跨越骨折粉碎区域的钢板，在维持骨骼长度上是有益的，从而避免塌陷。有时桥接钢板与骨移植物联合使用（图 14.15）。
- **张力带钢板**：掌骨干骨折通常会因该位置骨的偏心载荷而发生背侧成角畸形。畸形导致一侧骨皮质受到压应力（掌侧；"压力侧"）和另一侧骨皮质受到分离应力（背部；"张力侧"）。通过将钢板放置在张力侧，可将导致背侧畸形的张力转化为在掌侧的压应力。

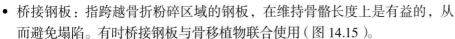

第二步手术要点

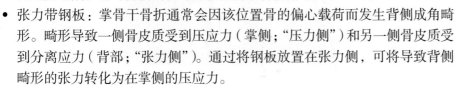

- 拉力螺钉固定应包括两种不同方向的螺钉：垂直于骨折线的螺钉提供更好的加压，垂直于骨骼长轴的螺钉能够更好地抵抗轴向剪切力。
- 具有交错孔的钢板允许更多的固定点，需要显露骨折的区域可以更小（图 14.16）。

第二步手术注意

- 拉力螺钉与骨折边缘的距离要大于两个螺钉直径。
- 将加压钢板轻度预弯，略大于掌骨背侧皮质自然曲线，以避免将钢板固定在掌骨上时掌侧的骨折线出现间隙（图 14.17）。

- 中和钢板：指起到保护拉力螺钉固定或其他起加压作用的钢板。在放置拉力螺钉后使用这些钢板，无额外加压作用，尤其在易碎骨折中起稳定结构的作用。

第三步：关闭伤口和支具固定

- 检查各种旋转畸形的矫正情况。
  - 被动活动（肌腱固定效应）：被动屈腕时，在外在肌的牵拉下手指应伸直；被动手腕伸展时，手指应屈曲并指向舟状骨结节。通过以上检查评估有无残留旋转畸形。
  - 主动活动：清醒的患者可以主动屈指。对于麻醉患者，可以通过对前臂掌侧肌腱肌腹交界处施加压力来模拟这一过程，使手指做屈曲动作，并且判断有无畸形（图 14.18）。
- 修复骨膜和筋膜，以覆盖钢板和（或）螺钉。
- 如有需要，可修复腱联合。
- 在皮肤缝合前松止血带并达到良好止血。
- 逐层缝合。
- 用带衬垫的掌托固定腕关节和掌指关节；也可以固定指间关节，可能对某些患者来说更舒适和（或）固定更可靠。

术后护理和预后

- 固定牢固的患者可以在 1 周内开始所有关节的早期活动，以改善肌腱滑动和减轻组织水肿。

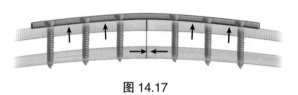

图 14.17

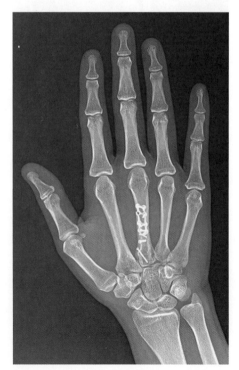

图 14.16

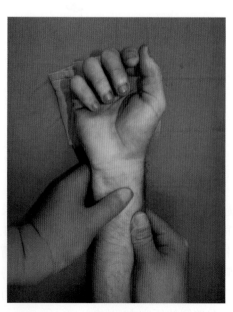

图 14.18

- 即使固定并不理想，也应在 1 周内活动指间关节，以避免出现关节挛缩。
- 在最初几周内，使用可拆卸的前臂支具来维持掌指关节屈曲和指间关节的伸直。
- 一旦骨折在术后 6 周有明显愈合迹象，可以移除支具，并开始加强训练。
- 大多数患者应恢复到接近正常的活动度和力量。

循证文献

Adams JE, Miller T, Rizzo M. The biomechanics of fixation techniques for hand fractures. *Hand Clin* 2013; 29: 493–500.

本文对手部骨折固定（经皮或髓内固定、钢丝、拉力螺钉固定和钢板固定）的生物力学进行了详细的描述和综述。此外，本文还讨论了双皮质螺钉对比单皮质螺钉固定的现有证据，以及锁定钢板与非锁定钢板对比的证据。

Ben-Amotz O, Sammer DM. Practical management of metacarpal fractures. *Plast Reconstr Surg* 2015; 136: 370–9.

本文对有关掌骨钢板和其他固定技术的文献进行了综述。很少有高层次的证据支持目前的做法。刚性固定、最小软组织剥离和早期活动仍是理想的处理原则。

Black D, Mann RJ, Constine R, Daniels AU. Comparison of internal fixation techniques in metacarpal fractures. *J Hand Surg Am* 1985; 10:4 66–72.

这是一项生物力学研究，比较了五种不同类型的固定对抗掌骨骨折扭转应力和曲应力固定的刚度和强度，包括背侧钢板、骨折间拉力螺钉及背侧钢板、交叉克氏针、单钢丝加单斜形克氏针和骨折内单钢丝。在对抗背部曲应力和轴向扭转方面，钢板明显优于钢丝固定。三种钢丝固定的方法除扭转应力外无显著性差异。对屈服力矩和能量吸收率的评估表明，钢板固定比钢丝固定具有更高的固定力矩和能量吸收作用。

Ozer K, Gillani S, Williams A, Peterson SL, Morgan S. Comparison of intramedullary nailing versus platescrew fixation of extra-articular metacarpal fractures. *J Hand Surg Am* 2008; 33: 1724–31.

本研究比较了 38 例掌骨骨折的髓内钉（intramedullary nail，IMN）固定与 14 例掌骨骨折的钢板螺钉（plate screw，PS）固定的临床和影像学结果。IMN 组和 PS 组患者平均随访 18 周和 19 周。IMN 组和 PS 组的总活动度和放射学愈合时间的平均值和中位数没有统计学上的显著差异。平均活动范围 IMN 组的 DASH 评分为 9.47 分，PS 组的得分为 8.07 分。IMN 组的手术时间短于 PS 组。IMN 组的 5 名患者出现活动范围受限。

第十五章

切开复位治疗掌指关节脱位

Taichi Saito、Steven C. Haase 著　刘　坤 译　郭　阳 审校

适应证

- 无法闭合复位的掌指关节脱位。

临床检查

- 此类损伤在示指最常见，其次是拇指。
- 大多数脱位是背侧脱位，由过伸性损伤所致。
- 受累关节会出现疼痛和肿胀，关节活动度将减小（图 15.1A–C）。
- 由于神经血管束受牵拉，可能会导致感觉改变。
- 值得注意的是，复杂的（无法复位的）脱位的移位幅度往往比简单的脱位更小。
  - 简单的脱位通常表现为关节过度背伸，近节指骨基底和掌骨头仍保持紧密接触（图 15.2A）。
  - 通常复杂的脱位在关节之间有更多的间隙，近节指骨基底部可能移植至掌骨头背侧和近端（"刺刀"畸形；图 15.2B）。在这种情况下，手指并不表现出明显的过度背伸（图 15.1），但可能会出现短缩。手掌出现容易识别的凸起的掌骨头（图 15.3）。

影像学

- 需要拍摄三种体位的手部 X 线平片（图 15.4A–C）。
- 受累关节表现为过伸畸形，或可能处于"刺刀"位置。如果有软组织嵌入关节，关节间隙可能会增宽。

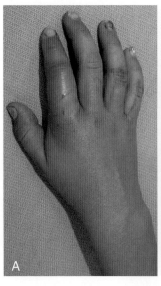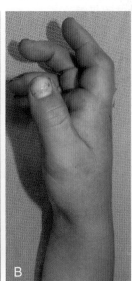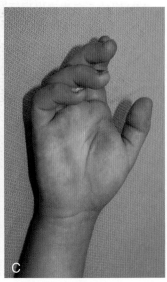

图 15.1 A–C

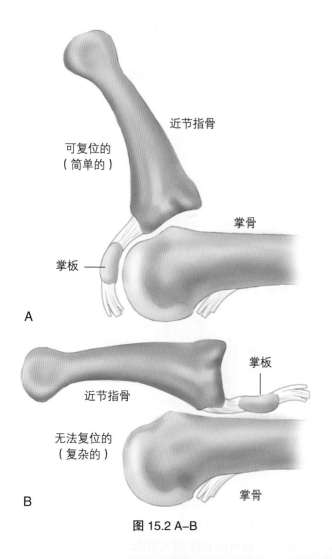

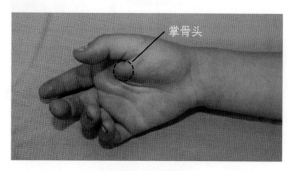

图 15.2 A–B

图 15.3 掌指关节

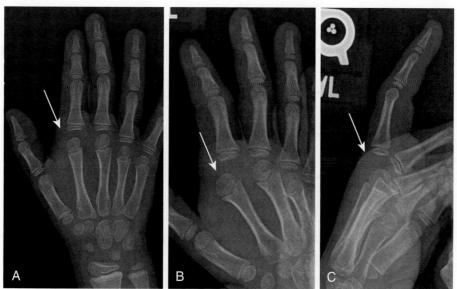

图 15.4 A–C 箭头指示脱位的掌指关节

- 如果有籽骨，需要辨别籽骨的位置。如果籽骨位于关节内，则说明掌板嵌顿。
- 额外的透视体位如反向斜位或 Brewerton 位有利于发现更多的细节，包括掌骨头细微的骨折。

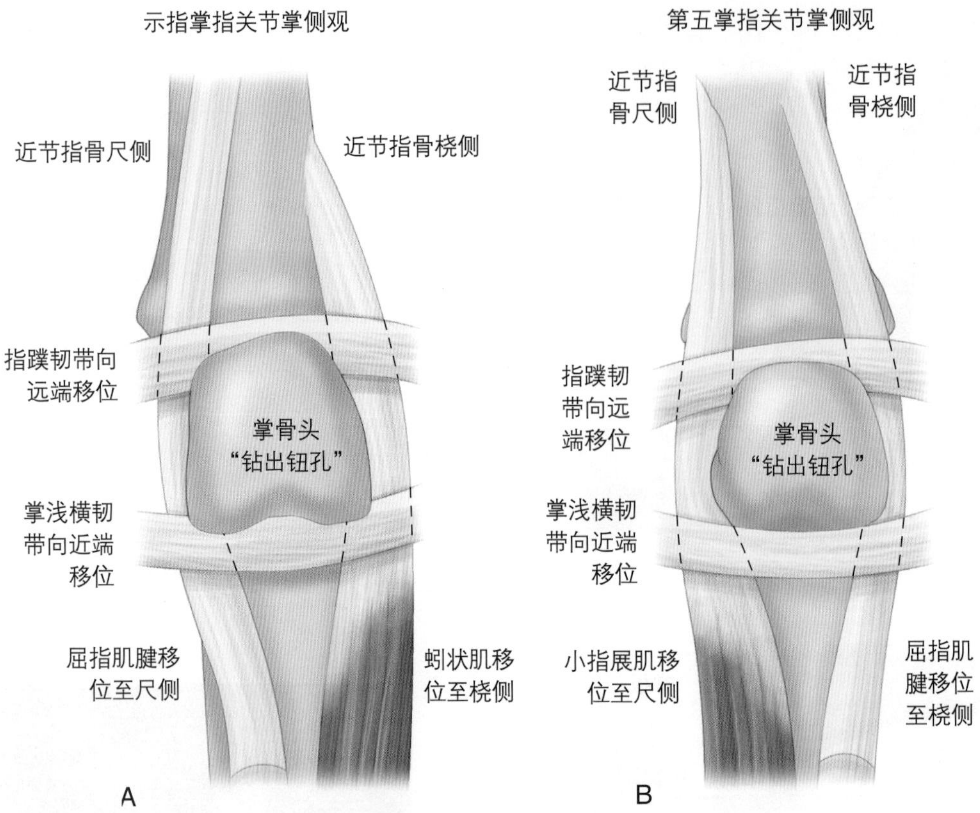

示指掌指关节掌侧观　　　　　　第五掌指关节掌侧观

近节指骨尺侧　　　　近节指骨桡侧

近节指
骨尺侧　　　　近节指
骨桡侧

指蹼韧带向
远端移位

指蹼韧
带向远
端移位

掌骨头
"钻出钮孔"

掌骨头
"钻出钮孔"

掌浅横韧
带向近端
移位

掌浅横韧
带向近端
移位

屈指肌腱移
位至尺侧

蚓状肌移
位至桡侧

小指展肌移
位至尺侧

屈指肌
腱移位
至桡侧

A　　　　　　　　　B

图 15.5 A–B　掌指关节

手术解剖

- 关节背侧脱位时，掌板依然附着在近节指骨上。
- 闭合整复无法复位的病例，掌板可能移位到关节面之间或是嵌顿到掌骨头背侧（图 15.2B）。
- 当韧带与腱性结构之间出现"纽孔"时，掌骨头则会绞索在掌侧。
  - 在示指脱位的情况下，掌骨头通常被夹在桡侧的蚓状肌与尺侧的屈指肌腱之间（图 15.5A）。
  - 对于小指掌指关节脱位，掌骨头通常卡在桡侧的屈指肌腱与尺侧的小指展肌腱之间（图 15.5B）。
  - 在这两种情况下，掌骨头还额外卡在移位的指蹼韧带与掌浅横韧带之间。
  - 这些结构一起作为掌骨颈周围的"套索"，阻碍复位。

显露

- 对于掌指关节脱位可采用背侧入路、掌侧入路或掌 - 背侧联合入路。
- 如果需要固定掌骨头骨折，更宜采用背侧入路。
- 掌侧入路可以根据需要更好地显露神经和血管结构，而背侧入路可以减少神经和血管损伤的风险。

背侧入路（图 15.6）

- 在掌指关节背侧做直纵行切口或弧形切口。
- 为了显露关节囊，需要劈开伸肌装置。
  - 对于拇指、示指和小指，在两个伸肌腱之间劈开。

- 拇指：在拇短伸肌腱与拇长伸肌腱之间。
- 示指：在指总伸肌腱与示指固有伸肌腱之间。
- 小指：在指总伸肌腱与小指固有伸肌腱之间。
- 对于中指和环指，从伸指肌腱中央劈开。
- 在撕裂的背侧关节囊下方，可以在掌骨头背侧辨认近节指骨基底和附着的掌板。

掌侧入路（图 15.7）

- 从近侧掌横纹到远侧掌横纹做斜形或锯齿形掌侧切口。
- 辨认并保护可能从正常位置移位的神经血管束。
- 突出的掌骨头易于识别。然而，近节指骨和附着的掌板可能完全隐藏在掌骨头后面。

手术操作：背侧入路

第一步

- 背侧关节囊很薄，通常会因损伤而撕裂。切开任何剩余的关节囊以显露脱位。
- 通过仔细解剖和轻柔牵拉，辨别背侧移位的近节指骨、掌板和掌骨颈。掌骨头可能完全隐藏于近节指骨下方而不能看见。

第二步

- 在屈曲手腕松弛外在屈肌张力的同时，将近节指骨轻轻地向远侧和掌侧推动。
- 如果掌板干扰复位，可以使用骨膜剥离器在掌骨头上进行撬拨。

显露要点

未及时治疗的脱位可能难以复位。这些病例可能需要掌侧和背侧联合入路显露。

显露注意

特别是在示指，桡侧神经血管束可能直接位于突出的掌骨头上方，紧贴皮肤下方。在此位置做切口时容易受到损伤（图 15.8）。

第一步手术注意

将掌骨头的关节面与掌板区分开至关重要。掌板可能被拉紧贴附在掌骨头的表面。这两个表面上看起来都有光泽，且均为白色。

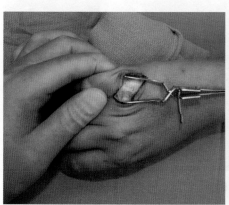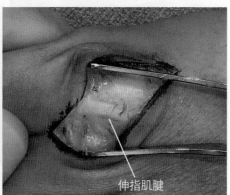

伸指肌腱

图 15.6

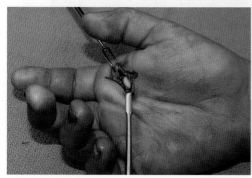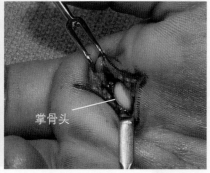

掌骨头

图 15.7

第二步手术要点

- 如果掌骨头被牢牢地卡在紧密的掌板下面，可以纵行劈开掌板，以便在复位关节时掌板的桡侧半和尺侧半可以从掌骨头的两侧通过。
- 当切开掌板时，必须保护下方的掌骨头关节面免受损伤，在两者之间插入剥离器有助于保护关节面。

- 如有必要，在掌骨颈周围用牵开器牵开蚓状肌和屈指肌腱，使掌骨头脱离其"套索"并正确复位。
- 在直视和透视引导下确认关节在完全活动范围内保持稳定。
- 复位后，一定要检查掌骨头是否有任何细微的骨折。如果存在上述骨折，通常需要使用细钢丝或螺丝钉来固定。

第三步

- 对掌指关节的背侧关节囊可以用 4-0 可吸收缝线修复。
- 需要修复在关节背侧纵行切开的伸肌装置。通常使用 4-0 不吸收缝线修复（图 15.9）。
- 对皮肤切口使用不吸收缝线闭合。
- 使用背侧阻挡夹板固定掌指关节于屈曲 10° 位。

手术操作：掌侧入路

第一步

- 辨认束缚掌骨头的结构。图 15.10 显示示指掌骨脱位被夹在蚓状肌与屈指肌腱之间。

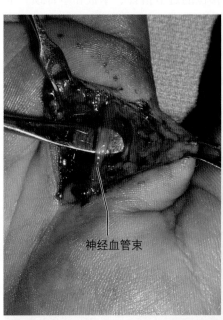
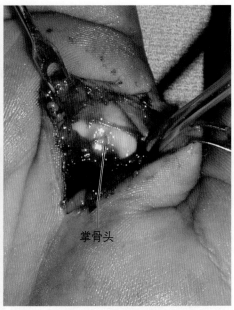

神经血管束

掌骨头

图 15.8

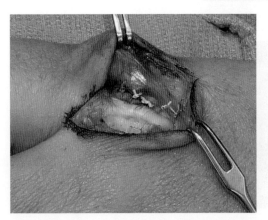

图 15.9

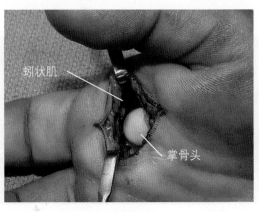

蚓状肌

掌骨头

图 15.10

- 可以在掌骨头后面看到掌板，在复杂的脱位中掌板也可能完全隐藏（图 15.11）。

第二步

- 在屈曲手腕并轻轻牵开紧缩结构的同时，可以使用剥离器轻轻撬拨近节指骨和附着的掌板复位。

第三步

- 在透视引导下检查掌指关节的复位情况（图 15.12A–C）。
- 如果关节明显不稳定，则需要修复掌板来恢复稳定性。然而，此步骤很少需要，因为复位后的关节通常相当稳定（图 15.13）。
- 使用不吸收缝线闭合皮肤切口。
- 使用背侧阻挡夹板固定掌指关节于屈曲 10° 位。

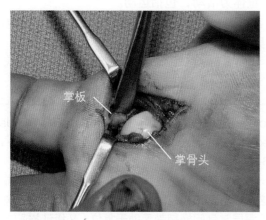

图 15.11

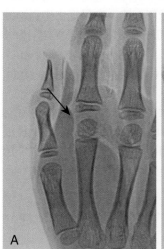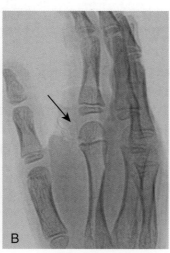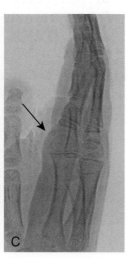

图 15.12　箭头指示复位的掌指关机

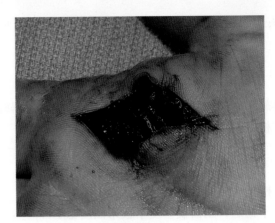

图 15.13

术后护理和预后

- 休息几天后，在第 1 周内开始进行背侧背伸阻挡夹板保护下的主动关节活动。
- 佩戴夹板 6 周，允许轻度的独立活动。
- 术后 12 周开始重体力活动，包括运动。
- 关节内骨折患者可能会发生创伤性关节炎。尽管切开复位可以治疗慢性脱位，但功能结果通常较差。

循证文献

Afifi AM, Medoro A, Salas C, Taha MR, Cheema T. A cadaver model that investigates irreducible metacarpophalangeal joint dislocation. *J Hand Surg Am* 2009; 34: 1506–11.

本研究使用了一种掌指关节背侧脱位的尸体模型，阐明了掌指关节周围的解剖结构如何导致这些损伤无法复位。为了成功复位，他们发现对所有病例都需要劈开掌板。松解深层掌骨间横韧带无助于复位（V 级证据）。

Barry K, McGee H, Curtin J. Complex dislocation of the metacarpo-phalangeal joint of the index finger: a comparison of the surgical approaches. *J Hand Surg Br* 1988; 13: 466–8.

该尸体研究比较了掌侧入路和背侧入路复位掌指关节脱位。这两种入路都可以获得关节复位，且关节稳定性无明显差异。使用掌侧入路，容易损伤桡侧神经血管束，感觉背侧入路更安全。然而，必须纵行切开掌板才能获得复位（III 级证据）。

McLaughlin HL. Complex "locked" dislocation of the metacarpophalangeal joints. *J Trauma* 1965; 5: 683–8.

本文回顾了 45 例复杂性掌指关节脱位的结果。大多数（30 例）是拇指损伤。只有少数病例（7 例拇指、8 例手指）获得了优异的结果，因为其中许多是被忽视的损伤。特别是在最后的随访中许多拇指很僵硬，尤其是那些术前脱位已经持续 10 ~ 14 天的患者。初期关节融合可用于一些被忽略的拇指掌指关节损伤，患者满意度良好（V 级证据）。

第十六章
截骨矫正治疗掌骨骨折畸形愈合

Taichi Saito、Kevin C. Chung、Steven C. Haase 著　刘　坤译　郭　阳审校

适应证

- 由掌骨畸形愈合，如成角、旋转或短缩畸形，引起的手功能异常。
- 每一种畸形的可接受限度都是值得商榷的——第十二章对初次手术建议的适应证进行了回顾。然而，超出这些数值的成角通常可以很好地被忍受，因为患者可以适应大多数轻微畸形。
  - 成角畸形
    - 成角通常发生在矢状面（背侧成角），成角多达 15°～30° 通常也可以被忍受。
    - 冠状面（桡侧或尺侧）的成角不太能被耐受，因为即使角度较小的畸形愈合，也可能导致手指的成角，而干扰相邻手指的功能。
  - 旋转畸形通常导致手指重叠（剪刀畸形）。
    - 旋转畸形的耐受性不如成角畸形。
    - 掌骨水平 5° 的旋转畸形可导致手指远端 1.5 cm 的重叠。
  - 短缩超过 6 mm 可导致不可接受的伸直迟滞。
    - 伸肌腱具有一定的滑动范围，因而可以适应一些短缩。
    - 掌骨每短缩 2 mm，可造成 7° 的伸直迟滞。

临床检查

- 要考虑患者的症状和功能要求（职业、日常活动和娱乐爱好）。许多患者能够毫无困难地适应轻微的畸形。
- 询问功能限制情况，包括力弱、疼痛、肌肉痉挛或肌肉疲劳。
- 在检查时，注意任何假性爪形指畸形（掌指关节的过伸伴近指间关节屈曲）。这通常与掌骨颈或掌骨干的背向成角畸形有关。由于掌骨的屈曲姿势，患者将试图过伸掌指关节，这会导致近指间关节反屈，从而形成假性爪形指。
- 患指的掌骨头突出程度通常会减小（失去"指节"）。
  - 有可能从手掌触及掌骨头，像一个压痛的结节。
- 检查握力下降和握痛情况。
- 检查关节活动度，注意关节运动过程中手指的任何背伸迟滞、屈曲迟滞和重叠情况（剪刀畸形）。

影像学

- 应拍摄三个体位的手部 X 线平片（正位、斜位和侧位，图 16.1A–C）。
- 与对侧（未受伤）手部 X 线片比较，有助于制订手术计划。最好在正位 X 线片上，通过检查掌骨头之间的位置关系来评估短缩情况。中指、环指和小指掌骨头通常在同一条直线上。
- 最好在侧位 X 线片上评估成角畸形。

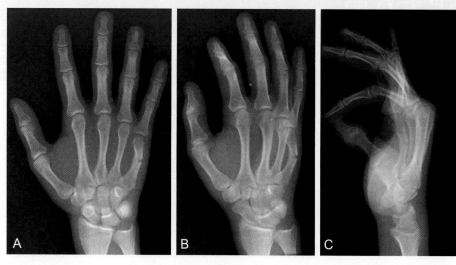

图 16.1

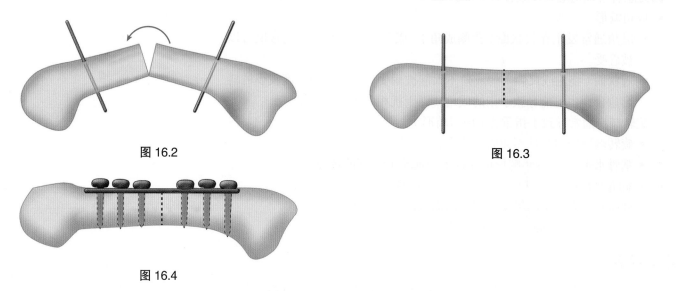

图 16.2

图 16.3

图 16.4

手术解剖

- 桡神经浅支远端分支和尺神经背侧感觉支有可能在手背侧损伤（图 14.3 ）。
- 显露骨折时可能需要切断腱联合（图 14.4 ）。
- 骨间肌起自掌骨干，并覆以与掌骨背侧骨膜相连续的筋膜。

显露

- 通常采用背侧入路显露掌骨，在第十四章中详细介绍。

手术操作

第一步

- 应使用精确的位置标准的 X 线平片进行测量，仔细规划截骨。在某些情况下，手工制作或计算机生成的模板可以协助规划。
  - 可以采用闭合楔形（图 16.2–16.4 ）或开放楔形（图 16.5–16.6 ）截骨术来矫正成角畸形。闭合楔形截骨术更容易操作，因为它们不需要植骨。
  - 旋转畸形可以通过旋转截骨术来矫正。一种优选的技术是采用阶梯式截骨术，即沿着肢体长轴方向切除一小条皮质骨，通过旋转来矫正畸形（图 16.7 ）。

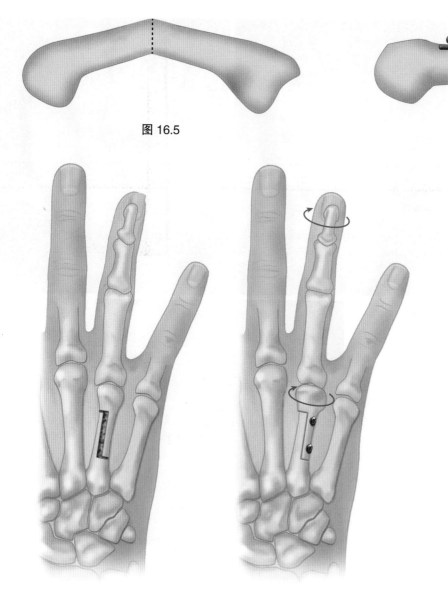

图 16.5

移植骨块

图 16.6

图 16.7

- 这两种方法结合使用，对于矫正复杂的畸形非常必要。
- 显露掌骨后，通常使用微型摆锯进行截骨。
- 在精确的切除楔形骨片时，预先置入细小的克氏针作为导向器可能会有所帮助。在术中透视的帮助下可以测量两枚克氏针之间的角度。一旦用克氏针标记了精确的角度，当锯片与导针平行，就可以精准锯切（图 16.2、16.3）。
- 使用生理盐水冷却锯片，以避免截骨面过热。过热会损坏骨骼并延缓愈合。

第二步

- 完成截骨后，矫正畸形。此步骤可以将克氏针作为"操纵杆"辅助复位（图 16.3）。
- 在检查力线时，应采用临时或部分固定来保持截骨复位状态。
- 克氏针可用于此步骤，只要它们的位置不会干扰最终内固定物的放置。
- 在条件允许的情况下，可以使用具有椭圆形水平定向孔的特殊微型钢板。这些钢板便于临时固定，同时仍允许对远端骨折段的旋转进行微小调整。
- 成角畸形和（或）旋转畸形的矫正情况可以通过术中透视、主动和被动手

第一步手术要点

- 尽管切除了骨块，闭合楔形截骨在矫正成角畸形的同时，实际上延长了掌骨。
- 在截骨时要尽可能保留掌侧骨膜完整。残留的掌侧骨膜可以作为掌侧面的"铰链"，为截骨提供一些稳定性，有助于截骨术后早期愈合。

第一步手术注意

必须仔细规划阶梯式旋转截骨术的方向，以使掌骨沿所需方向旋转（图 16.7）。不正确的术前规划可能会导致向相反的方向旋转。

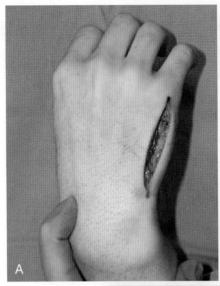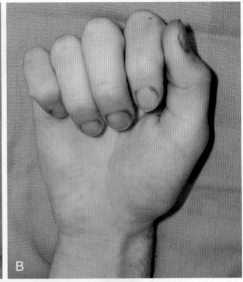

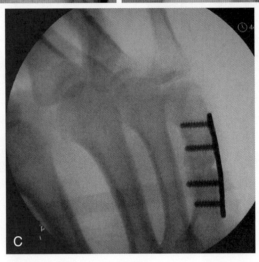

图 16.8 A–C

法检查，如腱固定效应来确认。第十四章描述了用于检查力线的多种技术（见图 14.18）。

第三步

- 最终固定应包括拉力螺钉（1.7 ~ 2.0 mm）或钢板固定（2.0 ~ 2.4 mm）（图 16.4）。
- 在掌骨颈或掌骨基底部的畸形愈合中，T 形或 Y 形板可以在邻近关节处提供额外的固定点。在截骨的任一侧至少需要两枚螺钉固定（4 层皮质骨）。
- 使用锁定螺钉可以提高钢板或螺钉结构的强度，但这些并非常规要求。
- 完成内固定后，通过临床和影像学评估来确认任何旋转和（或）成角畸形已得到矫正（图 16.8 A–C）。

术后护理和预后

- 建议患者术后前 3 天休息和抬高患肢。
- 固定稳定的患者可以早期开始主动手指活动，以避免伸肌腱粘连和关节僵硬。
- 通过影像学检查和体格检查随访来评估畸形的矫正情况（图 16.9A–D、16.10A–C）。

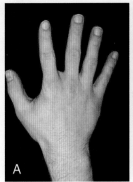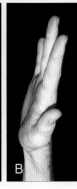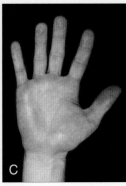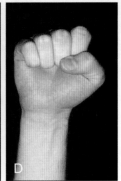

图 16.9 A–C

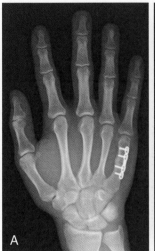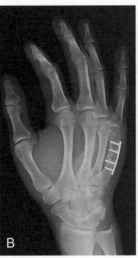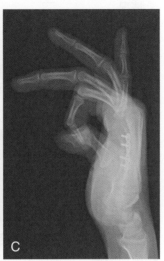

图 16.10 A–C

循证文献

Karthik K, Tahmassebi R, Khakha RS, Compson J. Corrective osteotomy for malunited metacarpal fractures: long-term results of a novel technique. *J Hand Surg Eur Vol* 2015; 40: 840–5.

本回顾性研究回顾了 12 例患者的 14 个畸形愈合的掌骨骨折的结果。平均随访时间为 46 个月。平均掌骨背侧成角为 43°。除了 3 例外，其他所有患者都发现了旋转畸形。所有患者均采用其报道的闭合楔形截骨术治疗。手术后 DASH 评分有显著改善。根据 Büchler 评定标准，所有患者的结果都为优。作者得出结论，他们的技术用于矫正畸形愈合的掌骨骨折，是一种既简单又安全的方法（Ⅳ级证据）。

Van der Lei B, de Jonge J, Robinson PH, Klasen HJ. Correction osteotomies of phalanges and metacarpals for rotational and angular malunion: a long-term follow-up and a review of the literature. *J Trauma* 1993; 35: 902–8.

本回顾性病例组对 9 个指骨和 6 个掌骨进行了矫正性截骨术治疗旋转和成角畸形。15 例患者平均随访 4.5 年。所有患者均获得骨性愈合。除 1 例患者外，其余患者的关节活动度与术前相同。13 例患者（87%）畸形得到了充分矫正，具有很高的满意度（Ⅳ级证据）。

第十七章

热解碳假体置换掌指关节成形术

Taichi Saito、Kevin C. Chung、Steven C. Haase 著　肖济阳　刘　波 译　郭　阳 审校

适应证

- 软组织条件良好，足以支持植入假体，如创伤后关节炎或骨性关节炎。
- 掌指关节疼痛，但没有畸形、半脱位或脱位这些可能破坏软组织覆盖的情况。
- 禁忌证：
  - 感染的关节。
  - 伴有骨短缩和显著的骨皮质缺损的关节脱位。
  - 韧带不可重建。
- 对于患有类风湿关节炎的关节，可能不适合热解碳假体，除非少数情况下掌指关节尚未发生尺侧偏斜。因为类风湿关节炎时常存在软组织力学不平衡、侧副韧带破坏和骨质疏松。我们不主张对类风湿关节炎患者置入非限制性的分体式假体。

临床检查

- 检查手指的主动和被动活动范围，以确认伸肌装置是否完整。
- 施加桡偏、尺偏应力，评估关节侧副韧带的稳定性。
- 关节通常存在肿胀和压痛（图 17.1A–C）。

影像学

- 需要拍摄后前位、侧位和斜位三个位置的手部 X 线，用于评估骨量和关节面的对合关系（图 17.2A–C）。
- 非常重要的是，术前需使用模板在后前位和侧位 X 线片上估计假体大小尺寸。

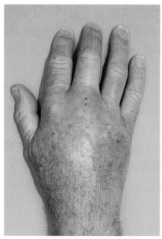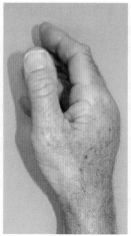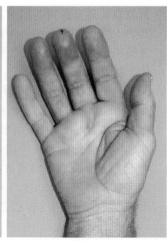

图 17.1

手术解剖

- 手指掌指关节的稳定性不仅包括关节面对合关系，还包括侧副韧带以及包括掌侧板在内的关节囊结构和肌肉肌腱的平衡（图 17.3）。

显露

- 对单个关节进行置换时，在掌指关节背侧做平滑 S 形切口标记（图 17.4A、B）。

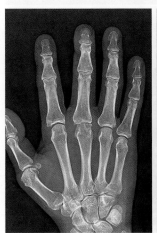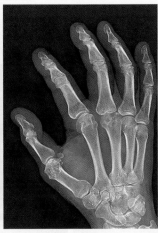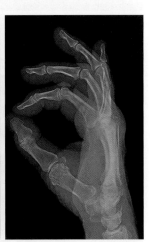

图 17.2

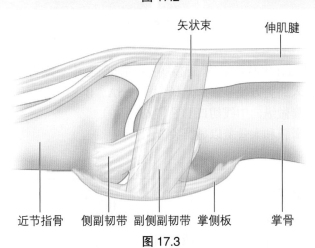

图 17.3

矢状束　　伸肌腱

近节指骨　侧副韧带　副侧副韧带　掌侧板　掌骨

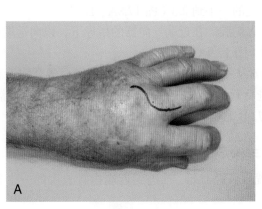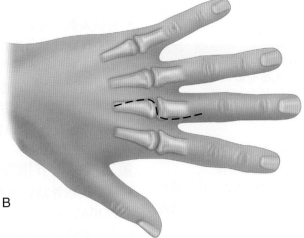

A　　　B

图 17.4 A–B

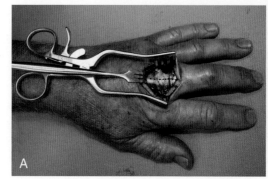
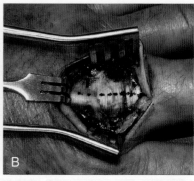

图 17.5 A–B

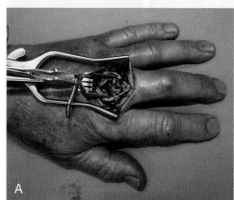
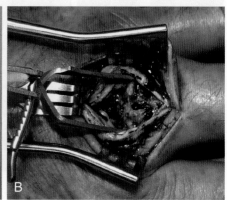

图 17.6 A–B

显露要点

如果背伸肌腱向尺侧半脱位，应在中央腱束桡侧切开矢状束。在手术结束时将桡侧切开的矢状束重叠紧缩缝合，以将伸肌腱拉回中央。

- 从桡侧中央切开矢状束显露，或采用背侧伸肌腱中央纵劈切口显露，可根据具体哪种入路更方便显露来选择（图 17.5A、B）。
- 在背侧关节囊做纵向中线切口（图 17.6A、B）。
- 去除增生的滑膜和大骨赘以显露关节。

手术操作

第一步：掌骨手术

- 近侧假体头部呈髁形，干部向中央轴线的背侧延伸。
- 从距离背侧皮质 1/3 并位于中线稍偏尺侧的入点处插入一个开路骨锥（图 17.7A、B）。
- 将锥尖推进到掌骨长度的一半到 2/3（图 17.8A、B）。
- 将力线截骨导向器置入髓腔。在近端导向器的指导下，以向远端倾斜 27.5°的角度进行掌骨截骨（图 17.9A）。
- 在侧副韧带以远（通常从掌骨头以近 2～4 mm）进行截骨至软骨下骨。
- 在导向器的指导下进行背侧骨皮质的部分截骨，然后取出导向器，徒手完成剩下的截骨（图 17.9B）。

第一步手术要点

在插入开路骨锥之前，明确掌骨的桡侧、尺侧、掌侧和背侧边界，以决定准确的入点。

第一步手术注意

- 在将骨锥插入髓腔前，通过目测和 X 线检查确保其方向正确。如方向不精确，会导致截骨导向器的方向错误。
- 截骨时应确认并保护侧副韧带的附着部位，以保留韧带支撑。
- 注意避免掌骨侧假体置入位置偏桡侧，这将导致桡向力矩增加，使假体向尺侧移位。

第二步：近节指骨手术

- 从近端指骨基底部置入开路骨锥，推进到近端指骨长度的一半到 2/3（图 17.10A、B）。
- 力线截骨导向器的放置方式与掌骨步骤相同。在导向器的指导下，以向远端倾斜 5°的角度截除 1～2 mm 的近节指骨（图 17.11）。

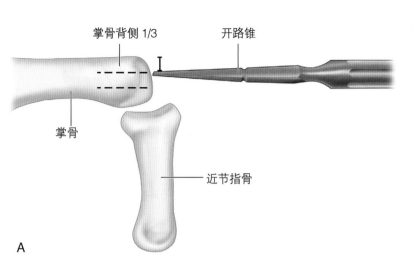

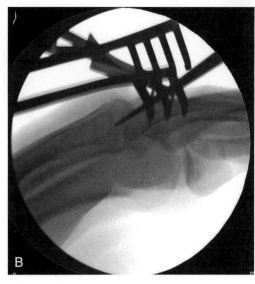

图 17.7 A–B

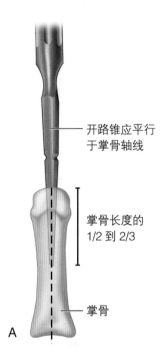

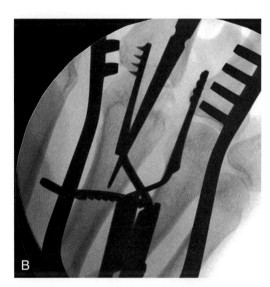

图 17.8 A–B

第三步：假体的置入

- 将髓腔锉小心地插入掌骨远端和近节指骨，直到它刚刚沉入截骨边缘（图 17.12A、B）。
- 热解碳植入物不需要骨水泥。
- 用远侧和近侧的塑料打压器分别置入近侧和远侧的假体试模。
- 在透视下确定假体试模力线及大小合适后，更换至最终假体，使用打压器轻柔地将假体打压至紧压匹配（图 17.13A、B）。
- 在不限制正常运动的条件下，应用最大尺寸的假体，以增加关节稳定性，而且不限制正常活动。

第三步手术要点

- 在一些骨关节炎患者中，由于骨硬化而导致锉磨困难。在这种情况下，可以用侧磨钻扩大髓腔通道。
- 最终植入的假体要比试模稍大，从而在骨髓腔内形成紧压匹配。
- 如果插入假体的空间不够，可能需要额外切除一些骨质。
- 掌指关节的平滑被动运动范围应达到 0° ~ 90° 的范围。

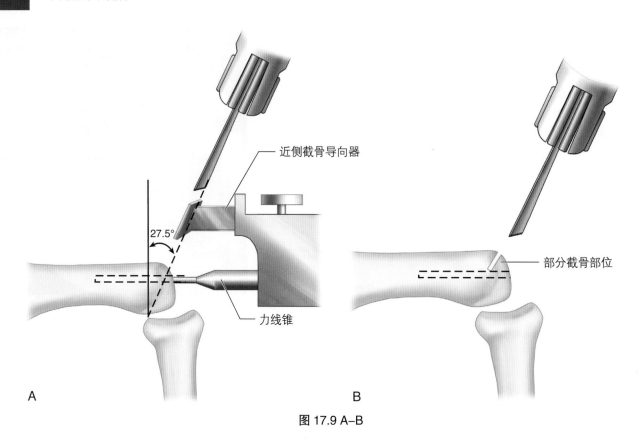

近侧截骨导向器

27.5°

力线锥

A

部分截骨部位

B

图 17.9 A–B

近节指骨长度
的 1/2 到 2/3

A

B

图 17.10 A–B

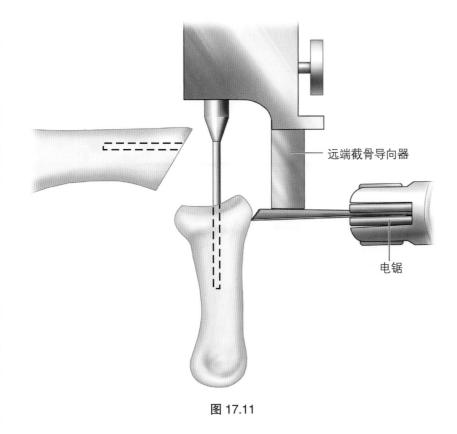

图 17.11

远端截骨导向器

电锯

第三步手术注意

热解碳植入物比较脆弱，所以应该采用塑料材质的打压器。

第四步：闭合切口及支具固定

- 在闭合前进行透视，以确认植入物的位置（图 17.14A–C）。
- 对背侧关节囊可以进行修剪整齐，使其史贴合假体。
- 矢状束用 3-0 不吸收缝线缝合。
- 松开止血带，止血满意后再缝合皮肤。
- 对皮肤用不吸收缝线缝合。
- 将手指在完全伸直位制动。指间关节可以不固定。

术后处理和预后

- 术后 3 周内使用石膏夹板保持掌指关节完全背伸，同时允许活动近指间关节。
- 术后 1 周时，佩戴可维持掌指关节于 0° 位的动态活动支具，开始主动屈曲和背伸锻炼。
- 术后 6 周，患者逐渐脱离动态活动支具，并开始进行力量练习。
- 夜间佩戴静态支具 2 个月。
- 疼痛和手的外观预期可以改善。但掌指关节正常活动范围和捏力不能完全恢复。

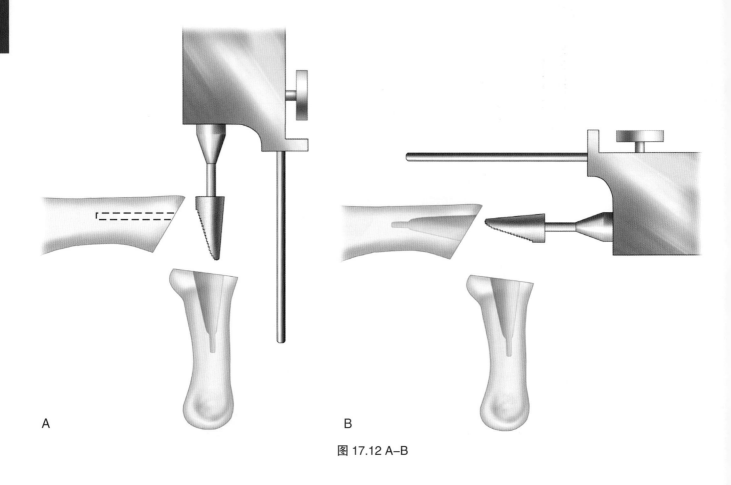

A

B

图 17.12 A–B

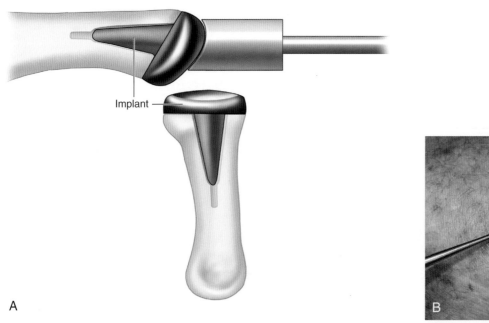

Implant

A

B

图 17.13 A–B

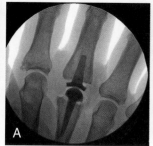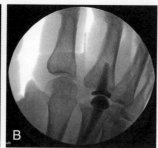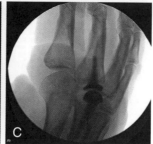

图 17.12 A–C

循证文献

Cook SD, Beckenbaugh RD, Redondo J, Popich LS, Klawitter JJ, Linscheid RL. Long-term follow-up of pyrolytic carbon metacarpophalangeal implants. *J Bone Joint Surg Am* 1999; 81: 635–48.

这项回顾性研究纳入了 53 名患者 (44 例类风湿关节炎，5 例创伤后关节炎，3 例骨关节炎) 共 151 个热解碳掌指关节假体。26 名患者 (71 个假体) 随访时间平均 11.7 年。平均关节活动度改善为 13°。术后 82% 的患者复位保持良好。尺偏平均为 19°。没有出现骨质吸收，94% 的假体显示骨整合伴有硬化。12 例假体周围出现 X 线透亮线。翻修后，没有出现磨损或畸形的表现。作者认为热解碳是一种可用于掌指关节置换的耐用材料 (IV 级证据)。

Parker W, Moran SL, Hormel KB, Rizzo M, Beckenbaugh RD. Nonrheumatoid metacarpophalangeal joint arthritis. Unconstrained pyrolytic carbon implants: indications, technique, and outcomes. *Hand Clin* 2006 May; 22:183–93.

这篇文章报道了该手术的适应证、手术技术、术后处理和结果。调查了应用热解碳关节置换的 19 名患者、21 例掌指关节的关节炎。平均随访期为 14 个月。在掌指关节处，屈曲范围增加 12.8%（ $P = 0.17$)，伸直受限的角度减少 28.0%（ $P=0.18$)。握力提高约 40%。疼痛的视觉模拟评分（范围 0 ~ 100 分）从 73 分变为 8.5 分。作者得出结论，热解碳关节成形术可能是治疗掌指关节骨关节炎的合理选择（ IV 级证据)。

Parker WL, Rizzo M, Moran SL, Hormel KB, Beckenbaugh RD. Preliminary results of nonconstrained pyrolytic carbon arthroplasty for metacarpophalangeal joint arthritis. *J Hand Surg Am* 2007; 32: 1496–505.

这项回顾性研究展现了 142 个用热解碳假体治疗的掌指关节关节炎的早期结果。首次关节置换 130 例，之前接受过硅胶假体置换者 12 例。患者平均随访 17 个月。骨关节炎和类风湿关节炎患者的疼痛模拟评分（范围 0 ~ 100 分) 分别从 73.0 分降至 8.5 分，以及 43.1 分至 8.9 分。骨关节炎患者的功能和关节活动度分别从 20.1° 提高到 86.6°，从 44° 提高到 58°。类风湿关节炎患者的功能从 26.7° 提高到 83.3°，关节活动度范围从 32° 提高到 45°。在影像学改变上，所有骨关节炎关节均稳定，10.5% 的类风湿关节炎关节出现轴向沉降，16.4% 的类风湿关节炎关节出现假体周围骨吸收（ IV 级证据)。

第十八章

拇指急、慢性尺侧副韧带损伤重建术

Taichi Saito, Kevin C. Chung, Steven C. Haase 著　郭　阳 译　陈山林 审校

适应证

- 拇指掌指关节尺侧副韧带（ulnar collateral ligament，UCL）完全断裂。
- 尺侧副韧带附着部位撕脱骨折，移位大于 5 mm。
- 对于急性韧带损伤，修复是最佳方案。对于慢性损伤（超过 3 ~ 6 周），可能需要重建韧带。
- 如果存在严重的掌指关节病或关节炎，则不能进行重建。

临床检查

- 在急性损伤患者通常在掌指关节的尺侧有压痛和肿胀（图 18.1）。
- 通过向掌指关节施加外翻应力，并与健侧拇指进行比较，测试尺侧副韧带的完整性。测量松弛程度，并评估终末点情况。
- 如掌指关节在屈曲或伸直位，侧偏超过 35°，或与健指拇指相比超过 15°，说明尺侧副韧带完全撕裂。同时终末点消失（图 18.2）。
- 松弛度不到 10° ~ 15° 以及终末点较坚固，可能认为只有部分撕裂，可以不进行手术修复。
- 疼痛及关节摩擦感说明关节软骨受损，是关节炎的表现。

影像学

- 拍摄后前位片、侧位片和斜位片，评估是否存在相关的撕脱骨折（图 18.3）。

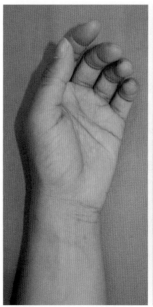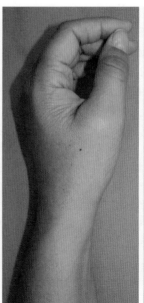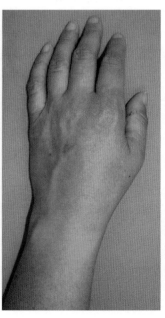

图 18.1

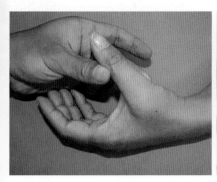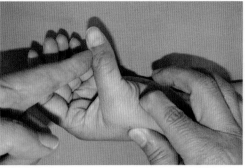

图 18.2

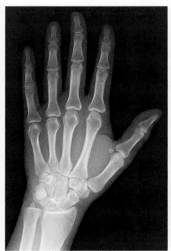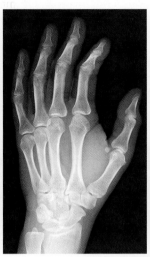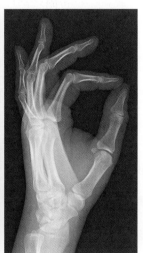

图 18.3

- 从侧位片看，近端指骨掌侧半脱位可能表明掌指关节背侧关节囊撕裂。有些半脱位可能是生理性的，因此与健侧进行比较是很重要的。对于病理性半脱位，在尺侧副韧带修复时可能需要紧缩关节囊。
- 对于慢性损伤，应仔细检查 X 线片，以确定拇指掌指关节是否有骨关节炎。
- 在大多数情况下，超声检查可以区分部分和完全损伤，尤其是在有经验的超声检查人员手中。在大多数情况下，韧带撕裂的位置和方向都可以确定。
- MRI 也可能是一种有用的辅助手段，但如果临床诊断确凿，也不是必须的。

手术解剖

- 桡神经浅支分支通常在手术区域内，有手术损伤的风险。
- 拇指掌指关节是双髁屈伸型关节，可以在各个方向上活动，但以屈伸活动为主。
- 关节由静态结构（掌侧板、副韧带）和动态结构（内在和外在肌肉）稳定。
- 尺侧副韧带由两个不同的结构组成：固有尺侧副韧带和副尺侧副韧带。固有尺侧副韧带起自拇指掌骨头外侧髁，向远端和掌侧走行止于近节指骨外侧结节。副尺侧副韧带起自掌骨头掌侧部位，止于掌板和籽骨（图 18.4）。
- 施加病理性外翻应力时，尺侧副韧带通常在其远端附着处撕裂（或撕脱）。如果应力持续，撕脱的韧带进一步移位，内收肌筋膜的前缘会跨过撕裂的韧带。之后当掌指关节复位时，撕裂的尺侧副韧带自行折回，内收肌筋膜

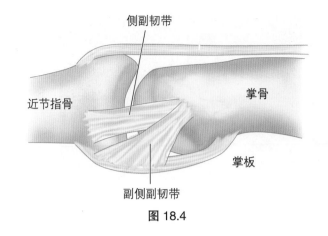

侧副韧带

掌骨

近节指骨

掌板

副侧副韧带

图 18.4

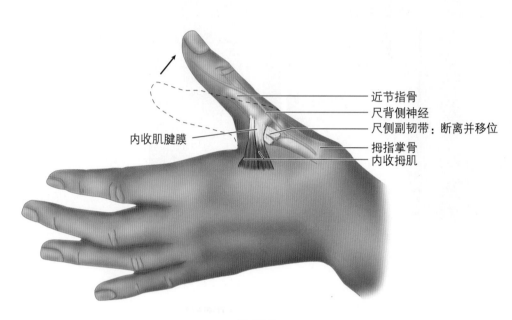

近节指骨
尺背侧神经
尺侧副韧带：断离并移位
拇指掌骨
内收拇肌

内收肌腱膜

图 18.5

位于撕裂的韧带与其近端指骨的附着点之间。这种现象称为"Stener 病变"（图 18.5 ）。

- 据报道大部分完全尺侧副韧带撕裂后导致 Stener 病变（64% ~ 88%）。由于韧带从附着点完全脱离，即使长时间固定也无法正常愈合。对这种情况大部分需要进行手术修复。

显露

- 在拇指掌指关节的尺背侧做一个 S 形切口。切口由远至近，从掌侧到背侧做切口，再向尺侧达拇长伸肌腱（图 18.6 ）。
- 识别和保护桡神经浅支。
- 显露内收肌腱膜近端。
- 如果出现 Stener 损伤，则会在腱膜近端边缘发现韧带断端。
- 在伸拇长肌腱尺侧，纵向切开内收肌筋膜，显露出关节囊。在副韧带背缘纵向打开关节囊，暴露并评估软组织和骨损伤（图 18.7 ）。

显露要点

- 在切开内收肌筋膜前用手术马克笔标记，并留有一定边缘，以便关闭伤口时识别和修复该结构。
- 如果有小的撕脱骨片，应将其切除，以避免撞击关节。

显露注意事项

仔细评估这一解剖结构：必须避免在切开内收肌腱膜和关节囊时意外地切断副韧带的近端部分。

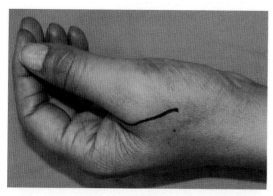

图 18.6

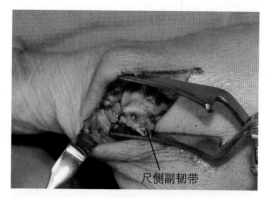

图 18.7

尺侧副韧带

- 将近节指骨偏向桡侧，冲洗关节腔，以便视野清晰。

手术操作：急性尺侧副韧带损伤的修复

第一步：对尺侧副韧带和止点部位的处理

- 尺侧副韧带可能会缩短、折叠或移位，小心地将韧带从环绕的碎片和瘢痕组织游离，使其恢复正常长度。
- 显露近端指骨上的尺侧副韧带的附着点，切除残留韧带，用咬骨钳清理骨表面。这将为韧带边缘与骨质直接愈合提供有利条件。

第二步：重新缝合韧带

- 此步骤可通过缝线固定器完成，也可通过经骨固定完成。
- 缝合锚定法
  - 首选预加载 2-0 或 3-0 不吸收缝线的骨锚。
  - 使用钻孔导向器将锚导向孔放置在重新固定位置。
  - 确保完全将骨锚埋头于骨质中（图 18.8）。可通过透视确定骨锚的位置。
  - 通过 Kessler 或 Bunnell 式缝合技术将尺侧副韧带固定到骨质上（图 18.9）。
- 骨隧道法
  - 从韧带起点位置开始，通过平行的钻孔，从韧带起点位置，由近到远方向穿过指骨到桡侧。
  - 可以用 0.045 英寸（1.14 mm）的克氏针或小钻头进行钻孔。
  - 将 3-0 不吸收缝线置入韧带残端。
  - 使缝线另一端通过骨隧道，使用 Keith 针、专用钢针或其他缝合固定装置（图 18.10）。
  - 将缝线系在近节指骨的桡侧（图 18.11）。
  - 可以将缝线用纽扣系在皮肤上。
  - 或者将皮肤切一个小口，将缝线直接系在骨膜上，从而避免因纽扣造成的压力而导致皮肤损伤。
- 无论采用何种韧带修复方法，经皮克氏针临时固定关节，以保护修复的韧带。

第一步注意事项

仔细辨认尺侧副韧带，它可能会扭曲变形。避免意外损伤韧带，或者将其拉离掌骨。

第二步要点

可以通过将韧带远端缝合到局部组织或附着部位周围的骨膜来补充修复。

第二步注意事项

必须确认韧带远端的止点位置。它应该附着在近节指骨底部尺侧的掌侧（图 18.4）。在错误的位置重建韧带可能导致掌指关节僵硬或不稳定。

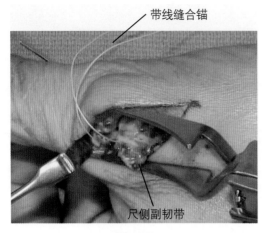

带线缝合锚

尺侧副韧带

图 18.8

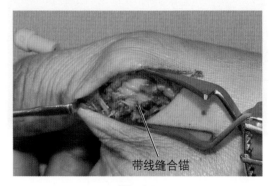

带线缝合锚

图 18.9

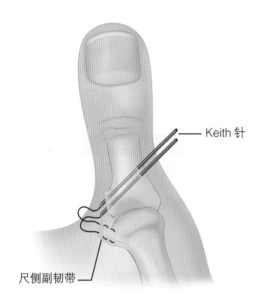

Keith 针

尺侧副韧带

图 18.10

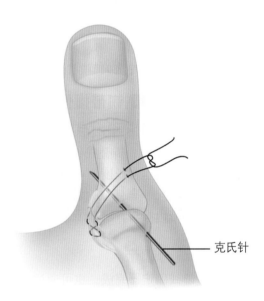

克氏针

图 18.11

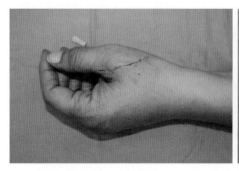

图 18.12

第三步：关闭伤口

- 闭合伤口前应修复撕裂的背侧关节囊，以减少日后关节半脱位的机会。
- 用 4-0 可吸收缝线修复内收肌腱膜。
- 在皮肤缝合前，将止血带放气并止血。
- 分层缝合皮肤（图 18.12）。

- 用拇指支具固定，以保持拇指指间关节可以自由活动。

手术操作：陈旧性尺侧韧带损伤的韧带重建术

第一步：准备止点部位和移植物

- 对陈旧损伤病例，在进行韧带重建之前，必须仔细检查关节是否有关节炎。
- 对近端和远端韧带附着点都需要显露和预处理。
- 在陈旧性损伤情况下，残余韧带组织将不足以修复，但韧带残端有助于确定移植物的正确附着点，并可缝合到肌腱移植物上以加强重建。
- 通过掌侧腕横纹处的横切口和腱腹交接处的第二个近端切口获得掌长肌移植物，在此处游离并切断肌腱。在腕切口处切断肌腱并抽出。

第二步：重建

- 与韧带修复一样，可通过其他缝合锚或骨隧道完成陈旧损伤韧带的重建。
- 缝合锚固定法
  - 用克氏针临时固定掌指关节，固定时关节轻度屈曲以及轻度尺偏。
  - 确定合适的位置后，在近端和远端韧带止点部位钻孔（图 18.13）。
  - 在两个止点部位置入 2-0 或 3-0 缝合锚（图 18.14A、B）。
  - 将掌长肌折叠缝合成形并且长度可以跨越远近韧带的止点（图 18.15）。
  - 分别以缝线在近端和远端固定移植物。用缝线锚定，使肌腱移植物牢固地接近两个部位的骨（图 18.16、18.17）。
- 骨隧道法
  - 这种方法需要将肌腱移植穿过骨隧道重建韧带（图 18.18A、B）。
  - 可以用克氏针或钻头钻孔。
  - 可以用穿腱器或穿线器将肌腱穿过骨隧道，或者将不锈钢丝"圈套"肌腱并使其穿过骨隧道。如果骨隧道较小，需要修剪移植物。

第三步：关闭伤口

- 用 4-0 可吸收缝线修复内收肌腱膜。
- 在皮肤缝合前，将止血带放气并止血。
- 逐层缝合皮肤。
- 用拇指支具固定，并保持拇指指间关节可以自由活动。

术后护理和预后

- 在前 6 周内，持续使用支具或石膏固定。4 周后拔除克氏针。
- 固定 6 周后，开始进行运动练习，但要避免桡偏应力。
- 8 周后，在理疗师的指导下开始强化训练。
- 12 周后重建韧带才能承受应力。
- 患者通常可以在术后 4 个月恢复所有活动，包括接触性体育运动。
- 随访时通过 X 线片和体格检查评估尺侧副韧带的重建效果（图 18.19A–E）。
- 虽然大多数患者会有轻微的捏力和活动范围下降，但大多数患者术后很满意（图 18.19D、E）。

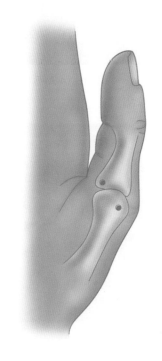

图 18.13

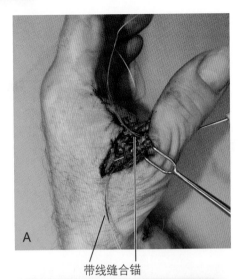

带线缝合锚

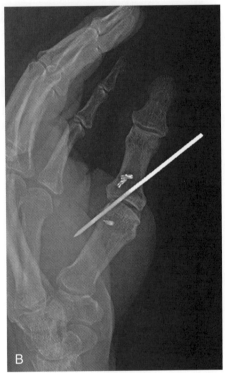

图 18.14 A–B

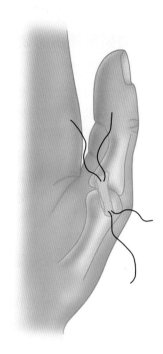

图 18.16

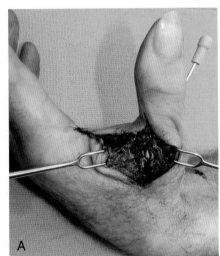

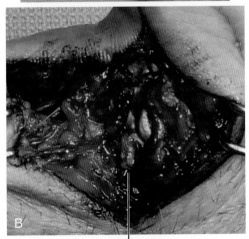

掌长肌移植物

图 18.17 掌长肌移植物

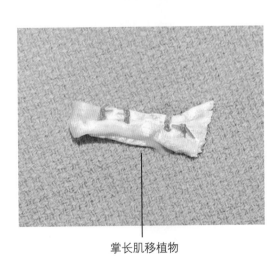

掌长肌移植物

图 18.15 掌长肌移植物

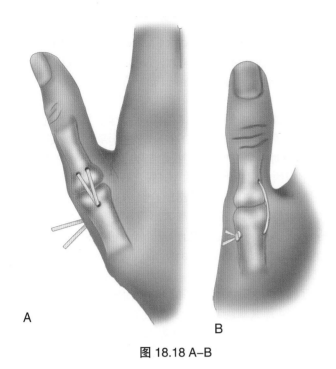

图 18.18 A–B

图 18.19 A–E

循证文献

Katolik LI, Friedrich J, Trumble TE. Repair of acute ulnar collateral ligament injuries of the thumb metacarpophalangeal joint: a retrospective comparison of pullout sutures and bone anchor techniques. *Plast Reconstr Surg* 2008 Nov; 122: 1451–6.

这项回顾性研究比较了 30 例拇指尺侧副韧带完全断裂患者的抽出缝线和骨锚技术的结果。所有患者平均随访 29 个月时进行评估。骨锚固定组掌指关节的平均运动范围为对侧的 97%，而抽出缝合组关节的平均活动范围为对侧的 86%。骨锚固定组的侧捏力为对侧的 101%，抽出缝合组平均为 95%。骨锚固定组止血带时间平均为 28 min，抽出缝合组为 43 min。骨锚固定组 7% 的患者出现并发症，抽出缝合组 27% 的患者出现并发症（Ⅲ级证据）。

Samora JB, Harris JD, Griesser MJ, Ruff ME, Awan HM. Outcomes after injury to the thumb ulnar collateral ligament—a systematic review. *Clin J Sport Med* 2013 Jul; 23: 247–54.

这篇综述比较了拇指尺侧副韧带损伤的非手术治疗与外科修复和重建术的对比研究，其中包括 14 篇文章。其中非手术组 32 例，手术组 261 例，急性损伤 200 例，慢性损伤 93 例。患者平均随访 42.8 个月。非手术治疗的失败率高。急性尺侧副韧带修复和陈旧损伤的尺侧副韧带重建均取得了良好的临床效果。事实上，急性损伤组和陈旧损伤组的结果没有显著差异（Ⅲ级证据）。

Weiland AJ, Berner SH, Hotchkiss RN, McCormack RR Jr, Gerwin M. Repair of acute ulnar collateral ligament injuries of the thumb metacarpophalangeal joint with an intraosseous suture anchor. *J Hand Surg Am* 1997 Jul; 22: 585–91.

本研究报告了 36 例采用缝合锚修复的尺侧副韧带撕裂的结果。术后指间关节和掌指关节的活动范围均减小，平均值分别为 15° 和 10°。经修复后拇指与对侧拇指的应力测试结果无明显差异。无明显并发症。作者认为，缝合锚是治疗拇指掌指关节尺侧副韧带撕裂的一种安全方法（Ⅳ级证据）。

第十九章

闭合复位克氏针固定 Bennett 和 Rolando 骨折

Taichi Saito, Kevin C. Chung, Steven C. Haase 著　黄志峰 译　郭　阳 审校

适应证

Bennett 骨折

- 由于 Bennett 骨折倾向于在石膏固定过程中移位，所以任何移位骨折都是手术的适应证。
- 可复位的骨折脱位可以考虑穿针固定。
- 闭合复位不成功者需要切开复位内固定术（ORIF）。

Rolando 骨折

- 有不可接受的成角、旋转或短缩移位的骨折都需要手术治疗。拇指掌骨骨折手术固定的适应证参见第十二章。其他适应证还包括关节面有台阶或骨折块分离超过 1 mm。
- 可复位的骨折可以闭合穿针，不可复位的损伤需要切开复位内固定术。

临床检查

- 拇指掌骨近端肿胀、压痛（图 19.1）。
- 由于腕掌关节脱位或半脱位，或骨折端粉碎，拇指可表现为短缩畸形。

影像学

- 需要拍摄拇指掌骨后前位（Roberts 位）、侧位和斜位像（图 19.2、19.3）。
- 对于复杂病例，CT 检查有助于评估粉碎性骨折和关节对合情况。

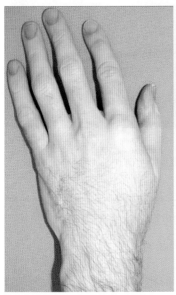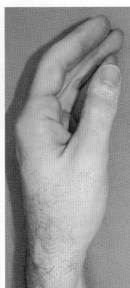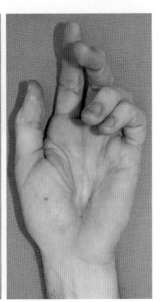

图 19.1

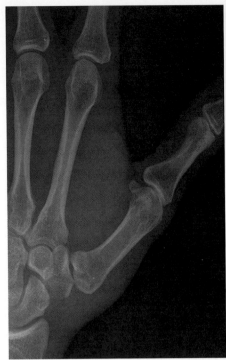
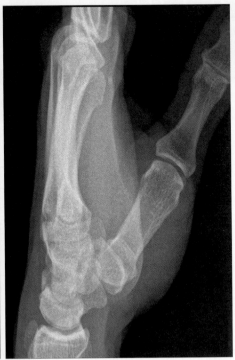

图 19.2

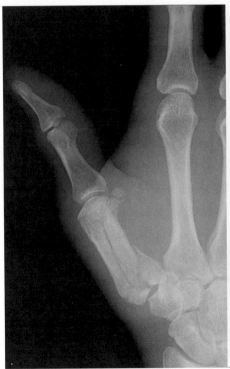
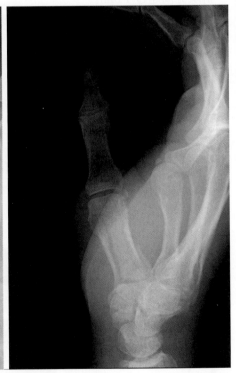

图 19.3

手术解剖

- 经皮穿入克氏针有损伤桡神经浅支远侧分支的危险。

Bennett 骨折

- Bennett 骨折是拇指掌骨基底的关节内骨折、拇指掌骨向桡侧脱位或半脱位，尺侧骨折片由于前斜韧带的牵拉保持原位。

- 前斜韧带、第一掌骨间韧带和后斜韧带止于拇指掌骨基底尺侧（图 19.4A）。由于这些韧带的强力牵拉作用，较小的尺侧骨折块（又称 Bennett 骨折块）保持原位。
- 由于内在肌和外在肌的共同牵拉作用，拇指掌骨与掌尺侧骨折片分离。这些肌腱的牵拉使之成为一种不稳定损伤。
- 传统教义认为掌骨向背侧和近端半脱位是由于拇长展肌引起的，而拇收肌则导致内收和屈曲移位。有作者认为其他一些肌腱，如拇长屈肌（FPL）、拇短屈肌（FPB）、拇长伸肌（EPL）和拇短伸肌（EPB）也在其中发挥一定作用（图 19.4B）。

Rolando 骨折

- 在历史上 Rolando 骨折特指拇指掌骨基底部的关节内 Y 形或 T 形骨折，包括 Bennett 骨折块和一个桡背侧骨折块。现在的实践中，人们把拇指掌骨基底部的关节内粉碎性骨折都称为 Rolando 骨折（图 19.3）。
- 根据肌腱和韧带的止点分布，变形力导致这类骨折移位的形成大体一致。

手术操作：Bennett 骨折

第一步：复位

- 纵向牵引并旋前、桡侧外展拇指掌骨，同时在掌骨基底桡侧直接加压（图 19.5A、B）。
- 如果掌骨大多角骨关节背侧韧带复合体完整，仅最大旋前产生的"拧紧力矩"即可复位。复位方法为旋转拇指，使其指腹与其余手指的指腹相对（图 19.6）。
- 在透视下确认复位。如果通过这种方式不能闭合复位，则必须考虑切开复位。

第二步：克氏针固定

- 一般选择直径 1.1 mm（0.045 英寸）的克氏针。通常需要两枚或以上的克

第一步手术要点

进行多个方向透视，以确认关节面复位满意。

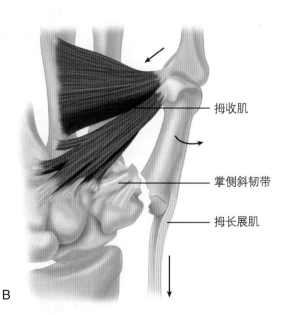

	掌骨间韧带
	前斜韧带
	关节囊
	拇长展肌
	桡侧腕屈肌

	拇收肌
	掌侧斜韧带
	拇长展肌

A　　　　　　　　　　　　　　B

图 19.4 A–B

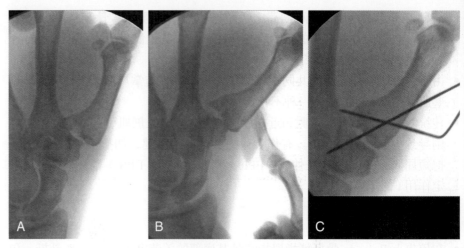

图 19.5 A–C

拇指指腹平行于其他手指

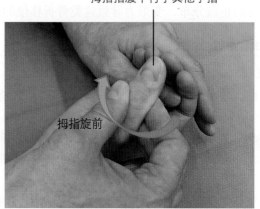

拇指旋前

图 19.6

氏针才能牢靠固定。

• 手术最重要的目的是维持掌骨大多角骨关节的复位，至少需要一枚克氏针经关节固定以维持复位（图 19.5C）。

• 如果 Bennett 骨折块足够大，可经过骨折线再穿一枚克氏针（图 19.5C）。

• 如果 Bennett 骨折块很小，将难以直接穿针固定，可以使用两枚克氏针经关节固定，将拇指掌骨固定到稳定的示指掌骨或大多角骨。如果复位准确，上述固定能为骨折愈合提供足够的稳定性（图 19.7A、B）。

第三步

• 固定完毕后，再次透视确认骨折复位和克氏针的位置正确。

• 剪断针尾，将尾端折弯或加保护帽。一般留置克氏针的时间为 4～6 周，所以大多数病例不做皮下包埋。

• 用拇人字石膏固定拇指和手腕。

手术操作：Rolando 骨折

第一步：复位

• 透视下复位，在纵向牵引的同时将拇指外展、旋前（图 19.9）。

• 通过韧带整复或关节囊韧带整复复位关节面小骨折片。

• 如果不能闭合复位，必须考虑切开复位内固定。

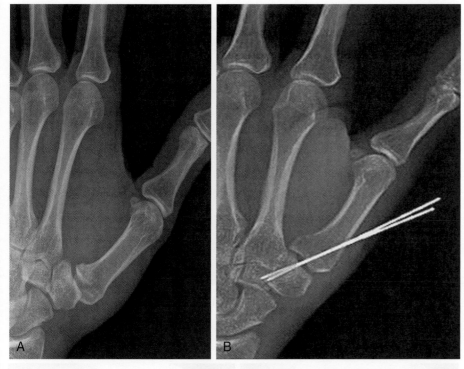

图 19.7 A–B

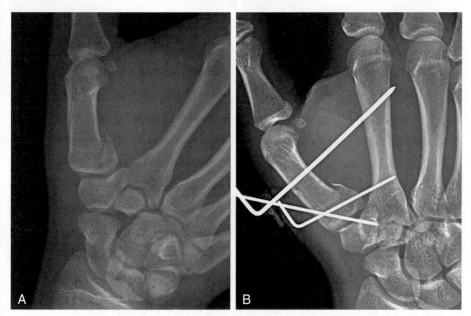

图 19.8 A–B

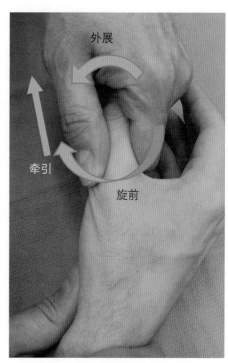

图 19.9

第二步：克氏针固定

- 由于粉碎程度增加，Rolando 骨折具有内在不稳定性，因此通常需要多针固定。
- 通常情况下，需要将克氏针从拇指掌骨穿向示指掌骨来增强稳定，以避免移位或短缩。
- 尽可能首先复位关节内骨折块，并用至少一枚克氏针固定（图 19.10、19.11 ）。
- 再用另外的克氏针维持掌骨长度，避免短缩塌陷，针的方向也是穿入示指掌骨（图 19.12A、B ）。

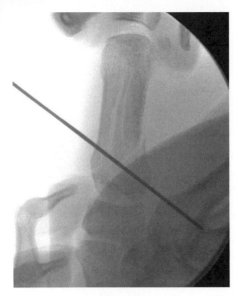

图 19.10

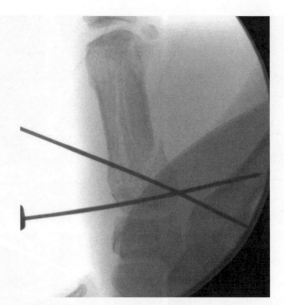

图 19.11

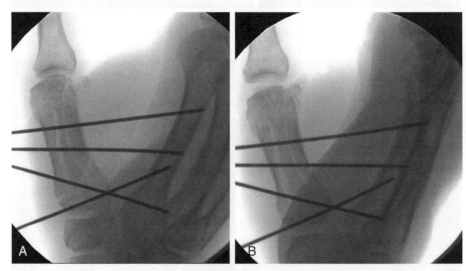

图 19.12

第三步

- 完成克氏针固定后，再次透视确认骨折复位情况和克氏针位置。
- 剪断针尾后将其折弯或加盖保护帽。
- 最后用拇指人字石膏固定。

术后护理和预后

- 术后 1 周复查 X 线片，确认复位位置保持良好（图 19.13A–C）。
- 拇指人字石膏夹板或管型固定 4～6 周。为避免肌腱粘连，可以鼓励指间（IP）关节活动。
- 手术后 4～6 周去除克氏针。
- 拔针后，在手外科治疗师的监护下开始轻柔地活动腕掌关节。
- Bennett 骨折复位后如移位小于 1 mm，则临床和影像学结果都良好（图 19.14A–E）。

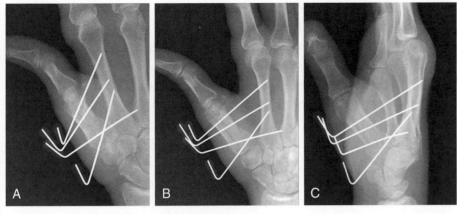

图 19.13 A–C

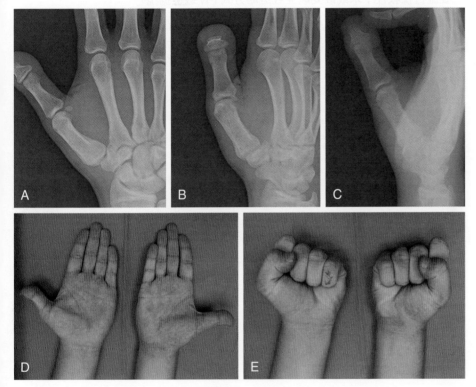

图 19.14 A–E

- 即便复杂的 Rolando 骨折，如果复位良好（关节面台阶小于 1 mm），也能取得不错的临床结果。

循证文献

Edmunds JO. Current concepts of the anatomy of the thumb trapeziometacarpal joint. *J Hand Surg Am* 2011 Jan; 36(1): 170–82.

　　这篇综述展示了拇指大多角骨掌骨关节的解剖。拇指掌骨掌侧的喙突样结构产生的旋紧力矩和背侧韧带复合体产生的张力是对掌末期捏紧和抓紧的解剖基础。这种压迫性剪切应力可导致大多角骨掌骨关节骨关节炎。

Livesley PJ. The conservative management of Bennett's fracture-dislocation: a 26-year follow-up. *J Hand Surg Br* 1990 Aug; 15: 291–4.

　　这篇文章展示了 17 例 Bennett 骨折患者经保守治疗的长期随访结果。平均随

术后注意

拔针时间建议不超过 6 周，特别是克氏针影响到指间关节和掌指关节活动的情况。长期固定导致关节挛缩，经理疗和锻炼也难以改善。

访时间 26 年，所有患者的握力和活动度都有下降。12 例患者有典型畸形。影像学检查提示腕掌关节半脱位和退变（Ⅳ级证据）。

Lutz M, Sailer R, Zimmermann R, Gabl M, Ulmer H, Pechlaner S. Closed reduction transarticular Kirschner wire fixation versus open reduction internal fixation in the treatment of Bennett's fracture dislocation. *J Hand Surg Br* 2003; 28: 142–7.

本研究包括 32 例 Bennett 骨折患者，或闭合复位经皮穿针固定，或切开复位内固定，平均随访 7 年。统计结果显示，手术方式对临床结果和影像学上可见的创伤性关节炎的发生率没有影响。拇指内收畸形在穿针组更多见（Ⅲ级证据）。

Middleton SD, McNiven N, Griffin EJ, Anakwe RE, Oliver CW. Long-term patient-reported outcomes following Bennett's fractures. *Bone Joint J* 2015; 97: 1004–6.

这篇研究回顾了 143 例移位的 Bennett 骨折患者经克氏针固定后的长期随访结果，平均随访 11.5 年。平均满意率为 94%，平均 DASH 评分 3.0 分。没有患者需要施行挽救性手术或改变职业或运动方式（Ⅳ级证据）。

腕关节损伤和腕不稳定

股关节置换和断裂不愈合

第二十章
腕关节镜

Brett Michelotti, Matthew Brown, Kevin C. Chung 著　肖济阳　刘　波 译　陈山林 审校

腕部的关节镜检查评估

适应证

- 诊断性
  - 识别或确认通过体格检查或非侵入性放射成像（如 X 线或 MRI）提示的病变。
  - 确定腕部持续性慢性疼痛的来源。对这些疼痛尽管采取了保守的措施（如皮质类固醇注射或包括支具在内的作业治疗），但慢性疼痛仍持续存在。
  - 观察部分和完全韧带、软骨损伤特征，以明确患者是否会受益于关节镜或开放式手术等干预措施。
- 治疗性
  - 协助治疗桡骨远端骨折和舟骨骨折，清创、皱缩或修复舟月（scapholunate, SL）/月三角（lunotriquetral, LT）骨间韧带和背侧腕关节囊，修复三角纤维软骨复合体（TFCC），取出异物，或在感染的情况下进行腕关节灌洗治疗。

临床检查

- 病史和体格检查可以提示外科医生可能受伤的特定解剖结构。
- 解剖鼻烟窝压痛表明有舟骨骨折。
- 如在 Lister 结节以远、第三和第四间室之间出现疼痛，应怀疑舟月韧带损伤。如在第四、第五间室之间疼痛，或者腕部桡尺侧挤压出现疼痛，可能怀疑月三角骨间韧带损伤。
- 尺侧手腕疼痛以及在尺骨头或茎突前间隙处触痛，表明可能存在三角纤维软骨复合体损伤。
- 弥漫手腕肿胀和桡骨远端压痛提示桡骨远端骨折。

影像学

- 非侵入性影像检查可能足以判断损伤是否能从保守治疗或手术治疗中获益。
- 普通 X 线可以识别动态或静态手腕韧带损伤、移位的腕骨骨折、桡骨远端和尺骨骨折以及尺骨变异程度。
- MRI 或 MRI 关节造影可用于定位韧带病变，并且具有可观的灵敏度，并可能显示与尺骨撞击相关的月骨或三角骨内信号改变。

手术解剖

- 在开始手术之前，应标记几个解剖结构，包括骨性标志——Lister 结节、腕骨的关节边缘以及桡骨和尺骨（图 20.1）。

- 对肌腱跨过腕关节处应做出标记，包括拇长伸肌腱（extensor pollicis longus, EPL）、伸指总肌腱（extensor digitorum communis, EDC）、小指伸肌腱（extensor digiti minimi, EDM）和尺侧腕伸肌腱（extensor carpi ulnaris, ECU, 图 20.2）。

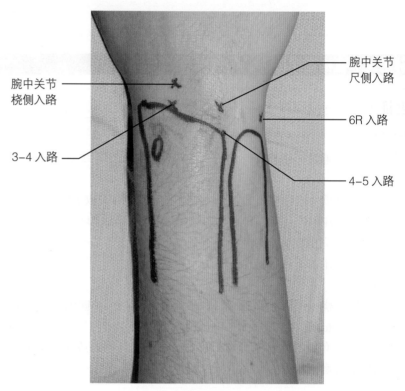

腕中关节
桡侧入路

3-4 入路

腕中关节
尺侧入路

6R 入路

4-5 入路

图 20.1

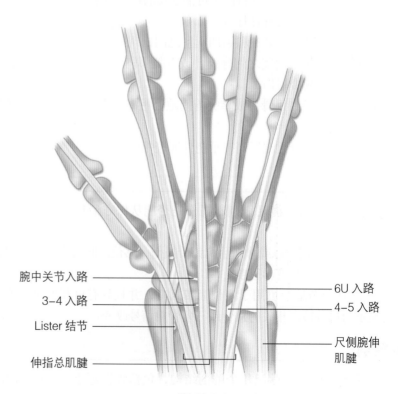

腕中关节入路

3-4 入路

Lister 结节

伸指总肌腱

6U 入路

4-5 入路

尺侧腕伸
肌腱

图 20.2

- 在切开之前标记出 3—4 入路、4—5 入路、桡侧和尺侧腕中关节入路、6R 和 6U 入路。入路的名称由其所在的间室定义。3—4 入路是指第三和第四间室之间的腕关节镜入路点，恰好在桡骨背侧缘的远端。4—5 入路位于第四和第五伸肌间室之间，沿着桡骨的倾斜角度比 3—4 入路点稍低。6R 和 6U 入路为分别从尺侧腕伸肌腱的桡侧和尺侧进入腕关节。桡侧和尺侧腕中关节入路分别位于距离 3—4 和 4—5 入路点大约 1 cm 远的部位，通过它们可以进入腕中关节。

体位

- 使用无菌牵引装置在肘关节弯曲 90° 时垂直悬挂手部（图 20.3）。
- 用指套悬吊示指和中指，通过牵引塔施加约 10 磅（4.5 kg）的重量，以牵开腕关节。

显露

- 所有做关节镜的病例都应进行肢体驱血，后上止血带，除非可能存在感染或恶性肿瘤。
- 腕关节镜检查入路是根据伸肌腱之间的间隔进行描述的。
- 传统入路是 3—4 入路，位于第三和第四伸肌间室之间的桡腕关节。
- 3—4 入路的标志是通过定位 Lister 结节，并在桡骨远端背侧关节表面向远处移动 1 cm。这通常与第三掌骨桡侧边缘在一条线上，恰好位于拇长伸肌腱远端。
- 4—5 入路通过识别第四间室的指总伸肌腱定位，在第四和第五间室之间相较 3—4 入路稍近端的位置标记。通常在第四掌骨中轴线上。
- 6R 和 6U 入路是根据其相对于尺侧腕伸肌腱的位置命名。6R 位于桡侧，6U 位于尺侧。6R 通常是一个工作入路，建立 6U 通常用于将液体灌入或引流出腕关节。
- 1—2 入路沿解剖鼻烟窝的背面识别，注意避免损伤桡动脉。
- 桡侧和尺侧的腕中关节入路分别在 3—4 和 4—5 关节镜孔以远端 1 cm 的位置。尺侧腕中关节入路通常比桡侧腕中关节入路更容易进入。
- 如果需要做舟骨大小多角骨（scaphotrapezialtrapezoid, STT）入路，则应做拇长伸肌腱尺侧切口。在桡侧腕中关节镜观察，将腰穿针置入舟骨大小多角骨间隙可用于准确定位该入路的位置。

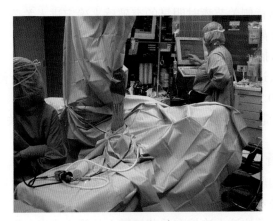

图 20.3

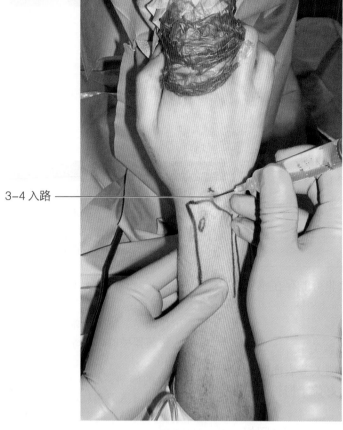

3—4 入路

图 20.4

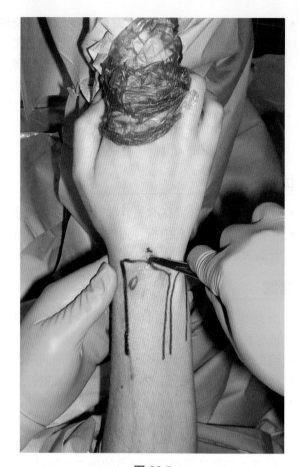

图 20.5

手术操作

第一步：进入桡腕关节，准备 3—4 关节镜入路

- 通过示指和中指指套悬吊向腕部施加轴向牵引力。使用大约 10 磅（4.5 kg）的牵引力，但 15 磅（6.8 kg）可用于肌肉较多或关节炎的患者，其关节空间显著减小。
- 连接在装满盐水的 10 ml 注射器上的 18 号针头应该通过 3—4 入路进入关节，记住在大约倾斜 10° 进入腕部。针的斜面应平行于伸肌腱，以避免造成意外伤害（图 20.4）。如果位置不理想，由于受到舟骨或桡骨的阻碍，则可能难以进入针头。如果入路的建立没有位于桡舟关节中部，则移动关节镜进行桡腕关节所有解剖结构的观察将变得极为困难。
- 可以通过穿透背侧关节囊时明显的突破感来确定进入关节。通过注射大约 5 ml 的盐水分离桡腕关节来进一步确认。
- 与伸肌腱平行插入 11 号手术刀切开皮肤。
- 按照之前针头进入关节的角度，用蚊氏钳钝性分离并在背侧关节囊扩开一个入口（图 20.5）。
- 置入带钝头套芯的套管，随后将 2.7 mm 关节镜置于桡腕关节内。

第二步：准备 4—5 和 6R/U 入路

- 灌注液以重力驱动的方式流入关节，可通过 6U 入路或通过连接在关节镜鞘上的管道进入关节腔。
- 通常情况下，灌注液由连接在关节镜鞘上的管道流出，而液体流入从另一

第一步手术要点

必须在患者与吊塔装置之间防止衬垫，防止出现皮肤擦破和组织缺血。

第一步手术注意

由于灭菌后关节镜塔会变得非常热，因此在接触患者的皮肤前将吊塔进行冷却十分重要。

第二步手术注意

- 皮肤切口应较浅，以避免对重要的皮下结构（如肌腱和神经）造成损伤。
- 切开皮肤后，应在背侧腕关节囊水平进行钝性分离。
- 用一个小水盘收集流出的灌注液，以避免在操作区域蓄积太多液体。

第二步手术要点

记住桡骨的正常倾角约为 22°，4—5 和 6U 入口的位置比 3—4 孔稍靠近端一些。

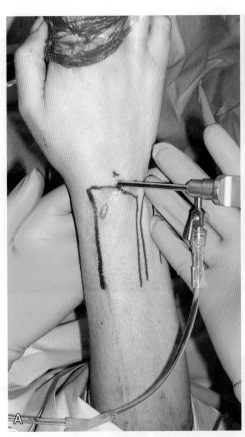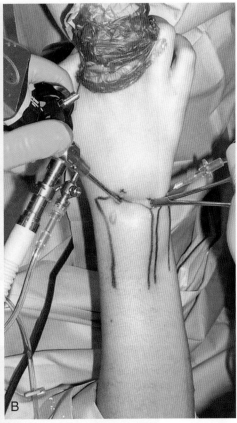

图 20.6

个远位的关节镜入路进行。

- 传统的工作入路是 4—5 入路或 6R 入路（图 20.6A、B）。
- 可以通过类似于 3—4 入路的方式建立 4—5 入路。
- 可以触到第四和第五伸肌腱的间隔，在关节镜的引导下将 18 号针头刺入桡腕关节。
- 使用蚊氏钳扩张入路，如前所述。
- 6R/U 入路分别位于尺侧腕伸肌腱的桡侧和尺侧。应在关节镜直视的指导下确定进入桡腕关节的位置。

第三步：系统评估桡腕关节

- 使用 3 — 4 入路关节镜，应系统地从桡侧向尺侧进行评估（R，桡骨；S，舟骨；L，月骨。图 20.7A、B 以及 20.8A、B）。
- 可首先检查关节表面：桡骨、舟骨、月骨和三角骨。
- 下一步可以评估外在韧带结构：桡舟头（radioscaphocapitate, RSC）、长和短桡月韧带、Testut（桡舟月韧带）、茎突前间隙和三角纤维软骨复合体（图 20.9 至 20.12）。
- 桡舟头韧带是最桡侧的结构，源自桡骨茎突。
- 在桡舟头韧带尺侧可以看到略宽、略长的桡月韧带。
- 在桡月韧带的尺侧可以看到 Testut 韧带，它主要是神经血管结构。
- 可通过 6R/U 入路使用探钩评估三角纤维软骨复合体的完整性。
- 内在韧带也可以从 3—4 入路评估：舟月骨间韧带，月三角骨间韧带（图 20.13）。

第三步手术要点

应系统检查关节内结构，以提高诊断的精度，并避免对正常解剖结构的伤害。

第三步手术注意

- 请勿将正常的茎突前隐窝与三角纤维软骨复合体周围部撕裂混淆。大多数三角纤维软骨复合体腕病变外周型损伤是在隐窝背侧观察到的。
- 请记住，在常规关节镜检查时，有大概 60% 的可能可以看到豌豆骨。不要将其与手腕病变相混淆。

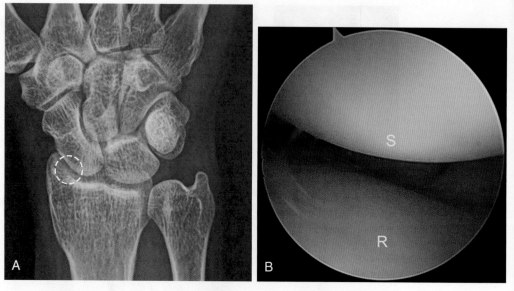

图 20.7 A–B　X 线上的圆圈表示关节镜置入在关节中的位置（桡腕关节）

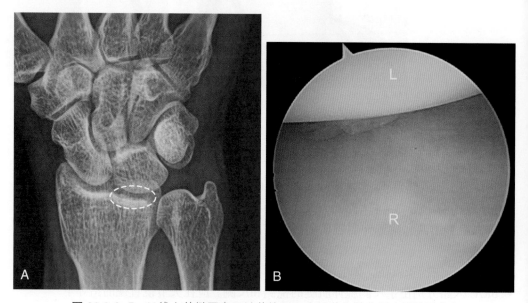

图 20.8 A–B　X 线上的椭圆表示关节镜置入在关节中的位置（桡腕关节）

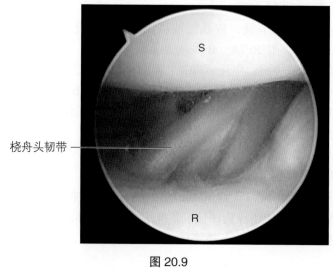

桡舟头韧带 ——

图 20.9

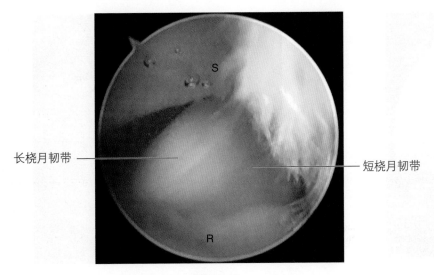

长桡月韧带 ——

—— 短桡月韧带

图 20.10

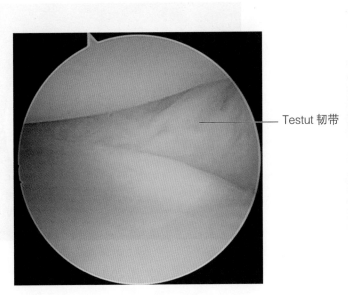

—— Testut 韧带

图 20.11

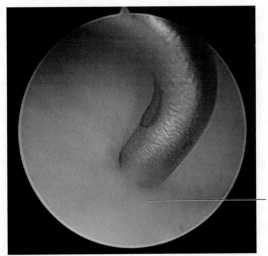

—— 三角纤维软骨复合体

图 20.12

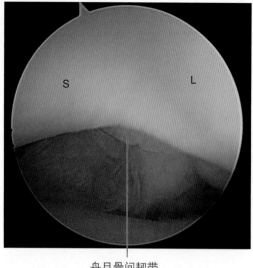

舟月骨间韧带

图 20.13

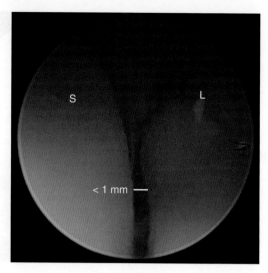

图 20.14

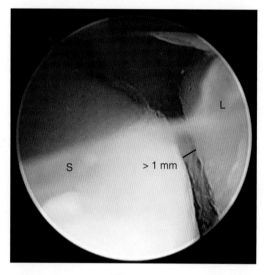

图 20.15

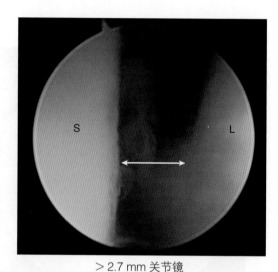

> 2.7 mm 关节镜

图 20.16

第四步手术要点

- 腕关节镜入路不需要在关节囊层次进行缝合。对皮肤切口用可拆除的缝线进行缝合。
- 如果单纯做检查评估和软组织清创或热皱缩，可以用柔软的敷料包扎。患者术后可以马上开始进行关节活动度的锻炼。
- 如果进行了韧带修复或骨折固定，可能需要进行支具固定。

第四步手术注意

- 在放置皮下克氏针临时固定时，应留意皮神经的位置（图 20.19）。
- 进行热皱缩时，非常重要的一点是要监控关节腔流出液体的温度，以避免高温对组织造成损害。

- 可以从 6R 入路插入探钩探查辨认外在尺侧韧带（尺月韧带和尺三角韧带）。这组韧带在关节镜从 6R 入路置入时看得最清楚。

第四步：腕中关节评估

- 腕中关节评估应在对桡腕关节进行彻底评估后进行。
- 可以在距 3—4 入路约 1 cm 远处将针头插入腕中关节桡侧入路点。如果针头插入关节时马上有关节镜灌注液流出，应怀疑存在骨间韧带损伤，因为近侧腕骨间韧带断裂会导致桡腕关节与腕中关节之间液体相通。
- 对于尺侧腕中关节入路，在距离 4—5 入路以远约 1 cm,可在桡侧腕中关节入路关节镜直视下确认。
- 腕骨间的间隙增宽在腕中关节入路中看得最为清晰（图 20.14 至 20.16），并可对腕骨间韧带如舟月韧带（scapolunate interosseous ligament, SLIL）损伤进行 Geissler 分级：Geissler Ⅱ 级（间隙<1 mm）、Ⅲ 级（间隙>1 mm）和Ⅳ级（关节镜可穿过间隙，从腕中关节进入桡腕关节）。
- 图 20.17 显示了 Geissler Ⅱ 级时的月骨和三角骨（T）间隙（<1 mm）。
- 通过腕中关节（图 20.18）最有利于观察头状骨（C）和钩骨（H）的关节

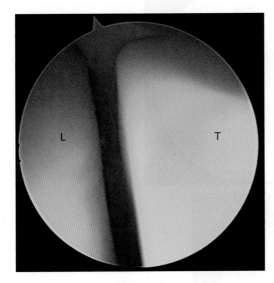

图 20.17

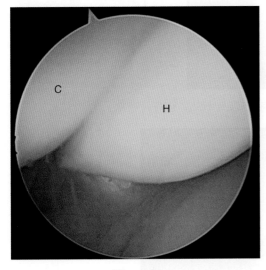

图 20.18

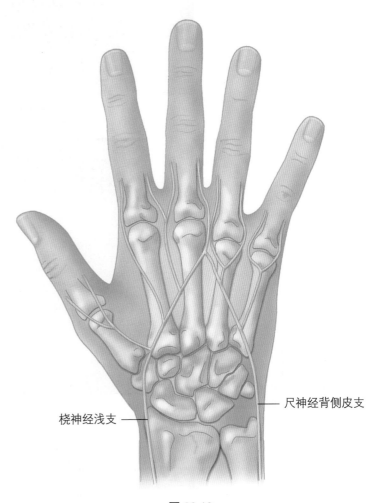

桡神经浅支

尺神经背侧皮支

图 20.19

表面。

第五步：识别常见的关节内病变

- 养成对腕关节进行系统体检评估的习惯，有助于培养外科医生敏锐地识别腕关节异常的能力。
- 图 20.20A、B 分别展示了桡骨茎突关节囊和桡骨头韧带的正常外观，以及这些部位发生滑膜炎的外观。
- 图 20.21A 和 B 分别展示了舟骨表面的正常外观，以及关节软骨磨损的外观。
- 图 20.22A 和 B 分别展示了正常的月骨窝外观，以及存在关节炎的月骨窝外观。
- 图 20.23A 和 B 分别展示了正常的茎突前隐窝，以及三角纤维软骨复合体外周部裂伤。下一节将进一步讨论三角纤维软骨复合体病变。
- 图 20.24A 和 B 分别展示了正常的三角骨关节面外观，以及病理性关节磨损的外观。

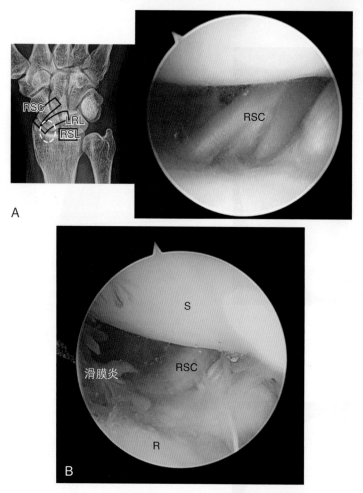

图 20.20 A–B　LRL，长桡月韧带；RSC，桡舟头韧带；RSL，桡舟月韧带

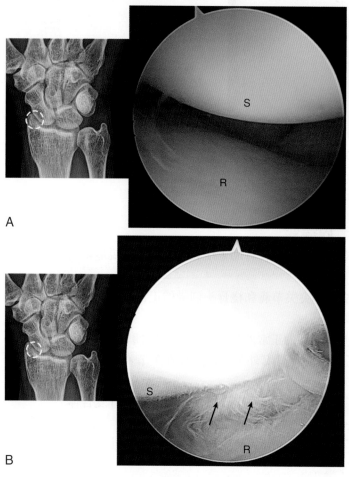

图 20.21 A–B　箭头表示腕关节囊拉伸薄弱和舟骨关节磨损

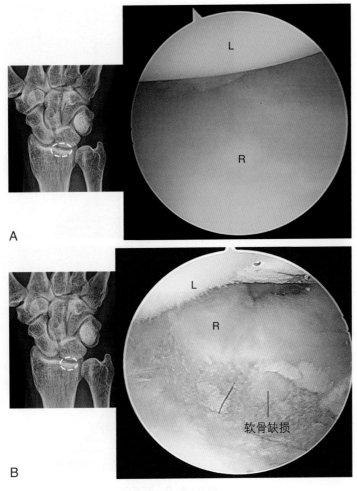

图 20.22 A–B

- 图 20.25A 和 B 分别展示了正常的头状骨外观，以及头状骨关节破坏的外观。这些图像获取自腕中关节。
- 图 20.26A 展示了在腕中关节观察到的正常头钩关节的外观。图 20.26B 展示了钩骨关节磨损的外观。

术后处理和预后

- 经过常规的关节镜评估和（或）软组织清理或热皱缩后，要求患者用柔软辅料包扎固定 72 h。之后患者可以洗澡，并保持切口清洁。
- 若无疼痛，即可以开始活动度的练习和力量练习。

关节镜下修复三角纤维软骨复合体

适应证

- 创伤性三角纤维软骨复合体外周部尺侧撕裂。
- 理想的患者是那些 Palmer 1B 型撕裂或三角纤维软骨复合体外周部深层纤维从尺骨茎突基底小凹撕脱的患者。
- 对于慢性损伤伴有尺骨撞击综合征征象的病例，应避免关节镜修复。这是导致修复失败和持续疼痛的危险因素。
- 慢性深层纤维从尺骨茎突基底小凹处撕脱（超过 3 个月）伴有不稳定者，需要做三角纤维软骨复合体重建，而不是修复，因为术后愈合困难。

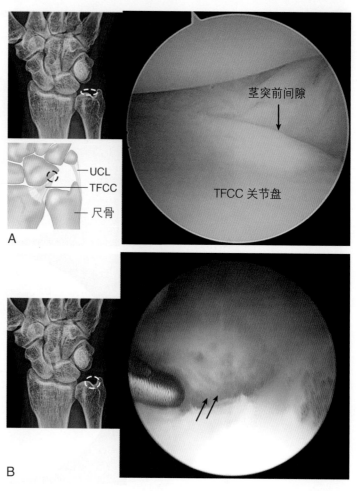

图 20.23 A–B   TFCC，三角纤维软骨复合体；UCL，尺侧副韧带

- 见表 20.1：Palmer 创伤性三角纤维软骨复合体损伤分型。

临床检查

- 患者可能会描述腕关节受到过伸及轴向负荷的损伤机制。在极度旋前或旋后时受到轴向应力也是常见的损伤模式。
- 患者通常诉腕尺侧疼痛，旋前和旋后运动时因增加下尺桡关节的应力而导致疼痛加重。
- 可在尺骨茎突和豌豆骨或尺侧腕屈肌之间的柔软间隙触及三角纤维软骨复合体。检查时，将肘部放在检查桌上，手指朝向天花板。手腕首先保持于中立位。检查者的拇指放在尺骨茎突基底小凹处，在此部位可直接挤压三角纤维软骨复合体，引起疼痛。疼痛可能只出现于腕关节处于某些旋转角度时，因此，向尺骨茎突基底小凹施压时，可同时进行腕关节的旋前和旋后活动。
- 在更严重的三角纤维软骨复合体损伤中，可出现下尺桡关节不稳定。与对侧相比，尺骨远端会更偏向桡骨背侧，体检可发现尺骨远端相对于桡骨的前后移位增大。
- 尺腕应力试验：这是一种提示存在尺腕病变有效的激惹试验。操作方法是向最大尺偏的腕部施加轴向压力，并使手腕做旋前旋后运动。这是一种腕尺侧疼痛敏感但非特异性的检查（图 20.27A、B）。

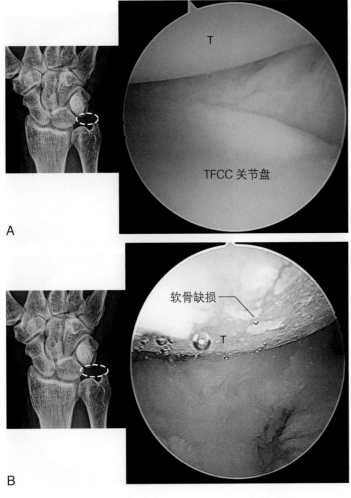

T

TFCC 关节盘

A

软骨缺损

T

B

图 20.24 A-B　TFCC，三角纤维软骨复合体

- 琴键试验：患者的手掌平放在桌上，在下尺桡关节以近 4 cm 的尺骨上施加从背侧向掌侧的负荷。下尺桡关节出现疼痛伴尺骨活动度增加为阳性（图 20.28）。

影像学

- 需要拍摄腕关节中立位平片，以评估尺骨相对于桡骨的位置关系。在后前位上可见下尺桡关节增宽，或者侧位片上可能显示尺骨向背侧（箭头）或掌侧移位（箭头）（图 20.29A、B）。
- X 线平片还可显示尺骨变异。明显尺骨正向变异的患者可能需要做尺骨缩短，或联合做尺骨短缩和下尺桡关节修复。
- 腕关节造影经常产生假阴性结果。这是因为由裂伤引起的滑膜炎会掩盖三角纤维软骨复合体外周部损伤。
- MRI 关节造影是检测三角纤维软骨复合体外周部尺侧损伤灵敏度和特异度较高的诊断试验。图中显示了三角纤维软骨复合体在尺骨茎突基底小凹附着的纤维和茎突部位附着的纤维全层裂伤（黑色箭头），造影剂沿着尺骨远端向近侧外溢（白色箭头，图 20.30）。

手术解剖

- 三角纤维软骨复合体是一个复杂的软组织支持系统。它稳定尺侧腕部，并作为桡骨关节面的延伸而起到支撑近排腕骨的作用。如 Palmer 所描述的，

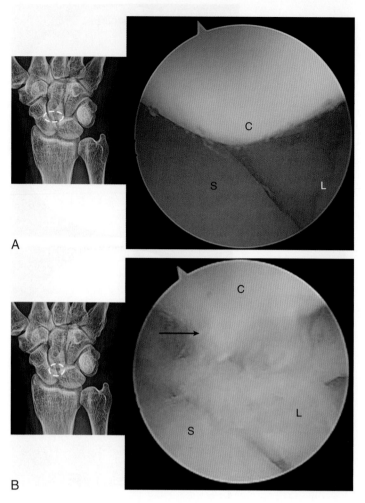

图 20.25 A–B　箭头提示头状骨关节磨损

它是由纤维软骨关节盘、掌侧和背侧桡尺韧带、半月板同系物和三角纤维软骨复合体腱鞘深层组成。

- 韧带结构包括掌侧桡尺韧带和背侧桡尺韧带。它们都从乙状切迹发出，并汇聚形成坚强的尺骨茎突基底小凹附着部（深层）以及茎突附着部（浅层）。由于前臂的旋转中心在尺骨茎突基底小凹附近，因此，深层附着部被认为对下尺桡关节的稳定性最为重要（图 20.31）。

- 尺动脉通过背侧和掌侧的桡腕分支为三角纤维软骨复合体的尺侧部分提供大多数血供。血液供应达到关节盘外周的 10%～40%，表明中心部分相对无血管。从血供角度看，三角纤维软骨复合体外周部撕裂具有一定的愈合能力（图 20.32）。

- 在关节镜手术过程中，应注意背侧感觉支的位置，尤其是尺神经背支（见上一节）。

- 关节镜间隔由伸肌腱解剖结构定义（见上一节）。

体位

- 将手臂向外伸展并置于手桌上，上臂用纱布包裹固定在桌子上。
- 将 T 形杆直接置于悬臂上。
- 上肢肘部以远消毒，然后用 T 形杆的无菌指套悬挂。
- 通常使用 10 磅（4.5 kg）的对抗牵引力。

摆体位装置

- T 形杆、手桌、指套和配重。
- 腕关节吊塔。

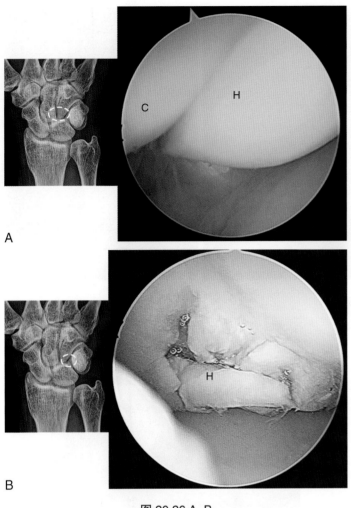

图 20.26 A–B

表 20.1	创伤性三角纤维软骨复合体损伤的 Palmer 分型	
名称	部位 / 病变	治疗
1A	关节盘中央部损伤或穿孔	休息、改变活动方式或制动 关节镜或切开修复
1B	三角纤维软骨复合体周围部裂伤	关节镜或切开修复
1C	三角纤维软骨复合体远端从腕部分离	保守治疗
1D	三角纤维软骨复合体近端从腕部分离	保守治疗

- 也可以使用腕关节吊塔（图 20.33 ）。

显露

- 描出桡骨远端和尺骨的轮廓，以及 Lister 结节的位置。
- Lister 结节 1 cm 以远是做 3—4 入路的入点（图 20.34 ）。
- 用 18 号针头定位，向桡腕关节内注入 2 ~ 3 ml 盐水，以稍微撑开关节，并确认针放置正确（图 20.35 ）。
- 用 11 号刀片切开皮肤，并用止血钳钝性推进关节间隙。通过钝头套芯的套管导入关节镜的镜头（图 20.36A、B ）。

显露注意

用止血钳钝性分离至关节囊。通过钝头套芯的套管导入关节镜。这减少了对表浅皮神经和关节软骨可能的损伤。

显露要点

关节镜摄像头的底座由手术医生用虎口支撑，中指和无名指顶住患者的手腕，以精确控制深度和镜头方向（图 20.37 ）。

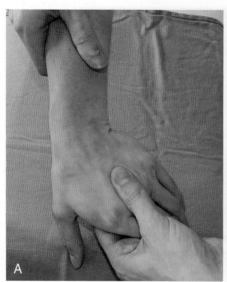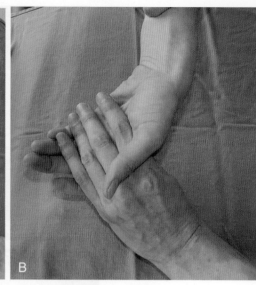

图 20.27 A–B

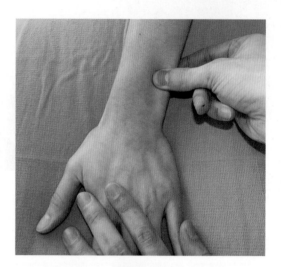

图 20.28

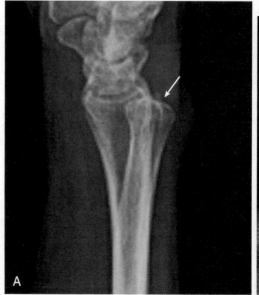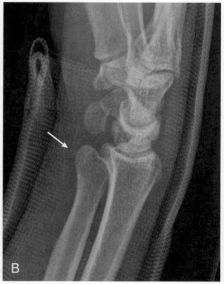

图 20.29 A–B

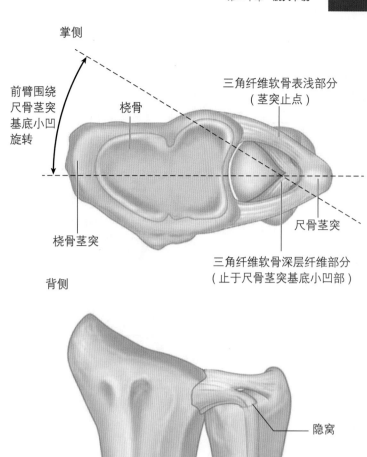

掌侧

前臂围绕
尺骨茎突
基底小凹
旋转

桡骨

三角纤维软骨表浅部分
（茎突止点）

桡骨茎突

尺骨茎突

三角纤维软骨深层纤维部分
（止于尺骨茎突基底小凹部）

背侧

隐窝

图 20.31

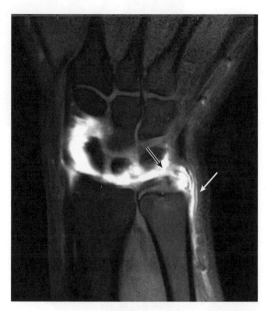

图 20.30

- 可以在 4—5 入路或 6R 入路建立工作入路，如前所述。

手术操作

第一步：从外向内技术

- 置入镜头后对桡腕关节进行分步检查，评估桡骨、舟骨和月骨关节面，以及舟月和月三角韧带的情况。
- 找到并观察三角纤维软骨复合体。
- 通过 6R 入路置入 90° 钝头探钩。
- 可通过"蹦床试验"检查三角纤维软骨复合体的中央部分，用探钩沿三角纤维软骨复合体表面施加轻柔的压力（图 20.38 ）。
- 如探钩能穿过损伤部位并到达三角纤维软骨复合体的下方（图 20.39 ），则证实存在撕裂（箭头）。

第二步

- 用关节镜刨削刀头清理周围滑膜（图 20.40 ）。

第一步手术要点

在某些情况下，外周部裂伤可能已经愈合。此时，可以用探钩评估以明确。

第一步手术注意

不应将探针强行穿过三角纤维软骨复合体。一旦进入了背侧关节囊，所有操作应该在关节镜直视下进行。

第二步手术要点

在某些情况下，周围的滑膜炎和炎症组织可能会掩盖撕裂部位。应该用刨削去除滑膜炎组织，以便清晰地查看三角纤维软骨复合体损伤的情况。

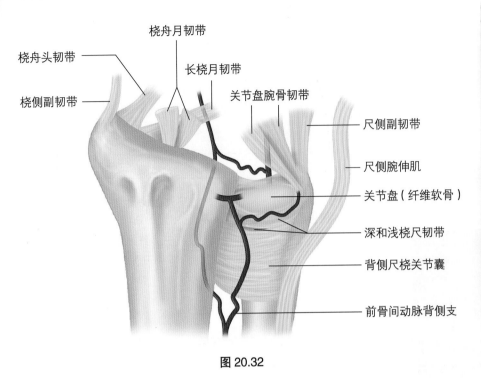

桡舟头韧带
桡舟月韧带
长桡月韧带
桡侧副韧带
关节盘腕骨韧带
尺侧副韧带
尺侧腕伸肌
关节盘（纤维软骨）
深和浅桡尺韧带
背侧尺桡关节囊
前骨间动脉背侧支

图 20.32

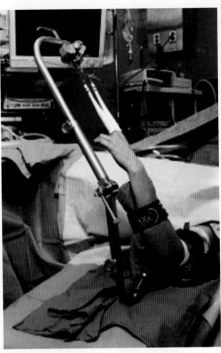

图 20.33

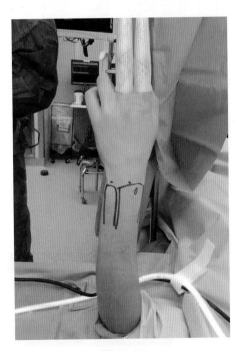

图 20.34

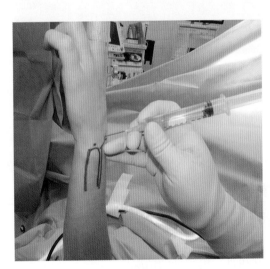

图 20.35

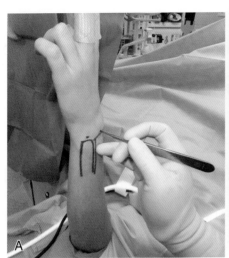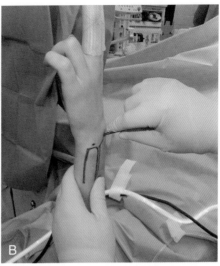

图 20.36 A–B

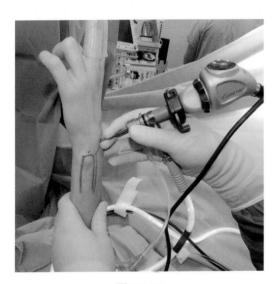

图 20.37

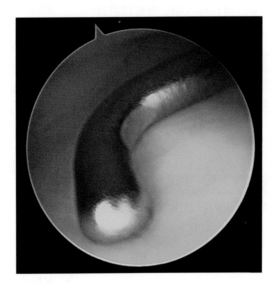

图 20.38

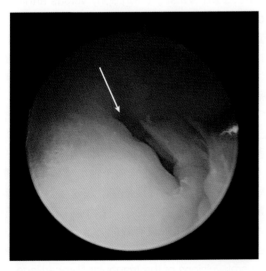

图 20.39

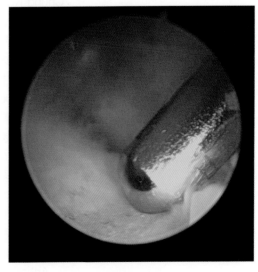

图 20.40

第二步手术注意

如果使用刨削器，在插入关节腔前要检查刨削器的设置，以避免突然过度切除或对三角纤维软骨复合体造成医源性损伤。

第三步手术要点

垂直于损伤部位穿针是比较理想的修复。

第三步手术注意

两枚套管针在皮肤表面进针点的间距越大，则越容易把表浅神经分支套入线结内。

第四步手术要点

如有必要，可以导入第二根缝线进行缝合，为修复提供更大的稳定性。

第四步手术注意

操纵套管针时，可能会不小心将针折弯，使缝线难以顺滑穿过。

第五步手术要点

线结被包埋在局部软组织和伸肌支持带下，在皮下不能触及。

第三步

- 用带弧度的套管针从 6R 入路插入，从撕裂部位底部穿过关节盘到达撕裂缘的另一侧（图 20.41A、B）。
- 将第二根针与第一根针平行插入（图 20.42）。

第四步

- 将抓线套索（箭头）经一个针头穿进关节（图 20.43）。
- 将 2-0 PDS 缝线（白色箭头）通过另一针穿入关节，用抓线套索（黑色箭头）套住 PDS 缝线（图 20.44）。
- 将抓线套索及穿过的针头一起抽出，然后拔出另一个针头（图 20.45A、B）。
- 完成用单股缝线对外周撕裂的水平褥式缝合。

第五步

- 将缝线两端通过背侧关节囊和皮肤穿出皮肤。切开缝线两端之间的皮肤，并向深层分离软组织到伸肌支持带，以确认在缝线两端之间没有尺神经浅支的分支。
- 撤除牵引装置的牵引力，在三角纤维软骨复合体没有应力的情况下将缝线打结系紧。
- 三角纤维软骨复合体的修复和裂口的缝合（图 20.46，白色箭头）是在关节镜直视下完成的。打结后缝线（黑色箭头）被拉紧，线结埋在伸肌支持带下。

术后处理和预后

- 手术后，将患者的上肢用肘上 U 形支具固定，维持手腕 45° 旋后。
- 术后第 1 周拆除 U 形支具，改用 Munster 支具（译者注：为允许一定程度肘关节屈伸的肘上支具）再固定 3~4 周。
- 术后第 5 周开始进行腕关节各方向的活动锻炼。
- 术后第 8 周开始力量练习。

循证文献

Chung KC, Zimmerman NB, Travis MT. Wrist arthrography versus arthroscopy: a comparative study of150 cases. *J Hand Surg Am* 1996; 21: 591–4.

作者使用三腔室腕关节造影和关节镜检查来评估 150 名怀疑手腕韧带损伤患者。将这两种方法得到的诊断结果进行比较，以对比这两种诊断技术的差异。本研究中的所有患者临床诊断都是韧带损伤，X 线检查均未见异常。腕关节造影在 106 例患者中发现腕骨间异常 (71%)，而关节镜检查发现 136 例 (91%)。关节造影与关节镜诊断之间只有 42%(63 例患者) 的一致率。87 名患者 (58%) 在关节镜检查后，他们的造影诊断发生了改变。对于有正常关节造影检查结果的患者 (44 例)，88% 的患者接受了关节镜手术，因为体格检查结果与关节镜检查结果之间没有足够的相关性。在 44 名有正常关节造影检查结果的患者中，35 名患者 (占亚组的 80%) 在关节镜检查中发现损伤。超过半数的患者在关节镜检查后，其关节造影诊断有变化。作者的结论是，在手腕韧带疑似受伤的患者中，腕关节镜检查可能是得出明确诊断的最有效的方法（Ⅳ 级证据）。

Corso SJ, Savoie FH, Geissler WB, Whipple TL, Jiminez W, Jenkins N. Arthroscopic repair of peripheralavulsions of the triangular fibrocartilage complex

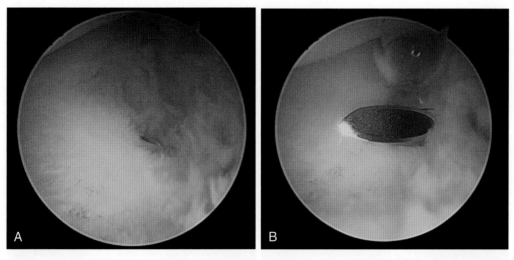

图 20.41 A–B

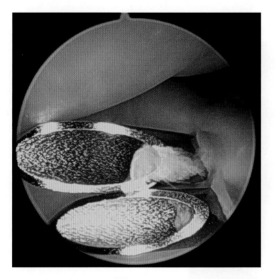

图 20.42

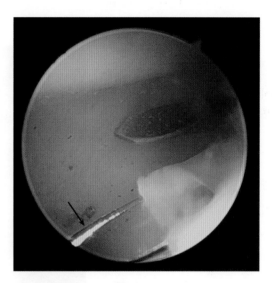

图 20.43

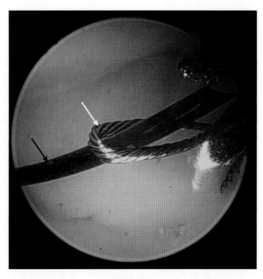

图 20.44

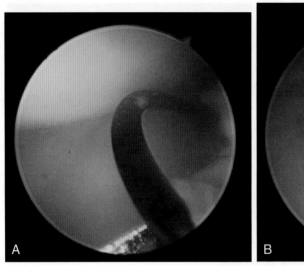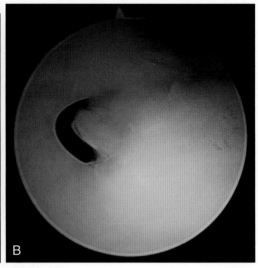

图 20.45 A–B

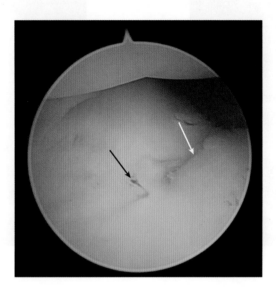

图 20.46

of the wrist: a multicenter study. *Arthroscopy* 1997; 13: 78–84.

这是一个评估关节镜下三角纤维软骨复合体修复的多中心队列研究，共对来自三个机构的 44 名患者 (45 个手腕) 进行了检查。45 个手腕中有 27 个有合并损伤，包括桡骨远端骨折 (4 个) 和部分或完全断裂的舟月韧带 (7 个)、月三角韧带 (9 个)、尺腕韧带 (2 个) 或桡腕 (2 个) 韧带。有两个尺骨茎突骨折和一个舟月进行性塌陷 (SLAC)。使用部位特异性的修复套件修复了外周型损伤。患者采用 Munster 石膏固定，允许肘部弯曲和背伸，但 4 周内不能旋前或旋后，随后在短臂管型石膏或 Versa 腕支具中继续固定 24 周。所有患者术后 1 ~ 3 年都分别接受由医生、治疗师和注册护士的复查。结果根据改良 Mayo 手腕评分进行评估。45 个手腕中有 29 个被评为优，12 个良，1 个中，3 个差。45 名患者中有 42 人 (93%) 恢复了体育或工作活动。1 名患者有慢性疼痛，2 名患者有尺神经症状。所有患者活动正常，握力至少是健侧手的 75%。作者得出结论，对三角纤维软骨复合体的周围撕裂伤进行关节镜修复是治疗这些损伤满意的方法 (IV 级证据)。)

Estrella E, Hung L, Ho P, Tse WL. Arthroscopic repair of triangular fibrocartilage complex tears. *Arthroscopy* 2007; 23: 729–37.

这是对 35 名三角纤维软骨复合体关节镜修复患者的回顾性研究，共有 22 名男性和 13 名女性。平均年龄为 33 岁，随访平均年龄为 39 个月。三角纤维软骨复合体裂伤按 Palmer 分型分类如下：IB (11)、IC (5) 和 ID (1)。其余 18 名患者的背侧周围部损伤不符合 Palmer 对创伤性三角纤维软骨复合体损伤的分类。使用日常生活活动（ADL）评分和改良 Mayo 腕关节评分评估功能结果。74% 的患者在手术后疼痛减轻，握力和日常活动得到改善（*P*<0.05）。MMWS 评分在 54% 的患者中为优，20% 良，12% 中，14% 差。28 名在职患者中有 19 人恢复了原来的工作。17% 的患者出现尺神经背侧支神经炎在内的并发症。对 9 名患者进行了关节镜再次探查，7 例显示愈合。

Johnstone DJ, Thorogood S, Smith WH, Scott TD. A comparison of magnetic resonance imaging andarthroscopy in the investigation of chronic wrist pain. *J Hand Surg Br* 1997; 22: 714–8.

作者进行了一项前瞻性研究，其中他们评估了 43 名慢性手腕疼痛患者的 MRI 和关节镜检查。在 30 例 MRI 和 32 例关节镜检查中发现腕关节内的病变。与关节镜检查相比，诊断三角纤维软骨复合体病变 MRI 的灵敏度和特异度分别为 0.8 和 0.7，舟月韧带分别为 0.37 和 1.0，月三角韧带的灵敏度和特异度分别为 0 和 0.97。他们的结论是，MRI 对诊断疑似腕关节不稳定的病例没有帮助，对三角纤维软骨复合体损伤的 MRI 报告要慎重解读 (IV 级证据)。

Weiss AP, Sachar K, Glowacki KA. Arthroscopic debridement alone for intercarpal ligament tears. *J Hand Surg Am* 1997; 22: 344–9.

这项研究对完全或不完全腕骨间韧带损伤的病例单纯做关节镜清创的作用进行了研究，纳入了 43 例腕损伤。平均随访 27 个月，29 个（66%）手腕有完全的舟月韧带撕裂，36 个 (85%) 手腕有部分舟月韧带撕裂，术后症状完全消失或症状改善。33 例（78%）手腕有完全月三角韧带撕裂，43 例 (100%) 手腕有部分月三角韧带损伤，术后症状完全消失或改善。随访时 X 线片检查显示无静态腕骨间不稳定改变，术后握力提高 23%。这些发现表明，在大多数患者中，对于部分和完全的腕骨间韧带撕裂，从症状缓解角度看可以进行单纯清创治疗。该研究没有长期随访的结果（IV 级证据）。

第二十一章
舟月韧带修复术

Brett Michelotti、Kevin C. Chung 著　王志新 译　刘　波 审校

适应证

- 导致舟月韧带损伤的病因较多。
- 治疗方式取决于损伤的程度和病程的长短。
- 目前有数种分型的方法以及相应的治疗策略。
- 表 21.1 列出了基于就诊时关节稳定性的治疗方式：关节稳定、动态不稳定和静态不稳定。
- 另一种舟月韧带损伤的分型方式是基于韧带撕裂的程度：韧带是否可以修复，二级稳定结构是否失效，以及是否导致了关节磨损。
- 一期：舟月韧带部分损伤。
- 二期：韧带完全断裂，但可以修复。
- 三期：韧带完全断裂且无法修复，但腕关节力线正常。
- 四期：韧带完全断裂且无法修复，同时存在可复位的舟骨旋转半脱位。
- 五期：韧带完全断裂，力线无法恢复，但软骨完整。
- 六期：陈旧舟月骨间韧带损伤，软骨缺损（舟月脱位腕骨进行性塌陷，scapholunate advanced collapse, SLAC）。

作者描述了基于损伤分期的术式选择。本章将对一期和二期的治疗方式进行综述，关于三期和四期的治疗则会在下一章进行讨论。

表 21.1　基于不稳定程度的术式选择

| 分期 | 影像学评估（后前位 + 侧位） | | | | 关节镜评估 | | |
| | 静态 | | 握拳 | | | | |
	舟月间隙	背侧嵌体不稳定	舟月间隙	背侧嵌体不稳定	Geissler 分级	术中	治疗方式
Ⅰ 期动态前不稳定	-	-	-	-	Ⅰ级	-	关节镜下滑膜清除，克氏针固定舟月关节 4~6 周，支具固定 8~10 周
Ⅱ 期动态不稳定	-	-	+	+	Ⅱ级	舟月韧带部分断裂（通常背侧纤维完整）	背侧关节囊固定术，克氏针固定舟月关节 4~6 周，腕关节支具固定 8~10 周
Ⅲ 期静态不稳定	+	+	+	+	Ⅲ级	舟月韧带完全断裂，舟骨和月骨可复位	桡侧屈腕肌腱韧带重建，克氏针固定舟月关节 4~6 周，腕关节支具固定 8~10 周
					Ⅳ级	舟月韧带完全断裂，舟骨和月骨不可复位	四角融合或近排腕骨切除

临床检查

- 患者通常主诉腕关节桡侧疼痛，尤其是在纵向受力、用力抓握以及腕关节极限背伸和桡偏等动作中。
- 舟月韧带损伤的患者在鼻咽窝以及 Lister 结节以远的舟月间隙（关节镜的 3—4 入路）可以触及压痛。
- 许多诱发试验可以帮助诊断，但没有哪一项具有 100% 的特异度。
  - 腕骨晃动试验：检查者握住患者的前臂，使腕关节在屈伸方向被动摇动。若患者对此操作并不抗拒且不能引发疼痛，则存在腕关节病变的可能性较小。
  - 坐起支撑试验：患者通过腕关节支撑从坐姿站起。若这一过程产生疼痛，则腕关节可能存在病变。
  - 舟骨位移试验（图 21.1）：此为舟骨相对于桡骨的双合诊。检查者将一手置于患者的桡骨背侧并施以应力，同时将该手的拇指按压于患者的舟骨结节。检查者将另一只手握住患者手掌，使其腕关节自尺偏被动运动至桡偏。当存在舟月韧带损伤或舟月关节松弛时，该操作可使舟骨近极向背侧半脱位而滑出舟骨窝，同时在舟月间隙处引发疼痛。随即松开按压舟骨远极的拇指，可听到或触及舟骨近极复位回舟骨窝内。
  - 中指抗阻伸直试验：患者轻度屈曲腕关节，在对抗阻力的情况下主动伸直中指。这一动作可能引起舟月间隙的疼痛，而疼痛部位恰位于中指伸指肌腱下方。
  - 舟月浮动试验：一手牢固固定月骨，另一手将舟骨向掌背侧移动。如出现疼痛、捻发感或活动度增加，均提示舟月韧带损伤。

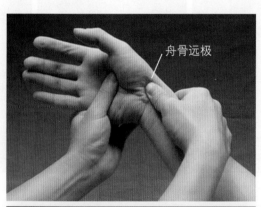

舟骨远极

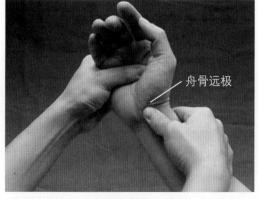

舟骨远极

图 21.1

影像学

- 通过标准的正、侧斜位 X 线片只能发现静态舟月不稳定（图 21.2A–C）。
- 其他体位：握拳，极度桡偏下的后前位，或极度尺偏下的后前位（舟骨位）。
- 关节镜下评估是诊断舟月损伤的金标准，尤其是针对动态前不稳定或动态不稳定。
- 表 21.2 详细描述了镜下舟月韧带损伤的 Geissler 分型。

手术解剖

- 舟月韧带位于 Lister 结节以远，在 2、4 伸肌间室之间的腕背关节囊深面。
- 舟月韧带呈 U 形，包含掌侧、近端和背侧纤维。背侧韧带是舟月韧带复合体中最为强韧的（图 21.3）。
- 腕关节的动态稳定性由初级（内在）和次级（外在）韧带结构提供。其中在舟月损伤中扮演重要角色的次级稳定结构包括：掌侧的桡舟头韧带（radioscaphocapitate, RSC）和舟大小三角韧带（scaphotrapeziotrapezoidal, STT），以及背侧的桡腕和腕中韧带（图 21.4A、B）。

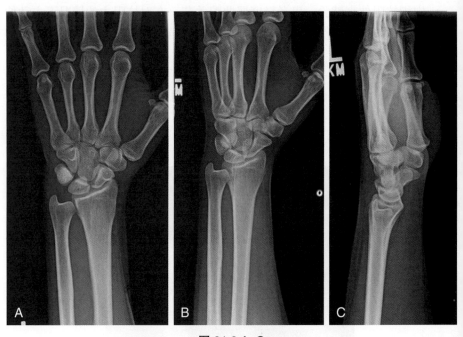

图 21.2 A–C

表 21.2　关节镜下舟月韧带损伤分级（Geissler 分级）

分级	韧带外观		关节外观	
	桡腕视野		桡腕视野	腕中视野
Ⅰ级	韧带变性（正常的凹陷形态出现隆起）		无间隙	无分离
Ⅱ级	变性，部分断裂		无间隙	有分离［探钩（约 2 mm）无法通过关节］
Ⅲ级	完全断裂		有间隙	有分离（探钩可通过关节）
Ⅳ级	完全断裂		有间隙	有分离（2.7 mm 镜头可穿过关节）

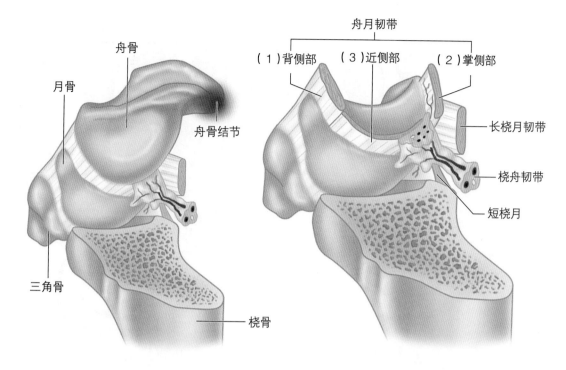

图 21.3

- 动态前舟月不稳定是指舟月韧带的部分损伤，可以导致疼痛，但不能在 X 线平片中显示出异常。对其诊断需要通过关节镜。镜下可发现韧带的变性、出血或部分断裂。
- 当舟月韧带完全断裂，而次级稳定结构仍完好时，这时会出现舟月动态不稳定。这种损伤类型是指当外在肌肉力量作用于腕关节时，舟月间隙增宽。当施与轴向应力，如握拳时，X 线平片显示舟月间隙增大（图 21.5）。
- 当舟月韧带完全断裂且次级稳定结构亦损伤时，会出现静态腕关节不稳定。这是指固定的舟月间隙增宽（大于 4 mm，Terry Thomas 征），以及舟骨屈曲（印戒征），伴或不伴有月骨背伸（图 21.6）。
- 手术治疗方式的选择基于患者的损伤类型而定。

显露

- 找到 Lister 结节和 3—4 伸肌间室。
- 如果准备应用腕关节镜，则需在 Lister 结节远端及尺侧 1 cm 处标记 3—4 入路。腕关节镜相关入路的具体描述可见第二十章。
- 若进行切开手术，则在 Lister 结节尺侧做一 6 cm 的纵行切口（图 21.7）。
- 锐性切开皮肤和皮下组织，直至伸肌支持带。找到并避开第二间室，在第二与第四间室之间切开，将间室内的肌腱分别拉向桡侧或尺侧。
- 舟月韧带背侧纤维位于伸肌间室底部的深面。

一期：部分舟月韧带损伤：关节镜下清创并克氏针固定舟月间隙

适应证

- 若临床查体及影像学怀疑舟月韧带损伤，可进行腕关节镜下检查进行确诊，同时明确损伤程度。
- 全面评估腕关节各韧带结构以及软骨情况，这对治疗方式的选择十分重要。

显露要点

- 背侧舟月韧带与腕关节背侧关节囊及伸肌间室基底的关系很密切，分离时需十分小心，以避免损伤韧带。
- 动态不稳定时，尽管舟月韧带部分完整或已修复背侧舟月韧带，仍可能有轻度的舟月不稳定。静态不稳定时，舟月完全分离，需要通过克氏针操纵杆技术对舟骨和月骨进行复位。

显露注意

- 辨认并避免损伤桡神经感觉支。
- 舟骨的血供自舟骨背侧脊进入，需避免在此区域进行剥离，以预防舟骨缺血性坏死。

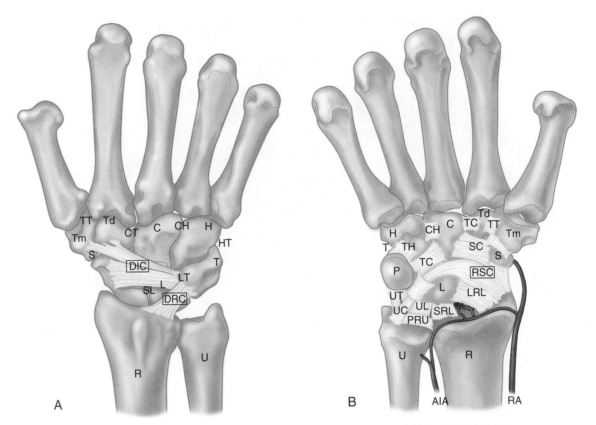

图 21.4　AIA，骨间前动脉；C，头骨；CH，头钩韧带；CT，头小多角韧带；DIC：背侧腕骨间韧带；H，钩骨；HT，钩三角韧带；L，月骨；LRL，长桡月韧带；P，豌豆骨；PRU，掌侧桡尺韧带；R，桡骨；RA，桡动脉；RSC，桡舟头；S，舟骨；SC，舟头；SL，舟月；SRL，短桡月韧带；T，三角骨；TC，三角头韧带；Td，小多角骨；TH，三角钩韧带；Tm，大多角骨；TT，大小多角韧带；U，尺骨；UC，尺头韧带；UL，尺月韧带；UT，尺三角韧带

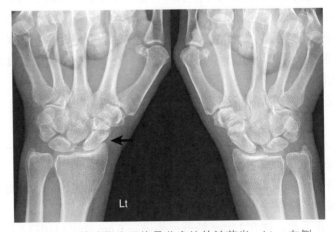

图 21.5　箭头指出了桡骨茎突处的关节炎，Lt：左侧

- 一旦怀疑舟月韧带损伤，均应进行关节镜镜下的探查，除非有证据表明已出现明确的腕关节炎且不再有软组织重建的可能。若 X 线平片、CT 或 MRI 已确认存在腕关节炎，则需要考虑舟骨切除、局限腕关节融合或全腕关节融合。

手术操作

第一步：腕关节诊断性评估

- 如第二十章所述的，对腕关节进行系统的镜下评估。

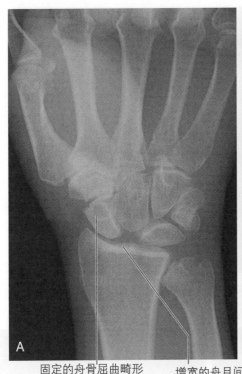
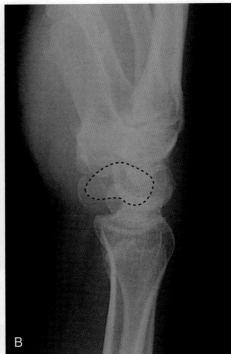

固定的舟骨屈曲畸形
（印戒征，皮质环征）

增宽的舟月间隙
（Terry Thomas 征）

图 21.6 A–B

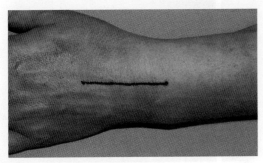

图 21.7

- 3—4 入路位于 3—4 间室之间。在此入路置入镜头，可以从桡腕关节看到舟月韧带（图 21.8）。
- 如果需要，可以在 6R 或 6U 入路建立出水通道。
- 腕中关节桡侧入路位于 3—4 入路远端 1 cm 处，需建立该入路，以对舟月间隙的大小进行评估。
  - 图 21.9 显示了 I 度舟月韧带损伤，可见韧带磨损或出血。I 度舟月韧带损伤可以通过桡腕关节 3—4 入路进行诊断。其他程度的损伤均需通过腕中关节桡侧入路进行评估。
  - 图 21.10 显示了在腕中关节入路中显露的 II 度舟月韧带损伤时舟月间隙的大小。该间隙的大小或舟骨及月骨的活动度小于探钩的宽度。
  - 图 21.11 显示了 III 度舟月韧带损伤时舟月间隙的大小，此时舟月间隙大于探钩的宽度。
  - 图 21.12 显示了 IV 度舟月韧带损伤时舟月间隙的大小，此时舟月间隙大于关节镜镜头的直径。

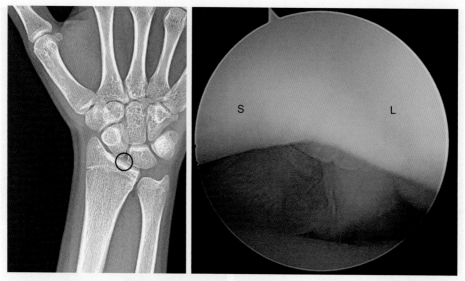

图 21.8   图中的圆圈标记出了关节镜视野。L，月骨；S，舟骨

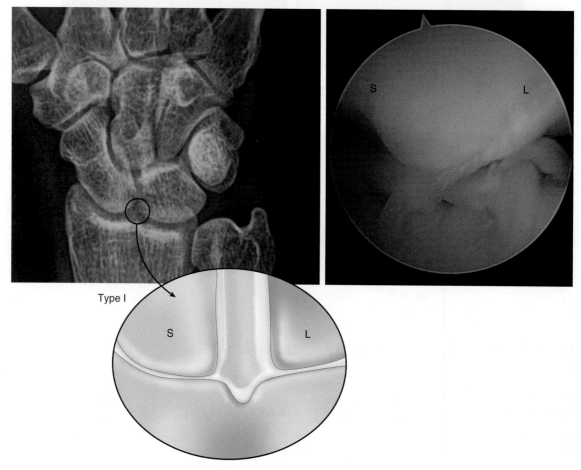

图 21.9   L，月骨；S，舟骨

- 需记录舟月韧带变性及间隙增加的情况。
- 对于Ⅰ度损伤，即韧带变性或出血，需要进行清创并用克氏针固定舟月间隙。
- 对于Ⅱ～Ⅳ度损伤，则需要选择其他手术方式，具体操作将在本章后续内

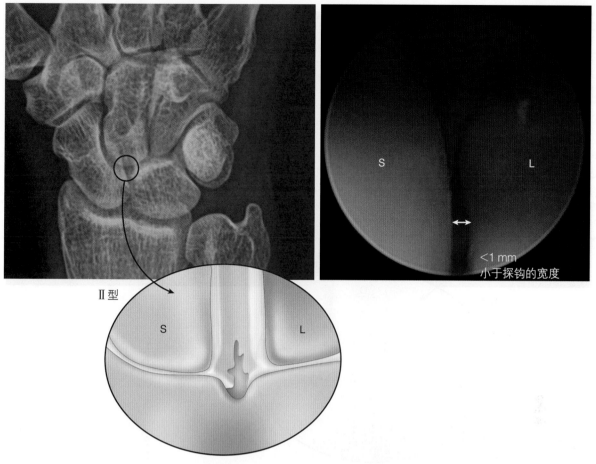

Ⅱ型

图 21.10 L，月骨；S，舟骨

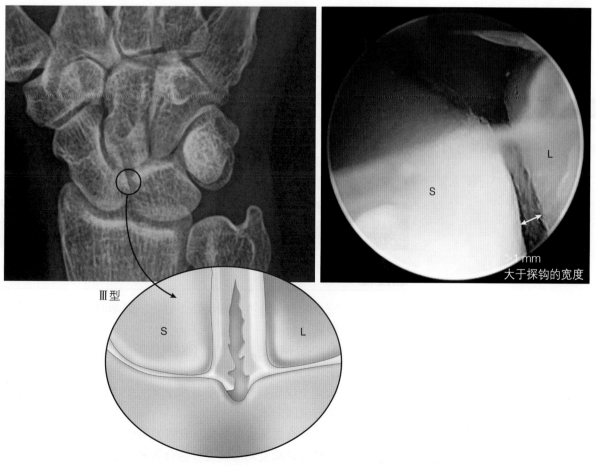

Ⅲ型

图 21.11 L，月骨；S，舟骨

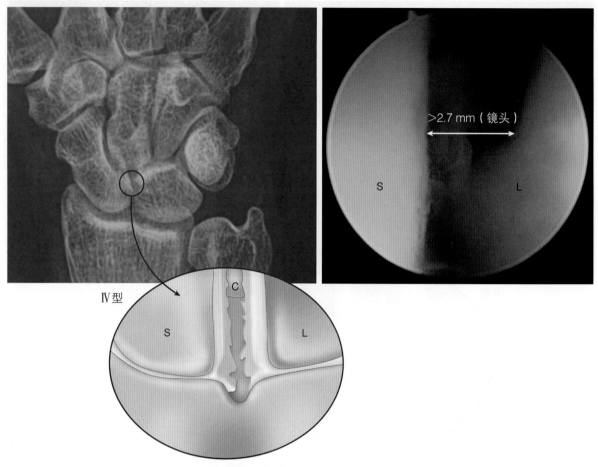

图 21.12 C，头骨；L，月骨；S，舟骨

容或第二十二章进行描述。

第二步：舟月韧带清创并对舟月间隙进行克氏针固定

- 对舟月韧带进行清创，直至显露新鲜组织。
- 清创后，可利用单根 1.1 mm 克氏针对舟月间隙进行固定。
- 克氏针的入点为桡骨茎突以远，沿着舟骨腰部打入。
- 克氏针需穿过舟骨进入月骨，并与前臂垂直（图 21.13）。
- 需将克氏针埋入皮下，并在术后 8 周移除。

Ⅱ 期：舟月韧带完全断裂但可修复：切开行舟月韧带修复及背侧关节囊固定

适应证

- 舟月韧带完全断裂时，可出现动态不稳定。握拳时行 X 线平片检查可发现舟月间隙增宽。
- 若存在舟月动态不稳定，需在镜下对损伤类型、合并伤以及是否有软骨磨损进行系统评估。
- 若舟月韧带完全损伤得到了镜下证实，则需转为切开手术进行舟月韧带修复及背侧关节囊固定术。
- 若发现桡舟关节有显著的关节炎，则需要考虑放弃软组织修复或重建术式。此时应进行舟骨切除及局部腕关节融合等补救手术。

> **第一步手术要点**
>
> 对腕关节系统全面的评估十分必要，以便发现并治疗合并的韧带或骨损伤。

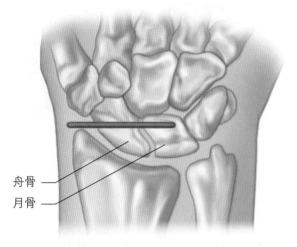

舟骨

月骨

图 21.13

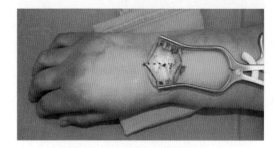

图 21.14

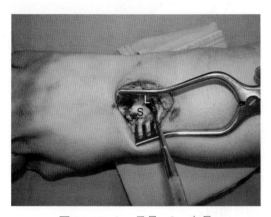

图 21.15　L，月骨；S，舟骨

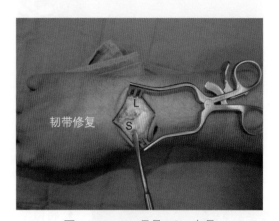

图 21.16　L，月骨；S，舟骨

手术操作

第一步：舟月间隙清创

- 假设关节镜探查已完成，此时需要通过背侧入路显露舟月韧带。
- 在 Lister 结节尺侧做一 6 cm 的纵行切口。
- 向桡侧或尺侧牵开并保护肌腱，于 2—4 间室之间切开并显露舟月间隙（图 21.14）。
- 在伸肌间室深面可见舟月韧带背侧纤维（图 21.15）。
- 清除掉舟月骨之间的瘢痕组织，直至显露新鲜韧带结构，此时需评估韧带是否可以被修复。

第二步：舟月韧带修复

- 若韧带在中间部位断裂，则可以用爱惜邦缝线间断缝合（图 21.16）。
- 若韧带自舟骨或月骨一端撕脱，则需利用 2 个微型骨铆进行修复。

- 利用咬骨钳或小磨头在骨背侧做一 3 mm 骨槽。
- 骨槽中需显露出新鲜骨面。骨槽的位置应选在韧带的主要附着点。为了更准确地找到这一部位，可将清创后的韧带置于原来对应的骨表面，然后进行标记以便制作骨槽。

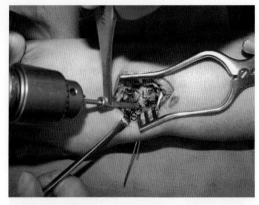

图 21.17   L，月骨；S，舟骨

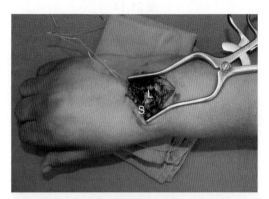

图 21.18   L，月骨；S，舟骨

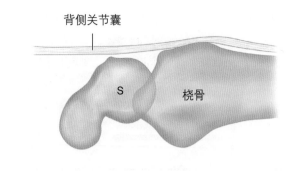

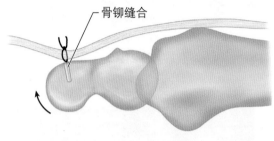

图 21.19   S，舟骨

第二步手术要点
若韧带没有与松质骨槽牢固接触，则不会形成骨 - 韧带愈合。

第三步手术要点
需要确保韧带与松质骨的直接接触从而促进愈合。

- 将微型骨铆置入预先打好的骨槽内。
- 将韧带缝合至松质骨槽表面，形成韧带 - 骨对合。

第三步：背侧关节囊固定术
- 找到舟骨远极。
- 通过直视和透视确认舟骨远极的微型铆钉入点。
- 利用刮匙去除背侧皮质，显露一 3 mm 的松质骨骨面。
- 利用微型骨铆内的钻头在舟骨远极钻孔（图 21.17）。
- 将两条尾线从舟骨远极的背侧关节囊桡侧穿出。
- 打结后将背侧关节囊固定至舟骨的松质骨表面（图 21.18、21.19）。

第四步
- 用 3-0 可吸收缝线关闭背侧关节囊。
- 松止血带然后止血。
- 利用 4-0 单股缝线或 4-0 PDS 线缝合伤口。

术后护理及预后
- 术后给予前臂掌侧支具固定。
- 术后 2 周检查伤口并拆除缝线。
- 通常来说，推荐患者全天佩戴热塑形支具，除外洗澡时，此时应对腕关节进行保护。
- 8 周内避免负重活动。

- 需将克氏针埋置皮下，以减少针道感染风险，6~8周拔除。
- 术后8周去除支具后，开始主动功能锻炼，无须正式的康复治疗。手术的目的是减少腕部活动，同时促进重建的韧带愈合。过早地活动和频繁使用腕关节可能导致手术失败。术前需告知患者，术后的患肢较对侧可能会丧失一部分腕关节屈曲活动。手术的主要目的是减少疼痛，同时避免或推迟关节炎的出现。

循证文献

Bleuler P, Shafighi M, Donati OF, Gurunluoglu R, Constantinescu MA. Dynamic repair of scapholunate dissociation with dorsal extensor carpi radialis longus tenodesis. *J Hand Surg Am* 2008; 33: 281–4.

这篇文章中，作者采取了桡侧腕长伸肌腱固定术治疗有症状的静态舟月骨不稳定，共19个患者，20例腕关节。文章汇报了这一术式的效果。在术前评估中，所有患者均通过临床查体、影像学和关节镜下评估确诊了舟月骨静态不稳定。文中所采取的核心技术为利用松质骨螺钉和垫片将桡侧腕长伸肌腱固定在舟骨背侧。18例患者对手术效果满意，并且所有患者均在术后1.5~4个月恢复了日常工作，术后的疼痛评分较术前亦有所降低。此项研究受限于其较短的随访时间和样本量不足（IV级证据）。

Nienstedt F. Treatment of static scapholunate instability with modified Brunelli tenodesis: results over 10 years. *J Hand Surg Am* 2013; 38: 887–92.

本文章回顾分析了10例接受了改良Brunnelli法三韧带固定术的患者，平均随访时间为13.8年。在8例患者中，7例主观评分包括Green和O'Brien评分为非常好或较好。平均DASH和改良Mayo评分分别为9分和83分。在最终随访时，平均腕关节活动度和握力为对侧的85%。在8例患者中，6例无疼痛，1例偶有轻度疼痛，1例存在慢性疼痛。平均舟月间隙在术前为5.1 mm，经过手术纠正至2.4 mm，最终随诊时平均为2.8 mm。舟月角最终能维持在63°。只有1例患者出现了进展性腕关节炎（IV级证据）。

Soong M, Merrell GA, Ortmann F. 4th, Weiss AP. Long-term results of bone-retinaculum-bone autograft for scapholunate instability. *J Hand Surg Am* 2013; 38: 504–8.

作者在文中报道了骨-支持带-骨自体移植物重建舟月骨间韧带治疗动态舟月骨不稳定的长期随访结果。在14例接受了该术式的患者中，只有6例进行了复查，有完善的查体和影像学评估数据，平均随访时间11.9年（10.7~14.1年）。3例通过电话随访，2例失访。在14例患者中，有3例进行了补救手术，2例进行了全腕关节融合，1例进行近排腕骨切除。对比中后期随访结果，平均的临床及影像学评估均出现中度恶化。平均Mayo腕关节评分为83分。在3例二次手术的患者中，1例的移植物完整，未见明显异常；1例出现移植物部分断裂（有过再次受伤的情况）；1例移植物完全吸收。作者总结，尽管有些患者仍需要二次补救手术，但这种骨-支持带-骨移植物重建技术仍不失为治疗可复位的动态舟月骨不稳定的一种选择（IV级证据）。

Weiss AP, Sachar K, Glowacki KA. Arthroscopic debridement alone for intercarpal ligament tears. *J Hand Surg Am* 1997; 22: 344–9.

本文回顾分析了对单独舟月骨或月三角韧带损伤进行单纯镜下清创术的治疗效果。平均随访时间27个月，其中舟月韧带完全断裂中有29例（66%）以及舟月韧带局限性断裂中有36例（85%）均获得了功能和症状的改善。在月三角韧带完全断裂或部分断裂的患者中，分别有78%和100%的患者获得了症状完全缓解。最终随访时未发现明确的静态腕骨不稳定。握力平均提升23%（IV级证据）。

第二十二章

舟月韧带重建术

Brett Michelotti、Kevin C. Chung 著　肖济阳　刘　波 译　陈山林 审校

适应证

- 见第二十一章。

临床检查

- 见第二十一章。

影像学

- 见第二十一章。

手术解剖

- 见第二十一章。

显露

- 见第二十一章。

Ⅲ期：韧带完全断裂，损伤不可修复但关节力线正常：骨－组织－骨重建

适应证

- 动态舟月分离，韧带无法一期修复。
- 骨-组织-骨（bone-tissue-bone，BTB）重建技术通过重建韧带来治疗静态、可复位的舟月不稳定。可以考虑三韧带或四韧带肌腱固定术。
- 如果 X 线提示存在桡腕关节炎或腕中关节炎，则存在手术禁忌。
- 动态舟月不稳定时，在标准后前位、斜位和侧位腕部 X 线上难以发现舟月间隙增宽。
- 握拳位时腕负荷增加。如果有显著的韧带损伤，则能在握拳位上观察到舟月间隙增宽。
- 可以进行关节镜检查以明确诊断，并排除关节软骨损伤。如果存在软骨损伤，则不能做韧带重建，而应该进行补救性手术，如腕关节融合。
- 在 U 形舟月韧带中，背侧舟月韧带强度最大。舟月韧带还包括近侧部分和掌侧部分。
- 应该修复或重建韧带的背侧部分。
- 在三期舟月损伤中，采用桡侧腕长伸肌（extensor carpi radialis longus，ECRL）肌腱固定来稳定舟骨也是一种治疗选择，并且预期效果更肯定。

手术操作

第一步：清除舟月间隙内的瘢痕组织

- 在手腕背侧、Lister 结节尺侧设计长约 6 cm 的纵向切口（图 22.1）。

第一步手术要点

采用可以保全韧带的背侧腕关节入路。分开背侧桡腕韧带和背侧腕骨间韧带的纤维，掀开以桡侧为底边的三角形关节囊瓣。

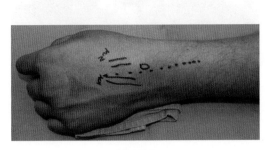

图 22.1

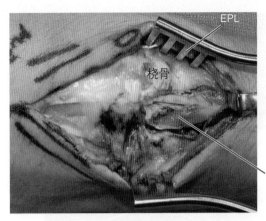

图 22.2 EPL，拇长伸肌

- 在第三和第四伸肌间室之间切开伸肌支持带后，找到拇长伸肌并向桡侧牵开（图 22.2）。
- 纵向打开腕关节囊，暴露舟月间隙。
- 显露舟月间隔后，清理瘢痕组织，直到可以看到新鲜出血的健康组织。

第二步：复位舟骨和月骨

- 如果存在静态、可复位的不稳定，则需要解剖复位舟骨，纠正背侧中间链节不稳定（DISI）畸形。
- 可以用两根 0.062 英寸（1.57 mm）克氏针复位舟骨和月骨到受伤前的解剖关系。
- 由于此时舟骨屈曲和月骨背伸并出现 DISI 畸形，因此，应该从远端向近端置入舟骨克氏针，在月骨上则从近端向远端置入。
- 通过克氏针将月骨向掌侧方向做最大程度的屈曲，使月骨在桡骨轴线上处于中立位。
- 使舟骨背伸，以纠正屈曲和旋前畸形。
- 夹紧两枚克氏针，从而闭合舟骨和月骨之间的间隙。

第二步手术要点

- 由于此时舟骨屈曲、月骨背伸，应将克氏针从远侧向近侧置入舟骨，从近向远置入月骨，以利于复位。
- 应该用 0.062 英寸（1.57 mm）克氏针，而非 0.045 英寸（1.14 mm）。

第三步：临时用克氏针维持舟月复位

- 通过钢针固定舟月间隙来维持复位。可以用一根 0.062 英寸（1.57 mm）克氏针固定。克氏针的入点在桡骨茎突稍远侧，方向垂直于前臂长轴，穿过舟骨和月骨。通过 X 线透视证实舟月骨的复位情况，明确是否恢复到正常的舟月角（30~60°）。
- 将第二根 0.062 英寸（1.57 mm）克氏针穿过舟头间隙，以防止腕中关节活动（图 22.3）。

第三步手术要点

- 应纠正舟月角，并通过影像学检查确认：正常舟月角为 30°~60°，正常桡月角为 0°~15°。
- 复位后 X 线上不应再观察到舟月间隙增宽。

第四步：在舟骨和月骨上凿出沟槽

- 用 5 mm 骨刀在舟骨和月骨的背面凿出一个沟槽，以容纳骨 - 韧带 - 骨移植物。
- 骨槽长约 20 mm，宽度和深度均为 8 mm（图 22.4）。

第四步手术要点

应该保护舟骨和月骨的皮质松质骨壳，以防止出现关节塌陷。

第五步：从远端桡骨获取骨 - 韧带 - 骨移植物

- 测量舟骨和月骨背侧凿出的骨槽大小后，将模具转置到桡骨远端 Lister 结节上。

第五步手术要点

去除移植物中间部分的骨质来制作骨 - 韧带 - 骨结构非常重要。该手术的目的是重建舟骨背侧韧带，而不是促进舟骨月骨间的骨质融合。

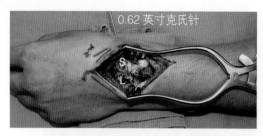

图 22.3 L，月骨；S，舟骨

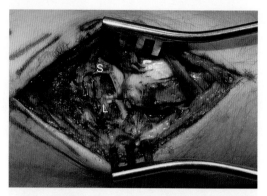

图 22.4 L，月骨；S 舟骨

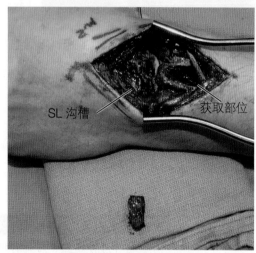

SL 沟槽   获取部位

骨 - 韧带 - 骨移植物结构
图 22.5 BTB，骨 - 组织 - 骨，SL，舟月

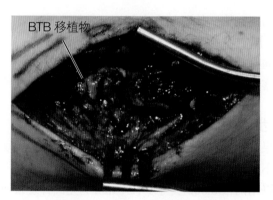

BTB 移植物

图 22.6 BTB，骨 - 组织 - 骨

- 使用 5 mm 骨刀，凿取骨 - 韧带 - 骨移植物（图 22.5）。
- 在移植物的中心部分切除约 2 mm×3 mm 骨段，制作骨 - 韧带 - 骨移植物。

第六步：固定移植物

- 将移植物塑形并置于舟骨和月骨背侧的凹槽中后，可以用两枚 1.3 mm 或 1.5 mm 迷你螺钉将移植物的两端固定到相应的腕骨中（图 22.6）。
- 应该弯折埋置并保留克氏针，以维持舟月复位。

第七步：闭合切口

- 松开止血带、止血确切后，用 3-0 或 4-0 可吸收缝线缝合关闭背侧关节囊和伸肌支持带。
- 可用 4-0 单乔可吸收缝线或 4-0 PDS 线缝合皮肤。

Ⅲ期：韧带完全断裂，损伤不可修复但关节力线正常：桡侧腕长伸肌腱

适应证

- 舟月分离，舟月韧带完全断裂，起次级稳定作用的韧带结构完整。
- 舟月韧带断裂，无法直接修复。
- 通过握拳位 X 线和诊断性关节镜检查，可以发现动态不稳定。
- 无关节软骨损伤的证据。
- 也可以选择骨 - 韧带 - 骨背侧舟月韧带重建，但是术后预期效果不确定。

手术操作

第一步：清理舟月间隙

- 如前所述，在 Lister 结节尺侧做 6 cm 纵向切口，显露舟月韧带。
- 找到舟月间隙后，清除所有的瘢痕组织，直到出现新鲜的健康组织。

第二步：用钢针固定舟月间隙

- 舟月间隙复位确切后，可以用一根 0.062 英寸（1.57 mm）克氏针维持复位。克氏针的入点在桡骨茎突远端，方向垂直于前臂长轴，以固定舟骨和月骨。
- 将第二根 0.062 英寸（1.57 mm）克氏针穿过头月间隙，以防止腕中关节运动。

第三步：显露和分离桡侧腕长伸肌腱

- 显露桡侧腕长伸肌腱在第二掌骨基底处的止点。
- 从掌骨止点处分离出桡侧腕长伸肌腱的尺侧束（50%）或整束 ECRL 肌腱。我们更倾向于用整束桡侧腕长伸肌腱完成重建。

第四步：置入微型带线锚钉

- 在 X 线透视下观察并确认舟骨远极的位置。
- 首先去除 3 mm 的软骨边缘，以便于能将肌腱置入松质骨中。然后将迷你带线锚钉置入舟骨远极。系紧缝线，保证肌腱与骨质相接触。在系紧缝线时手腕背伸，使缝合时没有张力（图 22.7）。
- 用带线锚钉将桡侧腕长伸肌腱固定在舟骨远极上（图 22.8）。
- 最后，通过 X 线透视明确舟月位置关系。

第五步

- 用 3-0 可吸收缝线缝合关闭背侧腕关节囊。
- 松开止血带后确切止血。
- 可以用 4-0 可吸收缝线或 4-0 PDS 缝线缝合皮肤。

> **Ⅳ期：韧带完全断裂，损伤不可修复合并可复位的舟骨旋转半脱位：桡侧腕屈肌腱固定韧带重建**

适应证

- 慢性舟月不稳定，静态力线紊乱，存在背侧中间链节不稳定（DISI）畸形的证据，且无退行性变的证据（图 22.9A、B）。

显露

- 背侧
  - 在 Lister 结节上做长约 8 cm 的纵向切口（图 22.10）。
  - 锐性切开伸肌支持带，找到拇长伸肌腱并向桡侧牵开，以暴露背侧腕关节囊。
  - 打开关节囊，检查舟月间隙情况。
- 掌侧
  - 沿桡侧腕屈肌腱走行，做三个 1～2 cm 切口。在舟骨远极上做一个斜切

> **第三步手术要点**
>
> 可以通过 X 线透视确定桡侧腕长伸肌腱在掌骨基底处止点的位置。

> **第四步手术要点**
>
> - 这种重建手术的目的是纠正舟骨屈曲，并减少对次要稳定结构的牵拉。
> - 桡侧腕长伸肌腱止点移位发挥了动态的肌腱固定作用。相较于传统的静态关节囊固定术，桡侧腕长伸肌腱固定理论上允许腕关节做更多的弯曲活动。
> - 保持正常的舟骨力线可以防止出现舟骨屈曲和旋前畸形，以及与之相关的关节磨损。

> **第四步手术注意**
>
> - 注意避免损伤沿舟骨背侧脊走行的血管束。
> - 该手术存在的常见问题包括肌腱和松质骨不能充分接触，在肌腱 – 骨交界面未能发生愈合。

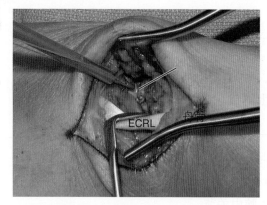

图 22.7 ECRL, 桡侧腕长伸肌

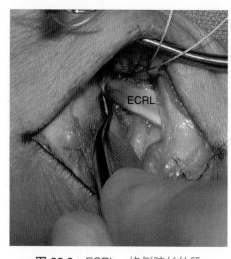

图 22.8 ECRL, 桡侧腕长伸肌

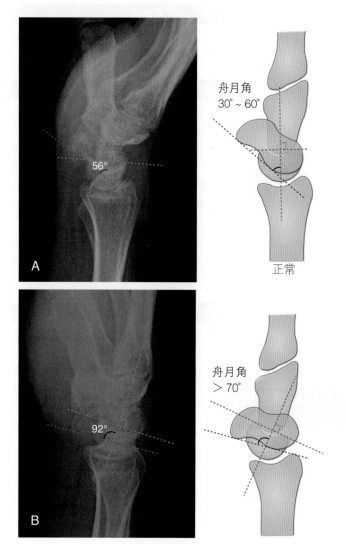

图 22.9 A–B SL, 舟月

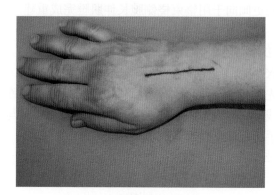

图 22.10

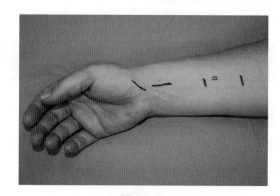

图 22.11

口（图 22.11）。

手术操作

第一步：清理舟月间隙

- 如前所述，在 Lister 结节尺侧做纵向切口，暴露舟月韧带。
- 找到舟月间隙后，清理所有瘢痕组织，直到露出健康组织。

第二步：复位舟骨和月骨

- 如果存在静态、可复位的不稳定，应该解剖复位舟骨，纠正所有 DISI 畸形。
- 可用两根 0.062 英寸（1.57 mm）克氏针复位舟骨和月骨，恢复受伤前的解剖关系。
- 由于舟骨屈曲、月骨背伸伴 DISI 畸形，因此，在舟骨上应该从远端向近端打入克氏针，从近端向远端打入月骨克氏针。
- 用克氏针使月骨向手指方向做最大程度的屈曲，使月骨在桡骨轴线上处于中立位。
- 使舟骨背伸，纠正其屈曲和旋前畸形。
- 夹紧两枚克氏针，闭合舟骨与月骨之间的间隙。

第三步：临时用克氏针维持舟月复位

- 通过钢针固定舟月间隙来维持复位。可以用一根 0.062 英寸（1.57 mm）克氏针固定。克氏针的入点在桡骨茎突稍远侧，方向垂直于前臂长轴，穿过舟骨和月骨。通过 X 线透视证实舟月复位情况，明确是否恢复到正常的舟月角（30°～60°）。
- 将第二根 0.062 英寸（1.57 mm）克氏针穿过舟头间隙，以防止腕中关节活动（图 22.3）。

第四步：在舟骨中做骨隧道

- 经舟骨结节切口，从舟骨结节向月骨远端桡侧角方向打入一根 0.045 英寸（1.14 mm）克氏针。直视观察或通过 X 线透视确定钢针位置是否正确（图 22.12）。
- 在克氏针的导引下，从背侧到掌侧方向 2.7 mm 置入空心针，钻取骨隧道。

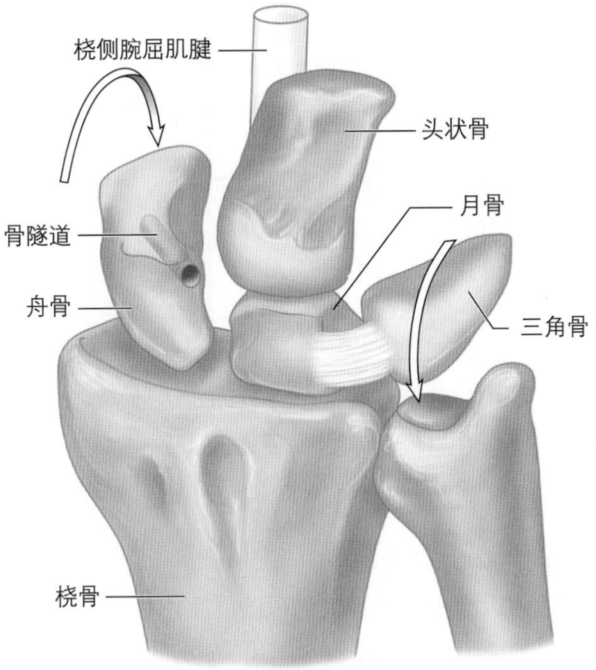

第二步手术要点

由于此时舟骨屈曲、月骨背伸，应将克氏针从远端向近端置入舟骨，从近向远置入月骨，以便复位。

第三步手术要点

- 应纠正舟月角，并通过影像学检查确认：正常舟月角为 30°～60°，正常桡月角为 0°～15°。
- 复位后在 X 线上不应再观察到舟月间隙增宽。

图 22.12

需要记住的是，桡侧腕屈肌腱在其腱鞘内旋转90°。在近端应该小心地切断其纤维束，避免出现意外，以至于完全切断。

强行将一束直径超过3 mm的肌腱拉出骨隧道可能会导致舟骨骨折。

第五步：获取一束基底在远端的桡侧腕屈肌腱
- 在桡侧腕屈肌腱走行方向最远端做1 cm的切口，分离出约3 mm宽的桡侧腕屈肌腱束。然后通过肌腱走行近端上不连续的切口，锐性切断肌腱至肌肉肌腱连接处（图22.13）。

第六步：桡侧腕屈肌腱通过舟骨隧道
- 用25号细钢针从背侧向掌侧通过骨隧道，将基底在远端的桡侧腕屈肌腱通过骨隧道从掌侧拉回到背侧（图22.14）。

第七步：将桡侧腕屈肌腱固定到月骨
- 用刨削器在月骨背面凿出一个大约2 mm宽的沟槽。用1.8 mm带线锚钉将桡侧腕屈肌腱固定到月骨中间部分的骨槽中（图22.15、22.16）。
- 使带线锚钉以外的肌腱部分绕过背侧桡腕韧带，用3-0爱惜邦缝线在月骨上与自身缝合（图2.17）。

第八步：闭合切口
- 用3-0爱惜邦缝线缝合背侧腕关节囊。
- 缝合关闭关节囊后，松开止血带并确切止血。为了避免肌腱发生缺血性断裂，应该将拇长伸肌腱移位到伸肌支持带上及皮下组织内，然后用3-0爱惜邦缝线缝合关闭伸肌支持带。
- 可以使用4-0可吸收缝线或4-0 PDS缝线缝合皮肤。

Ⅴ期：韧带完全断裂，力线紊乱不可复位，软骨完整

Ⅵ期：陈旧性舟月骨间韧带（scapholunate interosseous ligament, SLIL）断裂伴有软骨缺失—行补救性手术，不适用软组织重建手术

适应证
- 当存在静态、不可复位的腕不稳定，或存在舟月晚期塌陷时，软组织重建手术不太可能提供持久的稳定性。
- 患者应该获知补救性手术的风险和收益。
- 治疗选择因关节磨损的位置不同而异。
- 具体手术细节将在单独的章节中讨论。

术后处理和预后
- 在手术结束时，使用前臂掌侧腕关节支具固定患肢。
- 术后2周检查切口，并去拆除缝线。
- 定制热可塑性夹板，并嘱患者随时佩戴。淋浴时可拆下支具，但应保护手腕。
- 8周内不允许进行剧烈活动或举重。
- 应该埋置克氏针，以减少针道感染的风险。手术后6~8周拔出克氏针。
- 在8周去除支具后，开始主动关节活动度的练习。不需要进行正式的手部理疗。术后制动的目的是减少手腕运动，促进重建的愈合。早期主动运动

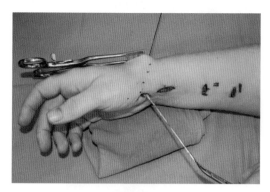

图 22.13

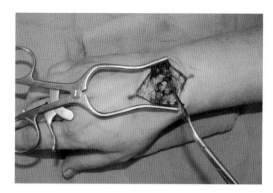

图 22.14

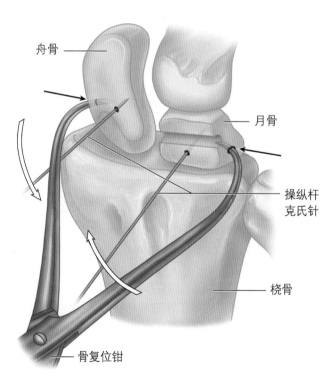

舟骨

月骨

操纵杆
克氏针

桡骨

骨复位钳

图 22.15

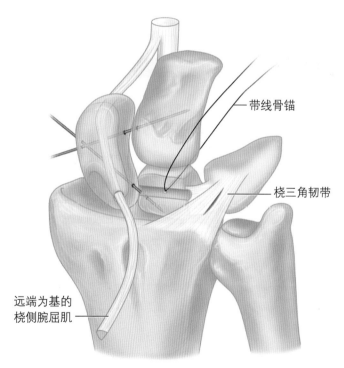

带线骨锚

桡三角韧带

远端为基的
桡侧腕屈肌

图 22.16

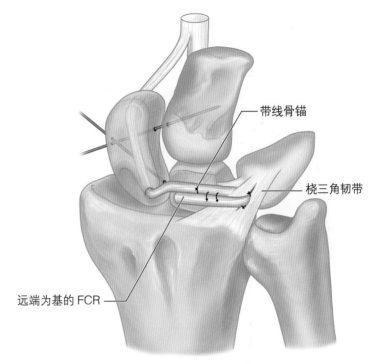

带线骨锚

桡三角韧带

远端为基的 FCR

图 22.17　桡侧腕屈肌

或剧烈活动可能导致重建手术失败。患者术前应该获知，相较于健侧，手术侧术后会丧失部分屈曲活动范围。手术的目的是减少手腕疼痛，防止或延缓关节炎的进展，但会牺牲一些手腕活动功能。

- 注意屈曲活动范围减小，但其他的所有手腕活动都与对侧相近。

循证文献

Bleuler P, Shafighi M, Donati OF, Gurunluoglu R, Constantinescu MA. Dynamic repair of scapholunate dissociation with dorsal extensor carpi radialis longus tenodesis. *J Hand Surg Am* 2008; 33: 281–4.
　　本研究描述了对 19 名有症状的静态舟月不稳定性患者（20 例手腕）行桡侧腕长伸肌腱固定术的手术效果。所有患者的术前评估都包括临床和影像学评估、关节镜检查，以明确静态舟月不稳定的诊断。该文章描述的技术包括用松质骨螺钉和特殊的垫片将桡侧腕长伸肌腱固定在舟骨背面。19 名患者中有 18 人对手术感到满意，所有患者在手术后 1.5 ～ 4 个月内恢复工作。手术后，视觉模拟评分 (VAS) 降低，疼痛减轻。但这项研究随访时间短，样本量小，证据等级受到限制（Ⅳ 级证据）。

Nienstedt F. Treatment of static scapholunate instability with modified Brunelli tenodesis: results over10 years. *J Hand Surg Am* 2013; 38:887–92.
　　该研究对 10 名患者进行了经过改良的 Brunelli 手术或三韧带肌腱固定术，平均随访 13.8 年。在 8 名患者中，有 7 例的主观结果（包括格林和奥布赖恩表）表现极好或好。DASH 评分和改良梅奥评分分别为 9 分和 83 分。末次随访时，平均总手腕活动范围和握力为正常对侧的 85%。8 名患者中有 6 人无痛；1 名患者有轻微和偶尔疼痛，另 1 名有慢性疼痛。手术前的平均舟月间隙为 5.1 mm。手术当时减小到 2.4 mm, 最终随访时为 2.8 mm。在最后一次随访时，

舟月角仍保持在 63°。直至末次随访，只有 1 名患者存在渐进性退行性关节炎
（ IV 级证据 ）。

Soong M, Merrell GA, Ortmann 4th F, Weiss AP. Long-term results of bone-
retinaculum-bone autograftfor scapholunate instability. *J Hand Surg Am* 2013;
38:504–8.

作者报道了在有动态舟月不稳定的患者中，骨 - 支持带 - 骨自体移植舟月韧带
重建手术的长期结果。在最初接受骨 - 支持带 - 骨重建治疗的 14 名患者中，
只有 6 例在平均 11.9 年随访（范围 10.7 ～ 14.1 年）时返回接受临床检查和影
像学检查。3 人通过电话联系到，2 人因后续工作而失访。14 名患者中有 3 人
接受了补救性手术（ 2 例腕关节切除术和 1 例近排腕骨切除术 ）。平均而言，
临床和影像学结果在中期报告中略有恶化。梅奥手腕平均得分为 83 分。在失
败组再次手术时发现包括 1 例患者移植物完整，没有任何明显异常；1 例患者
移植物部分断裂（在随后的再次损伤后 ），另一例患者移植物完全重吸收。作
者得出结论，骨 - 支持带 - 骨自体移植重建对于可复位的动态舟月不稳定是一
种可行的治疗选择。虽然一些患者会进展到关节炎，需要进行补救手术 (IV 级
证据)。

Weiss AP, Sachar K, Glowacki KA. Arthroscopic debridement alone for intercarpal
ligament tears. *J Hand Surg Am* 1997; 22: 344–9.

这是一篇回顾性综述，作者为单纯舟月韧带和月三角韧带撕裂患者进行了单纯
关节镜清创。平均随访时间为 27 个月，29 例患者（ 66% ）手腕有完全的舟
月韧带撕裂，36 例（ 85% ）有部分舟月韧带撕裂，术后症状完全消失或改善。
对完全月三角韧带撕裂或部分月三角韧带撕裂的患者，78% 和 100% 的症状
完全消失。在最终随访时，没有出现任何静态的腕骨间不稳定。握力值平均提
高 23%（ IV 级证据 ）。

第二十三章

尺侧腕伸肌腱重建月三角韧带

Brett Michelotti、Kevin C. Chung 著　肖济阳　刘　波 译　陈山林 审校

适应证

- 无腕关节炎证据的有症状的月三角（lunotriquetral, LT）分离。
- 保守治疗后仍存在持续手腕疼痛。
- 排除同时存在的引起尺腕疼痛的其他原因，或者已经处理过的其他可能病因。

临床检查

- 患者会描述腕尺侧疼痛，可能存在相关受伤史。
- 尺腕疼痛的常见原因包括尺腕撞击综合征、尺侧腕伸肌（extensor carpi ulnaris, ECU）半脱位、下尺桡关节（distal radial ulnar joint, DRUJ）不稳定性、三角纤维软骨复合体（TFCC）病变、豆三角关节炎和钩骨钩骨折。
- 激惹性试验可以帮助区分月三角损伤和引起尺腕疼痛的其他原因。
- 月三角挤压试验：在三角骨上向桡侧施加压力，可能会引起疼痛，并出现月三角不稳定（图23.1）。
- 月三角不稳定试验：存在月三角不稳定时，在稳定月骨的同时向前或向后移动三角骨会引起疼痛和弹响，相对于对侧会出现过度活动（图23.2）。

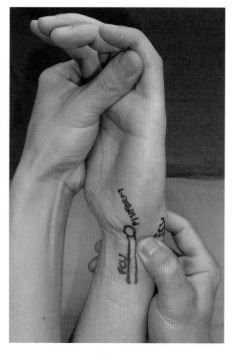

图 23.1

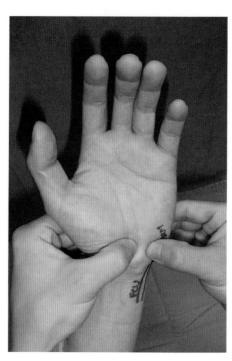

图 23.2

影像学

- 发生月三角分离时 X 线平片可呈现出正常表现。我们可能会看到在月骨与三角骨之间出现台阶改变，或者观察到 Gilula 线近端弧线中断。在侧位 X 线上可以观察到掌侧中间链节不稳定（volar intercalated segment instability, VISI）。月三角不稳定时，月骨伴随舟骨一同发生屈曲，舟月角（scapholunate, SL）变得更加锐利（<30°，正常范围是 30°~60°，图 23.3）。

- 关节镜可用于诊断月三角分离。在关节镜检查中，月骨和三角骨通常会紧密相关节，但月三角分离后可以看到关节间隙增宽。在腕中关节，用探针检查可见月骨与三角分离（图 23.4）。这张图片显示了 Geisler Ⅲ 级不稳定，探针很容易从两块腕骨中通过。

手术解剖

- 月三角韧带也是 C 形韧带，但与背侧纤维支撑强度最大的舟月韧带不同，月三角韧带的掌侧纤维最强。

- 月三角韧带的次稳定结构包括尺腕韧带（尺月、尺头和尺三角韧带）、中腕韧带（三角钩和三角头韧带）和腕背侧韧带（背侧腕骨间和桡三角）（图 23.5、23.6）。

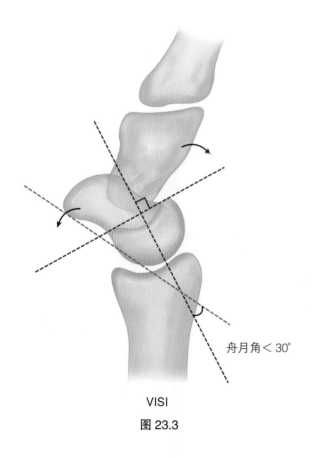

舟月角＜30°

VISI

图 23.3

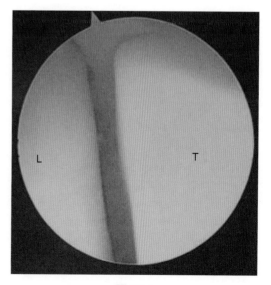

L　　T

图 23.4

- 月三角韧带受伤且次级稳定结构失效时，舟骨和月骨屈曲导致 VISI 畸形。

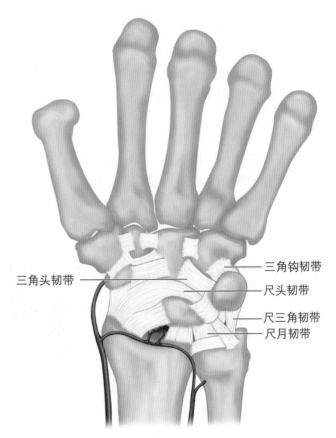

三角头韧带
三角钩韧带
尺头韧带
尺三角韧带
尺月韧带

图 23.5

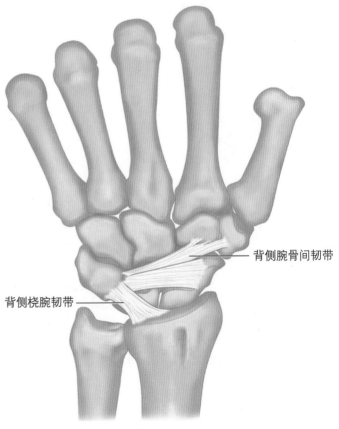

背侧腕骨间韧带

背侧桡腕韧带

图 23.6

显露

- 在手腕背侧、第四和第五间室之间设计一个 6~8 cm 长的纵向切口（图 23.7）。
- 保护第四和第五间室肌腱后，锐性分离进入关节囊并暴露舟月间隙（图 23.8）。
- 图 23.9 显示了月三角韧带撕裂，以及尺侧伸腕肌和小指伸肌腱（extensor digiti minimi，EDM）之间的关系。

手术操作

第一步：切除月骨与三角骨之间的瘢痕组织
- 显露月三角间隙后清理瘢痕组织（图 23.11）。

第二步：获取一束基底在远端的 ECU 肌腱
- 在小指掌骨基底的桡侧面，识别并劈开一束 3 mm 肌腱。向近侧分离至肌肉与肌腱连接处并切断肌腱束（图 23.12）。

第三步：复位月骨和三角骨
- 在月骨和三角骨中插入 0.062 英寸（1.6 mm）的克氏针。将克氏针作为操纵杆来复位腕骨（图 23.13）。
- 由于月骨伴随舟骨屈曲，因此应该从远端向近端置入克氏针（针与钻的平面偏向手背平面）。从近端到远端置入三角骨克氏针。用克氏针作为操纵杆调整月骨和三角骨的位置，复位所有的力线异常。
- 确认复位后，向月三角间隙置入 0.062 英寸（1.6 mm）克氏针固定，维持复位。
- 将克氏针从三角骨的中部向月骨中轴穿过。入点和克氏针轨迹可以通过 X 线透视确定。
- 应将克氏针埋在皮肤下，以减小针道感染的风险。
- 拔出克氏针操纵杆。

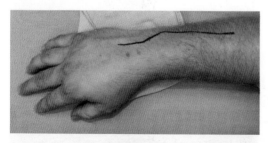

图 23.7

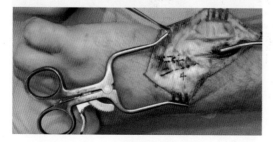

图 23.8

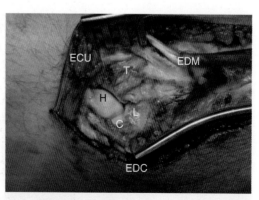

图 23.9 C，状骨；ECU，尺侧伸腕肌；EDC，伸指总肌腱；EDM，小指伸肌腱；H，钩骨；L，月骨；T，三角骨

第四步手术要点

- 也可以从远端向近端置入克氏针，方向朝向三角骨的掌侧、桡侧角。
- 可以用小刮匙替代钻头，避免三角骨骨折。

第四步：在三角骨和月骨中作骨隧道

- 0.045 英寸（1.1 mm）克氏针导针的入口点应位于三角骨的近端、掌侧和桡侧面，向远端、背侧和桡侧角进针。
- 一旦通过 X 线确认了克氏针的位置，可以使用 2.7 mm 空心针在三角骨内钻取骨隧道（图 23.15）。

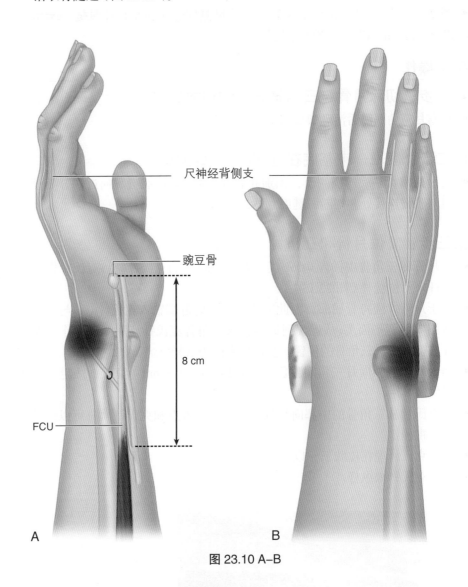

图 23.10 A–B

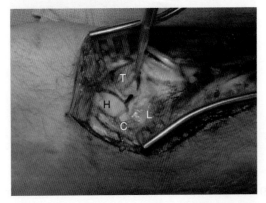

图 23.11　C，头状骨；H，钩骨；L，月骨；T，三角骨

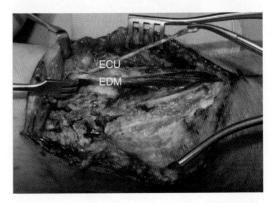

图 23.12　ECU,尺侧腕伸肌腱；EDM，小指固有伸肌腱

第五步：将尺侧腕伸肌腱束穿过骨隧道

- 将一根 25 号细钢针从近端向远端递出骨隧道。然后用缝线把肌腱固定到钢针上，从远端向近端通过隧道牵出肌腱（图 23.16A–C）。

第六步：在月骨背侧做骨沟槽

- 用磨钻在月骨背部凿出一个 3 mm 宽的浅槽来固定肌腱移植物。沟槽深度应该达到显露出外观健康的松质骨，以促进骨 - 肌腱愈合（图 23.17A、B）。

第七步：用带线锚钉将肌腱移植物固定在月骨上

- 在月骨中心的骨槽内置入一根 1.8 mm 的迷你 Mitek 缝合锚钉（或其他类似锚钉），使移植物肌腱有张力，并将尺侧腕伸肌腱束缝合到月骨上（图 23.18）。

第五步手术注意
不要强行将肌腱移植物牵出骨隧道，否则可能会导致三角骨骨折。相反，要调整肌腱移植物尺寸，以适应骨隧道的大小。

第七步手术要点
此时应使用 X 线透视检查来确定月骨处于中立位，而非回到 VISI 畸形位置。通过直视观察或 X 线检查确定月骨和三角骨间距，不应出现裂隙。

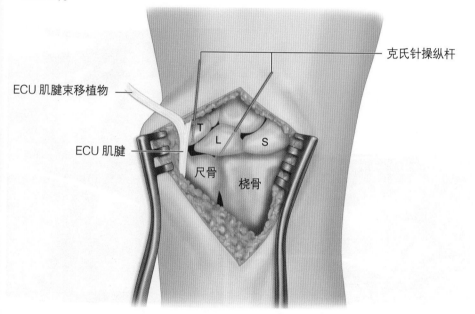

图 23.13　ECU，尺侧伸腕肌；L，月骨；S，舟骨；T，三角骨

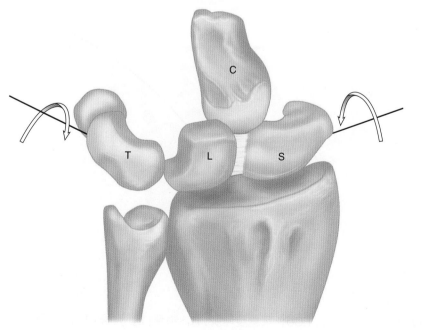

图 23.14　C，头状骨；L，月骨；S，舟骨；T，三角骨

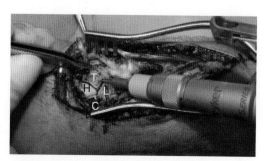

图 23.15　C，头状骨；H，钩骨；L，月骨；T，三角骨

第八步：将尺侧腕伸肌移植物与自身固定并置于月三角韧带残端上

- 将剩余的肌腱移植物残端穿过背侧关节囊的尺侧，用 3-0 不吸收缝线将其与自身缝合固定（图 23.19）。

第九步：缝合关闭关节囊、伸肌支持带和皮肤

- 用 3-0 薇乔线或爱惜邦缝线间断缝合关闭腕关节囊，之后可松止血带并确切止血。
- 可以用 4-0 单乔或 4-0 PDS 缝线缝合皮肤。

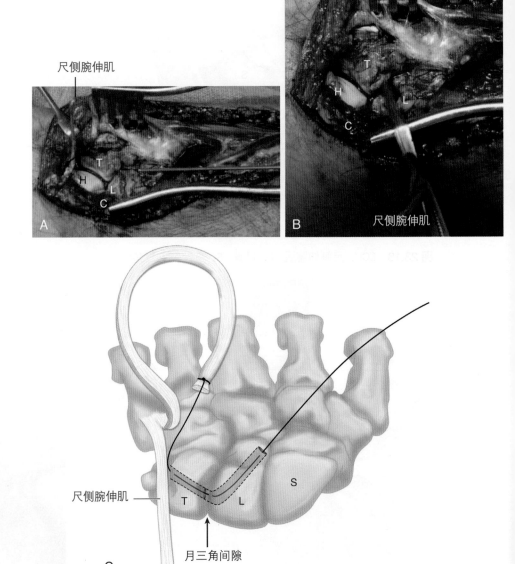

图 23.16 A–C　C，头状骨；ECU，尺侧腕伸肌；H，钩骨；L，月骨；LT，月三角 I；T，三角骨

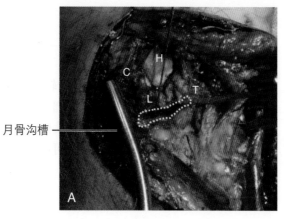

月骨沟槽 ——

尺侧腕伸肌

A

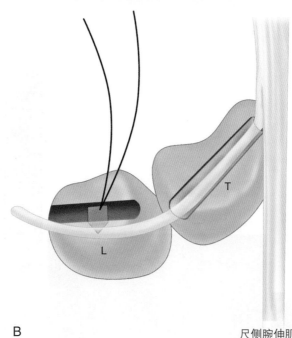

B

尺侧腕伸肌

图 23.17 A–B　C，头状骨；ECU，尺侧腕伸肌；H，钩骨；L，月骨；T，三角骨

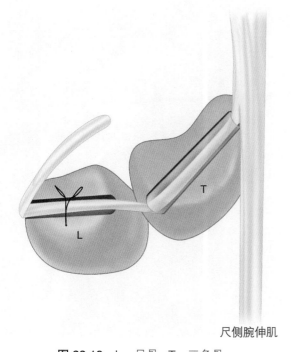

尺侧腕伸肌

图 23.18　L，月骨；T，三角骨

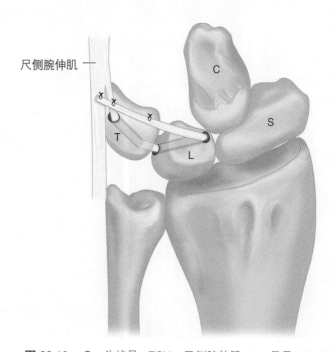

尺侧腕伸肌 ——

图 23.19　C，头状骨；ECU，尺侧腕伸肌；L，月骨；T，三角骨

术后处理和预后

- 用手腕掌侧支具固定患肢 8 周。
- 8 周后拆除克氏针，患者开始进行轻柔的活动范围练习（图 23.20A-C）。
- 患者应该预先获知可能存在手腕僵硬和运动范围损失的风险。然而，几乎所有患者都描述术后疼痛减少或没有疼痛（图 23.21A、B）。
- 该韧带重建手术后，一些患者仍可能进展为腕关节炎，需要进行补救性手术，如部分腕关节融合。

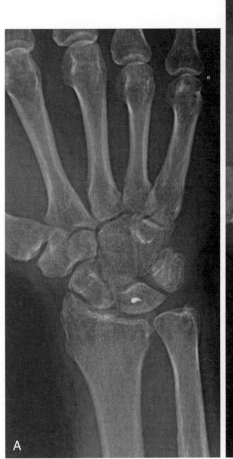
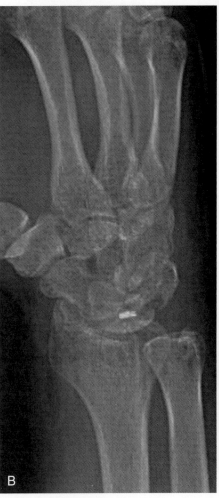
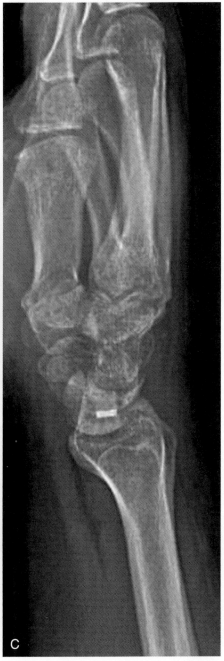

图 23.20 A-C

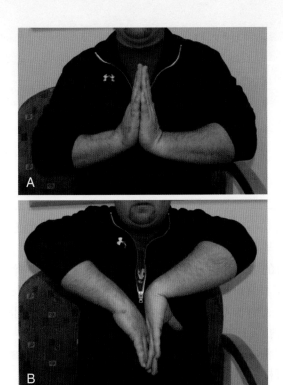

图 23.21 A–B

循证文献

Shin AY, Weinstein LP, Berger RA, Bishop AT. Treatment of isolated injuries of the lunotriquetral ligamentin comparison of arthrodesis, ligament reconstruction, and ligament repair. *J Bone Joint Surg Br* 2001; 83: 1023–8.

在这项回顾性研究中，作者比较了 57 名月三角韧带损伤患者在平均随访 9.5 年时的结果，治疗方法包括关节固定术、直接韧带修复、使用一束尺侧腕伸肌腱做韧带重建。比较了以下结果：书面问卷调查表，手臂、肩部和手部残疾（DASH）评分，运动范围，力量，并发症发病率，以及再次手术率。手术前，所有患者均通过关节镜检查或关节切开证实存在单纯月三角损伤。患者的平均年龄为 30.7 岁，亚急性或慢性损伤占 98.2%。8 名患者使用基底在远端的一束尺侧腕伸肌腱进行月三角韧带重建，27 例进行月三角修复，22 例月三角关节融合。重建手术 5 年无并发症的概率为 68.6%，修复 13.5%，关节融合少于 1%。在月三角关节固定术病例中，40.9% 出现骨不连，22.7% 发展为尺腕撞击。重建手术 5 年不需要进一步手术的概率为 68.6%，修复 23.3%，关节固定 21.8%。每个组的 DASH 分数没有显著差异。在月三角修复和重建组中，力量和运动等客观指标改善以及缓解疼痛和满意度的主观指标明显好于那些接受关节固定术的病例（Ⅲ级证据）。

Wagner ER, Elhassan BT, Rizzo M. Diagnosis and treatment of chronic lunotriquetral ligament injuries. *Hand Clin* 2015; 31: 477–86.

这是一篇内容全面的综述。作者描述了月三角损伤诊断和治疗的技术，讨论了临床检查手法、影像学进展和诊断性关节镜检查。所描述的手术技术包括月三角韧带重建、月三角关节固定术和尺骨短缩截骨术。

第二十四章

急性舟骨骨折切开复位内固定

Brett Michelotti、Kevin C. Chung 著　粟鹏程 译　刘　波 审校

适应证

- 急性舟骨骨折是指发生在 6 周内的舟骨骨折。手术的时机可能会影响到骨折的愈合率。与亚急性和骨不连相比，急性舟骨骨折的愈合率更高。
- 根据舟骨骨折的部位和稳定性决定采用保守治疗还是手术治疗。
- 表 24.1 列出了具有广泛共识的不同类型舟骨骨折的处理方式。
- 患者必须了解，对于不同部位的骨折，其保守治疗的周期和愈合率也是不同的，远极骨折要比腰部骨折和近极骨折愈合快。
- 远极骨折保守治疗的愈合率接近 100%，腰部骨折保守治疗的愈合率大约为 95%，而近极骨折保守治疗的愈合率仅为 70%。
- 基于以上数据，对近极和腰部的无移位骨折，应该采用切开复位内固定。
- 背侧入路：适用于近极骨折、轻微移位，且无驼背畸形（舟骨内角 >35°）。
- 掌侧入路：适用于远极骨折、粉碎性骨折、舟骨内角增大和可能进行结构性植骨的病例。

临床检查

- 患者常为急诊就诊。

表 24.1　保守治疗和手术治疗的适应证

骨折类型	治疗选择
舟骨结节骨折	短臂拇人字石膏 6~8 周
远 1/3 骨折	短臂拇人字石膏 6~8 周
腰部骨折	长臂拇人字石膏 6 周，然后短臂石膏 6 周或者至 CT 显示骨折愈合。适用于： 　儿童 　活动要求低的患者 　要求保守治疗的患者 经皮或切开复位内固定。适用于： 　年轻、活跃及体力劳动者 　运动员、活动要求高的患者 　要求早期活动的患者
近极无移位骨折	经皮或切开复位内固定
不稳定骨折 - 移位 >1 mm - 侧位舟骨内角 >35° - 骨缺损或粉碎性骨折 - 等并月骨周围脱位 - 合并背侧中间链节不稳定	经皮或切开复位螺钉固定

- 病史可包括摔伤后手撑地（图 24.1）。
- 症状和体征包括腕关节桡侧疼痛、桡背侧肿胀以及鼻烟窝或者舟骨远极压痛（图 24.2）。

影像学

- 急性舟骨骨折 X 线平片的假阴性率接近 25%。当首次拍片没有发现明显骨折线时，可以用拇人字支具制动 2 周，然后再复查拍片，此时骨折线可能更清晰。
- 最基本的腕关节平片需要包括三个体位：后前位、斜位和侧位（图 24.3）。此外，还应该包括：①握拳后前位，可以增加腕关节的轴向应力，使骨折线看上去更明显；②极度尺偏后前位，即舟骨位，可以使舟骨从掌屈位变得更加中立，有助于显示整个舟骨；③旋前斜位（图 24.3A、B，图 24.4）。
- MRI 是诊断急性舟骨骨折灵敏度和特异度最高的检查。通常表现为骨髓内水肿并伴骨皮质不连续（图 24.5）。
- 当无法确定受伤时机，怀疑舟骨近极缺血性坏死时，MRI 在判断舟骨血运方面非常有价值。

手术解剖

- 舟骨表面的 80% 被覆软骨，动脉血管入骨的部位有限。
- 舟骨长轴比腕关节长轴桡偏 45°。
- 舟骨是近排腕骨中最大的一块骨，与大多角骨、小多角骨、头骨、月骨和桡骨相关节，在近排腕骨和远排腕骨之间起到链接的作用。
- 附着在舟骨上的内在韧带和外在韧带非常多，其中舟月韧带是最重要的内在韧带，起到链接近排腕骨并维持稳定的作用。桡舟头韧带是最重要的外在韧带，在舟骨沿中轴旋转时起到止点的作用（图 24.6）。

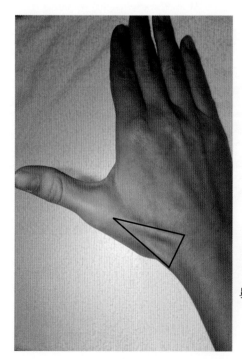

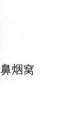

鼻烟窝

图 24.1

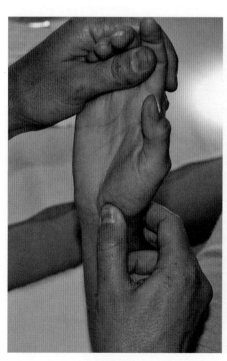

图 24.2

- 舟骨的背侧沟提供了韧带和滋养血管的附着。背侧的滋养血管来自桡动脉，占血供的 70%～80%，从远向近在骨内走行。另一条滋养血管从舟骨掌侧进入，营养舟骨的远极。
- 由于舟骨内的血管从远向近走行，舟骨近端的骨折容易出现近极缺血性坏死（图 24.7）。
- 这也是舟骨近端骨折比远端骨折愈合时间更长的原因。

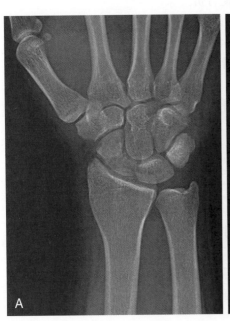
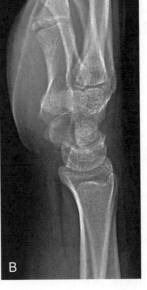

图 24.3 A–B

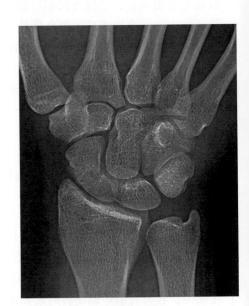

图 24.4

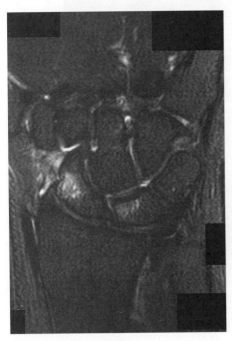

图 24.5

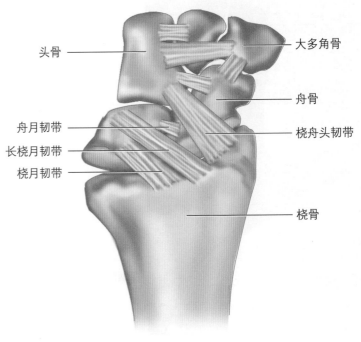

头骨　　大多角骨

舟月韧带　　舟骨

长桡月韧带　　桡舟头韧带

桡月韧带

桡骨

图 24.6

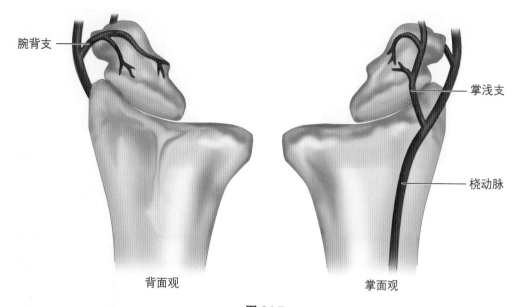

腕背支

掌浅支

桡动脉

背面观　　　　　　掌面观

图 24.7

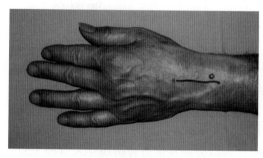

图 24.8

手术显露

- 我们不推荐闭合穿针固定舟骨骨折，除非医生经过培训，非常熟悉闭合操作。不熟悉闭合操作时，可能出现神经或肌腱损伤，甚至骨折复位不良和内固定欠妥，而一般情况下舟骨内固定的机会只有一次。
- 初学者可以采用背侧入路，入针点容易找到，没有其他腕骨遮挡。使用掌侧入路穿针时，常需要将大多角骨切掉一部分，以获得更好的轴线。
- 对于舟骨近极骨折，更适合背侧入路。用无头加压螺钉固定近极骨块更容易操作。
- 远极骨折更适合采用掌侧入路。

手术操作：背侧入路

第一步：显露骨折

- 在 Lister 结节尺侧做 6 cm 长的切口（图 24.8）。
- 在止血带下操作，用 15 号刀片切开皮肤和皮下组织，显露伸肌支持带。
- 切开第三伸肌鞘管，辨认并保护拇长伸肌腱（EPL）。
- 沿第三和第四伸肌鞘管间隙延长切开，显露腕背关节囊。
- 辨认腕背关节囊与舟月骨间韧带（SLIL）之间的间隙。注意保护 SLIL 韧带。
- 沿舟骨背侧表面切开，将舟骨和背侧关节囊的疏松附着分开。

> **第一步手术注意**
> - 应清楚辨认致密的舟月骨间韧带，将其从腕背关节囊分离开，以免造成副损伤。
> - 保留在舟骨腰部背侧脊的软组织附着，这样可以保留舟骨的血供不被破坏。

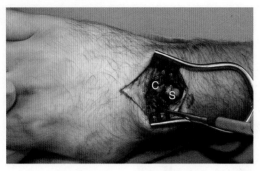

图 24.9　C，头骨；S，舟骨

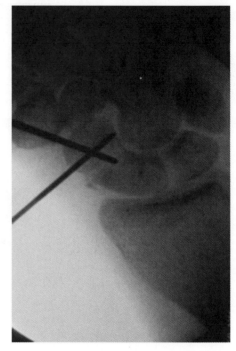

图 24.10

第二步手术要点

- 舟骨腰部骨折时，常需将远端骨折块背伸、旋后，才能获得解剖复位。
- 可以用直径 1.14 mm 克氏针临时固定。轴线应该偏桡背侧，以免影响打入导针和螺钉。

第二步手术注意

- 在多个体位下透视，以确保骨折解剖复位。
- 如果在桡侧用克氏针做操纵杆辅助复位，注意勿伤及鼻烟窝内走行的桡动脉。

第三步手术要点

- 如果导针的位置不太满意，可以先留在原位，作为新导针位置的参照。
- 反复多次穿针会在骨上遗留多个通道，不利于正确地沿舟骨长轴打入导针。

第四步手术要点

钻孔时维持骨折复位稳定极为重要，特别是在骨折坚硬的年轻患者。可以利用用做操纵杆的克氏针辅助稳定骨折端。

第四步手术注意

拧入无头螺钉时如果方向不好，可能与细的导针之间造成切割，手术中需要经常透视。

- 辨认骨折线，一般会有一些早期骨痂形成。用 Freer 骨膜剥离器撬开骨折端。
- 用咬骨钳或小刮匙清理骨痂和瘢痕结构（图 24.9）。

第二步：复位骨折及克氏针临时固定

- 如果骨折移位大，可以分别在远近骨折块穿入直径 1.57 mm 的克氏针做操纵杆，以辅助复位（图 24.10）。
- 在直视下和透视下确认骨折复位良好。

第三步：穿入导针

- 确认骨折复位良好，导针方向合适后，将导针沿舟骨长轴继续穿入。
- 将针尖穿至远端的软骨下骨。沿导针测量所需螺钉长度。应该选择比测量长度短 4mm 的无头螺钉，以便将全部螺纹埋入骨内。

第四步：钻孔

- 用克氏针临时固定，防止钻孔时扭转应力造成复位丢失。
- 钻孔前，用测深尺沿导针测量所需螺钉长度，选择比测量长度短 4 mm 的螺钉，以便将螺钉完全埋入骨内。
- 建议用手动钻。我们不推荐用电钻。因为电钻难以控制力线，有可能引起导针意外断裂。钻孔时应不时地在透视下监测，确认沿导针钻入远端骨块的软骨下骨（图 24.11）。

第五步：置入加压螺钉

- 将导针继续穿入远端的大多角骨，防止钻孔时导针松动。将选择好的无头加压螺钉拧入，在直视和透视下监测（图 24.12A、B）。
- 拔除临时固定的克氏针，少数情况下可以在软骨表面剪断克氏针，提供额外的稳定性。

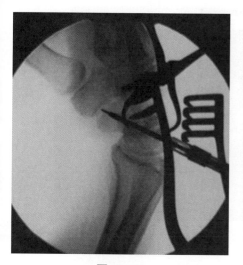

图 24.11

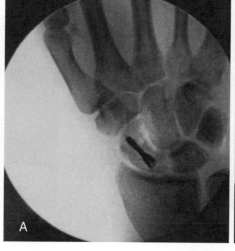
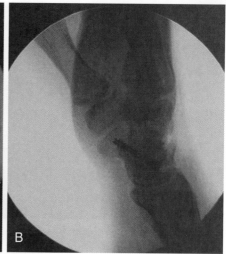

图 24.12 A-B

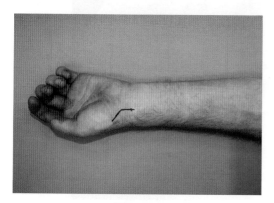

图 24.13

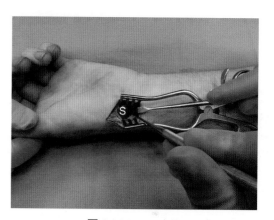

图 24.14　S，舟骨

手术操作：掌侧入路

第一步：显露骨折

- 通过掌侧弧形或者折线切口显露舟骨。从大鱼际桡侧开始，跨过腕关节，延续到桡侧腕屈肌（flexor carpi radialis, FCR）的桡侧并平行于肌腱（图 24.13）。
- 用 15 号刀片锐性切开至关节囊层次。
- 纵向打开桡侧腕屈肌腱鞘，将桡侧腕屈肌牵向尺侧。
- 切开桡舟头韧带（radioscaphocapitate, RSC）和长桡月（long radiolunate, LRL）韧带，进入关节囊，显露舟骨。
- 用骨剥找到骨折线，插入骨折断端（图 24.14）。
- 在透视下确认骨不连的部位。
- 急性骨折时，仅需要很有限的清创。可以用刮匙或咬骨钳清除骨痂和血肿。

第二步：复位骨折临时及克氏针固定

- 清创后，舟骨远端有一定活动度，手法复位骨折。
- 透视下证实骨折复位后，从远端向近端穿入一根直径 1.14 mm 的克氏针。
- 重要的是要将这根克氏针轻轻地打在舟骨长轴偏桡侧，以免影响最终螺钉的植入（图 24.15）。

第五步手术注意

拧入螺钉时，如果骨折端不稳定或者钻孔的位置不好，可能造成骨折端的分离移位。

第一步手术要点

- 注意辨认和保护桡侧腕屈肌腱。
- 应该保留长桡月韧带和一部分桡舟头韧带，以稳定舟骨近极，维持复位。

第二步手术要点

可以在近侧骨折块再打入一根直径 1.14 mm 的克氏针作为操纵杆辅助复位（图 24.16）。

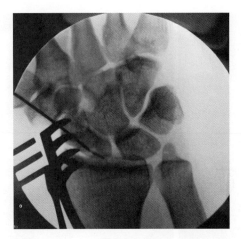

图 24.15

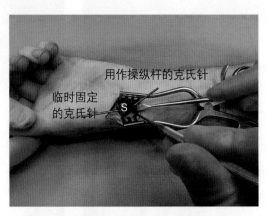

图 24.16　S，舟骨

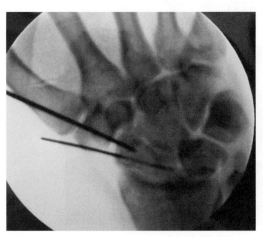

图 24.17

第三步手术要点
有可能需要用咬骨钳切除一部分大多角骨，以获得更好的导针力线。

第四步手术要点
• 在测量长度前，需确认导针位置满意。测量长度时，在测深尺与舟骨远极之间不要有软组织嵌入。 • 在透视下确认钻头已经到达对侧软骨下骨。

第五步手术要点
全范围地被动活动患者的腕关节，确认螺钉没有进入关节。

术后护理要点
判断骨折愈合情况时需要做 CT 检查。

术后护理注意
近极骨折需要 3 个月的愈合时间。这期间应该维持保护腕关节。

第三步：置入导针

• 克氏针临时固定以后，从远端的舟骨结节向舟骨近极尺侧缘打入导针。在透视下确认导针沿舟骨长轴（图 24.17）。

第四步：钻孔

• 在钻孔前，先用测深尺沿导针测量所需的螺钉长度。按照测量长度减去 4 mm 的标准选择螺钉，以便将螺钉完全埋入骨内。透视下确认导针力线良好，将导针继续进入桡骨，这样可以在钻孔时维持通路的稳定（图 24.18A、B）。

第五步：植入加压螺钉

• 选择合适的螺钉沿导针拧入（图 24.19）。
• 在透视下确认螺钉完全植入骨内，拔除导针。临时固定的克氏针也可以拔除（图 24.20A、B）。

术后护理和预后

• 术后用拇人字支具制动 2 周。然后检查伤口和拆线。
• 继续拇人字支具制动，每 2～4 周复查一次，直到影像学检查显示骨折愈合。

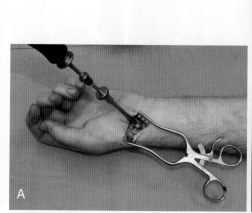
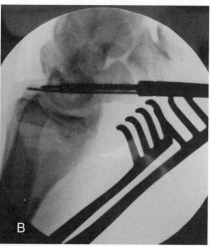

图 24.18 A–B

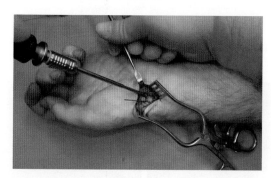

图 24.19

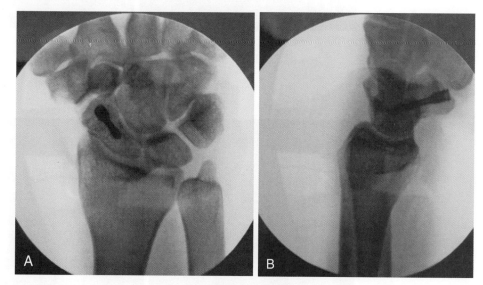

图 24.20 A–B

- 图 24.21 到 24.26 显示了患者在行背侧螺钉植入手术后 24 周随访时的活动功能和影像学愈合证据。
- 与对侧相比，患者的屈腕功能可能有所降低。

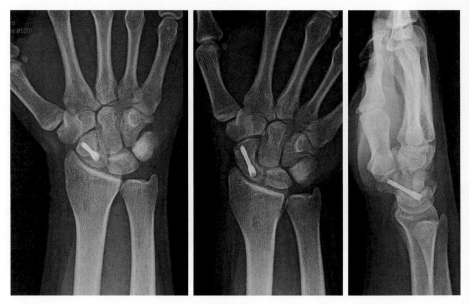

图 24.21

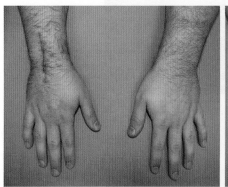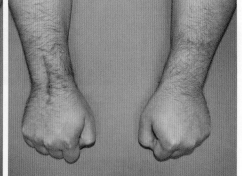

图 24.22

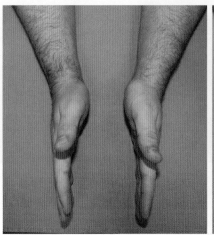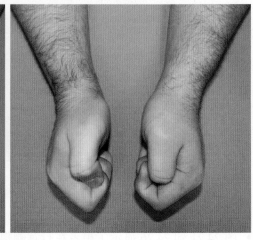

图 24.23

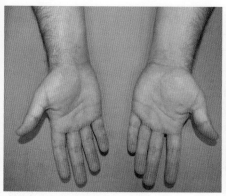
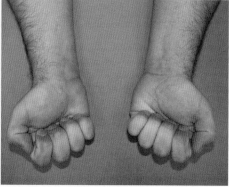

图 24.24

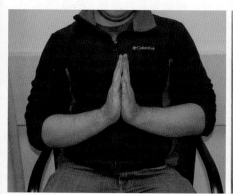
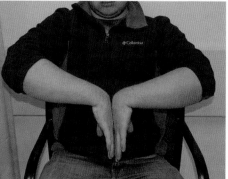

图 24.25

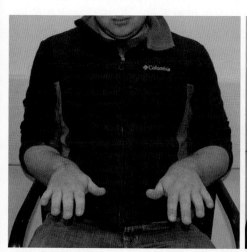
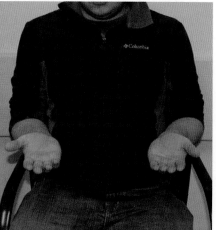

图 24.26

循证文献

Buijze GA, Doornber JN, Ham JS, Ring D, Bhandari M, Poolman RW. Surgical compared with conservative treatment for acute nondisplaced or minimally displaced scaphoid fractures: a systematic review and meta-analysis of randomized controlled trials. *J Bone Joint Surg Am* 2012; 92: 1534–44.

该系统综述包括对舟骨骨折行手术治疗和保守治疗的随机对照研究，并进行了 Meta 分析。共包括 8 个对照研究，419 例患者。发现这些对照研究都不够严谨。其中 247 例患者接受了标准化功能评测，结果倾向于手术治疗（ P<0.01 ）。作者倾向于采取手术治疗的主要依据是满意度（ 1 个研究 ）、握力（ 6 个研究 ）、愈合时间（ 3 个研究 ）和重返工作的时间（ 5 个研究 ）。而在疼痛（ 2 个研究 ）、活动度（ 6 个研究 ）、不愈合率（ 6 个研究 ）、畸形愈合率（ 7 个研究 ）和治疗花费（ 2 个研究 ）方面，手术治疗与保守治疗没有显著性差异。手术治疗组的并发症率（ 23.7% ）高于保守治疗组（ 9.1% ），尽管差异不显著（ P=0.13 ）。手术治疗组更有可能继发舟骨大多角骨关节炎，接近显著性差异（ P=0.05 ）。

Chung KC. A simplified approach for unstable scaphoid fracture fixation using the Acutrak screw. *Plast Reconstr Surg* 2002;110:1697–703.

同一医生对 14 例有移位的急性舟骨骨折患者进行了切开复位内固定治疗。6 例为单独的舟骨骨折，8 例合并月骨周围脱位或桡骨远端骨折。所有患者均通过背侧入路，以 Acutrak 无头加压螺钉固定。患者年龄为 17 ~ 59 岁，平均随访 8 ~ 60 周。所有患者均获得影像学愈合，重返原工作岗位。2 例存在并发症。其中 1 例为合并桡骨远端关节外骨折的患者，术后下尺桡关节不稳定，需要行尺骨头切除。另 1 例为经舟骨月骨周围脱位的患者，继发腕管综合征，需要松解手术。所有并发症都与合并损伤有关。

Davis EN, Chung KC, Kotsis SV, Lau FH, Vijan S. A cost/utility analysis of open reduction and internal fixation versus cast immobilization for acute nondisplaced midwaist scaphoid fractures. *Plast Reconstr Surg* 2006;117:1223–35.

作者计算了对舟骨腰部无移位骨折采用石膏固定和切开复位内固定（ ORIF ）两种处理方式的治疗结果和花费，来分析采用何种治疗更好。ORIF 组的高质量生存期（ quality-adjusted life-years, QALY ）相对更长。在 25 ~ 34 岁年龄段，QALY 增加了 0.21 ；在 65 岁以上患者 QALY 增加了 0.04。由于用石膏固定后无法正常工作，因此 ORIF 的花费（ 7940 美元 ）要低于石膏固定（ 13 851 美元 ）。当只考虑直接花费时，ORIF 的花费效用比值在 25 ~ 34 年龄段患者中为 5438 美元 /QALY，在 55 ~ 64 岁年龄段患者中为 11420 美元 /QALY，在 65 岁以上年龄患者中为 29 850 美元 /QALY。据此，作者推荐对于舟骨腰部无移位骨折进行切开复位内固定治疗，这样的花费效用比更高。

Dias JJ, Wildin CJ, Bhowal B, Thompson JR. Should acute scaphoid fractures be fixed? A randomized controlled trial. *J Bone Joint Surg Am* 2005; 87: 2160–8.

文章报道了对 88 例急性无移位舟骨骨折患者随机进行无头加压螺钉固定和石膏固定治疗。术后 8 周随访，手术组的活动度、主观感受和握力均明显更优。术后 12 周随访，手术组的握力更好。所有患者伤后 6 周均重返工作。在伤后 12 周随访时，14 例保守治疗患者中 10 例没有愈合，转为内固定治疗。作者认为对保守治疗的掌握要更严格，在保守治疗后 6 ~ 8 周应该重新评估骨折愈合情况。如果骨折没有愈合迹象，应该转为手术治疗。

第二十五章

舟骨不愈合的治疗

Brett Michelotti、Kevin C. Chung 著，白 帆 译 陈山林 审校

适应证

- 舟骨不愈合的治疗方案因受伤时间、骨缺损量、是否有驼背畸形或舟骨内角增大，以及舟骨近极血供情况的不同而不同。
- 驼背畸形是由舟骨远端塌陷引起的。舟骨内角的正常值为30°±5°。当在侧位X线片或CT上舟骨内角大于35°时，存在驼背畸形（图25.1）。
- 表25.1是我们基于骨折特点拟定的舟骨不愈合的治疗流程。

体格检查

- 腕关节桡背侧水肿和鼻烟窝区局部压痛高度提示舟骨骨折。
- 舟骨远极可有压痛。轴向挤压拇指可产生类似疼痛。
- 舟骨不愈合的患者常出现腕关节活动受限和握力下降。
- 尽管接受过治疗，患者仍出现腕桡侧痛，以及解剖鼻烟窝处舟骨压痛。

影像学

- 拍摄标准的三种体位腕关节X线片，通常可清楚地显示骨不愈合。
- 应评估骨缺损、囊性变情况和移位程度。
- 可在侧位片上粗略地估计舟骨内角，以评估塌陷程度。

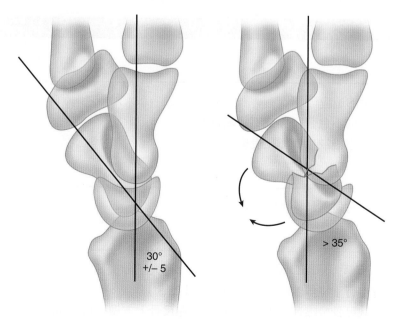

30°
+/− 5

> 35°

图 25.1

表 25.1 基于骨折特点的舟骨不愈合治疗流程	
骨折类型	**治疗**
延迟愈合（<6个月）	切开复位，无头加压螺钉内固定
不愈合不伴驼背畸形	切开复位，无头加压螺钉内固定 + 骨移植（桡骨远端，髂骨松质骨移植）
不愈合伴驼背畸形，无缺血性坏死	掌侧入路切开复位，皮质松质骨移植
不愈合伴缺血性坏死，无驼背畸形	掌侧或背侧入路，带血管蒂骨移植
不愈合伴缺血性坏死，有驼背畸形	掌侧入路，带血管蒂股骨内侧髁骨移植

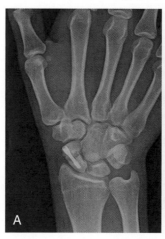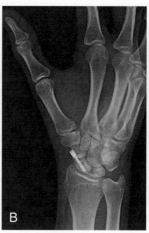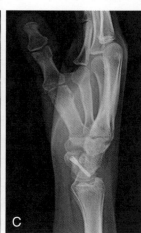

图 25.2

- X 线片可能显示之前放置的植入物（图 25.2A — C）。
- CT 和 MRI 是临床检查和标准 X 线片的有效辅助手段。CT 是显示驼背畸形和关节面不匹配的最佳手段。MRI 可用于评估近极的血供。

尺骨移植

适应证

- 尺骨移植的适应证
  - 已确诊的不愈合，伴或不伴驼背畸形。
  - 无舟骨近极缺血性坏死表现。

体位

- 术区应同时显露尺骨供区和舟骨受区。

显露

- 受区：腕部弧形切口显露舟骨。此切口自大鱼际桡侧开始，跨过腕关节，并平行走行于桡侧腕屈肌腱的桡侧（图 25.3）。
- 供区：从尺骨鹰嘴远端 1 cm 处开始，在尺骨上方做一长 5 cm 的纵向切口。该切口可显露尺骨近端的平坦部分，并为获取移植骨做准备。

手术解剖

- 舟骨的主要血供主要源自桡动脉的一个分支。此分支从舟骨背脊进入并负责提供近极 70%~80% 的血供。该血管及其分支从远极和背侧进入舟骨，逆向走行至舟骨近极。
- 由于血供高度依赖于这条唯一逆向走行的骨内血管，因此舟骨近极在骨折后极易出现缺血性坏死。
- 桡动脉的一个远端掌侧分支在舟骨结节处进入舟骨，为其提供 20%~30% 的血供。
- 从尺骨鹰嘴尖端稍近侧取皮 - 松质骨。通常，5 mm（宽）×10 mm（长）×5 mm（厚）大小的骨条便足够。但只要不破坏皮质，最多可获取 20 mm×30 mm×10 mm 大小的移植骨块。

手术操作

第一步：舟骨清创

- 经腕掌侧切口切开皮肤和皮下组织。显露并保护桡侧腕屈肌。
- 纵向切开桡侧腕屈肌腱鞘，将桡侧腕屈肌向尺侧牵引。
- 切开桡舟头韧带和长桡月韧带，进入关节囊，显露舟骨。
- 在近、远端骨折块之间试行插入骨膜剥离器，确定不愈合的部位，并通过透视确认（图 25.4）。
- 使用刮匙或咬骨钳对舟骨清创，直到露出可见点状出血的健康骨质为止。

> **第一步手术要点**
> 应保留长桡月韧带和一部分桡舟头韧带，以稳定舟骨近极并维持复位。

第二步：切取尺移植骨

- 在尺骨鹰嘴远端 1 cm 处以近，以尺骨为中心做一 5 cm 长的纵向切口。
- 切开皮肤皮下组织至骨膜层。
- 估算在清创术后填补舟骨空隙所需的骨量。骨量约为 5 mm（宽）×10 mm（长）×5 mm（厚）。
- 应从靠近鹰嘴尖的尺骨扁平区域获取移植骨。
- 在尺骨上标记截骨区域。纵向切开并小心分离移植骨表面的骨膜，以便在切取移植骨后重新缝合（图 25.5）。
- 可使用 5 mm 骨刀切取移植骨。

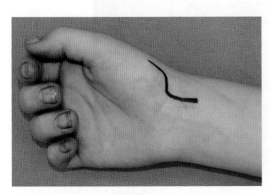

图 25.3

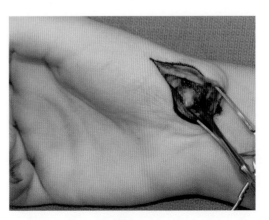

图 25.4

第二步手术要点

保留骨膜瓣，在闭合切口时将其重新缝合。

第三步手术要点

使用克氏针固定后应做一系列腕关节活动，以确保移植骨固定牢靠。

第四步手术要点

鹰嘴表面的皮肤很薄，不要使用不吸收缝线缝合骨膜和皮下组织。

- 为了游离掀起移植骨块，要在距离其远端约 1 cm 处做 45° 截骨。这样可以用骨刀在尺骨松质骨内凿出约 5 mm 厚的骨块。使用直或弯的骨刀将移植骨与剩余的松质骨分离。移植骨的最终尺寸应约为 5 mm × 10 mm × 5 mm。

第三步：移植骨的固定

- 如有必要，可将移植骨修剪成适合舟骨缺损的形状。
- 将移植骨的皮质部分沿着舟骨的掌侧皮质放置，以提供支撑。
- 移植骨放好后，使用两根 0.045 英寸（1.14 mm）克氏针将其固定。
- 由远端舟骨结节处穿入一枚克氏针，经过移植骨到舟骨近极尺侧（图 25.6）。
- 平行穿入第二枚克氏针，以防止旋转。
- 通过 X 线透视确认克氏针的位置。
- 将克氏针剪断并埋在皮下，以便后期拔出。

第四步：闭合切口

- 使用 3-0 爱惜邦线缝合腕关节囊。
- 使用 3-0 薇乔线缝合肘部供区骨膜。
- 使用 4-0 单乔线或 4-0 PDS 线缝合皮肤。

桡骨远端带血管蒂骨移植术（1,2 伸肌间室间支持带浅层动脉 –1,2 ICSRA）

适应证

- 带血管蒂骨移植的适应证
  - 已确诊的骨不愈合，不伴驼背畸形。
  - 有舟骨近极缺血性坏死表现。

体位

- 术区应同时显露桡骨远端供区和舟骨受区。

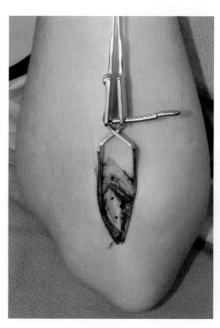

图 25.5

显露

- 在腕关节桡背侧设计一个 6 cm 的弧形切口，为舟骨清创和切取移植骨做准备（图 25.7）。

手术解剖

- 供区：桡骨远端背侧的血管是根据它们与背侧伸肌间室之间的关系来描述的。1,2 伸肌间室间支持带浅层动脉（1, 2 intercompartmental, supraretinacular artery, 1, 2 ICSRA）位于第一和第二伸肌间室之间，位于伸肌支持带浅层，并紧密附着于桡骨（图 25.8A、B）。
- 桡动脉自桡腕关节远端约 5 mm 处发出 1, 2 ICSRA。

第一步：舟骨清创

- 在舟骨与桡骨之间由远及近做一个背侧弧形切口。
- 在第二和第四背侧伸肌间室的肌腱之间做切口可直接显露覆盖在舟骨表面的腕关节囊。
- 显露第二和第四伸肌间室内的肌腱并分别向桡、尺侧拉开。
- 纵向切开背侧腕关节囊，找到舟骨不愈合的部位。将骨膜剥离器插入不愈合处。
- 可通过 X 线透视确认不愈合位置。
- 用刮匙或咬骨钳对舟骨清创，直到露出有点状出血的健康骨质。

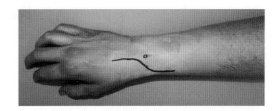

图 25.7

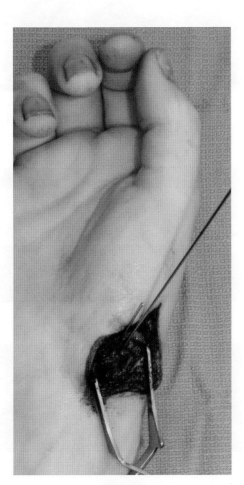

图 25.6

第二步：移植骨的切取

• 小心游离并保护 1, 2 ICSRA。在桡腕关节近端 10~15 mm 处找到其骨膜附着点（滋养血管）。
• 用模板（或样布）将舟骨缺损区域"转移"到桡骨远端对应区域。此区域要以 1, 2 ICSRA 为中心线。
• 使用 15 号刀片切开并掀起骨膜以备截骨。
• 使用 5 mm 骨刀从桡骨远端切取移植骨。使用用弧形骨刀利于切取约 5 mm 厚的移植骨。
• 将移植骨的血管蒂向远端游离至桡腕关节水平，此处为该分支从桡动脉分出的起始部。这样就可以将血管蒂充分旋转到舟骨缺损处。

第三步：移植骨穿过"隧道"至骨缺损处

• 于伸肌腱下方做一隧道。将移植骨从隧道中穿过并置于舟骨缺损处，可避免牵拉血管蒂或损伤骨膜。
• 需要时，进一步修剪移植骨的外形以更好地适配骨缺损的形状（图 25.10）。
• 将移植骨的皮质部分置于背侧或桡侧，以提供必要的力学支撑。

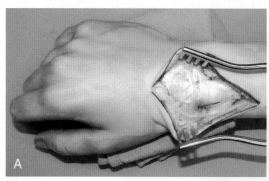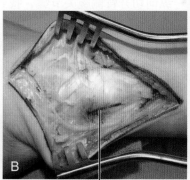

1, 2 伸肌间室间支持带浅层动脉

图 25.8 A–B

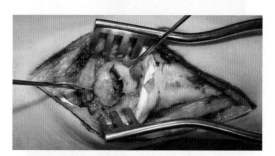

图 25.9

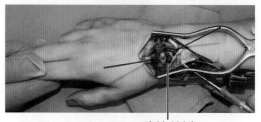

移植骨瓣

图 25.10

第四步：移植骨的固定

- 在直视和 X 线透视下确认移植骨的位置，然后使用两根 0.045 英寸（1.14 mm）克氏针将其固定。
- 第一枚克氏针从舟骨的近极尺侧角处穿入，沿舟骨长轴前进，到达舟骨远极。
- 可平行穿入第二枚克氏针，防止移植骨旋转。
- 剪断克氏针，并将其尾端埋在皮下，后期要拔出。

第五步：闭合切口

- 使用 3-0 爱惜邦线缝合腕关节囊。
- 关闭切口前，可使用同种异体移植骨，充填桡骨远端供区。
- 使用 4-0 单乔或 4-0 PDS 缝线缝合皮肤。

> **第四步手术要点**
> 使用克氏针固定后应做一系列腕关节活动，并直接观察移植骨瓣，以确保移植骨瓣固定牢靠。

带血管蒂股骨内侧髁游离

适应证

- 带血管蒂股骨内侧髁游离骨瓣移植的适应证
  - 已确诊的不愈合，伴驼背畸形。
  - 有舟骨近极缺血性坏死表现。
- 存在舟骨不愈合，既往行不带血供骨移植失败者。
- 如果不存在舟骨内塌陷（驼背畸形），可以尝试背侧入路带血管蒂桡骨远端骨瓣移植。
- 存在驼背畸形时，需要采用掌侧入路。

手术解剖

- 受区：舟骨
  - 舟骨的主要血液供应来自桡动脉的一个分支。此血管及其分支从舟骨远端背侧的背脊进入并逆向走行，提供了舟骨近极 70% ~80% 的骨内血供。
  - 由于血供高度依赖于这条唯一逆向走行的骨内血管，因而舟骨近极在骨折后极易出现缺血性坏死。
  - 在远极舟骨结节处，桡动脉还发出一个掌侧分支，为舟骨提供 20% ~30% 的血供。
- 供区：股骨内侧髁
  - 股浅动脉在内收肌裂孔近端发出膝降动脉。膝降动脉向远端走行并发出隐支和肌支。股浅动脉在更远端发出膝上内侧动脉。
  - 膝降动脉和膝上内侧动脉继续向远端进入骨内，并作为骨内营养血管为内侧股骨髁供血。
  - 内侧股骨髁皮瓣的血供来自膝降动脉的隐支（图 25.11）。

体位

- 受区使用上肢止血带。
- 同侧膝关节保持轻度屈曲、外展位，以便显露股骨内侧髁。将无菌止血带缠绕在大腿近端靠近腹股沟褶皱处，以备切取移植骨。

显露

- 在腕部做弧形切口显露舟骨和桡动脉。切口起自大鱼际桡侧，跨过腕部，平行走行于桡侧腕屈肌腱的桡侧（图 25.12 ）。
- 在大腿内侧远端沿股骨中轴做一长约 20 cm 的切口，直至膝关节间隙，以显露股骨内侧髁及其血管蒂（图 25.13 ）。

第一组：供区（切取移植骨）

第一步：辨认大腿内侧结构

- 标记同侧大腿内侧下方的股骨、髌骨和股骨 - 胫骨关节间隙。从股骨 - 胫骨关节间隙开始，以股骨中轴为中心做一约 20 cm 长的切口。需要广泛显露，以便解剖血管蒂。

第二步：显露股内侧肌

- 切开皮肤、皮下组织和股内侧肌的筋膜，显露下方肌肉（图 25.14 ）。

第三步：向前掀起股内侧肌

- 找到股内侧肌的后缘，从后向前将其掀起，显露膝降血管（图 25.15 ）。

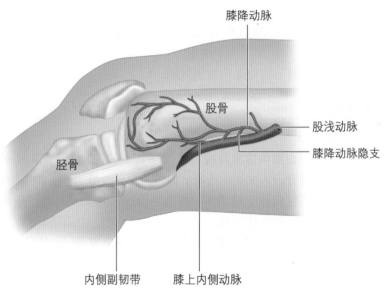

图 25.11

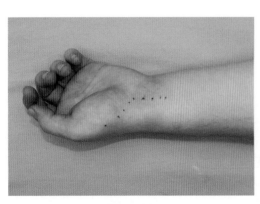

图 25.12

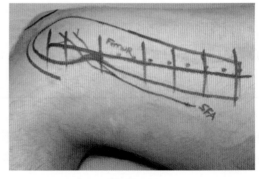

图 25.13

第四步：游离血管蒂

- 找到膝降动脉及其到骨膜的分支。确定股骨内侧髁骨移植的区域，然后向近端游离血管蒂，其长度应约为 5 cm（图 25.16）。

第五步：设计移植骨的切取方案

- 根据舟骨丢失的骨量，在膝降动脉的滋养血管和骨膜分支周围设计一个矩形皮质松质移植骨。舟骨清创后所需的皮质松质移植骨大小约为 5 mm（宽）× 10 mm（长）× 5 mm（厚）。可以另从股骨切取松质骨，填充于带血管蒂移植骨的周围。

第六步：切取移植骨

- 沿标记线切开骨膜。
- 使用 5 mm 骨刀切取移植骨瓣。为了最终游离移植骨瓣并尽量减少骨折风险，应在移植骨的远端单独再做一 45°截骨。这样有利于在移植骨瓣深方边缘精确地截骨（图 25.17）。

第七步：结扎血管蒂

- 确认长度足够后，将血管蒂近端结扎切断，制备骨瓣，移位后将骨瓣血管蒂与腕部血管吻合。

第四步手术要点

桡动脉紧贴舟骨掌侧走行，因此通常不需要很长的血管蒂。使用短血管蒂（1~2 cm）可以节约时间。

第五步手术要点

- 应找到并保护膝内侧副韧带。
- 由于缺血的舟骨通常没有足够的皮质骨来支撑骨缺损，因此移植骨必须带上皮质骨。股骨内侧髁移植骨瓣提供的骨结构不受血管蒂长度的限制（与桡骨带血管蒂移植骨瓣不同）并且血供丰富，但术者需要良好的显微外科技术，以保证血管吻合质量。

第六步手术要点

小心分离移植骨近端的血管蒂及骨膜，有助于切取移植骨。

第七步手术要点

可使用同种异体移植骨充填供区骨缺损。

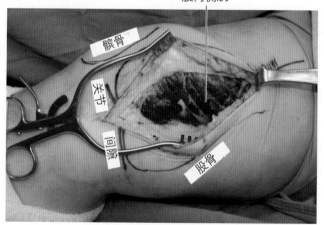

图 25.14

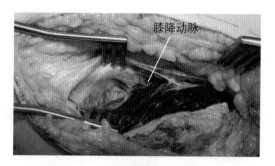

图 25.15

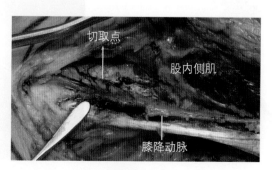

图 25.16

• 止血，放置引流并逐层缝合腿部供区。

第二组：受区准备

第一步：显露舟骨

- 切口设计如前所述。此切口起于大鱼际桡侧，穿过腕关节并平行于桡侧腕屈肌腱。
- 纵向切开桡侧腕屈肌腱鞘，将桡侧腕屈肌牵向尺侧。
- 切断桡舟头韧带和长桡月韧带，进入关节囊，显露舟骨。

第二步：舟骨不愈合的清创

- 在小心显露舟骨后，对不愈合处清创，直到在舟骨远极处可见出血的健康骨质。对纤维组织清创时可使用小刮匙或咬骨钳。
- 必须检查舟骨的各个关节是否存在关节炎。需特别注意桡舟关节和腕中关节。在清创时注意不要穿透舟骨近极皮质。

第三步：测量骨缺损

- 仔细清创后，测量骨缺损的大小，并用作切取移植骨瓣的模板（图 25.18）。

第四步：纠正背侧中间链节不稳定（DISI）畸形

- 为了纠正背侧中间链节不稳定畸形，应在 X 线透视的引导下屈曲腕关节，直到桡月角处于中立位。
- 可将一枚克氏针从桡骨穿到月骨，以使月骨保持中立位。

第五步：受区血管的准备

- 在最初切开显露时，即可在桡侧腕伸肌腱的桡侧找到桡动脉。小心分离并找到其伴行静脉。
- 在受区选择尺寸最合适的一条伴行静脉，行端 - 端静脉吻合。

第一步手术要点

- 保留大部分长桡月韧带和桡舟头韧带的一部分有助于稳定舟骨近极并维持复位。
- 将舟骨 - 大多角骨关节的掌侧关节囊切开，可以更充分地显露舟骨。
- 透视确认骨不连部位。

第二步手术要点

- 将 0.045 英寸（1.14 mm）克氏针穿入舟骨近极和远极，将其作为操纵杆牵开骨不连区域，以便更好地清创。
- 可用低速磨钻协助进行纤维性连接的清创。但是清创时需要持续冲洗舟骨，以避免热量造成的进一步坏死。

第三步手术要点

实际切取的移植骨要比测量尺寸小一点。这样可以更容易地将移植骨瓣植入舟骨缺损处，并节省修整骨瓣的时间。

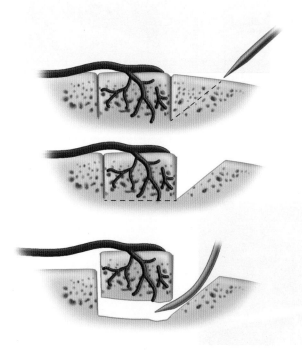

图 25.17

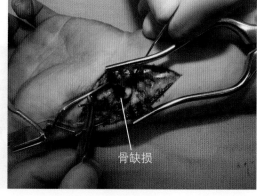

骨缺损

图 25.18

第六步：股骨内侧髁移植骨瓣的固定

- 修剪移植骨的轮廓，使其适合舟骨缺损，并使用埋入式克氏针或无头加压螺钉固定移植骨。
- 我们倾向于使用克氏针，因为操作更简单。使克氏针应从舟骨远极中央穿入，沿着舟骨的长轴到近极尺侧角。
- 可以平行再穿一枚克氏针以防止旋转，或者斜向穿针以固定移植骨。
- 在穿针过程中和结束后必须确认舟骨已复位，且背侧中间链节不稳定畸形得到矫正（图 25.19A、B）。

第七步：显微吻合

- 用 9-0 尼龙线将膝降动脉与桡动脉做端 - 侧吻合。
- 用 9-0 或 10-0 尼龙线将供区和受区的伴行静脉做端 - 端吻合。

第八步：闭合切口

- 由于血管吻合，无法完全缝合关闭关节囊。
- 用 4-0 尼龙线缝合血管浅层的皮肤。
- 因为在皮肤闭合状态下无法进行术后监测，所以在缝皮前必须确保吻合完美，且血管蒂内血流充足稳定。

> **第六步手术要点**
>
> 移植骨的骨皮质面应面向掌侧，以提供支撑并纠正驼背畸形。

> **第七步手术要点**
>
> 尽管只吻合一根静脉就足够，但吻合第二根可以增加静脉回流，并可以备第一根静脉形成血栓时之需。

术后护理和预后

- 将患者的拇指置于掌侧外展位，腕关节轻度屈曲；用拇人字石膏托固定 2 周。期间检查伤口，确定愈合后拆线。在石膏上可做一个观察窗口，以便使用多普勒超声进行护理评估，并早期发现血管血栓形成。
- 检查伤口后，用一短臂拇人字石膏管型固定 8 ~ 12 周，直到影像学确认骨愈合为止。
- 如果行尺骨移植术，使用柔软的厚敷料包扎，鼓励患者活动肘部以防止僵硬。在确认舟骨愈合之前，将肘关节限制负重在 1 ~ 2 磅以内。
- 如果行股骨内侧髁骨移植术，则采用柔软的厚敷料保护膝关节和大腿内侧。为了使患者感到舒适，可以固定膝关节。
- 患者在手术后可立即下床活动，但应告知患者疼痛可能持续数周。

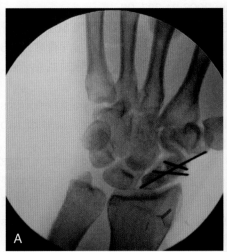
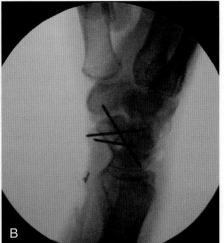

图 25.19 A–B

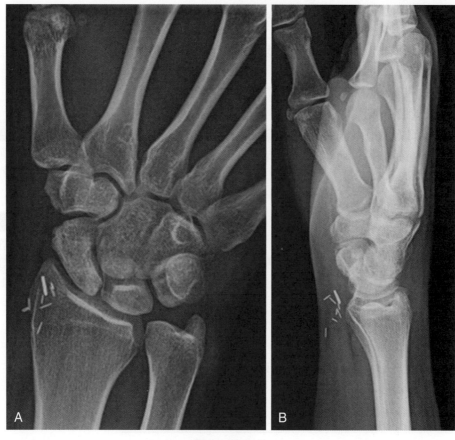

图 25.20 A–B

循证文献

Al-Jabri T, Mannan A, Giannoudis P. The use of the free vascularized bone graft for nonunion of the scaphoid: a systematic review. J Orthop Surg Res 2014;1:9–21.

共 12 篇文章符合纳入标准，其中详细描述了 245 例舟骨不愈合。对 56 名患者行股骨内侧髁的带血管骨移植术，所有患者均达到骨愈合并矫正了驼背畸形。对 188 名患者行髂嵴带血管骨移植，术后愈合率为 87.7%。其结论认为两者的愈合率有显著差异（P=0.006）。股骨内侧髁作为供区更有优势。

Change MA, Bishop AT, Moran SL, Shin AY. The outcomes and complications of 1,2 intercompartmental supraretinacular artery pedicled vascularized bone grafting of scaphoid nonunions. J Hand Surg Am 2006;31:387–96.

在这篇回顾性研究中，作者用 1, 2 ICSRA 带蒂骨移植方法治疗了 50 例舟骨骨不愈合。50 名患者中有 34 名（68%）在平均 15.6 周时达到影像学骨愈合。8 名患者（16%）出现并发症。单变量分析表明，年龄较大、近极缺血性坏死、驼背畸形、非螺钉固定、吸烟和女性均与高并发症发生率相关。

Jones Jr DB, Burger H, Bishop AT, Shin AY. Treatment of scaphoid waist nonunions with an avascular proximal pole and carpal collapse: a comparison of two vascularized bone grafts. J Bone Joint Surg Am 2008;90:2616–25.

作者回顾了一系列接受了桡骨远端带蒂骨瓣或股骨内侧髁骨瓣（MFC）治疗的舟骨骨不愈合和腕骨塌陷病例。共纳入了 22 名患者。共 12 名患者接受桡骨远端带蒂骨瓣治疗，其中 4 名达到愈合，中位愈合时间为 19 周。所有接受 MFC 骨瓣治疗的 12 名患者均达到愈合，中位愈合时间为 13 周。结果显示 MFC 组的愈合率明显较高（P=0.005），且愈合时间明显更短（P<0.001）。

第二十六章

切开复位固定治疗伴或不伴骨折的急性月骨或月骨周围脱位

Brett Michelotti、Kevin C. Chung 著，王志新 译 刘 波 审校

适应证

- 急性或亚急性月骨周围脱位或骨折脱位的手术治疗（小于 6 周）。
- 伤后 6 以上的首诊患者应选择补救手术，如近排腕骨切除或腕关节局限融合。
- 尽管有些月骨周围脱位可以通过急诊闭合复位，但仍推荐切开韧带修复，并进行手术固定。
- 月骨周围损伤可以是纯韧带损伤（小弓损伤），也可以是合并舟骨、头骨或三角骨的骨折（大弓损伤）。
- Mayfield 描述了月骨周围损伤的类型（表 26.1）。
- 月骨脱位：月骨从 Poirier 窝脱向掌侧，其他腕骨与桡骨远端的关系维持正常。
- 月骨周围脱位：月骨仍处于桡骨远端的月骨窝处，而其他腕骨则脱向背侧。

临床检查

- 剧烈疼痛，腕关节肿胀，压痛，瘀斑，主、被动活动度减少。
- 可合并急性腕管综合征（约 25% 的患者），出现正中神经支配区的疼痛和麻木。
- 虽然影像学显示已成功闭合复位，但若疼痛逐渐加剧，则需紧急行腕管切开减张以及切开复位固定。
- 如果闭合复位后疼痛及麻木均明显好转，则可以尽快择期行切开复位固定。

表 26.1　月骨周围损伤的分期

	Ⅰ期	Ⅱ期	Ⅲ期	Ⅳ期
影像学表现	舟骨旋转	头骨脱位	舟骨和三角骨异常旋转，月三角分离，掌侧三角骨骨折	月骨脱位
关节损伤	舟月关节	舟月关节、头月关节	舟月关节、头月关节、月三角关节	舟月关节、头月关节、月三角关节、桡月关节
韧带损伤	桡舟韧带、舟月韧带、桡头韧带	桡舟韧带、舟月韧带、桡头韧带	桡舟韧带、舟月韧带、桡头韧带、桡侧副韧带、掌侧桡三角韧带；尺三角韧带 +/-	桡舟韧带、舟月韧带、桡头韧带，桡侧副韧带，掌侧桡三角韧带；月三角韧带 +/-，背侧桡腕韧带 +/-

影像学

- 阅读平片时，需着重关注腕关节的 Gilula 弓，对腕骨脱位情况进行评估。
- 在侧位片上，桡骨干、月骨、头骨及掌骨干应在一条直线上。
- 即便做了足够的影像学检查，仍有可能出现漏诊的情况，误将月骨脱位或月骨周围脱位诊断为单纯的腕关节扭伤。因此，认真阅读所有影像学结果对避免误诊是十分重要的（图 26.1）。
- X 线平片在发现桡骨茎突骨折、舟骨骨折、头骨或三角骨骨折等大弓损伤上也是十分重要的。

手术解剖

- 在严重损伤的病例中，往往背侧桡腕韧带和背侧腕中韧带都是损伤的（图 26.3）。
- 在月骨掌侧脱位的病例中，月骨被外力推出 Poirier 窝，因为此处的掌侧关节囊缺少外在韧带的保护。由桡舟头和尺头韧带组成的韧带弓形成了 Poirier 窝的远端界限（图 26.4）。
- 在背侧月骨周围脱位时，月骨仍留在桡骨的月骨窝内，而其他腕骨则相对桡骨脱向背侧。
- 月骨周围脱位往往合并腕骨间韧带的损伤。手术中应修复舟月韧带背侧纤维和月三角韧带。

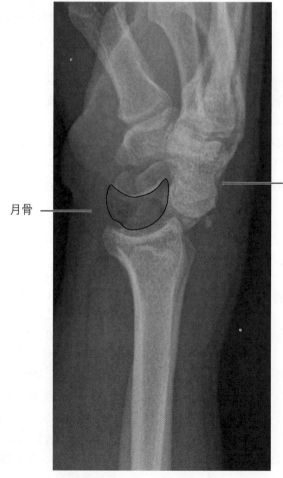

月骨 ——

—— 相对于月骨向背侧脱位的腕骨

图 26.1

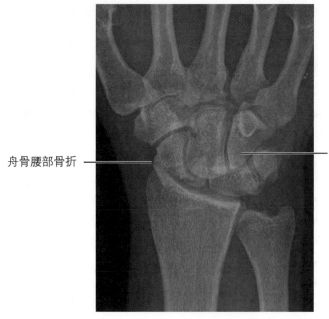

舟骨腰部骨折

腕骨与月骨重叠

图 26.2

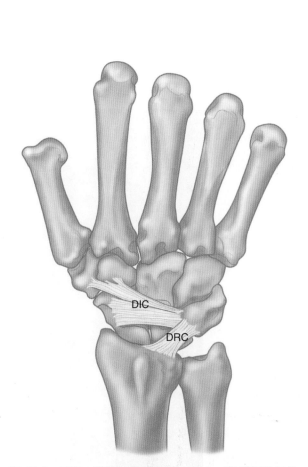

图 26.3 DIC，背侧腕骨间韧带；DRC，背侧桡腕韧带

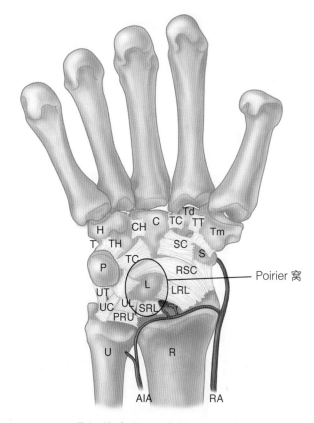

Poirier 窝

图 26.4 AIA，骨间前动脉；C，头骨；CH，头钩韧带；H，钩骨；L，月骨；LRL，长桡月韧带；P，豌豆骨；PRU，掌侧桡尺韧带；R，桡骨；RA，桡动脉；RSC，桡舟头韧带；S，舟骨；SC，舟头韧带；SRL，短桡月韧带；T，三角骨；TC，三角头韧带；Td，小多角骨；TH，三角钩韧带；Tm，大多角骨；TT，大小多角骨韧带；U，尺骨；UC，尺头韧带；UL，尺月韧带；UT，尺三角韧带

- 在 Mayfield Ⅳ 型月骨周围脱位中，月骨血供由于短桡月韧带的连续而得以保存（图 26.5）。

体位

- 采用标准的手部透光桌及小 C 形臂，用于术中透视。
- 可以用指套等牵引装置施与 5～10 磅（2.3～4.5 kg）的纵向牵引以辅助月骨复位。

显露

显露手术要点

血肿和水肿会使正中神经及掌皮支的走行改变，需要着重分辨并避免损伤。

- 掌侧入路：做一延长的腕管切开减张口，近端超过掌侧腕横纹（图 26.6）。
- 完全切开腕横韧带后，显露腕管内结构并牵向两侧，暴露掌侧腕关节囊。
- 背侧入路：在 3—4 间室之间做 6～8 cm 的纵向切口（图 26.7）。
- 在 2—4 间室之间显露腕背侧关节囊。
- 在舟月间隙背侧纵行切开关节囊以显露腕骨。
- 或者沿着背侧桡腕韧带和背侧腕中韧带的走向做一个以桡侧为底的关节囊瓣以显露腕骨。
- 这种保护韧带的显露方式可见第二十二章。

手术操作

第一步：背侧入路行舟骨骨折复位

第一步手术要点

需要保留短桡月韧带，从而维持月骨血供。

- 在 2—4 间室之间切开关节囊显露舟骨，利用自动拉钩牵开肌腱以暴露术野（图 26.8）。
- 显露骨折线后，清除血肿或早期骨痂组织。
- 在直视及透视下确认舟骨骨折复位满意（图 26.9）。

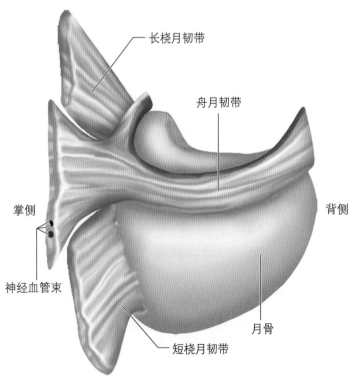

长桡月韧带

舟月韧带

掌侧

背侧

神经血管束

月骨

短桡月韧带

图 26.5

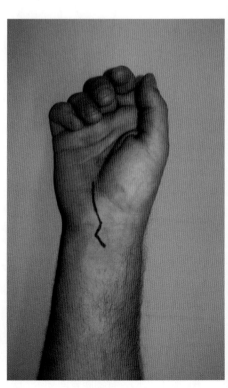

图 26.6

第二步：置入导针和无头加压螺钉进行固定

- 置入 1.14 mm 克氏针临时固定复位后的舟骨，同时也能防止拧入螺钉时骨折块旋转。
- 导针入点位于舟骨近端尺侧角，沿舟骨长轴进入，直至远端舟骨结节的软骨下骨（图 26.10A、B）。
- 在透视下确认导针轨道及位置合适后，测量并预估螺钉长度。

第三步：钻孔

- 确认导针已达到舟骨远端软骨下骨后，进行钻孔并准备拧入螺钉。

第四步：置入螺钉

- 确认螺钉长度并保证整个螺钉均可埋在舟骨内后，在透视下拧入螺钉（图 26.11A、B）。

第二步手术要点

为了确保螺钉完全埋在骨内，需要将测量出的螺钉长度减去 4 mm。

第三步手术要点

利用电钻扩髓时需在透视监视下进行，使钻头达到舟骨远端的软骨下骨。

第四步手术要点

- 图 26.11A、B 显示了沿着舟骨长轴准确置入螺钉的情况。
- 利用实时透视确认螺钉没有突出骨外。
- 术中要环形活动腕关节，以区分螺钉是否突出到关节内。需要的话，应该更换螺钉重新固定。

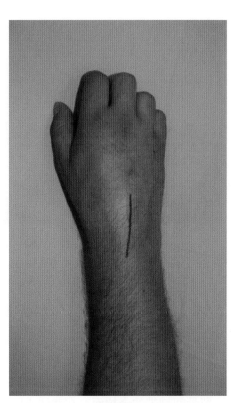

图 26.7

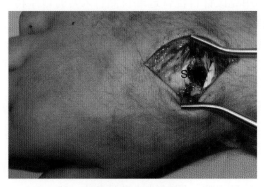

图 26.8　S，舟骨

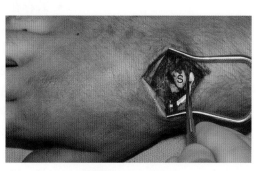

图 26.9　S，舟骨

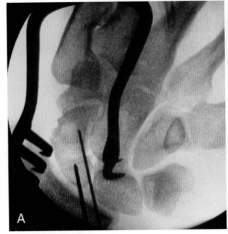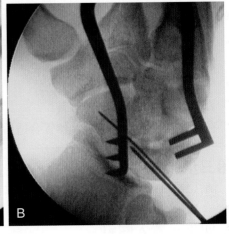

图 26.10 A–B

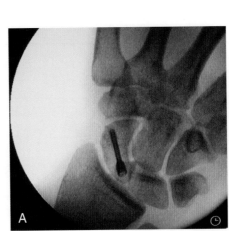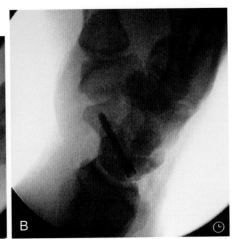

图 26.11 A–B

第五步：固定舟月关节、月三角关节及腕中关节

- 需应用数根克氏针对舟月关节、月三角关节和腕中关节进行固定。
- 确保月骨在中立位置。从侧位上看，桡月角应在 0° ~ 15°。若月骨由于残留骨间韧带的牵拉而存在背伸或屈曲，则必须进行复位。
- 若存在 DISI（背侧中间体或嵌体不稳定）畸形，则需极度屈曲腕关节，将月骨复位至中立位，可利用克氏针自桡骨远端背侧打入月骨以维持复位。
- 若存在 VISI（掌侧中间体或嵌体不稳定）畸形，则极度背伸腕关节，同样将月骨复位至中立位，在桡骨远端背侧打入克氏针固定月骨的位置。
- 确认月骨与桡骨处在同一条线上后，利用 1.57 mm 克氏针固定月骨和三角骨（图 26.12）。
- 在透视的帮助下确保克氏针入点在三角骨的中部，同时尖端应打到月骨的软骨下骨。
- 另外，还需利用克氏针固定舟月关节和头舟关节。
- 利用 1.57 mm 克氏针固定舟月关节，其入点紧贴桡骨茎突远端，垂直于前臂。需在透视下确保复位舟月间隙，同时维持舟月角在 30° ~ 60°。

- 再用 1 枚 1.57 mm 克氏针固定头舟关节，以避免腕中关节活动。
- 克氏针有可能会被舟骨空心钉阻挡，此时需调整入点，以确保将头舟关节固定牢靠（图 26.13）。

第六步：舟月韧带和月三角韧带修复

- 若舟月韧带和月三角韧带自中部断裂，则可利用 3-0 爱惜邦缝线进行修复。
- 若韧带自附着处撕脱，则需利用骨铆进行修复。

第七步：腕管减张并修复掌侧关节囊

- 进行彻底的腕管切开减张，识别并保护腕管内结构。
- 检查腕管底部，可能会发现掌侧关节囊裂伤。
- 应用 3-0 爱惜邦缝线修复掌侧关节囊（图 26.14A、B）。

第五步手术要点
• 需将克氏针埋在皮下，并于术后 8 周取出，以降低针道感染的风险。 • 为了确保克氏针位置准确，需进行多角度透视。

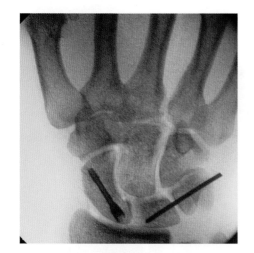
图 26.12

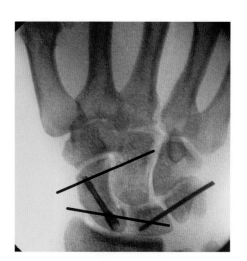
图 26.13

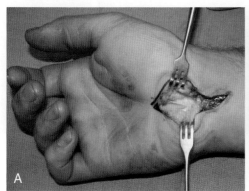
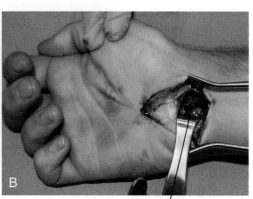

掌侧腕关节囊裂伤

图 26.14 A–B

第八步：缝合

- 利用 3-0 爱惜邦缝线修复背侧关节囊，随后松止血带，彻底止血。
- 用 4-0 单股线或 4-0 PDS 缝合伤口。

术后护理及预后

- 术后前臂及拇指支具固定。10 ~ 14 天内保持支具清洁干燥，随后去除支具，检查伤口并拆除缝线。
- 拆线后换成拇指人字支具，固定 8 ~ 12 周。
- 术后每 3 ~ 4 周随访一次，进行平片检查以确认复位良好，并观察骨折愈合情况。
- 术后 8 ~ 12 周，在局麻或镇静下拆除石膏及克氏针。
- 随后开始功能康复，从恢复活动范围开始，逐渐增加力量训练。
- 图 26.15A、B 显示了术后 1 年的平片，可见骨折愈合且舟月、月三角间隙正常。

术后要点

- 术前对患者的告知至关重要，使患者对此类伤情的预后有合理预期，使其明白术后患侧腕关节额活动度会有显著下降。
- 即便达到了解剖复位，大部分患者仍会进展为腕关节骨性关节炎。

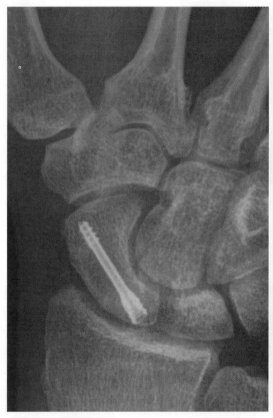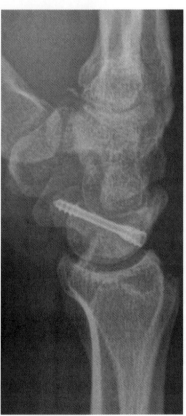

图 26.15

循证文献

Hildebrand KA, Ross DC, Patterson SD, Roth JH, MacDermid JC, King GJ. Dorsal perilunate dislocations and fracture-dislocations: questionnaire, clinical, and radiographic evaluation. *J Hand Surg Am* 2000; 25:1069–79.

作者回顾分析了 22 例（23 个腕关节）背侧月骨周围骨折脱位，均采用切开复位内固定进行治疗。平均随访时间 37 个月，最终的屈伸活动范围平均是对侧腕关节的 57%，握力是对侧的 73%。3 例最终接受了腕关节融合，还有 1 例在初次手术时就因为无法修复的舟骨骨折接受了舟骨切除和四角融合术。在其余 18 例腕关节中，9 例出现了影像学可见的骨性关节炎，多集中在头月和头舟关节。SF-36 生活质量评分明显高于同年龄同性别美国人群的数值。DASH、Mayo 和腕关节患者评估表（patient wrist evaluation, PRWE）评分均显示患侧腕关节的功能丧失。尽管如此，73% 的患者完全能够胜任原来的工作，82% 的患者仍能正常工作（Ⅴ级证据）。

Krief E, Appy-Fedida B, Rotari V, David E, Mertl P, Maes-Clavier C. Results of perilunate dislocations and perilunate fracture dislocations with a minimum 15-year follow-up. *J Hand Surg Am* 2015; 40: 2191–7.

作者回顾分析了 30 例月骨周围脱位或骨折脱位，平均随访时间 18 年。平均屈伸、桡尺偏和旋前 - 旋后的活动范围分别是对侧腕关节的 68%、67% 和 80%。平均握力是对侧的 70%。平均 Mayo、Quick DASH 和腕关节患者评估量表（Patient-Rated Wrist Evaluation, PRWE）评分分别为 70 分、20 分和 21 分。5 例患者接受了二次手术。6 例诊断为复杂局部疼痛综合征（complex regional pain syndrome, CRPS）。70% 的患者出现了腕关节骨性关节炎。

第二十七章

舟骨切除四角融合

Brett Michelotti、Kevin C. Chung 著，郭 阳译 陈山林 审校

适应证

- 舟骨骨折不愈合腕关节进展性塌陷（scapholunate nonuion advanced collapse, SNAC）或舟月分离腕关节进展性塌陷（scapholunate advanced collapse, SLAC）发展到头舟关节炎（SNAC 3 期或 SLAC 3 期）。

临床检查

- 未治疗的舟骨骨折不愈合或舟骨静态不稳定，预计会发展为 SNAC 和 SLAC（图 27.1）。
- 患者经常出现持续性腕关节疼痛，通过影像学或关节镜确诊。
- 对于老年低需求患者，应尝试使用夹板和非类固醇抗炎药进行保守治疗。保守治疗失败后再尝试手术治疗。
- 对于年轻、需求较高的患者，手术可能会阻止关节炎的进一步发展。
- 对于第三期 SNAC 或 SLAC 关节炎，舟骨切除术和四角或局限性腕关节融合术优于近排腕骨切除术（proximal row carpectomy, PRC）。近排腕骨切除术导致头骨近侧被破坏关节面接触桡骨远骨关节面导致持续疼痛。
- 局限性腕关节融合术可以保持腕关节高度增加手部力量。

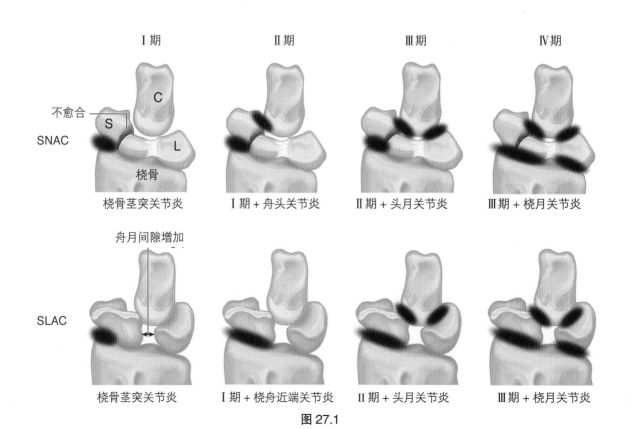

图 27.1

影像学

- 手腕的标准后前位、斜位和侧位 X 线片通常足以诊断腕关节炎，并确定是否累及头月关节或桡月关节。如果存在头月关节炎，就不能进行近排腕关节切除术；如桡月关节也受累及，则不能进行近排腕关节切除或四角融合术。
- 腕骨的尺侧移位表明腕关节掌侧韧带松弛，不宜进行近排腕骨切除术。
- 关节镜检查是诊断和评价手腕关节磨损程度的参考标准。如果 X 线片不确定，关节镜可用于指导治疗。

手术解剖

- 桡舟关节退行性改变是常见的表现，由于桡舟关节面不匹配，关节活动时负荷不均所致。月骨窝的退行性表现最晚出现，因为其关节面负荷能够比较均匀地分布。

显露

- 在 Lister 结节尺侧做 6 cm 长的纵向切口，显露伸肌支持带及拇长伸肌腱。
- 在第二、第四鞘管间纵行切开，将拇长伸肌腱拉向桡侧，继续纵行切开背侧关节囊，显露近排腕骨（图 27.2 和 27.3）。

显露要点

辨认和避免桡神经浅支损伤。

手术操作：环形钢板四角融合

第一步：切除舟状骨

- 锐性切开舟月韧带，使舟骨与月骨分离，用刀或骨膜剥离器将舟骨从附着的掌侧关节囊游离出来（图 27.4）。

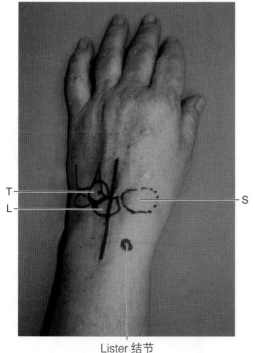

Lister 结节

图 27.2

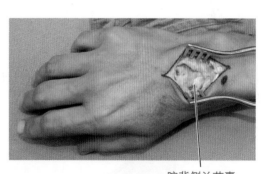

腕背侧关节囊

图 27.3

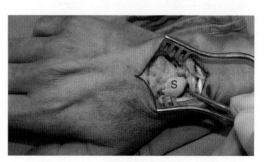

图 27.4

- 理想情况下，可将舟骨整体切除，或者也可以用咬骨钳将舟骨咬成几部分后切除（图 27.5）。
- 如果骨质良好，可以将舟骨松质骨颗粒化用于骨移植。

第二步：月骨复位

- 可以使用 0.062 英寸（1.5 mm）克氏针作为操纵杆，将月骨由背伸位复位到中立位。
- 舟骨处于屈曲位，而月骨处于背伸位的，即背侧中间链节不稳定（DISI）畸形，应将克氏针以由远至近的方向打入月骨中。
- 用克氏针尽量使月骨向手指一侧屈曲，以确保其相对于桡骨长轴处于中立位。
- 通过透视确定了月骨位置后，可以用另一枚克氏针固定桡月关节以维持复位（图 27.6）。

第三步：稳定其他腕骨

- 确认月骨中立位复位后，再用多枚 0.045 英寸（1.45 mm）克氏针维持其他腕骨的位置（图 27.7）。

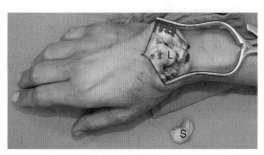

图 27.5

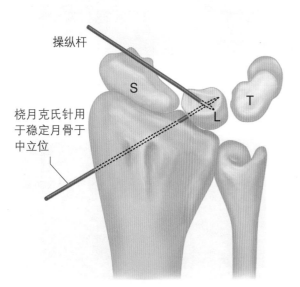

图 27.6

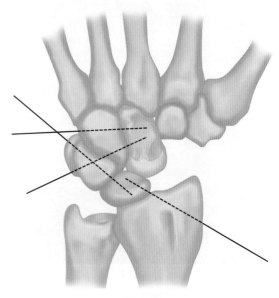

图 27.7

第四步：处理腕骨，为钢板放置做准备

- 将磨头放置于四个腕骨的中心，磨除部分腕骨，直至背侧皮质位于磨头的两条线之间（图 27.8、27.9）。

第五步：切除四个腕骨间软骨

- 用磨钻去除需要融合的四个腕骨间的软骨（图 27.10）。

第六步：植骨

- 放置钢板前，用舟骨中的松质骨或同种异体骨进行植骨。

第七步：放置环形钢板

- 选用大小合适的环形钢板放置在预先处理的腕骨部位。根据操作手册将螺钉固定在四个腕骨上。厂家建议先固定钩骨，之后是月骨、头骨和三角骨。每个腕骨都放置一枚螺钉后，再拧入其他螺钉中。
- 钢板配套使用 2.0 mm 钻头和 2.7 mm 自攻螺钉。钻头应当穿透对侧皮质的软骨下骨，但不要完全穿过皮质。

第四步手术注意

如果扩孔不够深，无法将整个圆形钢板放置在腕骨背侧皮质下方，可能导致钢板撞击桡骨远端。

第五步手术要点

- 扩孔时持续冲水可减少产热导致的骨坏死。
- 为了提高融合率，应仔细去除软骨。

第七步手术要点

在月骨螺钉正确定位之前，不要过度拧紧钩骨螺钉。将这两个螺钉放置好后，应按顺序拧紧，以将板压平并确保其不保持突出。

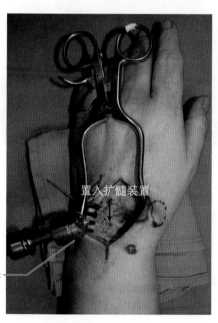

置入扩髓装置

扩髓装置头端的两条线

图 27.8

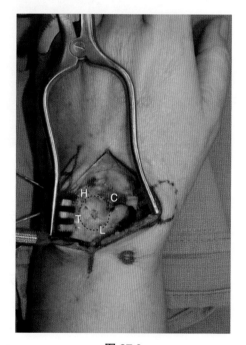

图 27.9

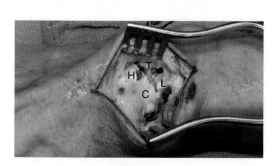

图 27.10

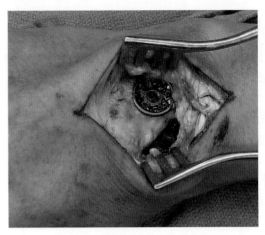

图 27.11

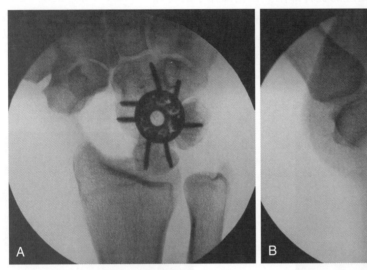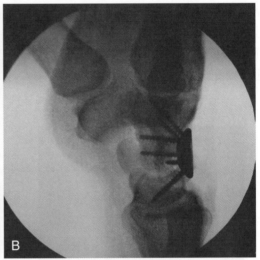

图 27.12 A–B

第八步：放置钢板上盖

- 用松质骨填充钢板的中心，然后放置螺钉盖（图 27.11 ）。

第九步：最终透视确认

- 最终通过透视确认螺钉的位置以及腕关节活动不因钢板的位置受限（图 27.12a、B ）。

第十步：关闭伤口

- 使用 3-0 爱惜邦缝线缝合腕背关节囊，将止血带放气止血（图 27.13 ）。
- 使用 3-0 爱惜邦修复伸肌支持带。皮肤可以用 4-0 皮肤缝线缝合。

手术操作：四角融合克氏针固定

第一步

- 见上一节。

第二步

- 见上一节。

第三步

- 见上一节。

第四步

- 用咬骨钳或小磨头将月骨、头骨、钩骨及三角骨的软骨去除，为融合作准备。

第五步：融合骨块克氏针固定

- 用 0.062 英寸（1.6 mm）克氏针固定骨块进行融合。
- 用克氏针固定月三角关节及头月关节，第三根针固定三角骨与头骨（图 27.15、27.16）。
- 固定头骨及月骨的克氏针入针点可以直接在手术视野中确定，应从头骨的腰部向月骨近尺侧部分进针。
- 固定三角骨月骨的入针点经皮从三角骨中部进入，应直接向月骨近桡侧部分进针。
- 固定三角骨头骨的固定针应选择类似的入针点。此钢针应垂直于前臂长轴，并固定近端头骨。

术后护理和预后

- 短臂掌侧石膏固定 2 周，换为热塑性夹板固定 6 周，或经影像学证实有愈合迹象。由于所有的腕骨都不能被加压固定，腕骨间融合可能需要一定时间。因此，在得到影像学愈合证据之前，不应该开始腕关节的活动。

第四步要点

- 在打磨骨质时持续冲水，可减少融合部位的骨坏死。
- 仔细移除关节软骨将提高融合概率（图 27.14）。

第五步手术要点

- 可以用舟骨内的松质骨进行植骨，或者用髂嵴的松质骨进行植骨，也可以用同种异体骨作移植，填充至腕骨间，以促进愈合。
- 为了降低针道感染的风险，所有克氏针应埋入皮下。

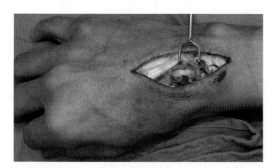

图 27.13

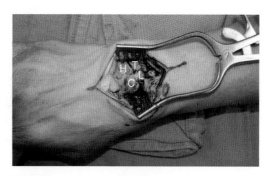

图 27.14

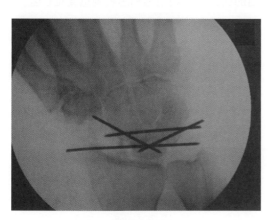

图 27.15

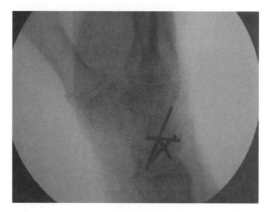

图 27.16

- 在有临床和影像学证据证明愈合后，可以去除克氏针。
- 术后 2 周，开始进行手指运动并逐渐加大强度，腕关节的运动要在有影像学愈合证据后才能开始。
- 患者的腕关节预期活动范围与对照侧相比减少约 50%，握力应恢复到健侧的 80% 左右。

循证文献

Chung KC, Watt AJ, Kotsis SV. A prospective outcomes study of four-corner wrist arthrodesis using a circular limited wrist fusion plate for stage II scapholunate advanced collapse wrist deformity. *Plast Reconstr Surg* 2006; 118: 433–42.

这项前瞻性研究共纳入 11 名患者。该研究详细介绍了舟骨切除术和使用圆形钢板内固定术的四角关节融合术的结果。11 名患者中有 10 名完成了为期 1 年的随访。术后 1 年的握力、侧捏力和 Jebsen-Taylor 测试分数与术前值无显著差异。平均活动范围为术前 87°，1 年随访为 74°（*P*=0.19）。密歇根手部结果问卷（Michigan Hand Outcomes Questionnaire）显示功能、日常生活活动、工作、疼痛或患者满意度没有显著改善。平均疼痛评分从术前 54 分降至术后 1 年 42 分（*P*=0.30），表明手腕持续不适。3 名患者出现螺钉断裂：1 名无症状，1 名需要 3 个月的严格手腕固定，1 名因症状性骨不连再次手术。作者的结论是，使用环形钢板进行四角关节融合术导致持续疼痛，功能限制，工作障碍，患者满意度差，植入失败率也很高（11 例中有 3 例）。

Merrell GA, McDermott EM, Weiss AP. Four-corner arthrodesis using a circular plate and distal radius bone grafting: a consecutive case series. *J Hand Surg Am* 2008; 33: 635–42.

在这篇回顾性综述中，作者报告了 28 名患者的连续性队列研究结果。这些患者接受了标准化的四角关节融合术和第二代环形板以及桡骨远端植骨术用于治疗舟骨晚期塌陷、舟骨不愈合进展塌陷或腕中关节炎患者。平均随访 46 个月，患者的运动范围保持在对侧的 45% 左右。握力约占未受伤侧的 82%。所有患者头月关节均出现融合。28 例患者中有 2 例出现内固定失效，2 例再次手术（1 例为桡骨茎突撞击，另 1 例因屈曲活动受限）。在最后的随访中，没有影像学证据显示存在关节炎改变。

Vance MC, Hernandez JD, Didonna ML, Stern PJ. Complications and outcome of four-corner arthrodesis: circular plate fixation versus traditional techniques. *J Hand Surg Am* 2005; 30: 1122–7.

作者回顾性分析了 58 例接受四角融合术的患者。对 27 例患者使用环形钢板进行融合。31 例患者使用传统技术（钢针、门型钉或螺钉）进行融合。与传统固定组相比，在主要并发症发生率上（不愈合或撞击）环形钢板组（48% vs 6%）明显更高。环形钢板组的握力、运动范围和患者满意度也较差。

第二十八章

尺骨短缩截骨术治疗尺骨撞击综合征

Brett Michelotti、Kevin C. Chung 著　武竞衡 译　刘 波 审校

适应证

- 先天性或继发性尺腕撞击（尺骨撞击综合征）。
- 创伤性下尺桡关节不稳定。
- 桡骨远端骨折畸形愈合导致桡骨短缩。
- 马德隆畸形或桡骨远端骺板早闭。

临床检查

- 患者主诉腕尺侧疼痛并伴有肿胀和腕关节活动受限。导致腕尺侧疼痛的病因多种多样，因此需通过物理查体和相关的影像学或关节镜检查的方法才能明确病因。
- 其他导致腕尺侧疼痛的常见病因包括：腕三角纤维软骨复合体（TFCC）损伤、下尺桡关节不稳定或关节炎、尺侧伸腕肌或尺侧屈腕肌肌腱炎、腕骨骨折或腕关节不稳定、血管（小鱼际锤击综合征）或神经源性病变（尺神经手背支神经炎或腕尺管卡压症）。
- 腕尺侧挤压实验和尺骨窝按压征虽然不是特异性检查，但在诊断尺腕撞击综合征中具有临床价值。
- 尺腕挤压实验（三角纤维软骨复合体研磨实验）：这个检查是在腕旋前和旋后位时，在极度尺偏的情况下给予纵向轴行压力，来诱发腕尺侧疼痛。检查阳性表明存在腕尺骨撞击或单纯的三角纤维软骨复合体损伤。尤其是在极度旋前位，腕骨与尺骨头在同一平面，施加尺侧纵向压力可引起疼痛加重，可进一步辅助诊断（图 28.1）。
- 尺骨窝按压征：对尺骨窝处的三角纤维软骨复合体止点损伤或尺三角韧带损伤有辅助诊断意义。检查者应首先确认豌豆骨和尺骨茎突间隙，并在腕及前臂中立位下直接按压此间隙（图 28.2）。
- 豌豆骨挤压实验：在尺骨头减压的同时从腕背侧按压豌豆骨，并嘱患者主动和被动尺偏腕关节。此检查可将负荷作用于腕尺侧中央部、三角纤维软骨复合体软骨盘、月骨和三角骨。检查阳性表明三角纤维软骨复合体病理改变、尺骨撞击或下尺桡关节关节炎。

影像学

- 标准的腕关节正位、侧位和斜位 X 线片能显示下尺桡骨关节面的相关关系。应该在腕中立位的正位片上测量腕尺侧的变异情况。如远侧尺骨与桡骨在同一水平，称为中性变异（12%）；如果尺骨关节面超过桡骨远端关节面，称为正向变异（55%）；如尺骨关节面低于桡骨远端关节面，称为负向变异（33%）。正常的变异范围在 −2 mm 到 +2 mm。需注意在腕旋前位（增加 1 mm）和握力位（增加 2.5 mm）可改变关节面的关系（图 28.3）。

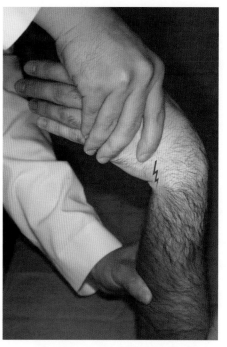

图 28.1　闪电标记为疼痛部位

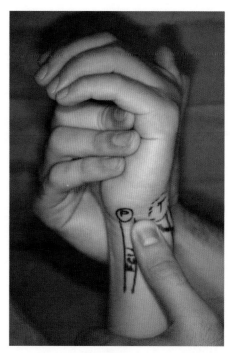

图 28.2

- 腕尺骨正向变异可导致撞击综合征。其他影像学特点包括月骨近端尺侧角、三角骨以及尺骨头桡侧缘囊性变或硬化（图28.4）。
- 在MRI检查中，腕尺骨撞击综合征在短T1加权翻转恢复相和压脂T2加权相中可表现为软骨下骨髓水肿和早期的软骨软化（图28.5）。
- 腕关节镜检查可以精确地诊断腕尺骨撞击综合征，并排除其他相关的病理改变。关节镜下显示大的三角纤维软骨复合体中央穿孔合并尺骨头部关节盘撕裂，或者月骨或三角骨近侧软骨损伤都提示存在撞击。
- 同时，必须通过影像学检查排除下尺桡关节关节炎的存在，因为关节炎可在尺骨短缩手术后反而加重腕关节疼痛。

手术解剖

- 在腕关节的负荷分布中，尺腕关节占18%，桡腕关节占82%。如果存在2.5 mm的正变异，则腕尺侧负荷增加到42%。这种负荷的明显提高会大大增加腕关节软骨退变和韧带损伤的风险。如果同时存在桡骨远端背倾角度的增加，则可进一步增加腕尺侧的负荷。反之，如果存在2.5 mm的负变异数值，腕尺侧压力会降低至4.3%。这是尺骨短缩截骨手术的理论基础。

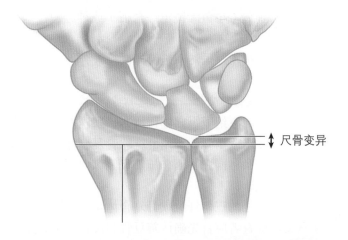

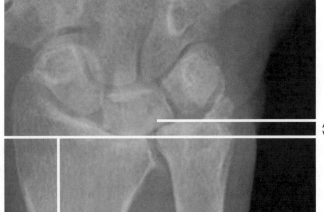

图 28.3

显露

- 沿尺骨皮下边界做长约 10 cm 的纵向切口，远端位于尺骨茎突以近 2~3 cm。逐层切开皮肤及皮下组织，将尺侧腕伸肌和尺侧腕屈肌牵向两边，显露尺骨干（图 28.6、图 28.7）。

手术操作

第一步：显露尺骨及截骨

- 在切开皮肤及皮下组织后，显露尺侧腕伸肌和尺侧腕屈肌，并将它们分别向掌背侧牵开。在尺骨表面标记截骨部位，并进行有限的骨膜下分离（约 2 cm）。理想的截骨部位是近端距离尺骨茎突 5~7 cm，远端位置距离乙状切迹 2~3 cm。

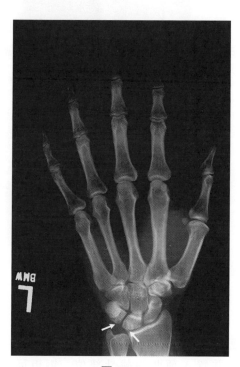

图 28.4

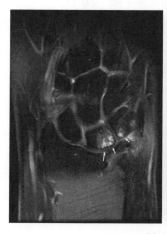 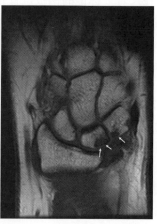

图 28.5

显露要点

显露尺骨时应该做骨膜外分离。这样能尽量保护截骨区的血供，并提高截骨固定后的愈合率。

显露注意

注意显露和保护尺神经腕背支。后者起自尺骨茎突近端 8 cm 的部位，穿过尺侧屈腕肌下方，斜形走向远端的尺骨茎突（图 28.8）。

第一步手术要点

- Rayhack（第一代或第二代）是很适合斜形截骨的装置。可选择 6 孔锁定钢板或 6 孔有限接触的动态加压钢板。选择锁定钢板的优点是可减少术后并发症，取出也更容易。
- 当没有加压装置时，医生可选择加压钢板，并将螺钉打入截骨部位的近端。将 2~3 mm 薄的截骨骨片去除后，通过钢板的加压功能完成短缩固定。
- 术中通过透视判断截骨的部位，避免最远端的螺钉过于靠近下尺桡关节。
- 骨膜下剥离范围仅限于截骨部位。保留骨膜能保留血供并促进骨愈合。

第一步手术注意

- 可将钢板放置于尺骨掌侧或背侧皮下缘处。掌侧入路需要更多的软组织分离和骨膜剥离，因此可导致骨延迟或不愈合。虽然背侧软组织较少，选择背侧入路术后可易于皮下触及内固定物，但作者更倾向于背侧入路，因为通过该入路更容易置入内植物，软组织损伤小，且术后截骨愈合率高。
- 试行放置钢板，据此确定软组织分离的范围。

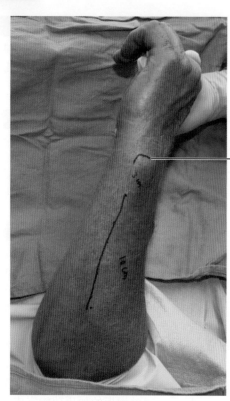

尺骨茎突

图 28.6

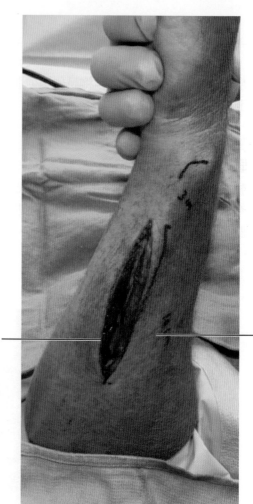

尺侧腕屈肌 ——　　　　　　　　　　　—— 尺侧腕伸肌

图 28.7

第二步：置入截骨导板

- 选择合适的钢板并置入预期的截骨部位。钢板远端应距离尺骨茎突 3~4 cm，以确保全部螺钉避开下尺桡关节。
- 在尺骨上标记钢板近端第二个孔的位置，将钢板取下后置入截骨导板，使其与之前在尺骨上标记的钢板位置相匹配（图 28.9）。
- 手动控制截骨导板并选择直的钻头导向器。选择 2.5 mm 钻头在截骨导板第二个孔的位置钻孔。测量深度后，拧入 3.5 mm 皮质骨螺钉。之后采用同样方法在第四孔及第三孔置入螺钉。

第二步手术要点

根据尺骨情况，可事先预弯钢板，以避免加压后尺骨掌侧骨皮质出现开口现象。

第三步：斜形截骨

- 截骨量的确定需要根据后前正位片上测量的尺骨正变异数值以及预期的负变异数值而定，一般两者之和即为截骨长度。
- 预计截骨术后的尺骨负变异为 2~2.5 mm，为此，通常需要截掉 3~5 mm 骨片。截骨卡槽（数字从近到远）需与斜形截骨平面相平行，并决定最终的尺骨截骨大小（卡槽 1 和 2=3.5 mm，卡槽 2 和 3=4.9 mm，卡槽 1 和 3=7.4 mm。图 28.10）。

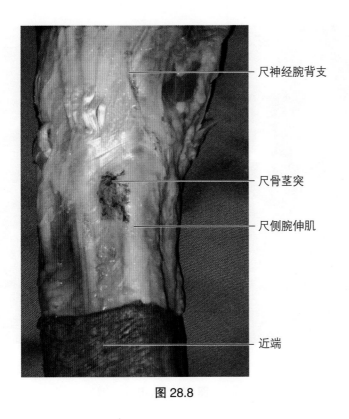

图 28.8

图 28.9

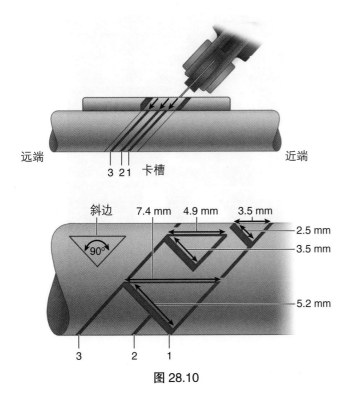

图 28.10

- 按先远端后近端的顺序截骨，在显露截骨部位的同时尽量保留骨膜组织。
- 可用 Homan 牵开器来保护深层组织及尺神经。当摆锯打到牵开器时，提示医生截骨已完全。
- 取下截骨导板，取出完全截掉的薄骨片，完成全部的截骨操作（图 28.11A、B）。

第三步手术要点

- 注意牵开肌腱和保护尺神经手背支，避免摆锯损伤。
- 用小的摆锯锯片（约 5 mm）截骨比建议的 10 mm 宽锯片更容易精确控制截骨操作。
- 有时为了截骨完全，需要去掉截骨导板。
- 在截骨完成后，去除薄的骨片可看到截骨部位平行并且光滑。如截骨面有台阶或不平整，提示截骨不完全。
- 需要时，可用咬骨钳咬除多余的骨质，使骨面足够平整。
- 在截骨的同时要用生理盐水不断冲洗，以避免由于热损伤而导致骨坏死。
- 固定截骨导板的螺钉也用于固定钢板。如果螺钉长度不一，要标记好顺序。

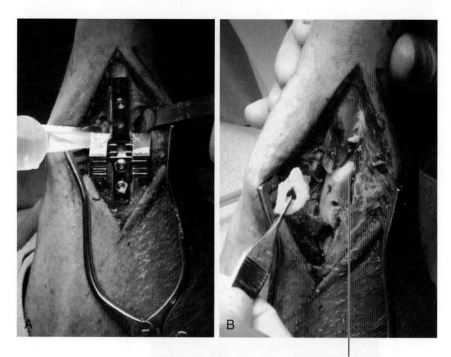

斜形 Wafer 截骨

图 28.11 A–B

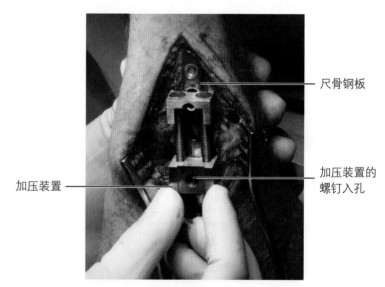

尺骨钢板

加压装置　　　加压装置的
　　　　　　　螺钉入孔

图 28.12

- 在拧紧加压装置之前，要保证尺骨截骨平面完美贴合，对线好。在加压之前，可能需要预先调整好远近尺骨段间的力线。
- 在透视下确认加压情况。
- 避免使用外部装置过度加压。因为随后会使用拉力螺钉进一步固定加压截骨面。

第四步：置入钢板和加压

- 选择预弯好的 6 孔钢板，在近端第二个孔内置入 3.5 mm 皮质骨螺钉。在第三个孔内拧入螺钉固定加压装置（螺钉经过钢板进入尺骨）。螺钉要比之前选择的螺钉长 4 mm（图 28.12）。
- 透过加压装置上的滑动模块，经钢板上的椭圆形滑动孔向尺骨第三个骨孔内拧入另一枚螺钉，但不要完全拧紧，以便加压时钢板与骨面之间可以滑动。
- 调整加压装置上的纵行螺钉，使截骨面贴合并加压。

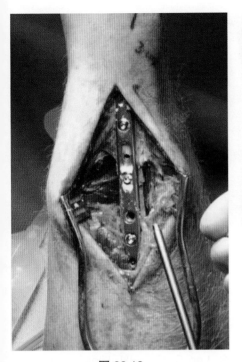

图 28.13

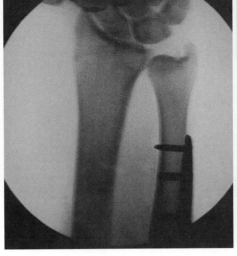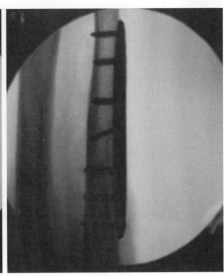

图 28.14

第五步：拉力螺钉的置入

- 将 22° 钻孔导向器放置于加压模块的圆孔内。
- 近端皮质选择 2.7 mm 钻头，远侧皮质选择 2.0 mm 钻头。
- 测量钉孔深度，再次置入导向器，选择 2.7 mm 丝攻对远侧皮质攻螺纹。将导向器取出后，置入 2.7 mm 皮质骨拉力螺钉，辅助加压。

第六步：钢板固定

- 用 2.5 mm 钻头及导向器，在钢板的第五孔钻孔并置入 3.5 mm 皮质骨螺钉。
- 第六孔用 2.3 mm 钻头钻孔并置入 2.7 mm 锁定螺钉。
- 松开加压装置上的纵向定位螺钉。
- 去除加压装置后，分别置入第三孔和第四孔的螺钉（图 28.13）。
- 在透视下确定钢板及螺钉的位置。如螺钉长度不合适，要更换（图 28.14）。

第七步：关闭伤口

- 松止血带，检查有无活动性出血。用 4-0 可吸收单丝线和 PDS 缝线闭合伤口，在尺侧用石膏固定前臂及腕关节。

术后护理和预后

- 用腕关节尺侧石膏或支具固定 4 周，鼓励早期活动。在 X 线检查确定骨愈合后，去掉外固定，逐渐开始力量练习。如术后随访中无任何并发症，3 个月后可以正常生活（图 28.15、28.16）。
- 大部分患者在缓解疼痛和恢复功能方面都可以达到优良结果。

> **第五步手术注意**
> 避免用 2.7 mm 钻头直接钻透对侧皮质，这样会减少加压的功能。

> **术后护理注意**
> 术后并发症包括尺骨延迟愈合和不愈合（5%）、慢性疼痛、下尺桡关节僵硬、内固定突出需手术取出（20%）以及尺神经手背支损伤。

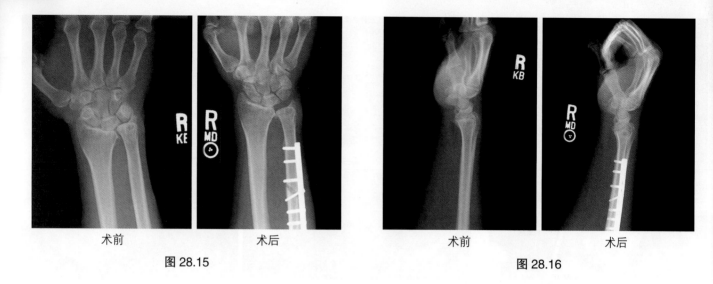

术前   术后

图 28.15

术前   术后

图 28.16

循征文献

Baek GH, Chung MS, Lee YH, Gong HS, Lee S, Kim HH. Ulnar shortening osteotomy in idiopathic ulnar impaction syndrome. *J Bone Joint Surg Am* 2005; 87: 2649–54.

作者回顾性分析了 31 例尺骨撞击综合征患者，均接受了尺骨短缩术治疗。术前测量，尺骨正向变异平均为 +4.6 mm (范围，2 ~ 7.5 mm)，短缩术后尺骨正向变异平均为 -0.7 mm (范围，-4 ~ +1 mm)。术前改良的 Gartland 和 Werley 评分（标准误）平均为 69.5+7.6 分，其中 24 例腕评分差，7 例为可。术后评分改善为平均 92.5+8.0 分，24 例腕评分为优，5 例为良，1 例可，1 例差。9 例术前伴有尺骨远端背侧半脱位，短缩术后脱位矫正。7 例患者术前腕骨有囊性变，术后观察 1 ~ 2 年，这些囊性变已不再明显。

Baek GH, Lee HJ, Gong HS, et al. Long-term outcomes of ulnar shortening osteotomy for idiopathic ulnar impaction syndrome: at least 5-years follow-up. *Clin Orthop Surg* 2011; 3:295–301.

作者回顾性分析了 36 例接受尺骨短缩术治疗的尺骨撞击综合征患者。平均随访时间 79.1 个月，改良的 Gartland 和 Werley 评分从术前的 65.5+8.1 分提高为术后最终随访的 93.4+5.8 分。术前尺骨正向变异平均为 4.7+2.0 mm，降低为术后平均 -0.6+1.4 mm。在随访的 36 腕中，6 例（16.7%）首次出现下尺桡关节的骨关节炎改变见于 34.8+11.1 个月。在下尺桡关节发生骨关节炎的患者中，术前测量尺骨变异较大，下端尺桡骨差距较长，需短缩尺骨较多。但有下尺桡关节炎改变的患者与没有下尺桡关节关节炎变化的患者腕关节评分相当。

Fufa DT, Carlson MG, Calfee RP, Sriram N, Gelberman RH, Weiland AJ. Mid-term results following ulna shortening osteotomy. *HSS J* 2014; 10: 13–7.

作者回顾了 33 例尺骨短缩患者，随访 5 年以上，平均 10 年。88% 的患者对该手术满意或非常满意，91% 的患者表示他们愿意再次接受同样的手术。在最后的随访中，平均疼痛评分为 10 分中的 2 分。臂、肩和手的功能障碍（DASH）评分为 11 分（范围，0 ~ 39 分）。对 10 例（30%）患者行内固定取出术。总体再手术率为 45%。

第二十九章
掌长肌腱移植重建下尺桡韧带

Brett Michelotti、Kevin C. Chung 著　肖济阳　刘　波 译　陈山林 审校

适应证

- 有症状的慢性远端下尺桡关节不稳定，伴有三角纤维软骨复合体损伤无法修复。
- 没有证据表明出现了下尺桡关节炎。
- 没有证据表明存在桡骨远端骨折畸形愈合并伴有导致的下尺桡关节功能障碍。

临床检查

- 在做下尺桡关节重建之前，重要的是考虑可能导致尺腕疼痛的其他原因，并做出正确诊断。腕尺侧疼痛可能由尺侧腕伸肌或尺侧腕屈肌肌腱炎、尺侧腕伸肌半脱位、月三角不稳定性或尺骨撞击综合征引起。
- 可以通过几种体格检查手法明确下尺桡关节是否存在不稳。
- 琴键征：将前臂旋前并摆放在检查桌上，向下按压尺骨头，感觉可以很容易压下。松开压力后会向背侧弹回原来位置提示阳性（图 29.1）。
- 下尺桡关节冲击试验：检查者一只手稳定桡骨远端，另一只手握住尺骨远端做相对前后活动（图 29.2）。与对侧相比，受伤侧可能会出现过度运动或疼痛。应该在旋前位、中立位和旋后位分别施加应力检查。关节松弛程度增加。下尺桡关节韧带在极度旋前、旋后位上紧张，因此通常在中立位检查时观察到关节更松弛。
- 按压试验：要求患者用手支撑，从座椅上推离并站起来。如果存在下尺桡关节不稳定，则受伤一侧腕部的尺骨头将相对于桡骨向掌侧移位，并产生疼痛。
- 尺骨挤压试验：该试验可以排除是否存在下尺桡关节炎。检查时，将肘关节弯曲 90°，前臂位于旋转中立位。在下尺桡关节处相向挤压桡骨和尺骨。若存在关节炎或滑膜炎，该激惹试验会产生疼痛（图 29.3）。
- 术前应该评估是否存在掌长肌腱。
- Schaeffer 试验：要求患者将拇指与小指对指并弯曲手腕。如果可见肌腱结

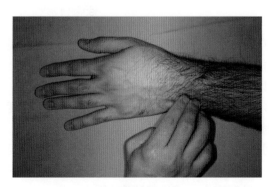

图 29.1

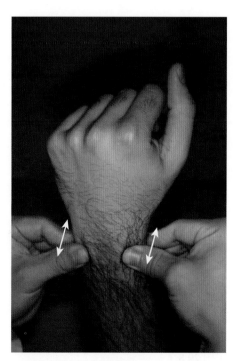

图 29.2

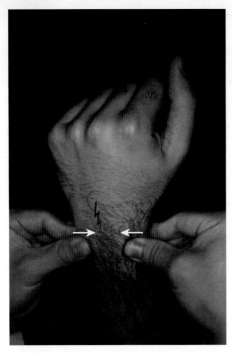

图 29.3 图中闪电提示该动作会引起疼痛

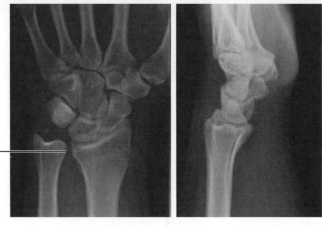

下尺桡关节间隙增宽

图 29.4

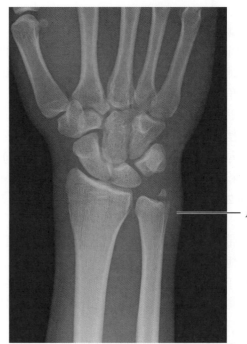

尺骨茎突骨折

图 29.5

构，则提示腕部存在掌长肌腱。掌长肌腱就在桡侧腕屈肌腱的尺侧。

影像学

- 应该照标准后前位、斜位和侧位 X 线。后前位片上可能提示下尺桡关节增宽。侧位片可能提示尺骨头背侧或掌侧位移。后前位片上可见经过尺骨茎突基底的骨折以及尺骨隐窝骨块撕脱（图 29.4、29.5）。
- 腕部负荷 5~8 磅（3.2~2.6 kg）的应力位片可以放大轻度畸形，提示存在关节不稳定（图 29.6）。
- 可通过 CT 识别轻度关节不稳定，并且 CT 能更好地显示乙状切迹的结构。可以进行 MRI 或关节镜检查以评估三角纤维软骨复合体的情况，并排除其他原因导致的腕尺侧疼痛，或进行治疗（图 29.7）。

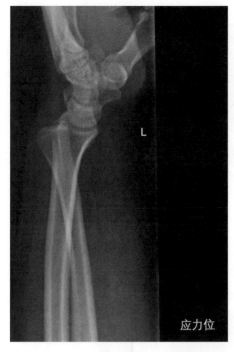

图 29.6

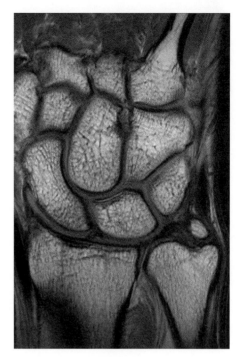

图 29.7

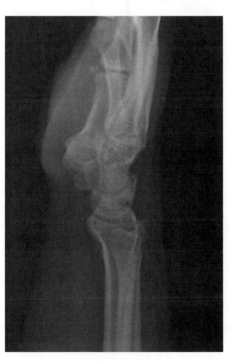

图 29.8

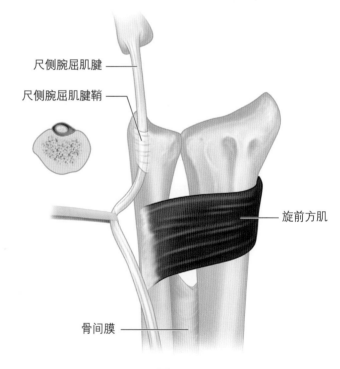

图 29.9

尺侧腕屈肌腱

尺侧腕屈肌腱鞘

旋前方肌

骨间膜

手术解剖

- 下尺桡关节由桡骨乙状切迹和尺骨头构成。韧带结构、乙状切迹掌背侧缘的纤维软骨以及冠状面上乙状切迹的形状（乙状切迹存在不同构型）共同维持下尺桡关节的稳定。

- 下尺桡关节的外在稳定结构包括三角纤维软骨复合体、旋前方肌（pronator quadratus, PQ）、尺侧腕屈肌腱鞘深层和骨间膜（图 29.9）。

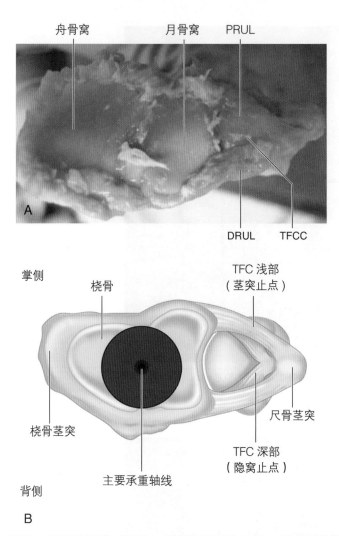

图 29.10 DRUL，下尺桡韧带；PRUL，近侧桡尺韧带；TFC，三角纤维软骨；TFCC，三角纤维软骨复合体

- 三角纤维软骨复合体是指跨越下尺桡关节和尺腕关节的所有软组织和支撑结构。三角纤维软骨复合体包括三角纤维软骨（triangular fibrocartilage，TFC，或关节盘）、半月板同系物、掌侧和背侧桡尺韧带、尺侧副韧带、尺三角韧带、尺月韧带、尺侧腕屈肌腱鞘深层和茎突前间隙。
- 下尺桡关节的主要稳定结构是掌背侧桡尺韧带。下尺桡韧带从乙状切迹远端的掌侧和背侧缘发出，汇聚成三角形附着于尺骨。桡尺韧带在冠状面上分为深浅两支。深层纤维附着于尺骨头凹（fovea），浅层纤维附着在尺骨茎突中部（图 29.10A、B）。

体位

- 类似于关节镜检查的术前准备，对腕部施加轴向牵引力。在示指和中指上捆绑指套并施加 10 磅（4.5 kg）的牵引力来牵开腕部（图 29.11）。

显露

- 在第五和第六背侧伸肌间隔室间做 Y 形背侧纵向切口，即在尺骨茎突上做纵行切口，向豌豆骨方向延伸为掌侧切口，向 Lister 结节延伸为背侧切口（图 29.12）。

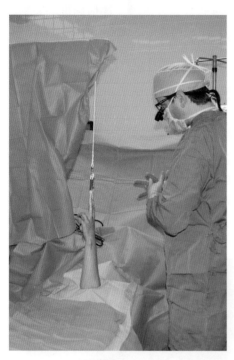

图 29.11

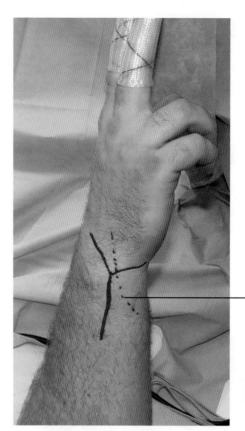

尺神经背侧支

图 29.12

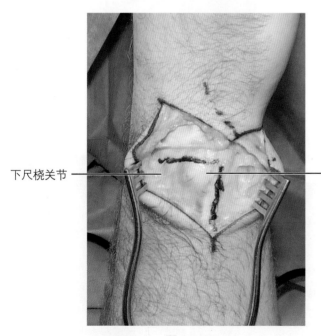

下尺桡关节

尺骨头

图 29.13

- 在下尺桡关节上打开第五伸肌间室，向桡侧牵开小指伸肌。
- 创建 L 形关节囊瓣以暴露下尺桡关节。沿乙状切迹纵向切开关节囊，在尺骨头关节面水平横向切开关节囊（图 29.13）。

显露要点

小心操作，避免切断三角纤维软骨复合体没有损伤的部分，如完整的桡尺韧带。如果出现损伤，可以清创处理关节盘裂伤。

显露注意

应该识别并保护尺神经背侧感觉支。

第一步手术注意

应注意避免损伤正常的三角纤维软骨复合体结构（包括在尺骨茎突上偏折的尺侧腕伸肌腱鞘深层）。

第二步手术要点

在准备钻孔时，应在乙状切迹桡侧5 mm、月骨窝关节面近端5 mm处切开。如果钻孔离关节表面太近，可能会意外地进入关节腔内或者出现皮质骨折。

手术操作

第一步：观察三角纤维软骨复合体的情况，并清理损伤部位

- 在通过上述方法显露三角纤维软骨复合体后，评估韧带的完整性，并明确其修复潜力。如果无法修复，应该切除所有肉芽组织和瘢痕（图29.14）。

第二步：暴露桡骨

- 在第四伸肌间室下方、乙状切迹桡侧做骨膜下切开（图29.15）。

第三步：在桡骨内钻取骨隧道

- 通过实时X线透视检查确定桡骨进针点距离乙状切迹和月骨窝足够远，以避免意外进入关节内（图29.16A、B）。
- 以与乙状切迹关节面平行的方向钻入3.5 mm空心钻的导针。确认导针位置正确后，用3.5 mm空心针钻取隧道。

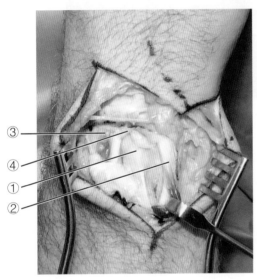

图29.14　①尺骨头；②尺侧腕伸肌肌腱；③桡骨的尺侧角；④背侧桡尺韧带

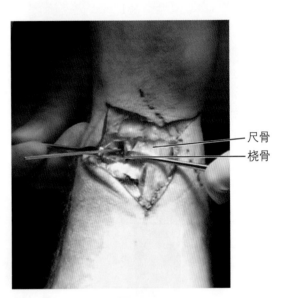

尺骨
桡骨

图29.15

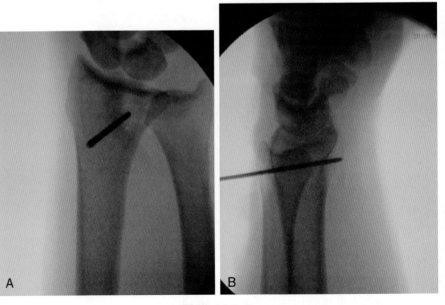

图29.16 A–B

第四步：在尺骨内钻取骨隧道

- 在尺骨颈周围做骨膜下切开。
- 从尺骨隐窝向尺骨颈水平的尺骨皮下缘钻入导针。
- 用 3.5 mm 空心钻从尺骨颈向尺骨头凹方向逆向钻取骨隧道（图 29.17A、B）。

第五步：获取掌长肌腱

- 识别掌长肌腱后，做几个间断切口，以获取从腕部到肌肉或肌腱交界处的全长掌长肌腱（图 29.18）。

第六步：将肌腱移植物穿过桡骨

- 通过 Y 形切口的掌侧支显露掌侧腕部。
- 牵开指屈肌腱和尺侧的血管神经束，以显露掌侧腕关节囊。
- 通过 X 线透视确定桡骨骨隧道的位置。
- 将抓线器或者细钢针从背侧向掌侧穿过骨隧道，以通过桡骨骨隧道由掌侧向背侧引回肌腱（图 29.19A、B）。

第七步：将肌腱穿过尺骨

- 用直血管钳穿透掌侧关节囊，将肌腱移植物从掌侧拉回背侧。
- 在背侧切口用血管钳抓住肌腱，用缝线取回器或细钢针将肌腱两端同时从尺骨头凹（fovea）向尺骨颈方向引出尺骨骨隧道（图 29.20A–C）。

第八步：固定肌腱移植物

- 将肌腱的两支都缠绕在尺骨颈部，在腕关节处于中立位时检查肌腱张力和修复情况（图 29.21）。
- 用 2-0 爱惜邦线将肌腱掌侧或背侧两支缝合在一起。

第五步手术注意

- 或者，可以在远侧腕横纹处做横切口，切断掌长肌腱。用肌腱剥离器沿着掌长肌腱向上伸到肌肉与肌腱连接处，同时对掌长肌腱轻柔地施加纵向的对抗牵引力。通过该方法可以获取肌腱全长而不用做过多的切口。
- 如果没有掌长肌腱，可以用一束桡侧腕屈肌腱束进行重建。

第七步手术要点

可能需要扩大尺骨骨隧道，以容纳肌腱移植的两端同时通过。

第八步手术要点

- 如果肌腱移植物的长度不够，不能缠绕在尺骨上，那么可通过以下两种方式进行固定。
  ① 可用骨锚将肌腱移植物的末端固定在尺骨头凹上，或者在尺骨皮下缘出口的近端。
  ② 可以在骨隧道内放置加压螺钉，从尺骨颈钻向尺骨头凹的方向。

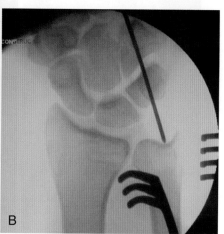

尺骨

图 29.17 A–B

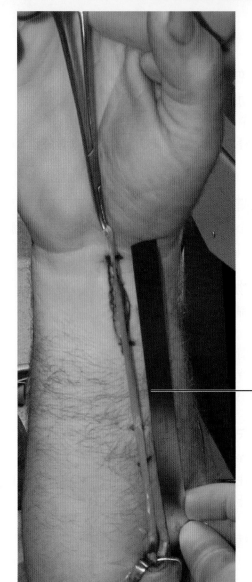

掌长肌腱移植物

图 29.18

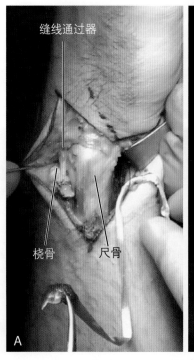

缝线通过器

桡骨　　尺骨

A

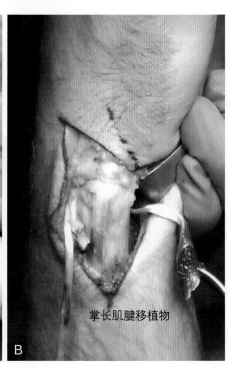

掌长肌腱移植物

B

图 29.19 A–B

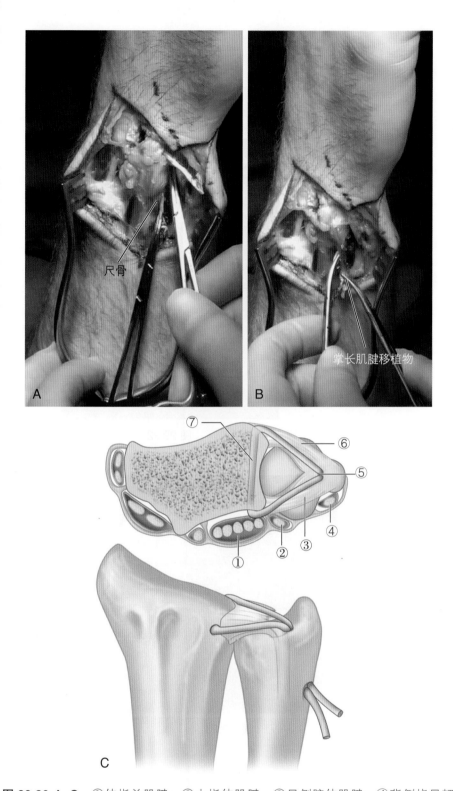

图 29.20 A–C ①伸指总肌腱；②小指伸肌腱；③尺侧腕伸肌腱；④背侧桡尺韧带；⑤隧道穿越尺骨头凹；⑥掌侧桡尺韧带；⑦在桡骨远端隧道中的掌长肌腱移植物；PL, 掌长肌腱

第九步：闭合切口

- 用 3-0 爱惜邦缝线将下尺桡关节囊和伸肌支持带看作单层一起缝合。可将小指伸肌腱留在腱鞘外，置于皮下层（图 29.22）。
- 用 4-0 单乔或 4-0 PDS 线逐层闭合手腕背侧和掌侧的皮肤。

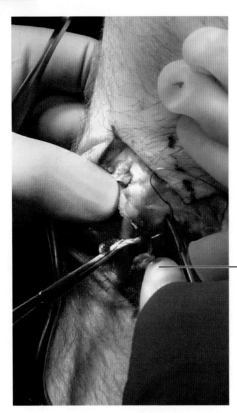

掌长肌腱腱移植物

图 29.21

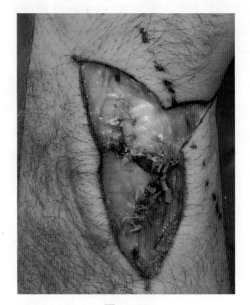

图 29.22

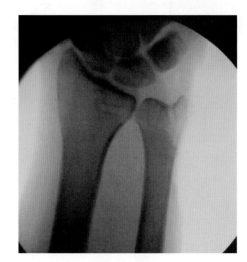

图 29.23

第十步：制动

- 在旋前和旋后位检查，以确定手腕最稳定的旋转位置，在稳定的体位上用长臂支具固定（图 29.23）。

术后处理和预后

- 10～14 天后拆除长臂支具，同时检查伤口。改用长臂管形石膏固定 3 周。
- 撤掉长臂石膏后继续用短臂管型石膏固定 3 周，此时拆除石膏并用短臂支具固定，再戴 8 周。
- 术后 8～10 周开始功能锻炼，从轻柔的运动范围锻炼开始，12 周时过渡到力量练习。

- 预期目标应该是：与健侧对比，在 6 个月时恢复大约 85% 的前臂运动。

循证文献

Adams BD, Berger RA. An anatomic reconstruction of the distal radioulnar ligaments for posttraumatic distal radioulnar joint instability. *J Hand Surg Am* 2002; 27: 243-51.

本文介绍了一种对创伤后下尺桡关节不稳定重建下尺桡韧带的常用技术。对 14 名患者随访 4 年。除了有相关尺腕韧带损伤和乙状切迹缺陷的患者外，几乎所有应用该技术的患者都恢复了稳定性和旋前或旋后运动范围（Ⅴ级证据）。

Gofton WT, Gordon KD, Dunning CE, Johnson JA, King GJ. Comparison of distal radioulnar joint reconstructions using an active joint motion simulator. *J Hand Surg Am 2005*; 30: 733-42.

这篇报告比较了在 11 例尸体标本上肢中进行四种下尺桡关节重建技术（关节囊修复、两条桡尺韧带重建和桡尺栓系）的术后腕关节运动学变化。根据本篇报道，所有的重建技术都能提高关节稳定性。关节囊修复和桡尺韧带重建在恢复下尺桡关节运动功能方面优于桡尺栓系手术（Ⅴ级证据）。

Lawler E, Adams BD. Reconstruction for DRUJ instability. *Hand (NY)* 2007; 2: 123-6.

本文介绍了文章高级作者之前提出的手术技术的相关更新。该手术在解剖起止点上对掌背侧桡尺韧带进行了解剖学重建。文章内容包括手术适应证、禁忌证、手术技术、康复和并发症相关情况的最新观点。

Teoh LC, Yam AKT. Anatomic reconstruction of the distal radioulnar ligaments: long-term results. J Hand Surg Br 2005; 30:185-93.

文章描述了对 9 名平均随访 9 年的慢性下尺桡关节不稳定患者进行开放韧带修复的结果，并使用梅奥腕关节评分评估。根据作者报告，在整个术后随访期间，手腕评分都有显著改善。在随访中，没有任何患者发生关节炎，但 2 名患者出现复发性不稳定（Ⅳ级证据）。

第三十章

月骨缺血性坏死的治疗方法

Brett Michelotti、Kevin C. Chung 著　刘　路译　陈山林 审校

适应证

- 有症状的 Lichtman Ⅰ 期、Ⅱ 期或者 Ⅲ a 期月骨缺血坏死。
- 期：X 线平片呈阴性或仅有一条骨折线，MRI T1 加权像示月骨信号减低。
- Ⅱ 期：X 线片显示月骨内多处骨折，但没有塌陷。
- Ⅲ a 期：月骨塌陷，但腕骨间对线正常。
- Ⅲ b 期：月骨塌陷，同时舟骨固定屈曲畸形。
- Ⅳ 期：月骨周围存在软骨退行性改变（图 30.1A–D ）。

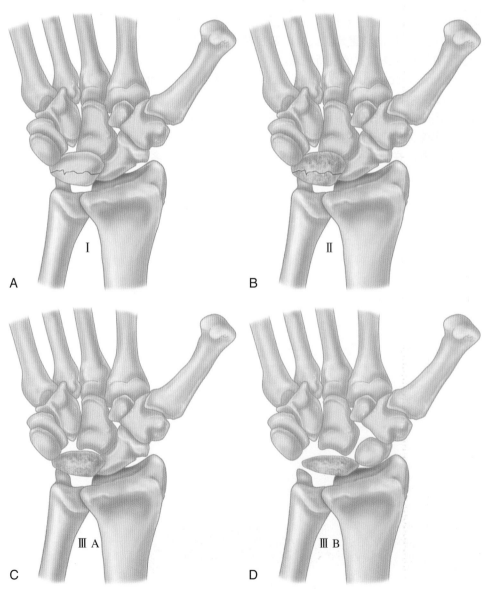

图 30.1 A–D

- 没有月骨屈曲同时桡舟角小于 60° 的证据。
- 尺骨负变异：如果患者是尺骨中性或者正向变异，桡骨短缩或尺骨延长术后可能会造成尺腕撞击综合征。
- 没有进展型、广泛性腕关节炎的证据。

临床检查

- 通常的表现是腕痛、肿胀和活动受限。常为隐袭发病，患者可能回忆不起来是否受过伤。
- 疼痛可能局限在桡月关节处，活动后加重，休息或制动后缓解。
- 在 Lister 稍远端和尺侧处的月骨背侧常有触痛。

影像学

- 拍摄标准的腕关节后前位、斜位和侧位 X 线片，应特别关注月骨的位置和外观。应在后前位上评估尺骨变异情况。
- 还要注意 X 线片上有无严重关节炎的表现。严重的晚期腕关节炎是关节平衡术（joint leveling procedure）的禁忌证。推荐采取补救手术，如近排腕骨切除（proximal row carpectomy, PRC）或局限性腕关节融合（图 30.2A–C）。
- X 线片上月骨密度增高或者硬化都提示缺血性坏死。
- MRI 可以发现 X 线片不能显示的月骨改变。MRI 可以表现为月骨广泛性的 T1 像低信号。要诊断月骨缺血性坏死，这种改变一定要累及整个月骨。尺骨撞击、月骨骨折、骨内腱鞘囊肿和内生软骨瘤等会造成局灶性 T1 像低信号或 T2 像高信号（图 30.3A–C）。

手术解剖

- 在中立后前位 X 线片上测量尺骨的变异情况。当桡骨远端与尺骨头关节面在一个水平面时，称为中性变异（12%）。如果尺骨头关节面位于桡骨远端关节面以远，称为正变异（55%）。反之，则称为负变异（33%）。正常情况下，变异程度介于 -2 mm 到 +2 mm。前臂旋前（最多增加 1 mm 正变异）和用力握拳（最多增加 2.5 mm 正变异）可能会改变关节面的对位关系。
- 短缩桡骨可以降低 70% 月骨承受的负荷。
- 将桡骨短缩 2 mm 可以降低 90% 的月骨负荷。

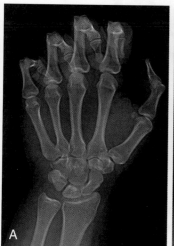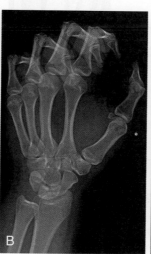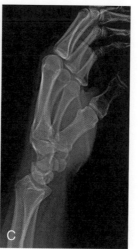

图 30.2 A–C

- 如果 X 线显示存在尺骨中性变异或正变异，缩短桡骨可能会造成尺腕撞击并继发腕关节疼痛。对于这类患者，应考虑缩短头骨或者头骨缩短联合头钩关节融合等术式。

- 伸肌支持带浅层和深层都有丰富的血管网。桡动脉行经解剖鼻烟窝处发出分支，与骨间背侧血管相交通，其中之一称为第四伸肌支持带动脉（extensor compartment artery, ECA）。

- 第四伸肌支持带动脉营养 Lister 结节稍尺侧的桡骨远端背侧的骨膜和皮松质骨（图 30.4）。

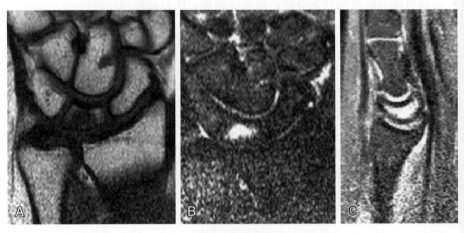

图 30.3 A–C

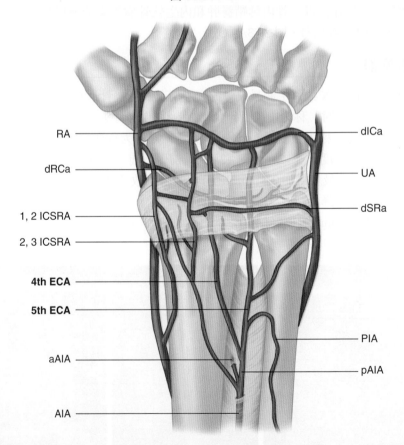

图 30.4 1,2 ICSRA：1,2 伸肌间室支持带浅层动脉；2, 3 ICSRA: 2, 3 伸肌间室支持带浅层动脉；4th ECA：第 4 伸肌支持带动脉；5th ECA：第四伸肌支持带动脉；aAIA：骨间掌侧动脉前支；AIA：骨间掌侧动脉；dICa：背侧腕骨间动脉；dRCa：背侧桡腕动脉；dSRA：背侧支持带浅层动脉；pAIA：骨间掌侧动脉动脉后支；PIA：骨间背侧动脉；RA：桡动脉；UA：尺动脉

显路

- 背侧：在 Lister 结节稍尺侧做一 8 cm 的纵向切口，显露月骨背侧和桡骨远端移植骨供区。
- 从伸肌支持带浅层掀起皮肤和皮下组织。
- 在第四伸肌间室表面做纵行或斜形切口，显露间室基底。
- 掌侧：沿桡侧腕屈肌腱桡侧缘做纵行切口，长 8 ~ 10 cm。切开皮肤，显露桡侧屈腕肌腱，沿肌腱桡侧纵行切开，将肌腱牵向尺侧。
- 在桡侧腕屈肌腱与桡动脉之间分离显露并保护拇长屈肌腱。
- 使用手术刀或者双机电凝掀起旋前方肌桡骨处的附着点，通过骨膜下剥离显露桡骨远端，以安放截骨装置。
- 如果没有截骨装置，可以试行放置加压钢板，钢板上有偏心加压钉孔。

显露注意

注意辨别和保护桡动脉及正中神经掌皮支。

手术操作：桡骨远端带血管蒂骨瓣移植

第一步：显露取骨部位

- 切开皮肤、皮下组织和第四伸肌鞘管，牵开伸指总肌腱，以显露第四伸肌背侧间室基底部（图 30.5）。
- 可切除一段骨间背侧神经（posterior interosseous nerve, PIN）。
- 在 Lister 结节稍尺侧显露第四伸肌支持带动脉（图 30.6）。

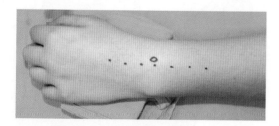

图 30.5

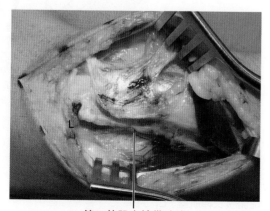

第四伸肌支持带动脉

图 30.6　月骨

第二步：显露月骨

- 月骨位于 Lister 结节稍远端尺侧。要通过临床和影像学确认位置（图 30.7A–C）。
- 以尺侧腕背关节囊为蒂，掀起关节囊瓣，显露月骨（图 30.8A、B）。

第三步：清理月骨内的坏死骨

- 可用刮匙刮除月骨内中央部分变软、变性的骨质（图 30.9A、B）。
- 注意保护骨皮质，避免术后月骨塌陷。

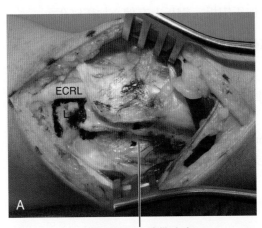

第四伸肌支持带动脉

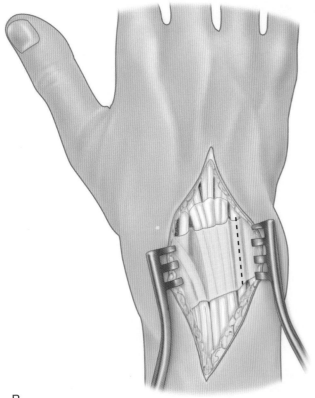

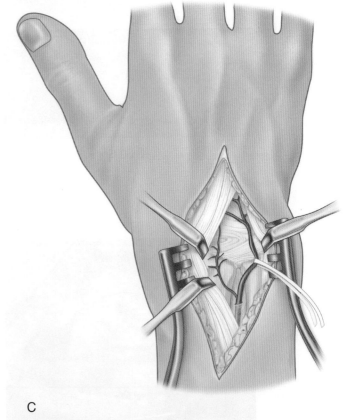

B

C

图 30.7A–C ECRL，桡侧腕长伸肌腱；L，月骨

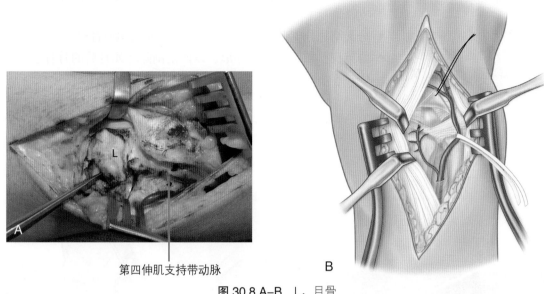

第四伸肌支持带动脉

B

图 30.8 A–B　L，月骨

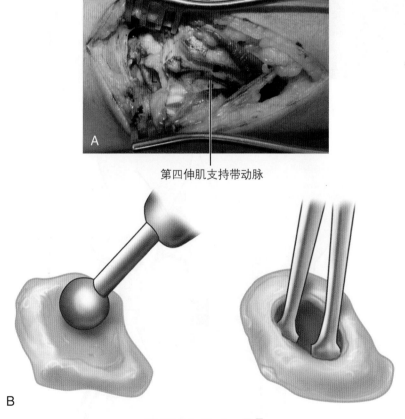

第四伸肌支持带动脉

B

图 30.9 A–B　L，月骨

第四步：掀起带血管骨瓣

- 仔细分离第四伸肌支持带动脉，包括其与第五伸肌支持带动脉之间的交通支。
- 分离结扎分支近端的血管蒂，形成远端为蒂的骨瓣。
- 修整皮松质骨骨瓣的外形，以匹配刮除坏死骨后的月骨空腔（图 30.10A–C）。

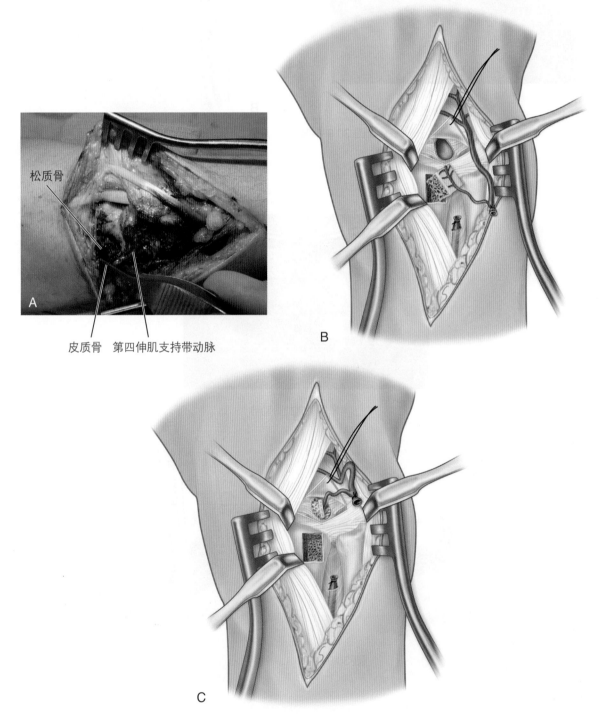

松质骨

皮质骨   第四伸肌支持带动脉

图 30.10 A–C

第五步：用穿针固定舟骨和头骨，减压月骨

- 适当牵引腕关节，用直径 0.062 英寸（1.57 mm）的克氏针固定舟头关节，以减压月骨。
- 通过透视确认克氏针的位置（图 30.11A、B）。

第六步：缝合

- 用 4-0 爱惜邦线缝合修复伸肌支持带。
- 用 4-0 可吸收单股缝线或 4-0 PDS 线缝合皮肤。
- 使用掌侧石膏或支具固定腕关节，术后 10 ~ 14 天复查，拆除缝线。

手术操作：桡骨短缩减压月骨

第一步：显露桡骨远端，准备截骨

- 切开皮肤的皮下组织，在桡侧腕屈肌腱与桡动脉之间进入，将肌腱牵向尺侧。
- 截骨处设计在桡骨远端干骺端（图 30.12、30.13）。

第二步：安放截骨导板

- 从工具盒中选择适合长度的钢板，钢板中央位于设计的截骨处。钢板远侧缘应位于桡骨远端滴水线以近 2 ~ 3 cm 处。标记近端第二个钉孔的位置。暂时取出钢板，安放截骨导板。截骨导板近端的第二个孔位于标记处。
- 在这个孔内，使用 2.5 mm 钻头在套筒引导下钻孔，测深，用直径 3.5 mm 丝攻，拧入适合长度的直径 3.5 mm 的皮质骨螺钉。然后依次在第四和第三钉孔内拧入螺钉（图 30.14）。

第三步：斜形截骨

- 在中立后前位 X 线片上测量截骨长度，切忌不要在截骨后造成明显的尺骨正变异。
- 通常情况下，桡骨应短 2 ~ 3 mm。
- 使用 Rayhack 截骨系统，斜形截除 2 mm 长的骨质。先截远端，再截近端。
- 调整 Rayhack 系统上的截骨槽，确定截骨长度，完成平行斜形截骨。

第一步手术要点

- 使用 Rayhack 装置（Ⅰ代产品）可以精确地完成斜形截骨。可以选择 6 孔低切际（薄的）锁定钢板或者 6 孔有限接触的动态加压钢板固定。新型低切际锁定钢板可以减轻软组织激惹，可以不用取出。
- 如果没有截骨导轨，可以在桡骨干骺端以近做两个横向平行截骨。截骨面一定要平行，否则会造成桡骨远端关节面倾斜。

第二步手术要点

向掌侧轻度预弯钢板，使其可以与截骨后的桡骨掌侧骨面更好地贴合。

第三步手术要点

- 截骨时要用盐水持续灌洗截骨处，以免电锯摩擦产生的热量造成截骨处骨坏死。
- 用于固定截骨导向器的螺钉在拆掉导向器后还会用于固定钢板，所以如果螺钉不同，要记住每一个螺钉对应的钉孔和螺钉的长度。

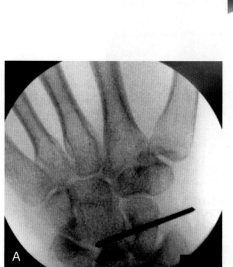
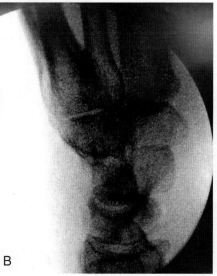

图 30.11 A–C

- 使用槽 1 和 2（从近端）可短缩约 3.5 mm。
- 使用槽 2 和 3 可短缩约 4.9 mm。使用槽 1 和槽 3 可短缩约 7.4 mm（图 30.15A、B）。

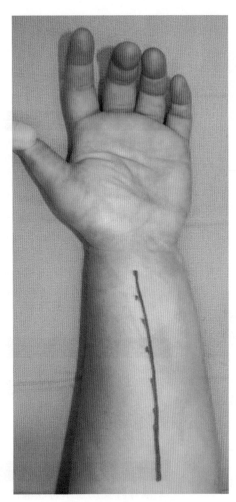

图 30.12

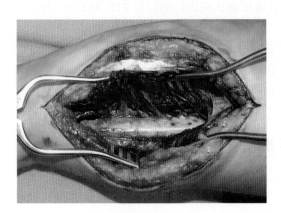

图 30.13

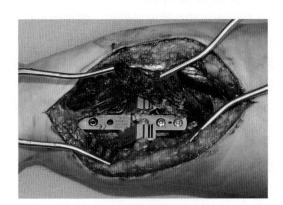

图 30.14

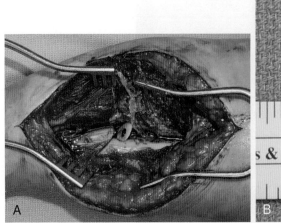

图 30.15 A–B

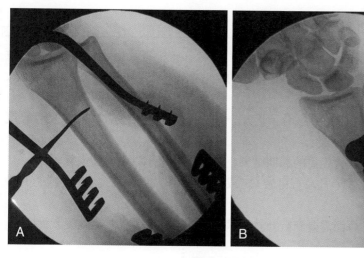

图 30.16 A–B

第四步：使用钉板系统固定加压截骨处

- 根据桡骨上的钉孔位置，放置好预弯过的 6 孔钢板，首先从近端第二个钉孔内拧入直径 3.5 mm 的螺钉。再通过第三个钉孔固定加压装置。螺钉的长度比之前选择的螺钉长 4 mm。
- 向钢板远端的椭圆形孔中拧入另一枚螺钉。注意不要完全拧紧，以便可以滑动加压。
- 交替拧紧加压装置内的纵向螺钉，加压截骨面。
- 术中透视或拍片，以确定尺骨变异情况（图 30.16A、B ）。

第四步手术要点

- 通过透视确认加压情况，特别是加压后骨面是否平滑无台阶。
- 使用加压装置时避免过度加压，因为最终还要跨过截骨面拧入一枚拉力螺钉。

第五步：拧入跨截骨面拉力螺钉

- 在加压模块圆孔内放入 22 度导向套筒。
- 用 2.7 mm 钻头钻通近侧骨皮质，用 2.0 mm 钻头钻透远侧骨皮质。
- 测深后，再次放好导向套筒，用直径 2.7 mm 丝攻对远端皮质攻螺纹。然后拧入直径 2.7 mm 皮质骨拉力螺钉，对骨折面进一步加压。

第五步手术注意

不要用 2.7 mm 钻头钻远侧皮质，以免影响加压效果。

第六步：完成钢板固定

- 使用导向套筒和直径 2.5 mm 钻头在钢板上第五个钉孔处钻孔。测深并攻螺纹后，拧入直径 3.5 mm 皮质骨螺钉。
- 在第六个钉孔内首先拧上锁定螺钉用套筒，用直径 2.3 mm 钻头钻孔。测深，拧入直径 2.7 mm 锁定螺钉。
- 去掉加压装置，在第三和第四个钉孔内拧入原先已经置入过的螺钉。在透视下确认钢板和螺钉的位置（图 30.17A、B ）。

第六步手术注意

松开加压模块上的纵向螺钉，可以更容易去掉加压模块与钢板之间的固定螺钉。

第七步：闭合切口

- 松开止血带，仔细止血。使用 4-0 单股可吸收缝线或者 PDS 缝线逐层缝合。使用掌侧石膏或支具固定腕关节。术后 10～14 天复查，拆除缝线。

术后护理和预后

- 用短臂石膏托固定腕关节 6～12 周，或者临床检查及影像学检查证实骨愈合为止。固定期间可以进行适度的功能锻炼。证实骨愈合后，去掉外固定，逐步开始力量练习。

- 图 30.18 显示桡骨短缩截骨术后 8 个月，没有钢板相关并发症，尺骨轻度正变异。

- 大多数患者能获得优良的远期结果，包括疼痛缓解以及功能恢复等。

- 必要时，术后 3 个月左右可做 CT 或 MRI 检查，以评估愈合和（或）月骨血供情况。

- 疗效欠佳者，可能需要施行补救手术，比如腕关节融合或全腕关节置换等。

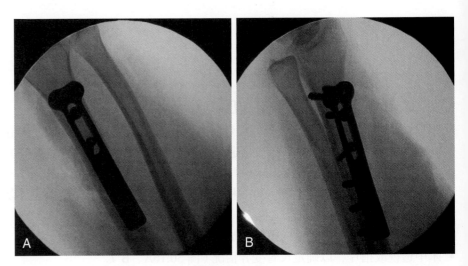

图 30.17 A–B

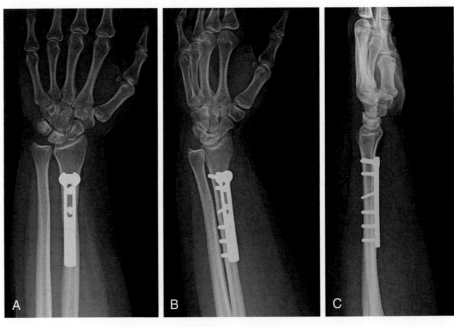

图 30.18 A–B

循证文献

Almquist EE, Burns JF Jr. Radial shortening for the treatment of Kienbock's disease—a 5 to 10 year follow-up. *J Hand Surg Am* 1982; 7:348-52.

作者回顾了一系列因月骨缺血坏死的患者。所有患者均行桡骨缩短截骨术并得到中期到长期随访。在 12 名患者中，11 名患者功能改善并对治疗感到满意。这些患者都恢复了正常生活。术后握力满意，活动范围改善。

Elhassan BT, Shin AY. Vascularized bone grafting for treatment of Kienbock's disease. *J Hand Surg* 2009; 34A:146-54.

在该综述中，作者讨论了月骨缺血性坏死治疗的适应证以及带血管骨移植的手术技术。

Moran SL, Cooney WP, Berger RA, Bishop AT, Shin AY. The use of the 4/5 extensor compartmental vascularized bone graft for the treatment of Kienbock's disease. *J Hand Surg Am* 2005; 30: 50–8.

本文作者来自梅奥诊所，主要报道了该手术技术的效果。共有 26 名患者，平均随访时间为 31 个月。其中 92% 的病例术后疼痛完全缓解。握力术前为健侧的 50%，术后改善为健侧的 89%。随访过程中，23% 的患者影像结果提示月骨持续塌陷。术后 20 个月时对 17 侧腕关节进行 MRI 检查，其中 71% 存在血运重建的表现。在接受全腕关节置换术的队列研究中，有 2 例失败。

Rock MG, Roth JH, Martin L. Radial shortening osteotomy for treatment of Kienbock's disease. *J Hand Surg Am* 1991; 16:454-60.

作者回顾了 16 名施行桡骨短缩术的月骨缺血性坏死患者，所有患者分期为 Ⅱ~Ⅳ 期。平均随访时间为 4.5 年。其中 13 名患者随访过程中疼痛完全缓解，3 名患者残存轻度疼痛。所有患者术后握力及腕关节活动度均改善。影像结果显示除 1 名患者存在腕骨塌陷外，其余患者腕骨对线得以保留。

Weiss AP, Weiland AJ, Moore JR, Wilgis EF. Radial shortening for Kienbock disease. *J Bone Joint Surg Am* 1991; 73:384-91.

作者回顾了 29 名施行桡骨短缩术的月骨缺血性坏死患者。所有患者分期为 Ⅰ、Ⅱ、Ⅲa 及 Ⅲb 期。平均随访时间为 3.8 年。87% 的患腕术后疼痛得到改善。腕关节各向活动度平均改善情况分别为：背伸 32%，屈曲 27%，桡偏 30%，尺偏 41%。患侧握力平均改善 49%。最后一次随访时的影像结果显示未见明显月骨塌陷。随访中存在两类并发症——桡骨过度短缩及桡骨截骨术后不愈合。

桡骨远端骨折

标准与质量控制

第三十一章

桡骨远端骨折的手术治疗

Matthew Brown、Kevin C. Chung 著 李秋雅 刘 波 译 陈山林 审校

适应证

- 根据骨折的解剖位置和患者的自身条件使用合适的固定方法。具体的适应证将在下面的手术操作中逐一描述。这些不同的治疗方法并不相互排斥，可以结合起来治疗复杂的损伤情况。

临床检查

- 应该检查腕关节是否存在畸形，是否存在开放伤口。对于开放性骨折的病例，应该尽快清洗、骨折复位固定，并使用抗生素。
- 如果尺骨存在显著位移，可能提示韧带损伤，此时应该评估下尺桡关节（DRUJ）是否稳定。
- 全面仔细地检查神经和血管情况，重点关注正中神经的功能。
- 评估肘部是否有压痛和畸形。如果存在，可能提示出现桡骨头骨折或脱位。常见的相关骨折包括 Essex-Loprest 骨折（桡骨头骨折合并下尺桡关节脱位）或 Monteggia 骨折（尺骨干骨折合并桡骨头脱位）。

影像学

- 应该拍摄腕关节前后位、侧位和斜位 X 线。X 线上桡倾角 22°~25°、桡骨高度 10~15 mm、掌倾角 11°~15°（图 31.1A–C）提示复位理想。
- 评估远端桡骨骨折的类型。如果背倾角 >10°，桡倾角 <15°，桡骨缩短 >5 mm，尺骨正向变异 >3 mm，和（或）关节内塌陷≥2 mm，则应该考虑手术固定（图 31.2A–C）。
- 对于合并的尺骨茎突骨折，多不需要固定。
- 应评注意评估尺骨损伤和腕骨损伤，是否出现腕骨移位、间距增宽或同时存在骨折。
- 注意桡骨干和掌骨是否有骨折。如果桡骨干和掌骨骨质完整，可以为骨折固定提供支撑。
- CT 或 MRI 检查能更详细地显示骨折的解剖结构，更易发现腕骨骨折。

桡骨远端骨折经皮克氏针固定：Kapndji 技术

适应证

- 不稳定的关节外桡骨远端骨折。
- 单纯两部分或三部分关节内骨折。
- 儿童或青少年移位的桡骨远端骨折。
- 术前影像学检查发现移位的关节外骨折，合并背侧成角畸形和桡骨短缩（图 31.2A–C）。

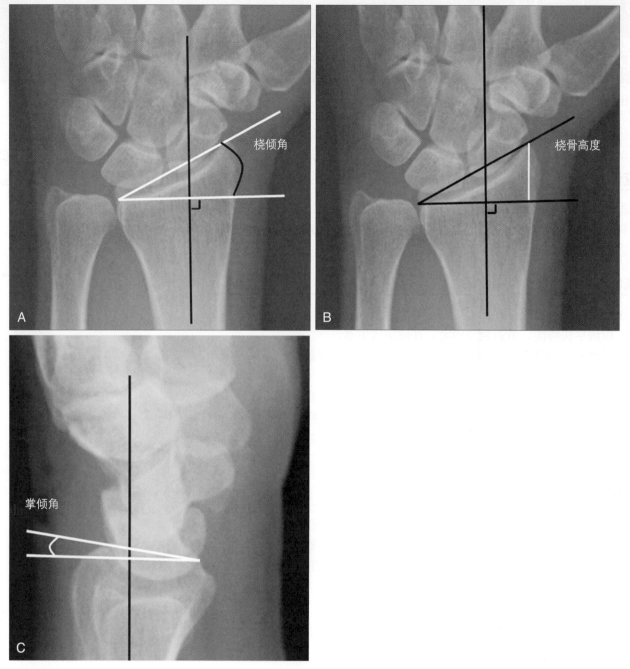

图 31.1 A–C

手术解剖

- 手术可能损伤伸肌腱、头静脉和桡神经浅支。
- 在第一、第二伸肌间室之间置入桡侧的钢针。
- 在第四、第五伸肌间室之间放置固定桡骨中间柱的尺背侧钢针。

体位

- 将前臂旋前放置在手术桌上。

显露

- 可以进行单纯的经皮固定，或者做 1～2 cm 的小切口。
- 采用开放入路时，应该分开组织瓣，牵开皮肤，识别并保护表浅的神经分支。

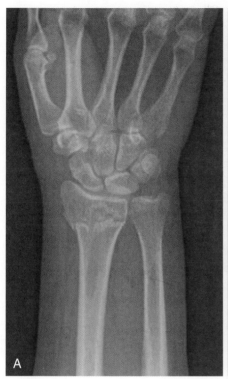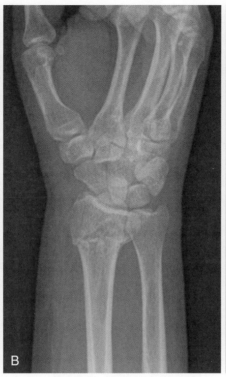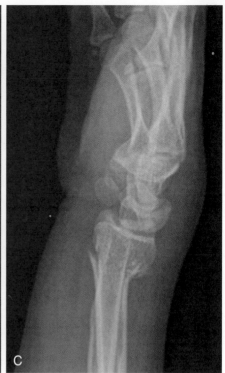

图 31.2 A–C

手术操作

第一步

- 从尺背侧骨折线向掌侧骨皮质置入一枚 0.062 英寸（1.57 mm）克氏针（图 31.3A、B）。
- 将电钻和克氏针一起向远端撬拨，复位远端骨折块（图 31.3C）。
- 骨折复位后，向掌侧骨皮质置入一枚尺背侧的克氏针，维持复位（图 31.4A、B）。
- 如果有必要，可以放置第二枚桡背侧的克氏针加强固定（图 31.4C）。

第二步

- 在桡侧骨折线置入第三枚钢针，与掌背侧方向的钢针成 90°（图 31.5A、B）。
- 通过克氏针向远端撬拨，推动远端骨折块，以恢复桡倾角（图 31.5C、D）。
- 将钢针穿过尺侧皮质，以维持复位（图 31.6）。

第三步

- 从桡骨茎突骨皮质向尺侧皮质进针，置入第四根钢针，维持中心法克氏针复位（图 31.7）。
- 通过该方法可以实现充分的复位和稳定（图 31.8）。

第四步

- 有几种不同的经皮固定技术，可以根据不同的骨折类型调整（图 31.9A–D）。①多枚桡骨茎突钢针固定，②桡骨交叉钢针固定，③桡骨茎突和桡尺骨钢针固定，该方法可以稳定下尺桡关节。

第一步手术要点

- 如果骨折难以复位，可以经皮放置钝头撬拨器，从背侧插入骨折端，撬拨复位。
- 为了保持掌侧皮质的稳定性，只能将克氏针钻孔一次。钻孔、退出及接下来的再钻孔会导致固定不稳。

第一步手术注意

应注意不要过度清理碎骨块。过度的掌屈可能造成骨块掌侧移位。

第二步手术注意

如果只在克氏针尖端施加杠杆力，会把克氏针折弯，但不能复位骨块。尽可能地靠近骨块用力，同时用手指推动骨块，引导复位。当掌侧的厚层骨皮质对线良好而没有重叠时，则复位较满意。

第三步手术要点

做皮肤切口可以避免钢针周围的软组织牵扯。

第三步手术注意

桡骨茎突容易碎裂，应该避免多次进针。

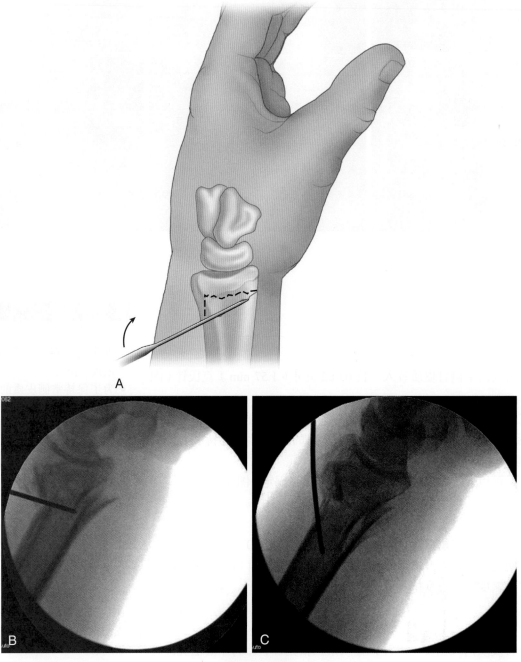

图 31.3 A–C

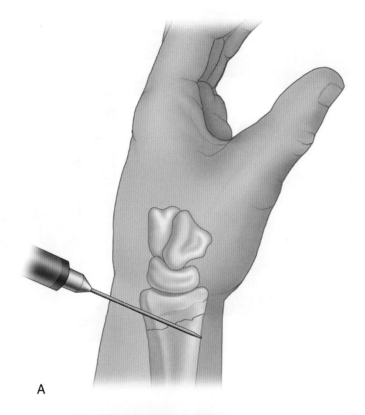

A

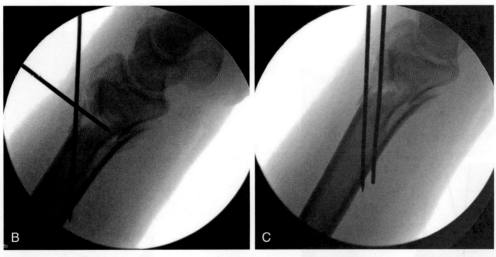

图 31.4 A–C

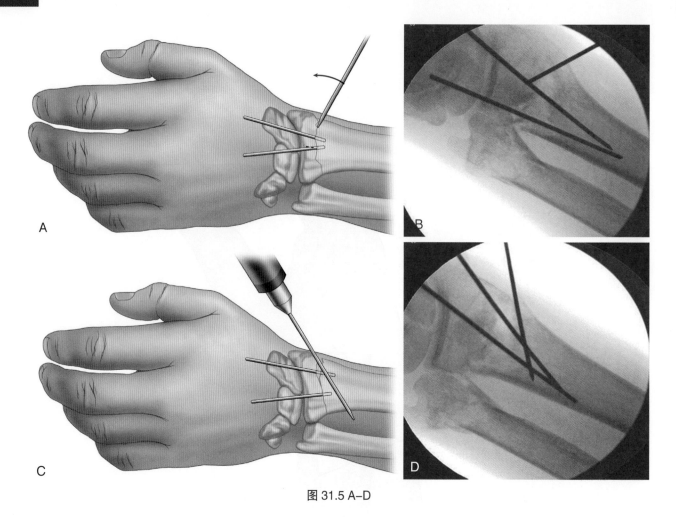

图 31.5 A–D

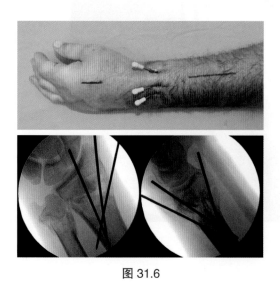

图 31.6

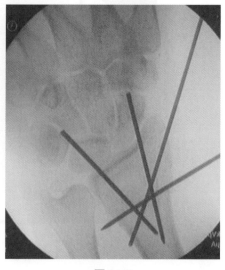

图 31.7

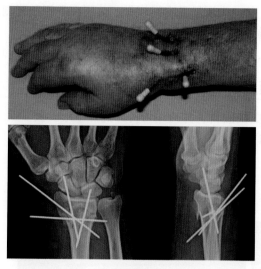

图 31.8

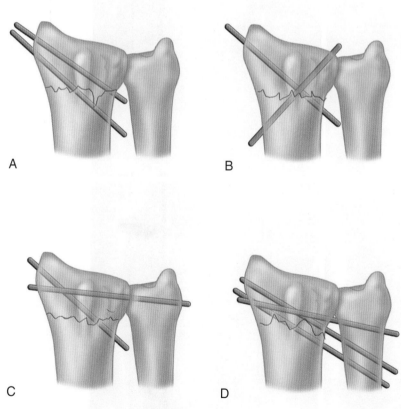

图 31.9 A–D

- ④ De Palma 技术，为用尺骨支撑桡骨。分别在掌侧和背侧皮质从尺骨向桡骨茎突方向进针固定。
- 在某些情况下，可以用单根桡骨克氏针固定小儿骨骺骨折（图 31.10A–D）。

术后护理和预后

- 患者在 2 周后更换敷料，并改用可拆卸的热塑形支具。
- 可拆卸支具可以提供稳定性，并允许清洁钢针。

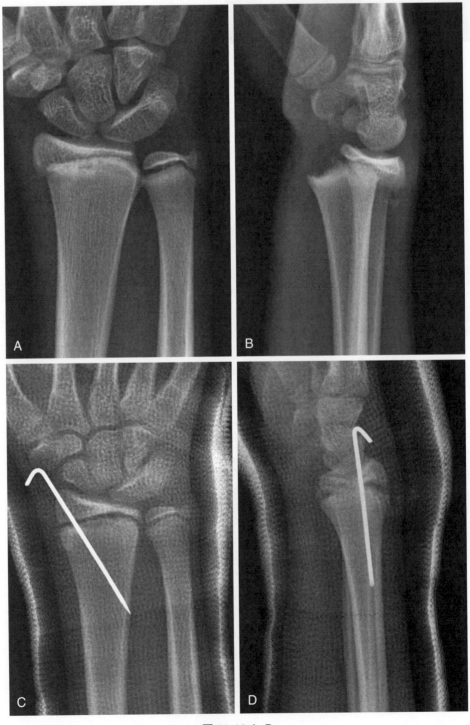

图 31.10 A–D

- 开始手指和肘部关节活动锻炼。
- 术后 6 周门诊取出克氏针。
- 术后效果良好，骨折解剖对线改善（图 31.11A–C ）。
- 1 例患者经皮克氏针固定 6 个月后，功能恢复良好（图 31.12 ）。

桡骨远端骨折外固定

适应证

- 严重粉碎的桡骨远端骨折。
- 显著压缩的骨折。
- 开放损伤，软组织缺失严重而不能进行内固定。
- 术前影像学检查发现压缩、背侧成角的粉碎性骨折（图 31.13 ）。

术后要点

延长固定时间将会减慢活动功能恢复。一旦愈合强度能够提供足够的稳定性，就应该拆除钢针并开始康复锻炼。

术后注意

- 针道感染可能导致手术失败。钢针周围的活动可能导致钢针在针眼处进出活动，并增加了感染的风险。如果出现针道感染，即使在稳定性恢复之前拆除钢针可能导致骨折塌陷，也应该立即拔出以避免深部感染。
- 如果患者的卫生习惯不好，可以在初次手术时将针埋入皮下，以降低感染风险。之后再次手术取出钢针。

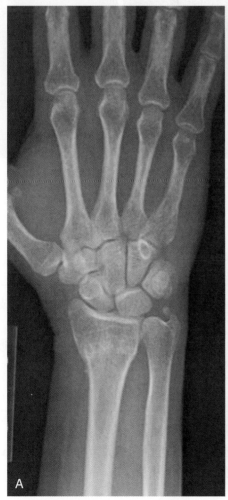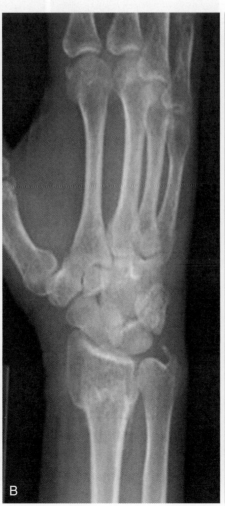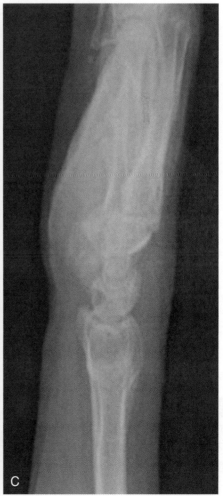

图 31.11 A–C

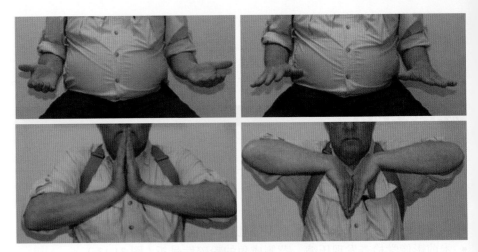

图 31.12

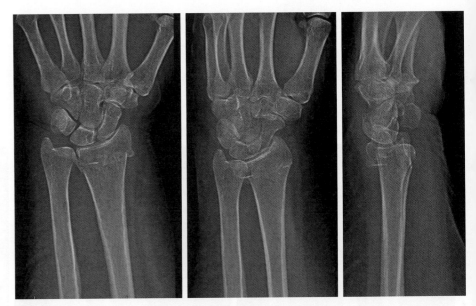

图 31.13

手术解剖

- 沿第二掌骨的桡背侧置入远端的外固定针。在切口附近有桡神经感觉浅支走行，必须牵开保护。
- 沿桡骨干桡背侧置入近端外固定针，进针点位于第一间室肌腱交叉点的近端、旋前圆肌止点远端。桡神经感觉支也在该区域走行，应该注意保护。

显露

- 沿第二掌骨桡背侧做 3 cm 的纵向切口（图 31.14）。
- 在桡骨桡背侧做第二个 3 cm 的纵向切口，位置距离腕关节以近 8 ~ 12 cm。在肱桡肌与桡侧腕长伸肌之间钝性分离，显露桡骨。

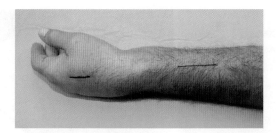

图 31.14

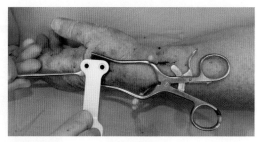

图 31.15

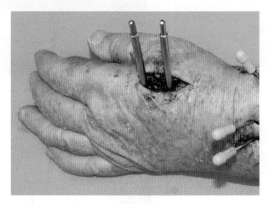

图 31.16

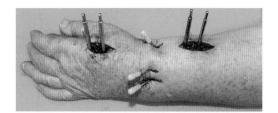

图 31.17

手术操作

第一步

- 用双针导向器，在掌骨平面、靠近第二掌骨基底处置入 3 mm 钢针。垂直于第二掌骨干进针（图 31.15）。
- 对准掌、背侧皮质中间进针，从桡侧向尺侧穿过掌骨皮质。
- 通过平行针导向器在第一根钢针远端置入第二根钢针。使用导向器的好处在于使两根针位于同一平面，并且角度相同（图 31.16）。

第二步

- 显露桡骨后，在肱桡肌与桡侧腕长伸肌腱之间向桡骨干方向垂直置入一根 3 mm 克氏针，进针平面与掌骨钢针平面一致。
- 用平行导向器在远端置入第二根钢针。
- 所有的钢针应该在同一平面内，并且角度相同（图 31.17）。

第三步

- 用 4-0 尼龙线缝合钢针周围近端和远端的切口。
- 用一个连杆撑开复位骨折并维持骨折的力线（图 31.18）。
- 若骨折情况更复杂，可能需要多杆系统。
- 可用经皮克氏针或切开复位内固定作为补充，以充分复位关节面。
- 用油纱包裹钢针，包扎保护切口直至愈合（图 31.19）。

第一步手术注意

- 避免进针过多，以致无意中损伤了骨间肌。
- 过度靠近背侧或掌侧进针可能出现骨折。

第二步手术要点

钻孔时用自动拉钩保护神经和肌腱。

第二步手术注意

- 使用自攻型固定针能提供足够的力，尤其是在钻入尺侧皮质时。
- 如果力量不够，在钻入尺侧皮质时，钢针会过度钻取桡侧皮质而导致松动。如果出现这种情况，应该更换进针点重新钻入。

第三步手术要点

从皮肤到固定器间应该预留足够的距离，使术后软组织肿胀不会顶到固定装置。

第三步手术注意

缝合时注意不要损伤桡神经及其分支。

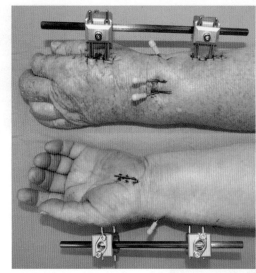
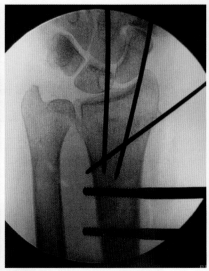

图 31.18

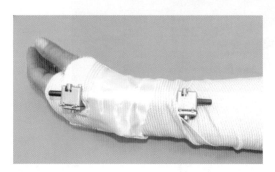

图 31.19

术后护理及预后

- 术后 10 ~ 14 天内拆线。
- 允许患者用肥皂水清洁钢针，但不要在洗澡时弄湿整个固定器。
- 拆线后，应鼓励患者进行手指活动度锻炼（图 31.20 ）。
- 术后 5 ~ 6 周拆除外固定器（图 31.21 ）。
- 最后一次影像学检查提示骨折愈合（图 31.22 ）。
- 患者在随访时能达到良好的活动范围。但由于手腕制动时间长，可能需要几个月恢复（图 31.23 ）。

掌侧接骨板固定

适应证

- 粉碎性骨折或不稳定的关节内骨折。
- 不稳定的关节外骨折。
- 掌侧剪切骨折。
- 术前影像学检查发现桡骨远端关节内骨折，合并掌侧移位和成角（图 31.24 ）。

手术解剖

- 沿桡腕掌侧做切口。

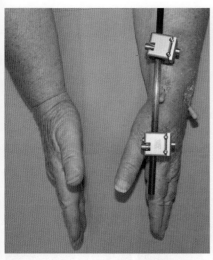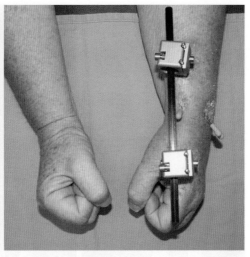

图 31.20

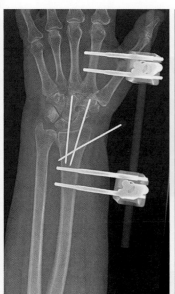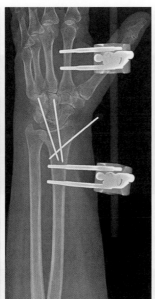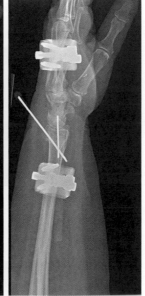

图 31.21

- 正中神经掌侧皮支走行于桡侧腕屈肌的尺侧，因此，在桡侧腕屈肌的桡侧做切口时无须显露该神经（图 31.25）。
- 沿桡侧腕屈肌边缘解剖，经过皮下组织，找到拇长屈肌。
- 向尺侧牵拉拇长屈肌，保护正中神经。
- 在切口远端稍尺侧有一束桡动脉浅支走行，应注意保护。

体位

- 将上肢搁在手桌上，前臂旋后。
- 在上臂绑上止血带。

显露

- 沿桡侧腕屈肌的桡侧缘做一 7 ~ 10 cm 的纵向切口，从腕横纹向近端延伸。如果需要向远端显露，做 "Z" 形切口并跨过关节（图 31.26）。

显露要点

- 做一个长切口，以充分显露。
- 放置钝性自动拉钩，以显露术野并避免损伤关键结构。

显露注意

注意不要过多地向远端分离，以免破坏腕掌侧韧带。

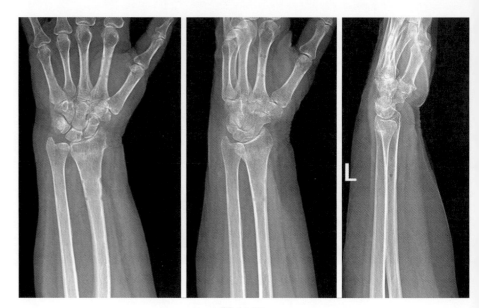

图 31.22

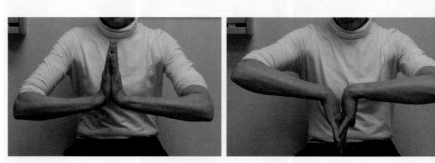

图 31.23

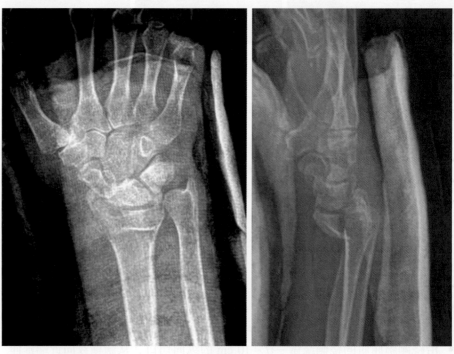

图 31.24

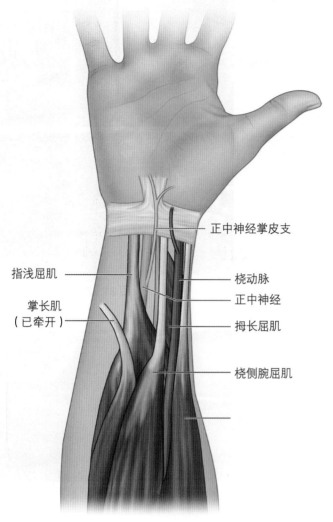

指浅屈肌

掌长肌
（已牵开）

正中神经掌皮支

桡动脉

正中神经

拇长屈肌

桡侧腕屈肌

图 31.25 A–C

- 用手术刀锐性分离，向桡侧牵拉桡动脉及伴行静脉。电凝横行的动脉分支。
- 拨开拇长屈肌腱和肌腹，向尺侧牵开显露旋前方肌（图 31.27）。
- 沿桡侧缘和远端 L 形切开旋前方肌，并用拉钩牵开（图 31.28）
- 用骨膜剥离器剥离骨膜，显露骨折端（图 31.29）。

手术操作

第一步：骨折复位

- 确定骨折的解剖关系。过度背伸腕关节，复位嵌插的掌侧骨块。
- 在掌侧骨折线中置入骨刀，撬拨复位骨块。
- 使手腕屈曲以复位骨折（图 31.30A–C）。
- 通过直视观察和 X 线透视确认骨折的复位情况。

第二步：放置接骨板，固定骨干

- 评估复位后，选择合适的掌骨接骨板。
- 将接骨板对准桡骨干，并且放置在足够远端的位置，以利于螺钉把持住远端骨块。可在 X 线的透视下确认钢板的位置，并根据需要进行调整。
- 在桡骨干上的中央延长椭圆孔上钻孔，并置入非锁定双皮质螺钉。固定这个孔后可以在透视引导下在远、近端调整钢板的位置（图 31.32）。

第一步手术要点

- 游离肱桡肌止点可能有助于复位，这样能减少使骨块位移的力（图 31.31）。
- 可用 0.062 英寸（1.57 mm）经皮克氏针在桡骨茎突处暂时固定。

第一步手术注意

应充分松懈所有骨块以便复位。

第二步手术要点

- 大多数钢板螺钉系统提供多种长度的骨干组件和不同宽窄的干骺端组件。可以根据桡骨尺寸和骨折形态进行选择。
- 所有掌侧接骨板的理念类似：支撑掌侧皮质，远端锁定螺钉支撑关节面（图 31.34）。

第二步手术注意

在放置第一个螺钉时确保钢板位于桡骨干中央。椭圆孔允许旋转和向远近端移动，但不支持桡尺侧移动。

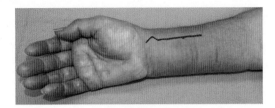

图 31.26

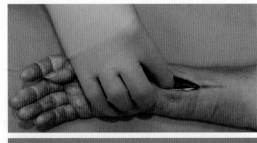

图 31.27

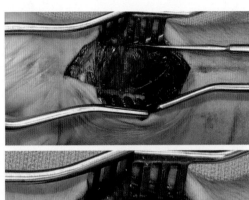

图 31.28

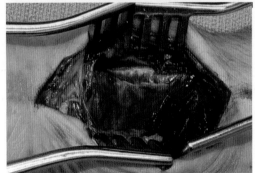

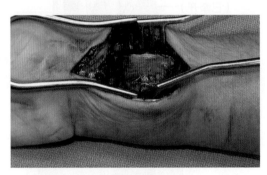

图 31.29

第三步手术注意

- 过长的螺钉（黑色箭头）可能导致伸肌腱刺激和损伤（图 31.37）。
- 若将钢板放置地太远或向掌侧突出明显，可能会增加肌腱刺激或断裂的风险。

第四步手术要点

旋前方肌修复后为接骨板和上方的肌腱之间提供了软组织缓冲层。除非旋前方肌撕碎，都应该修复。

第四步手术注意

- 将旋前方肌缝合到肱桡肌筋膜时，避免缝扎桡动脉或第一间室内的肌腱。
- 应区分旋前方肌和拇长屈肌。稍表浅的拇长屈肌可能被误认为是旋前方肌。如果将其缝合到肱桡肌上会出现功能异常。

- 在直视和 X 线透视下检查钢板的位置，并根据需要调整。如位置良好，则拧紧第一枚螺钉（图 31.33）。

第三步：固定远端

- 放置远端锁定螺钉，固定远端骨块。
- 可以用固定角度或可变角度的导向器，但置入时必须注意每个螺钉的角度。从尺侧孔向桡侧螺钉孔，角度逐渐增大（图 31.35）。
- 有必要照倾斜 22° 的侧位片以检查螺钉的位置，确保没有穿透关节。在这种体位下，手或 C 形臂机成一定角度，避免出现标准侧位上由于桡倾角存在而出现的关节面重叠。通过此视图可以观察到整个关节面的轮廓（图 31.36）。

第四步：闭合切口

- 常规用 3-0 薇乔线把旋前方肌缝合到肱桡肌筋膜上（图 31.38）。我们在显露时一般不会保留旋前方肌残端。这些残存肌肉不能固定住缝线。
- 连续皮下缝合关闭切口（图 31.39）。
- 用短臂掌侧支具固定。

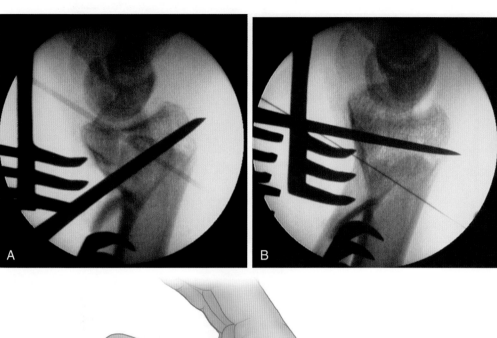

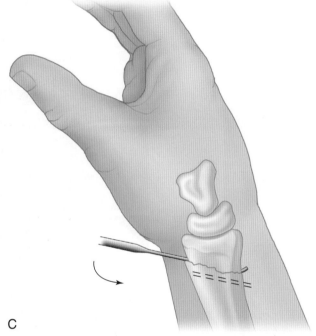

图 31.30 A–C

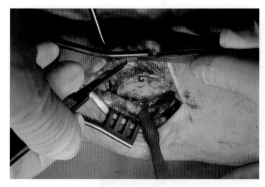

图 31.31

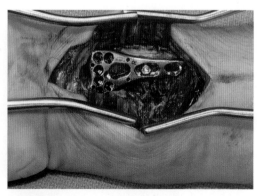

图 31.32

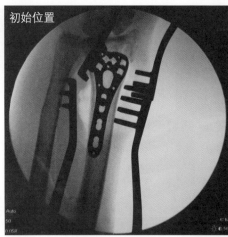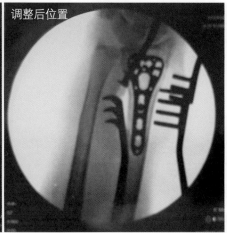

图 31.33

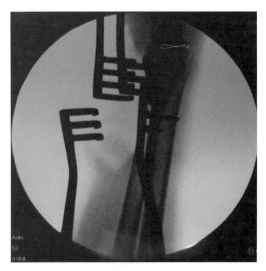

图 31.34

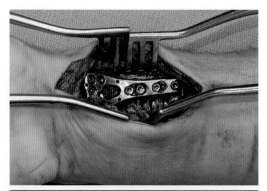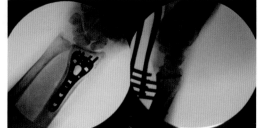

图 31.35

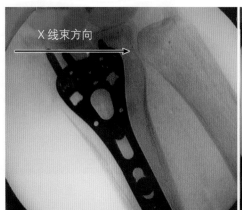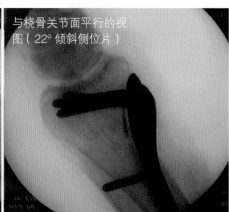

图 31.36

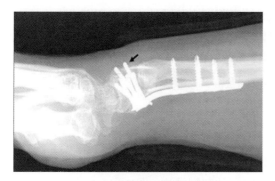

图 31.37

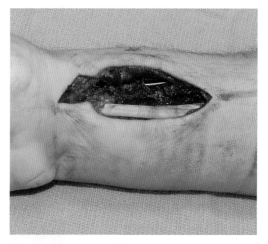

图 31.38

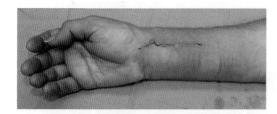

图 31.39

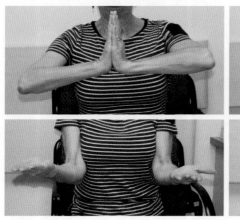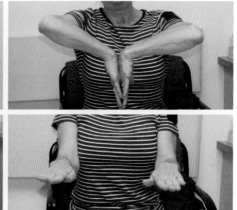

图 31.40

术后护理及预后

- 术后 10 ~ 14 天内拆除支具。
- 改用可拆卸的热塑性支具，并开始活动度锻炼与自主手部康复治疗。如果出现手腕僵硬，则需要手部治疗师帮助治疗。
- 钢板螺钉固定术后活动早，因此恢复功能较其他治疗手段快（图 31.40）。
- 术后 5 ~ 6 周再次做 X 线检查。如果愈合良好，可以开始力量练习或加大力度（图 31.41）。

> **术后要点**
>
> 如果出现持续的肌腱刺激表现，可考虑在 6 个月骨折愈合后取出钢板。

背侧桥接钢板

适应证

- 关节内桡骨远端严重粉碎性骨折，通过保守治疗无法固定。
- 桡骨远端骨折，干骺端或骨干粉碎性骨折。
- 骨质疏松，直接固定可能效果不好。

- 骨质条件、卫生状况问题不好，或精神疾病的患者；拒绝外固定架的患者。
- 老年患者、术前影像学检查提示手腕桡偏畸形和半脱位、闭合损伤，并可见明显肿胀（图 31.42 ）。
- 术前 X 线显示严重骨折脱位，伴远端骨干粉碎性骨折和骨质疏松（图 31.43 ）。

手术解剖

- 在桡骨背侧做近端切口，在第三掌骨背侧做远端切口。
- 应充分了解六个背侧间室的解剖结构（图 31.44 ）。
- 在远端切口处有中指伸肌腱和桡神经分支。应该识别并保护这些结构。
- 使接骨板从第三掌骨经过第四间室，第四背侧间室内有指总伸肌和示指固

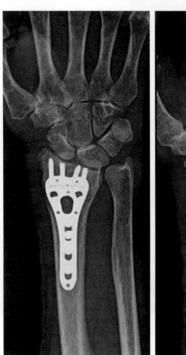
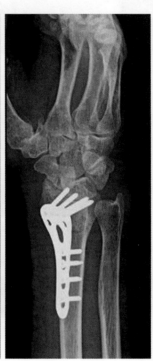
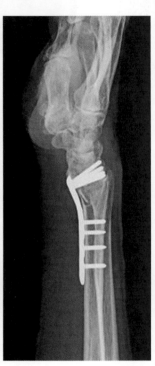

图 31.41

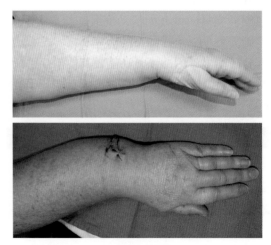

图 31.42

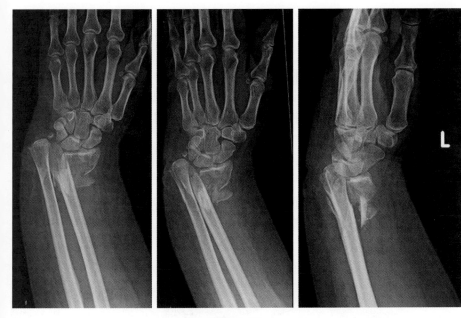

图 31.43

有伸肌。第三间室的拇长伸肌腱跨过钢板走行，应该从间室内分离保护。

- 在近端切口内可见拇长展肌和拇短伸肌。
- 在前臂的近端切口处分离时可能损伤桡神经浅支。

体位

- 将上臂绑上止血带。

显露

- 需要做 2～3 个纵向切口。
- 在第三掌骨干上做一个 4 cm 的远端切口。分离皮下组织，将伸肌腱和神经牵向桡侧（图 31.45）。
- 在桡骨干背侧做一个 6 cm 的切口，从皮下组织分离至桡骨干。解剖间隙在肱桡肌和桡侧腕长伸肌附近或桡侧腕短伸肌与指总伸肌之间。注意不要损伤到桡神经浅支（图 31.46）。
- 可以在 Lister 结节上做一个 2～3 cm 切口，用于分离拇长伸肌腱或帮助复位。或者可以向远侧延长近端切口，使显露充分（图 31.47）。

手术操作

第一步：放置钢板

- 使用 2.4 mm 两端尖细的桡骨远端桥接钢板（DRB；Synthes），跨越第三掌骨远端到桡骨干，在骨折近端 4 cm 至少固定 3 枚螺钉。
- 远端沿掌骨起，用 Freer 或 Cobb 骨膜剥离器在第四间室上分离出伸肌腱与关节囊之间的平面，将钢板放置在关节囊浅层。
- 分离出解剖平面后，从掌骨区域逆向插入钢板。将已被游离的拇长伸肌牵向桡侧，防止被压在钢板下（图 31.48）。
- 向近端推进时，在近端切口可观察到钢板。小心操作，确保钢板在肌腱或肌肉深层。

手术要点

- 也可以将桥接钢板连接到第二掌骨。此时接骨板穿过第二间室，其中包含桡侧腕短伸肌和腕长伸肌。在近端，将钢板放置在桡侧腕短伸肌与腕长伸肌腹之间。
- 固定到第二掌骨使腕轻度尺偏，在复位时更容易重建桡倾角。

第一步手术要点

包括下颌骨重建钢板或 3.5 mm 可变长度的动力加压钢板（Synthes）的其他钢板也可用于此技术。

第一步手术注意

确保已经牵开了所有肌腱，将钢板直接固定在骨质上。如果拇长伸肌和指伸肌被压在钢板下，可能会断裂。

第二步：固定远端

- 首先牵引复位骨折。
- 将钢板固定在掌骨上，与桡骨干方向一致。
- 在钢板远端倒数第二个孔钻孔，在掌骨上置入双皮质螺钉。如果需要，可放置单个螺钉，有利于对钢板的位置进行微调（图 31.49）。

第三步：固定近端

- 再次牵引以复位骨折。
- 将前臂保持中立位，固定钢板于桡骨干中央。
- 用复位钳将接骨板夹持在桡骨干上。

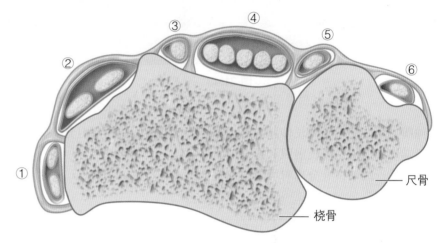

图 31.44   ①拇长展肌和拇短伸肌；②桡侧腕长伸肌和桡侧腕短伸；③拇长伸肌；④指伸肌和指总伸肌；⑤小指伸肌；⑥尺侧腕伸肌

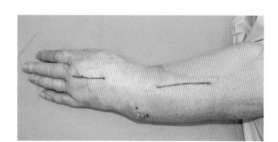

图 31.45

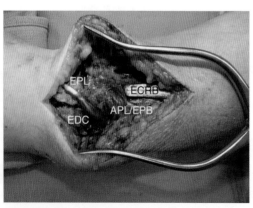

图 31.47   APL，拇长展肌；ECRB，桡侧腕短伸肌；EDC，指总伸肌；EPB，拇短伸肌；EPL，拇长伸肌

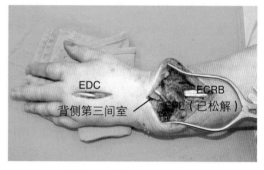

图 31.46   ECRB，桡侧腕短伸肌；EDC，指总伸肌；EPL，拇长伸肌

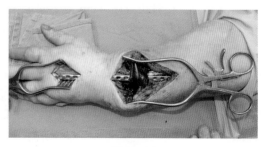

图 31.48

- 通过 X 线透视评估骨折的复位情况（图 31.50）。
- 如果复位充分，用双皮质螺钉把钢板近端部分固定在桡骨上（图 31.51）。
- 在远端和近端各固定至少 3 枚螺钉。

第四步：其他固定方法

- 骨牵引可能无法完全复位严重的粉碎性骨折。
- 可用钢丝环扎固定多个碎骨快。
- 可用克氏针或加压螺钉固定单个骨块（图 31.52）。

第五步：闭合切口

- 冲洗切口，间断缝合皮下组织。
- 用可吸收缝线连续缝合皮肤（图 31.53）。
- 用掌侧短臂支具固定。

第四步手术要点
对于严重嵌插骨折，可用骨移植填补缺损。

第四步手术注意
粗暴的固定可能导致更严重的粉碎性骨折，或者会损害骨块碎片的脆弱血供。

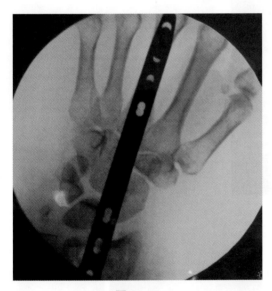

图 31.49

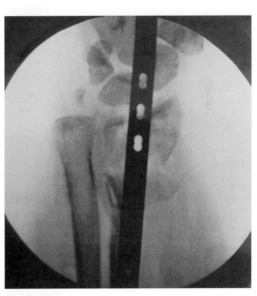

图 31.50

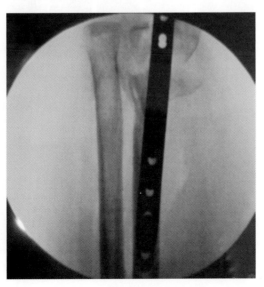

图 31.51

术后护理及预后

- 10天后拆除支具。
- 后立即开始手指主动活动和前臂旋转，并保持固定期间持续练习。
- 允许患者做小于5磅重量的抬举动作。
- 每4~6周复诊一次并做影像学检查，确定骨折愈合情况。
- 通常在术后3个月后取出钢板，根据愈合情况可提前或延迟。本章介绍的患者在固定6个月后只有部分愈合（图31.54），钢板取出后部分不愈合更明显（图31.55）。
- 钢板拆除后立即加强手腕活动锻炼。
- 据报告，该手术术后1年患者的运动范围和功能与其他技术相似。

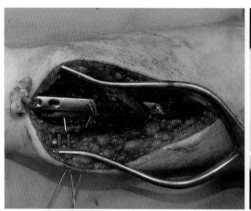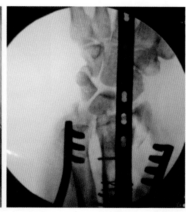

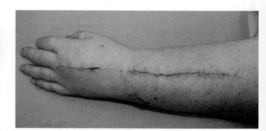

图 31.53

图 31.52

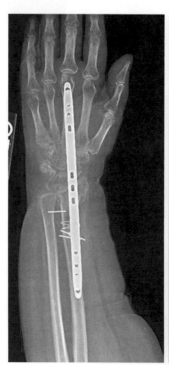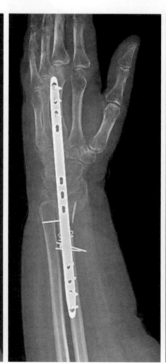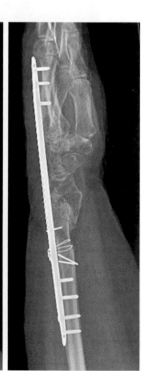

图 31.54

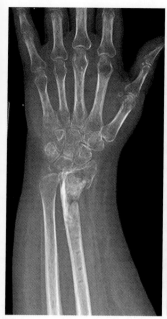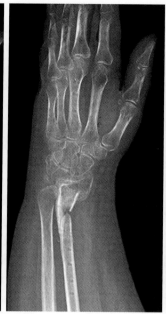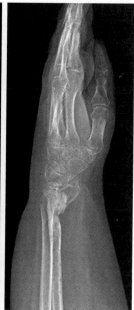

图 31.55

循证文献

Belloti J, Tamaoki M, Atallah A, Albertoni W, dos Santos J, Faloppa F. Treatment of reducible unstable fractures of the distal radius in adults: a randomised controlled trial of De Palma percutaneous pinning versus bridging external fixation. *BMC Musculoskelet Disord* 2010; 11:137.

这是一个前瞻性的随机对照试验，纳入了 91 名患者。作者比较了尺桡侧钢针内固定与桥接外固定术后 24 个月的评估结果。钢针固定术后 6 个月，DASH 评分和疼痛评分均有改善，外固定术后运动范围增加。然而在 24 个月时，这两种方法在运动范围、DASH 评分、握力或影像学分析方面没有统计学差异（Ⅱ级证据）。

Brehmer JL, Husband J. Accelerated rehabilitation compared with a standard protocol after distal radial fractures treated with volar open reduction and internal fixation: a prospective, randomized, controlled study. *J Bone Joint Surg Am* 2014; 96:1621–30.

这是一个前瞻性随机对照试验，患者被分配到加速治疗方案组和标准治疗方案组。加速治疗方案组在 2 周时启动术后康复，而标准治疗组在 6 周时启动术后康复。加速组的患者在 8 周时运动能力、力量和 DASH 评分改善（Ⅰ级证据）。

Chung KC, Watt AJ, Kotsis SV, Margaliot Z, Haase SC, Kim HM. Treatment of unstable distal radius fractures with the volar locking plating system. *J Bone Joint Surg* 2006; 88:2687-94.

这是一项前瞻性研究，87 名患者接受了切开复位和掌侧锁定钢板内固定手术。随后对患者进行功能评估和患者自评结果评分。受伤一侧握力达到 18 kg，未受伤一侧握力达到 21 kg。捏力无显著差异。受伤腕关节屈曲达到对侧的 86%。大多数患者术后 6 个月的 Michigan 手部问卷结果均达到正常值（Ⅲ级证据）。

Harley BJ, Schargenberger A, Beaupre L, Jomha N, Weber D. Augmented external fixation versus percutaneous pinning and casting for unstable fractures of the distal radius—a prospective randomized trial. *J Hand Surg Am* 2004; 29:815-24.

这项前瞻性随机研究表明，65 岁以下的患者，经皮钢针固定和强化外固定结果相当。对 55 名患者进行临床和影像学随访 1 年。两组在骨折类型和 AO-ASIF 分级方面相似。具体来说，在桡骨长度、桡骨成角、掌侧偏斜、DASH 评分、总运动范围或握力方面没有显著差异（Ⅱ级证据）。

Karantana A, Downing ND, Forward DP, Hatton M, Taylor AM, Scammell BE, Moran CG, Davis TR. Surgical treatment of distal radial fractures with a volar locking plate versus conventional percutaneous methods: a randomized controlled trial. *J Bone Joint Surg Am* 2013; 95:1737-44.

这是一个前瞻性试验，旨在比较经皮钢针固定（*n* = 64）与掌侧带锁钢板固定（*n* = 66）。使用快速 DASH 评分、患者自评调查、EuroQol-D、握力、运动范围和影像学检查结果。用掌骨接骨板治疗的患者恢复更快，握力增加，解剖复位比例更高。但术后 12 周并没有出现功能上的优势，恢复工作水平没有差别（I 级证据）。

Kitay A, Swanstrom M, Schreiber JJ, et al. Volar plate position and flexor tendon rupture following distal radius fracture fixation. *J Hand Surg Am* 2013; 38:1091–6.

这项回顾性病例对照研究比较了 8 例掌骨接骨板固定后屈肌腱断裂患者与 17 例对照患者的情况。对评估者采用盲法，通过影像学检查测量术后钢板突出情况和距掌侧分水岭线的距离，并使用 Soong 分级系统进行分级。突出至临界线掌侧 2.0~3 mm 范围内的患者发生肌腱断裂的风险更高（III 级证据）。

Kreder HJ, Hanel DP, Agel J, et al. Indirect reduction and percutaneous fixation versus open reduction and internal fixation for displaced intraarticular fractures of the distal radius: a randomized, controlled trial. *J Bone Joint Surg Br* 2005; 87:829–36.

179 例成人远端桡骨关节内移位骨折患者随机接受间接经皮复位外固定（*n*=88）或开放复位内固定（*n*=91）。患者随访 2 年。在第 1 年内，所有患者的上肢肌肉骨骼功能评分、SF-36 身体疼痛子量表评分、总 Jebsen 评分以及捏力和握力均显著改善。两组间的影像解剖特征恢复情况和运动范围无统计学差异。在 2 年内，接受间接经皮复位外固定的患者比接受开放复位内固定的患者功能恢复得更快，功能恢复效果更佳，前提是尽力减小关节内台阶和间隙增宽（I 级证据）。

Lenoble E, Dumontier C, Goutallier D, Apoil A. Fracture of the distal radius: a prospective comparison between transstyloid and Kapandji fixations. *J Bone Joint Surg Br* 1995; 77:562-7.

这是一项前瞻性研究，对 96 例桡骨远端关节外或关节内骨折患者采用经茎突或 Kapandji 内固定术治疗背侧移位的后内侧骨折，并分别于 6 周和 3、6、12 和 24 个月随访患者。尽管在 Kapandji 固定术的早期随访中运动范围有所改善，但在 24 个月时，两组的结果相似（III 级证据）。

Leung F, Tu YK, Chew WY, Chow SP. Comparison of external and percutaneous pin fixation with plate fixation for intraarticular distal radial fractures: a randomized study. *J Bone Joint Surg Am* 2008; 90:16-22.

这是一项治疗类 I 级研究，比较了经皮钢针外固定与钢板固定的疗效。在术后 1 年和 2 年，根据 Gartland-Werley Point 评价系统和改良 Green-O'Brien 评价系统，钢板的固定效果优于经皮钢针外固定。这项研究还显示过去 24 个月内，临床效果得到持续改善。本研究的另一个发现是，两种类型的固定对于治疗 AO 分型 C1 型骨折同样有效，但是对于 AO 分型 C2 型骨折，钢板固定的临床和影像学结果更好。然而，对于 C3 型骨折，无论是钢板还是外固定，都难以实现精确复位和稳定的固定。就关节炎分级而言，术后 1 年和 2 年内钢板固定的效果明显更好。本研究中存在的一些局限性包括两组间固定存在的异质性，以及无法使用有效的患者评估评分系统（I 级证据）。

Margaliot Z, Haase SC, Kotsis SV, Kim H, Chung KC. A meta-analysis of outcomes of external fixation versus plate osteosynthesis for unstable distal radius fractures. *J Hand Surg Am* 2005; 30:1185-99.

本研究是对桡骨远端骨折外固定和内固定文献的系统回顾和 Meta 分析。在 Medline 和 EMBASE 数据库中搜索 1980－2004 年发表的文章。在 46 篇文章中，Meta 分析显示这两组在握力、腕关节活动范围、影像学定位、疼痛和医生评价结果方面没有任何统计或临床差异。尽管外固定组感染、钢板固定失败和神经炎的发生率较高，但肌腱并发症和早期钢板移除率在内固定组更为明显。本文的缺点是所有研究中存在相当大的异质性，影响了 Meta 分析的准确性。本研究显示，与外固定相比，钢板固定提供了刚性固定，并允许立即运动。然而，这两种技术的长期结果可能是相似的（Ⅱ级证据）。

Richard M, Katolik L, Hanel D, Wartinbee DA, Ruch DS. Distraction plating for the treatment of highly comminuted distal radius fractures in elderly patients. *J Hand Surg Am* 2012; 37:948-56.

这是对 33 名 60 岁以上患者使用背侧牵引钢板治疗的回顾性研究，采用 DASH 评分和影像学检查测量。所有骨折愈合，平均掌倾角 5°，桡倾角 20°，尺骨正变异 0.6 mm。平均屈曲 46°，背伸 50°。平均旋前和旋后分别为 79° 和 77°。平均 DASH 评分是 32。作者认为牵引钢板治疗老年粉碎性骨折是有效的。

Tosti R, Ilyas A. Prospective evaluation of pronator quadratus repair following volar plate fixation of distal radius fractures. *J Hand Surg Am* 2013; 38:1678-84.

这是一项前瞻性随机对照研究，对 60 名患者评估了掌骨接骨板固定后旋前方肌修复的证据。患者单盲，随访时间分别为 2 周、6 周、12 周和 12 个月。在 12 个月时，在运动范围、握力、DASH 评分或视觉模拟量表疼痛评分方面，旋前方肌修复术未显示有显著改善（Ⅰ级证据）。

Trumble TE, Wagner W, Hanel DP, Vedder N, Gilbert M. Intrafocal（Kapandji）pinning of distal radius fractures with and without external fixation. *J Hand Surg Am* 1998; 23:381-94.

本研究将 73 例患者按年龄、粉碎性骨折程度、外固定器是否与经皮钢针结合使用进行分组。在老年患者（55 岁）中，使用外固定器可获得更好的运动范围、握力和疼痛缓解。对于年轻患者，仅当桡骨两侧干骺端粉碎性骨折时，外固定才能获得更好的结果。此外，掌倾角和桡倾角以及桡骨长度恢复，功能结果得到改善（Ⅲ级证据）。

Wei DH, Raizman NM, Bottino CJ, Jobin CM, Strauch RJ, Rosenwasser MP. Unstable distal radial fractures treated with external fixation, a radial column plate, or a volar plate: a prospective randomized trial. *J Bone Joint Surg Am* 2009; 91:1568-77.

这是一项前瞻性随机对照研究，比较了外固定、桡侧柱钢板和掌骨接骨板治疗远端桡骨不稳定骨折的功能结果。术后不同时间间隔的随访结果表明，在 6 周时，掌骨接骨板的 DASH 评分优于外固定，但与桡骨柱钢板的 DASH 评分相似。在 3 个月时，掌骨接骨板的 DASH 评分明显优于外固定钢板和桡骨柱钢板。在 6 个月和 1 年时，三组的 DASH 评分与正常人群的 DASH 评分相近。1 年时，3 组的握力相似。术后 12 周，3 组患者腕关节活动范围无明显差异。1 年时，桡骨柱钢板的桡倾角和桡骨长度明显优于其他两组。总体来说，与外固定和桡骨柱钢板相比，带锁定掌骨接骨板治疗的远端桡骨不稳定骨折恢复更快。但术后 1 年，这三种技术均提供了良好的主观和客观功能结果（Ⅰ级证据）。

Williksen JH, Frihagen F, Hellund JC, Kvernmo H, Husby T. Volar locking plates versus external fixation and adjuvant pin fixation in unstable distal radius fractures: a randomized, controlled study. *J Hand Surg Am* 2013; 38:1469-76.

这是一项对 111 例远端桡骨不稳定骨折的前瞻性研究，这些患者被随机分配到使用辅助钢针外固定组或掌侧锁定钢板外固定组治疗。患者平均年龄为 54 岁（20～84 岁）。术后 1 年时，对患者进行视觉模拟量表疼痛评分、Mayo 手腕评分、DASH 评分、运动范围和影像学评估。在 52 周时，掌侧带锁定钢板外固定患者的 Mayo 腕关节评分更高（90 分比 85 分），旋后范围更大（89°/85°），桡骨缩短更少（+1.4 mm /+2.2 mm）。辅助钢针外固定组尺骨茎突疼痛患者较多（16 例 /6 例）。对于 AO 分型 C2/C3 骨折，掌侧带锁定钢板外固定患者旋后范围更大（90°/76°），尺骨缩短更少（+1.1 mm/+2.8 mm）。辅助钢针外固定组的并发症发生率为 30%，掌侧带锁定钢板外固定组为 29%。8 个钢板（15%）因并发症被取出。两组之间的 DASH 评分没有显著差异（Ⅰ级证据）。

第三十二章
桡骨骨折畸形愈合截骨矫形术

Matthew Brown、Kevin C. Chung 著 李秋雅 刘 波 译 陈山林 审校

适应证

- 桡腕力线异常导致出现疼痛和功能障碍。
- 单纯畸形，但无疼痛、活动范围丧失或握力下降不属于适应证范围。
- 在 X 线上常可见桡倾角 <10°，掌侧或背侧倾斜 >20°，尺骨变异 >2 mm，关节不匹配 >2 mm，但影像学征象并不完全决定是否需要进行矫形手术。
- 同样，晚期退行性关节炎、固定性腕关节力线异常、腕关节功能状况明显障碍，以及广泛骨质疏松的患者不适合截骨矫形。

临床检查

- 检查上肢是否存在畸形，检查手腕功能、前臂运动、手指运动、握力，以及腕韧带情况和下尺桡关节的稳定性。
- 这名患者在对桡骨远端骨折进行保守治疗后出现疼痛、屈伸和旋后障碍（图 32.1）。
- 在没有严重神经功能障碍的情况下，受伤后 6 ~ 12 周可以在不完全骨化的骨痂处进行早期手术。这样可以减少软组织挛缩和关节僵硬的发生，缩短功能障碍的持续时间。

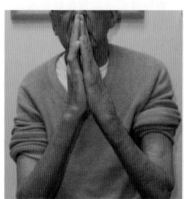
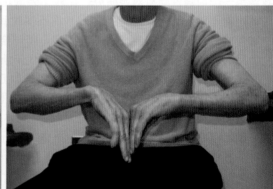
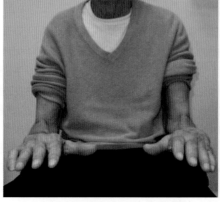
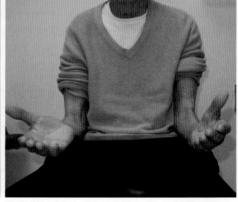

图 32.1

影像学

- 拍摄腕关节标准 X 线（前后位、侧位和斜位）。
- 患者在保守治疗后可能出现畸形愈合（图 32.2）。在其他情况下，也有可能是尝试手术内固定后出现的畸形愈合，此时应该取出内固定物（图 32.3）。
- CT 可以发现更多关节对合不齐的表现。许多影像检查可以进行 CT 图像三维重建（图 32.4）。

手术计划

- 畸形愈合的解剖关系决定了如何选择手术入路。对于掌侧倾斜的畸形愈合或掌侧皮质对合不齐应采用掌侧入路，对于向背侧倾斜的畸形愈合从掌侧或背侧都可以，对于复杂的关节内骨折可能需要双侧入路。
- 有嵌插畸形、需要桡骨延长超过 1 cm 的患者也需要做尺骨短缩截骨。手术可以同时进行，或者推迟到桡骨长度完全恢复定型后再做。
- 受伤后即时 X 线检查可以帮助判断原始的骨折类型。

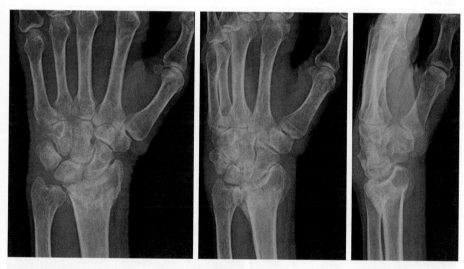

图 32.2

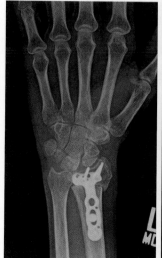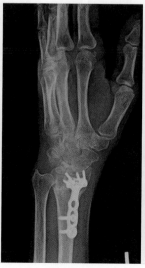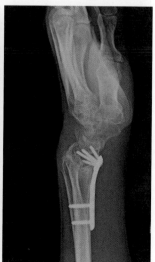

图 32.3

- 拍摄健侧 X 线片，作为受伤前的解剖结构的参照。
- 在陈旧骨折线的位置进行截骨，在矢状面上截骨面应平行于关节面。由于存在嵌插骨折，多数情况下会做楔形撑开截骨矫形术（图 32.5）。

手术解剖

- 桡骨畸形愈合的手术目的是恢复至受伤前的解剖结构。在影像检查上，应该恢复适当的尺骨变异、桡骨高度、桡倾角和掌倾角（图 32.6A–D）。
- 在掌侧，我们应该注意桡动脉和正中神经的位置。
- 背侧入路在拇长伸肌与指总伸肌之间进入。牵开和保护背侧感觉支和静脉。游离拇长伸肌腱，切除 Lister 结节，使接骨板更好地接触桡骨。

体位

- 患者仰卧，将手臂搁在手桌上。
- 上臂绑上止血带。
- 如果需要自体骨移植，在同侧髂嵴处做术前准备。

显露

掌侧

- 在桡侧腕屈肌与桡动脉之间做纵向切口（图 32.7A）。
- 向尺侧拨开拇长屈肌腱，显露旋前方肌，L 形切开旋前方肌（图 32.7B）。
- 剥开骨膜，显露畸形愈合的桡骨。
- 游离肱桡肌止点，减少使骨折端移位变形的力，以便纠正畸形（图 32.7C）。

> **显露要点**
>
> - 必须充分显露，以评估所有的畸形情况。
> - 在截骨和放置接骨板时，用 Hohmann 拉钩牵开周围软组织。

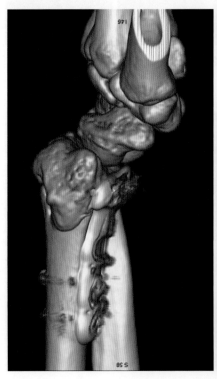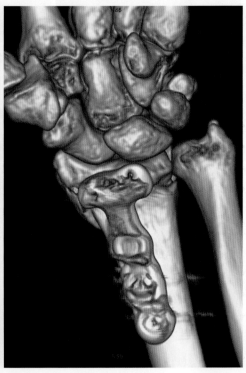

图 32.4

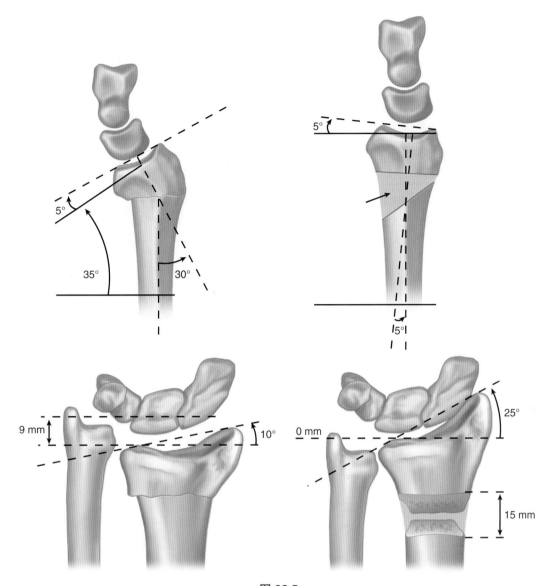

图 32.5

背侧

- 在第三与第四间室之间做背侧入路。
- 在 Lister 结节上做 6 ~ 7 cm 的纵向切口。
- 从第三间室中游离出拇长伸肌并用拉钩牵开。
- 从第四间室深面显露桡骨。

手术操作：关节外骨折畸形愈合

第一步：畸形愈合截骨

- 显露畸形后，直视观察畸形愈合部位，通过 X 线透视确认位置（图 32.8）。
- 用骨刀或者骨锯在骨折端截骨。在矢状面上与关节面平行截骨（图 32.9）。
- 如果存在嵌插骨折，用撑开器将截骨端撑开。将手腕旋后，找到并松解背侧的骨痂和软组织（图 32.10）。
- 如果患者之前已经进行过内固定手术，经旧切口进入截骨端，首先取出内固定物（图 32.11A、B）。

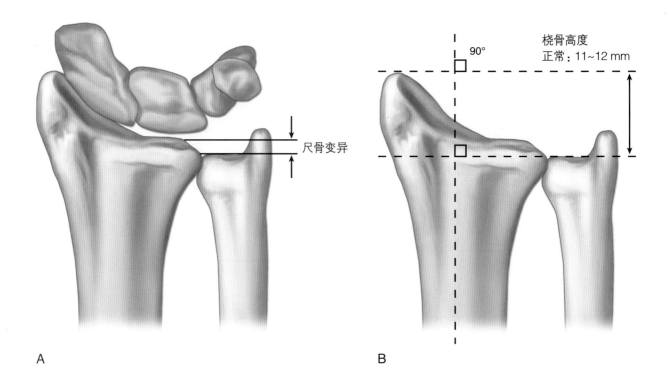

A

尺骨变异

B

桡骨高度
正常：11~12 mm

90°

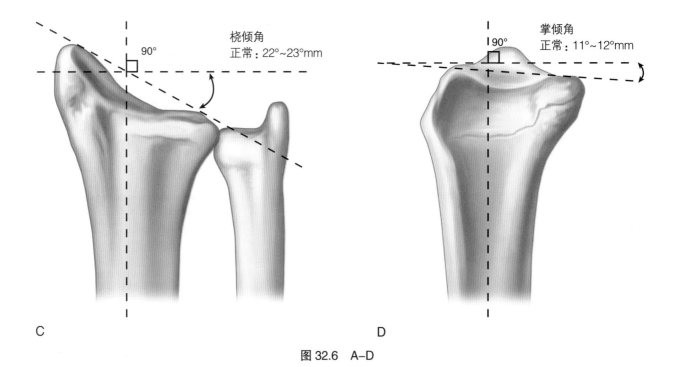

C

90°

桡倾角
正常：22°~23°mm

D

90°

掌倾角
正常：11°~12°mm

图 32.6　A–D

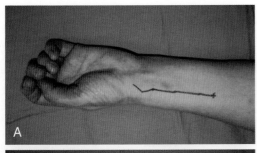

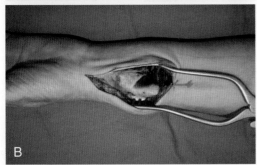

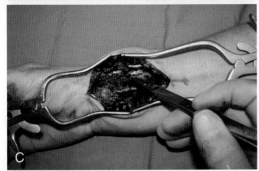

图 32.7 A–C

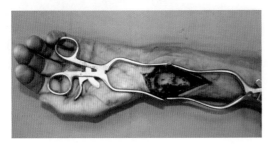

图 32.8

第二步：放置锁定接骨板

- 将掌侧锁定钢板与桡骨远端截骨块对合（图 32.13）。
- 使钢板远端边缘与月骨关节面平行，并且远端与掌侧皮质直接接触（图 32.14）。
- 锁定螺钉固定接骨板。

第三步

- 用骨钳把接骨板的近端部分临时固定在桡骨干上，通过 X 线透视检查对线情况。
- 沿桡骨干向远端推进接骨板，恢复合适的桡骨高度，使桡骨与尺骨持平。
- 用螺钉将接骨板固定在桡骨干上（图 32.15）。

第二步手术要点
- 在截骨前将掌侧钢板临时固定在远端骨折块上，截骨完成后就可以马上完成固定。
- 钢板放置的方向应该与畸形方向相反。例如，在桡倾角丧失、背侧倾斜畸形愈合时，将接骨板近端移向尺侧和掌侧方向（图 32.14）。

第二步手术注意
- 如果接骨板边缘与月骨关节面不平行，则无法恢复桡倾角。如果钢板远端与掌侧皮质没有直接接触，则不能恢复掌倾角。
- 在远端置入 2~4 枚带锁螺钉，为固定远端骨块提供足够的强度。如果在置入一枚螺钉后就移动接骨板，螺钉和钢板很有可能从骨质中脱出，或者会旋转离开既定的位置。

第三步手术要点
使用掌侧接骨板复位远端骨块时，应使用锁定螺钉。传统接骨板容易发生螺钉松动。

第三步手术注意
如果接骨板无法贴服桡骨干，应该评估附着在远端骨块上的瘢痕组织和纤维骨痂情况，并进行松解。

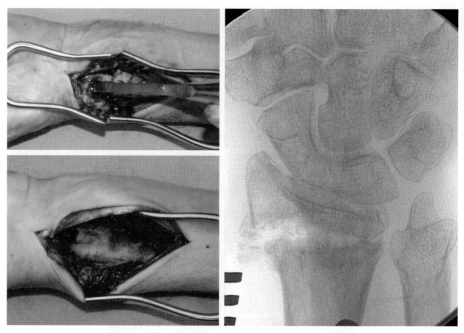

图 32.9

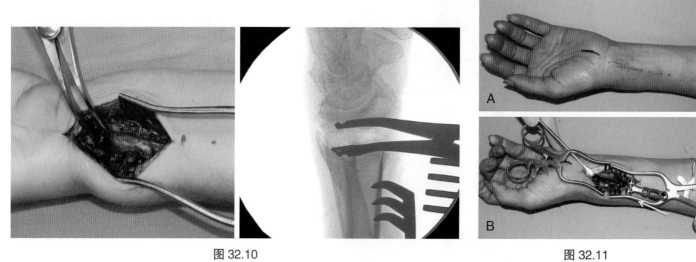

图 32.10

图 32.11

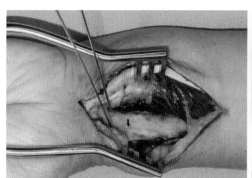

图 32.12

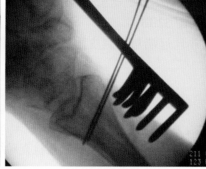

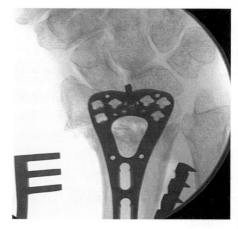

图 32.13

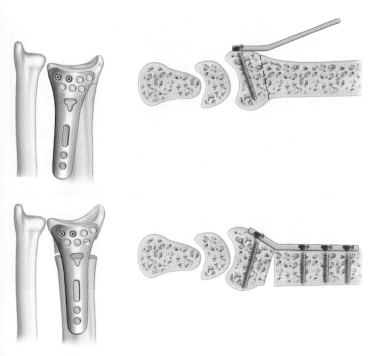

图 32.14

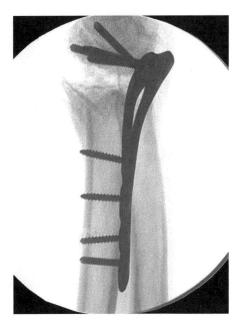

图 32.15

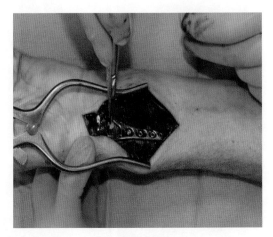

图 32.16

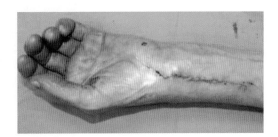

图 32.17

第四步：缝合

- 将自体移植或尸体骨块移植置入截骨后形成的缺损中（图 32.16）。
- 用 3-0 薇乔线在接骨板上修复旋前方肌。
- 用可吸收缝线缝合切口（图 32.17）。
- 用掌侧短臂支具固定。

手术操作：关节内骨折畸形愈合

- 通过手术矫正畸形，重建关节对合。
- 图 32.18 为掌侧关节内骨折畸形愈合病例。
- 该患者出现掌侧半脱位，并有尺偏畸形（图 32.19）。
- 该患者出现疼痛以及背伸、旋后困难（图 32.20）。

第一步：松解关节内畸形愈合的骨块

- 根据畸形愈合的位置选择背侧或掌侧入路。

第四步手术要点

- 通过 X 线透视检查骨移植是否填充整个截骨间隙。
- 对于缺骨损 >1 cm 者，可行皮质或松质骨混合植骨，有助于保持稳定。

第四步手术注意

植骨不应超过骨皮质边缘。突出的骨块会刺激肌腱，最终导致肌腱断裂。

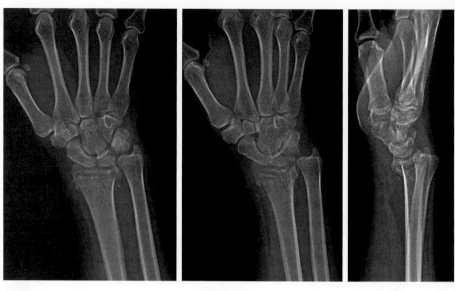

图 32.18

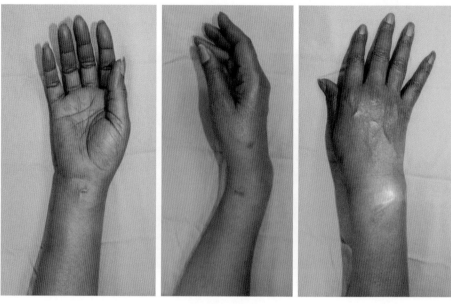

图 32.19

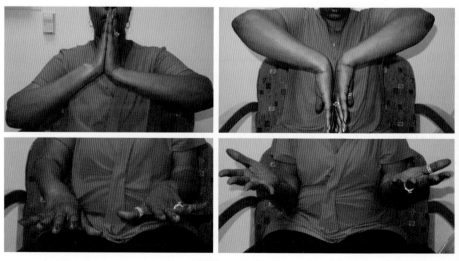

图 32.20

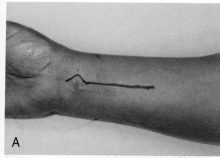
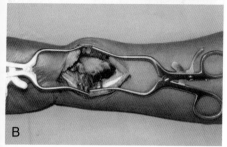

图 32.21 A–B

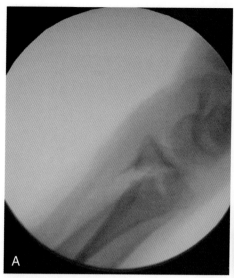
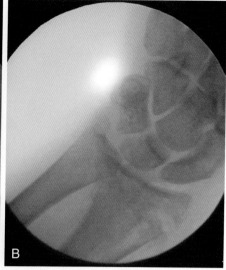

图 32.22 A–B

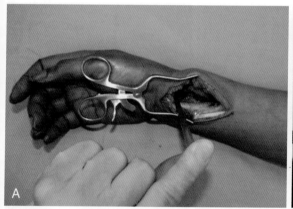

图 32.23 A–B

- 掌侧皮质骨折复位不良，采用掌侧入路固定（图 32.21A、B）。
- 在直视下找到畸形部分，通过 X 线透视确认位置（图 32.22A、B）。
- 用骨刀松解脱位的骨块（图 32.23A、B）。

第二步：放置接骨板

- 在桡骨干上放置掌侧接骨板，将骨块复位到解剖位置（图 32.24A、B）。

第三步：放置远端螺钉

- 首先置入一枚远端螺钉固定复位后的畸形愈合骨块（图 32.25）。
- 置入其他螺钉以进一步固定（图 32.26A、B）。

第四步：闭合切口

- 用 3-0 薇乔线在接骨板上方修复旋前方肌。
- 用可吸收缝线缝合切口（图 32.27）。
- 用掌侧短臂支具固定。

第一步手术要点

保留所有附着在骨块上的非限制活动的软组织。这些软组织内可能带有供应骨块血供的血管。

第一步手术注意

截骨时避免损伤关节面。

第二步手术要点

对于这种畸形愈合，在关节面下用不同角度的螺杆固定掌侧钢板可以很好地支撑掌侧骨块。

第二步手术注意

必须清除畸形愈合部位的骨痂，使骨块能充分复位。

第三步手术要点

使用角度可变的套筒，以便灵活地置入螺钉。另外，定向置入螺钉能帮助拉紧和支持小的关节骨块。

第三步手术注意

注意钻孔和放置螺钉时不要造成小骨块医源性骨折。

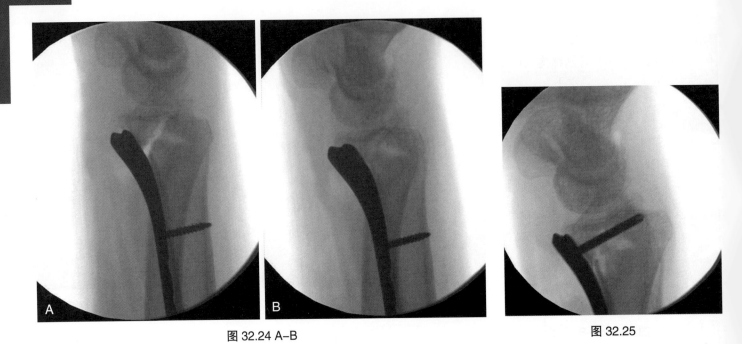

图 32.24 A–B   图 32.25

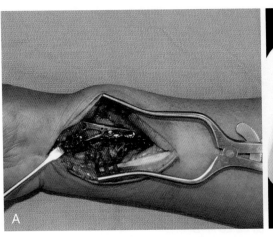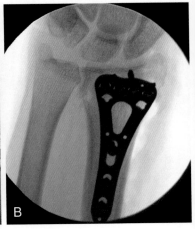

图 32.26 A–B

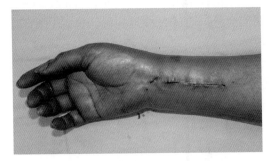

图 32.27

术后护理及预后

- 保留掌侧支具 7 ~ 10 天。拆除不吸收缝线。
- 根据畸形程度和固定的稳定程度，用石膏或可拆卸支具制动。
- 术后即刻开始手指活动度锻炼。

- 可能要 12~18 个月才能达到最终的力量和活动水平。术前的腕关节功能会影响术后恢复的速度。
- 有数据表明，随着解剖结构的恢复，患者的关节功能将得到显著改善，但不太可能恢复到健侧水平。
- 进行矫形术 2 个月后，X 线显示截骨部位出现骨连接。患者获得一定的功能改善，但仍需要进一步治疗改善手腕活动（图 32.28、32.29）。
- 另一名患者在矫形术后 2 个月，X 线显示骨愈合，活动范围恢复良好（图 32.30、32.31）。

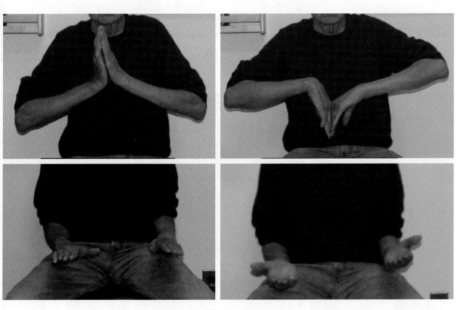

图 32.28

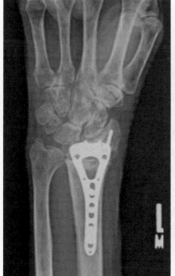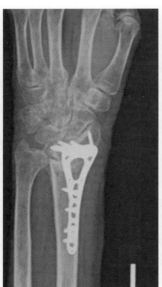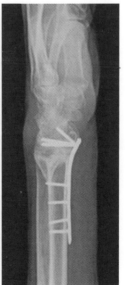

图 32.29

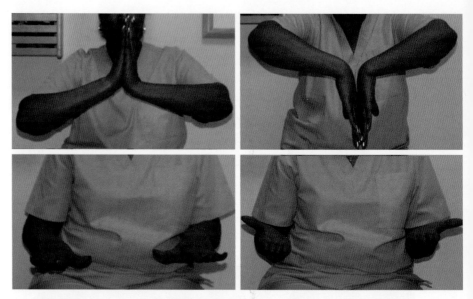

图 32.30

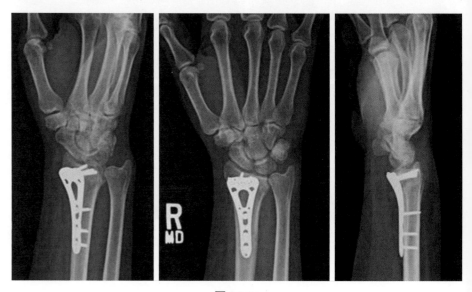

图 32.31

循证文献

Buijze GA, Prommersberger KJ, González Del Pino J, Fernandez DL, Jupiter JB. Corrective osteotomy for combined intra- and extraarticular distal radius malunion. *J Hand Surg Am* 2012; 37:2041-9.
　　这是一项长期随访的回顾性研究，对 18 名接受关节内合并关节外骨折的患者治疗效果进行了观察。术后平均随访 78 个月。患者平均在受伤后 9 个月接受手术。最终的运动范围和握力明显改善，分别平均恢复至健侧的 89% 和 84%，为同侧术前的 185% 和 241%。根据改良 Mayo 改良腕部评分系统，优良率为 72%，而根据未验证的 Gartland 和 Werley 评分系统，优良率为 89%。DASH 评分为 11 分，对应轻度功能障碍。根据 Knirk 和 Jupiter 评分系统，4 名患者桡腕关节骨性关节炎 1 级，1 名患者为 2 级，但关节炎与手腕疼痛和功能无关（IV 级证据）。

Jupiter JB, Ring D. A comparison of early and late reconstruction of malunited fractures of the distal end of the radius. *J Bone Joint Surg Am* 1996; 78:739-48.

作者回顾性比较了 10 例早期手术（损伤后 6 ~ 14 周）的桡骨远端骨折畸形愈合与 10 例晚期手术（30 ~ 48 周）病例，发现结果相似。然而，他们更倾向于早期矫形，因为在技术上难度小，并且缩短了功能障碍持续时间（Ⅳ级证据）。

Prommersberger KJ, van Schoonhaven J, Lanz UB. Outcome after corrective osteotomy for malunited fractures of the distal end of the radius. *J Hand Surg Br* 2002; 27:55-60.

本文报道了一份大宗病例系列，收集了背侧（*n*=29）和掌侧（*n*=20）桡骨远端骨折截骨矫形术后 18 个月时的客观随访结果。作者的结论是，功能与恢复对线有关，多平面畸形患者在术后功能表现较差（Ⅴ级证据）。

Ring D, Roberge C, Morgan T, Jupiter JB. Osteotomy for malunited fractures of the distal radius: a comparison of structural and nonstructural autogenous bone grafts. *J Hand Surg Am* 2002; 27: 216-22.

这项回顾性研究比较了桡骨远端骨折截骨矫形术后进行松质骨移植和皮质或松质骨移植的效果。两组间的影像学和功能结果相似，作者更偏向于松质骨移植，因为它更简单（Ⅳ级证据）。

Rothenfluh E, Schweizer A, Nagy L. Opening wedge osteotomy for distal radius malunion: dorsal or palmar approach? *J Wrist Surg* 2013; 2: 49-54.

本研究回顾性比较了通过背侧入路（*n*=8）或手掌入路（*n*=14）治疗 Colles 骨折畸形愈合的患者。对背侧入路的患者在截骨矫形术中进行梯形结构植骨，对掌侧入路的患者植入松质骨片。随访至少 1 年后，采集影像学表现、客观功能参数、DASH 评分和特殊疼痛功能问卷结果。两组的影像学表现、DASH 评分和疼痛程度相似。除掌侧入路患者的腕关节屈曲功能有所改善外，其余功能参数无统计学差异（Ⅳ级证据）。

类风湿关节炎和退行性疾病

第三十三章

内在肌交叉移位、指伸肌腱中央化及掌指关节滑膜切除术

Brian P. Kelley、Kevin C. Chung 著，朱　瑾 译　刘　波 审校

适应证

内在肌交叉移位

- 内在肌交叉移位用于可以被动矫正的类风湿关节炎手指尺侧偏斜。对于这些患者，由于桡侧矢状束薄弱，常发生伸肌腱的滑脱。
- 关节活动度正常，没有明显关节退变或关节半脱位。
- 还可以用于创伤性桡侧矢状束损伤导致的肌腱尺侧半脱位的畸形矫正。
- 如关节出现明显的退变或半脱位，则应考虑行硅胶假体置换。

伸肌腱中央化

- 经 3～4 个月系统治疗，无临床症状的滑膜炎。
- 滑膜炎导致
  - 关节活动受限。
  - 扳机指。
  - 肌腱断裂。
  - 神经卡压。
  - 关节不稳定。
  - 疼痛也是手术适应证，但是单纯滑膜切除可能不能改善。
- 伸肌腱中央化用于矫正由于桡侧矢状束的薄弱导致的伸肌腱尺侧滑脱。掌指关节活动度正常，尺侧半脱位可以被动纠正。常与内在肌交叉移位同时进行。
- 关节出现明显退变或半脱位是肌腱手术的相对禁忌证，应考虑掌指关节假体置换。

临床检查

- 临床体检应主要关注掌指关节的状态及伸肌腱结构的位置（图 33.1）。
- Finochietto-Bunnell 试验可以测试内在肌张力，特别对于慢性尺偏畸形，内在肌出现挛缩时非常实用。检查时，将患者的掌指关节固定于伸直位，尝试屈曲近指间关节，内在肌挛缩会限制近指间关节屈曲，但是，掌指关节屈曲可以改善近指间关节的屈曲角度，掌指关节侧偏可以分别测试桡侧或尺侧内在肌张力。
- 如果掌指关节有滑膜炎，可以在内在肌移位时的同时进行滑膜切除，滑膜炎也可能同时出现于肘部及手部的不同部位。
- 掌指关节背侧滑膜炎可以导致矢状束薄弱，近节指骨掌侧半脱位，尺侧移位或肌腱断裂（图 33.2）。

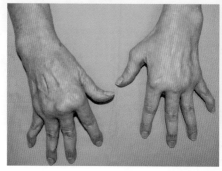
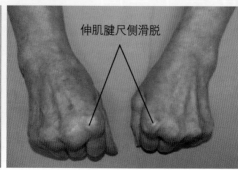

伸肌腱尺侧滑脱

图 33.1

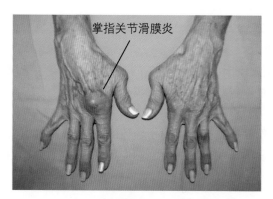

掌指关节滑膜炎

图 33.2

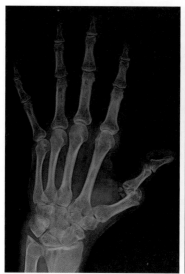
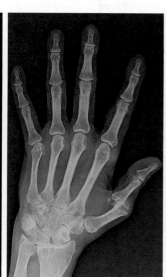
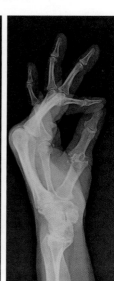

图 33.3

- 评估整个上肢的滑膜炎情况，需要鉴别伸肌腱断裂及掌骨头水平的伸肌腱尺侧半脱位。
- 如果掌指关节出现半脱位，单纯的软组织重建手术不能提供复位近节指骨的稳定性，应慎重考虑滑膜切除及肌腱中央化手术，可以选择掌指关节假体置换（见第三十八章）。

影像学

- 通过影像学检查可以评估严重的关节退变及半脱位（图 33.3）。

手术解剖

* 内在肌尺侧部分由掌背侧骨间肌组成，桡侧由掌背侧骨间肌及蚓状肌组成。这些肌腱自掌指关节轴线掌侧向远端延伸，形成内在肌的腱性组织。内在肌继而分为内侧束，沿中央束走行方向止于中节指骨基底背侧，另外分出外侧束，向远端继续走行，止于远节指骨基底背侧（图 33.4A–B ）。

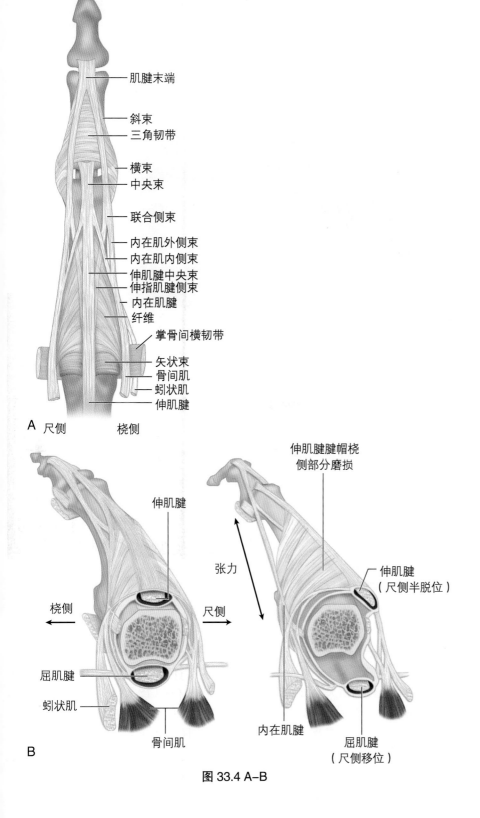

A 尺侧 桡侧

图 33.4 A–B

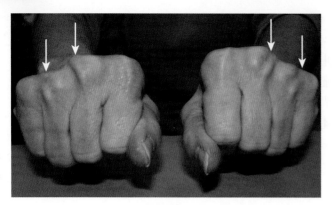

图 33.5

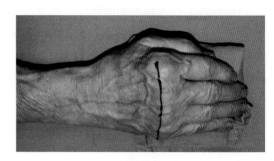

图 33.6

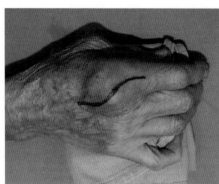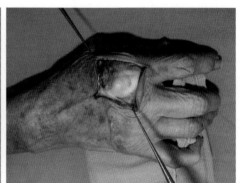

图 33.7

显露要点

- 行切开手术时，要注意保护背侧静脉。
- 采用水平横行切口的优势在于如果患者未来需要进行关节置换，可以使用同一切口。
- 显露可以迅速暴露滑膜及伸肌装置，手术一般使用 15 号刀片。

显露注意

类风湿关节炎的患者皮肤条件比较脆弱，因此要注意保护，以防出现术后伤口愈合问题，可以使用缝线圈进行轻柔的牵拉。

- 在类风湿关节炎患者伸肌腱通常向尺侧半脱位至掌骨头之间（图 33.5）。
- 内在肌挛缩会导致掌指关节屈曲，指间关节伸直。
- 桡尺侧矢状束稳定伸肌腱于掌指关节的背侧中线。
- 滑膜炎是类风湿关节炎的特征表现，类风湿关节炎在手部的累及范围包括腱周滑膜组织（肌腱滑膜炎）及关节滑膜、屈肌腱腱鞘及伸肌支持带下肌腱滑膜炎，伸肌腱受累要多于屈肌腱。
- 掌指关节滑膜炎可以导致关节及伸肌装置的结构异常，通常表现为伸肌腱向尺侧半脱位，矢状束延长，磨损变薄。

显露

- 如果需要修复多个手指，可以采用掌指关节背侧水平横行切口。如果患者未来需要进行掌指关节置换，可以使用同一切口（图 33.6）。
- 矫正单个手指畸形，可以采用 S 形切口，如单个手指创伤性矢状束断裂，而类风湿关节炎多累及多个手指（图 33.7、图 33.8）。
- 需要充分暴露伸肌装置，将皮瓣向掌指关节桡侧及尺侧掀开，向远端暴露矢状束及内在肌（图 33.9）。

松解桡侧矢状束切口

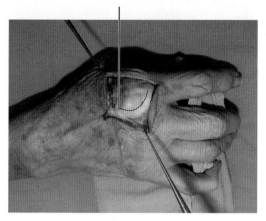

图 33.8

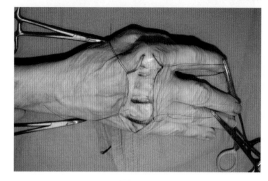

图 33.9

点状线指示桡侧矢状束切口

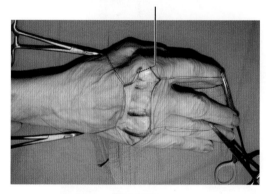

图 33.10

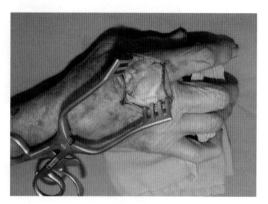

图 33.11

手术操作

第一步：暴露中央腱束及掌指关节滑膜切除

- 切开后，暴露掌指关节伸肌腱帽，检查伸肌腱，切除增生的滑膜。
- 对于示指可以自示指固有伸肌腱（EIP）及伸指总肌腱（EDC）间隙进入，暴露病变的滑膜，同样，对于小指可以自小指固有伸肌腱（EDQ）及伸指总肌腱（EDC）间隙进入。而对于其他手指，建议松解桡侧矢状束，暴露掌指关节。
- 纵行切开通常病变薄弱的桡侧矢状束（图 33.10）。
- 切开掌指关节，将伸肌腱牵向尺侧，切除病变滑膜（图 33.11、图 33.12）。
- 冲洗关节，检查有无关节侵蚀及滑膜病变（图 33.13）。
- 自关节囊下锐性切除剩余的病变滑膜（图 33.14A）。

第二步：暴露尺侧内在肌腱

- 沿近节指骨尺侧伸肌腱腱帽浅层钝性分离（图 33.14B）。
- 自掌指关节辨认骨间肌，向远端分离，至形成内在肌腱部位（图 33.15A）。

> **第一步手术要点**
>
> 进入掌指关节时，保留 2~3 mm 桡侧矢状束腱袖结构，修复时可用于加强移位的内在肌。

> **第二步手术要点**
>
> 可以使用合适角度的器械或牵开器绕过肌腱，以保护肌腱掌侧走行的血管神经束。

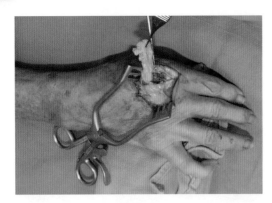

图 33.12

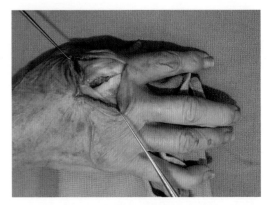

图 33.13

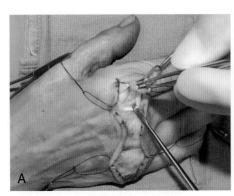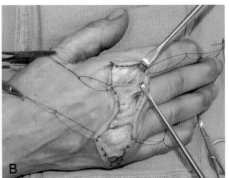

图 33.14 A–B

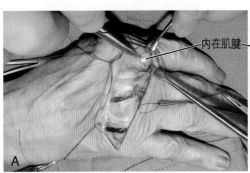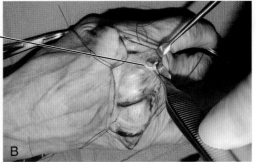

内在肌腱

图 33.15 A–B

- 注意自内在肌腱的远端切断，以保证长度足够移位至伸肌腱。如果长度过短，则无法移位至伸肌腱而达到中央化的目的。
- 注意自内在肌腱分为内侧束及外侧束部位的近端分离。

对于内在肌交叉移位通过同时减少供指尺侧的力量，以及加强受指桡偏的力量达到矫正尺偏的目的。

第三步：切断并游离尺侧内在肌腱

- 将皮肤及软组织牵向远端，暴露内在肌腱，自近节指骨中点处横行切断内在肌腱（图 33.15B）。
- 分离内在肌腱后，转向掌指关节近端。
- 将其自伸肌装置背侧纵行松解分离。

第四步：移位尺侧内在肌腱

- 游离内在肌腱后，将其自皮下隧道移位至尺侧（图 33.16）。
- 将示指尺侧内在肌腱用于矫正中指，中指尺侧内在肌腱用于矫正环指，而环指尺侧内在肌腱用于矫正小指。
- 对于示指尺偏由双排修复桡侧矢状束进行矫正。

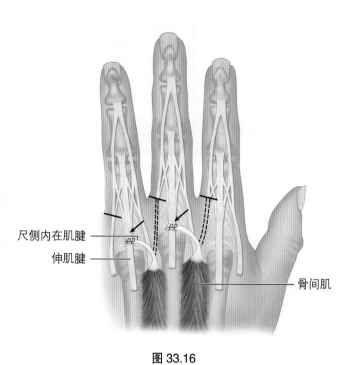

尺侧内在肌腱

伸肌腱

骨间肌

图 33.16

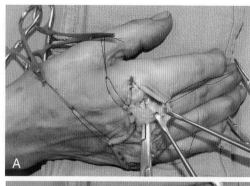

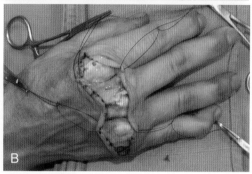

图 33.17 A–B

第五步：伸肌腱中央化

- 使用肌腱穿通器械或蚊氏钳将相邻手指移位的内在肌腱穿过伸指肌腱（图 33.17A）。
- 定位肌腱，调整张力，保持掌指关节于伸直位，并矫正尺偏畸形。
- 使用不吸收缝线缝合肌腱。我们建议使用 3-0 爱惜邦缝线。因为其强度大，操作容易，对矢状束使用同样的缝线重叠缝合，防止矢状束松弛（图 33.17B）。

第六步：关闭切口

- 放松止血带，进行止血冲洗。
- 用 4-0 尼龙缝线关闭切口（图 33.18、33.19）。
- 定位肌腱，调整张力，保持掌指关节于伸直位，并矫正尺偏畸形。

术后护理及预后

- 术后使用掌侧支具固定手指于中立位 1~2 周，术后 2 周拆除缝线，转为用热塑形支具固定 4 周，将掌指关节保持在伸直位。
- 如果仅进行肌腱中央化或滑膜切除，可以在术后 1~2 天在康复师的指导下开始主动活动。如果同时进行其他限制活动的手术（如内在肌腱交叉移位），则需要根据具体情况决定。
- 内在肌腱交叉移位矫正掌指关节尺偏效果可靠，但是，康复需要在肌腱愈合之后，长期制动也会带来关节僵硬。图 33.20 显示患者术后 1 个月随访的情况。

第五步手术要点
松解小指外展肌可以避免出现小指尺偏畸形，松解时应注意保护神经血管束。

第五步手术注意
- 肌腱移位时应注意避免损伤肌腱。
- 如果不会影响本手术的效果或增加术后僵硬的风险，可以同时进行其他关节的滑膜切除术。

术后要点
术后尽早开始控制水肿、瘢痕软化及作业治疗。

术后注意
内在肌腱交叉移位术后，患者需要固定 3~4 周，以保证肌腱愈合，之后开始功能锻炼。

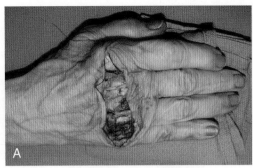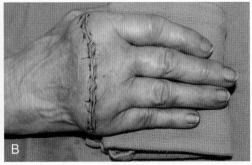

图 33.18 A–B

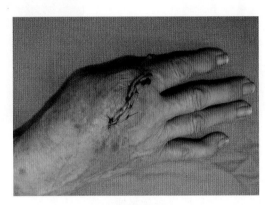

图 33.19

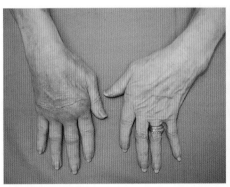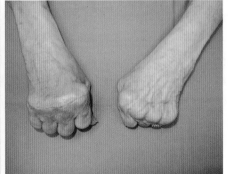

图 33.20

循证文献

Alderman AK, Chung KC, Kim HM, Fox DA, Ubel PA. Effectiveness of rheumatoid hand surgery: contrasting perceptions of hand surgeons and rheumatologists. *J Hand Surg Am* 2003; 28:3-11.
　　这项研究采用了一项自我管理的调查。调查问卷随机寄往美国手外科学会的 500 名成员和美国风湿病学会的 500 名成员。在应答者中，82.5% 的手外科医生和 34.1% 的风湿病学家认为掌指关节置换术可以改善手功能；93.2% 的手外科医生和 54.6% 的风湿病学家认为预防性伸肌腱滑膜切除可以防止肌腱断裂；52.5% 的手外科医生和 12.6% 的风湿病学家认为小关节滑膜切除术可以延迟关节破坏。风湿病学家对于针对类风湿关节炎手术的有效性的评价明显低于手外科医生。作者得出的结论是，这一差异突出了这两个专业在处理这一临床问题上的分歧。

Clark DI, Delaney R, Stilwell JH, Trail IA, Stanley JK. The value of crossed intrinsic transfer after metacarpophalangeal Silastic arthroplasty: a comparative study. *J Hand Surg Br* 2001; 26: 565-7.

作者回顾性研究了 73 例进行掌指关节置换的原发性类风湿关节炎患者，其中 28 例进行了交叉内在肌腱移位，而 45 例未进行此手术。每组的夹板固定时间和康复计划均类似。两组患者术前均存在类似的尺侧偏斜（交叉内在肌腱移位组平均 27°，对照组平均 29°）。随访 50 个月后，交叉内在肌腱移位组的尺侧偏斜明显较低（交叉内在肌腱移位组平均 6°，对照组平均 14°，P=0.01）。随访其余结果无显著性差异（Ⅳ级证据）。

Ellison MR, Flatt AE, Kelly KJ. Ulnar drift of the fingers in rheumatoid disease: treatment by crossed intrinsic tendon transfer. *J Bone Joint Surg Am* 1971; 53: 1061-82.

作者描述了一组 25 例尺侧偏斜患者，采用交叉内在肌腱移位矫正尺侧偏斜畸形，术后尺侧偏斜的复发率降低。然而，同时也发现采用交叉内在肌腱移位治疗的患者鹅颈畸形的发生率更高。其中 5 例患者改良为新的手术方式，采用桡侧副韧带远端进行移位，以避免术后挛缩或畸形（Ⅳ级证据）。

Oster LH, Blair WF, Steyers CM, Flatt AE. Crossed intrinsic transfer. *J Hand Surg Am* 1989; 14: 963–71.

作者回顾性分析了交叉内在肌腱移位的长期结果，包括 30 例类风湿关节炎和 1 例系统性红斑狼疮，平均随访 12.7 年。术后所有手指尺侧偏斜平均为 5°，并且幅度没有随着时间的推移而增加，掌指关节的主动活动范围平均为 47°，近指间关节为 58°。交叉内在肌腱移位至侧束与移位至掌指关节侧副韧带的结果类似。交叉内在肌腱移位手术可以有效地长期纠正类风湿关节炎手指尺侧偏斜（Ⅴ级证据）。

Pereira JA, Belcher HJ. A comparison of metacarpophalangeal joint Silastic arthroplasty with or without crossed intrinsic transfer. *J Hand Surg Br* 2001; 26: 229-34.

作者描述了对 43 例因类风湿关节炎进行了示指、中指、环指和小指掌指关节硅胶假体置换的病例，随机分为合并或不合并交叉内在肌腱移位，术后随访时间平均为 17 个月。两组患者的一般情况和术前临床测量结果无明显差异。两组患者的尺侧偏斜和活动弧线弧度均有所改善，但掌指关节的总运动范围无明显变化。两组患者的握力和指腹捏力均得到显著相似的改善。两组间疼痛评分和感知功能无明显差异。作者的结论是，交叉内在肌腱移位不会显著影响类风湿关节炎患者掌指关节硅胶假体置换的结果（Ⅳ级证据）。

Tolat AR, Stanley JK, Evans RA. Flexor tenosynovectomy and tenolysis in longstanding rheumatoid arthritis. *J Hand Surg Br* 1996; 21:538-53.

此组研究共包括有 43 例患者（49 例手，424 例屈指肌腱）。手术时罹患类风湿关节炎超过 15 年。随访平均 5.7 年（1.2～12 年），随访结果显示所有病例疼痛缓解满意（平均评分为 0.9 分），对手术结果的满意度也很高（平均评分为 2.2 分）。81% 的病例指腹捏力及侧方捏力恢复满意，手指运动范围（总主动活动范围，total active motion，TAM）45% 为优良，22% 为一般，33% 的病例为差。但造成 TAM 差的病例原因是多方面的，术前多伴随严重的关节疾病、肌腱断裂、多手指手术、再粘连及多种手术同时进行，从而影响康复计划。作者总结认为屈指肌腱腱周滑膜切除及肌腱松解有效，复发率低（Ⅳ级证据）。

第三十四章
肌腱移位治疗类风湿关节炎肌腱磨损断裂

Brian P. Kelley、Kevin C. Chung 著　朱　瑾 译　刘　波 审校

适应证

- 自发性肌腱断裂是慢性类风湿关节炎合并滑膜炎和（或）关节畸形的并发症。

- 在未经治疗的类风湿关节炎患者中，伸肌腱病变的发病率高达 30%，屈肌腱病变为 22%。根据 Kellgern 和 Ball 在 1950 年的研究，高达 50% 的肌腱表现出组织病理学变化。

- 自发性肌腱断裂的常见病因包括尺骨头（背侧半脱位导致环指、小指伸指肌腱断裂）、关节或腱鞘滑膜炎、骨刺或关节脱位（图 34.1）。

- 虽然尺骨头背侧半脱位是常见的描述方式，但是尺骨实际上是前臂的固定轴，因此实际上是桡骨掌侧半脱位，表现为相对向背侧突出的尺骨头。在肌腱重建过程中，明确肌腱断裂的原因是非常重要的，可能需要滑膜切除术或相应的手术来解决关节不稳定和骨赘。例如，如果患者的小指伸指肌腱断裂，环指伸指肌腱很可能随后断裂。这一过程将继续进展，导致所有手指伸指肌腱断裂（Vaughn-Jackson 综合征）。因此，当患者的小指出现伸指肌腱断裂时，应考虑肌腱重建、肌腱滑膜切除术和尺骨远端切除术，以防止其他手指肌腱的进行性断裂。

- 直接修复断裂的肌腱往往是不可能的，因为肌腱断端通常是磨损的，而且慢性肌腱断裂导致肌腱缺损。患者经常就诊较晚。因为肌肉近端经常会出现静态挛缩，因此肌腱移植术往往是不可靠的。在许多情况下，肌腱移位

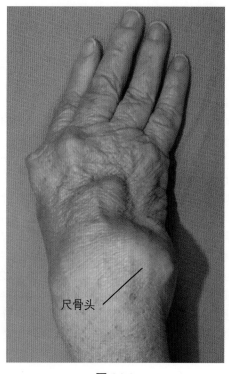

尺骨头

图 34.1

是重建恢复运动功能的首选方案。根据断裂肌腱的数量和功能，肌腱移位需要对完整的相邻肌腱进行简单的端侧修复，或者可能需要新的肌肉动力转移（表 34.1、图 34.2A–D）。

- 最常见的屈肌腱断裂是腕管内的拇长屈肌腱，多因舟骨骨赘（Mannerfelt 综合征）磨损而断裂。

临床检查

- 在肌腱移位之前，必须对屈肌腱（图 34.3）和伸肌腱（图 34.4）有详细的了解。
- 类风湿关节炎中最常见的肌腱断裂是小指固有伸肌腱（EDM），其次是伸指总肌腱（EDC），发生的概率依次是小指、环指、中指和示指，伸拇长肌腱（EPL）、屈拇长肌腱，指浅屈肌腱（FDS）和指深屈肌腱（FDP）则

表 34.1　断裂肌腱数量及治疗选择

	功能损伤	诊断	首选治疗	替代治疗
1	无法伸直小指	尺骨头水平小指固有伸肌腱断裂	环指伸指总肌腱端侧修复小指固有伸肌腱	
2	无法伸直环小指	伸肌支持带水平环小指伸指总肌腱断裂及尺骨头水平小指固有伸肌腱断裂	示指固有伸肌腱移位至环指伸指总肌腱及小指固有伸肌腱	
3	无法伸直中指、环指和小指	伸肌支持带水平中指、环指和小指伸指总肌腱断裂及尺骨头水平小指固有伸肌腱断裂	示指固有伸肌腱移位至环指伸指总肌腱及小指固有伸肌腱，示指伸指总肌腱端侧修复中指伸指总肌腱	
4	无法伸直示指、中指、环指和小指	伸肌支持带水平示指、中指、环指和小指伸指总肌腱、示指固有伸肌腱断裂及尺骨头水平小指固有伸肌腱断裂	中指指浅屈肌腱移位至示中指指伸总肌腱，环指指浅屈肌腱移位至环小指伸指总肌腱及小指固有伸肌腱	可以考虑桡侧腕长伸肌腱及桡侧腕短伸肌腱
5	无法伸直拇指	Lister 结节水平拇长伸肌腱断裂	示指固有伸肌腱移位至拇长伸肌腱	桡侧腕长伸肌腱移位至拇长伸肌腱，小指固有伸肌腱移位至拇长伸肌腱
6	无法伸直拇指、示指、中指、环指和小指	Lister 结节水平拇长伸肌腱断裂，伸肌支持带水平示指、中指、环指和小指伸指总肌腱、示指固有伸肌腱断裂及尺骨头水平小指固有伸肌腱断裂	中指指浅屈肌腱移位至拇长伸肌腱及示指伸指总肌腱，环指指浅屈肌腱移位至中环小指伸指总肌腱及小指固有伸肌腱	
7	无法屈曲拇指	腕管内拇长屈肌腱断裂	肱桡肌移位至拇长屈肌腱	桡侧腕长伸肌腱移位至拇长屈肌腱，中指指浅屈肌腱移位至拇长屈肌腱，拇指指间关节融合
8	无法单独屈曲近指间关节	指浅屈肌腱断裂	近指间关节滑膜切除，防止指深屈肌腱断裂	
9	无法屈曲远指间关节	指深屈肌腱断裂	远指间关节融合	远指间关节肌腱固定术
10	无法屈曲指间关节	指浅屈肌腱及指深屈肌腱断裂	阶梯形屈指肌腱重建	

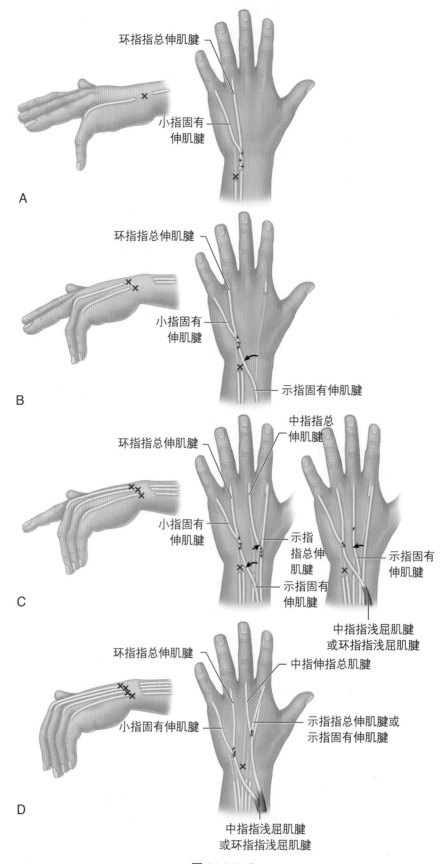

图 34.2 A–D

较为少见。

- 如果单独的小指固有伸肌腱（EDM）断裂，患者仍可以通过伸指总肌腱或与无名指的伸肌腱联合伸直小指。但是，这些患者无法在其他手指弯曲的情况下单独伸直小指，而且如果将手平放在桌子上，患者也无法单独伸直小指。
- 单独一个手指的伸指总肌腱断裂，如果断裂肌腱相邻手指的伸肌腱联合仍有足够的张力，患者仍可以伸直手指。但是，当有多个指总伸肌腱断裂时，患者通常无法伸直手指（图 34.5）。
- 类风湿关节炎患者无法伸直手指，也可能是由于掌骨头部位伸肌腱的尺侧半脱位造成的（图 34.6）。极少数情况下，也可能是肘部滑膜炎引起的骨间背侧神经麻痹导致。
- 为了鉴别诊断，可以让患者被动伸直手指后，观察其是否可以维持，如果是肌腱断裂或神经麻痹的患者，无法维持手指的伸直。然而，对于肌腱半脱位患者，因为伸肌腱在被动伸直时重新归位至掌指关节的中央，因此可以维持伸直的动作。肌腱断裂的患者也会在腕关节屈曲时丧失肌腱固定术的手指伸直作用。而对于神经麻痹的患者，肌腱固定作用仍然存在。
- 为了单独测试拇长伸肌腱，可以让患者将手平放在桌子上，然后让患者将拇指抬离桌子（反搏）。如果拇指可以单独伸直，则表示拇长伸肌腱连续（图 34.7）。

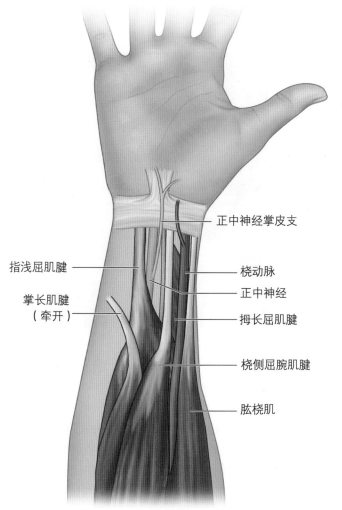

图 34.3

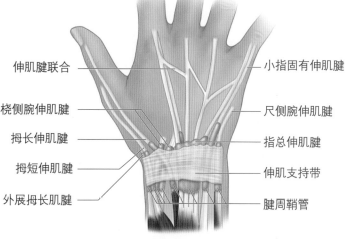

图 34.4

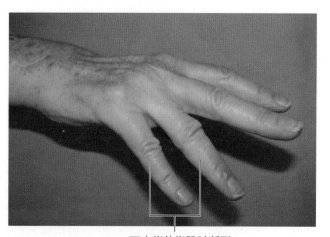

环小指伸指肌腱断裂

图 34.5

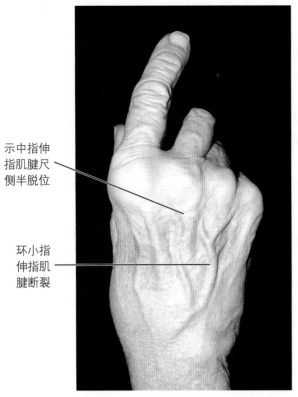

示中指伸
指肌腱尺
侧半脱位

环小指
伸指肌
腱断裂

图 34.6

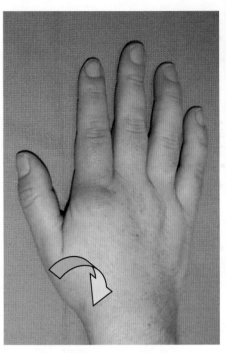

检查拇长伸肌腱：

①将手平放
于检查桌上

②将拇指向
天花板方向
抬离检查桌

图 34.7

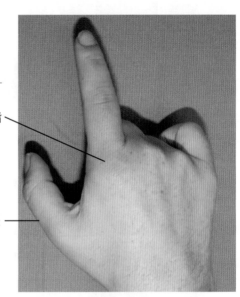

检查示指固有伸肌腱：

可以单独伸直示指

这个患者拇长
伸肌腱断裂

图 34.8

- 其他手指保持弯曲，单独测试示指的独立伸直（图 34.8），以检查示指固有伸肌腱的完整性，同时还需要检查指浅屈肌腱和指深屈肌腱的功能。在多个伸肌腱断裂的患者中，中指和环指的指浅屈肌腱及示指固有伸肌腱常被用作肌腱转移的动力。应在手术前进行指浅屈肌腱功能测试并记录（图 34.9A、B）。

影像学

- 进行腕关节 X 线检查，评估下尺桡关节、腕中关节和桡腕关节非常重要。在进行肌腱重建时应该同时处理这些关节的病理改变，以防止畸形进行性加重或重建肌腱的再断裂。

手术解剖

- 类风湿关节炎的肌腱断裂是由于滑膜炎或骨畸形的磨损导致的，肌腱可直接被肌腱滑膜鞘（伸肌支持带、腕管和屈肌腱腱鞘）的滑膜血管翳组织浸润，也可能是由于增生性滑膜炎的压力引起的缺血造成断裂，多发生于肌腱紧邻关节（下尺桡关节、桡腕关节和近指间关节）区域。肌腱磨损断裂最常见的是包括尺骨头部位的小指固有伸肌腱（图 34.10）、Lister 结节部位的拇长伸肌腱和舟骨屈曲导致的腕管内的拇长屈肌腱断裂。

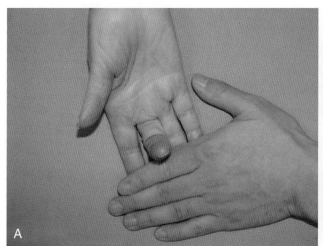
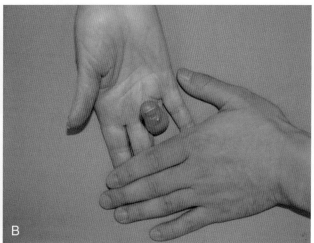

图 34.9 A–B

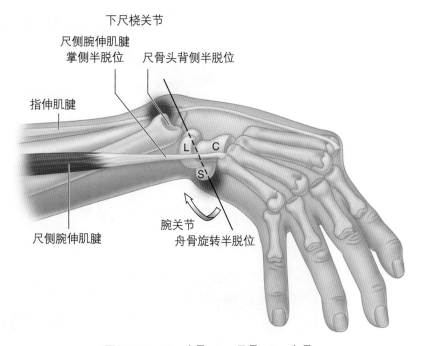

图 34.10 C，头骨；L，月骨；S，舟骨

体位

- 患者仰卧位，手臂伸展，将手放在手术台上，术中使用止血带。

显露

- 沿第三掌骨轴线，腕背行 6 cm 的纵向切口，以显露第四伸肌间隔的指总伸肌腱（图 34.11）。
- 掀起皮瓣，暴露伸肌支持带（图 34.12）。
- 阶梯状切开伸肌支持带（图 34.13）。阶梯状切开可以更容易地闭合伸肌支持带。另外，如果桡腕关节存在骨侵蚀破坏，可将一半伸肌支持带置于伸肌腱深层，用于保护伸肌腱，剩余另一半伸肌支持带用于覆盖肌腱。
- 自第二、三，第三、四，第四、五以及第五、六伸肌间隔之间切开每一个伸肌间隔，将多个伸肌间室转换成一个单独的间室，并显露滑膜炎的范围。

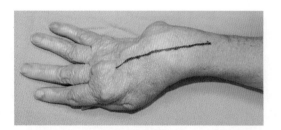

图 34.11

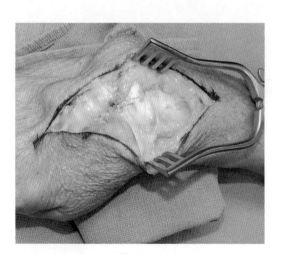

图 34.12

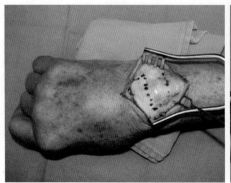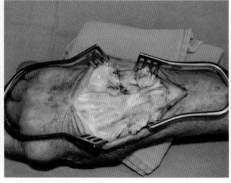

图 34.13

手术操作

第一步：滑膜切除

- 使用锋利的 15 号刀片切除伸肌腱和伸肌支持带部位的炎性滑膜（图 34.14A）。
- 切除滑膜后，评估自发性断裂肌腱的定位及范围。通常对多发性伸肌腱断裂需要重建（图 34.14B）。在图 34.14 中，确认了术前诊断的拇长伸肌腱断裂。

第二步：肌腱移位及制订方案

- 重建计划取决于断裂肌腱的数量和功能（表 34.1）。一般来说，所有的肌腱移位都是用不吸收缝线进行编织修复的。

小指不能伸直 → 将小指指总伸肌腱与环指指总伸肌腱端侧吻合修复。

- 如果是单独的小指伸肌腱断裂，可以在以第四掌骨为中心的手背切开。如果同时进行其他手术，可以采用标准切口，设计一个皮下通道，至小指指总伸肌腱掌指呈节水平（图 34.15）。
- 探查小指和环指的伸指总肌腱，切除炎性滑膜。如果环指的指总伸肌腱连续性完好，则使用肌腱穿出器将小指指总伸肌腱穿过环指的指总伸肌腱，将小指伸肌腱在手指完全伸直的情况下拉紧（或者轻微过伸）。然后使用多个 3-0 爱惜邦缝线水平褥式缝合，固定肌腱（图 34.16）。

第一步手术要点

- 滑膜炎可能浸润肌腱本身，导致肌腱表面的磨损。在这种情况下，应修整磨损的肌腱表面。
- 切除结节导致的肌腱缺损可以用水平褥式方式进行修复。

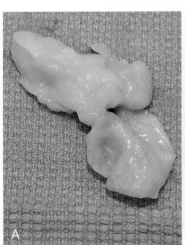
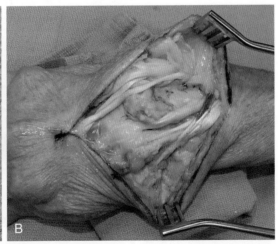

图 34.14 A–B

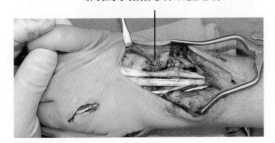

断裂的小指指总伸肌腱远端

图 34.15

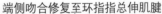
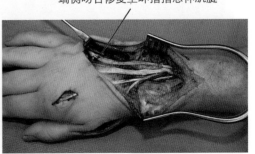

端侧吻合修复至环指指总伸肌腱

图 34.16

拇长伸肌腱断裂→将示指固有伸肌腱移位至拇长伸肌腱

- 在第一掌骨头及第二掌骨头的水平上分别切开，分辨断裂的拇长伸肌腱远端，并切取示指固有伸肌腱（图 34.17）。
- 在尽可能远端的部位切取示指固有伸肌腱，应注意分辨确认示指固有伸肌腱及示指指总伸肌腱，以保证拇指单独伸直的功能（图 34.18）。
- 有些患者可以避免在第二掌骨头切开。图 34.19 演示了这种情况以及将示指固有伸肌腱移位至拇长伸肌腱的方法及张力。

环小指伸肌腱断裂→示指固有伸肌腱移位至环小指指总伸肌腱

- 同样，在尽可能远的部位切取示指固有伸肌腱，应注意分辨确认示指固有伸肌腱及示指指总伸肌腱，以保证单独伸直的功能。切断断裂的环指、小

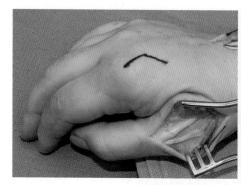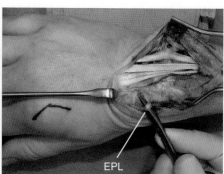

图 34.17　EPL，伸拇长肌腱

示指固有伸肌腱自皮下隧道
改变方向移位至拇长伸肌腱

切断示指固有
伸肌腱远端

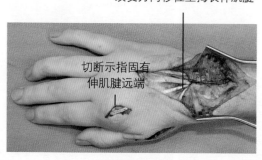

图 34.18

断裂的拇长伸肌腱（远端）　　　　　示指固有伸肌腱　　断裂的拇长伸肌腱（远端）

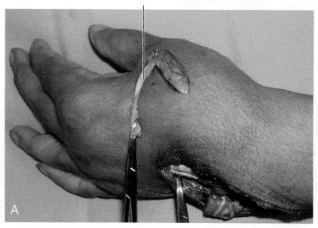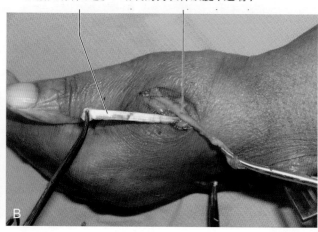

图 34.19 A–B

指指总伸肌腱断端至显露正常的肌腱结构（图 34.20）。在适当的张力下，使用水平褥式缝合进行端端吻合修复（图 34.21）。

超过三个手指的伸肌腱断裂→指浅屈肌腱或桡侧腕长伸肌腱 / 桡侧伸腕短肌腱移位至伸指总肌腱

- 当超过三个手指的伸肌腱断裂时，通常使用指浅屈肌腱进行移位。指浅屈肌腱是一个"理想"的动力肌腱。由于指深屈肌腱的存在，指浅屈肌腱对于大多数功能而言是多余的，而且较长（高达 70 mm），是一个强大的动力结构。自手掌远端的横行切口分辨并切断环指的指浅屈肌腱，然后通过前臂远端的单独纵向切口回抽肌腱，并通过前臂桡侧的皮下隧道到达腕背的伸肌腱部位。一条指浅屈肌腱可以用来重建多达三个手指的伸肌腱。如果超过三个手指伸肌腱断裂，应考虑中指及环指指浅屈肌腱移位。
- 如果指浅屈肌腱另有用途或者为屈肌腱滑膜炎累及，可以考虑使用桡侧腕长伸肌腱（ECRL）和桡侧腕短伸肌腱（ECRB）作为动力来源替代（图 34.22）。然而，腕伸肌腱的长度仅为 30 mm，因此这些是有限的选择方案。而示指固有伸肌腱不能作为一个或两个手指以上的重建动力来源，因此也不是一个好的选择。

丧失拇指屈曲功能 → 将指浅屈肌腱移位至拇长屈肌腱

- 在拇长屈肌腱腱鞘部位设计了布鲁纳式之字形切口，第二个切口设计在手掌近端的桡侧屈腕肌腱部位，以找到断裂的拇长屈肌腱残端（也可能位于腕管内）。如果拇长屈肌腱断裂残端部位在远端，可以自腕管切开。根据移位所需的指浅屈肌腱长度选择适当的切口切取指浅屈肌腱。如有必要，可在远端设计切口，以切取足够长度的指浅屈肌腱（图 34.23）。

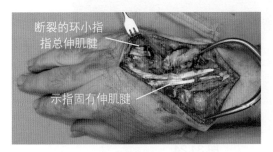

图 34.20

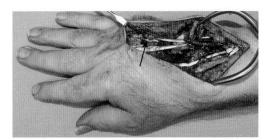

图 34.21

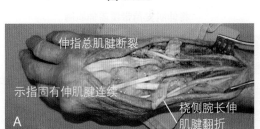
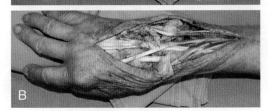

图 34.22 A–B

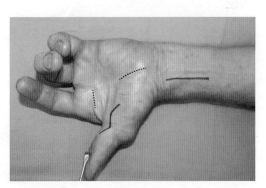

图 34.23

第三步手术要点

切除腕背滑膜后，由于滑膜增生扩张，伸肌腱可能松弛。在这种情况下，用编织缝线紧缩松弛的伸肌腱，可以让患者更好地伸直手指。调整张力时，应使所有手指都处于完全伸直状态，因为在康复过程中肌腱会有一些拉长。

第五步手术要点

如果同时进行 Darrach 手术，应将患者固定于旋后位，以利于下尺桡关节和腕背关节囊的愈合。

- 然后在适当的张力下，将指浅屈肌腱移位至拇长屈肌腱。在切取移位动力肌腱前，应确定拇长屈肌腱可以在鞘管内滑动（图 34.24）。
- 如果可能的话，对传统的屈肌腱修复采用 6~8 股修复方法。但是，Pulvertaft 编织缝合更加适合靠近滑车近端的修复，可提供足够的修复强度。

第三步：评估腕背关节囊

- 由于滑膜增生炎症产生的持续压力，有时腕背关节囊会非常松弛。可以使用编织缝线重叠缝合加固。如果同时进行 Darrach 手术，使用 3-0 编织缝线水平褥式缝合关闭尺骨远端的关节囊。

第四步：重建或修复伸肌支持带

- 将伸肌支持带远端部分置于伸肌腱深层，以加强修复腕关节囊（图 34.25）。
- 将伸肌支持带近端覆盖伸肌腱进行缝合，以重建支持带（图 34.26）。

第五步：关闭切口，支具固定

- 放松止血带进行止血。
- 使用 4-0 尼龙缝线或可吸收单股缝线缝合皮下，关闭切口。
- 用支具固定于休息位。

术后护理及预后

- 将患者术后固定 4 周，使腕背关节囊愈合。
- 在开始主动活动练习前，将手指保持完全伸直位置 4 周。

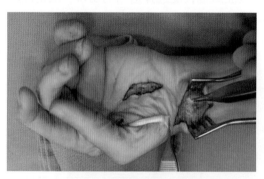

图 34.24

将伸肌支持带远端置于伸肌腱深层　　　　　　将伸肌支持带覆盖伸肌腱

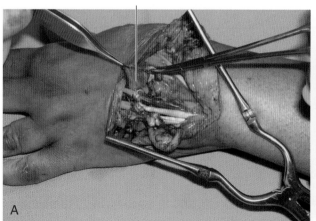
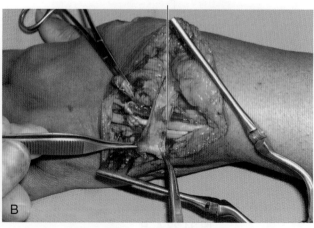

图 34.25 A-B

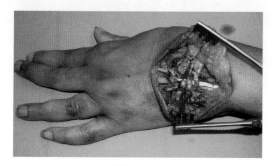

图 34.26

- 尽管多个肌腱断裂的患者经肌腱移位重建后仍可观察到伸直滞后，但肌腱移位治疗伸肌腱断裂的结果还是满意的。

- 屈肌腱断裂时，手掌或手腕部位单独肌腱断裂患者的功能效果最佳，而腕管内多根肌腱断裂的患者预后较差。

循证文献

Chung US, Kim JH, Seo WS, Lee KH. Tendon transfer or tendon graft for ruptured finger extensor tendons in rheumatoid hands. *J Hand Surg Am* 2010; 35:279-282.

作者对 46 例 51 只手腕类风湿关节炎伸肌腱断裂患者进行了肌腱移植或肌腱移位的临床效果及相关参数的评估。平均随访 5.6 年，掌指关节平均伸直延迟 8°（范围，0°～45°），平均视觉模拟满意度为 74 分（范围，10～100 分）。肌腱移植与肌腱移位的临床结果没有显著差异。掌指关节伸直延迟与患者满意度评分相关，但指腹到手掌的距离与患者满意度无关。作者认为，肌腱移植和肌腱移位是治疗类风湿关节炎手指伸肌腱断裂的可靠方法（Ⅳ级证据）。

Ertel AN, Millender LH, Nalebuff E, McKay D, Leslie B. Flexor tendon ruptures in patients with rheumatoid arthritis. *J Hand Surg Am* 1988; 13:860-866.

作者报道了 43 只类风湿关节炎手部 115 例屈肌腱断裂的病例，1 例为银屑病关节炎，1 例为系统性红斑狼疮。其中 91 例肌腱断裂位于腕部，4 例肌腱断裂位于手掌，20 例肌腱断裂位于手指。在腕部水平，61 例肌腱断裂是由骨刺的磨损导致，30 例肌腱断裂是由于滑膜直接侵犯肌腱导致，而腕部水平以远的所有肌腱断裂都是由滑膜直接侵犯肌腱导致。因磨损导致的肌腱断裂比因滑膜直接侵犯肌腱导致的肌腱断裂临床结果更好，但总体来说，运动恢复较差。手掌或手腕部位单独的肌腱断裂功能恢复最佳，腕管内多根肌腱断裂的患者预后较差。患者病情的严重程度和关节受累程度对手术效果有很大影响。早期进行滑膜切除术和骨刺切除以预防肌腱断裂应是治疗的基础（Ⅳ级证据）。

Ishikawa H, Hanyu T, Tajima T. Rheumatoid wrists treated with synovectomy of the extensor tendons and the wrist joint combined with a Darrach procedure. *J Hand Surg Am* 1992; 17:1109-1117.

作者报道了一项长期随访研究，以评估伸肌腱和腕关节滑膜切除术联合 Darrach 手术的结果。平均随访 11 年，得出结论，疼痛和前臂旋转范围较未经治疗的另一侧有所改善。但是，腕骨塌陷和腕关节掌侧半脱位的进展与未治疗侧相当。作者建议，除了前面提到的治疗外，应尽早考虑使用桡月关节融合术以及肌腱移位手术来平衡稳定腕关节（Ⅳ级证据）。

Moore JR, Weiland AJ, Valdata L. Tendon ruptures in the rheumatoid hand: analysis of treatment and functional results in 60 patients. *J Hand Surg Am* 1987; 12:9-14.

作者介绍了 60 例类风湿关节炎相关的肌腱断裂病例，探讨了屈肌腱和伸肌腱断裂的重建策略。作者主张早期治疗伸肌腱滑膜炎和下尺桡关节疾病，以防止伸肌腱断裂（Ⅳ级证据）。

第三十五章
鹅颈畸形矫正术

Brian P. Kelley、Kevin C. Chung 著　朱　瑾 译　刘　波 审校

适应证

- 鹅颈畸形的特点是近指间关节过伸，掌指关节和远指间关节屈曲。
- 鹅颈畸形是正常手韧带、肌肉和肌腱解剖结构中多处破坏的集合。
- 鹅颈畸形的严重程度通常按近指间关节僵硬的严重程度分类。在最严重的情况下，近指间关节活动完全丧失，并伴有关节炎改变。Nalebuff 分型系统通常用于描述畸形的严重程度：
  - 1 型：掌指关节在任何位置上，近指间关节可以屈曲。
  - 2 型：掌指关节在某些位置上，近指间关节屈曲受限。
  - 3 型：无论掌指关节在什么位置上，近指间关节屈曲均受限。
  - 4 型：近指间关节僵硬，影像学显示关节炎改变。
- 对于每一个可能导致近指间关节过伸、运动丧失或肌腱松弛或断裂的原因必须单独评估和治疗，以确保最佳手术结果。
- 可能出现的畸形（图 35.1）：
  - 内在肌挛缩。
  - 侧束移位。
  - 联合侧束背侧移位。
  - 斜束松弛。
  - 关节僵硬或关节破坏。
  - 皮肤挛缩。
  - 槌状指，伸肌腱止点损伤。

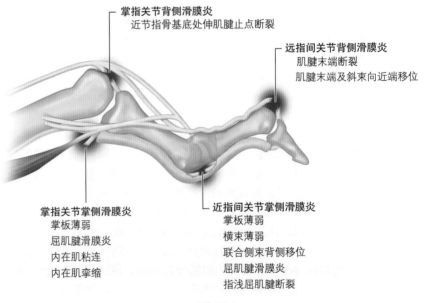

掌指关节背侧滑膜炎
近节指骨基底处伸肌腱止点断裂

远指间关节背侧滑膜炎
肌腱末端断裂
肌腱末端及斜束向近端移位

掌指关节掌侧滑膜炎
掌板薄弱
屈肌腱滑膜炎
内在肌粘连
内在肌挛缩

近指间关节掌侧滑膜炎
掌板薄弱
横束薄弱
联合侧束背侧移位
屈肌腱滑膜炎
指浅屈肌腱断裂

图 35.1

- 屈肌腱粘连。
- 目的：①矫正近指间关节过伸畸形；②改善近指间关节活动；③矫正远指间关节屈曲畸形；④改善近指间关节屈曲时侧束弹响；⑤改善掌指关节伸直。
- 鹅颈畸形的病因并不局限于类风湿关节炎，也可能是创伤、肌腱断裂或韧带松弛的后遗症。

临床检查

- 应分别评估掌指关节、近指间关节和远指间关节的活动。
- 鹅颈畸形的分类包括根据近指间关节活动受限程度（Nalebuff）或畸形的可能病因（Zancolli）两种。
- 检查近指间关节主、被动屈曲的活动范围。如果被动屈曲活动的范围大于主动屈曲活动，则应怀疑屈肌腱粘连。
- 对于近指间关节活动范围正常的患者，应进行 Finochietto-Bunnell 试验。通常情况下，掌指关节伸直时不应影响近指间关节运动。测试时，保持掌指关节在伸直位，被动屈曲近指间关节，记录其活动范围，然后在掌指关节屈曲时重复测试。如果两次测试没有明显区别，则应考虑近指间关节囊挛缩。掌指关节屈曲时如果近指间关节活动增加，则应考虑内在肌挛缩（图35.2A–C、35.3A、B）。
- 如果掌指关节尺偏，则应在掌指关节伸直桡偏和尺偏时检查近指间关节活动，以评估桡侧内在肌挛缩。

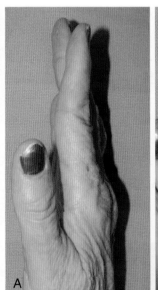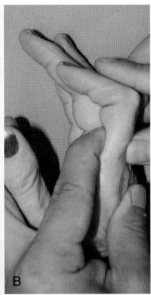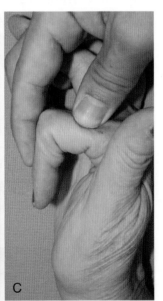

图 35.2 A–C

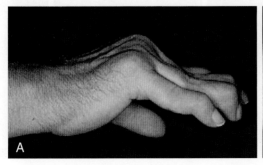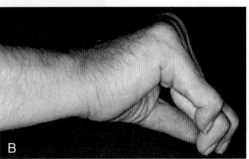

图 35.3 A–B

- 如果患者无论掌指关节在什么位置，近指间关节活动均受限，应考虑伸肌腱中央束粘连及联合侧束背侧移位，可能合并近指间关节背侧皮肤挛缩，进一步影响关节活动。
- 如果患者近指间关节丧失活动，应拍摄 X 线片，以评估关节脱位及关节的破坏程度，治疗时应考虑关节融合或关节置换。

影像学

- 通过 X 线检查评估关节的破坏程度、严重的关节炎或腕骨塌陷（图 35.4A–C）。

手术解剖

- 当手指肌腱和韧带失衡，近指间关节伸直力量大于屈曲力量时，会出现鹅颈畸形。
- 修复的关键是要理解是哪一个关节（腕关节、掌指关节、近指间关节或远指间关节）病变造成了这种畸形。
- 详细理解伸肌和屈肌装置的解剖学知识对诊断和治疗都很重要（图 35.5、35.6）。
- 类风湿关节炎导致鹅颈畸形的常见原因是近指间关节掌板、指浅屈肌腱或伸肌装置末端（如槌状指畸形）的薄弱、松弛或断裂。
- 腕骨塌陷可导致伸肌腱和屈肌腱相对延长。在这种情况下，内在肌力量可能会超过屈伸肌腱的力量，导致近指间关节过伸。
- 对于近指间关节被动活动完好的患者，必须在掌侧重建阻挡作用，以重建掌板的功能（如肌腱固定）。指浅屈肌腱固定术是一种常见的静态限制手术，有助于防止过伸。然而，如果存在侧束松弛，指浅屈肌腱固定术不能纠正远指间关节的槌状指畸形。如果解剖结构完整，联合侧束固定可以同时改善这两种畸形。

显露

- 近指间关节的伸肌装置可以通过背侧刺刀样切口显露近指间关节，或者使用背侧弧形切口，以更好地显露中央束（图 35.7A、B）。

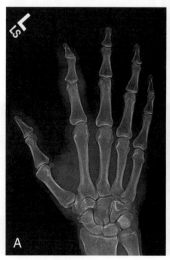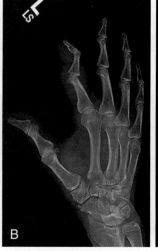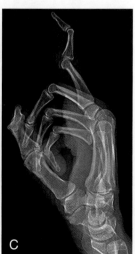

图 35.4 A–C

- 对于远指间关节，可以自关节横纹处背侧切口显露。
- 手掌指浅屈肌腱固定可以自 A1 滑车部位的 Zigzag 切口显露（图 35.8）。

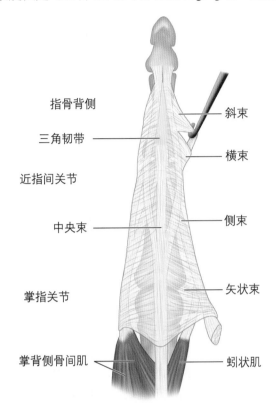

指骨背侧　　　　　斜束
三角韧带　　　　　横束
近指间关节
中央束　　　　　　侧束
掌指关节　　　　　矢状束
掌背侧骨间肌　　　蚓状肌

图 35.5

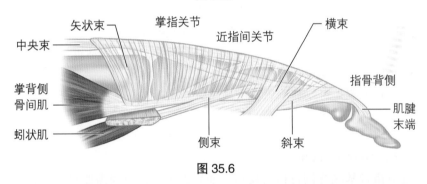

矢状束　　掌指关节　　　　横束
中央束　　　　近指间关节
掌背侧
骨间肌　　　　　　　　　　指骨背侧
蚓状肌　　　　　　　　　　肌腱
末端
　　　　　侧束　　斜束

图 35.6

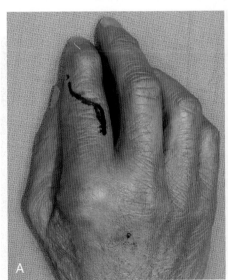

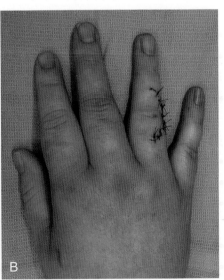

A

B

图 35.7 A–B

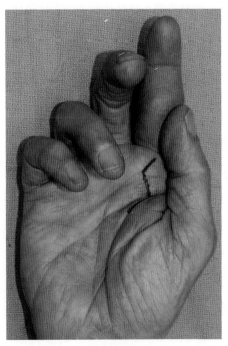

图 35.8

第一步手术要点

- 侧束的掌侧移位适用于近指间关节主、被动活动充分及有弹响主诉的患者。
- 应结合其他操作步骤，以最大限度地提高患者的治疗效果，也可以同时矫正多个手指。

第一步手术注意

- 如果中央束有粘连，则不宜采用此手术。
- 对于类风湿关节炎患者，由于侧束质量较差，韧带薄弱，也不适用于此手术。

第二步手术要点

- 彻底松解关节近端和远端向背侧移位的外侧束，是关节屈曲时外侧束可以向侧方移位的必要条件。
- 如果近指间关节屈曲仍然受限，则按顺序进行以下操作：①切开近指间关节背侧关节囊；②松解近节指骨桡或尺侧副韧带的背侧部分；③肌腱中央部分 Z 字延长。

第二步手术注意

- 松解侧束后应测试关节屈曲。如屈曲满意，不一定需要背侧关节囊切开和侧副韧带松解术。
- 如果患者在近指间关节松解被动活动充分时不能主动屈曲，应考虑屈肌腱滑膜炎导致的粘连。在这种情况下，应从掌侧入路进行屈肌腱腱鞘滑膜切除术。

第三步手术要点

- 对于内在肌挛缩限制近指间关节活动的患者，可以优先考虑此手术。
- 内在肌松解可用于内在肌交叉移位，以矫正相邻手指的尺偏畸形。
- 对掌指关节关节面破坏的患者，应考虑早期掌指关节置换术。

第三步手术注意

如果皮肤张力过大，可以不关闭整个切口。应关闭近端切口，远端部分可旷置自愈。

- 侧束移位可通过尺侧正中切口显露。
- 通过近节指骨基底背侧横行切口可显露掌指关节和伸肌装置上内在肌的附着。

手术操作

第一步：侧束

- 如果患者近指间关节主动屈曲活动充分，当关节自过伸位屈曲时，有弹响的话，则可以考虑侧束移位。
- 通过尺侧纵向正中切口暴露尺侧侧束（图 35.9A、B）。
- 然后在近节指骨近端 1/3 处横向切断侧束，将其游离至近指间关节远端（图 35.9C、D）。
- 然后屈曲近指间关节，用钝性器械在 Grayson 和 Cleland 韧带的掌侧形成隧道（图 35.9E）。
- 将切断的侧束自远端向近端穿过隧道，并重新缝合至其本身近端肌腱切断处，固定至 A2 滑车，或更安全地固定至近节指骨（图 35.9F）。

第二步：松解近指间关节

- 对于没有关节退变，且无论掌指关节位置如何都不能充分屈曲近指间关节的患者，可能是背侧伸肌装置牵缩所致。
- 可以在麻醉下，通过轻柔、持续地被动屈曲关节尝试闭合性关节囊切开术。
- 如果被动屈曲受限，可以进行关节囊切开术及侧束松解。
- 在手指背部行弧形切口，暴露近指间关节及伸肌装置，图 35.10A 显示在伸肌腱中央可见之前修复伸肌腱的缝线。
- 切开中央束及侧束间间隙（标记线所示，图 35.10B）。
- 松解近指间关节背侧关节囊及背侧副侧副韧带，术中评估近指间关节的弯曲度，应有即刻改善（图 35.10C）。
- 如果患者清醒，可以要求患者主动屈曲关节。如果患者处于全麻状态，可以通过牵拉屈肌腱实现关节屈曲。

第三步：松解内在肌

- 在近节指骨基底背侧行横行切口。如果由于其他原因需要显露掌指关节，可以使用掌指关节背侧横行切口（图 35.11）。
- 钝性分离伸肌腱帽。
- 横行切开伸肌腱膜前缘，即内在肌在伸肌装置上的附着点，直到近指间关节可以被动屈曲（图 35.12A、B）。
- 如有必要，保持掌指关节于伸直位，切开伸肌腱帽的尺侧及桡侧。

第四步：指浅屈肌腱固定

- 此手术可重建静态阻挡作用，以防止近指间关节过伸。
- 在掌指关节掌侧做锯齿状切口，并掀起三角形皮瓣（图 35.13）。
- 在 A1 滑车近端切开屈肌腱腱鞘，检查屈肌腱，确定指浅屈肌腱和指深屈肌腱（图 35.14）。
- 分离指浅屈肌腱，在 A1 滑车近端 1 cm 处切断备用（图 35.15）。
- 将切断肌腱的远端缝合到 A1 滑车的边缘，或者使用骨锚置入掌骨颈近端

的侧方固定并切断肌腱的远端。采用足够的张力缝合指浅屈肌腱，保持近
指间关节屈曲 20°（图 35.16、35.17 ）。

- 由于 A1 滑车薄弱，与骨锚固定相比，缝合至 A1 滑车的失败率更高。

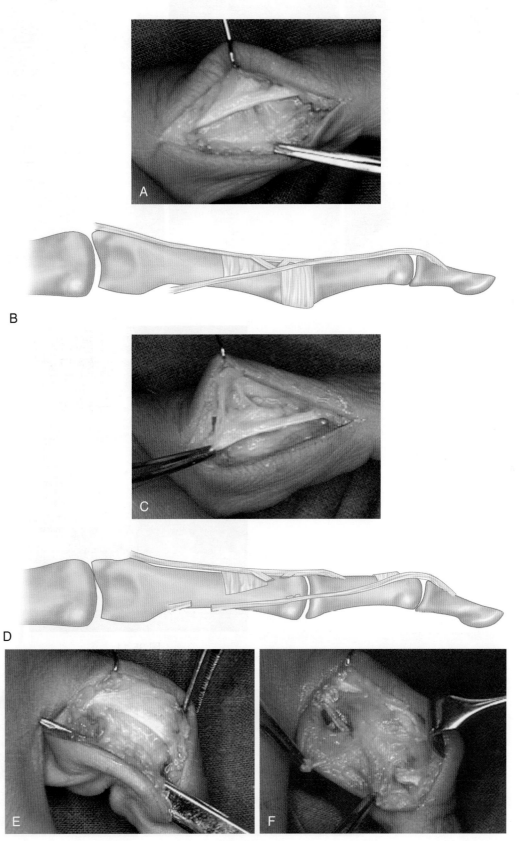

图 35.9 A–F

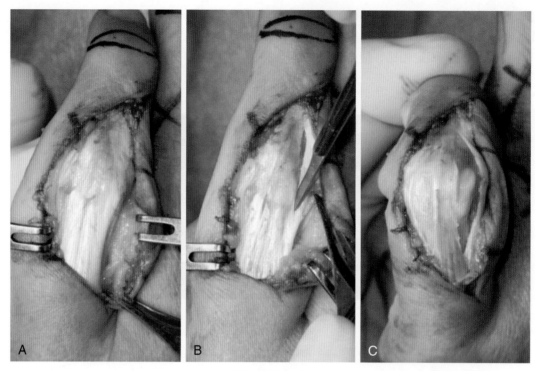

图 35.10 A–C

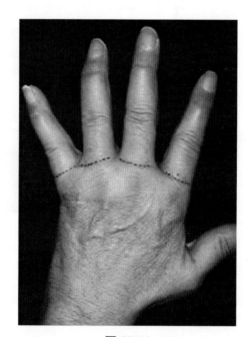

图 35.11

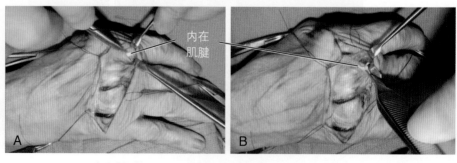

内在
肌腱

图 35.12 A–B

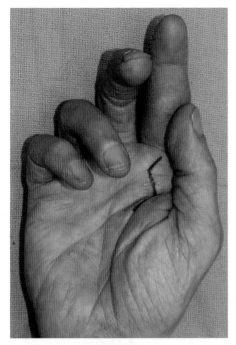

图 35.13

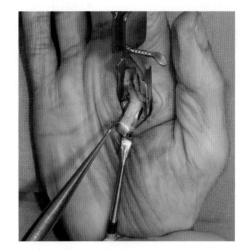

图 35.14

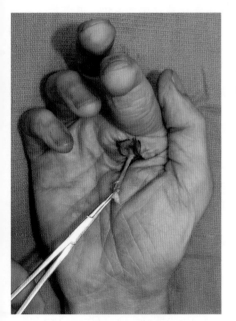

图 35.15

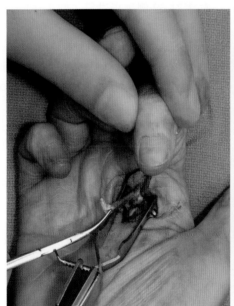

图 35.16

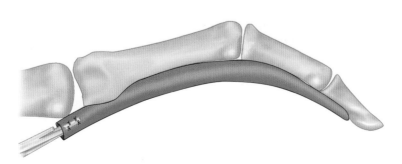

图 35.17

第四步手术要点

- 肌腱固定术成功的关键是确保将肌腱固定在骨骼上，单纯软组织肌腱固定会随着时间的推移而减弱。
- 应同时行屈肌腱滑膜切除。

第五步手术要点

关节融合术适用于远指间关节固定屈曲挛缩（槌状指畸形）。

第五步：远指间关节融合（见第四十章）

- 可通过背侧横行切口进行远指间关节融合术。
- 横行切断背侧关节囊及伸肌腱，使用小咬骨钳去除关节软骨。
- 使用一根克氏针，将关节融合固定于伸直位。
- 可将克氏针埋置于皮下，以改善患者的舒适度及降低患者感染的风险。

术后护理及预后

- 用石膏将手固定于掌指关节完全伸直，以及近指间关节屈曲位。
- 如果同时进行屈肌腱滑膜切除，应在 4～5 天内开始主动屈曲练习。
- 术后 4～6 周内使用背伸阻挡支具，以防止出现近指间关节过伸。

循证文献

Boyer MI, Gelberman RH. Operative correction of swan-neck and boutonniere deformities in the rheumatoid hand. *J Am Acad Orthop Surg* 1999; 7: 92–100.
　该综述回顾了类风湿关节炎复杂手指畸形的手术及治疗技术。

de Bruin M, van Vliet DC, Smeulders MJ, Kreulen M. Long-term results of lateral band translocation for the correction of swan neck deformity in cerebral palsy. *J Pediatr Orthop* 2010; 30:67-70.
　作者对 62 例手指进行了侧束移位治疗，1 年后成功率为 84%，5 年后下降至 60%。作者的结论是，在脑瘫的治疗中，侧束移位不应被视为一种效果长久的治疗方法（IV 级证据）。

Kiefhaber TR, Strickland JW. Soft tissue reconstruction for rheumatoid swan-neck and boutonniere deformities: long-term results. *J Hand Surg Am* 1993; 18:984-9.
　文章报道了对 92 例类风湿关节炎手指鹅颈畸形进行背侧关节囊切开术和侧束移位。最初近指间关节屈曲活动增加了 55°，但随着时间的推移，近指间关节活动逐渐减少。在术后 3 个月和 12 个月随访的 15 例手指中，较术后早期屈曲角度平均减少 17°。对 19 例类风湿关节炎手指钮孔畸形进行中央束重建，结果是不可预测的，表现为近指间关节伸直稍有改善。随着时间的推移，活动范围逐渐减少（IV 级证据）。

Nalebuff EA. The rheumatoid swan-neck deformity. *Hand Clin* 1989; 5: 203–14.
　目前还没有文章比较采用不同的手术技术矫正鹅颈畸形的结果，推荐这篇文章是因为它描述了鹅颈畸形最为共识的分型（V 级证据）。

Ozturk S, Zor F, Sengezar M, Isik S. Correction of bilateral congenital swan-neck deformity by use of Mitek mini anchor: a new technique. *Br J Plast Surg* 2005; 56:822-5.
　本文报道了采用 Mitek 微型锚钉对 4 例先天性鹅颈畸形进行掌板加固治疗。使锚钉的两条缝合线以 V 形跨过近指间关节，将锚钉置入近节指骨掌侧，两条缝线穿过中节指骨近端掌侧骨孔，然后将缝线互相打结，固定近指间关节于 20° 屈曲位（IV 级证据）。

第三十六章

钮孔畸形矫正术

Brian P. Kelley、Kevin C. Chung 著　朱　瑾 译　刘　波 审校

适应证

- 钮孔畸形的特点是近指间关节屈曲畸形，远指间关节代偿性过伸。
- 造成钮孔畸形的主要原因是伸肌腱装置中央束断裂。在类风湿关节炎中，最常见的致畸原因是近指间关节滑膜炎，导致中央束和背侧关节囊变薄弱，造成关节屈曲畸形（图 36.1）。
- 随后，侧束向掌侧半脱位至关节旋转轴的下方，斜束挛缩导致的侧带掌侧半脱位和斜带挛缩导致远指间关节过伸畸形。
- Nalebuff 依据近指间关节被动复位及关节软骨的情况对钮孔畸形进行了分期：
  - 1 期：近指间关节滑膜炎，轻度（10°~15°）伸直延迟，但可以完全矫正。
  - 2 期：明显的近指间关节屈曲（30°~45°），畸形固定或可部分矫正，关节面完整。
  - 3 期：近指间关节固定屈曲挛缩，关节面退变侵蚀。
- 与鹅颈畸形不同的是，由于对抓握功能非常必要的手指的屈曲功能得以维持，钮孔畸形对手功能的影响较小，因此应尽量避免不确定能够改善手功能的手术（如用手指僵硬来改善伸直或握力不足）。
- 对于轻度畸形，可通过支具固定结合滑膜切除术治疗。

临床检查

- 应分别评估掌指关节、近指间关节和远指间关节的活动。
- 检查近指间关节的主动和被动活动。
- 如果继发于类风湿关节炎，掌指关节存在尺偏，则应在掌指关节伸直桡偏和尺偏时检查近指间关节活动，以评估内在肌挛缩（图 36.2）。
- 应通过 Haines 试验评估伸肌装置的张力。近指间关节伸直时，如远指间关节过伸加重，说明斜束张力过大（图 36.3A–C）。
- 如果患者近指间关节丧失活动，应进行影像学检查评估关节脱位及关节破坏程度，治疗时应考虑关节融合或关节置换。

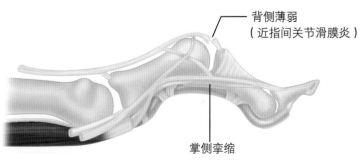

背侧薄弱
（近指间关节滑膜炎）

掌侧挛缩

图 36.1

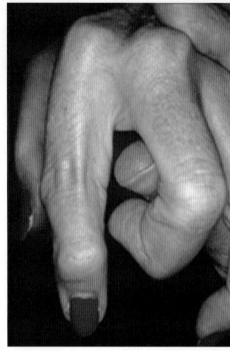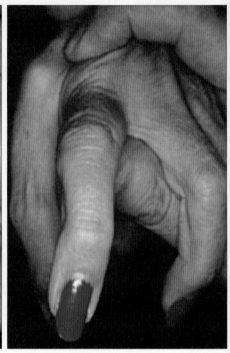

图 36.2

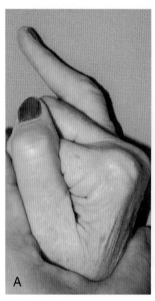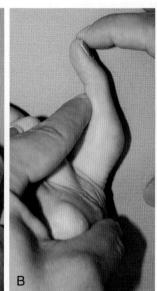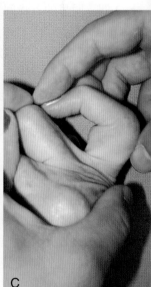

图 36.3 A–C

- 对于急性创伤性钮孔畸形，应考虑中央束、侧副韧带或三角韧带断裂。
- 中央束损伤导致掌指关节完全伸直时，手指近指间关节伸直丧失。然而，三角韧带损伤会导致掌指关节屈曲时手指近指间关节伸直丧失。
- 三角韧带损伤时，如果手指近指间关节被动伸直，侧束恢复至其原有位置，可维持近指间关节背伸。
- 如果手指近指间关节不能被动伸直，可能意味着侧束嵌顿与近节指骨髁，需要拍摄 X 线片，以排除脱位或骨折。

影像学

- 拍摄 X 线片，以评估关节破坏及磨损程度。

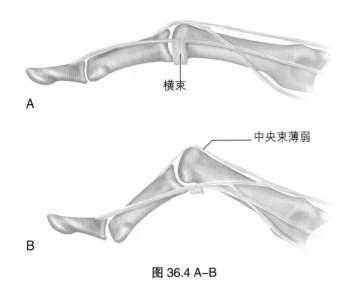

横束

A

中央束薄弱

B

图 36.4 A–B

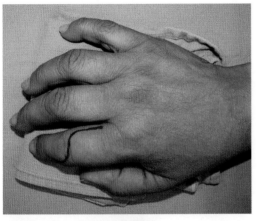

图 36.5

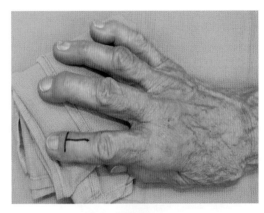

图 36.6

手术解剖

- 在类风湿关节炎中，造成钮孔畸形的原因是近指间关节滑膜炎，滑膜血管翳压力增加以及炎症反应导致中央束和背侧关节囊变薄弱，伸直延迟。滑膜炎症及屈曲畸形进一步加重，侧束挛缩，向掌侧移位至近指间关节轴线以下，导致远指间关节过伸。然后，近指间关节掌板随之挛缩，进一步形成关节甚至阻挡（图 36.4A、B）。
- 详细理解伸肌和屈肌装置的解剖学知识对诊断和治疗都很重要（图 35.5、35.6）。

显露

- 近指间关节的伸肌装置可以通过背侧 S 形切口显露近指间关节，或者使用背侧弧形切口以更好地显露中央束（图 36.5）。
- 对于远指间关节可以通过背侧直切口或 T 形切口暴露（图 36.6）。
- 对于侧束移位可通过尺侧正中切口显露。
- 可通过近节指骨基底背侧横行切口暴露掌指关节及伸肌腱帽的内在肌附着点。
- 近节指骨基底背侧横行切口可显露掌指关节和伸肌装置上内在肌的附着。

显露要点

- 对于类风湿关节炎患者，应优先纠正近端的问题（如腕关节、腕骨和掌指关节）。轻柔、温和地处理皮肤对于防止出现伤口愈合问题至关重要。
- 如果术前有外伤，应将裂伤纳入计划的切口中。

手术操作

第一步：类风湿关节炎利用横束修复重建中央束

- 在近指间关节背侧设计弧形或 S 形切口。
- 完全暴露伸肌装置。中央束位于关节背侧，通常薄弱或断裂（图 36.7）。
- 确认侧束（箭头所示）和横束（图 36.8）。
- 进行滑膜切除术，但应注意保护横束及侧束的完整。
- 使用 15 号刀片自掌板松解桡侧和尺侧横束。
- 然后将两侧横束向背侧移位并缝合在一起，以重建中央束（图 36.9），将侧束重新定位于近指间关节轴线上方（图 36.10）。
- 修复中央束。侧束中央化后，应评估远指间关节的位置。如果远指间关节仍处于过伸（箭头所示），则可以进行侧束远端松解，以增加长度（图 36.11）。
- 当松解斜束或侧束时，可以进行微小的横向切割，直至远指间关节能够轻松屈曲为止（图 36.12）。

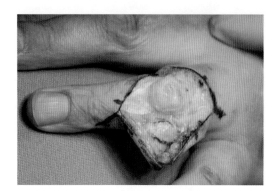

图 36.7

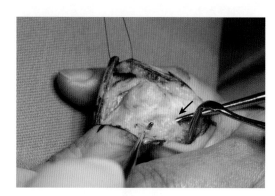

图 36.8

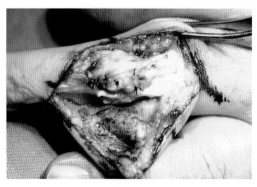

图 36.9

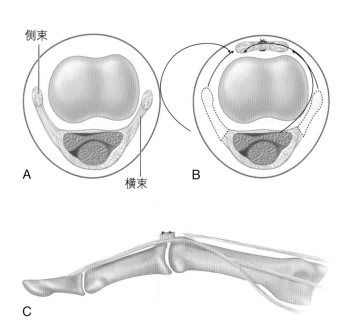

图 36.10 A–C

第二步：松解伸肌腱及中央束

- 如果近指间关节水平伸肌腱存在中央束慢性创伤性撕裂，随之斜束和侧束挛缩导致远指间关节代偿性过伸。在这种情况下，修复中央束，使用支具或克氏针固定远指间关节，可以修复畸形（图 36.13A、B 以及图 36.14）。
- 应松解肌腱，以确认肌腱断端（图 36.15A、B）。
- 使用 4-0 爱惜邦缝线将肌腱修复至残端，或使用 Mitek 迷你缝合锚固定至中节指骨背侧基底（图 36.16）。
- 使用 4-0 尼龙缝线关闭切口，用克氏针或支具固定近指间关节于伸直位。

第三步：伸肌腱切断及掌板松解

- 对于近指间关节僵硬的患者，需要进行掌板松解。但是，除了掌板挛缩，远指间关节可能还存在伸肌装置挛缩，需要在三角韧带水平切断伸肌装置（在斜束止点近端切断，以保留远指间关节伸直）。

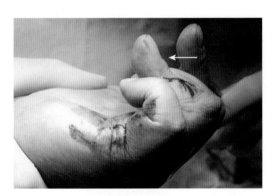

图 36.11

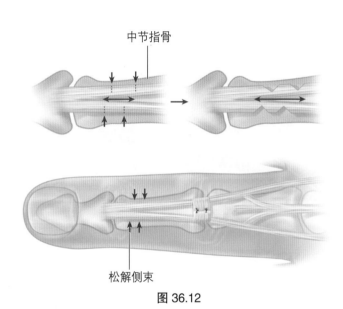

中节指骨

松解侧束

图 36.12

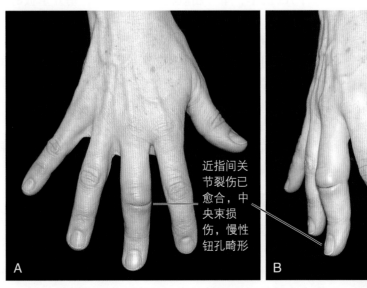

近指间关节裂伤已愈合，中央束损伤，慢性钮孔畸形

图 36.13

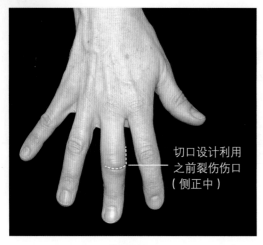

切口设计利用
之前裂伤伤口
（侧正中）

图 36.14

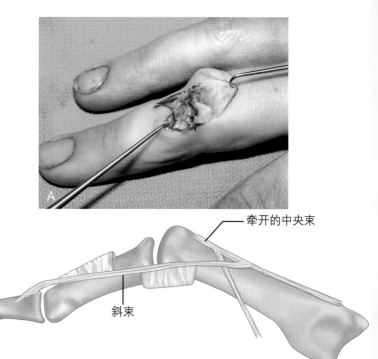

A

牵开的中央束

斜束

B

图 36.15 A–B

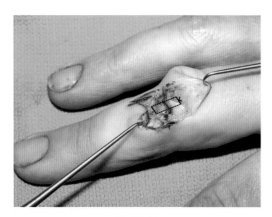

图 36.16

第三步手术要点

将关节选择性固定有助于肌腱愈合，但容易造成术后关节僵硬。

第三步手术注意

伸肌腱切断应分步进行，以保留远指间关节的伸直功能。但是，一些医生主张对于固定的槌状指畸形行肌腱末端切断，可以改善患者的功能。

术后护理要点

康复需要在专业康复师指导下进行。

- 在近指间关节掌侧设计锯齿状 Bruner 切口，暴露屈肌腱结构（图 36.17）。
- 切开 A3 滑车，牵开屈肌腱，显露掌板，切开掌板的近端，伸直手指（图 36.18）。
- 如果远指间关节仍然过伸，可以切断伸肌腱。
- 将手背向上，在中节指骨背侧设计 S 形切口，显露伸肌装置，包括三角韧带和斜束。横行切断三角韧带（不包括斜束），远指间关节可以屈曲（图 36.19）。
- 切断肌腱直至远指间关节可以屈曲。
- 可以使用克氏针将关节固定于伸直位至组织愈合。如果切断伸肌腱后有伸直延迟，也可以固定远指间关节（图 36.20）。

术后护理及预后

- 用克氏针固定 3～4 周，有利于组织愈合和关节稳定。
- 用伸直位石膏支具固定。
- 取出克氏针后，患者可以更换为日间动态支具和夜间静态矫形支具。
- 取出克氏针后，开始近指间关节被动活动康复。

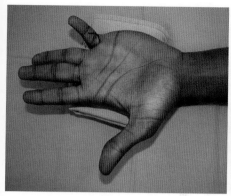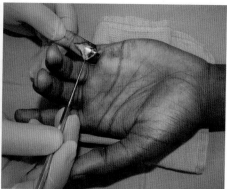

图 36.17

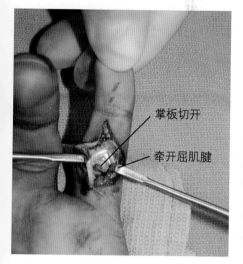

掌板切开
牵开屈肌腱

图 36.18

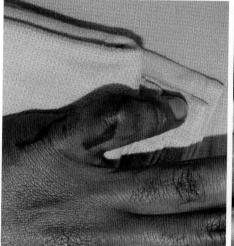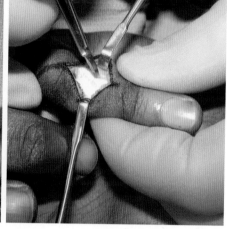

图 36.19

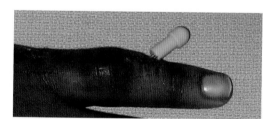

图 36.20

循证文献

Boyer MI, Gelberman RH. Operative correction of swan-neck and boutonniere deformities in the rheumatoid hand. *J Am Acad Orthop Surg* 1999; 7:92-100.
该综述回顾了类风湿关节炎复杂手指畸形的手术及治疗技术。

de Bruin M, van Vliet DC, Smeulders MJ, Kreulen M. Long-term results of lateral band translocation for the correction of swan neck deformity in cerebral palsy. *J Pediatr Orthop* 2010; 30:67-70.
作者对 62 例手指进行了侧束移位治疗，1 年后成功率为 84%，5 年后下降至 60%。作者的结论是，在脑瘫的治疗中，侧束移位不应被视为一种效果长久的治疗方法（IV 级证据）。

Kiefhaber TR, Strickland JW. Soft tissue reconstruction for rheumatoid swan-neck and boutonniere deformities: long-term results. *J Hand Surg Am* 1993; 18:984-9.

文章报道了对 92 例类风湿关节炎手指鹅颈畸形进行背侧关节囊切开术和侧束移位。最初近指间关节屈曲活动增加了 55°。但随着时间的推移，近指间关节活动逐渐减少。在术后 3 个月和 12 个月随访的 15 例手指中，较术后早期屈曲角度平均减少 17°。对 19 例类风湿关节炎手指钮孔畸形进行中央束重建，结果是不可预测的，表现为近指间关节伸直稍有改善。随着时间的推移，活动范围逐渐减少（Ⅳ 级证据）。

Nalebuff EA. The rheumatoid swan-neck deformity. Hand Clin 1989; 5:203-14.

目前还没有文章比较不同手术技术矫正鹅颈畸形的结果，推荐这篇文章是因为它描述了鹅颈畸形最为共识的分型（Ⅴ 级证据）。

Ozturk S, Zor F, Sengezar M, Isik S. Correction of bilateral congenital swan-neck deformity by use of Mitek mini anchor: a new technique. *Br J Plast Surg* 2005; 56:822-5.

采用 Mitek 微型锚钉对 4 例先天性鹅颈畸形进行掌板加固治疗。使锚钉的两条缝线以 Ｖ 形跨过近指间关节，将锚钉置入近节指骨掌侧。将两条缝线穿过中节指骨近端掌侧骨孔，然后将缝线互相打结固定近指间关节于 20° 屈曲位（Ⅳ 级证据）。

Salvi V. Technique for the buttonhole deformity. *Hand* 1969; 1:96-7.

本文介绍了一种利用近指间关节背侧为基底的关节囊瓣，将侧束重新固定于背侧，治疗钮孔畸形的手术方法。Ohshio 手术是由 Salvi 手术改良而来（Ⅴ 级证据）。

第三十七章

指间关节挛缩关节囊松解术

Matthew Brown、Kevin C. Chung 著　武竞衡 译　刘　波 审校

适应证

- 经保守治疗，包括主动性关节活动、动态和（或）静态支具固定和被动牵引等均无效的指间关节活动度降低或僵硬。
- 进展性关节滑膜炎和对药物治疗无效的类风湿关节炎关节疼痛。
- 目前没有客观的功能性评价指标来决定是否需要手术治疗。患者必须理解术后常有复发，且术后的康复锻炼与手术一样重要。

临床检查

- 在类风湿关节炎中，关节的滑膜炎会导致伸肌装置松弛，导致纽孔畸形。
- 在创伤后或其他关节炎的情况，血肿会扩张到滑膜间隙。在掌指关节间隙，由于关节间隙的扩张，使关节囊结构和侧副韧带均受牵张，进而导致掌指关节伸直，近指间关节屈曲。
- 需要在冠状位和矢状位仔细检查手指是否有偏斜畸形。当单个手指受累时，其自然屈曲功能通常会丢失（图 37.1，箭头）。
- 应特别检查在应力下关节掌背侧的稳定性，以及评估主、被动活动度。
- 在掌指关节屈曲和伸直位下检查近指间关节的活动度。
- 如果关节的被动活动大于主动活动度，说明是由于肌腱的原因导致了关节活动受限。

影像学

- 采用标准的影像学检查来评估骨关节的解剖结构以及是否存在关节面不平整或异位骨化存在。
- MRI 或 CT 虽然不是常规检查，但能够更多地评估创伤后骨关节面和骨性解剖结构。

手术解剖

- 近指间关节具有很宽的活动弧形，但关节本身非常稳定。这缘于关节面的解剖特点和其周围软组织的附着。
- 近指间关节的侧方由组成 Landsmeer 支持带韧带的横形和斜形纤维浅层覆盖。斜形支持带韧带连接近指间关节和远指间关节的活动。近指间关节屈曲时，韧带连动远指间关节松弛并屈曲。近指间关节伸直时，韧带收紧并伸直远指间关节。
- 在支持带韧带下，更深层和更结实的结构来自于侧副韧带、侧副韧带附属结构和掌板（图 37.2）。
- 在掌板的任一侧，其扩张结构超过近节指骨的掌侧缘，称为 Checkrein 韧带，其主要功能是限制伸直（图 37.3）。

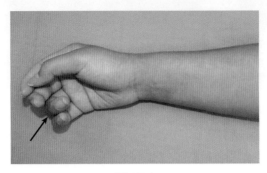

图 37.1

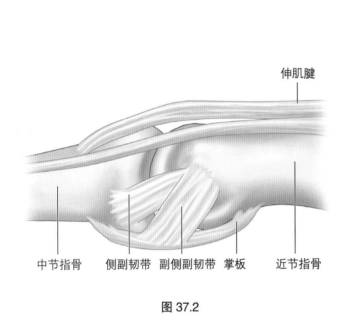

图 37.2

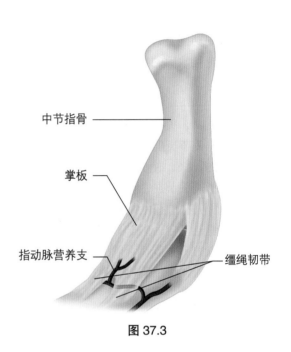

图 37.3

- Checkrein 韧带的解剖结构标记是指动脉横行穿支，其仅在近指间关节近端 3 mm 处。

体位

- 患者取仰卧位，将手臂置于手术台上。

显露

侧正中入路

- 在近指间关节中部至中节指骨中部做侧正中切口。
- 最好不要在手指对捏或休息的一侧做切口（示指的尺侧，小指的桡侧）（图 37.4）。
- 用 15 号刀片切开皮肤及皮下组织。在直视下保护并将指神经血管束牵向掌侧（图 37.5）。
- 切开屈指肌腱腱鞘的一侧和横行支持带韧带，显露屈肌腱（图 37.6）。
- 将屈肌腱牵向一侧，显露掌板（箭头）和侧副韧带（图 37.7）。

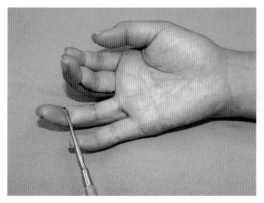

图 37.4

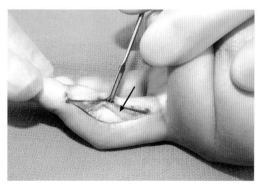

图 37.5

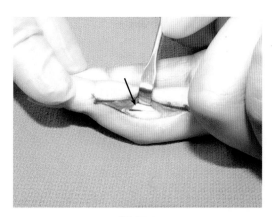

图 37.6

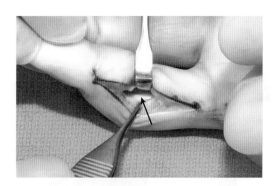

图 37.7

掌侧入路

- 自远指间关节至掌指关节指之间做 Bruner 切口。
- 切开皮肤及皮下组织，在屈肌腱鞘表面掀起皮瓣并保护神经血管束。
- 在 A3 滑车的侧方做切口切开并显露屈指肌腱，保护 A2 和 A4 滑车。
- 将肌腱牵向侧方，显露掌板和 Checkrein 韧带。

手术步骤

第一步

- 用 15 号刀片切开近节指骨头部掌板的膜性结构。
- 从侧副韧带的附加结构开始（白箭头所示，图 37.9A、B），轻柔地弧形切开掌板（黑色箭头所示）。

第二步

- 用骨膜剥离器从关节的近端到远端分离掌板（图 37.10A、B）。

第三步

- 被动伸直手指近指间关节，确认是否存在任何限制伸直的结构。如果在掌指关节屈曲下可以伸直近指间关节，说明关节已经完全松解。如果在掌指

第一步要点
手术牵拉时要小心，避免损伤周围的屈指肌腱和神经血管束。

第一步注意
这一步分离韧带，保护横行的指动脉，松解副侧副韧带。

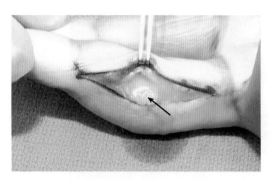

图 37.8

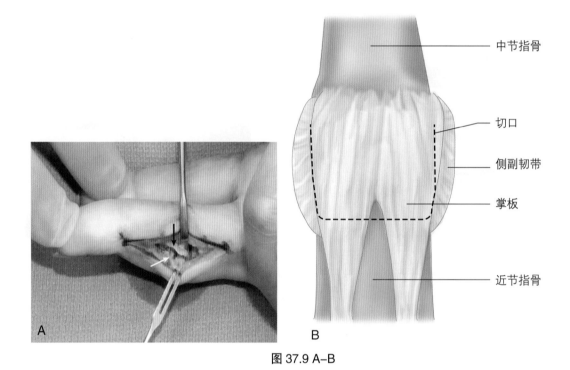

图 37.9 A–B

中节指骨

切口

侧副韧带

掌板

近节指骨

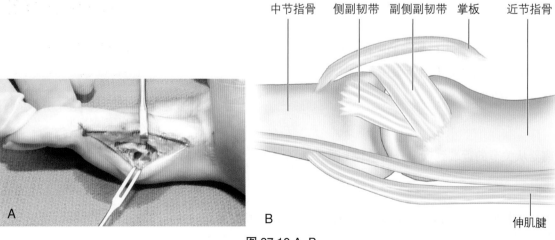

中节指骨　侧副韧带　副侧副韧带　掌板　近节指骨

伸肌腱

图 37.10 A–B

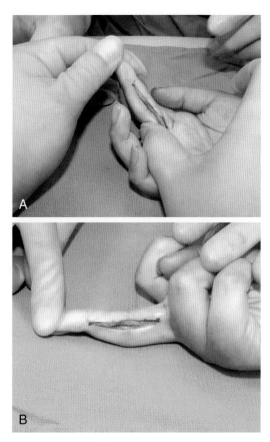

图 37.11 A–B

关节伸直的情况下，近指间关节伸直受限，说明限制的因素在近指间关节以外，也可能是更为近端的因素，比如屈肌腱的问题（图 37.11A、B）。

- 用 5-0 尼龙线缝合伤口，术后用掌侧支具固定在掌指关节屈曲、指间关节伸直位。

第三步要点

应用局部麻醉或静脉麻醉，可使患者在松解后立刻开始参与并主动屈曲。通过评估主动活动范围，能够帮助确认全部的限制因素被完全松解。

术后护理和预后

- 术后 48 h 开始主动功能锻炼。
- 在没有进行功能锻炼时患者佩戴夜间静态支具。
- 2 周后拆线。

循证文献

Abbiati G, Delaria G, Saporiti E, Petrolati M, Tremolada C. The treatment of chronic flexion contractures of the proximal interphalangeal joint. *J Hand Surg Br* 1995; 20: 385–9.

本文回顾了 19 例接受治疗的慢性屈曲挛缩病例。术前伸直受限范围为 70°~90°，病程 2 个月到 24 年。作者提出的治疗方案包括手术松解结合静态或动态支具。手术采取侧正中切口，松解副侧副韧带、掌板和缰绳韧带。术后手指能够完全伸直者 11 例（57.9%），8 例（42.1%）仍残留部分伸直受限，范围 10°~15°。作者推荐手术结合康复锻炼相结合的方案。术后效果好，并发症少。

Bruser P, Poss T, Larkin G. Result of proximal interphalanageal joint release for flexion contractures: midlateral versus palmar incision. *J Hand Surg Am* 1999; 24: 288–94.

本文回顾性对比了近指间关节（PIP）挛缩的 4 – 5 指。采用掌侧切口 19 指，侧正中切口 26 指。两组患者具有可对比的年龄段和术前功能。随访 1.5 年。侧正中切口术后关节平均活动弧为 0 ~ 90°，而掌侧切口术后关节平均活动弧为 30° ~ 90°。本研究更推荐侧正中切口入路，优于掌侧切口。

Ghidella SD, Segalman K, Murphey M. Long-term results of surgical management of proximal interphalanageal joint contracture. *J Hand Surg Am* 2002; 27: 799–805.

本文回顾了接受松解手术治疗的 68 例近指间关节。作者评估了影响结果的术中及术前因素。平均改善 7.5°。影响关节活动度的因素包括年龄、既往手术次数、术前屈曲状况、是否切除骨突、松解结构的数目和术前关节活动度。接受二次手术者约占全部病例的 35%。作者认为理想的手术患者为年龄小于 28 岁。术前测量最大活动度小于 43°。本研究并没有说明术后康复或患者的并发症，只关注了手术的干预和长期结果。

第三十八章

掌指关节硅胶假体置换术

Sirichai Kamnerdnakta、Brian P. Kelley、Kevin C. Chung 著　朱　瑾 译　刘　波 审校

适应证

- 适用于无法矫正的掌指关节慢性疼痛、畸形和掌指关节破坏或半脱位的患者，也适用于因掌指关节畸形和关节炎导致功能严重丧失的患者。
- 类风湿关节炎患者的掌指关节尺偏大于 15° 和（或）伸直滞后大于 20° 时，因为关节半脱位和韧带或肌腱挛缩，无法通过单纯软组织重建手术有效地恢复外观或稳定性。

禁忌证

- 血管炎、伤口愈合不良、皮肤覆盖不足或掌指关节有活动性感染。
- 关节周围骨过度侵蚀或松质骨部位大量脂肪组织充填，可能会使假体装配困难，可导致假体脱位率增加。

临床检查

类风湿关节炎

- 在治疗类风湿关节炎患者的掌指关节之前，腕关节必须是稳定的，没有明显的畸形。腕关节桡偏畸形可能导致掌指关节尺偏畸形加重，在进行恢复掌指关节力线手术前应予以纠正。此外，下尺桡关节不稳定可导致磨损性伸肌腱断裂。如果不能纠正腕关节和下尺桡关节的稳定性问题，将影响掌指关节置换的结果。
- 做捏持动作时手指慢性桡侧应力和掌指关节的慢性滑膜炎破坏了韧带的支撑，是导致手指进行性尺偏的原因。此外，由于慢性滑膜炎导致矢状束变薄弱，伸肌腱常滑至尺侧。掌指关节屈曲时，增生的滑膜和尺偏的伸肌腱继续牵拉桡侧矢状束纤维，造成掌指关节尺侧半脱位（图 38.1A、B）。
- 对于类风湿关节炎患者，仔细检查掌指关节，确定能否通过单独的软组织重建手术矫正畸形。如果掌指关节屈曲畸形可以被动矫正，这意味着屈曲畸形是由伸肌腱尺侧移位导致的，建议考虑滑膜切除和伸肌腱中央化手术，可以同时合并或不合并尺侧束的内在肌交叉移位。如果关节半脱位更为严重，无法被动矫正，则应考虑关节置换术，以改善外观和功能结果。

硬皮病

- 系统性硬化症（硬皮病）可能会发生指间关节屈曲挛缩，严重影响手功能。患者一般代偿性过伸掌指关节。皮肤、侧副韧带、关节囊和屈肌腱腱鞘的硬化和钙化导致中央束薄弱，侧束向掌侧移位，从而造成手指屈曲挛缩畸形，可能还会导致钮孔畸形（图 38.2A–C）。

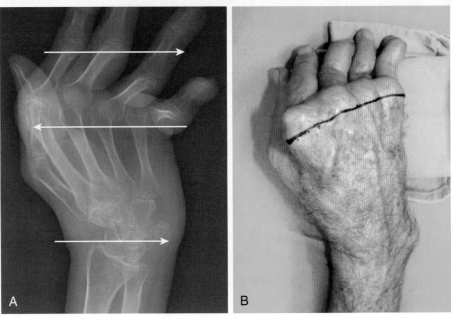

图 38.1 A–B   箭头所示为偏斜畸形的腕骨、掌骨和指骨

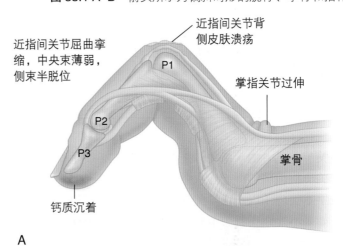

近指间关节屈曲挛缩，中央束薄弱，侧束半脱位

近指间关节背侧皮肤溃疡

掌指关节过伸

掌骨

钙质沉着

A

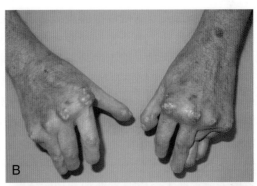

B

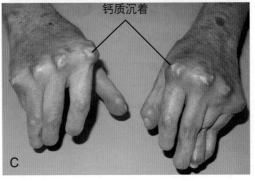

钙质沉着

C

图 38.2 A–C   P1, 近节指骨；P2, 中节指骨；P3, 远节指骨

- 无论是硬皮病还是类风湿关节炎，皮肤都非常脆弱，伤口愈合问题很严重。因此，应注意要非常小心地处理组织（例如，不要用镊子夹持皮肤或粗暴地牵拉皮肤）。
  - 拇指掌指关节炎的外科治疗并不常见，因为拇指的大部分活动性来自于腕掌关节。对于严重的拇指掌指关节炎或慢性半脱位，一般采用关节融合术治疗。

影像学

- 术前需要进行前后、侧位和斜位 X 线检查，以评估骨量、关节连续性和骨力线。一般来说，对于上肢更为近端的问题应首先纠正。图 38.3 X 线显示了拟行掌指关节置换术的患者。这些 X 线显示所有掌指关节都有掌侧半脱位和尺偏，但腕关节力线及骨量尚满意。
- 单纯的影像学畸形并不是掌指关节置换的适应证，应在术前进行充分讨论，并考虑患者的症状和对结果的期望值。

手术解剖

- 正常掌指关节是双髁关节，可以进行屈曲、伸直、桡侧或尺侧偏移和环形旋转。掌骨头在冠状面和矢状面上都是不对称的，其桡侧髁比尺侧髁大，导致掌骨头在冠状面向尺侧和近侧倾斜，特别是在示指和中指。
- 矢状束止于掌板及关节背侧伸肌装置的中央，可以辅助伸直掌指关节。内在肌可以屈曲、外展和内收掌指关节。骨间肌和蚓状肌通过附着在侧束及近节指骨伸肌腱帽的结构作用于关节（图 38.4）。

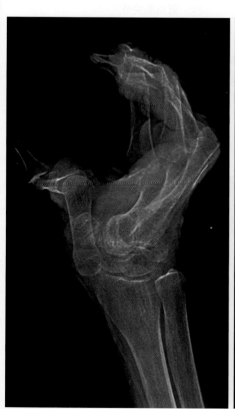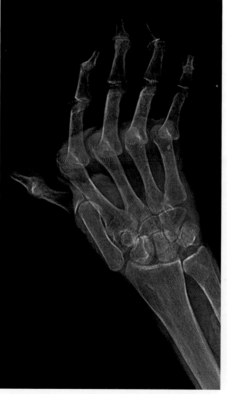

图 38.3

- 类风湿关节炎造成的典型掌指关节畸形包括掌骨头桡侧髁较大，滑膜炎导致桡侧副韧带薄弱，腕骨塌陷伴有掌骨桡偏和伸肌腱掌侧半脱位。这些导致近节指骨掌侧半脱位和手指尺偏。
- 慢性掌指关节半脱位和尺偏会造成内在肌痉挛和纤维化，导致内在肌挛缩（尤其是尺侧），在掌指关节置换时可能需要松解及交叉内在肌移位。

体位

- 患者取仰卧位，手臂伸展，将手内旋放在手术台上。
- 手术在止血带的控制下进行。
- 可将折叠的手术巾放在手掌中，帮助手指体位的摆放。

显露要点

当只进行一个掌指关节置换时，可采用背侧的长 S 形纵行切口。

显露

- 在掌指关节背侧设计横行切口。多个掌指关节硅胶假体置换术（silicone metacarpophalangeal joint arthroplasties, SMPAs）可以通过一个延长的横行切口完成。应保留背侧静脉，以尽量减少术后手指肿胀（图 38.5）。

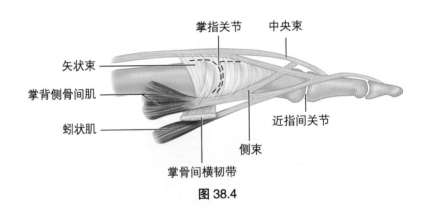

图 38.4

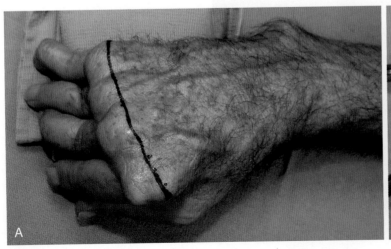
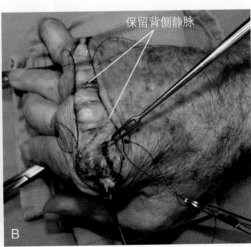

图 38.5 A–B

手术操作

第一步：暴露掌指关节，横行截骨

- 切开皮肤至每个关节的伸肌结构，使用剪刀纵行分离，保护背侧静脉和感觉神经。
- 然后沿着伸肌腱的边缘切开桡侧矢状束，自关节囊分离伸肌腱结构，并向桡侧牵开，纵向切开关节囊，切除滑膜（图38.6）。
- 自掌骨头侧方切断侧副韧带近端止点，保留近节指骨部位的远端止点。
- 最大限度地屈曲掌指关节，暴露掌骨头，使用摆动锯将掌骨头自侧副韧带止点远端截除（图38.7A–C）。掌骨头切除后，掌指关节周围的软组织会松动，手指可以重新调整到中立位（图38.8）。

第二步：扩髓

- 完全切除掌骨头后，掌指关节容易复位至正常力线。通常情况下不需要松解尺侧内在肌。但是如果关节仍僵硬，可以考虑松解内在肌。

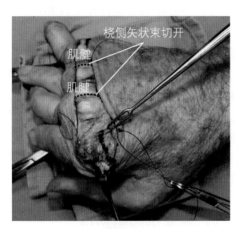

图38.6

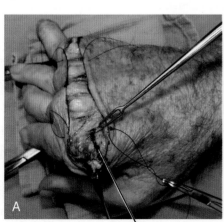 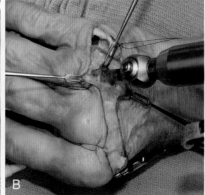 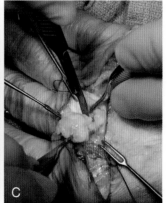

截骨线位于侧副韧带止点远端

图38.7 A–C

第一步手术要点

- 尽可能保留近节指骨的桡侧副韧带止点。置入硅胶假体后，修复桡侧副韧带有助于纠正尺偏畸形，并提供捏持产生的侧向应力的抵抗力。
- 截骨时应避免用力过猛，否则会伤及掌侧结构。

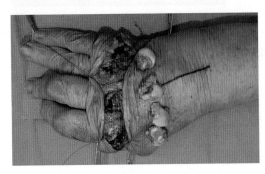

图 38.8

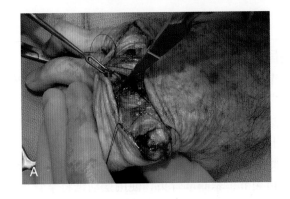

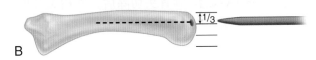

图 38.9 A-B

第二步手术要点

- 避免用锥子损伤背侧皮质，由于手指屈曲时，尖锥向掌侧成角，更易伤及近节指骨的掌侧皮质，损伤掌背侧皮质，会影响植入物的稳定性。
- 应首先处理近节指骨髓腔，决定要使用的假体的尺寸，环指例外，第四掌骨髓腔一般比环指近节指骨的髓腔窄，因此应首先处理掌骨端，避免对近节指骨过度扩髓。
- 如果骨切除后周围软组织仍有挛缩，空间有限，可以通过以下几种方法来纠正：松解或切除尺侧内在肌腱和关节囊，松解或切除掌板，以及切除多余骨组织，可以切除更多的骨质，以减少尺侧肌腱韧带结构的张力，以矫正手指畸形。

- 为了确定扩髓的力线，一般使用尖锥打开掌骨和近节指骨的髓腔。如果近节指骨有严重畸形，通过术中透视确定恰当的力线和髓腔位置。起始点应在关节面中部及背侧 1/3 的交界处，以保证与髓腔轴线一致（图 38.9A、B）。
- 依次对掌骨及近节指骨髓腔扩髓，直至可以放置合适大小的假体。一般而言，扩髓锉都标记尺寸及远近端（P1/D1 或 P2/D2 等）。扩髓锉与尖锥进入髓腔的方式不同。尖锥一般是以旋转的方式进入，扩大髓腔。扩髓锉的形状是矩形，进入髓腔时直接插入，形成与假体一致的方槽。需要注意的是，掌骨端及近节指骨端扩髓锉的尺寸要一致，选择能置入髓腔的最大尺寸的假体进行置换（图 38.10A、B）。

第三步：假体置入，修复桡侧副韧带

- 修复桡侧副韧带对于维持掌指关节置换术后侧方及旋转力线以及提高捏持时侧方的稳定性至关重要。
- 在假体置入前，用 0.035 英寸（0.89 mm）克氏针在掌骨截骨端桡背侧皮质上打两个骨孔，将编织的 3-0 不吸收编织缝线穿过骨孔，暂不打结。置入假体后，用此缝线重叠缝合桡侧副韧带，重建韧带在掌骨的止点（图 38.11A-C）。
- 如有必要，可以用锉刀或咬骨钳小心地磨平骨端的锋利边缘。要注意不要改变扩髓的孔道和重建桡侧副韧带需要的骨孔。
- 置入第二步中选定的假体。如有可能，尽量采用无接触技术。助手牵引关节暴露间隙，使用无齿镊将植入物插入关节两端。先插入较大的掌骨部分，然后插入远端指骨部分。确定假体位置正确是非常重要的。假体的屈曲横纹必须在掌侧（向下），才可以屈曲。术后通过非手术方法矫正是不可能的（图 38.12A、B）。
- 如假体尺寸合适，关节不应有半脱位，假体应紧贴远近端隧道。假体中间的横梁部分应坐于两侧截骨端，但不应该有压缩。然后被动活动关节。如果在关节伸直过程中假体有压缩，则需要切除部分骨质。在关节屈曲伸直过程中不能出现任何假体和骨质的撞击（图 38.13）。

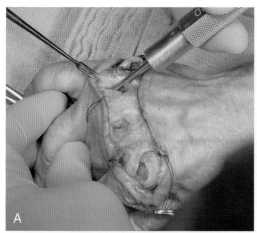

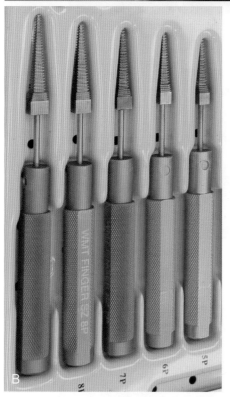

图 38.10 A–B

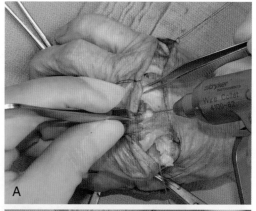

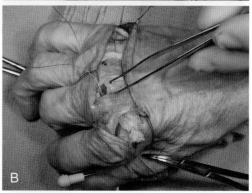

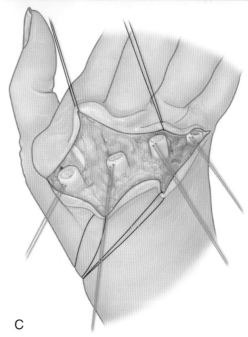

C

图 38.11 A–C

- 在修复桡侧副韧带和关节囊时应将关节复位至正常伸直的解剖位。修复时，手指应位于中立位或轻微旋前桡偏。用之前预置的 3-0 不吸收编织缝线重叠缝合桡侧副韧带于掌骨的桡背侧皮质，然后使用 3-0 不吸收编织缝线褥式或 8 字缝合关节囊（图 38.14A–E）。

第三步手术要点

- 重建桡侧副韧带。由于关节囊紧缩，会减少 10°~20° 关节屈曲范围，但关节的稳定度增加。
- 如果桡侧副韧带非常薄弱，可以使用部分掌板重建韧带。以远端为蒂掀起掌板的内侧部分，重叠缝合于掌骨截骨端桡背侧皮质部位的骨孔。

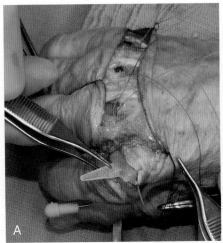
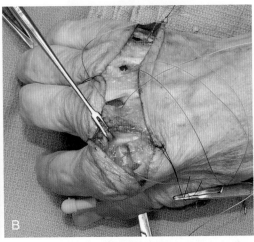

图 38.12 A–B

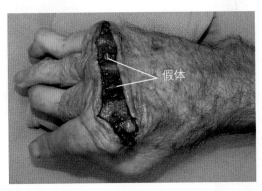

图 38.13

假体

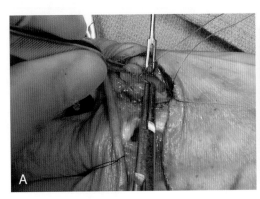
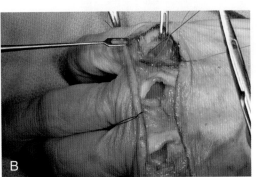

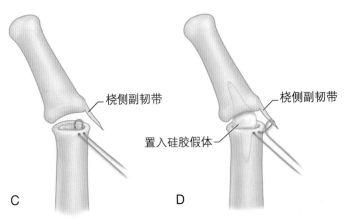

修复桡侧副韧带
后，近节指骨轻
度桡偏

桡侧副韧带

桡侧副韧带

置入硅胶假体

C   D   E

图 38.14 A–E

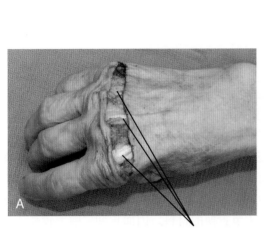

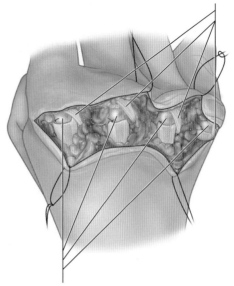

尺侧移位的伸肌腱

将伸肌腱修复至掌指关节背侧中央 B

置入的硅胶假体

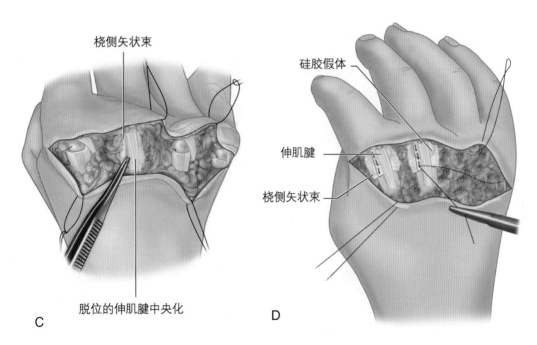

桡侧矢状束

脱位的伸肌腱中央化

C

硅胶假体

伸肌腱

桡侧矢状束

D

图 38.15 A–D

第四步：伸肌腱的中央化（见第三十三章）

- 如果掌指关节存在慢性半脱位和尺偏，尺侧矢状束会挛缩和纤维化。为了将伸肌腱重新定位在掌指关节背侧中央，可能需要松解尺侧矢状束。
- 使用 3-0 不吸收编织缝线将伸肌腱帽的桡侧部分与桡侧矢状束重叠缝合，使伸肌腱中央化。当掌指关节被动屈曲和伸直时，伸肌腱应保持在掌指关节的中央轴线上（图 38.15A–D）。

第五步：止血，关闭切口

- 放松止血带并止血。
- 用 4-0 可吸收缝线缝合皮下组织，用 4-0 不吸收缝线（如尼龙）水平褥式缝合皮肤。

术后护理及预后

- 使用无菌纱布包扎，用支具固定于伸直位。术后 10 ~ 14 天拆除缝线。
- 使用短臂可拆卸支具固定于腕关节背伸 20°，使掌指关节位于伸直及轻度桡偏位，固定 6 周。指间关节通常不需要固定。根据术前畸形的严重程度和术后患者的进展情况，需要经常调整支具的位置。
- 由于关节运动轨迹变化的原因，术后患者一般会获得 30° ~ 40° 的掌指关节主动活动范围。有研究表明，掌指关节硅胶假体置换术后短期功能结果和外观得到了明显改善（图 38.16）。然而，长期随访结果研究表明，由于硅胶并非一种完美的关节置换的材料，因而长期失败率较高。

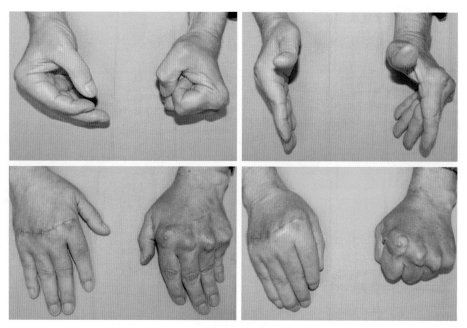

图 38.16

循证文献

Chung KC, Burns PB, Wilgis EF, et al. A multicenter clinical trial in rheumatoid arthritis patients comparing silicone metacarpophalangeal joint arthroplasty with medical treatment. *J Hand Surg* 2009; 34A:815-23.

这项临床试验招募了类风湿关节炎掌指关节畸形的患者进入手术加药物治疗组或单独药物治疗组。1 年随访的结果显示，掌指关节硅胶假体置换术后手功能明显改善。术后 1 年，手术患者的功能、外观、日常生活活动和满意度均有明显改善。重建手术后，尺偏和伸直延迟的现象也明显减少，握力和捏力变化不显著。

Chung KC, Kowalski CP, Kim HM, Kazmers IS. Patient outcomes following Swanson Silastic metacarpophalangeal joint arthroplasty in the rheumatoid hand: a systematic overview. *J Rheumatol* 2000; 27:1395-1402.

本系统综述纳入了对此手术结果进行比较的 20 篇文章。尽管这一概述受到数据报告不一致的限制，但仍能确定掌指关节硅胶假体置换术一些可预测结果。本综述发现掌指关节硅胶假体置换术是治疗类风湿关节炎手指尺偏和改善外观的有效方法。另外，掌指关节的活动范围略有改善，但由于关节运动轨迹发生改变，因而关节活动弧线变化很大。

Mathews AL, Burns PB, Chung KC. How rheumatoid arthritis patients make decisions regarding hand reconstruction: A qualitative study from the SARA Project. *Plast Reconstr Surg* 2016 Jan 12. [Epub ahead of print].

研究表明，当决定是否接受手部手术治疗类风湿关节炎时，大多数患者是自主决定的。手术的有创性、结果的潜在不确定和术后康复是影响患者做出拒绝手部手术决定的关键因素。

Waljee JF, Chung KC. Objective functional outcomes and patient satisfaction after silicone metacarpophalangeal arthroplasty for rheumatoid arthritis. *J Hand Surg* 2012; 37A:47-54.

在这项研究中，硅胶假体置换术后患者满意的结果鼓舞人心，结果与之前的研究一致。尽管在握力和捏力方面的收获很小，但患者在掌指关节硅胶假体置换术后仍能保持满意，包括接受翻修手术或术前严重畸形的患者。

第三十九章

近指间关节置换术

Matthew Brown、Kevin C. Chung 著　朱　瑾 译　刘　波 审校

适应证

- 一个或多个手指的近指间关节疼痛、畸形和运动障碍。
- 如果影像学检查显示有严重的退行性改变和关节间隙变窄，应该考虑关节置换。炎症性关节疾病、创伤后或退行性骨关节炎等均可导致关节退变。
- 手术前，患者应尝试某些保守治疗，如支具、非甾体类抗炎药和（或）皮质类固醇注射。
- 感染、不能通过重建手术矫正的韧带不稳定、骨成角畸形或严重的关节周围骨缺损为关节置换的禁忌证。关节和骨骼必须足够稳定，以容纳和支撑假体。
- 硅胶关节置入是使用硅胶植入物作为关节间隔物，在炎症性关节炎中更为常用，但也可用于骨关节炎的治疗。
- 近指间关节表面置换是一种在技术上更精确的手术，但是需要足够的骨量来支撑假体。
- 近指间关节置换主要用于中指、环指和小指，以保持抓握活动。对于示指，更多地使用关节融合术，可以为侧方捏持提供稳定性。如果患者对力量活动的要求较低，也可以进行近指间关节置换。
- 关于近指间关节置换，我们建议采用掌侧入路置换硅胶假体。背侧入路干扰伸肌装置，可能导致伸直延迟。掌侧入路尽管在显露上技术难度更大，但可以获得更好的活动范围。我们将讨论两件式人工关节置换术。它是一种解剖学设计，其解剖设计在概念上非常合理，最终将是一个真正的可以与骨整合的植入物，以避免当前假体有关的骨折及脱位的并发症。

临床检查

- 检查手指的力线及关节对称性。手指的偏斜畸形可能表明关节存在不对称性压迫、韧带损伤或关节周围骨缺损（图 39.1）。
- 评估手指的主动活动范围（箭头所示，图 39.1）。关节置换可以有效地缓解疼痛，这应该作为手术的主要适应证。术前应告知患者置换术后关节活动可能不会改变，甚至减少，但疼痛可以得到缓解。
- 被动活动近指间关节，并向掌侧和背侧施加压力，以评估关节是否存在不稳定。假体的稳定依赖于近指间关节韧带的支持。如果术前关节非常不稳定，最好改为关节融合治疗。

影像学

- 进行标准三个不同体位的 X 线检查（图 39.2）。检查近节指骨及中节指骨的关节面。如果有关节面损伤和关节间隙变窄丢失（箭头所示），则可以考虑人工关节置换。
- 评估骨量及骨质量，以评估假体的容受性（箭头所示）。如果骨质量不佳，

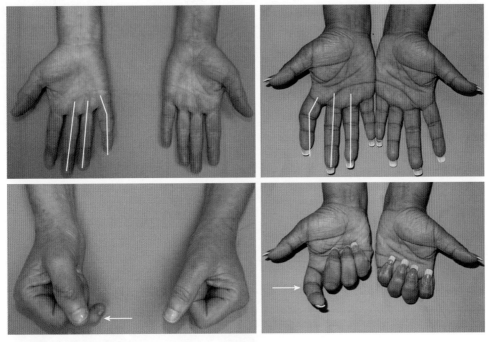

图 39.1

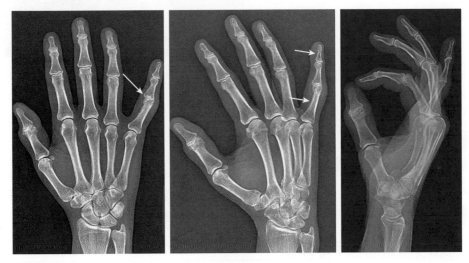

图 39.2

最好改为关节融合治疗。

掌侧入路硅胶假体置换术

手术解剖

- 掌侧入路容易伤及手指的血管神经束和屈肌腱，掀起皮瓣时必须注意保护神经血管束。
- 切开的肌腱腱鞘位于 A3 滑车的中心，位于近端的 A2 滑车和位于远端的 A4 滑车需要保留。
- 对于近指间关节"折枪样"背伸需要松解并切开掌侧板，松解侧副韧带。有关近指间关节韧带解剖的更多详细信息请参见第十一章。

体位

- 将手臂外展，手旋后放在手术台上。

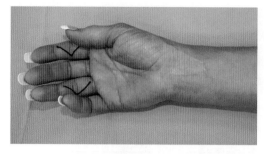

图 39.3

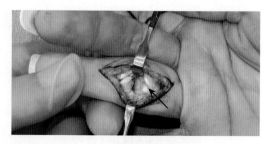

图 39.4

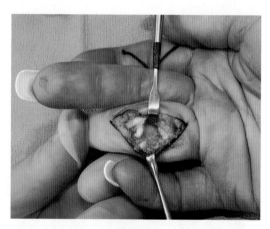

图 39.5

第一步手术要点
辨别近端的 A2 滑车及远端的 A4 滑车，保留这些关键的滑车结构。

第二步手术要点
向桡侧牵拉屈肌腱，松解尺侧副韧带，向尺侧牵拉屈肌腱，松解桡侧副韧带，在此步骤中必须保护屈肌腱。

第二步手术注意
不要横行切断侧副韧带。将韧带自其近节指骨的止点部位松解。在大多数情况下，只需要松解部分韧带，不需要修复。

第三步手术注意
截骨时要保留侧副韧带的止点。

第四步手术要点
• 截骨端必须垂直于骨干。不对称截骨会导致假体横梁间隔物倾斜，手指出现偏斜畸形。 • 用咬骨钳去除残余的背侧骨赘，确保关节间隙完整清洁（图 39.6）。

显露

- 从远指间关节横纹到掌指关节横纹，设计锯齿状 Bruner 切口（图 39.3）。
- 切开皮肤，掀起皮瓣，显露腱鞘。

手术操作

第一步：松解屈指肌腱

- 辨别腱鞘内 A3 滑车。
- 沿腱鞘的侧面纵向切开滑车。
- 分离屈肌腱（箭头所示），牵开显露掌板（图 39.4）。

第二步：近指间关节"折枪样"显露

- 自近指间关节近端掌板处横行切开，切口沿掌板两侧弯向远端，分离掌板和副侧副韧带（图 39.5）。
- 显露近指间关节，用刀片沿近节指骨两侧分离松解最靠近关节的侧副韧带，保留韧带近端的止点。
- 将近指间关节过伸。如果不能猎枪样脱位，则需要松解更多的韧带结构。

第三步：移除近端指骨髁表面

- 用骨锯横行截除 2~3 mm 近节指骨的关节面和骨组织。移除的骨量等于之后要置于此空间的硅胶假体横梁部分的直径（图 39.5）。

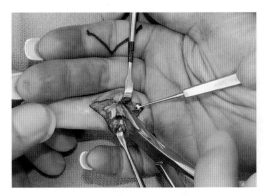

图 39.6

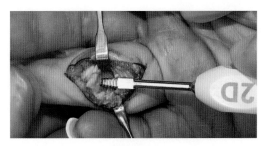

图 39.7

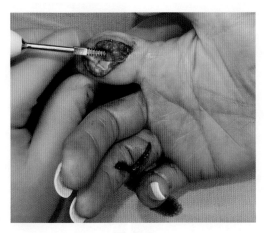

图 39.8

第四步：尖锥和扩髓锉准备中节指骨及近节指骨髓腔

- 将尖锥自中节指骨面中心温柔地旋转进入。
- 将假体远端部分的扩髓锉自尖锥形成的通道置入。反复进入和退出，直至能够完全置入。顺序增大扩髓锉尺寸，直至所需的假体尺寸。扩髓锉的作用是扩大髓腔，为假体干创造空间，并将髓腔内骨质压缩加固（图 39.7）。
- 将尖锥进入近节指骨。由于关节面已被截除，置入非常容易。
- 依次置入假体近端扩髓锉。逐渐增大扩髓锉尺寸，直至达到假体远端一致的最大尺寸（图 39.8）。

第五步：确定尺寸，放置假体

- 首先将试模远端柄置入中节指骨，然后将假体近端柄置入近节指骨。
- 假体柄应非常容易置入髓腔。
- 在屈曲及伸直过程中，假体不能有压缩或变形（图 39.9）。
- 移除试模，打开最终置入的假体。
- 使用两个无齿光滑的镊子，采用无接触技术放置假体。植入物放置的方向是硅胶横梁开口（箭头所示）朝向掌侧（图 39.10A、B）。

第六步：关闭

- 如果侧副韧带完全松开，需要用 4-0 可吸收缝线修复。
- 对掌板用 4-0 可吸收缝线重新固定在关节掌侧。

第四步手术要点

- 近端和远端关节面都有不同的扩髓锉，与硅酮假体的近端和远端柄细微差异相匹配。
- 扩髓锉有特定的方向。在使用过程中必须保持方向，不能旋转。在大多数情况下，扩髓锉编号侧与背侧皮质平行，插入和取出都要保持垂直，不能扭转，否则会造成髓腔不对称地扭曲或扩大。

第四步手术注意

- 应将扩髓锉完全插入髓腔。如果扩髓的腔隙不够深，将导致术后康复过程中自髓腔脱落。
- 如果扩髓锉与背侧皮质不平行，可能会穿透掌侧皮质，导致假体位置欠佳。

第五步手术要点

采用清醒局麻手术或小量镇静剂麻醉，可以让患者在假体植入后进行主动活动。术中可测试屈伸活动。

第五步手术注意

- 如果假体在活动过程中发生变形或压缩，植入物可能过大，或扩髓锉进入深度不够，或者需要去除更多的近节指骨骨质。
- 扩髓需要足够深，以保证假体在活动过程中不会弹出。

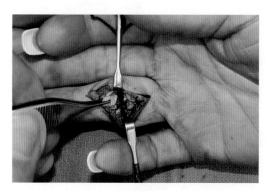

图 39.9

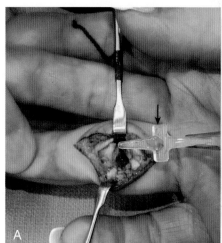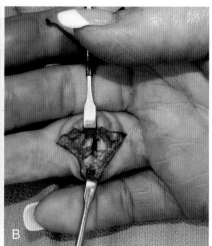

图 39.10 A–B

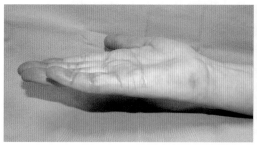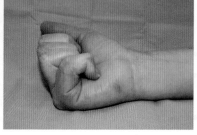

图 39.11

- 使用 4-0 尼龙缝合线缝合皮肤。
- 背侧阻挡支具固定，保持近指间关节轻度弯曲。

术后护理及预后

- 手术后几天内，在康复师的指导下开始主动活动练习。
- 长期随访结果表明，5 年内有 11% 的失败风险。
- 尽管我们建议掌侧入路，但是没有研究证实掌侧入路优于背侧入路。
- 2 周后拆线。
- 6 周后，允许患者增加活动。
- 图 39.11 为小指近指间关节硅胶假体置换术后 4 个月患者，效果良好。

术后护理要点

因为掌侧入路未干扰伸肌装置，所以允许早期活动。

背侧入路近指间关节表面置换术

手术解剖

- 近指间关节背侧被伸肌装置的中央束覆盖，侧束与中央束平行。有部分止于中央束，远端延伸至肌腱末端。必须纵向劈开伸肌腱或掀起以远端为蒂的三角形肌腱瓣（Chamay 入路），暴露关节间隙。

体位

- 将手臂外展，手旋后放在手术台上。

显露

- 在近指间关节背侧设计一个长 S 形切口（图 39.12）。
- 切开皮肤，掀起皮瓣，显露伸肌装置。

手术操作

第一步

- 将伸肌腱纵向劈开，或以远端为蒂掀起，显露近指间关节。
- 将劈开的中央束分别牵向桡侧和尺侧。

第二步

- 将手指屈曲 90°，显露近节指骨头的关节面。
- 用尖锥开窗，进入点位于前后正位的正中心和矢状面的上中 1/3。尖锥的进入方向平行于背侧皮质（图 39.14）。
- 开窗的大小足以插入对线尖锥。对线尖锥有一个与起始使用的尖锥平行的外杆，有助于在进入时保持方向。将尖锥插入骨远端 1/3。

第三步：准备近节指骨

- 将力线定位器换成垂直截骨导向器（图 39.15A、B）。
- 使用截骨导向器自背侧横行截骨，然后移除导向器，完成截骨，去除近节指骨的关节面。
- 对近节指骨按顺序增大扩髓锉的尺寸进行扩髓（图 39.16A–D）。

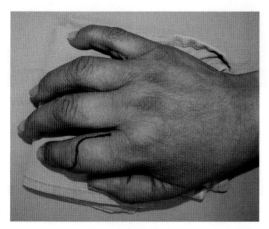

图 39.12

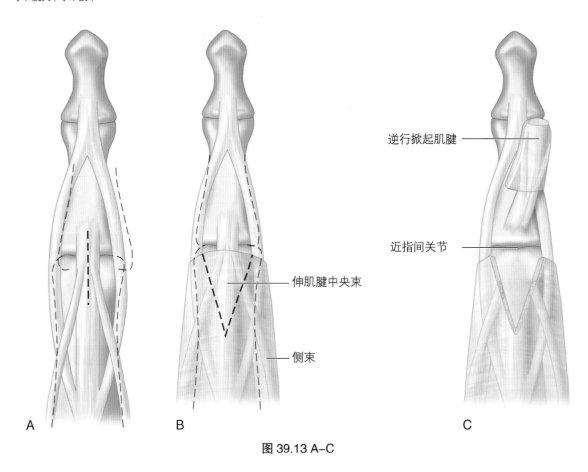

伸肌腱中央束

侧束

逆行掀起肌腱

近指间关节

图 39.13 A–C

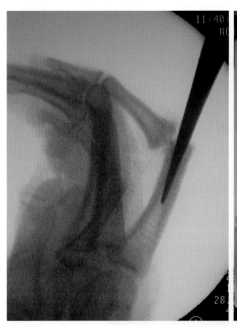
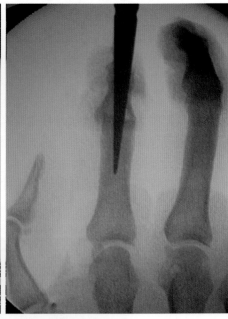

图 39.14

第三步手术要点

- 使用术中透视检查尖锥和扩髓锉的对线情况，确保隧道平行且位于中央。
- 如果假体试模出现偏斜或松动，可能是由于过度扩髓，可以利用自近节指骨取出的骨块对髓腔进行移植填塞。

第三步手术注意

- 如果在扩髓过程中遇到阻力，最好用木槌将扩髓锉敲入或敲出。进入或拔出时避免转动扩髓锉。
- 必须清除所有骨赘，使假体可以稳定地留置在截骨表面。

- 放置一个特定尺寸的斜行截骨导向器（按使用的最大扩髓锉尺寸），用电锯斜形截除近节指骨的掌侧面（图 39.17A、B）。
- 加压放置近端试模。

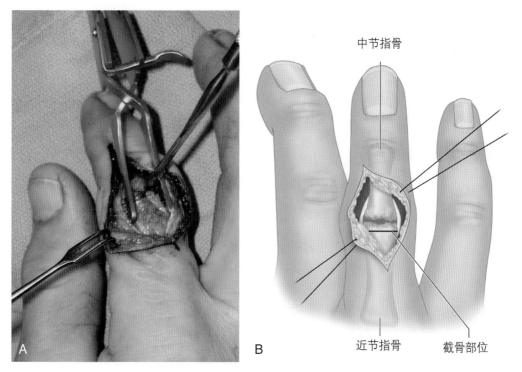

图 39.15 A–B

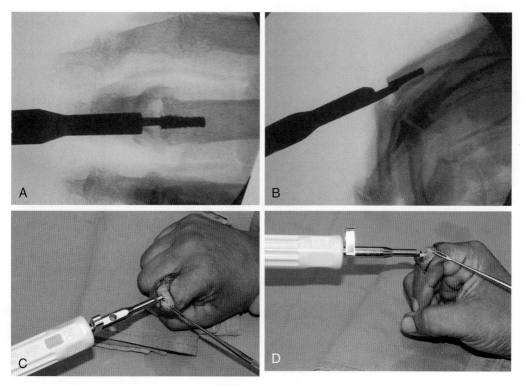

图 39.16 A–D

第四步：准备中节指骨

- 先用起始尖锥旋转进入，在中节指骨关节面正中拧出一个小孔。
- 用磨钻去除关节面，以保留中央束止点的背侧唇部（图 39.18）。

- 对中节指骨随后依照顺序扩髓。
- 将假体试模加压放置入髓腔。

第五步

- 置入试模后，复位关节并测试其稳定性。
- 移除假体试模。
- 打开并置入假体。首先放置远端假体，确保中央束的开槽位于背侧（图 39.19）。
- 采用假体加压器将假体完全置入近节和中节远端指骨。

第六步

- 如果患者处于不清醒状态，则被动测试关节活动。如果患者仅为镇静麻醉，则可以测试关节主动活动。
- 用 3-0 不吸收编织缝线缝合伸肌腱。
- 用 4-0 不吸收缝线缝合皮肤。
- 用支具固定于掌指关节屈曲 30°，近指间关节屈曲 10°。

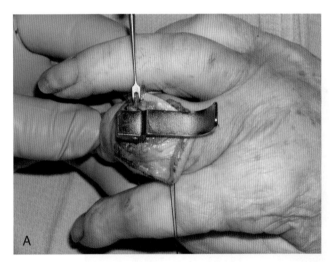

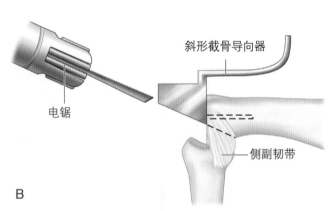

图 39.17 A–B

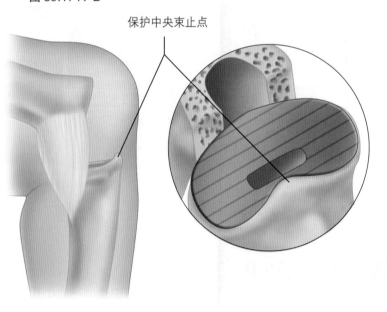

图 39.18

术后护理及预后

- 术后 1 周患者开始主动活动。
- 近指间关节完全伸直并不是手术的目标。大多数情况下，患者会有 10°~15° 的伸直延迟。手术的目标是获得最大的屈曲。
- 失败率 1 年为 3%，5 年为 11%。
- 即使假体的初始位置非常满意，依然可以随着时间出现移位。图示为患者术后 7 个月（图 39.20A、B）和术后 2 年（图 39.20C、D）的 X 线检查结果。

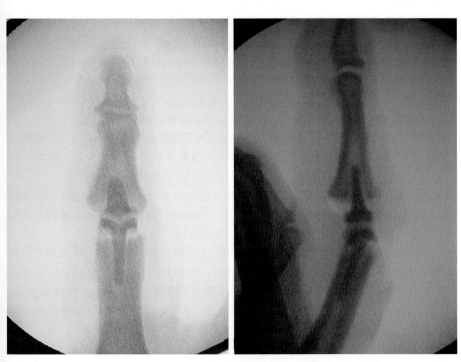

图 39.19

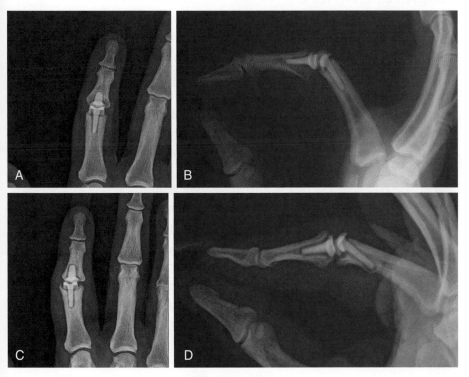

图 39.20 A–D

- 假体位置不良会影响功能，但只有在疼痛时才考虑进行翻修手术。
- 40% 的关节假体置换后会出现吱吱声。

循证文献

Branam B, Tuttle H, Stern P, Levin L. Resurfacing arthroplasty versus silicone arthroplasty for proximal interphalangeal joint osteoarthritis. *J Hand Surg Am* 2007; 32:775-88.

这是对 22 例严重近指间关节骨性关节炎患者、41 例关节置换术的回顾性研究。对 13 位患者的 22 只手指采用硅胶假体置换，9 位患者的 19 只手指采用热解碳假体置换。两组术后活动范围相同，硅胶假体组有更多患者出现近指间关节偏斜，冠状面畸形 >10°；热解碳假体组，19 例关节中有 8 例发出吱吱声。作者得出结论，这两种假体置换都可以缓解疼痛，活动范围类似。虽然热解碳假体冠状面偏斜较少，但并无证据显示某种假体优于另外一种（Ⅲ级证据）。

Herren D, Simmen B. Palmar approach in flexible implant arthroplasty of the proximal interphalangeal joint. *Clin Orthop Relat Res* 2000; 371:131-5.

本文回顾性分析了 38 例患者 59 个近指间关节置换术，其中 38 例采用掌侧入路，21 例采用背侧入路。两组患者术后疼痛或活动度无明显差异，平均活动范围为 50°。骨性关节炎患者的活动范围明显优于炎症性关节炎患者。

Jennings C, Livingstone D. Surface replacement arthroplasty of the proximal interphalangeal joint using the PIP-SRA implant: results, complications, and revisions. *J Hand Surg Am* 2008; 33. 1565.e1-11.

这是对 25 例患者 43 个表面置换术的回顾性研究。平均随访 37 个月（范围 12 ~ 72 个月）。术前平均活动范围为 57°，术后平均 58°（不包括 2 例转为关节融合术），33 名患者认为疼痛缓解，3 例关节疼痛没有变化，7 例疼痛加重。由于疼痛需要翻修手术的，失败率为 26%，11 例中有 10 例与骨水泥不足引起的假体松动有关。作者主张在 SRA 关节置换术中使用骨水泥。

Murray P, Linscheid R, Cooney W, Baker V, Heckman M. Long-term outcomes of proximal interphalangeal joint surface replacement arthroplasty. *J Bone Joint Surg Am* 2012; 94:1120-8.

这是对 47 例患者 67 个关节置换的回顾性研究，平均随访 8.8 年，其中 75% 的关节置换是由于骨性关节炎，25% 是由于为类风湿关节炎，总主动活动范围为 40°，1 年失败率为 3%，3 年失败率为 8%，5 年失败率为 11%，15 ~ 25 年失败率为 16%，14 例患者随后进行融合，2 例患者进行多个关节融合。在长期随访中，疼痛得到缓解，活动范围与术前类似（Ⅲ级证据）。

Squitieri L, Chung KC. A systematic review of outcomes and complications of vascularized toe joint transfer, silicone arthroplasty and pyrocarbon arthroplasty for posttraumatic joint reconstruction of the finger. *Plast Reconstr Surg* 2008; 121:1697-707.

这是一篇系统回顾，评估了近指间关节假体置换三种技术结果和并发症发生率：游离足趾关节移植（VTJ）、硅胶假体和热解碳假体。通过多重入选和排除标准，共查询、回顾和筛选了 520 篇论文。游离足趾关节移植、硅胶假体和热解碳假体的近指间关节平均主动活动范围（active art of motion, AAM）分别为 36.9（SD 9.2）、45.9（SD 8.8）和 43.6（SD 10.9）。游离足趾关节移植、硅胶假体和热解碳假体的主要并发症发生率分别为 29%、6% 和 28%。与人工关节置换术相比，游离足趾关节移植活动范围差，并发症发生率高（Ⅲ级证据）。

第四十章

远指间关节融合术

Brian P. Kelley、Kevin C. Chung 著　孙丽颖 译　刘　波 审校

适应证

- 患者因关节炎引起的远指间关节不稳定或疼痛通常需要关节融合。
- 远指间关节炎患者不宜行关节成形术或关节内注射治疗。囊肿切除在一定程度上可纠正指甲畸形、皮肤改变或引流积液，但不能从根本上解决关节退变的问题。
- 一般来说，当所有恢复关节活动且减轻关节疼痛的各种合理尝试均告失败时，应考虑关节融合术。

临床检查

- 关节可表现为成角畸形、僵硬或不稳定（图 40.1）。
- 评估畸形可被矫正的程度，以判断软组织的挛缩程度。
- 可见关节半脱位、脱位和骨赘。
- 评估囊肿或黏液囊肿以及对甲床的影响。
- 评估关节活动度及捏力。

影像学

- 拍摄手部及受累手指的标准正位（前后位）和侧位 X 线片（图 40.2）。
- 对于融合手术，需要评估融合区域周围的骨质。存在骨量减少或骨缺损都有植骨可能，并且使手术难度加大。

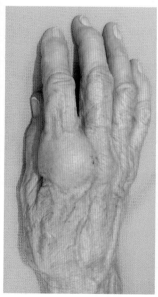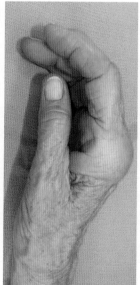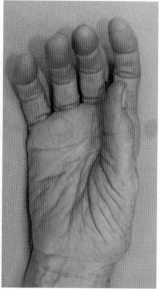

图 40.1

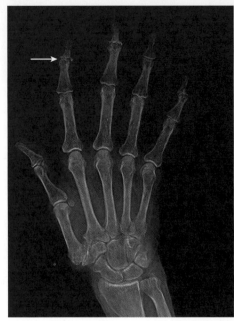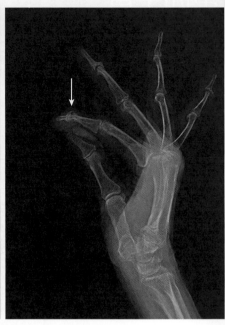

图 40.2

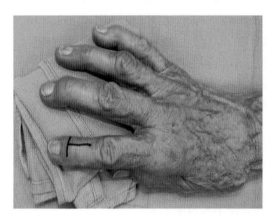

图 40.3

手术解剖

- 远指间关节在伸直位或接近伸直位可发挥最大效能，因此，为了融合，以屈曲≤5°的体位为宜。术前根据患者关节的活动情况，与之共同商定好融合角度极为重要。

- 融合成功的关键在于如何能保证所植的松质骨牢固地植入融合部位不动，以促进骨愈合。

- 关节表面的破坏可导致副韧带松弛，关节不稳定。骨赘是常见的关节炎标志。在远指间关节，严重的骨关节炎可出现 Heberden 结节和炎症改变。

体位

- 患者取仰卧位，患肢外展。术中需要 X 线透视以检查植骨情况，并确定克氏针或其他内固定物的位置。

显露

- 常见的手术切口包括垂直、纵行、H 形、U 形、S 形或 T 形（图 40.3）。

- 伸肌腱切口应与皮肤切口错开，且需要单独修复伸肌腱，以加强覆盖及肌

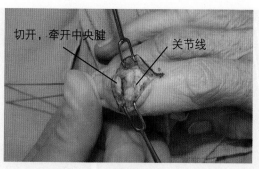

切开，牵开中央腱　　关节线

图 40.4

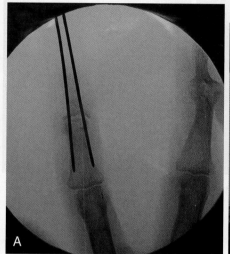
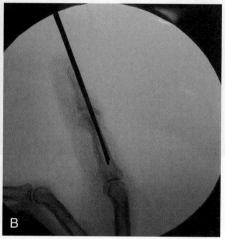

图 40.5 A–B

腱力量。

- 对于水平的切口，因融合处就在其下方，术后应加强护理，减少活动以保证软组织的有效覆盖。

手术操作

第一步：显露关节

- 做一 T 形切口，保护伸肌腱。
- 将皮瓣在腱周水平牵开。
- 将近端皮瓣牵开，将伸肌腱中央腱近端分开，向远端跨过远指间关节并止于末节指骨基底（图 40.4）。

第二步：关节准备

- 用骨膜剥离器确认关节线。
- 松解桡、尺侧副韧带，显露关节，去除关节软骨。
- 用咬骨钳完全去除末节基底及中节远端关节面的关节软骨。
- 用骨刀修整骨面。

第三步：恢复力线和关节固定

- 可采用微型钢板、螺钉或克氏针固定。我们更喜欢采用克氏针固定，易于操作，便于取出。
- 术中使用 X 线透视确认指骨复位及克氏针的固定位置（图 40.5A、B）。

第一步手术要点

将皮瓣向近端牵开，于关节线近端切开伸肌腱。

第一步手术注意

指甲的畸形可由于在显露过程中损伤甲床的生发基质所致。

第二步手术要点

屈曲远指间关节有助于用咬骨钳从背侧咬处软骨。

第二步手术注意

- 软组织松解不充分会妨碍复位。
- 关节软骨去除不完全会影响骨愈合。

第三步手术要点

- 可将克氏针逆行置入末节指骨。当确认克氏针的位置、力线及方向无误后，复位指骨，再将克氏针顺行置入中节指骨。
- 使用两枚 0.045 英寸（1.14 mm）克氏针固定。
- 尽量减少克氏针的钻孔次数，以避免克氏针松动。

第三步手术注意

- 固定时采用一根克氏针可引起旋转或不愈合。
- 固定前需修整骨面，以保证松质骨可最大面积地接触。

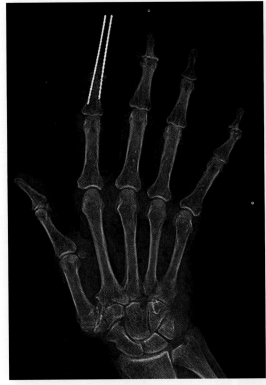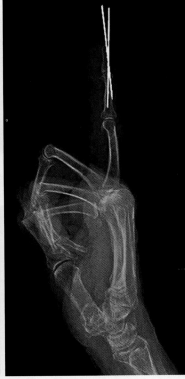

图 40.6

第四步：缝合

- 修复伸肌腱，以保持伸肌平衡。
- 用 4-0 尼龙线缝合皮肤，2 周后拆线。
- 包扎时我们喜欢使用三溴酚铋油纱布（铋或凡士林纱布），以及手指支具。

术后护理及预后

- 术后需要采用休息位的掌侧石膏托制动，之后再更换成可允许手部及近指间关节活动的支具，以防止关节僵硬。
- 将克氏针保留 6 周。如果愈合不良，再继续延长固定时间。
- 术后需要定期复查 X 线，以证实克氏针位置及骨愈合情况（图 40.6 ）。

循证文献

Brutus JP, Palmer AK, Mosher JF, Harley BJ, Loftus JB. Use of a headless compression screw for distal interphalangeal joint arthrodesis in digits: clinical outcome and review of complications. *J Hand Surg Am* 2006; 31:81-9.

作者汇报了 27 例使用微型 Acutrak 螺钉融合远指间关节和拇指指间关节，23/27 例获得骨愈合。常见并发症包括不愈合需二次融合手术（ $n=1$ ）、无症状的不愈合（ $n=2$ ）、感染（ $n=4$ ）和甲床损伤（ $n=3$ ）（ IV 级证据）。

Dickson DR, Mehta SS, Nuttall D, Ng CY. A systematic review of distal interphalangeal joint arthrodesis. *J Hand Microsurg* 2014; 6:74-84.

这篇文献系统综述了远指间关节融合术的手术技术及相应并发症。多数文章属于 IV 级证据，包括克氏针固定、无头加压螺钉固定和钢丝环扎。各种方法的愈染率无明显差异。无头加压螺钉在骨愈合率上略好，但该方法的费用高，且伴有其他并发症。作者无法给出使用无头加压螺钉的明确优势（Ⅲ级证据）。

Teoh LC, Yeo SJ, Singh I. Interphalangeal joint arthrodesis with oblique placement of an AO lag screw. *J Hand Surg Br* 1994; 19: 208-11.

该文章讲述了使用单根螺钉从侧方斜形固定关节。作者认为该方法在保证理想的融合角度的前提下可更牢固固定。融合率为 96%，平均愈合时间 8.2 周（Ⅴ级证据）。

Uhl RL, Schneider LH. Tension band arthrodesis of finger joints: a retrospective review of 76 consecutive cases. *J Hand Surg Am* 1992; 17: 518-22.

作者报告了使用平行钢针固定和张力带技术治疗 63 例患者、76 个关节融合术的治疗结果。随访 6~38 个月，影像学平均愈合时间 12 周，愈合率 99%。技术问题包括钢针不平行，或针尖穿出骨质后激惹软组织等。

第四十一章

关节融合治疗拇指掌指关节不稳定

Brett Michelotti、Kevin C. Chung 著　孙丽颖 译　刘　波 审校

适应证

- 拇指掌指关节骨性半脱位或有症状的关节炎。
- 因腕掌关节退变或炎症改变而引起掌指关节代偿性过伸。

临床检查

- 患者主诉关节疼痛、肿胀、僵硬和捏力下降。
- 如果患者合并第一腕掌关节炎，手指在做对捏、旋转或用钥匙旋转开门过程中可出现疼痛。
- 正常拇指会有轻微的被动过度伸展。但在主动对捏过程中，不应出现掌指关节塌陷或过度伸展。一旦出现，则是掌指关节不稳定（图 41.1、41.2）。

影像学

- X 线应包括双腕影像：前后位、斜位、对捏位和腕侧位（图 41.3 至 41.5）。这些影像可反映出就诊前大多角骨切除情况及术后表现、韧带松弛和掌指关节炎的程度。

手术解剖

- 拇指掌指关节是一个铰链式关节，更因为第一掌骨头髁的形态特异性，使它成为了一个活动度较大的关节。掌骨头桡侧髁的曲率半径大于尺侧，因此近节指骨在屈曲时可出现旋前。
- 骨性结构具有先天不稳定性。
- 关节的稳定性依赖于软组织张力，包括韧带复合体和肌腱附着点。
- 侧副韧带复合体包括固有侧副韧带和副侧副韧带。前者起于掌骨外侧髁，止于近节指骨掌侧的近 1/3 区域，屈曲时该韧带紧张。后者起于固有副韧

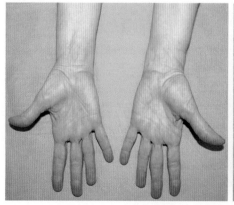
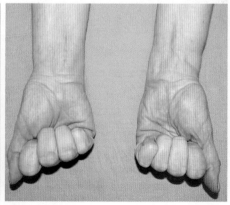

图 41.1

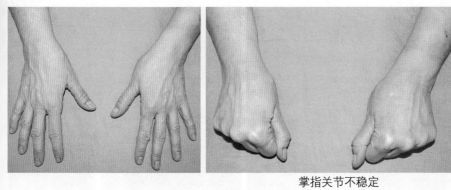

掌指关节不稳定

图 41.2

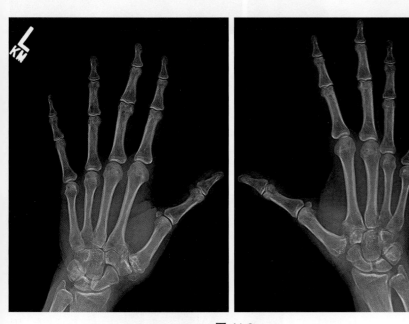

图 41.3

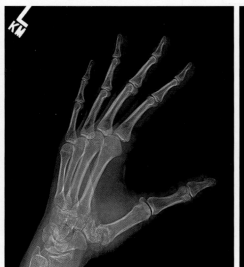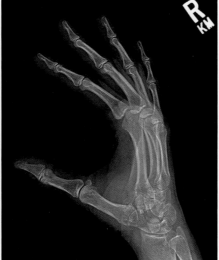

图 41.4

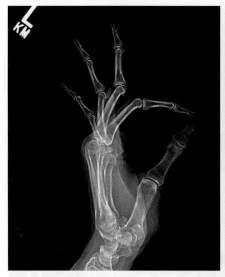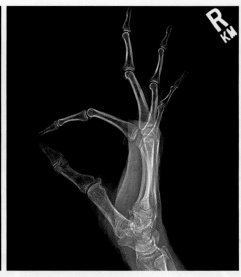

图 41.5

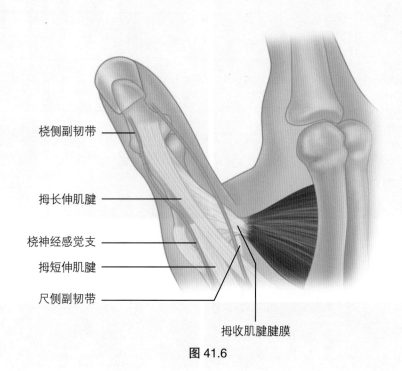

桡侧副韧带 ——

拇长伸肌腱 ——

桡神经感觉支 ——

拇短伸肌腱 ——

尺侧副韧带 ——

拇收肌腱腱膜

图 41.6

带掌侧，止于掌板和籽骨，关节伸直时该韧带收紧。

- 拇收肌止点起于尺侧籽骨，其腱膜斜形跨过掌指关节，止于伸肌装置矢状束远端。
- 掌板作为纤维软骨结构形成了韧带关节囊复合体的底部。
- 拇指内在肌（拇短屈肌和拇短展肌）止于桡侧籽骨，并形成腱膜延伸至伸肌装置，以保障动态稳定性（图 41.6）。

显露

- 将指背沿近节指骨及第一掌骨纵轴纵行切开约 5 cm。

- 用 15 号刀片切开皮肤及皮下，显露拇长伸肌腱和拇短伸肌腱。
- 在肌腱之间切开，显露背侧关节囊。
- 纵行切开关节囊，然后进行骨膜下分离，以显露掌指关节。

手术操作

第一步：掌指关节显露

- 沿拇指近节及掌骨背侧纵轴中线纵行切开约 5 cm（图 41.7）。
- 用 15 号刀片显露拇长伸肌腱及拇短伸肌腱，自两者间隙进入（图 41.8）。
- 纵行切开背侧关节囊，显露掌指关节。

第二步：准备掌指关节

- 用于拇指掌指关节融合的几种方法包括：克氏针固定、无头加压螺钉固定、2.0 mm T 形钢板和 1.5 mm 螺钉固定。
- 纵行切开关节囊，在远端和近端进行骨膜下剥离，以便于放置钢板螺钉。
- 屈曲掌指关节，以显露近节指骨基底和掌骨头关节面。
- 需要全部切除近节指骨基底及掌骨头关节面以利于融合。我们建议为融合做"杯-锥"准备。去除关节软骨后将掌骨头修整成圆锥状，而将近节指骨基底修成与掌骨头锥状相适应的杯形。增加骨接触面以利于融合。
- 完全去除软骨及硬化骨直至松质骨渗血。
- 掌指关节的融合角度为 0°～15°。

第三步
钢板固定

- 钢板沿掌骨及近节指骨的中轴放置，术中通过透视确认放置位置（图 41.9）。
- 将钢板的 T 形部分放置在近节指骨基底部以远。
- 将钢板预弯，使融合角度在 0°～15°。
- 钻孔应自融合部位的近端开始。
- 用 1.3 mm 钻头钻孔，用于置入 1.5 mm 螺钉。
- 用测深尺测量长度，选择适宜长度的螺钉。
- 通过术中透视决定钢板远端的位置。如果位置满意，将 T 形区的两孔进行钻孔。

显露要点

注意辨认和保护桡神经浅支。

第一步手术要点

- 操作时要仔细分离和保护桡神经浅支。
- 一定要从拇长伸肌腱和拇短伸肌腱的间隙进入，避免损伤或纵行劈裂伸肌腱。

第二步手术要点

也可使用 5 mm 矢状锯将每个接合面去除 1～2 mm。骨质去除不精确可引起成角或旋转畸形。

第二步手术注意

如关节软骨去除不完全，尤其是掌骨头掌侧髁不易显露，会影响骨愈合。

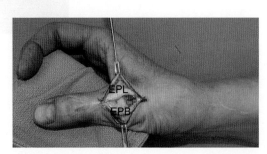

图 41.7　　　　　　　图 41.8　EPB，拇短伸肌腱；EPL，拇长伸肌腱

- 置入约 1.5 mm 的螺钉。
- 依次置入并拧紧其余螺钉，完成固定。
- 在截骨位置的远端和近端各应保证有 3 枚螺钉固定（图 41.10）。

克氏针固定

- 如果采用克氏针固定，应用 2 枚直径 1.14 mm 克氏针从拇指掌骨穿过至远节指骨的远端软骨下骨。
- 可将克氏针自掌骨头的一侧逆行置入穿过融合区。
- 直视结合术中透视来保证融合角度在 0~15°，使融合部位充分接触。
- 对于类风湿关节炎患者，因存在骨质疏松，我们推荐使用克氏针固定，固定更为安全。此外，类风湿关节炎患者通常是多关节受累，因此希望在一次止血带时间内（2 h）解决多个关节畸形的问题。采用克氏针固定会更加便捷快速。

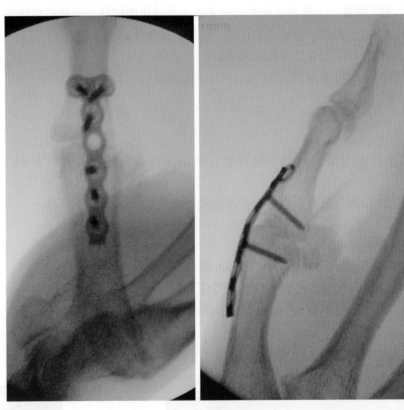

图 41.9

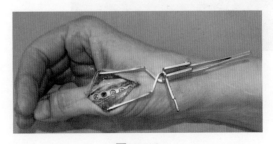

图 41.10

无头加压螺钉固定

- 确认融合区骨质贴合后，将空心钉导针自掌骨头逆行置入。
- 为确保有 0 ~ 15° 的融合角度，空心钉导针应从融合近端 2 cm 处掌骨背侧开始进入。
- 在透视下确认导针是否沿掌指骨纵轴方向，通过透视确认融合角度是否适宜。
- 使导针进入近节指骨髓腔直至软骨下骨。
- 用测深尺测量长度，在此长度的基础上减 4 mm，以确保螺钉埋头于骨内。
- 扩髓，以备螺钉置入。
- 在导针的引导下置入螺钉。
- 确认螺钉位置适宜，拔除导针。

第四步：缝合

- 用 4-0 爱惜邦缝线缝合关节囊。
- 用 4-0 尼龙线缝合皮肤（图 41.11）。

术后护理和预后

- 术后使用短臂拇人字石膏固定。
- 术后 10 ~ 14 天嘱患者回院复诊，检查伤口并更换支具。
- 采用 X 线定期复查，通常需要 8 ~ 12 周，待骨愈合后去除支具。通常术后 6 周拔除克氏针。
- 骨愈合后可逐步进行关节活动及肌力训练。
- 图 41.12至41.15 显示了术后 3 个月患者关节的活动情况及 X 线表现。

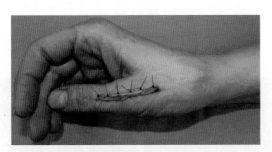

图 41.11

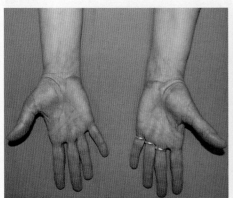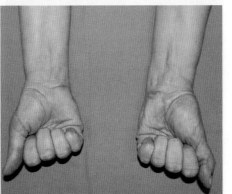

图 41.12

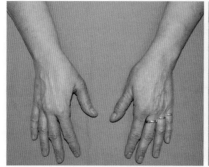
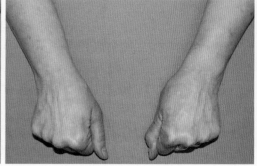

图 41.13

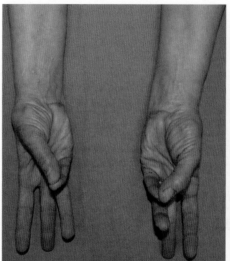
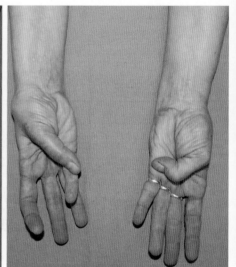

图 41.14

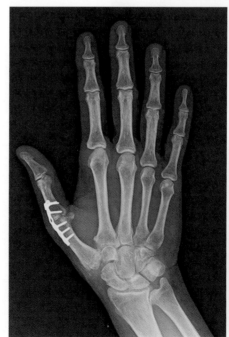
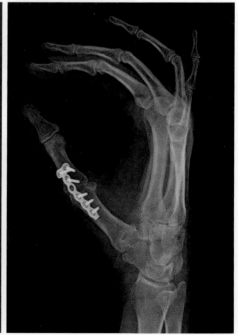

图 41.15

循证文献

Hagan HJ, Hastings H. Fusion of the thumb metacarpophalangeal joint to treat posttraumatic arthritis. *J Hand Surg Am* 1988; 13: 750–3.

作者回顾性分析了对 18 例外伤性关节炎患者采用克氏针固定融合拇指掌指关节。平均随访 18 个月，所有患者均满意。随访中发现所有患者骨愈合时间平均为 60 天。所有患者的疼痛都得到了改善。然而，78% 的患者出现轻度疼痛和拾小物件困难。融合位置和术前掌指关节运动情况对结果无影响，捏力明显增加。并发症包括 4 例针道感染和内固定突出，从而取出了内固定。

Rasmussen C, Roos S, Boeckstyns M. Low-profile plate fixation in arthrodesis of the first metacarpophalangeal joint. *J Hand Surg Eur* 2011; 36: 509-13.

作者回顾性研究了 51 例使用低切迹钛合金微型钢板融合掌指关节。98% 的患者骨愈合。平均随访 52 个月（13 ~ 92 个月）。并发症包括内固定失效（<1%），3 例钢板需取出（6%），1 例患者需行肌腱松解。45 例患者完成问卷，问卷质量满意。19 例患者认为手术极好，16 例认为好，9 例评价一般，1 例认为差。20 例（24 例工作人员）术后平均 5.7 周时重返工作岗位，其余 4 例因类风湿关节炎并发症退休。基于融合角度的满意度没有差异。

第四十二章

桡侧腕屈肌重建第一腕掌关节（Littler 手术）稳定性

Sirichai Kamnerdnakta、Brian P. Kelley、Kevin C. Chung 著　　肖济阳　刘　波 译　　陈山林 审校

适应证

- Eaton-Littler 分期通常用于描述拇指基底关节炎的严重程度。
  - Ⅰ期：轻度关节间隙增宽（前关节炎阶段，图 42.1A）。
  - Ⅱ期：腕掌关节轻度缩窄，并有硬化和骨赘形成，<2 mm（图 42.1B）。
  - Ⅲ期：腕掌关节明显缩窄并有骨赘（骨赘>2 mm，图 42.1C）。
  - Ⅳ期：全多角骨关节炎（舟骨大小多角骨关节累及，图 42.1D）。
- 拇指腕掌关节炎的治疗首先应考虑尝试保守治疗，包括生活方式改变、非甾体抗炎药（NSAIDs）、支具、物理治疗、皮质类固醇或透明质酸注射。
- 若患者存在关节过度活动伴有疼痛、基底关节不稳定、Eaton-Littler Ⅰ期到Ⅱ期，和（或）经过保守治疗后拇指功能仍下降，则适合做 Littler 手术。
- 腕掌关节炎的手术方法包括单纯的大多角骨切除术、韧带重建肌腱间置、第一掌骨背伸截骨、硅胶或合成材料假体关节置换、采用 TightRope® 等特别器材进行关节悬吊，在严重情况下甚至应该进行关节融合。
- Eaton-Littler Ⅰ期到Ⅱ期腕掌关节炎的手术治疗方式包括关节镜清理、伴或不伴肌腱间置、掌侧韧带重建和第一掌骨背伸截骨。对于腕掌关节过度活动或半脱位的患者，做韧带重建的效果更好。如果患者掌指关节过伸畸形超过 10°，则不应做第一掌骨背伸截骨，以避免掌侧关节负荷过度和掌指关节畸形。若存在舟骨大小多角骨关节炎（即全大多角骨关节炎），则禁忌使用 Littler 手术。这是因为此时即使进行 Littler 手术，术后仍然存在关节表面的关节炎，基底关节的疼痛不会改善。

临床检查

- 注意观察拇指腕掌关节的休息位。常可观察到拇内收畸形合并背侧半脱位，通常易观察到掌骨基底突出。当疾病进展时，长时间的关节僵硬可能导致掌指关节代偿过度背伸。这会引起拇指向手掌方向塌陷。由于内收畸

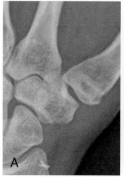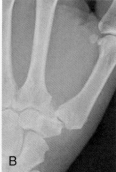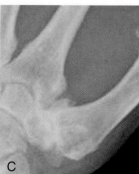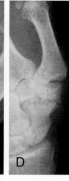

图 42.1 A–D

形，有功能性的抓持范围缩小，运动范围受限。若掌指关节过度背伸超过 30°，在进行腕掌关节重建手术的同时，应做掌指关节融合或关节囊固定（图 42.2）。

- 明确触痛最明显的部位。通常情况下，无论疾病进展处于什么阶段，都会存在关节桡掌侧触痛。大多角骨掌骨关节近侧 1 cm 处对应于舟骨大多角骨关节的位置。如果患者在此处也存在触痛，则可能提示Ⅳ期关节炎（表 42.1）。

- 评估基底关节的被动活动和主动活动。对拇指施加轴向负荷和牵引力，测试负荷和非负荷条件下的疼痛情况（图 42.3A）。注意压痛点位置和基底关节的松弛程度。研磨试验包括拇指腕掌关节的轴向挤压和旋转。做这种运动时，存在关节炎的患者基底关节部位会产生弹响和疼痛（图 42.3B）。注意关节的运动范围、压痛、弹响和不规则活动，并与对侧拇指进行比较。在疾病早期阶段关节松弛更严重，而晚期病例常出现关节僵硬。在Ⅲ期或Ⅳ期病例中，有磨损的关节面之间的相互摩擦通常会引起弹响。

- 客观测量指标应包括桡侧或掌侧外展和主动或被动掌指关节运动范围。应测量并记录捏力（捏钥匙的捏力），并与对侧手进行比较。受关节炎影响的手常见捏力减小，手的功能宽度可能会变窄。

- 超过 1/3 的患者可能同时患有腕管综合征。在这些情况下，应该在做拇指腕掌关节炎手术的同时做腕管松解。仅做大多角骨切除术并不能使腕管显著解压。

- 进行腕掌关节炎的 Littler 手术需要获取桡侧屈腕肌腱的部分腱束。因此，应该在术前评估手腕的屈肌功能。当患者弯曲手腕并桡偏时，可以看到桡侧腕屈肌腱。可以在掌长肌腱桡侧触摸到它（图 42.4）。

- 同样，当患者弯曲手腕并尺偏时触诊尺腕掌侧，可触及尺侧屈腕肌腱。

- 除了腕管综合征外，应评估患者是否存在肌腱病变，如桡骨茎突狭窄性腱鞘炎、扳机指和桡侧腕屈肌腱滑膜炎。它们是拇指基底关节炎常见的伴发疾病，并且也会在拇指基底关节处出现疼痛。

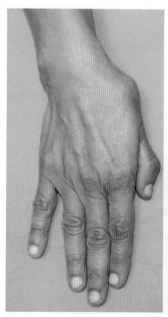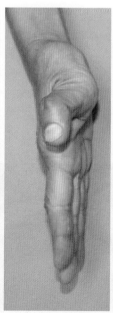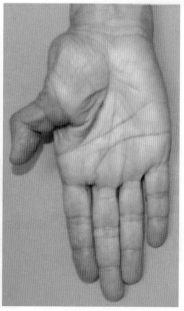

图 42.2

影像学

- 大多角骨掌骨关节的 X 线标准前后位、侧位和斜位可用于诊断和分期。X 线检查有助于腕掌关节骨关节炎的分期，但其表现不一定与患者的症状严重程度相关。
- 应力位包括双侧大多角骨掌骨关节后前位 X 线。患者将双手大多角骨掌骨关节相互推挤。此时掌骨基底向侧方发生半脱位。可以行此应力位检查，以评估关节半脱位的程度及关节间隙的损失情况（图 42.5）。
- Eaton-Littler 分类系统是最常用的分类。它是基于以下 X 线特征分类：关

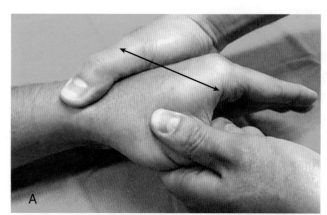

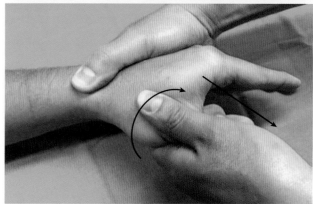

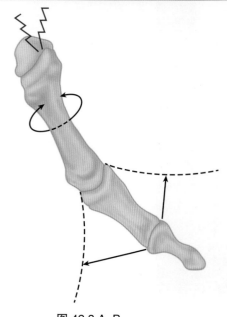

图 42.3 A–B

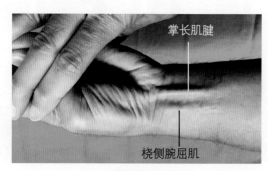

掌长肌腱

桡侧腕屈肌

图 42.4

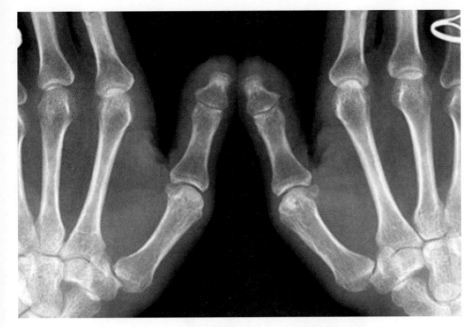

图 42.5

表 42.1	Eaton-Littler 分类系统
分期	**影像学表现**
Ⅰ期	正常或略增宽的大多角骨掌骨关节；大多角骨掌骨关节半脱位达到 1/3 关节面；关节轮廓正常
Ⅱ期	大多角骨掌骨关节间隙减小；大多角骨掌骨关节半脱位达到 1/3 关节面；骨质增生或游离体 <2 mm
Ⅲ期	大多角骨掌骨关节间隙减小；大多角骨掌骨关节半脱位 >1/3 关节面；骨质增生或游离体 >2 mm
Ⅳ期	累及舟骨大多角骨关节或不太常见的大小多角骨关节或示指大多角骨掌骨关节

节间隙、大多角骨掌骨关节半脱位程度和骨赘的最长径长度（表 42.1）。结合影像学评估和分期，进行仔细的病史采集和体格检查，制订合理的治疗计划。单纯的影像学分期不能作为手术适应证。

手术解剖

- 大多角骨掌骨关节的独特之处在于，它是一个双面凹 - 凸的"鞍状"关节。此外，由于缺乏骨性的稳定结构，它更多地依赖于韧带结构来维持稳定性。
- 共有 16 条韧带结构参与稳定大多角骨掌骨关节。其中的 7 条韧带对大多角骨掌骨关节的稳定性直接负责。这些韧带包括深层掌侧斜韧带（DAOL 或喙状韧带）、浅层掌侧斜韧带（superficial anterior oblique ligament, SAOL）、桡背侧韧带（dorsoradial ligament, DRL）、尺侧副韧带（ulnar collateral ligament, UCL）、背侧斜韧带（posterior oblique ligament, POL）、掌骨间韧带（intermetacarpal ligament, IML）以及背侧掌骨间韧带（dorsal intermetacarpal ligament, DIML）。DAOL 是关节旋转的枢纽，尤其是在旋前时。DAOL 在外展和背伸过程中变得紧绷，可防止掌骨出现尺侧半脱位。

喙状韧带是大多角骨掌骨关节的关键稳定结构（图 42.6A、B）。
- 桡侧屈腕肌肌纤维起自于肱骨内上髁。它正好走行于指浅屈肌腱的桡侧，止于第二掌骨基底的前面。在腕关节水平，桡侧腕屈肌腱在大多角骨近端进入

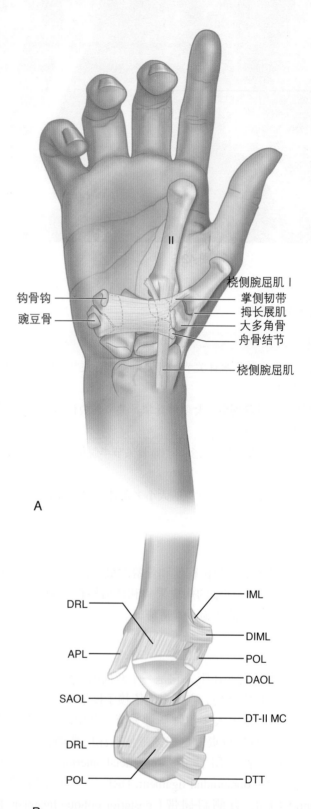

图 42.6 A–B　APL，拇长展肌；DAOL，深层掌侧斜韧带；DRL，桡背侧韧带；DT-II MC，背侧小多角骨掌骨韧带；DTT，背侧大小多角骨；IML，掌骨间韧带；POL，背侧斜韧带；SAOL，浅层掌侧斜韧带

一个纤维骨性通道，转向第二掌骨。桡侧屈腕肌另有小束肌腱束止于第三掌骨和大多角骨结节。桡侧腕屈肌腱在腕关节水平位于掌长肌腱桡侧以及桡动脉尺侧。正中神经的掌侧皮支位于桡侧屈腕肌腱尺侧 1 mm。

- 拇长展肌与伸拇短肌腱位于第一伸肌间隔室内。拇长展肌止于第一掌骨基底桡侧，并且另有肌腱束分别止于大多角骨、关节囊和鱼际肌处。
- 在伸肌支持带浅部的皮下组织内有数条桡神经感觉支的分支。Litteler 手术的并发症通常是由于术中牵拉损伤该神经造成的，并且会导致切口部位的持续疼痛（图 42.7）。
- 桡动脉深支穿过解剖鼻烟窝，走行于舟骨大多角骨关节上，进入掌部并走行于在第一骨间背侧肌的两头之间。它向前穿过拇收肌的两头之间，形成掌深弓。桡动脉掌侧深支和掌深弓发出小分支到舟骨大多角骨关节掌侧。在手术过程中应识别和保护此分支（图 42.8）。

体位

- 在臂丛麻醉或全麻下进行手术，术前使用抗生素。
- 患者取平卧位，手臂伸直，手旋前，上止血带。

显露

- 做改良 Wagner 切口。沿鱼际突起桡侧、光滑皮肤和绒毛皮肤的交界处做纵行的皮肤切口。将切口延伸到腕横纹水平、桡侧腕屈肌腱的尺侧。显露大多角骨掌骨关节和桡侧腕屈肌、拇长展肌腱的远端部分（图 42.9）。
- 在肌肉与肌腱交界处近端，沿肌腱走行，相隔一定间隔做数个 1~2 cm 的横向刺切口，显露桡侧腕屈肌腱（图 42.9）。

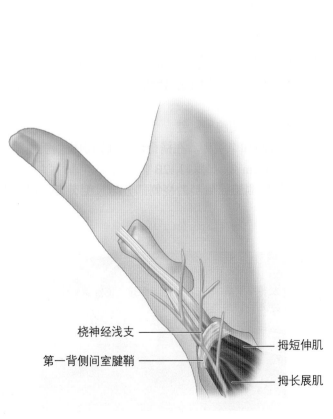

图 42.7

桡神经浅支
第一背侧间室腱鞘
拇短伸肌
拇长展肌

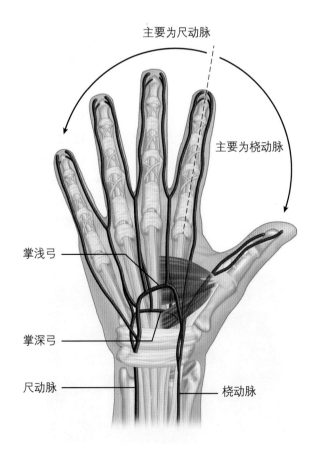

图 42.8

主要为尺动脉
主要为桡动脉
掌浅弓
掌深弓
尺动脉
桡动脉

显露要点

识别并保护桡动脉和表浅的桡神经感觉支。显露桡侧腕屈肌腱时应保护位于其尺侧的正中神经掌侧皮支。

第一步手术要点

桡动脉在深处位于舟骨大多角骨关节上，在进行有创关节操作前应注意识别和保护桡动脉。

第一步手术注意

因为在经典的 Littler 手术中没有切除大多角骨，因此术后仍然存在的骨质增生可能导致疼痛或复发性骨关节炎。

手术操作

第一步：显露腕掌关节

- 做改良 Wagner 皮肤切口，用 15 号刀片或肌腱解剖剪逐渐分离至大多角骨掌骨关节。充分掀开皮瓣，观察掌骨基底的背侧。在解剖过程中可能会损伤桡神经背侧感觉支分支，需要非常小心地避免这些伤害。在解剖过程中，通常可以找到拇长展肌腱的止点。总之，在解剖过程中应该识别和保护桡神经背侧感觉支和拇长展肌腱。轻柔地牵开拇长展肌腱和桡神经背侧感觉支，可以显露鱼际肌。对于手术视野内的所有小静脉或桡动脉分支，均应该通过双极电凝或结扎止血。
- 继续解剖到鱼际肌的桡侧边缘。在骨膜外切开鱼际肌，显露大多角骨掌骨关节和舟骨大多角骨关节，可以看到被拉长的喙状韧带（图 42.10）。
- 纵向切开舟骨大多角骨和大多角骨掌骨关节囊。向掌侧和背侧反折两侧的关节囊瓣，显露这两个关节。
- 在大多角骨掌骨关节处横向切开关节。锐性清理并用咬骨钳咬除增生的滑膜组织。将拇指旋前、旋后，并施加纵向牵引力，以检查大多角骨掌骨关节面的情况。如果大多角骨掌骨关节面有关节炎改变，则需要进行大多角骨切除术（图 42.10）。
- 打开拇长展肌腱和拇短伸肌腱之间的间隙。分别向两边牵开肌腱，识别出桡动脉并向近侧牵开（图 42.11）。
- 纵向切开掌骨基底背侧的骨膜，以暴露背侧骨皮质。
- 用 Freer 撬拨器清理大多角骨，并可用于评估关节面的情况。
- 用小磨钻或骨凿在掌骨基底凿出一个掌背侧方向的孔洞。骨隧道的方向垂直于指甲长轴，入点距离背侧关节面 1 cm 远，向掌侧方向、喙状韧带止点以远，与关节面平行方向进针。

第二步：获取腕屈肌腱桡侧半腱束

- 在改良 Wagner 切口的近端部分，掌横纹处可以找到桡侧腕屈肌腱，注意避免损伤位于桡侧腕屈肌腱尺侧 1 mm 处的正中神经掌侧皮支（图 42.12A）。
- 切开腱鞘，在近侧和远侧分离桡侧腕屈肌腱。
- 在桡侧腕屈肌腱的远端部分施加牵引力。在横行切口处识别桡侧腕屈肌的近端部分（位于腕横纹以近 6 cm 处）（图 42.12B）。
- 在腕横纹以近 6 cm 处，将桡侧腕屈肌腱的桡侧部分与尺侧分开。沿着纤

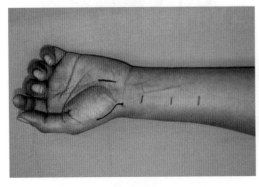

图 42.9

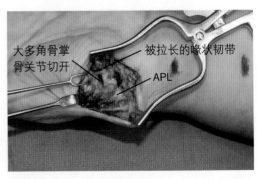

图 42.10   APL，拇长展肌；TM，大多角骨掌骨。

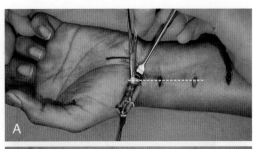

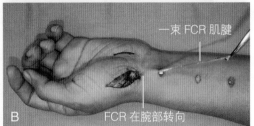

图 42.12 A-B　FCR，桡侧腕屈肌

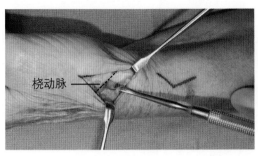

图 42.11

维束方向劈开很重要，这样肌腱就不会在无意中被横行切断。不应该滑行切过肌腱束，而应该沿着纤维的走行进行切割，以保持所获取肌腱的完整性和厚度。在筋膜下平面，将桡侧腕屈肌腱移植物的近端基底依次穿过横切口（图 42.12B）。

- 在远端切口处，第二掌骨基底以近切断桡侧腕屈肌腱的桡侧部分。

第三步：用桡侧腕屈肌腱重建喙状韧带

- 然后用之前放置的钢针或肌腱穿行器由掌侧向背侧方向穿过腕骨基底骨隧道，引出桡侧腕屈肌腱束。保持大多角骨掌骨关节在背伸外展位，让掌骨"坐"在大多角骨深部关节面上。术后用支具固定时，由于肌腱足以为腕掌关节提供稳定性，因此没有必要用钢针固定关节（图 42.13A）。
- 大多角骨掌骨关节复位后，桡侧腕屈肌腱被拉紧。用 3-0 编织合成缝线将肌腱固定在背侧皮质骨膜上。
- 桡侧腕屈肌腱的末端环绕腕骨基底周围，经过拇长展肌腱的背侧，然后经过关节囊掌侧，环绕桡侧腕屈肌腱剩余的尺侧部分。最后，将桡侧腕屈肌腱通过大多角骨掌骨和舟骨大多角骨关节，并用 3-0 编织合成缝线固定在拇长展肌腱上。此时桡侧腕屈肌腱将加强大多角骨掌骨关节囊的掌侧、背侧和桡侧（图 42.13B 和 C）。

第四步：闭合切口

- 然后用 3-0 编织不吸收缝线修复关节囊。
- 用 3-0 编织缝线将鱼际肌重新缝合到骨膜上。
- 松止血带，在皮肤闭合前确切止血。
- 用 4-0 不吸收缝线水平褥式缝合关闭皮肤切口。

术后护理和预后

- 用短臂拇人字石膏固定拇指 4~6 周，然后进行 4 周的轻柔主动运动练习。到手术后至少 8 周才能开始力量练习。
- 腕掌关节僵硬通常会持续 4~6 周，但也可能在拆除固定后持续僵硬达 4 个月。

第二步手术要点

应该用纱布裹住肌腱，以避免在获取肌腱时发生脱水。

第二步手术注意

所获取的肌腱或肌腱残端可能在术中或术后发生断裂，因此获取肌腱时应小心注意。

第三步手术要点

术中应该拉紧桡侧腕屈肌腱。因为肌腱不像韧带，它会随着时间的推移而被拉长。

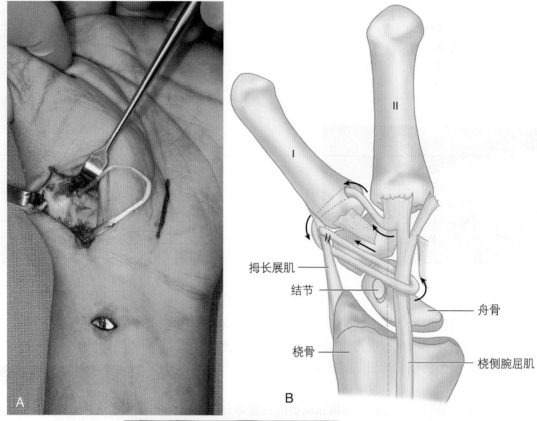

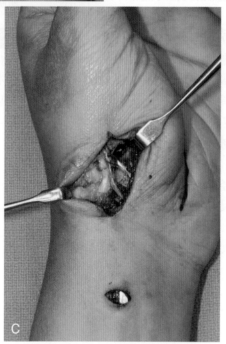

图 42.13 A–C

- 以前的研究报告提示，在长期随访中，疼痛缓解极好，捏力恢复，并且没有影像学改变提示发生退变。术后15年随访时结果类似，90%的患者满意。

循证文献

Eaton RG, Lane LB, Littler JW, Keyser JJ. Ligament reconstruction for the painful thumb carpometacarpal joint: a long-term assessment. *J Hand Surg Am* 1984;

9A:692-9.

这项研究贯序回顾了前 50 例重建手术，平均随访 7 年。难治性疼痛是手术的主要适应证。对每个关节在术前和术后都进行了检查，并根据影像外观评定为Ⅰ期至Ⅳ期。在关节病变为 0 期或者最轻微的患者中（Ⅰ期至Ⅱ期），95% 的患者术后疼痛很少或没有疼痛，结果为良好或者极好。在中度至晚期退行性变化（Ⅲ期至Ⅳ期）患者中，74% 的患者取得了良好或极好的结果。所有Ⅰ期病例和 82% 的Ⅱ期病例在术后 13 年随访时，影像学上均出现明显的退化。由于这些发现，现在推荐对Ⅰ期或Ⅱ期病变进行韧带重建手术，以恢复腕掌关节的稳定性。

Freedman DM, Eaton RG, Glickel SZ. Long-term results of volar ligament reconstruction for symptomatic basal joint laxity. *J Hand Surg Am* 2000; 25:297-304.

这项研究回顾了 1973 – 1988 年接受重建韧带手术的 19 名患者的 24 个拇指病变。平均随访期为 15 年（范围为 10 ~ 23 年）。研究表明，在掌侧韧带重建后，关节退变进展最少，具有稳定的大多角骨掌骨关节，只有两个拇指（8%）有显著性（即Ⅲ期或Ⅳ期）关节炎的影像证据（95%CI，1% ~ 27%）。按性别检查时，女性关节炎的发病率为 6%，男性为 12.5%。女性的这一比率大大低于 17% ~ 33% 的正常患病率。这表明稳定过度活动的关节将减缓或预防退行性疾病的进展。

Lane LB, Henley DH. Ligament reconstruction of the painful, unstable, nonarthritic thumb carpometacarpal joint. *J Hand Surg Am* 2001; 26:686-91.

这项研究回顾了 1980 – 1996 年 35 例患者（29 例女性和 6 例男性）的 37 例非关节炎拇指腕掌关节韧带重建。随访从 1 至 17 年不等，平均为 5.2 年。所有患者在手术前都有明显疼痛，65% 的患者无法工作。手术前没有患者有关节炎的影像证据，67% 的患者有优异的结果，30% 的患者效果良好。除了 1 例患者外，所有患者都完全无痛或几乎完全疼痛缓解。100% 的患者具有良好的稳定性和捏力改善。所有患者都能重返工作岗位，94% 以上的患者达到手术前的表现水平。在最终随访中，没有任何患者有骨关节炎的临床或 X 线证据。

Rust PA, Tham SKY. Ligament reconstruction of the trapezial-metacarpal joint for early arthritis: a preliminary report. *J Hand Surg Am* 2011; 36A:1748-52.

这项回顾性、非随机性研究纳入了 6 名患者。患者是年龄在 31 ~ 46 岁的女性，进行关节镜评估和桡侧腕屈肌腱重建大多角骨 - 掌骨关节的掌骨间韧带和逆向掌侧斜韧带。平均随访 18 个月（范围，12 ~ 28 个月），评估包括面谈、测量和 CT。手术后，视觉模拟评分、静息痛重新手术和活动疼痛明显改善。与对侧拇指相比，指尖和侧向捏力测量为 92%，CT 显示所有关节对合改善。文章的结果表明，使用该技术能减少疼痛，增加力量，并且在早期有症状的大多角骨掌骨关节炎患者中，能改善大多角骨掌骨关节的对合情况与关节半脱位情况。

Wajon A, Carr E, Edmunds I, Ada L. Surgery for thumb（trapeziometacarpal joint）osteoarthritis. *Cochrane Database Syst Rev* 2009; 4: CD004631.

本文为 Cochrane 协作组织进行的一项系统综述，检查比较了拇指腕掌关节炎的所有外科治疗之间的差异。他们的研究纳入了九项研究来进行综述分析，并比较了七种不同的外科手术［大多角骨切除术、大多角骨切除术加韧带重建、肌腱间置关节成形、大多角骨切除术加肌腱间置关节成形、大多角骨切除术加韧带重建、Artelon（Artimplant，瑞典）关节面成形、关节融合和关节置换］。在疼痛、功能、患者全方面位评估和运动范围方面，这些手术均未提示明显优于其他手术。在该综述包含的一项研究中，Artelon 间隔器与大多角骨切除术加韧带重建和肌腱间置关节成形术相比，能提供更好的钥匙捏力。据报道，单纯的大多角骨切除术与大多角骨切除术加韧带重建和肌腱间置关节成形术相比，并发症明显较少。

第四十三章

大多角骨切除术及拇长展肌悬吊成形术

Brian P. Kelley、Sirichai Kamnerdnakta、Kevin C. Chung 著　肖济阳　刘　波 译　孙山林 审校

适应证

- Eaton-Littler 分期通常用于描述拇指基底关节关节炎的严重程度。
  - Ⅰ期：正常或增宽的大多角骨掌骨关节、大多角骨掌骨半脱位达关节面的 1/3，关节轮廓正常。
  - Ⅱ期：大多角骨掌骨关节间隙减小，大多角骨掌骨半脱位达关节表面的 1/3，骨质增生或游离体<2 mm。
  - Ⅲ期：大多角骨掌骨关节间隙减小，大多角骨掌骨半脱位超过关节表面的 1/3，骨质增生或游离体≥2 mm。
  - Ⅳ期：累及舟骨大多角骨关节；或不太常见的大小多角骨关节，或示指大多角骨掌骨关节。
- 大多角骨切除术和拇长展肌悬吊成形术适用于出现疼痛及基底关节侵蚀性改变，Eaton-Littler 分期Ⅲ～Ⅳ期关节炎和（或）全程保守治疗后拇指功能仍出现减退的患者。保守治疗选择包括改变活动方式，采用非甾体抗炎药（NSAIDs）、夹板固定、理疗，以及注射皮质类固醇。
- 重建手术最重要的部分是大多角骨切除。它切除了磨损的关节面。这是该手术能减轻疼痛的关键因素。拇长展肌悬吊有助于在空出的关节间隙内为第一掌骨提供支撑，防止轴向缩短，并可以通过用第二掌骨基底支撑拇指来恢复拇指的稳定性。
- 在关节炎的Ⅲ～Ⅳ期时，关节软骨有损伤，单纯的补救性关节手术可能无法充分缓解疼痛。此时，用于治疗更晚期阶段关节炎的手术方式包括：①大多角骨切除术；②大多角骨切除术及韧带重建和（或）肌腱间置术；③关节融合术；④大多角骨掌骨关节置换关节成形。手术的目的是减少疼痛，保持拇指的力量和运动。

临床检查

- 评估基底关节的被动和主动关节活动范围。将轴向负荷和牵引力分别施加到拇指上，以检查负载和不负载时的疼痛情况。记录基底关节的触痛部位和松弛程度。研磨试验包括腕掌关节轴向挤压和旋转。存在关节炎时，通过这种运动可在基底关节处观察到弹响和疼痛。记录关节活动范围、触痛、弹响和活动异常，并与对侧拇指进行比较。在疾病的早期阶段关节松弛更明显，而在晚期病例中常出现僵硬。在Ⅲ期或Ⅳ期，磨损的关节面之间的摩擦引起弹响。
- 客观测量指标应包括桡侧或掌侧外展和主动或被动掌指关节活动范围。应记录并测量钥匙捏力，并与对侧手比较。受关节炎影响的手捏力常下降，手的功能宽度可能会变窄。
- 超过 1/3 的患者可能同时患有腕管综合征。在这种情况下，应该在做拇指腕掌关节炎手术的同时进行腕管松解。仅采取大多角骨切除术并不能使腕

管显著减压。

- 除了腕管综合征外，还应评估患者是否存在肌腱病变，如桡骨茎突狭窄性腱鞘炎、扳机指和桡侧腕屈肌腱滑膜炎。它们是拇指基底关节炎常见的伴发疾病，并且在拇指基底关节处也会出现疼痛。
- 更多的细节可参见第四十二章。

影像学

- 手的三个体位 X 线可以指导手术决策。为了达到完全缓解疼痛的目的，应该去除发生了关节炎的关节（图 43.1）。
- 影像学发现并不总是与患者的症状相关。相对于关节炎的影像学证据，患者的疼痛和功能是更好的手术适应证。
- 可在第四十二章查看更多的影像学检查详细信息。

手术解剖

- 拇指腕掌关节是一个双面凹 - 凸的"鞍状"关节。由于没有天然的骨性制约结构，它更多地依赖韧带结构维持关节稳定。
- 共有 16 条韧带参与稳定大多角骨掌骨关节。其中 7 条韧带对大多角骨掌骨关节稳定直接负责。这些韧带包括深层掌侧斜韧带（DAOL 或喙状韧带）、浅层掌侧斜韧带（SAOL）、桡背侧韧带（DRL）、尺侧副韧带（UCL）、背侧斜韧带（POL）、掌骨间韧带（IML）以及背侧掌骨间韧带（DIML）。DAOL 是第一腕掌关节的旋转枢纽，尤其是在旋前时。DAOL 在外展和背伸过程中变得紧绷，防止掌骨出现尺侧半脱位。喙状韧带是大多角骨掌骨关节的关键稳定结构（见图 42.6）。
- 拇长展肌与伸拇短肌腱位于第一伸肌间隔室内。拇长展肌腱止于第一掌骨基底桡侧，并且另有肌腱束分别止于大多角骨、关节囊和鱼际肌。
- 在腕关节水平，桡侧腕屈肌腱在大多角骨近端进入一个纤维骨性通道，转向第二掌骨。桡侧腕屈肌腱有小束腱束止于第三掌骨和大多角骨结节。桡侧腕屈肌腱在手腕水平位于掌长肌腱桡侧，桡动脉尺侧。在切除大多角骨时应注意避免损伤桡侧腕屈肌腱。
- 正中神经的掌侧皮支位于桡侧腕屈肌腱尺侧 1 mm。在伸肌支持带浅部的皮下组织内有数条桡神经背侧感觉支的分支。手术的并发症通常是由于术中牵拉损伤该神经造成的，并且会导致切口部位的持续疼痛（图 43.2）。

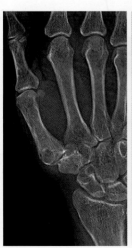
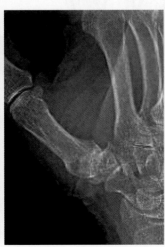
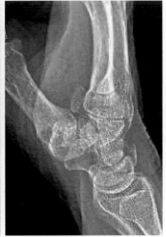

图 43.1

- 桡动脉深支穿过解剖鼻烟窝，走行于舟骨大多角骨关节上，进入掌部并走行于在第一骨间背侧肌的两头之间。它向前穿过拇收肌的两头之间，形成掌深弓。桡动脉掌侧深支和掌深弓发出小分支到舟骨大多角骨关节掌侧。在手术过程中应识别和保护此分支（图 43.3）。
- 更多的相关信息请见第四十二章。

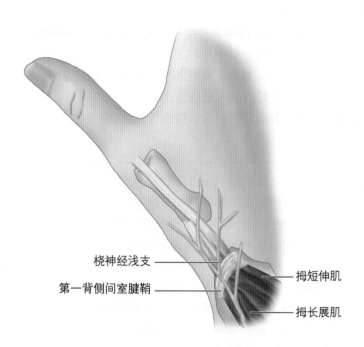

桡神经浅支 ———— ———— 拇短伸肌

第一背侧间室腱鞘 ———— ———— 拇长展肌

图 43.2

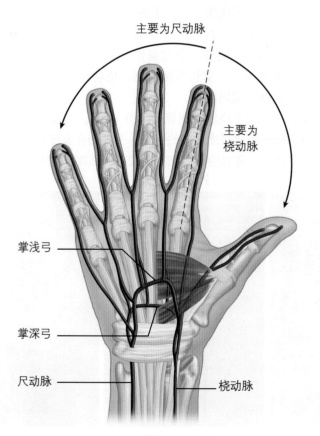

主要为尺动脉

主要为桡动脉

掌浅弓 ————

掌深弓 ————

尺动脉 ———— ———— 桡动脉

图 43.3

体位

- 在臂丛麻醉或全麻下进行手术。术前使用抗生素。
- 患者取平卧位，手臂伸直，手旋前，上止血带。可以在手掌下垫一条巾单支撑腕关节旋前。

显露

- 在解剖鼻烟窝上、拇长展肌腱与拇长伸肌腱之间设计长 3 ~ 4 cm 的纵向皮肤切口。经此切口显露大多角骨掌骨关节、舟骨大多角骨关节和大多角骨（图 43.4）。
- Chevron 切口在第一背侧间隔室上，位于桡骨茎突以近 5 cm，可以用来暴露拇长展肌腱。

手术操作

第一步：显露达到腕掌关节

- 在鼻烟窝上做纵向皮肤切口。继续用肌腱剪或 15 号刀片锐性解剖到关节囊，直至显露到拇指腕掌关节囊。识别并保护桡神经浅支和桡动脉。用双极电凝或结扎细小的背侧静脉和桡动脉分支止血（图 43.5）。
- 纵向切开关节囊，包括纵向分开第一掌骨基底的骨膜套。用 Freer 撬拨器将两边的骨膜瓣分别牵向桡侧和尺侧。
- 显露出整个大多角骨、大多角骨掌骨关节和舟骨大多角骨关节。用咬骨钳锐性清理增生的滑膜组织。

第二步：大多角骨切除

- 用 Freer 撬拨器清理大多角骨，并可用于评估关节面情况。
- 一旦完全清理干净大多角骨处的关节囊，用 Ragnell 牵开器保护桡神经分支和桡动脉。用骨锯纵向将大多角骨切割成三块。切开方向应与桡侧腕屈肌腱走行平行，可以看到在大多角骨深面桡侧腕屈肌腱通过纤维骨性隧道（图 43.6）。如果在此步骤中不注意（图 43.7A），可能会损伤桡侧腕屈肌腱远端接近其第二掌骨或其他腕骨处的止点。
- 用骨刀或 Freer 撬拨器牵拉纵向切开的大多角骨，以完成切开（图 43.7B）。
- 然后用咬骨钳将大多角骨作为一个整体移除（图 43.7C）。应对关节间隙进行细致的清理，去除所有剩余的骨片或骨赘。
- 在舟骨大多角骨关节严重退行性变化的患者中，大多角骨可能很难与舟骨辨别。可通过透视定位大多角骨，有利于大多角骨切除术，并防止意外地

可以迅速解剖，但应注意识别和保护鼻烟窝内的桡动脉和桡神经的背侧感觉支。

第一步手术要点

在显露至拇指腕掌关节的过程中，识别并保护桡动脉、桡神经浅支、拇长展肌和拇长伸肌腱。在舟骨大多角骨关节上、切口的近端识别并牵开保护桡动脉。应该时刻注意桡动脉的走行，在显露中应该能充分活动并被牵开。应该用 Freer 撬拨器找到大多角骨与舟骨之间的间隔，不至于在无意中切除部分舟骨。如果因为骨质增生掩盖了关节间隙，找不到此间隔，则应使用微型 C 形臂来定位此间隔。

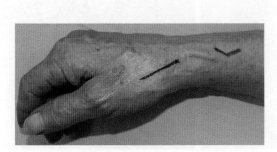

图 43.4

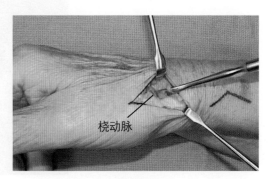

桡动脉

图 43.5

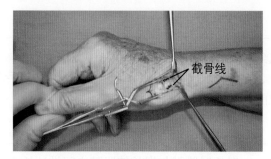

截骨线

图 43.6

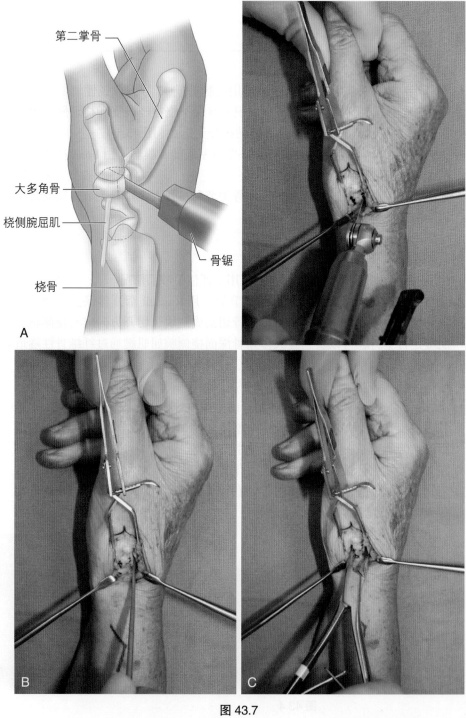

第二掌骨

大多角骨

桡侧腕屈肌

桡骨

骨锯

A

B

C

图 43.7

切除了舟骨远端部分。

- 应使用 X 线透视检查来确保完整地摘除舟骨。残留的骨块可能导致术后疼痛或关节磨损复发。

第三步：获取拇长展肌腱

- 在第一背侧间室上做一个 V 形切口。可以看到桡神经浅支，应该予以保护。继续向下分离到第一伸肌间室（图 43.8A）。
- 在拇长展肌腱上完全打开第一伸肌间室，但不一定需要在拇短伸肌腱上打开。识别肌腱并向近端追溯到拇长展肌腱肌肉与肌腱连接处，向远端到拇指掌骨基底桡侧止点（图 43.8B）。
- 在肌肉与肌腱连接处切开拇长展肌腱的桡侧腱束，并与肌腱的尺侧部分分离。应使用肌腱切割剪刀，以保持所获取肌腱的完整性和厚度。将剪刀滑过肌腱会增加肌腱意外损伤的风险（图 43.8C）。
- 用蚊氏钳将基底在远端的桡侧肌腱通过皮下平面从近端切口传递到第一伸肌间室（图 43.8D）。

第四步：拇长展肌腱悬吊成形

- 识别桡侧腕长伸肌（ECRL）。桡侧腕长伸肌腱位于拇长伸肌腱的深部和尺侧，止于第二掌骨背面桡侧。桡侧腕长伸肌腱是拇长展肌腱的锚定点，稳定拇指腕掌关节尺侧（图 43.9）。
- 拇长展肌腱的桡侧部分经过拇短伸肌和拇长伸肌腱掌面（深部），用肌腱穿行器（tendon passer）在第二掌骨水平将拇长展肌腱缝到桡侧腕长伸肌腱上。根据是否能将第一掌骨基底悬挂到第二掌骨基底，决定拇长展肌腱的最大张力。用 3-0 编织不吸收缝线水平褥式缝合固定桡侧腕长伸肌腱和拇长展肌腱（图 43.10A–C）。

第二步手术要点

切除大多角骨后，检查桡侧腕屈肌腱是否受伤。可以用 3-0 编织不吸收缝线修复部分肌腱撕裂。

第二步手术注意

剩余的骨赘或大多角骨碎片可能导致术后疼痛或骨关节炎复发。感受骨赘的位置，并用咬骨钳咬除骨赘。

第三步手术要点

之所以选择桡侧腱束，是因为向尺侧牵拉这束肌腱能内收第一掌骨基底并纠正其侧向半脱位。

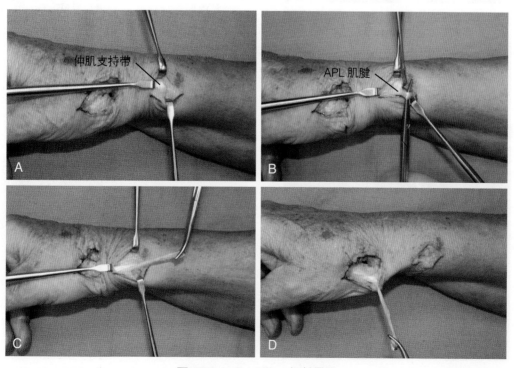

图 43.8 A–D APL，拇长展肌

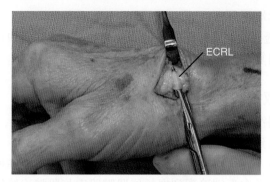

图 43.9　ECRL，桡侧腕长伸肌

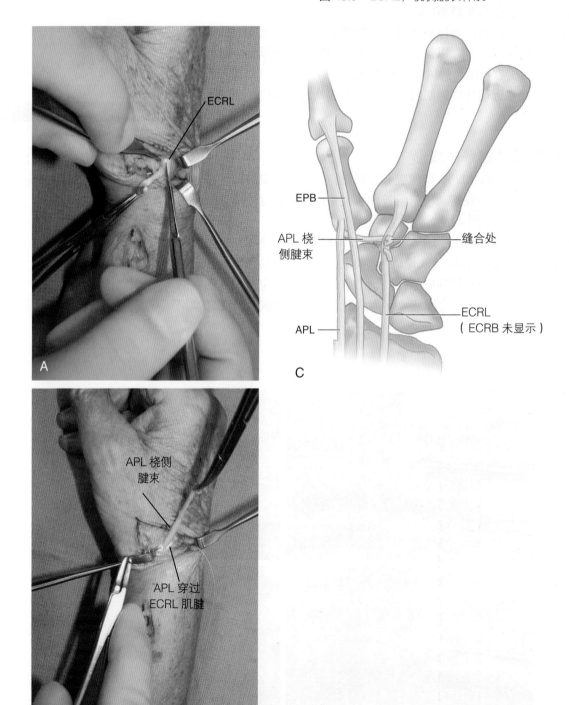

图 43.10 A–C　APL，拇长展肌；ECRB，桡侧腕短伸肌；ECRL，桡侧腕长伸肌；EPB，拇短伸肌

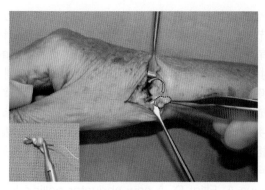

图 43.11

- 切断拇长展肌腱束的多余残端，并用 4-0 编织可吸收缝线编成手风琴状球形，放置在大多角骨切除后的空隙内，做间置关节成形。它是关节内的初始填充物，与瘢痕组织一起提供空间，起支撑和填充作用（图 43.11）。

第五步：闭合切口

- 用 4-0 编织可吸收缝线缝合关闭关节囊。
- 松止血带，在皮肤闭合前确切止血。
- 用 4-0 皮肤深部可吸收缝线封闭皮肤切口，或者用尼龙线间断水平褥式缝合或做皮下可吸收单股缝线封闭。

术后护理和预后

- 用短臂拇人字支具固定拇指 4 周。拆除石膏后，用定制、可拆卸的短拇人字支具固定。术后 4 周开始轻度力量练习和不受限制的被动活动范围练习。
- 在最初 3 个月内握力和捏力均有所下降，6 个月时逐渐改善至术前水平。术后 1 年握力和捏力均超过术前。术后 3 个月内，患者的满意度和疼痛缓解评分即得到了提高。

循证文献

Chang EY, Chung KC. Outcomes of trapeziectomy with a modified abductor pollicis suspension arthroplasty for the treatment of thumb carpometacarpal joint osteoarthritis. *Plast Reconstr Surg* 2008; 122: 1-12.

　　这项研究报道了一个前瞻性贯序序列，包括 18 例拇指腕掌关节骨关节炎患者，进行 21 例大多角骨切除术与改良的拇长展肌悬吊关节成形术。文章与一项贯序纳入 35 个大多角骨切除、完整桡侧腕屈肌韧带重建的回顾性研究数据相比较。在拇长展肌悬吊束中，与术前测量相比，术后 1 年时腕掌关节间隙高度的丢失为 38%。在研究期间，大多数拇指的长度保持稳定。进一步分析表明，在 3 个患者中，近端迁移大于 15%，而其余患者在随访 1 年时腕掌关节间隙的高度几乎没有或完全没有出现进一步损失。握力改善的结果与文献相当，尽管在统计学上并不显著。密歇根州手功能结果问卷结果显示，日常生活、工作、患者满意度和疼痛活动在统计学意义上显著改善。与桡侧腕屈肌韧带重建手术相比，拇长展肌悬吊术的止血带时间较短。

Field J, Buchanan D. To suspend or not to suspend: a randomised single blind trial of simple trapeziectomy versus trapeziectomy and flexor carpi radialis suspension. *J Hand Surg Eur Vol* 2007; 32: 462-6.

这项研究是一个前瞻性的随机对照试验，纳入了 65 名 Eaton-Littler 三级或四级拇指腕掌关节炎患者。患者被随机分为单纯进行大多角骨切除术（没有钢针固定）或大多角骨切除术 + 桡侧腕屈肌悬吊两组。虽然在简单的大多角骨切除术组 12 个月时出现桡侧外展活动增加，但这些组之间在掌侧外展、虎口范围、握力、捏力、疼痛或患者满意度方面没有差异。大多角骨切除术加韧带重建和肌腱间置关节成形组具有较高的复杂区域疼痛综合征和前臂掌侧瘢痕粘连的发生率，但其他并发症在组间相似。总之，有强有力的证据表明，与简单的大多角骨切除术相比，大多角骨切除术加韧带重建和肌腱间置关节成形没有明确的优势，并且可能有较高的并发症发生率。

Sirotakova M, Figus A, Elliot D. A new abductor pollicis longus suspension arthroplasty. *J Hand Surg Am* 2007; 32: 12-22.

这项研究报告了 104 例使用拇长展肌基底悬吊的关节成形术病例。12 个月后，91% 的患者仍然有极好的疼痛缓解效果；其余 9 名患者接受了再次手术。在成功的情况下，尖端捏合力、钥匙捏合力和握力分别比术前值增加了 46%、19% 和 41%。这项研究在缓解疼痛方面有 9% 的失败率。此外，拇指僵硬和虚弱、手部残疾和腕掌拇指关节的力量、运动范围以及多角骨空间缩小，这些情况在术后 6 个月和 12 个月时疼痛缓解组的患者中均改善明显。

Wajon A, Vinycomb T, Carr E, Edmunds I, Ada L. Surgery for thumb（trapeziometacarpal joint）osteoarthritis. *Cochrane Database of Systematic Reviews* 2015, Issue 2. Art. No.: CD004631.

Cochrane 协作组织进行了一项系统综述，以明确拇指腕掌关节炎的所有外科治疗方式之间的差异。他们的研究回顾了九项研究，并比较了七种不同的手术干预措施。目前有七种手术方式［韧带重建和肌腱间置的大多角骨切除术（LRTI）、大多角骨切除术、大多角骨切除术与韧带重建、大多角骨切除术与间置关节成形术、Artelon 关节表面成形、关节融合和 Swanson 关节置换］。这项系统综述包括了 11 项研究，有 670 名参与者。有证据表明，使用 LRTI 进行大多角骨切除术可能无法提供更多的好处，或者说相对于单独大多角骨切除术会产生更多的不利影响。接受 LRTI 梯形切除术的患者，在 3~54 个月随访（3% 绝对改善）时，其疼痛度比单独进行大多角骨切除术的人低 3 mm（低 4~10 mm）。接受 LRTI 的大多角骨切除术的患者，在 7~97 个月随访时，与单独进行大多角骨切除术的人相比，其功能障碍程度高 0.03 分（低 0.83 分，高 0.88 分）。

第四十四章
尺骨远端切除术（Darrach 手术）

Sirichai Kamnerdnakta、Brian P. Kelley、Kevin C. Chung 著　朱　瑾 译　刘　波 审校

适应证

- 腕关节功能需求低，伴有慢性下桡尺关节（DRUJ）不稳定和创伤后关节炎、骨性关节炎或类风湿关节炎引起的下尺桡关节炎。
- 老年患者 Colles 骨折后下桡尺关节紊乱或骨性关节炎，或作为补救性手术。
- 腕关节功能需求低，下尺桡关节炎伴有尺骨撞击综合征。
- 桡骨远端骨折畸形愈合伴有慢性下尺桡关节不稳定，下桡尺关节面不平整伴力学阻挡影响功能。
- 慢性下桡尺关节脱位导致关节疼痛性不稳定。

禁忌证

- 如果患者有腕骨尺侧移位的风险，Sauvé-Kapandji 手术是更好的选择。
- 一般不适用于年轻人，可能导致力弱、有症状的尺骨远端不稳定、三角纤维软骨复合体（TFCC）损伤和腕骨尺侧移位。

临床检查

- 腕关节周围有许多解剖结构都可导致腕关节疼痛。体检的目的是找出导致症状的实际病因，每个结构的异常都有特定的治疗选择；下桡尺关节、三角纤维软骨复合体、月三角韧带、尺侧伸腕肌腱、尺侧腕屈肌腱和豆三角关节均应逐一检查。
- 确定最明显的压痛点，确定在被动、主动旋前和旋后、屈曲背伸和桡尺偏时加重的任何疼痛点，记录每一个活动导致的疼痛及捻发音，检查所有主动和被动活动时下桡尺关节的稳定性。做每一种活动时都要按压桡骨、尺骨和下桡尺关节，并与对侧进行比较，尺骨相对于桡骨的任何异常移动都表明存在关节不稳定。
- 尺腕挤压试验是指将腕关节最大程度地尺偏，对腕关节施加轴向负荷，自旋后向旋前被动旋转前臂。检查小凹处损伤需要屈曲患者的腕关节，触及尺侧腕屈肌腱，在尺侧腕屈肌腱与尺骨茎突之间即为三角纤维软骨复合体位于小凹处的止点。尺腕应力试验或小凹试验阳性对于诊断三角纤维软骨复合体损伤或月三角疾病非常敏感。
- 通过月三角剪切试验来鉴别韧带撕裂导致的月三角不稳定与下桡尺关节炎。用拇指及示指稳定月骨，检查者用另一只手捏住三角骨，并向掌背侧移动，与月骨形成剪切应力。
- 尺骨头综合征表现为手及腕关节力弱，前臂旋转时疼痛，下桡尺关节活动范围缩小，尺骨头向背侧突出，可复位并伴有疼痛性捻发感（也称琴键征），以及尺侧腕伸肌腱及其他伸肌间隔滑膜增生和滑囊炎。一般通过 Darrach 手术治疗。如果有腕骨尺侧移位的倾向，如桡骨尺偏角增大（>23°）和（或）桡骨远端尺侧部分骨骺破坏，Sauvé-Kapandji 手术则更为

合适（见第四十五章）。

- 仔细检查和触诊尺侧腕伸肌腱和尺侧腕屈肌腱。如存在沿肌腱走行的压痛和炎性体征，考虑肌腱炎。让患者主动旋前旋后，通过评估尺侧腕伸肌腱的位置来判断有无半脱位。

影像学

- X 线片标准后前正位、斜位和侧位用于评估下尺桡关节和尺腕关节的关节炎变化。对于尺骨变异，由旋前后前正位 X 线评估。尺骨正向或中性变异的患者更容易出现三角纤维软骨复合体损伤（图 44.1）。
- 如图 44.2 所示，如果 X 线显示尺骨正向变异、一定程度的腕骨尺侧移位以及下尺桡关节炎，Sauvé-Kapandji 手术要优于 Darrach 手术。
- 下尺桡关节不稳定的 X 线检查表现包括尺骨茎突基底骨折、小凹处撕脱骨折以及下尺桡关节间隙增大，与对侧腕关节相比尺骨负向变异超过 5 mm 等。让患者拿一个 5 磅的重物，前臂旋前，使 X 线投射横穿投照台。通过侧位 X 线片可以加重下尺桡关节不稳定的征象。
- 仔细检查腕骨对线。如果怀疑腕骨分离，应用关节镜或 MRI 进一步检查。当同时合并腕骨不稳定时，除尺骨远端切除外，应同时进行重建稳定性的手术或腕骨融合术。
- 双侧腕关节旋前、旋后及中立位的 CT 也有助于诊断下尺桡关节不稳定。CT 可显示乙状切迹的包容性及形态，尺骨头的一致性，以及下尺桡关节炎。
- MRI 有助于判断三角纤维软骨复合体、桡尺韧带和尺腕韧带的情况。动态成像可以显示下尺桡关节或尺腕关节的损伤和不稳定。

手术解剖

- 尺神经背支自距尺骨远端关节约 5 cm 处穿透前臂尺侧深筋膜，在腕尺侧发出纵向和横向的分支。这些分支主要通过背内侧到尺骨茎突，少数分支通过掌侧至尺骨茎突，切开时应分辨并保留这些分支。

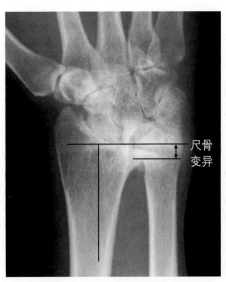

正向变异（尺骨更靠远端）
负向变异（尺骨更靠近端）

图 44.1

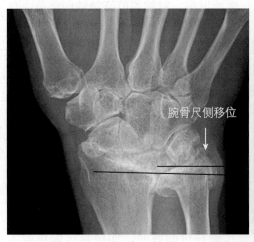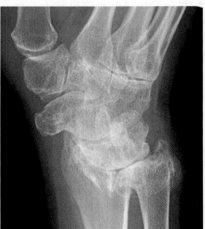

图 44.2

- 下尺桡关节的解剖结构由骨骼和软组织稳定结构组成。乙状切迹与尺骨头形成下尺桡关节。桡骨远端（乙状切迹）的曲率半径比尺骨头大 50%。在中等运动范围内，只有 40%～60% 的尺骨头关节面位于乙状切迹弧线内，也就使下尺桡关节相对不稳定。
- 下尺桡关节的主要软组织稳定结构是三角纤维软骨复合体，次要稳定结构是骨间膜、旋前方肌、尺侧腕伸肌腱及其腱鞘、尺腕韧带和下尺桡关节囊。任何手术都应尽量保持这些软组织稳定结构的完整性，以保持下尺桡关节的稳定性。应避免过度切开或骨膜下剥离。
- 在类风湿关节炎患者，尺侧腕伸肌腱可能向掌侧半脱位，小指固有伸肌腱移位至尺骨头背侧，术中应分辨所有的解剖结构并恢复力线。

体位

- 患者取仰卧位，手臂外展，手旋前放在手术台上。
- 手术在止血带的控制下进行。

显露

- 在尺骨头背侧设计纵向切口（图 44.3A、B）。
- 避免损伤浅静脉和尺神经背侧感觉支。
- 在第五伸肌间室和第六伸肌间室之间显露尺骨头（图 44.4）。箭头表示两侧骨膜瓣。

手术操作

第一步：掀起骨膜，截骨

- 分别向桡侧及尺侧掀起骨膜，显露尺骨头。
- 在第五伸肌间室尺侧纵向切开下尺桡关节囊。
- 在乙状切迹近端截骨。与尺桡关节倾斜 45°，切除 2 cm 的尺骨远端（图44.5）。
- 用微振动电锯切除尺骨头。

> **显露要点**
> - 应保护浅静脉和尺背神经（图 44.3A、B）。
> - 切口可采用锯齿形设计，可以更充分地显露。一些医生设计了尺骨茎突处的切口，自尺侧腕伸肌腱掌侧暴露尺骨头，避免伤及尺神经背支，使桡侧为基底的支持带瓣较长，以便于在尺骨截骨术后关闭骨膜。

> **显露注意**
> 保持腱周组织完整，避免过度牵引，尽量减少伸肌腱损伤。

> **第一步手术要点**
> - 保留骨膜或茎突不会影响手术结果。
> - 在乙状切迹水平切除最少量的尺骨头，结果会更满意。旋前方肌是尺骨的重要稳定结构，保留其在尺骨的附着部分可以改善手术效果。

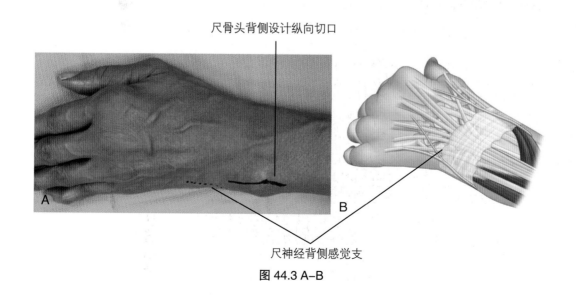

尺骨头背侧设计纵向切口

尺神经背侧感觉支

图 44.3 A–B

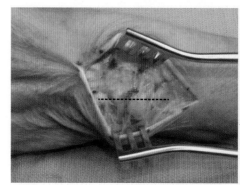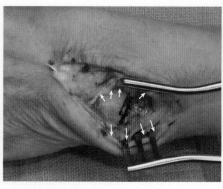

图 44.4

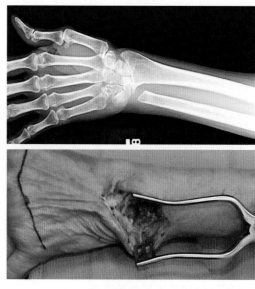

图 44.5

第二步：切除尺骨头

- 截骨完成后，使用骨膜剥离器自周围软组织中取出切除的骨质。使用 15 号刀片切除骨周围的软组织。
- 必要时进行滑膜切除术。使用咬骨钳去除和磨平剩余骨骼的边缘，特别是尺骨远端的背侧唇，去除锋利的骨端及可能在旋前和旋后活动时产生撞击的部分。

第三步：重叠缝合尺骨远端背侧关节囊

- 尺骨远端截骨后，将腕关节进行旋前或旋后活动，以测试尺骨远端的稳定性。活动过程中不能有撞击或咔嗒声。
- 使用 2-0 不吸收编织缝线重叠缝合背侧关节囊。打结时将尺骨向掌侧复位，以防止出现背侧半脱位。缝合后，腕关节充分旋后时，尺骨远端不应出现向背侧突出（图 44.6）。

第四步：稳定尺骨头（尺侧腕伸肌腱移位成形及旋前方肌背侧间隔）

- 如果修复关节囊后，腕关节旋前、旋后或屈伸时，尺骨远端不稳定，则需要进行稳定重建手术，可以采用尺侧腕伸肌腱移位成形及旋前方肌背侧

第二步手术要点

- 显露尺骨头后，如果存在严重滑膜炎，可进行滑膜切除术。
- 截骨术后，尺骨远端截骨端的锐利边缘可能导致术后肌腱断裂。在关闭切口前，必须用咬骨钳或锉刀将尺骨远端截骨端磨光滑。

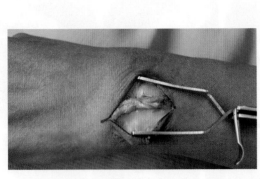

图 44.6

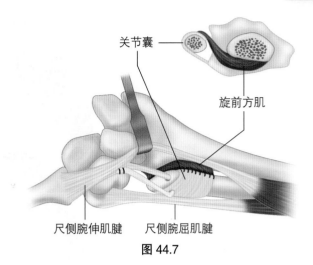

图 44.7

间隔。

- 将尺侧腕伸肌腱纵向劈开，自近端切断一半，形成一个远端为蒂的尺侧腕伸肌腱束。
- 在尺骨远端背侧皮质钻一个直径约 3 mm 的骨孔，将远端为蒂的尺侧腕伸肌腱束自髓腔穿过骨孔至背侧。
- 将尺侧腕伸肌腱束穿过骨孔后翻折，将尺骨残端向掌侧复位，腕关节背伸 15°，尺偏 15°，用不吸收缝线与自身缝合（图 44.7）。
- 另一个辅助性重建尺骨远端稳定性的手术是将旋前方肌向背侧移位，使旋前方肌的尺侧缘向背侧移位至尺骨远端背侧，与尺桡关节囊缝合，将旋前方肌支撑在尺骨远端背侧部分，使尺骨远端残端更加稳定（图 44.7）。

第五步：止血并关闭切口

- 松开止血带并止血。
- 用 4-0 可吸收缝线缝合皮肤。

术后护理及预后

- 切口用无菌纱布包扎，术后 7～10 天拆线。
- 用短臂支具夹板固定腕关节 4 周，手指可以自由活动，鼓励早期进行手指的活动范围练习。
- 如进行尺侧腕伸肌腱移位成形稳定尺骨远端，需要用长臂支具固定 4 周，然后改为短臂支具继续固定 2 周。
- 术后 6～8 周允许患者开始腕关节全面活动。
- Darrach 手术已显示出良好的长期随访结果，平均旋前和旋后分别为 85° 和 78°，而平均屈伸活动分别为 41° 和 45°。平均桡尺偏分别为 14° 和 19°（图 44.8A、B）。

循证文献

George MS, Kiefhaber TR, Stern PJ. The Sauve-Kapandji procedure and the Darrach procedure for distal radio-ulnar joint dysfunction after Colles' fracture. *J Hand Surg B*r 2004; 29: 608-13.

两组患者前臂和腕关节的活动范围无明显差异，Darrach 组的握力（平均值为

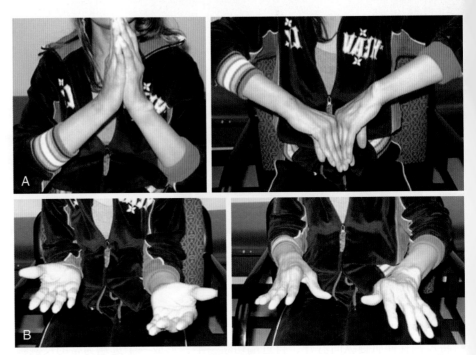

图 44.8A–B

对侧的 82%，范围为 30% ~ 218%）略低于 Sauvé-Kapandji 组（平均值为对侧的 103%，范围为 44% ~ 200%），但是没有统计学显著差异。这项研究表明，这两种方法在任何客观或主观的结果测量上没有显著差异。

Grawe B, Heincelman C, Stern P. Functional results of the Darrach procedure: a long-term outcome study. *J Hand Surg Am* 2012; 37A: 2475-80.

Darrach 手术为桡骨远端骨折后症状性下尺桡关节的治疗提供了可靠的长期主观和客观结果。在长期随访中，患者的前臂活动范围良很好，近一半的患者在应力影像学上有下尺桡关节的动态汇聚。然而，影像学动态汇聚并不影响临床结果。

Fujita S, Masada K, Takeuchi E, Yasuda M, Komatsubara Y, Hashimoto H. Modified Sauvé-Kapandji procedure for disorders of the distal radioulnar joint in patients with rheumatoid arthritis. *J Bone Joint Surg Am* 2005; 87:134-9.

作者修改了传统的 Sauvé-Kapandji 手术，为尺骨远端骨质量差的患者创造了足够的骨架。手术改良包括切除尺骨远端，在桡骨远端的尺侧皮质钻一个孔，将尺骨切除部分旋转 90°，插入桡骨远端骨孔，并用 AO 松质螺钉固定。所有病例均达到骨愈合，所有患者的腕关节疼痛缓解或减轻，前臂旋转的平均范围从术前 144°增加到最近随访时的 167°（*P*<0.01），术后平均腕关节平移指数无变化。

Minami A, Iwasaki N, Ishikawa J, Suenaga N, Yasuda K, Kato H. Treatments of osteoarthritis of distal radioulnar joint: long-term results of three procedures. *Hand Surg* 2005; 10: 243-8.

本文回顾性总结了采用三种方法治疗下尺桡关节骨性关节炎的长期临床和影像学结果。原发性下尺桡关节炎 38 例，继发于桡骨远端骨折畸形愈合的骨性关节炎 23 例，类风湿关节炎和其他疾病导致的下尺桡关节炎被排除在外。尺腕撞击综合征是一种常见的相关疾病，在 61 例手腕中有 50 例存在尺腕撞击综合征。在所有腕关节的手术过程中发现了三角纤维软骨复合体的退行性中心撕裂（2D）。平均随访时间为 10 年（范围为 5 ~ 14 年）。在临床上，除 Darrach 手术后腕关节屈伸活动外，所有三种手术均能缓解疼痛，改善腕关节屈伸和前臂旋前、旋后活动，术后握力和恢复工作状态显示 Sauvé-Kapandji 手术和下尺桡关节半关节置换术均有明显改善。

Sirichai Kamnerdnakta、Brian P. Kelley 和 Kevin C. Chung 著　李秋雅　刘　波 译　陈山林 审校

适应证

- 类风湿关节炎患者，伴有下尺桡关节磨损和尺腕半脱位。
- 下尺桡关节不匹配、撞击或不稳定，且需要经常做体力劳动的年轻患者（也包括老年患者），适于进行该手术。
- 桡骨远端骨折后下尺桡关节处持续疼痛。
- 桡骨远端骨折畸形愈合、桡骨缩短的年轻患者，伴有下尺桡关节广泛且有疼痛的关节炎改变，桡腕关节和骨间膜没有损伤。
- 因为炎性关节病和创伤性桡腕韧带损伤而有尺腕移位风险的患者，最适合该手术。
- 腕严重损伤后出现关节炎和慢性疼痛的年轻患者，并有严重的三角纤维软骨复合体损伤、前臂功能障碍、握力降低。Darrach 手术会导致尺骨残端不稳定。
- 三角纤维软骨复合体的完整性不是先决条件，但有利于手术实施。

禁忌证

- 以前做过桡骨头切除术，尤其是有 Essex-Lopresti 损伤史（桡骨远端骨折、下尺桡关节脱位和骨间膜破裂）的患者。
- 尺骨远端骨量不足以及尺骨头严重变形，这可能会刺激肌腱。

临床检查

- 参见第四十四章的临床检查。

影像学

- 参见第四十四章的影像检查。

手术解剖

- 参见第四十四章的手术解剖。

体位

- 请参见第四十四章的体位。

显露

- 沿前臂尺侧缘做纵向切口直接到达尺骨，如果存在滑膜炎或肌腱半脱位或断裂，应该在尺骨头背侧中线上做纵向切口（图 45.1）。在背侧中线上做切口更容易处理滑膜炎和伸肌腱损伤。
- 在小指伸肌腱与尺侧腕伸肌之间显露尺骨头，或在尺侧腕伸肌与尺侧腕屈肌腱之间进行。

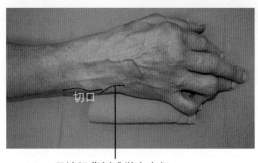

切口

尺神经背侧感觉支走行

图 45.1A–B

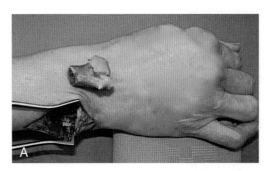

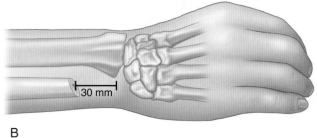

30 mm

B

图 45.2A–B

• 注意避免损伤尺神经背侧感觉支。

手术操作

第一步:显露尺骨头和下尺桡关节

• 在小指伸肌的尺侧做纵向切口。切开伸肌支持带和尺骨头骨膜,显露尺骨。在骨膜下分离出尺骨头。

• 将骨膜瓣和伸肌间室一起提起,掀开基底在桡侧和尺侧的软组织瓣,显露下尺桡关节和尺骨头。

第二步:切除尺骨头

• 用摆锯在尺骨远端约 30 mm 以近或乙状切迹 10 mm 近端处进行截骨。应斜形截骨,以防止尺骨游离端突出(图 45.2A、B)。

• 剥离骨膜,必要时做滑膜切除。用咬骨钳或 3 mm 磨钻清除尺骨头和乙状切迹关节面的关节软骨。

第三步:乙状切迹书架式截骨

• 用 3 mm 磨钻在乙状切迹钻取一个直径 10 mm 的孔。

• 注意不要穿透到桡腕关节的软骨下骨。通过术中透视可以明确书架式截骨的位置是否正确(图 45.3A–C)。

第四步:放置尺骨头

• 将切除的尺骨部分旋转 90°,断端插入桡骨的孔道中。书架样结构应该有 12 ~ 15 mm 长。

• 临时置入克氏针,将尺骨移植部分固定在桡骨上。将植骨部分插入软骨下骨和松质骨内而不穿透桡骨皮质。

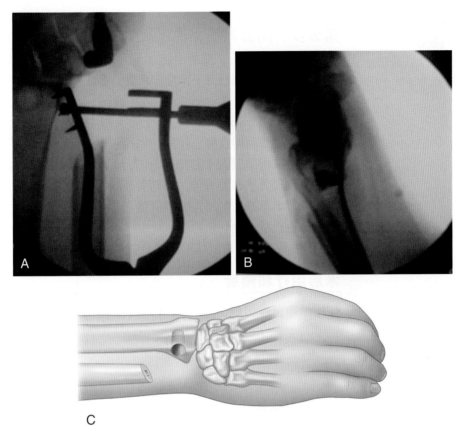

图 45.3A–C

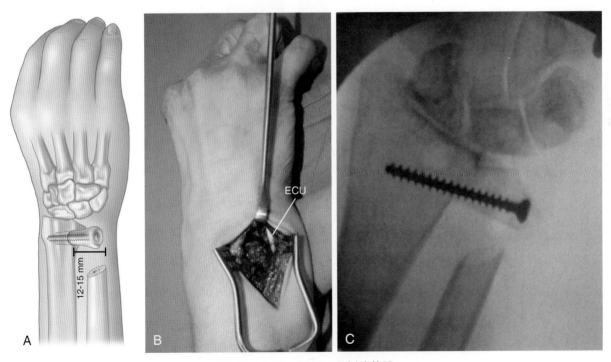

图 45.4 A–C　ECU，尺侧腕伸肌

- 用无头螺钉固定植骨部分和桡骨，修整植骨轮廓。用锉刀或咬骨钳咬除锐利的边缘。纠正所有异常的骨性突出和尺骨正变异（图 45.4A–C）。
- 临时克氏针术后可以留置 3 周，或即刻拔出。克氏针可以防止植骨部分旋转。

第五步手术要点

将旋前方肌筋膜缝合到截骨间隙中并覆盖尺骨干末端，稳定残端，并防止间隙发生再次骨化（图45.5）。

第五步：闭合骨膜，稳定尺骨

- 置入尺骨植骨后，测量手腕和前臂的活动范围。如果存在不稳定和撞击，需要去除撞击部位并手术稳定尺骨（参见第四十四章的第四步）。

第六步：闭合腕关节囊和手术切口

- 将两侧的骨膜瓣重叠、拉紧，以稳定尺骨。
- 将尺侧腕伸肌腱置于移植部分的背侧。重叠缝合腱鞘深层，将尺侧腕伸肌腱移到尺骨移植物背侧。当前臂旋转出现明显的尺侧腕伸半脱位时，可用支持带组织瓣悬吊尺侧腕伸肌腱（图45.6）。
- 松开止血带，确切止血。
- 用3-0可吸收单股缝线间断缝合，4-0可吸收单股皮下缝线连续缝合皮肤。

术后治疗和预后

- 用纱布覆盖切口，术后7~10天拆线。用长臂支具将前臂固定于中立位2

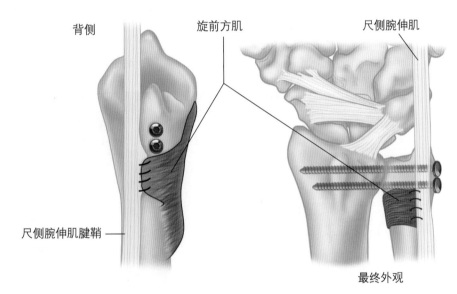

图 45.5

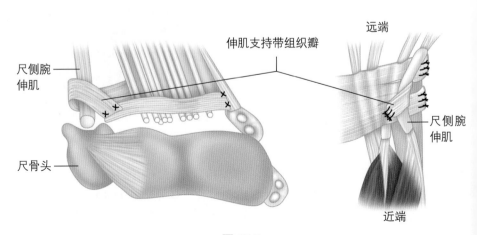

图 45.6

周，手指可自由活动。拆除长臂支具后，继续用短臂支具固定 3～4 周或直到影像学上提示愈合。

- 采用尺侧腕伸肌腱成形术稳定尺骨远端术后，用长臂石膏固定手腕 4 周，后改用短臂石膏固定 2 周。
- 对多数患者而言，术后 8 周可以开始轻柔的力量锻炼。术后 3 个月内避免抬重物和用力旋转前臂。

循证文献

George MS, Kiefhaber TR, Stern PJ. The Sauve-Kapandji procedure and the Darrach procedure for distal radio-ulnar joint dysfunction after Colles' fracture. *J Hand Surg Br* 2004; 29: 608-13.

两组患者在前臂和手腕的活动度方面没有显著差异，但 Darrach 组的握力（平均为健侧的 82%，范围：30%～218%）略低于 Sauvé-Kapandji 组（平均为健侧的 103%，范围：44%～200%），差异没有统计学意义。这项研究表明，这两种方法在客观或主观测量的结果上没有显著差异。

Grawe B, Heincelman C, Stern P. Functional results of the Darrach procedure: a long-term outcome study. *J Hand Surg Am* 2012; 37A: 2475-80.

Darrach 手术为桡骨远端骨折后有症状的下尺桡关节治疗提供了长期、可靠的主观和客观疗效。在长期随访中，患者的前臂活动度很好。近一半的患者在影像学上可见下尺桡关节动态融合。然而，影像学上的动态融合并不影响临床效果。

Fujita S, Masada K, Takeuchi E, Yasuda M, Komatsubara Y, Hashimoto H. Modified Sauvé-Kapandji procedure for disorders of the distal radioulnar joint in patients with rheumatoid arthritis. *J Bone Joint Surg Am* 2005; 87:134–9.

作者改良了传统的 Sauvé-Kapandji 手术，为尺骨远端骨质差的患者提供了足够的骨架。改良的手术包括切除尺骨远端，在桡骨远端的尺侧皮质钻一个孔，将尺骨切除部分旋转 90°，插入桡骨远端，并用 AO 松质骨螺钉固定。所有病例均实现了骨愈合。所有患者的腕关节疼痛减轻。总前臂旋转范围从术前 144° 增加到末次随访时的 167°（P<0.01）。术后平均腕关节平移指数（carpal translation index, CTI）无变化。

Minami A, Iwasaki N, Ishikawa J, Suenaga N, Yasuda K, Kato H. Treatments of osteoarthritis of distal radioulnar joint: long-term results of three procedures. *Hand Surg* 2005; 10: 243-8.

本文回顾性了三种方法治疗下尺桡关节炎的长期临床和影像学结果。原发性腕关节炎 38 例，继发于桡骨远端骨折畸形 23 例，排除类风湿关节炎和其他导致下尺桡关节不稳定的疾病。尺腕撞击综合征是一种常见的相关疾病，61 例中有 50 例存在尺腕撞击。在所有腕关节手术中均发现三角形纤维软骨复合体的退行性中心撕裂（2D）。平均随访时间为 10 年（5～14 年）。在临床上，除了 Darrach 手术中屈伸无改善外，所有三种手术都能缓解疼痛，改善手腕屈伸和前臂旋转。S-K 手术和 HIA 均能明显改善术后握力和恢复工作水平。

Brett Michelotti、Kevin C. Chung 著　武竞衡 译　刘　波 审校

适应证

- 由创伤后关节炎、炎症性关节炎和骨性关节炎导致的下尺桡关节（DRUJ）退变。
- 其他原因导致的必须明确和诊断的腕尺侧疼痛。

临床检查

- 患者主诉腕部疼痛、肿胀和握力下降。一些患者会明确指出疼痛的部位在腕背侧下尺桡关节的部位。
- 尺侧应力试验：可用来确诊下尺桡关节炎。方法为在屈肘 90° 前臂中立位，挤压下尺桡关节部位的桡骨和桡尺骨。通过此诱发试验，如果存在下尺桡关节炎或滑膜炎，会明显疼痛。
- 在下尺桡关节应力下，前臂被动极度旋前和旋后时可出现疼痛和骨擦音。
- 必须明确三角纤维软骨复合体（TFCC）的稳定性。此手术的目的是在桡骨的乙状切迹区域去除由尺骨撞击导致的关节炎性部位。在类风湿关节炎患者中，下尺桡关节典型不稳定，是该手术的禁忌证。对于三角纤维软骨复合体完整和下尺桡关节稳定的骨性关节炎，部分切除尺骨的关节面是解除疼痛根源较为理想的术式。

影像学

- 初始的 X 线检查应包括三个位置：腕关节前后位、侧位和斜位（图 46.1）。通过 X 线检查可发现下尺桡关节间隙狭窄和尺骨头骨赘形成。

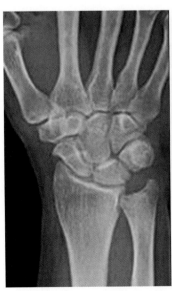
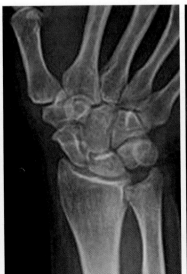
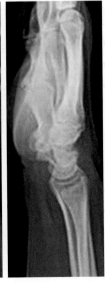

图 46.1

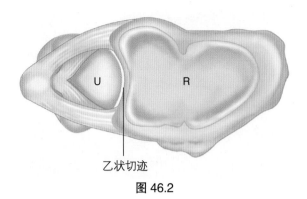

乙状切迹

图 46.2

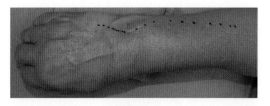

图 46.3

- 通过双侧腕关节 X 线检查来评估尺骨变异的程度，以及判断是否存在由于创伤导致的畸形愈合或腕关节紊乱。
- 必须仔细注意乙状切迹的关节面和尺骨头。
- 骨赘多出现在尺骨头近侧，并在疾病早期即可出现乙状切迹间隙增宽。
- CT 能够辅助诊断是否存在桡骨远端骨折导致的乙状切迹不平整。

手术解剖

- 下尺桡关节是由桡骨的乙状切迹和尺骨头组成的。
- 桡骨乙状切迹的弧度比尺骨头大 20%。下尺桡关节的活动包括滑动和旋转两方面（图 46.2）。
- 下尺桡关节的内部稳定结构主要由韧带、乙状切迹掌背侧缘的纤维软骨和冠状位的乙状切迹形态来维持。
- 下尺桡关节的外部稳定结构包括：三角纤维软骨复合体，旋前方肌、尺侧伸腕肌和骨间膜。
- 三角纤维软骨复合体包含了贯穿下尺桡关节和尺腕关节的全部软组织和支持结构。三角纤维软骨复合体包括三角纤维软骨（或软骨盘）、半月板、桡尺掌背侧韧带、尺侧副韧带、尺三角韧带、尺侧腕伸肌腱鞘和茎突前隐窝。
- 下尺桡关节主要的稳定结构是尺桡关节掌背侧韧带。这些韧带起始于乙状切迹掌背侧的远侧缘并以三角形结构附着于尺骨。在冠状位桡尺韧带分为深层韧带（止于尺骨小窝）和浅层韧带（止于尺骨茎突的中点）。

显露

- 在腕背侧第 5—6 伸肌鞘管之间做约 10 cm 的纵向切口。
- 用 15 号刀片切开皮肤及皮下组织，显露伸肌支持带。
- 在小指伸肌和尺侧腕伸肌之间纵向切开支持带，将肌腱牵向两侧，显露下尺桡关节表面的关节囊。

手术操作

第一步：显露下尺桡关节

- 在腕背第 5—6 伸肌支持带鞘管之间做纵向或弧形切口（图 46.3）。
- 切开皮肤及皮下组织，显露伸肌支持带（图 46.4）。
- 在小指伸肌与尺侧腕伸肌之间切开伸肌支持带，显露附着在下尺桡关节的背侧韧带和关节囊（图 46.5）。
- 在下尺桡关节囊做纵向或 L 形切口，显露尺骨头，为截骨做准备（图 46.6）。

显露要点

辨认并保护好尺神经手背支。

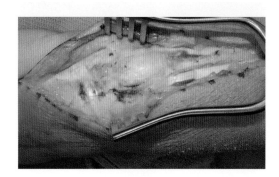

图 46.4

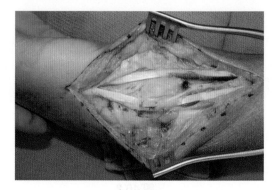

图 46.5

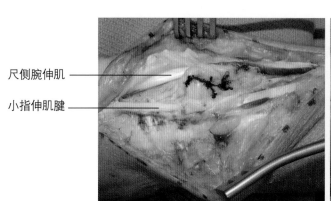

尺骨头

尺侧腕伸肌 ——

小指伸肌腱 ——

图 46.6

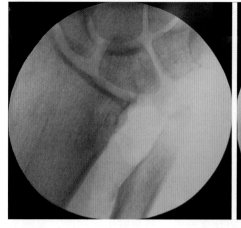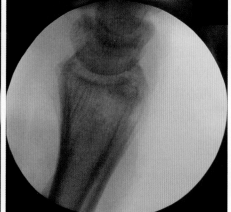

图 46.7

第二步手术要点

- 保留附着在三角纤维软骨复合体的软组织，以维持截骨后腕关节的稳定性。
- 切除后的尺骨半径应与保留的尺骨干相近。

第二步注意事项

- 不要损伤尺骨窝或稳定三角纤维软骨复合体的韧带组织。
- 通过前臂的旋前和旋后来确认再无乙状切迹部位的撞击存在。特别注意在旋后位尺骨的背侧角与乙状切迹的撞击。如果需要，可用咬骨钳咬除多余的骨组织，来提供更大、更光滑的活动空间。

第二步：尺骨半切除

- 在透视下确认要截骨的部位，并设计为与乙状切迹匹配的形状。
- 用骨膜剥离器在 X 线下确定截骨的角度。截骨应按桡骨乙状切迹的坡度设计。
- 用 5 mm 锯片来截去尺骨头的部分关节。根据尺骨的大小，可能需要截除的范围为 4 ~ 7 mm。重要的是在截骨过程中要显露出松质骨，以促进截骨部位与周围软组织的愈合。

第三步：关闭伤口

- 用 3-0 爱惜邦缝线间断紧缩缝合腕关节囊（图 46.8）。可将关节囊组织置于桡骨与尺骨之间。
- 用 4-0 可吸收缝线或 PDS 缝线缝合皮肤。

术后护理和预后

- 对患肢给予前臂中立位长臂支具固定。
- 术后 10 ~ 14 天患者复诊检查伤口情况，更换为热成形支具。
- 术后 3 周，将长臂支具更换为短臂，并能在康复师的指导下进行前臂旋转活动。
- 术后 8 ~ 12 周开始逐渐负重和力量训练。
- 图 46.9 到 46.12 展示了术后活动范围和术后 3 个月的影像学检查结果。

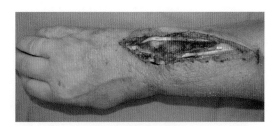

图 46.8

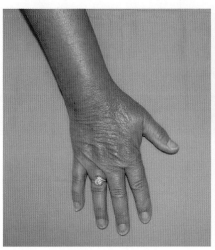
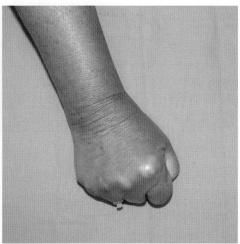

图 46.9

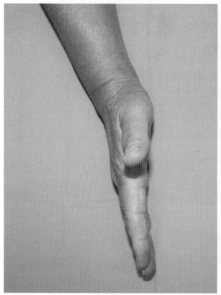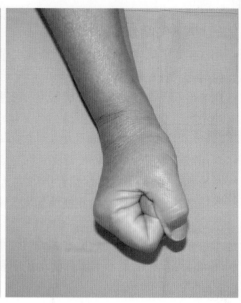

图 46.10

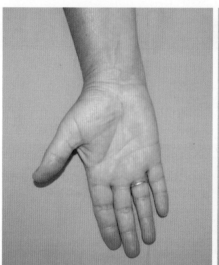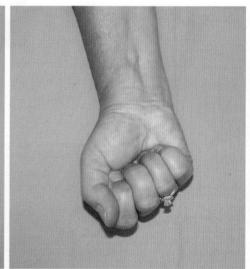

图 46.11

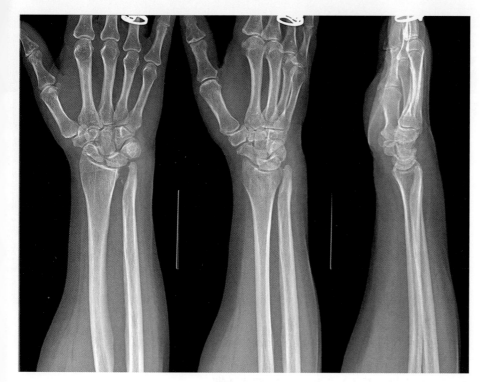

图 46.12

循证文献

Faithfull DK, Kwa S. A review of distal ulnar hemi-resection arthroplasty. *J Hand Surg Br* 1992; 17: 408– 10.

本文回顾了 15 例患者，因尺腕隆出、原发性骨关节炎或下尺桡关节创伤性关节炎导致的疼痛和功能障碍而接受尺骨远端半切成形术。主观上，14 例患者疼痛减轻并对手术满意。前臂活动范围平均增加 73°（ 40° ~ 140° ）。与健侧相比，术后 3 位患者出现握力下降 50% 或更少。因为术前握力并没有被记录，所以没有报道握力改变。3 例患者均为桡骨远端畸形愈合导致的下尺桡关节炎。并无术后其他并发症。

Minami A, Iwasaki N, Ishikawa J, Suenaga N, Yasuda K, Kato H. Treatments of osteoarthritis of the distal radioulnar joint: long-term results of three procedures. *Hand Surg* 2005; 10: 243–8.

作者回顾性评估了经保守治疗的 61 例患者（ 61 腕 ）出现下尺桡关节骨关节炎，分别采用三种不同的手术治疗：Darrach 手术、Sauvé-Kapandji 和尺骨远端半切成形术。患者平均年龄为 59.8 岁。评估指标包括术后疼痛、活动范围、握力、返工时间及影像学结果。平均随访 10 年（范围 5 ~ 14 年 ），Sauvé-Kapandji 手术和半切成形术后患者在握力和重返原工作等方面都优于 Darrach 手术。患者主诉 Sauve-Kapandji 手术和尺骨半切手术后的疼痛缓解均好于 Darrach 手术，即使并无统计学意义。

第四十七章

近排腕骨切除术

Brian P. Kelley、Kevin C. Chung 著 武竞衡 译 刘 波 审校

适应证

- 近排腕骨切除术（proximal row carpectomy, PRC）是一种保留腕关节活动度的挽救性手术，特别针对于腕关节近侧退变严重或进行性韧带损伤和保留腕中关节间隙的患者。
- 病理类型或外科诊断包括：
  - 舟骨骨折不愈合进行性塌陷（scaphoid nonunion advanced collapse, SNAC），1期或2期轻度。
  - 舟月韧带损伤进行性塌陷（scapholunate advanced collapse, SLAC），1期或2期。
- 月骨缺血性坏死（Keinbock）3b期或4期。
- 与四角融合的病例适应证相似，但要保留腕中关节。与四角融合相比，近排腕骨切除术并不需要内固定物，也不需要骨愈合。
- 也是替代全腕融合术的一种选择。

临床检查

- 进行全面的腕关节检查，包括活动度、疼痛部位和任何软组织的缺损。
- 需要从掌、背侧直接触诊腕关节，包括各个腕骨及其间隙，来确定有无疼痛或存在炎症。
- 通过轴向负荷检测有无疼痛或腕关节内在不稳定。这些都是近排腕骨切除术的绝对禁忌证。
- 检查肌腱的活动功能，因为腕关节短缩后其生物力学特性也会随之改变。

影像学

- 拍摄腕关节 X 线片（图 47.1）。
- 进行高级的影像学检查，如 CT 或关节镜可用来确定腕中关节的情况。即使这样，也需要术前告知患者，如果术中发现腕中关节有退变的改变，有可能会选择局限性腕关节融合术。

手术解剖

- 掌侧外在韧带（桡舟头韧带和长、短桡月韧带）起源于桡骨的掌侧，斜向扩展至于腕骨，应该保留这些韧带的完整性。若韧带出现衰弱、不充足或医源性损伤，均可导致术后腕骨尺侧移位和桡头关节不稳定（图 47.2）。
- 腕关节的背侧韧带——背侧桡腕韧带（dorsal radiocarpal, DRC）和背侧腕骨间韧带（dorsal intercarpal, DIC）均止于三角骨。这两条韧带也是腕关节显露关节囊切开术的标志性韧带（图 47.3）。
- 将腕背侧第三鞘管内的拇长伸肌腱牵向一侧并转到腕背支持带之上。
- 在腕背第四鞘管内找到骨间后神经并于腕关节处切断其终末支，其目的是

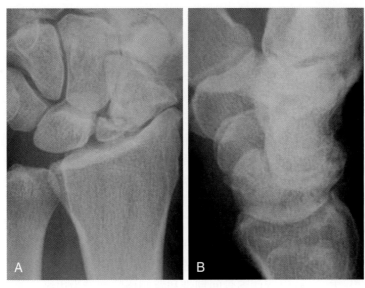

图 47.1A–B

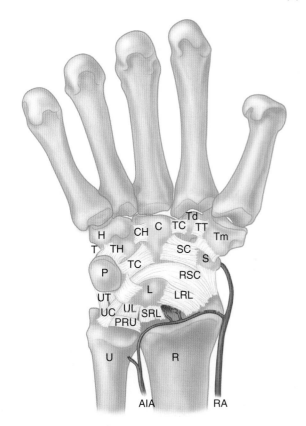

图 47.2　AIA 骨间掌侧动脉；C，头骨；CH，头钩关节；H，钩骨；L，月骨；LRL，长桡月；P，豆骨；PRU，掌侧桡尺；R，桡骨；RA，桡动脉；RSC，桡舟头；S，舟骨；SC，舟头；SRL，短桡月；T，三角骨；TC，小多角-头骨；Td，小多角骨；TH，三角钩；Tm，大多角骨；TT，大小多角骨；U，尺骨；UC，尺头；UL，尺月；UT，尺三角

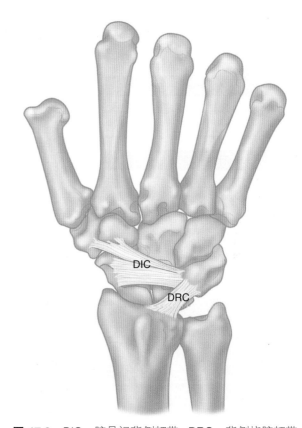

图 47.3　DIC，腕骨间背侧韧带；DRC，背侧桡腕韧带

能有助于术后止痛。

体位

- 患者取仰卧位，将手旋前并放置于手术台上，术中应用止血带止血。
- 采用臂丛麻醉或全身麻醉。

- 腕关节位于屈曲位时，背侧关节囊韧带更为突出。在腕关节掌侧放置毛巾更有利于显露手术视野。除此以外，分离关节囊表面的纤维脂肪组织也有利于韧带纤维的显露。
- 应尽可能少地保留腕关节囊的桡侧缘，这样既能在腕骨切除之后修复关节囊，又能够充分地显露近排腕骨。

第一步手术要点

- 如果在头骨近端或月骨窝发现有关节炎的表现，应考虑行关节成形术。
- 骨软骨表面重建手术可作为 PRC 手术的附加部分来治疗头状骨软骨病。从切除的腕骨（多是月骨上取骨）软骨，植入到软骨缺损的部位（仅限于单一区域＜10 mm）。

第一步手术注意

如果已有明显的退变，则应考虑选择其他术式。

第二步手术要点

- 在切除月骨时，应避免损伤掌侧韧带。
- 与用咬骨钳一块块将月骨咬除相比，通过切除韧带的方法能够更完整和容易地切除月骨。

- 术前给予抗生素。

显露

- 以桡腕关节为中心，在腕背侧中心线做纵行切口（图 47.4）。
- 在腕背支持带水平锐性分离皮下组织，避免损伤背侧感觉支。以 Lister 结节为中心，沿第三掌骨长轴为中心线做纵行切口（图 47.5）。
- 切开腕背第三支持带鞘管，将拇长伸肌腱移出鞘管并迁至一侧。
- 切开腕背第二与第五鞘管之间的腕背支持带，并分别向桡尺侧牵开。这样既能显露鞘管内容物，又能保留背侧支持带的完整性，重新修复后恢复其鞘管顶部的作用。
- 如果难以控制术后疼痛，应在术中于第四腕背鞘管底部切除骨间后神经。虽然这不是常规的步骤。
- 将伸指肌腱牵向侧方，以显露腕背关节囊和韧带。
- 以背侧腕骨间韧带和背侧桡腕韧带为边缘，关节囊桡侧为基底设计切口，显露近排腕骨表面（图 47.6A、B）。

手术操作步骤

第一步：检查关节面

- 显露腕关节并检查桡骨远端及腕中关节面的情况。
- 桡骨的月骨窝以及头骨的完整性是行近排腕骨切除术的前提。

第二步：月骨切除

- 确认月骨及舟骨（图 47.7）。
- 可将克氏针分别打入舟骨和月骨内，作为切除时的定位标志和操作杠。
- 首先要注意月骨。分离月三角韧带及舟月韧带。如果患者存在韧带损伤的病史，那么在这些部位可能有瘢痕组织的存在。
- 可利用打入月骨的克氏针来帮助分离并切除月骨掌侧的韧带。

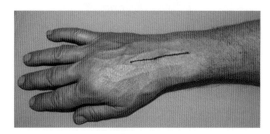

图 47.4

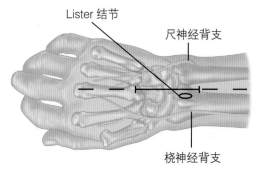

Lister 结节
尺神经背支
桡神经背支

图 47.5

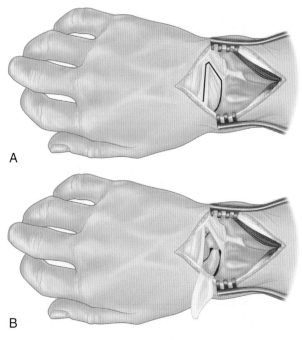

A

B

图 47.6A–B

- 然后完全切除月骨。图 47.8 是月骨切除后和舟骨上克氏针的术中图片。

第三步：切除三角骨及舟骨

- 将月骨切除后，确认三角骨及舟骨的内侧关节面。
- 在将三角骨分离及完整地切除过程中，应注意避免损伤头骨近端。
- 用之前置入的克氏针来控制舟骨。在切除过程中避免损伤掌侧的韧带，应尽量整块切除舟骨，而不是小碎块地切除（图 47.9）。

第四步：头骨下沉

- 在完成近排腕骨切除后，头骨应下沉到月骨窝的位置（图 47.10）。
- 术中要通过腕关节的活动来评估是否存在桡骨茎突与远排腕骨的撞击。如果存在，应做桡骨茎突切除术。

第五步：腕关节囊的修复与闭合

- 对腕背关节囊应用不吸收缝线间断性缝合。
- 关节囊修复后，松止血带，常规用生理盐水冲洗伤口，止血。
- 修复腕背伸肌支持带，将拇长伸肌腱置于支持带表面，避免术后出现与 Lister 结节的摩擦。
- 对切口可采用可吸收缝线皮下连续性缝合的方法（图 47.11）。
- 包扎伤口，用石膏固定，使掌侧休息位支具远端至掌指关节处即可，这样可以鼓励患者术后活动手指。
- 患者术后第一次复查时需进行 X 线检查，并确认头骨与月骨窝的位置良好（图 47.12）。

第二步手术注意

- 如损伤掌侧外在韧带，会导致术后腕骨间不稳定和腕骨移位。

第三步手术要点

月骨切除后，最好能完整地切除舟骨和三角骨，而不是小块状地切除。

第三步手术注意

- 对于在手术中难以直视的地方应多加注意。避免损伤掌侧外在韧带、桡动脉和头骨的近端。
- 在切除三角骨时，应注意保护尺神经、动脉及背侧感觉支。

第四步手术注意

如果没有通过切除桡骨茎突减压桡腕关节，则桡腕的撞击会持续存在。

第五步手术要点

如果发现月骨窝或头骨近端已有微小的退变，可采用关节成形术的方法即在关节间隙置入部分背侧关节囊瓣作为缓冲。

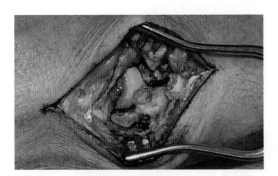

图 47.7

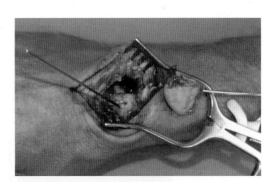

图 47.8

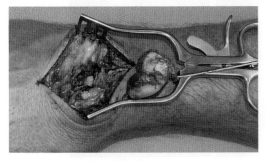

图 47.9

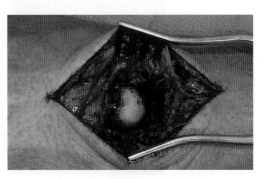

图 47.10

术后护理和预后

- 术后2周换药并拆线。
- 用短臂石膏固定6周后可换支具。
- 拆除石膏后，采用可活动性支具固定并鼓励患者进行活动度练习。
- 术后10～12周开始轻度力量练习。然而，患者在进行任何力量练习时应加以注意，因为这种挽救性手术术后关节融合的发生率极高。
- 在术后随访中，应定期进行X线检查，来监测关节炎的发生以及头骨在月骨窝内的位置（图47.13）。

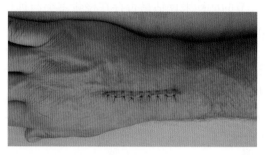

图 47.11

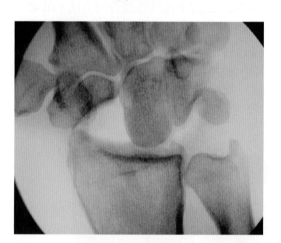

图 47.12

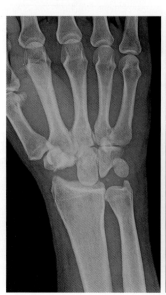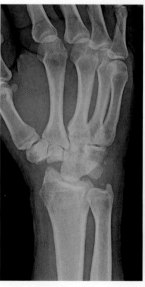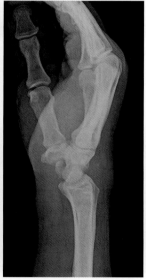

图 47.13

循证文献

Cohen MS, Kozin SH. Degenerative arthritis of the wrist: proximal row carpectomy versus scaphoid excision and four-corner arthrodesis. *J Hand Surg Am* 2001; 26: 94–104.

该对比性研究评估了两个不同中心的共 19 例患者。在活动握力或功能方面并无显著性差异。

Croog AS, Stern PJ. Proximal row carpectomy for advanced Kienböck's disease: average 10-year follow-up. *J Hand Surg Am* 2008; 33: 1122–30.

本文评估了对 Lichtman 分期 ⅢA、ⅢB 或Ⅳ期 Kienböck 病的 21 例患者均行近排腕骨切除术（PRC）的结果。21 例的 8 例患者平均随访 10 年。腕屈伸活动弧为 105°，最大握力为 35 kg，为健侧的 87%。DASH 评分为 12 分，PRWE 评分为 17 分。均表明极少存在功能受限。3 例Ⅳ期患者中的 2 例需要桡骨头融合。作者认为对这种类型的患者应慎用 PRC 手术。术后影像学发现的临床结果并无明显相关性。

DiDonna ML, Kiefhaber TR, Stern PJ. Proximal row carpectomy: study with a minimum of ten years of follow-up. *J Bone Joint Surg Am* 2004; 86: 2359–65.

该文报道了对 21 名患者、22 例腕行 PRC 手术，平均随访 14 年。22 例腕中有 8 例对疼痛减轻满意。屈伸活动弧为 72°，握力恢复到健侧的 91%。疼痛减轻分级：完全 9 例，轻度 4 例，适当存留 5 例。4 例失败。患者年龄均小于 35 岁。

Lumsden BC, Stone A, Engber WD. Treatment of advanced-stage Kienböck's disease with proximal row carpectomy: an average 15-year follow-up. *J Hand Surg Am* 2008; 33: 493–502.

本文描述了采用近排腕骨切除用于治疗 17 例晚期（ⅢA 和ⅢB）患者。13 例患者平均随访 15 年，其中 12 例均获得极好的效果。活动度达到健侧的 73%，握力为 92%。全部患者均有相同程度的退变性改变。即使影像学发现全部患者出现桡骨头退变，但并无与之相关的临床结果。

Tang P, Imbriglia JE. Osteochondral resurfacing (OCRPRC) for capitate chondrosis in proximal row carpectomy. *J Hand Surg Am* 2007; 32: 1334–42.

本文论述了一种新颖的方法，通过应用 PRC 手术治疗 Outerbridgc Ⅱ–Ⅳ级头状骨软骨病。作者在 PRC 手术外还进行了头状骨软骨表面再塑形。8 例患者平均随访 18 个月，均证实了疼痛、腕关节活动度和握力的改善。Mayo 评分从 51 分提高至 68 分。DASH 评分术后平均为 19.5 分。75% 的患者有轻度到无任何影像学的术后改变。术后 21 个月的 URI 显示移植成功。

第四十八章

全腕关节置换术

Sirichai Kamnerdnakta、Brian P. Kelley、Kevin C. Chung 著　朱　瑾 译　刘　波 审校

适应证

- 对于严重疼痛的腕关节炎患者，没有其他完美的选择来恢复无痛活动的关节。
- 对于需要恢复部分腕关节活动的患者，包括骨关节炎、创伤后关节炎和类风湿关节炎，可以选择全腕关节置换术，还可以选择部分关节成形术或关节融合术（如不存在严重桡腕关节炎的患者选择四角融合术）。
- 然而，与任何关节置换术一样，全腕关节置换术也存在手术失败、假体松动、疼痛、僵硬、感染和肌腱磨损的风险。
- 全腕关节置换术的禁忌证包括：
  - 对假体要求较高的年轻且非常活跃的患者。
  - 肌腱失衡或痉挛性疾病会限制术后活动或造成关节异常负荷。其他神经或肌肉系统疾病，如果可能损害假体功能，也是手术禁忌证。
  - 之前腕关节感染或假体感染。对于全身感染，也要在置入假体之前予以治疗。
  - 高需求、高使用率的职业或活动（农业、体育和体力劳动等）。
  - 骨量减少、骨质疏松症或类风湿性疾病引起的骨量过少。
  - 皮肤或软组织瘢痕，限制腕关节假体的软组织覆盖。
- 患者必须接受并承诺因人工关节导致的终生活动受限。

临床检查

- 术前应检查并记录疼痛、炎症或畸形等症状。任何活动性炎症性疾病或感染的迹象都可能是手术禁忌证。
- 评估手和腕关节的活动范围。
- 对腕关节和下尺桡关节均应评估是否存在半脱位或脱位。如果存在，则表明腕关节有内在不稳定。
- 评估屈肌腱和伸肌腱的滑程及活动，对于任何挛缩或痉挛都应注意。腕关节力量的不平衡会导致假体的异常负荷和加速假体失败。
- 详细询问并记录患者的功能需求、活动、职业、习惯爱好和家庭环境等，高需求活动可能加速假体失败。
- 对患者进行试验性支具固定，无法忍受长期关节固定的患者可以考虑关节置换。

影像学

- 腕关节的后前正位、斜位和侧位 X 线对于确定腕关节的破坏程度至关重要。术前应记录是否存在舟月韧带损伤、进行性腕骨塌陷（SLAC）和舟骨骨折不愈合进行性腕骨塌陷（SNAC），使用普通 X 线片评估残留的骨量和累及关节。如果仍保存完好的骨量，并且大部分关节受到影响（图 48.1），则

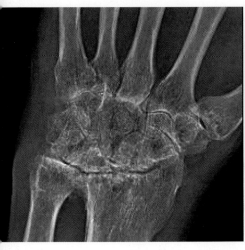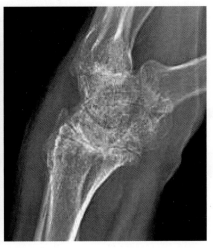

图 48.1

应考虑全腕关节置换术。

- 当腕骨间或桡腕关节破坏范围不明确时，可以使用 CT 或腕关节镜检查。通过 CT 和关节镜检查可以判断腕中、桡腕关节和腕骨间关节的问题。如果患者的桡腕关节或腕骨间关节尚可保留，局限腕关节融合可能比全腕关节置换术或全腕关节融合术更为可取，包括四角融合或近排腕骨切除。

- 评估类风湿关节炎患者时应格外小心，因为单纯 X 线片可能无法显示关节破坏的真实程度。此外，这些患者更容易出现肌腱或软组织失衡。在类风湿关节炎患者，如仅有桡腕关节受累，而腕中关节未受累，可以考虑桡月关节融合或桡舟月关节融合，以维持腕中关节活动。值得注意的是，类风湿关节炎患者更容易发生骨质疏松，并可能有伤口愈合方面的并发症，术前应由风湿性疾病的专科医生予以系统治疗。

- 术前可以通过腕关节 X 线片估计假体尺寸，最佳尺寸通常是腕骨柄与头状骨中心对齐，将尺侧螺钉固定于钩骨近极。

手术解剖

- 本章介绍的假体是 Universal 2 ™ 假体（图 48.2）。它是美国最流行的全腕关节置换假体之一。其他假体设计可能也会达到类似的结果，但尚无比较性研究或长期随访研究来评估其耐久性或并发症发生率。Universal 2 ™ 假体设计包括珠状多孔涂层（以改善骨质整合），腕骨和桡骨部分由一个椭圆形超高分子量聚乙烯（ultra high-molecular-weight polyethylene, UHMWPE）关节面组成。传统假体多采用球窝或铰链设计，术后更容易出现腕关节不平衡。新的设计使用了更宽大的关节接触，可降低这种风险。

- 远端（腕骨）组件用两个万向螺钉固定，将中央柄插入头状骨，螺钉向桡侧固定舟骨、小多角骨和第二腕掌关节，向尺侧固定钩骨。尺侧螺钉不应穿过第四或第五腕掌关节，桡骨组件关节面倾斜 40°，可以选择保留尺骨头。

体位

- 手术可在腋丛或臂丛阻滞或全身麻醉下进行，术前给予抗生素治疗。

- 患者取仰卧位，将手臂外展，手旋前放在手术台上，手术在止血带控制下进行。

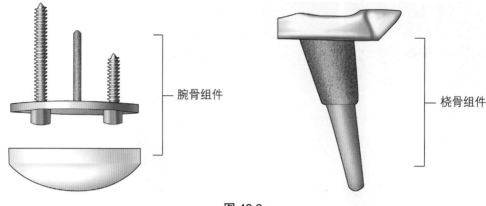

图 48.2

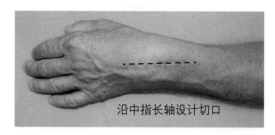

沿中指长轴设计切口

图 48.3

显露

- 沿中指长轴设计背侧纵向切口，自第三掌骨基底至桡腕关节近端 3～4 cm（图 48.3）。
- 向桡侧及尺侧掀起皮瓣，显露伸肌支持带，注意保护桡、尺神经背侧感觉支。如有必要，可结扎手背静脉，但可能会增加术后水肿。
- 以桡侧为基底设计并标记伸肌支持带瓣（图 48.4A），在尺侧腕伸肌鞘管纵向切开（图 48.4B），将整个支持带向桡侧掀起至第一与第二伸肌间室之间，切开伸肌间室之间的间隔，形成一个单一、连续的伸肌支持带瓣（图 48.4C）。
- 如有必要，行伸肌腱滑膜切除术，确认桡侧腕短伸肌腱和桡侧腕长伸肌腱的完整性，可以作为伸肌腱中央化的动力来源。
- 牵开伸肌腱，显露关节囊。牵开伸肌腱后，可以在第四伸肌间室基底桡侧找到骨间后神经，可以在桡腕关节近端切断此神经，使关节去神经化，以控制术后关节疼痛。但是此步骤并不是必需的，也不总是同时进行。
- 切开关节囊，以远端为蒂，掀起包括腕关节背侧关节囊、下桡尺关节囊和桡骨远端 1 cm 的骨膜组织在内的矩形关节囊瓣。关节囊瓣的边缘位于第一（或第二）和第六伸肌间室。关节囊瓣的作用是覆盖并为假体提供牢固的关节囊支持（图 48.5A、B）。

手术操作

第一步：桡骨截骨

- 将腕关节置于过屈位，显露桡骨远端关节面。将骨尖锥插入距离桡骨远端关节面背侧唇掌侧约 5 mm，Lister 结节桡侧（图 48.6）。可以使用小刮匙扩大通道。

显露要点

- 当有下尺桡关节炎或类风湿关节炎时，可在桡腕关节手术前进行 Darrach 手术，切开尺骨远端的关节囊，以 45°倾斜（顶点在尺侧）切除尺骨远端。切除的尺骨可以保留作为移植骨（更多信息请参见第四十四章）。
- 如果保留尺骨头，在掀起腕关节背侧关节囊时，应注意保护三角纤维软骨复合体（TFCC），以稳定关节。

- 将力线定位器置入尖锥的通道中。
- 通过术中透视检查确认冠状面和矢状面的力线定位器的位置（图 48.7 ）。如果力线定位器位于桡骨中心，则证明力线满意。

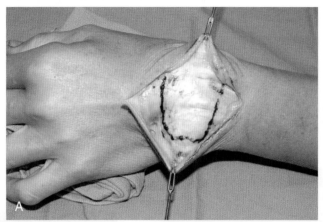

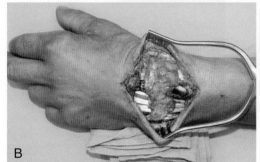

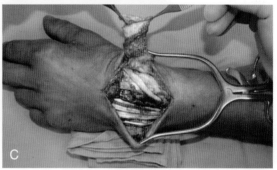

图 48.4A–C

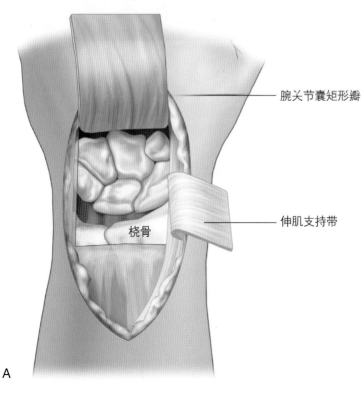

腕关节囊矩形瓣

桡骨

伸肌支持带

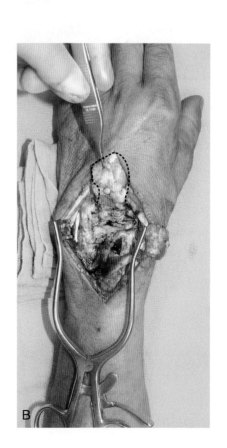

图 48.2A–B

第一步手术要点

- 可能需要用咬骨钳去除 Lister 结节，以便使截骨阻挡模块可以贴附在桡骨背侧。
- 对于类风湿关节炎腕骨尺侧移位的患者，去除部分桡骨茎突有助于腕关节力线的重新调整。
- 如果保留下尺桡关节，桡骨截骨时不能累及乙状切迹，以保持下尺桡关节的稳定性。
- 截骨时避免伤及桡腕掌侧韧带，可以为假体置入提供更好的软组织稳定作用。

第一步手术注意

在桡骨截骨时，可能会意外伤及掌侧结构（屈肌腱或正中神经）。

- 将桡骨截骨杆及桡骨截骨阻挡模块安装在定位器上，移除关节面，尽可能少地切除桡骨远端关节面，以保持假体周围软组织的稳定性（图 48.8）。
- 使用克氏针将桡骨截骨阻挡模块固定于桡骨上。桡骨截骨阻挡模块上有三排克氏针固定孔，两排之间的距离约为 2 mm。可以调整桡骨截骨阻挡模块的位置，以达到适当的骨切除量（图 48.9A–C）。
- 临时固定后，通过桡骨截骨阻挡模块置入克氏针，用电锯在桡骨上标记截骨线，然后移除力线定位器和桡骨截骨杆。
- 使用摆动锯进行桡骨截骨（图 48.10）。

第二步：桡骨组件试模安装

- 完成桡骨截骨后，将力线定位器重新置入桡骨孔道中。
- 将合适尺寸的扩髓锉安装在定位器上，并向近端滑动。扩髓锉与定位器和

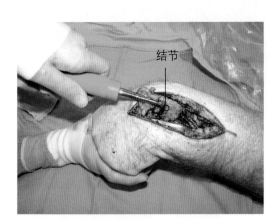

图 48.6

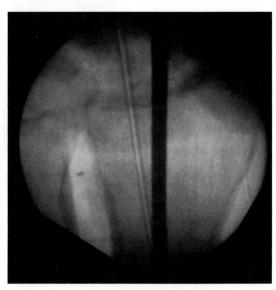

图 48.7

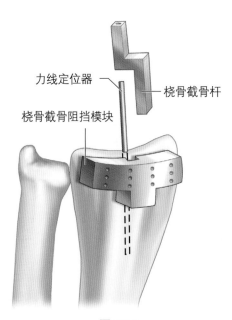

图 48.8

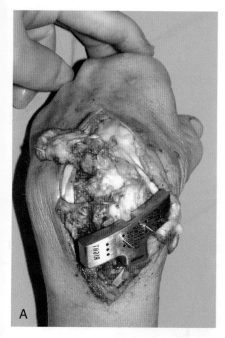

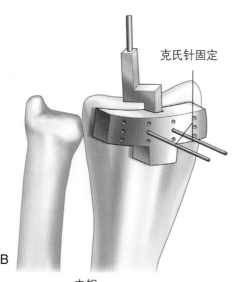

克氏针固定

B

电锯

C

图 48.9A–C

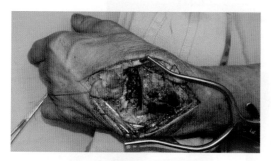

图 48.10

乙状切迹和桡骨掌侧缘之间的线平行（图 48.11）。

- 用木槌将扩髓锉打入髓腔，直到其阻挡块与截骨部位皮质齐平（图 48.12A、B）。
- 去除定位器及扩髓锉。
- 使用加压器置入假体试模，直至完全就位，通过 X 线透视确认位置（图 48.13A–C）。

第二步手术要点

- 置入桡骨端假体试模后，可以复位桡腕关节，评估腕关节周围软组织的张力。如有必要，可以在桡骨近端重复截骨，以减少张力。但是，应该在腕骨端假体试模置入后进行。
- 为了得到假体最佳的力线，应将扩髓锉轻柔地插入干骺端略偏背侧。避免沿宽大的干骺端掌侧进入，否则可能会导致假体向掌侧倾斜。

第二步手术注意

巨大的月骨窝缺损会导致假体支撑不良。

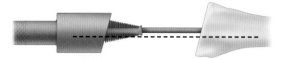

扩髓锉和定位器与乙状切迹
和桡骨掌侧缘之间的线平行

图 48.11

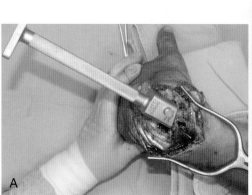
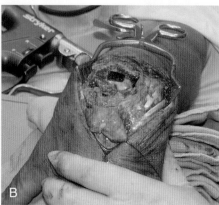

图 48.12A–B

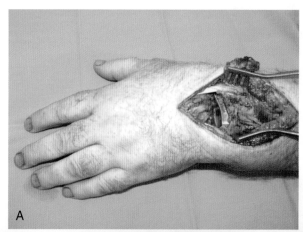

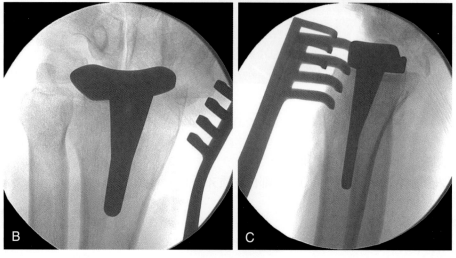

图 48.13A–C

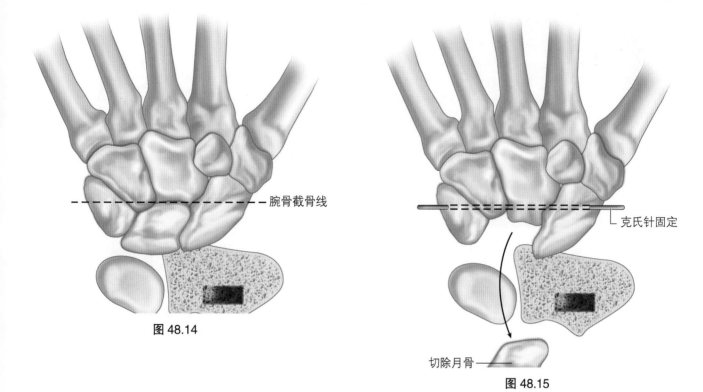

图 48.14

图 48.15

第三步：腕骨组件试模安装及腕骨截骨

- 然后转向远端腕关节截骨。通过远端截骨术切除钩骨近端 1 mm，并经过头骨头部和舟骨远端腰部和三角骨远端腰部。将月骨完全切除（图 48.14）。

- 完全切除月骨有利于腕骨截骨术。

- 如果舟骨和三角骨是活动的，会干扰截骨程序。可以临时使用克氏针将它们固定于相邻骨。克氏针应该贴腕骨的掌侧皮质，以避免影响截骨（图 48.15）。

- 根据所选的假体尺寸，使用适当的腕骨钻孔导向器。

- 使用组合式钻孔导向器，将纵杆压在头骨头部，并将鞍座放在第三掌骨干背侧皮肤上（图 48.16A、B）。将导针套筒插入钻孔导向器，使 0.54 英寸（1.4 mm）的导针自头骨穿入第三掌骨（图 48.16A、B），依次移除套筒及导向器。

- 通过术中 X 线透视确认克氏针（导针）的位置，沿克氏针置入 2.5 mm 空心钻头，并创建头骨隧道。钻孔的深度应与假体尺寸相对应，并在钻头上标记。

- 去除纵向克氏针和空心钻头，将骨孔埋头处理，将腕骨截骨导向阻挡模块置入头骨头骨髓腔钻孔内。使腕骨截骨导向阻挡模块与腕骨截骨导向杆对线一致（图 48.17A）。

- 使用克氏针将腕骨导向器固定于腕骨上，使用摆动锯进行截骨（图 48.17B）。

- 将腕骨端假体试模置入头骨骨孔，试模背侧边缘需与头状骨背侧皮质齐平（图 48.18）。

- 在腕骨端组件的桡侧和尺侧孔拧入螺钉。放置掌骨对线导向器，将板远端置于第二掌骨，而板近端置于桡侧螺钉孔部位。使用 2.5 mm 钻头自小多角骨跨越腕掌关节至第二掌骨钻一个 30～35 mm 长的骨孔，在桡侧拧入一个 4 mm 螺钉（图 48.18）。

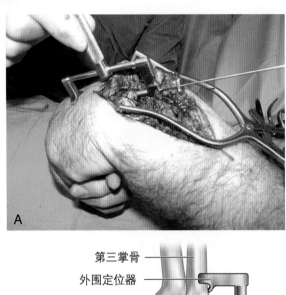

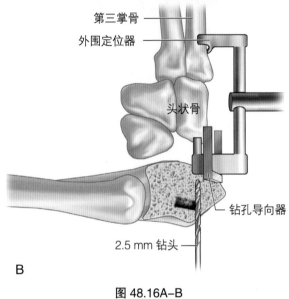

图 48.16A–B

第三掌骨
外围定位器
头状骨
钻孔导向器
2.5 mm 钻头

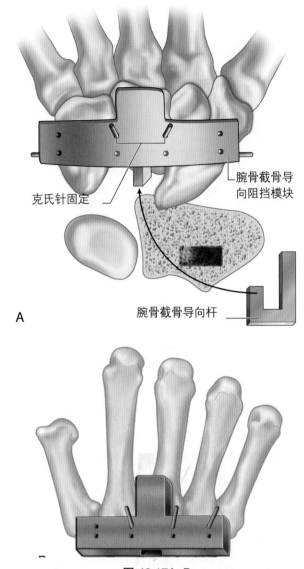

克氏针固定
腕骨截骨导向阻挡模块
腕骨截骨导向杆

图 48.17A–B

第三步手术要点

- 放置试模，关节复位后，可以再次切除 1~2 mm 桡骨，以改善关节背伸或使软组织包裹松弛。
- 如果腕关节复位后松弛，可以插入较厚的聚乙烯组件，以增加体积并提供更大的稳定性。
- 轴向牵拉试验至关重要。如果显示关节明显松弛，可能会导致术后假体脱位。
- 如果存在外在肌腱屈曲牵缩，可进行尺侧腕屈肌腱和桡侧腕屈肌腱的阶梯式延长，以达到肌腱平衡。

- 再次将掌骨对线导向器置于第四掌骨与钩骨轴线上，沿导向器钻尺侧骨孔至钩骨。使骨孔位于钩骨内，不能穿过腕掌关节，使用 2.5 mm 钻头用于钻入三角骨和钩骨，将一个长度为 20 mm、直径 4 mm 螺钉插入三角骨和钩骨内（图 48.18 ）。
- 通过术中透视确认螺钉和腕骨组件的位置满意（图 48.19A–C ）。
- 将聚乙烯中心组件试模安装在腕骨组件上且放置位置合适的话，试模会容易卡入正确位置（图 48.20A、B ）。
- 复位桡骨和腕骨试模，检测腕关节的活动及稳定性。还需要评估活动范围、软组织平衡和假体的稳定性。预期可以达到约 35° 屈曲、35° 背伸和 10° 桡偏或尺偏。充分伸直时，一些软组织被拉紧是正常的。

第四步：最终安装假体

- 腕关节稳定且平衡后，移除试模。
- 在离截骨线近端约 3 mm 的桡骨远端背侧皮质上钻孔，用来锚定背侧关节囊瓣。
- 移除三角骨、头状骨、钩骨、舟骨和小多角骨的关节面。将之前切除的骨填充到关节间隙内，使腕骨间关节融合。

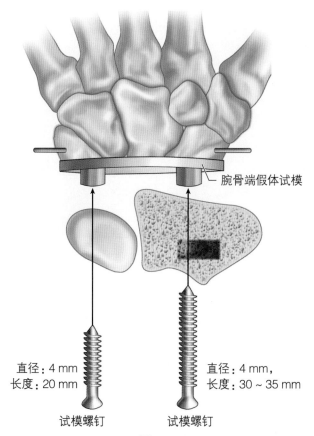

腕骨端假体试模

直径：4 mm
长度：20 mm

直径：4 mm，
长度：30 ~ 35 mm

试模螺钉   试模螺钉

图 48.18

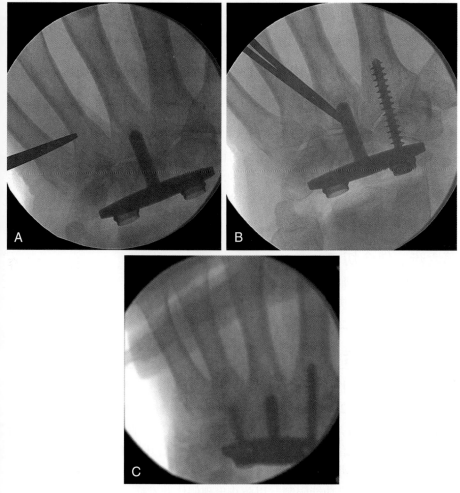

图 48.19A–C

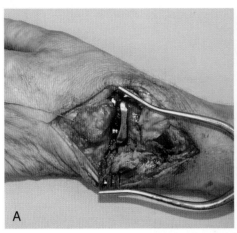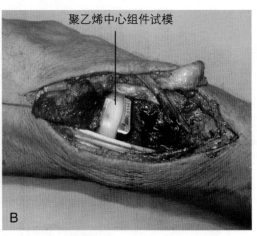

聚乙烯中心组件试模

图 48.20A–B

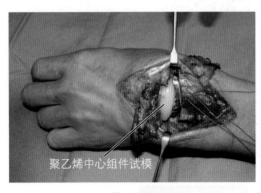

聚乙烯中心组件试模

图 48.21

<table>
<tr><td>

第四步手术要点

最终置入假体时，可以使用或不使用骨水泥，通常不需要使用骨水泥。

第五步手术要点

- 在腕关节屈曲位时缝合背侧关节囊。
- 如果术前伸肌腱滑至腕关节轴线尺侧，则应进行伸肌腱重新中央化。使用一束桡侧腕长伸肌腱环绕伸肌腱（除尺侧腕伸肌腱外）并向桡侧牵拉，将肌腱环缝合到桡侧伸腕长肌腱止点，将伸肌腱向桡侧悬吊。

</td><td>

- 放置假体并置入适当的螺钉。通过术中 X 线透视确认假体的位置。关闭切口前再次测试腕关节的活动度及稳定性（图 48.21）。

第五步：缝合关节囊及伸肌支持带
- 将背侧关节囊固定在桡骨背侧皮质的钻孔处。
- 如果关节囊太紧，无法完全覆盖假体，可部分切开伸肌支持带的远端部分，利用其自转至伸肌腱下，以覆盖剩余的缺损部分。
- 缝合伸肌支持带（图 48.22A、B）。

第六步：缝合切口
- 松开止血带并止血。
- 缝合筋膜层及皮肤（图 48.23）。
- 术后拍片（图 48.24A、B）。

术后护理及预后
- 根据假体的稳定性，使用短臂支具固定腕关节 2~4 周，再更换为可拆卸的支具继续固定 2~4 周。
- 在支具固定期间，患者每天进行几次主动屈曲、背伸、旋前及旋后练习。8 周后，可以开始力量及被动活动。2~3 个月后开始不受限制的运动。但要提醒患者不要进行重复性的强负荷和艰苦的工作。
- 患者需要接受终身功能限制，以防止出现假体并发症。

</td></tr>
</table>

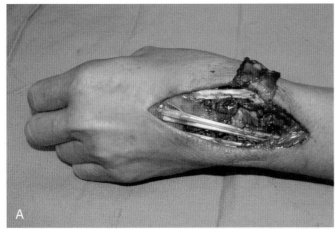

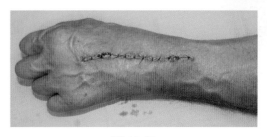

图 48.23

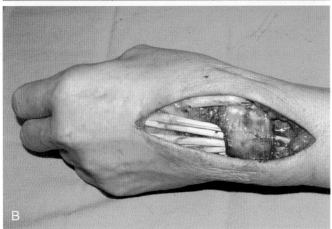

图 48.22A-B

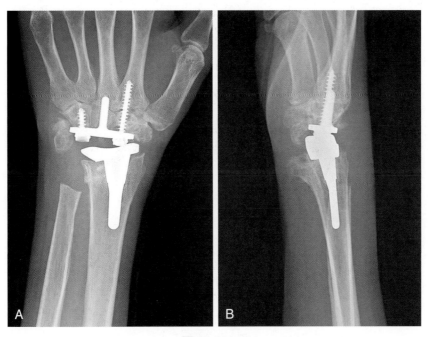

图 48.24A-B

循证文献

Cavaliere CM, Chung KC. A systematic review of total wrist arthroplasty compared with total wrist arthrodesis for rheumatoid arthritis. *Plast Reconstr Surg* 2008; 122:813-25.

这项系统性综述显示，对于类风湿关节炎，全腕关节融合术的结果与全腕关节置换术相比具有可比性，可能更好。在这个注重成本的医疗保健时代，昂贵的手术方式必须显示出优越的效果。现有的数据不支持对于类风湿关节炎全腕关节置换术的广泛应用。

Cavaliere CM, Chung KC. Total wrist arthroplasty and total wrist arthrodesis in rheumatoid arthritis: a decision analysis from the hand surgeons' perspective. *J Hand Surg* 2008; 33A:1744-55.

根据效用评分，手外科医生认为，如果患者 30 年来的腕关节患有疼痛、功能不良的类风湿关节炎，其生活质量还不如无痛、功能良好的腕关节的一半，关节成形术和关节置换术的结果比保守治疗更有价值。基于质量调整生存年数（QALYs）较高的预期，关节置换术应为首选治疗。然而，关节置换术的微小增长量是因为外科医生并不认为关节置换术优于关节融合术。

Yeoh D, Tourret L. Total wrist arthroplasty: a systematic review of the evidence from the last 5 years. *J Hand Surg Eur Vol* 2015; 40:458-68.

在 42% 的患者中诊断为类风湿关节炎，Motec 在术后 DASH 评分最高，只有 Maestro 术后可以达到明确的运动功能范围，Universal 2 的生存率最高（100% 达到 3 ~ 5 年），而 Elos 的存活率最低（57% 可达到 5 年），Biaxial 手术的并发症发生率最高（68.7%），而 Remotion 手术的并发症发生率最低（11%）。全腕关节置换术可以保持一定的活动范围，提高功能评分，并在中长期临床随访中保持不变，并发症的发生率高于腕关节融合术，包括影像学松动和骨溶解的报道。这些证据不支持关节置换术超过关节融合术，而在临床广泛应用，谨慎地选择患者是非常必要的（Ⅲ 级证据）。

第四十九章
全腕关节融合术

Brian P. Kelley、Kevin C. Chung 著　朱　瑾 译　刘　波 审校

适应证

- 对于因各种关节疾病出现腕关节疼痛和活动受限的患者可考虑进行全腕关节融合术或局限腕关节融合术。在全腕关节融合术之前，应首先考虑其他手术和保守治疗方法。
- 考虑关节融合术时，缓解疼痛和获得稳定性的要求应优于保留腕关节活动。
- 病理生理适应证可能包括骨性关节炎、炎症性关节炎、创伤后关节炎、月骨缺血坏死、舟月韧带损伤腕骨进行性塌陷（SLAC）和舟骨骨折不愈合腕骨进行性塌陷（SNAC）、韧带不稳定，或者广泛肿瘤或感染切除后。
- 全腕关节融合术一般适用于多关节受累的情况，包括桡腕关节和腕中关节。如果腕关节疾病只累及单一关节，在最终考虑全腕关节融合术之前，可以首先考虑有无其他选择。
- 全腕关节融合术也是其他腕关节手术失败的一种补救措施，如局限腕关节融合术和软组织重建失败。患者希望得到效果肯定的一期手术，而且对于其他手术为禁忌证（如关节置换术或近排腕骨切除术），或关节置换失败等。
- 对于腕关节疾病选择手术类型时，采取系列性策略是非常有效的（图 49.1）。

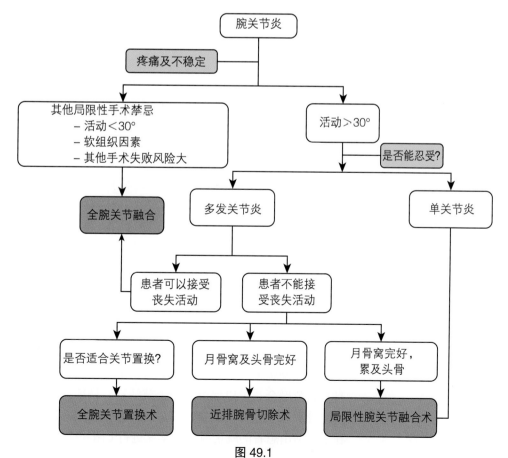

图 49.1

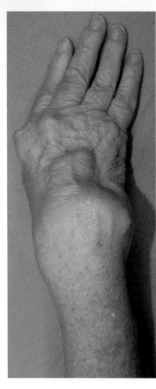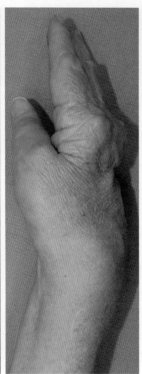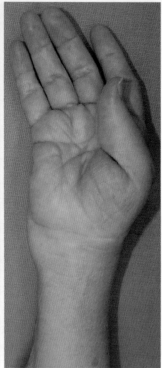

图 49.2

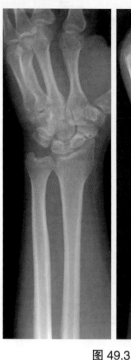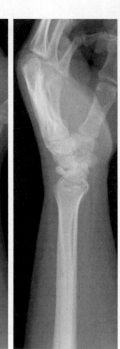

图 49.3

临床检查

- 术前应记录疼痛、炎症或畸形等症状。任何活动性炎症或感染的迹象都可能是手术的相对禁忌证（图 49.2）。
- 评估手和腕关节的活动范围，并应单独记录每一个关节的结果。
- 评估腕骨和下尺桡关节有无半脱位或脱位，以确定有无关节不稳定。
- 应进行彻底的神经系统检查，以排除是否在融合时需要同时进行腕管或腕尺管（Guyon）松解。
- 有必要详细记录患者的功能需求、活动、职业、爱好和家庭环境。高需求活动可能加速关节置换失败，并排除其他保留活动的治疗选择。在这种情况下，全腕关节融合可能是长期效果满意的首选。

影像学

- 腕关节的后前正位、斜位和侧位 X 线对于确定腕关节的破坏程度至关重要。应在手术前记录有无 SLAC 和 SNAC（图 49.3）。
- 当腕骨间或桡腕关节病变范围不明确时，可以考虑 CT 或腕关节镜检查。通过 CT 和关节镜检查可以确定腕中关节、桡腕关节和腕骨间关节疾病。对于桡腕关节或腕骨间关节未受累的患者，局限性腕关节融合手术可能比全腕关节置换术或全腕关节融合术更为可取。局限性腕关节融合手术包括四角融合术或近排腕骨切除术。
- 评估类风湿关节炎患者时应格外小心，因为通过影像学检查可能无法真正显示关节受累的程度。此外，这些患者更容易出现肌腱或软组织失衡。在类风湿性桡腕关节炎患者中，如腕中关节未受累，可以考虑桡月关节或桡舟月关节融合，可以保留腕中关节活动。最后，类风湿关节炎患者更容易发生骨质疏松，并可能有伤口愈合的并发症。对风湿性疾病的系统治疗应在手术前由患者的既定风湿病学家进行（图 49.4）。

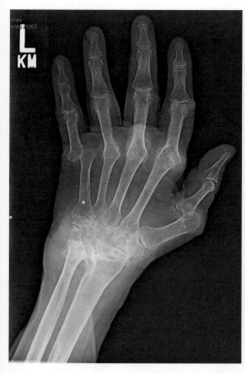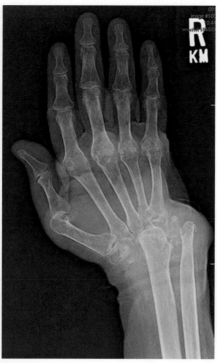

图 49.4

手术解剖

- 腕关节运动的正常弧度：
  - 屈曲：79°。
  - 背伸：59°。
  - 桡偏：21°。
  - 尺偏：38°。
- 桡月关节比头月关节对于屈曲更加重要，而头月关节比桡月关节对于背伸更加重要。
- 尺偏可能受下尺桡关节或尺骨正向变异（尺骨较桡骨长）的影响。
- 成功的全腕关节融合术必须包括桡月关、桡舟关、舟头关、头月关及腕掌关节。如果尺骨撞击可能出现术后问题，可以在融合时切除三角骨。头钩关节及第二腕掌关节也可以同时融合，对腕关节活动的影响不大。

体位

- 全腕融合可在腋路或臂丛阻滞或全身麻醉下进行，术前给予抗生素治疗。
- 患者取仰卧位，将手臂外展，手旋前放在手术台上，术中使用止血带。

显露

- 沿第三掌骨轴线设计背侧纵切口，自第三掌骨基底延伸到桡腕关节近侧 3～4 cm 处（图 49.5）。
- 对于类风湿关节炎患者或严重畸形患者，应仔细设计该切口，使其沿第三掌骨基底，通过头月关节及桡骨远端月骨窝，以便更好地看到并牵拉组织（图 49.6）。对于活动性滑膜炎患者，应行滑膜切除术以减轻疼痛和炎症（图 49.7）。

显露手术要点

- 当存在下尺桡关节炎或类风湿关节炎时，可在桡腕关节手术前对类风湿关节炎患者进行 Darrach 手术，或对骨性关节炎患者进行匹配的半关节置换切除术，切开尺骨远端的关节囊，以 45° 倾斜（顶点在尺侧）切除尺骨远端。切除的尺骨可以保留作为移植骨（更多信息请参见第四十四章）。
- 也可用桡侧腕长伸肌腱和桡侧腕短伸肌腱覆盖腕骨，以防止手指伸肌腱的磨损。
- 也可以沿背侧腕骨间韧带及背侧桡腕关节韧带切开关节囊，以桡侧为蒂掀起关节囊瓣，但不是必需的。

显露注意

保留厚的关节囊瓣，可以用来覆盖钢板。

- 将皮瓣向桡侧及尺侧掀起，显露伸肌支持带，保护桡、尺神经背侧感觉支。如有必要，可结扎背侧静脉，但可能增加术后水肿（图 49.8）。
- 直接切开第三个伸肌间隔，将拇长伸肌腱自伸肌间隔中移出，防止术后炎症或拇长伸肌腱断裂（图 49.9）。
- 切开第二和第四伸肌间室，牵开伸肌腱，显露关节囊，可以在第四伸肌间室基底桡侧找到骨间后神经，在桡腕关节近端切断此神经，使关节去神经化，以控制术后关节疼痛。但是此步骤并不是必需的，也不总是同时进行。

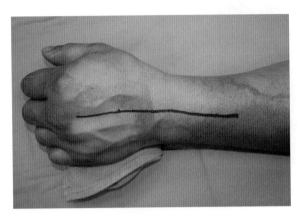

图 49.5

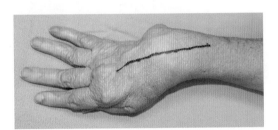

图 49.6

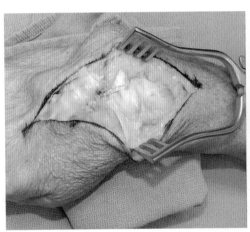
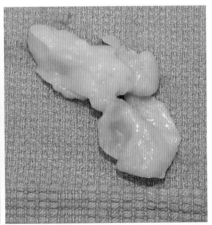

图 49.7

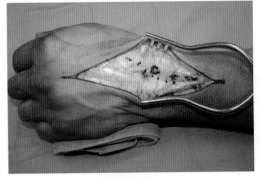

图 49.8

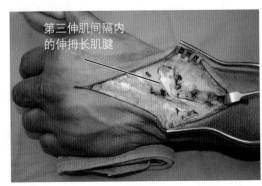

第三伸肌间隔内
的伸拇长肌腱

图 49.9

- 使用 15 号刀片在相同的间隔内纵向切开腕背关节囊，并向桡侧和尺侧掀起，完全暴露腕骨（图 49.10 ）。
- 在骨膜下剥离，暴露桡骨背侧、腕骨和第三掌骨。

手术操作

第一步：背侧骨的准备

- 暴露桡骨、腕骨和掌骨的背侧皮质，用于放置钢板（图 49.11 ）。
- 去除桡骨的背侧唇，包括 Lister 结节，使钢板完全与骨贴服（图 49.12 ）。
- 使用精细的咬骨钳去除近端桡腕关节和腕中关节的关节面。任何切除的骨质都应该保留用于植骨。如果同时进行其他手术，如尺骨头切除术或腕骨切除术，切除的骨也可用于植骨。必要时可以使用异体骨或髂骨移植。

第二步：放置钢板，矫正关节对线

- 全腕关节融合术有多种固定系统选择，包括锁定和非锁定钢板（图 49.13 ）。
- 确定将钢板放置在桡骨背侧、腕骨及掌骨部位，特别注意不要旋转。如果腕关节短缩，特殊设计的钢板的曲度不容易与腕背贴服，可以使用直板。

第一步手术要点
• 应评估腕关节，确认关节可复位，并且力线良好。可能需要软组织松解以帮助复位。 • 不应明显短缩桡骨及腕骨，尽量保留腕高，保持肌腱的长度和手指的运动。

第一步手术注意
如果不能复位腕关节和恢复力线，将使钢板的放置和定位变得困难。

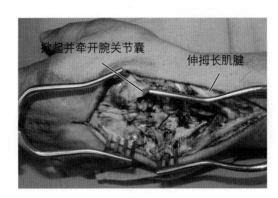

图 49.10

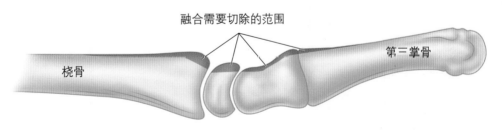

图 49.11

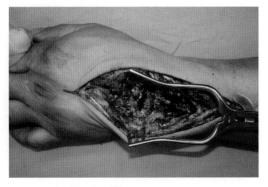

图 49.12

第二步手术要点
典型的全腕关节融合术位置是 10° 背
伸和轻微尺偏。

第二步手术注意
钢板必须与骨贴服，这样伸肌腱就不
会在钢板与骨头之间磨损而造成断裂。
如果使用锁定板，第一个螺钉应该是
皮质螺钉，从而将骨拉向钢板，并闭
合钢板与骨之间的间隙。

第三步：植骨和钢板固定

- 向准备好的关节间隙内填充自先前移除的骨、异体骨、髂嵴或从桡骨远端获取的移植骨。
- 将此钢板放置于桡骨、腕骨和第三掌骨的背侧。通常桡骨部分使用 3.5 mm 螺钉，腕骨和掌骨部分使用 2.7 mm 螺钉。
- 首先，用 2.7 mm 螺丝将钢板固定在第三掌骨的中间无旋转的位置，并不拧紧（图 49.14）。
- 然后，复位腕关节，并检查是否存在旋转，然后将钢板固定到桡骨背侧（图 49.15）。
- 通过术中透视评估钢板和螺钉的位置。
- 将所有剩余的移植骨填充到任何开放的关节间隙和钢板下面（图 49.16）。

全腕关节融合术锁定钢板

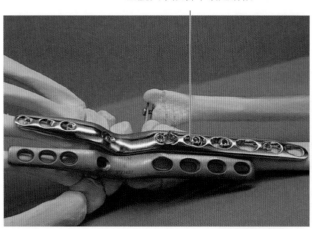

图 49.13

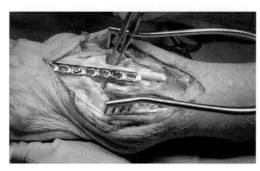

图 49.14

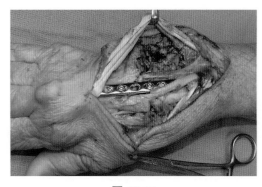

图 49.15

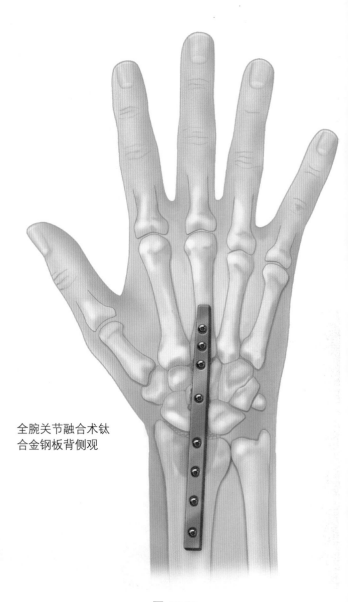

全腕关节融合术钛
合金钢板背侧观

图 49.16

第四步：修复软组织，拇长伸肌腱移位，缝合切口

- 使用 8 根 3-0 编织可吸收缝线（也可以使用不可吸收缝线）关闭关节囊，覆盖钢板。如果关节囊移动性差，可以在尺侧平行切开，将尺侧关节囊向桡侧推进，覆盖钢板和植骨区。此外，可从第二掌骨基底部切开并游离桡侧腕短伸肌腱和桡侧腕长伸肌腱，以为钢板提供额外的软组织覆盖。
- 修复伸肌支持带，将拇长伸肌腱转移到支持带上方（图 49.18）。
- 松开止血带并止血，使用不吸收缝线缝合皮肤或皮下可吸收缝线缝合（图 49.19）。
- 在休息位用掌侧支具固定腕关节。

术后护理及预后

- 如果术中固定牢固，术后 2 周可更换为可拆卸支具。除洗澡外，全天佩戴支具 4~6 周。在此期间手指可以轻柔地活动。
- 如果固定不牢靠或患者的依从性差，建议术后用石膏固定。
- 在此期间应强调手指活动范围的练习及水肿控制。患者可进行职业性手部康复治疗。
- 术后 12 周开始力量练习。
- 预期的结果是疼痛缓解，骨质融合，手指恢复完全的活动范围及前臂充分旋转。
- 影像学应显示融合的关节骨质愈合，没有内固定物松动（图 49.20）。
- 患者应达到主利手握力的 80% 左右，但可能需要慢慢增加，直至术后 1 年。
- 患者可以期望在 3~6 个月后开始适应，在这个时间段内应该能够完成大部分轻体力活动。

第三步手术要点

- 显露足够的掌骨，从而使钢板能够居中定位，并适当地旋转对线。向掌骨内放置三颗螺钉，桡骨内至少放置三颗螺钉。
- 锁定螺钉固定可用于骨量不足的患者。使用锁定钢板时，第一个螺钉应为皮质非锁定螺钉，将骨拉向钢板，闭合钢板与骨之间的间隙，然后可以固定锁定螺钉。如果第一个螺钉是锁定螺钉，钢板与骨之间会有间隙，可能会嵌顿肌腱。
- 移植骨的来源是桡骨远端、髂嵴、尺骨鹰嘴、胫骨近端和同种异体骨。
- 对于软组织缺损的患者，全腕关节融合术可以用 Steinmann 钢针，可用克氏针防止旋转（图 49.17）。

第三步手术注意

- 在钢板固定时，旋转是最常见的对线问题，腕关节的位置应为旋转中立位，背伸，并轻微尺偏。
- 确保钢板固定后，前臂可以充分旋转，手指被动活动充分。

第四步手术注意

用支具固定掌指关节于伸直位可导致关节囊挛缩，以及手指活动受限，但在恢复过程中手指活动可以早期恢复。

术后要点

- 患者需要适应长达 1 年的康复期。术前用支具或石膏模拟腕关节活动丧失可以有助于患者适应并接受预期的结果。
- 握力和活动可能永久受限。

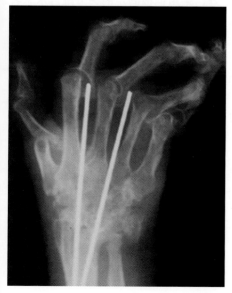

图 49.17

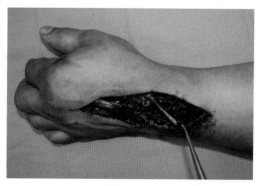

图 49.18

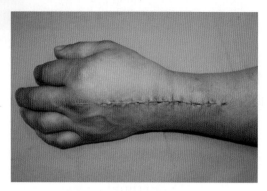

图 49.19

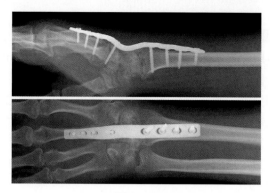

图 49.20

循证文献

Cavaliere CM, Chung KC. Total wrist arthroplasty and total wrist arthrodesis in rheumatoid arthritis: a decision analysis from the hand surgeons'perspective. *J Hand Surg Am* 2008; 33:1744-55.

尽管这项决策分析研究的重点是观察类风湿性腕关节置换术与腕关节融合术的质量调整生存年数，但本文支持应用全腕关节融合术治疗不稳定、疼痛的类风湿性腕关节炎的有效性（IV级证据）。

Cavaliere CM, Chung KC. A cost-utility analysis of nonsurgical management, total wrist arthroplasty, and total wrist arthrodesis in rheumatoid arthritis. *J Hand Surg Am* 2010; 35:379-91.

对于疼痛、僵硬或不稳定的类风湿腕关节炎患者，关节置换术和关节融合术均被证明是经济有效的治疗方法（IV级证据）。

Solem H, Berg NJ, Finsen V. Long term results of arthrodesis of the wrist: a 6-15 year follow up of 35 patients. *Scand J Plast Reconstr Surg Hand Surg* 2006; 40:175-8.

本文对 35 名患者中 40 个（主要是类风湿关节炎患者）全腕关节融合术平均进行了 10.5 年随访，比较了 Mannerfelt 人工关节融合术和钢板关节融合术的疗效。结果表明 40 例中 28 例疼痛缓解良好，采用钢板固定的关节融合术患者在所有研究变量中均显示出更好的结果，腕关节钢板固定于背伸位显示了最佳的功能和力量评分（IV级证据）。

Owen DH, Agius PA, Nair A, Perriman DM, Smith PN, Roberts CJ. Factors predictive of patient outcome following total wrist arthrodesis. *Bone Joint J* 2016; 98-B: 647–53.

本文为单中心、同一手术医生的病例对照研究，评估了 77 例炎症性关节疾病、创伤后关节炎、腕关节不稳定或腕关节挽救的全腕关节融合术，融合术后 6 年使用 Buck Gramcko Lohman（BGL）及手臂、肩膀和手的残疾评分评估结果，多关节炎症性关节炎和女性患者与较差的患者自我评估结果相关，工伤赔偿及非炎症性腕关节疾病的患者恢复工作时间较长（IV级证据）。

第五十章
腕关节神经切断术

Nasa Fujihara、Matthew Brown、Kevin C. Chung 著　李秋雅　刘　波 译　陈山林 审校

适应证

- 继发于以下症状的持续腕疼痛：
  - 舟骨骨折不愈合、舟月分离、腕不稳定、桡骨远端骨折或 Kienböck 病引起的退行性变。
  - 原发性退行性关节炎。
  - 活动期炎症性关节炎。
- 有良好的运动范围但不活跃的年轻患者，或老年患者最适合做神经切断术。
- 神经切断术并不是补救性手术，而是慢性腕疼痛的一种治疗方法。它不会影响之后的手术，如部分或完全腕关节融合术、腕骨切除或关节成形术。

临床检查

- 神经阻滞有效后可以做神经切断术，在每个注射点注射 1～2 ml 局麻药。
  - 骨间后神经（posterior interosseous nerve, PIN）和骨间前神经（anterior interosseous nerve, AIN）。在 Lister 结节尺侧 1 cm、近侧 3 cm 处的腕尺背侧垂直注射局麻药（图 50.1）。进针到感到骨间膜的阻力而停止。将针头退出 2 mm，注入局麻药，然后继续推进针头穿过骨间膜，再次注射。如果骨间后神经和骨间前神经阻滞有效，则无须进行其他麻醉。
  - 尺神经背侧关节支。在尺骨茎突的尺侧边缘垂直注射，将局麻药注射到骨质周围和掌侧。
  - 桡神经分支。先在腕关节近端约 3 cm 处进行桡动脉或静脉周围注射，然后在背侧和近端皮下继续注射（见第一章）。
  - 正中神经掌侧支和骨间前神经。在掌长肌腱尺侧，远端腕横纹近侧约 3 cm 处垂直入针，在桡骨表面和骨间膜浅层注入局麻药。
- 按照所列出的顺序完成每次注射，注射后评估本次注射后症状是否改善。如果不能改善疼痛，则不需要手术切断该神经。

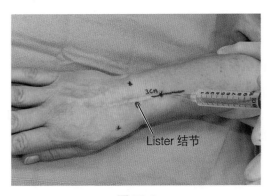

图 50.1

影像学

- 需要做腕平片和（或）MRI，以排除急性骨折或其他引起腕疼痛但不适用该手术的病因。

手术解剖

- 腕关节神经支配丰富，包括骨间前神经、骨间后神经、前臂外侧皮神经、桡神经浅支、正中神经掌侧支和尺神经背支。每个神经引起手腕疼痛的程度不确定。只切断骨间前或后神经（PIN 或 AIN）的腕关节神经部分切断术也是减轻手腕疼痛的不错选择。
- 骨间后神经从旋后肌下缘穿出，分支支配拇长伸肌后分为两支。分出运动支后，骨间后神经感觉支向远端延伸，终末支位于第四伸肌间室底面桡侧（图 50.2A）。
- 骨间前神经向桡侧分支支配拇长屈肌和指深屈肌，然后走行于骨间前动脉桡侧，在腕关节水平恰好位于骨间膜掌侧。最后的运动神经支配旋前方肌，终末感觉支支配腕关节囊（图 50.2B）。
- 桡神经浅支分出几个分支穿过伸肌支持带，然后在桡骨茎突水平分出关节支。更远端在第一背侧骨间肌间隙发出关节支，它直接发自第一背侧指总神经（图 50.3）。
- 尺神经背支的关节分支在尺骨头水平走向腕关节囊。
- 可以从单个背侧切口（图 50.2A、B）切断骨间后神经或骨间前神经。在进行广泛皮下组织分离过程中即可离断尺动脉和桡神经浅支的背侧关节支，以及桡神经关节返支。尽管有些作者提倡剥离桡、尺动脉血管周围外膜，或直接切断所有掌骨间的关节返支，但我们并不常规做这些操作。

显露

- 从尺骨头近端 2 cm 开始，在桡骨远端和尺骨之间做 3 cm 纵向背侧切口（图 50.4）。
- 在第三间室的尺侧缘切开伸肌支持带（图 50.5A、B）。
- 切开第四间室，向尺侧牵开伸肌腱，在第四间室深层桡侧显露出骨间后神经。

手术操作

第一步：骨间后神经切除术

- 向尺侧牵拉指伸肌腱，向桡侧牵拉拇长伸肌，在第四间室深层显露骨间后神经（图 50.7）。
- 识别并游离骨间后神经，并切除该神经 1 cm（图 50.8）。

第二步：骨间前神经切除术

- 纵向切开骨间膜，暴露骨间前神经（图 50.9）。
- 切开骨间膜后，在骨间前动脉桡侧可见骨间前神经。在切除前，要将神经与动脉仔细游离（图 50.10）。
- 在腕水平切除 1 cm 骨间前神经（图 50.11）。

显露要点

可通过单个背侧切口切断骨间后神经或骨间前神经。如果有广泛疼痛，需要阻断多处神经，则可能要做多个切口，切除其他的神经分支（图 50.6A、B）。

第二步手术要点

在远端切除骨间前神经是为了避免切断支配旋前方肌的运动支。

第二步手术注意

避免损伤骨间前动脉。如果切断了血管，应该结扎或夹闭，松止血带后应检查出血情况。骨间前动脉隐性出血可导致深部屈肌间室的骨筋膜室综合征。

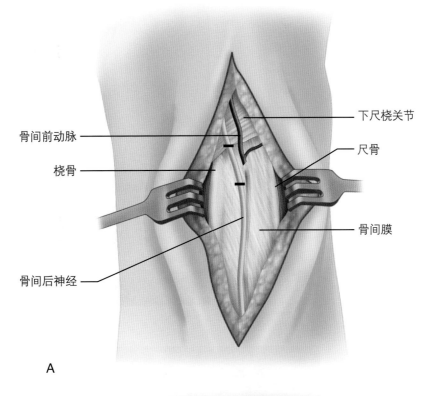

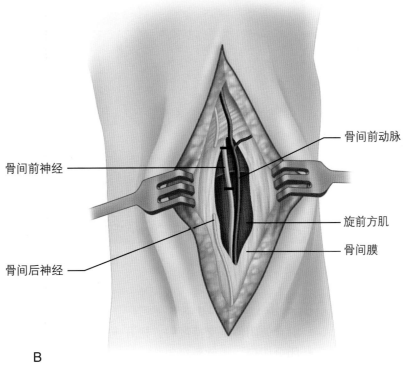

图 50.2

第三步：皮下组织的剥离

- 分离皮下组织与深层的筋膜，撕脱其他背侧关节支。
- 将止血钳从切口伸向尺神经背支位置，前后移动止血钳，分离皮下组织（图 50.12 ）。
- 采用类似的技术破坏桡神经浅支和它在第一掌骨室上的远端分支（图 50.13 ）。

第三步手术要点

可以通过尺骨头和掌骨间隙基底部的单独切口切除尺神经背支和桡神经浅支（图 50.6A–C ）。

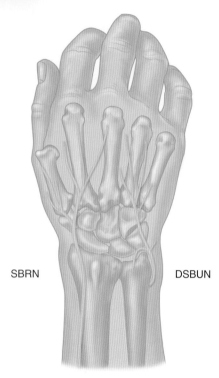

图 50.3 A–B DSBUN，尺神经背侧感觉支；SBRN，桡神经浅支

SBRN

DSBUN

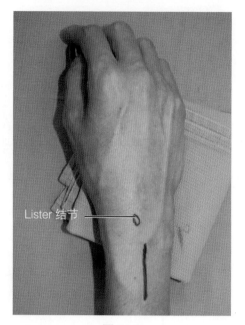

Lister 结节

图 50.4

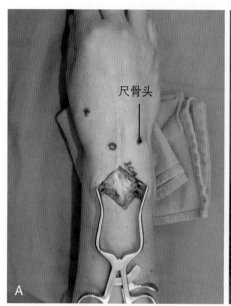

尺骨头

A

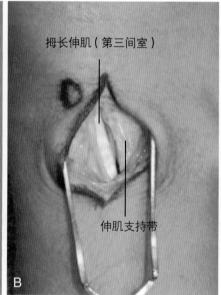

拇长伸肌（第三间室）

伸肌支持带

B

图 50.5A–B

第四步：闭合切口

- 缝合关闭伸肌支持带后，松开止血带，用双极电凝仔细止血。
- 闭合切口，柔软敷料包扎。

术后护理和预后

- 用柔软敷料包扎或支具固定（根据医生的偏好）10~14 天。
- 14 天后拆线。
- 拆下敷料后开始主动活动。
- 大多数患者可以在 4~5 周内恢复工作，手腕疼痛减轻。
- 约 75% 的患者表现出手腕疼痛减轻，也可见握力改善的报道。然而，神经切断术本身不是根治性手术，也会进展出现腕关节炎。随着时间推移，患者关节进一步退变，并出现复发疼痛和功能丧失。

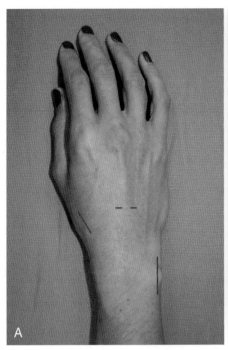

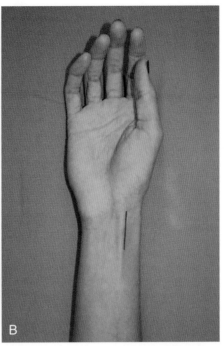

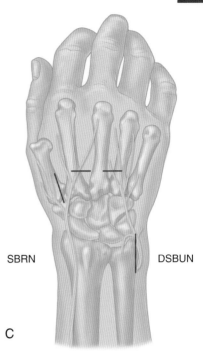

图 50.6 A–C DSBUN，尺神经背侧感觉支；SBRN，桡神经浅支

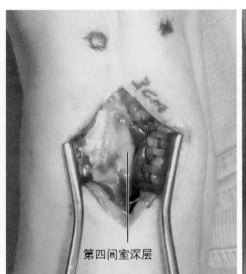

图 50.7

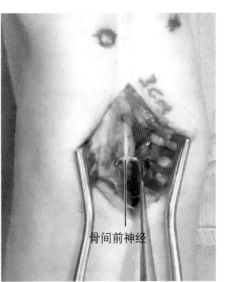

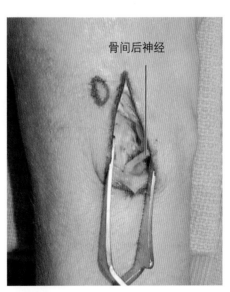

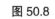

图 50.8

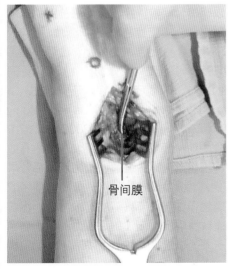

图 50.9

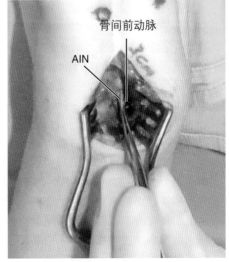

图 50.10

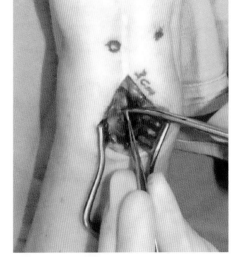

图 50.11

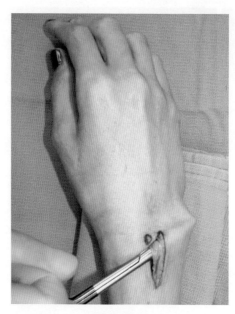
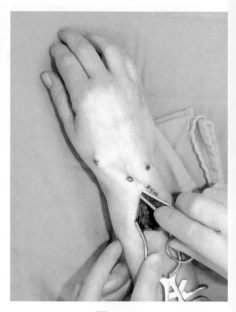

图 50.12   图 50.13

循证文献

Braga-Silva J, Román JA, Padoin AV. Wrist denervation for painful conditions of the wrist. *J Hand Surg Am* 2011; 36: 961-6.

作者进行了一项回顾性研究，回顾了 49 例单纯采用 Wilhelm 技术对腕疼痛进行神经切除的病例。在 1 个月随访时，平均疼痛改善率为 68%。第一年年底达到平稳，79% 的患者疼痛改善，握力和运动范围也得到了改善。然而，72 个月后的影像学检查显示 34 名患者关节情况恶化。

Gay A, Harbst K, Hansen DK, Laskowski ER, Berger RA, Kaufman KR. Effect of partial wrist denervation on wrist kinesthesia: wrist denervation does not impair proprioception. *J Hand Surg Am* 2011; 36: 1774-9.

作者对 80 名健康受试者（20 ~ 54 岁）进行了双盲随机对照试验，以评估部分腕关节神经切断术对腕关节运动的潜在影响。志愿者分为两组：神经阻滞组（注射利多卡因）和对照组（注射生理盐水）。结果表明，切断这些神经不会损害运动功能，主动活动和被动活动都不受影响。

Grafe MW, Kim PD, Rosenwasser MP, Strauch RJ. Wrist denervation and the anterior interosseous nerve: anatomic considerations. *J Hand Surg Am* 2005; 30:1221-5.

作者进行了一项尸体研究（共 10 例），以明确骨间前神经和骨间后神经的解剖变异。研究结果展示了骨间前神经的解剖变异，支配旋前方肌的运动支平均数量为 4.2 支。第一支运动支最粗，平均距离尺骨头近端 37.9 mm，最后一支平均距离尺头近端 23.9 mm。作者认为，在尺骨头近 2 cm 处切除 1 cm 的骨间前神经段，在保留旋前方肌的运动分支的同时，应尽可能只切除感觉分支。

Hofmeister EP, Moran SL, Shin AY. Anterior and posterior interosseous neurectomy for the treatment of chronic dynamic instability of the wrist. *Hand* 2006; 1:63-70.

作者进行了一项前瞻性研究，评估单纯骨间前神经或骨间后神经切断术的有效性，并明确选择性骨间前神经或骨间后神经阻滞对疼痛缓解、握力及术后效果的预见性。研究共纳入 48 名患者（50 例腕疼痛）。结果表明，骨间前神经或骨间后神经切断术是治疗动态腕不稳定继发慢性腕关节疼痛的有效方法。术前注射的疼痛改善程度不能预测最终的疼痛改善情况，而注射后握力的改善确实与术后握力的改善相关。术前局部注射若不能改善握力和减轻疼痛，骨间前神经或骨间后神经切除术将失败。

第五十一章

腕管切开减压术

Yuki Fujihara, Kevin C. Chung, Jennifer F. Waljee 著　郭　阳 译　王树锋 审校

适应证

- 腕管综合征（carpal tunnel syndrome, CTS）的体征和症状包括感觉异常、正中神经分布区域疼痛或麻木、夜间麻醒和（或）鱼际肌无力和萎缩。保守治疗（夹板固定、体位调整、类固醇注射或止痛药）未能获得缓解的患者，建议施行腕管切开减压术。

临床检查

- 腕管综合征是一种基于症状和体征的临床诊断，可通过电生理检测提供支持。

- 应进行全面的病史问诊和体格检查，以确保体征和症状不是由其他情况（如更近端的部位卡压、周围神经病变）引起的。

- 患者通常会主诉拇指、示指和中指指尖以及无名指桡侧皮肤的麻木，以及夜间神经性疼痛性麻醒。也有患者主诉在重复精细运动活动或特定体位时出现症状。

- 应评估正中神经分布区的感觉功能。Semmes-Weinstein 单丝试验检测感觉阈值比两点辨别觉更敏感，后者主要用来评估神经密度。Semmes-Weinstein 单丝试验可以检测到慢性神经压迫患者的早期变化。

- 晚期神经压迫患者可表现为正中神经支配的鱼际肌无力和萎缩，包括拇短展肌、拇短屈肌和拇对掌肌，导致拇指掌侧外展无力。

- 很多激发试验用来诱发正中神经卡压症状，床边就可以操作，包括 Tinel 征、Durkan 试验和 Phalen 试验。

- Tinel 征：轻敲远端腕横纹以及手掌近端会引起正中神经分布区域过电感以及疼痛。试验阳性说明压迫部位有神经再生（图 51.1）。

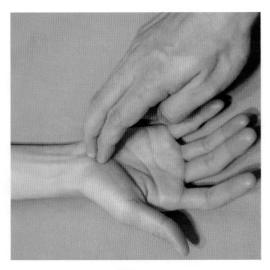

图 51.1

- Durkan 试验或腕关节压力试验：检查者在手掌近端施加压力约 30 秒。正中神经分布区出现麻木、疼痛或感觉减退即为阳性（图 51.2）。
- Phalen 征：患者手腕屈曲 1 分钟。正中神经分布区出现麻木、疼痛或感觉减退即为阳性（图 51.3）。
- 在腕管内局部注射麻醉剂和类固醇后疼痛能暂时缓解，可进一步定位神经受压的部位在腕管内。

影像学

- 神经传导速度（NCS）与肌电图（EMG）检测可以确认腕管综合征的诊断，并辨别有无其他部位的压迫和神经病变。有诊断价值的神经传导速度检测值：远端正中神经感觉潜伏期 >3.5 ms 和运动潜伏期 >4.5 ms；EMG 显示大鱼际肌失神经支配也提示正中神经慢性和晚期压迫；远端正中神经运动潜伏期延迟值 >5.0 ms 就可以诊断 CTS。
- 影像学检查可能有助于确定正中神经的粗细，对评估是否存在可疑性占位病变也有帮助。在豆骨近端水平，用超声横截面图像评估正中神经的活动度和形态的话，如果正中神经横截面积 >10 mm^2，表明腕管综合征的存在。利用磁共振成像技术测量正中神经横截面积、信号强度和屈肌支持带的厚度也有助于 CTS 的诊断。

手术解剖

- 腕管是一个纤维骨性管道，由钩骨、三角骨和豆骨构成尺侧边界，舟骨和大多角骨构成桡侧边界。腕管顶部由屈肌支持带形成，与前臂深筋膜相连。在屈肌支持带内，腕横韧带起自舟骨结节和大多角骨，延伸到钩骨钩及豆骨。
- 正中神经位于屈指浅肌（FDS）和掌长肌（PL）肌腱的背侧，桡侧腕屈肌（FCR）的尺侧。它在腕管内偏桡侧走行，然后分为返支、指固有神经和指总神经（图 51.4）。
- 掌皮支在腕横纹近端 5 cm 处起自正中神经的桡侧。它在前臂深筋膜下、桡侧屈腕肌和掌长肌之间走行，距离腕横纹以近 0.8 cm 部位穿出深筋膜分为桡侧及尺侧感觉支，其在屈肌支持带浅层皮下组织中走行。

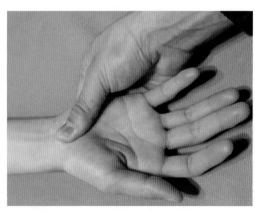

图 51.2

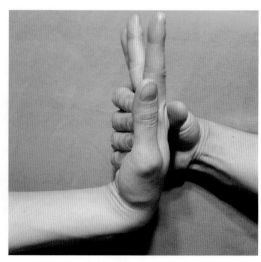

图 51.3

- 在分出掌皮支后，正中神经进入腕管。返支，亦称为鱼际支，是由正中神经发出。此分支走行有变异，包括韧带上分支、韧带下分支和韧带间分支，发生率如下：韧带外走行占46%，韧带下走行占31%，经韧带走行占23%（图51.5A–C）。

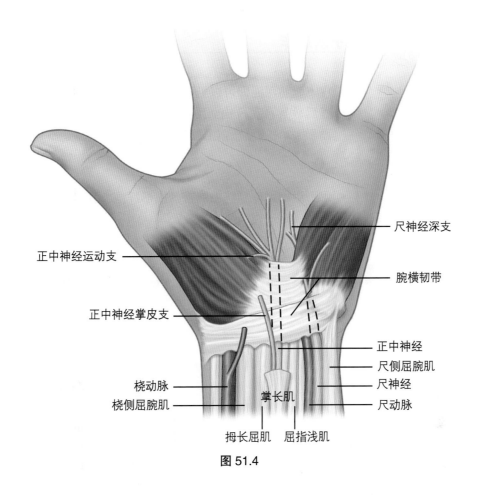

正中神经运动支

正中神经掌皮支

桡动脉
桡侧屈腕肌

拇长屈肌　屈指浅肌
掌长肌

尺神经深支

腕横韧带

正中神经
尺侧屈腕肌
尺神经
尺动脉

图 51.4

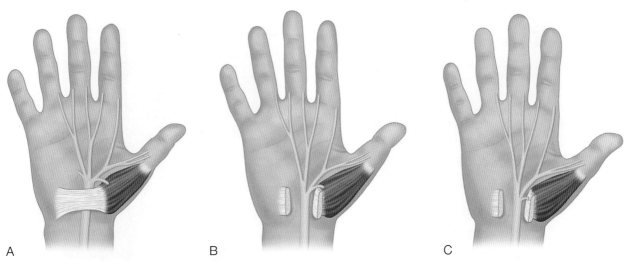

A　　　　　　　　B　　　　　　　　C

图 51.5　A，韧带上；B，韧带下；C 韧带间

固定体位设备

可以用铅手将肢体保持在旋后位。

显露要点

初次腕管松解术的切口无需跨过腕横纹，如果需要向近端延长进行其他手术（如月骨脱位、筋膜室综合征、屈肌肌腱修复和假体取出），或为复发性腕管综合征患者进行再次手术，此时，切口与腕横纹应有一定角度，以避免垂直跨越腕横纹形成瘢痕（图 51.7）。

显露注意

- 为防止运动支损伤，皮肤和屈肌支持带切口应沿着腕管的尺侧边界进行。
- 手和前臂在手术台上有旋前倾向。切开腕横韧带的方向应保持与皮肤垂直，以防止无意中进入 Guyon 管（图 51.8A、B）。

第一步要点

手掌筋膜形成 Guyon 管的底部，在皮下脂肪组织的深方可以看到。如果未见到手掌筋膜，意味着切口和（或）解剖过于偏尺侧，可能直接进入 Guyon 管，有伤及尺神经血管束的风险。

体位

- 手术在止血带下进行，可以在区域麻醉、静脉区域（Bier block）麻醉或局部麻醉下进行。患者仰卧放置，患肢放在手术台上。

显露

- 在远侧腕横纹稍远端，鱼际纹尺侧 6 mm 处做长约 3 cm 的纵行切口（图 51.6）。

手术操作

第一步

- 皮下脂肪深面即可以见到掌腱膜的纵向纤维，将其用 15 号刀片锐性切开，然后放置自动拉钩。手持 Ragnell 牵开器可以放置在腕管近侧和远侧，有助于手术视野显露（图 51.9）。

第二步

- 术野中即可看到腕横韧带的横形纤维，其表面的其他软组织可以用手术海绵和 Adson 钳清除。
- 15 号刀片锐性切开腕横韧带（图 51.10）。
- 用组织剪刀将近端充分切开，并松解至前臂深筋膜，以确保彻底松解。术中可以通过"抬起试验"（lift test）确认是否松解彻底：将闭合的剪刀尖沿

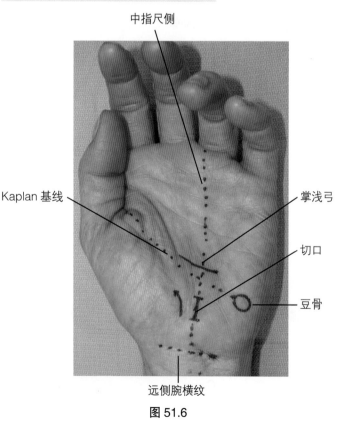

中指尺侧

Kaplan 基线

掌浅弓

切口

豆骨

远侧腕横纹

图 51.6

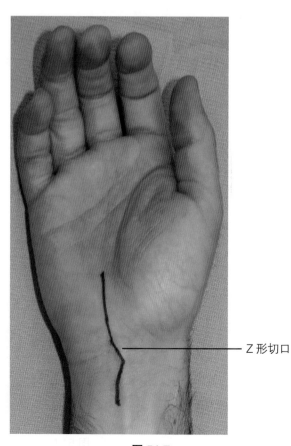

Z 形切口

图 51.7

着腕管内容物的掌侧面滑入腕管内，然后将剪刀向掌侧抬起，此时剪刀向伤口方向移动应该没有明显阻力；反之，需要将没有切断的纤维束带切断。

第三步：皮肤缝合

- 确认正中神经完全减压后，用4-0尼龙线水平褥式缝合伤口。

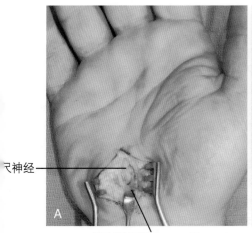
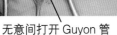
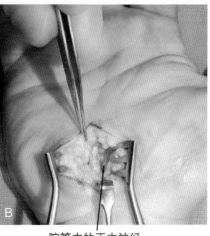

尺神经

无意间打开 Guyon 管　　　　　腕管内的正中神经

图 51.8 A、B

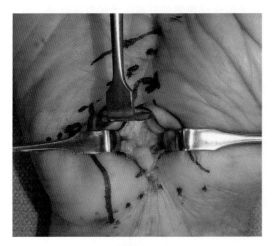

图 51.9

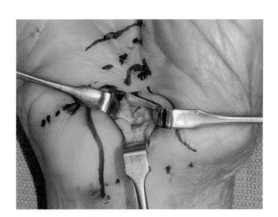

图 51.10

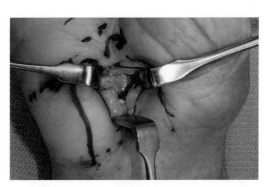

图 51.11

术后护理和预后

- 伤口由纱布、柔软的衬垫和弹力绷带包扎。手术2天后移除敷料，然后患者用肥皂和水洗手、抗菌药膏涂抹伤口之后包扎直至拆线。术后6周内应避免剧烈运动、持重和接触性运动。没有确凿的证据支持术后石膏固定或夹板固定。手术后立即进行轻微的手部活动是可以接受的。
- 75%的患者在术后有沿着手部尺侧柱区的一过性疼痛，这种不适感通常是短暂的，常在3个月内消退。

循证文献

Graham B. The value added by electrodiagnostic testing in the diagnosis of carpal tunnel syndrome. J Bone Joint Surg Am 2008;90:2587–93.

为评价电生理检查对腕管综合征诊断的价值，作者对143例周围神经病变患者进行了前瞻性研究。腕管综合征临床诊断标准包括6项：正中神经分布区域的麻木、夜间麻木、鱼际萎缩和（或）无力、Phalen征阳性、两点辨别觉降低以及腕管Tinel征阳性。感觉神经传导速度作为腕管综合征的诊断标准。作者指出，腕管综合征的临床表现的诊断价值更高。并且，在有临床症状和体征的患者中，电生理诊断并没有实质性改变术前的诊断概率。综上所述，这些发现表明，在有典型体征和症状的患者中，电生理诊断可能不是必要的（Ⅰ级证据）。

Kronlage SC, Menendez ME. The benefit of carpal tunnel release in patients with electrophysiologically moderate and severe disease. J Hand Surg Am 2015;40:438–44.

在这项研究中，作者报告了腕管综合征患者切开减压术的临床结果。几乎所有患者的症状都有所改善，与术前症状较重的患者相比，术前中度症状的患者有更大的改善。有趣的是，术前电生理诊断的重度压迫对术后患者症状的改善最有预测价值（Ⅲ级证据）。

Larsen MB, Sørensen AI, Crone KL, Weis T, Boeckstyns ME. Carpal tunnel release: a randomized comparison of three surgical methods. J Hand Surg Eur Vol 2013;38:646–50.

作者进行了一项单盲、随机、对照试验，比较了腕管松解术的技术，包括经典的常规切口、短切口和内镜入路。在这一研究中，尽管近三分之二的患者在随访6个月内有柱区疼痛，但功能和患者症状没有显著差异。这项研究强调了无论采用何种技术，都需要使患者充分了解术后效果，合理设定手术预期（Ⅱ级证据）。

第五十二章

内镜下腕管松解术

Yuki Fujihara, Kevin C. Chung, and Jennifer F. Waljee 著 朱 瑾 译 王树锋 审校

适应证

- 与腕管切开松解术相同（见第 51 章）。

临床检查

- 与腕管切开松解术相同（见第 51 章）。

影像学

- 术前检查，包括电生理检查和辅助影像学检查，与腕管切开松解术相同（见第 51 章）。

手术解剖

- 与腕管切开松解术相同（见第 51 章）。

体位

- 内镜下腕管松解术在止血带控制下进行，患者仰卧位，患肢放在手术台上；
- 内镜下腕管松解术应在局部麻醉下进行。

单入路手术

显露

- 入口位于豆骨近极桡侧 1.5 cm，近端 0.5 cm。在桡侧屈腕肌腱和尺侧屈腕肌腱之间，沿远端腕横纹设计一个 1 cm 的横行切口，位于掌长肌腱尺侧（图 52.2）。
- 可以直视前臂筋膜，使用肌腱剪钝性分离，暴露周围筋膜组织，纵向切开筋膜（图 52.3）。

> **临床检查要点**
>
> 要检查是否存在腕关节僵硬，特别是背伸功能是否正常，因为术中腕关节必须极度背伸才能正确放置内镜套管（图 52.1）。

> **显露要点**
>
> 直视前臂筋膜，皮下脂肪层可能存在小静脉，这些静脉应牵开或烧灼止血，以防止术后血肿形成。

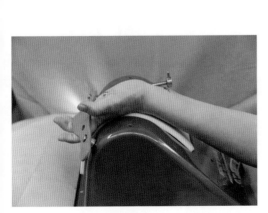

图 52.1

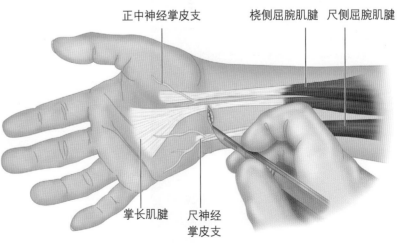

正中神经掌皮支　　　　桡侧屈腕肌腱　尺侧屈腕肌腱

掌长肌腱　　尺神经掌皮支

图 52.2

485

第一步手术要点

隧道的走行轨迹和切开部分指向第三指蹼，沿着腕管的尺侧进行。

第二步手术注意

如果用力过大，钩骨钩部可能会将空心套筒推向桡侧，伤及正中神经。

第三步手术要点

- 在屈肌支持带远端边缘外，可以看到手掌脂肪垫，注意避免在该部位使用刀片，以免损伤掌浅动脉弓和指总神经；
- 无需切开掌腱膜；
- 使用透明插管，可以在套管周围识别正中神经或其他组织的位置。

手术操作

第一步

- 使用短肌腱剪在前臂筋膜深方轻柔解剖，始终保持剪子尖在屈肌筋膜的表面（图 52.4）。

第二步

- 将扩张器依次插入腕部通道（从最小到最大），以扩大通道。
- 将骨膜起子或滑膜分离器械插入腕管，清除屈肌支持带下任何粘连的滑膜。

第三步

- 腕关节背伸，插入套筒系统，包括内镜和刀片，观察窗朝向掌侧，显示屈肌支持带（图 52.5）。
- 辨别屈肌支持带的远端边缘，正中神经、屈肌腱和血管应远离视野和刀片的工作空间（图 52.6）。
- 如有必要，可以拔除套管并重新插入，以获得良好的视野。
- 刀片位于套管系统内，切开屈肌支持带的远端，切开过程从远端到近端，以确保完全松解（图 52.7）。

第四步：皮肤缝合

- 松开止血带，轻柔压迫 5 分钟，防止血肿形成。
- 使用 5-0 单股不可吸收缝线关闭切口。

双入路手术

显露

- 显露及创立近端入路与单入路手术一致。

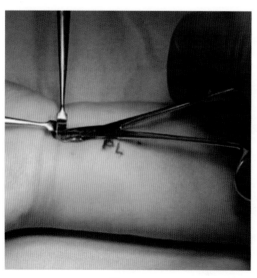

图 52.3

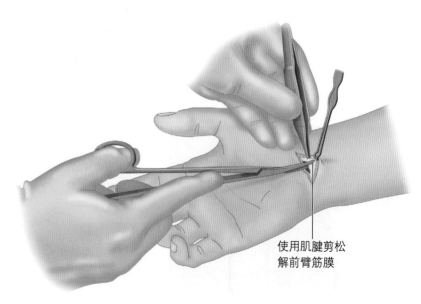

使用肌腱剪松解前臂筋膜

图 52.4

手术操作

第一步

- 使用骨膜剥离子或滑膜分离器插入腕管内，以清除屈肌支持带下表面上附着的滑膜（图 52.8）。
- 出口位于 Kaplan 线及中指尺侧缘延长线的交点，皮肤切口从起始点开始，向近端和桡侧延伸（图 52.9）。

第二步

- 套管系统自近端切口置入，轻柔地向出口推出，然后把手固定住（图 52.10）。
- 近端插入内镜，远端插入探针，以辨别屈肌支持带的远端边缘（图 52.11）。
- 用三角形刀切开插入孔，置入探针钩刀，然后用探针钩刀松解屈肌支持带远端（图 52.12A、B）。

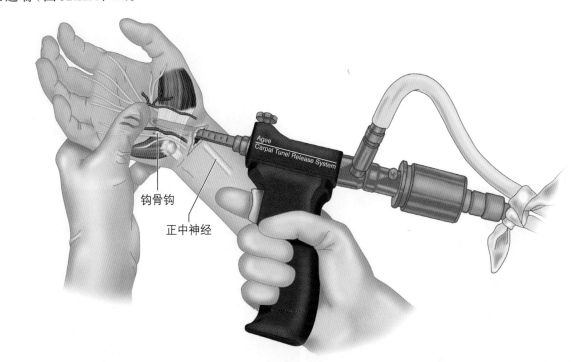

钩骨钩

正中神经

图 52.5

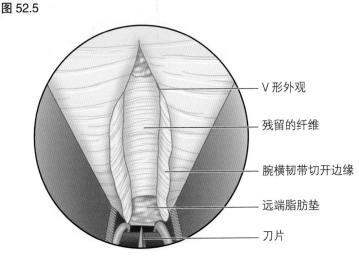

腕横韧带
（横行纤维）

脂肪垫

图 52.6

V 形外观

残留的纤维

腕横韧带切开边缘

远端脂肪垫

刀片

图 52.7

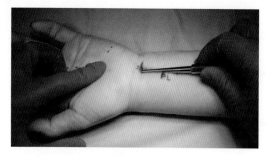

图 52.8

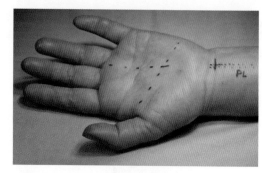

图 52.9

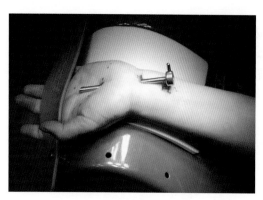

图 52.10

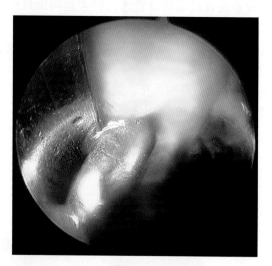

图 52.11

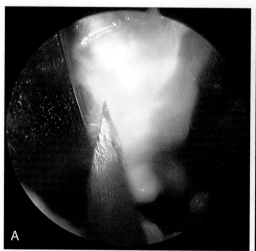

图 52.12 A、B

- 将内镜放置在远端入口，近端插入探针钩刀以松解释放屈肌支持带近端（图 52.13A、B）。
- 去除套管系统，通过近端切口用肌腱剪松解前臂筋膜。

第三步：皮肤缝合

- 松开止血带，压迫 5 分钟，防止血肿形成。
- 使用 5-0 单股不可吸收缝线关闭切口（图 52.14）。

钩刀置入入路

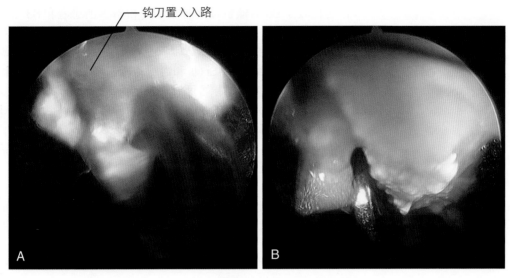

图 52.13 A、B

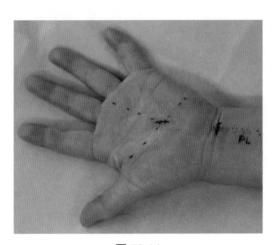

图 52.14

术后护理及预后

- 术后 2 天拆除敷料；
- 无需固定，患者可以随意使用双手，内镜下腕管松解术患者通常比腕管切开松解术的患者更早恢复工作和日常活动。

致谢

- 感谢名古屋大学医学研究生院手外科 Michiro Yamamoto, MD, PhD, Takanobu Nishizuka, MD, PhD 为本章节提供图片。

循证文献

Atroshi I, Hofer M, Larsson GU, Ranstam J. Extended follow-up of a randomized clinical trial of open vs endoscopic release surgery for carpal tunnel syndrome. JAMA 2015;314:1399–401.

作者比较了 65 名随机接受腕管切开松解术的患者和 63 名接受双入路内镜下腕管松解术（ECTR）的患者 12 年随访结果，使用腕管综合征问卷手臂、肩部和手部残疾评分（*Carpal Tunnel Questionannire, Disabilities of the Arm, Shoulder and Hand*, DASH）和治疗满意度评估结果。长期随访，两组之间在患者自我评价和功能结果方面没有显著差异（Ⅱ级证据）。

Means KR Jr, Dubin NH, Patel KM, Pletka JD. Long-term outcomes following single-portal endoscopic carpal tunnel release. Hand (NY) 2014;9:384–8.

为了评估单入路内镜下腕管松解术（ECTR）的长期临床结果和复发率，作者使用腕管综合征问卷对 115 例患者在术前和术后进行了调查，患者术后症状明显改善，术后 10 年随访结果保持满意（Ⅳ级证据）。

Sayegh ET, Strauch RJ. Open versus endoscopic carpal tunnel release: a meta-analysis of randomized controlled trials. Clin OrthopRelat Res 2015;473:1120–32.

作者对 21 项随机对照试验（1859 例手术）的结果进行了系统回顾和总结，比较内镜下腕管松解术和腕管切开松解术，对患者自我评价结果、功能结果、再次手术、恢复工作的时间和手术时间进行评估，得出结论，内镜技术在神经损伤方面与切开手术没有差异，内镜技术具有较长的学习曲线、稍高的短暂性神经麻痹发生率和较高的相关成本（Ⅰ级证据）。

第五十三章

腕管综合征翻修术及小鱼际脂肪瓣覆盖术

Yuki Fujihara, Kevin C. Chung, Jennifer F. Waljee 著　李文军 译　王树锋 审校

适应证

- 腕管综合征（carpal tunnel release, CTR）翻修手术适应证为症状复发或持续以下症状，包括：
  - 持续的腕管综合征症状
    - 腕横韧带松解不彻底是 CTR 手术后症状持续的主要原因，包括腕管远端和近端屈肌支持带松解不彻底。
  - 腕管部位的瘢痕形成
    - 初次 CTR 手术后 6 个月或更长时间内患者的症状在一定程度上得到了缓解，但由于屈肌支持带的再愈合、术后瘢痕挛缩以及瘢痕粘连导致症状复发。

临床检查

- 详细的病史，包括症状出现时间、持续时间、是否有反复、性质以及初次 CTR 手术后症状的变化对于症状复发病因的理解是至关重要的。
- 初次 CTR 手术后症状完全没有改善意味着屈肌支持带远端或近端的前臂深筋膜松解不彻底；相反，如果术后 6 个月或更长时间内症状得到改善，再次出现症状的原因通常是由于瘢痕形成、滑膜增生、屈肌支持带愈合或者复发的腱鞘炎导致。

影像学

- 电生理检查，包括神经传导和肌电图对于此类患者是必需的，以确认大鱼际肌的失神经或去神经改变。此外，电生理检查可能会发现新的卡压点或多神经病变等系统性改变。

手术解剖

- 临床解剖与腕管综合征初次手术的相关解剖是一致的（见第 51 章）。
- 小鱼际脂肪垫位于 Guyon 管上方，部分深入到其内部。小鱼际肌及其上方的脂肪组织的血供来自于 Guyon 管中走行的尺动脉发出的数条穿支血管（图 53.1）。动脉穿支血管常常在腕横纹远端 1 cm 的范围内发出。
- 小指尺侧指固有神经从 Guyon 管中的尺神经发出后，经脂肪垫的远三分之一部位向远端前行。
- Guyon 管的桡侧缘和顶部由掌短肌筋膜和腕横韧带组成。钩骨的钩部构成了 Guyon 管桡侧壁的剩余部分。钩骨钩的体表位置是 Guyon 管的桡侧壁部分。

体位

- 患者平卧位，上止血带，患肢外展位放置手术台上。

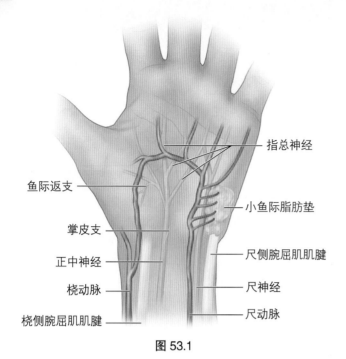

指总神经

鱼际返支

小鱼际脂肪垫

掌皮支

正中神经

尺侧腕屈肌肌腱

桡动脉

尺神经

桡侧腕屈肌肌腱

尺动脉

图 53.1

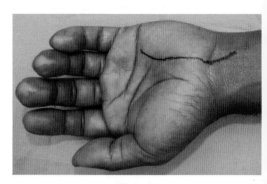

图 53.2

显露要点

手术显露要采用锐性剥离，用 15 号刀片切开坚硬的瘢痕组织。沿着解剖层次切开，将瘢痕组织从神经和周围屈肌腱的桡侧分开。轻柔切开致密的瘢痕组织，以免损伤神经。在这样的组织层次中，正常的解剖平面被瘢痕组织牵扯扭曲，钝性剪刀分离更容易导致重要组织损伤。

第一步要点

对于那些合并滑膜炎的患者，由于其占位效应会加重神经的卡压，可以将腕管内屈肌腱的滑膜切除，以减少腕管容积（图 53.4）。

显露

- 不管原手术切口在哪儿，CTR 翻修手术切口位于鱼际纹尺侧 5 mm 部位。切口向远端延伸至 Kaplan 基线部位，采用 Z 字形切口向近端延伸（图 53.2）。

手术操作

第一步

- 切开皮肤，在前臂深筋膜下方显露正中神经，并将神经从瘢痕中游离出来，从近端向远端游离神经既安全，操作也简单。

- 在向手掌游离神经的过程中，常常会发现正中神经被腕横韧带及其周围的瘢痕所包绕。用 15 号刀锐性将正中神经沿着其掌侧表面充分显露，并松解每一个可能致压的部位。

- 正中神经一般位于腕管的桡侧和掌侧，通常会与桡侧的屈肌支持带粘连紧密。将神经从周围的瘢痕中游离出来，要注意避免损伤重要的分支，包括正中神经的运动支、掌皮支以及指总神经。对于那些因为屈肌支持带远端松解不彻底导致症状持续存在的患者而言，神经由于远端的卡压会出现类似腊肠样变表现，或者假性神经瘤表现（图 53.3）。

第二步：小鱼际脂肪瓣切取

- 为了恢复神经在腕管内的滑动性并使其处于血运丰富的组织床内，小鱼际脂肪瓣可以为其提供血供丰富的组织床，特别适用于复发的腕管综合征和合并明显的周围神经纤维化的患者。

- 此手术可以在同一切口内完成，向尺侧方向延伸切开的皮肤可以作为皮瓣的一部分。要小心不能分离皮下，这样可以避免皮肤的坏死。皮瓣一直游离至手的尺侧缘。

- 皮下组织掀起后，脂肪垫就能充分暴露了。此时就可以从桡侧进行脂肪垫深面的游离，要将其从小鱼际肌和腕横韧带表面掀起（图 53.5）。

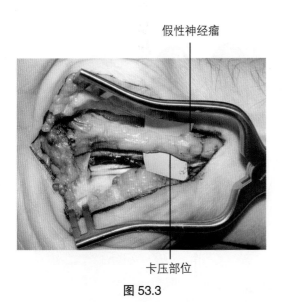

假性神经瘤

卡压部位

图 53.3

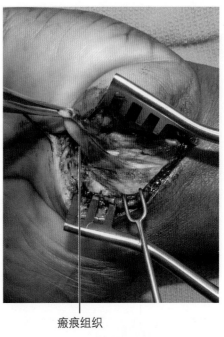

瘢痕组织

图 53.4

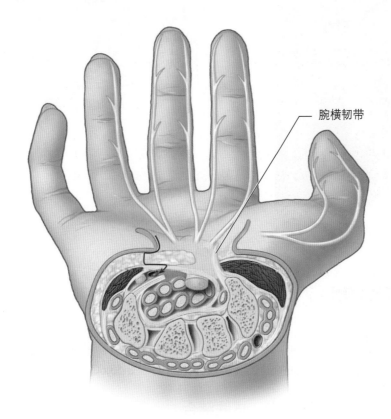

腕横韧带

图 53.5

- 显露尺侧神经血管束，但不能将其裸化，要与脂肪垫一起游离。为了使脂肪垫获得更大的活动度，可以将尺动脉深支结扎。向远端游离时，在脂肪垫的深层可以看到小指的指神经，小心不能损伤该神经。
- 剥离直至钩骨。腕横韧带尺侧缘也需要切断，以获得更大的脂肪垫移动度（图 53.6A、B）。
- 将带蒂的脂肪垫筋膜瓣向桡侧转移，置入于正中神经和腕横韧带桡侧缘之

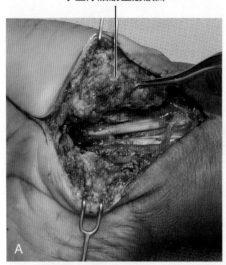

小鱼际脂肪垫筋膜瓣

A

转移的小鱼际脂肪垫筋膜瓣

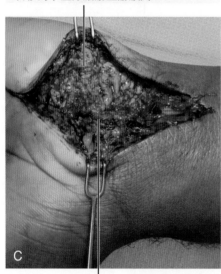

C

腕横韧带桡侧缘

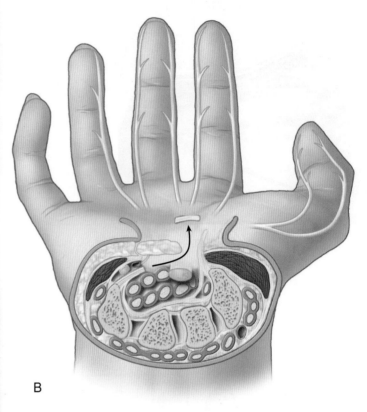

B

图 53.6A ~ C

第二步手术要点

- 除了小鱼际脂肪垫筋膜瓣之外，其他的局部皮瓣，比如小指展肌皮瓣、前臂以尺动脉或桡动脉穿支为蒂的逆行筋膜瓣或者固有动脉为蒂的皮瓣，在需要更多组织覆盖的时候，都可以选用。
- 人工神经包裹也可以作为自体皮瓣应用的替代方法。这些商用的可吸收的、具有神经保护作用的胶原制品，可以阻止瘢痕包裹正中神经。其可以与神经外膜缝合，也可以疏松包裹神经（图 53.7）。目前还没有使用人工合成制品和自体皮瓣对CTR 手术后再手术患者疗效结果比较的报道。

间。筋膜瓣的桡侧缘缝合在腕横韧带的桡侧缘，要注意覆盖在正中神经上面的筋膜瓣是没有张力的（图 53.6C）。

第三步：皮肤缝合

- 在确认正中神经松解彻底并充分止血后，可以缝合关闭皮肤。

术后护理和预后

- 患者的手部放置在有充分垫衬的掌侧支具内。由于正中神经的广泛剥离，术后最好用支具保护 2 周，早期腕关节屈曲活动可能会导致神经弓弦形成。

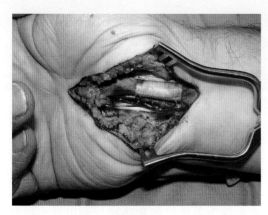

图 53.7

循证文献

Jones NF, Ahn HC, Eo S. Revision surgery for persistent and recurrent carpal tunnel syndrome and for failed carpal tunnel release. Plast Reconstr Surg 2012;129:683–92.

作者对 50 例接受过 CTS 翻修手术的患者进行了回顾性分析（55 侧）。 纳入研究的患者中 34 例通过内镜进行，21 例则采用切开手术。患者出现持续症状最常见的原因是腕横韧带远端松解不彻底。 所有患者都有周围纤维化和正中神经瘢痕形成。 有趣的是，虽然 80% 的患者术后症状得到改善或消退，但与内镜松解的患者（76%）相比，开放手术的患者症状改善程度的比例略高（90%）（Ⅳ级 证据）。

Soltani AM, Allan BJ, Best MJ, Mir HS, Panthaki ZJ. A systematic review of the literature on the outcomes of treatment for recurrent and persistent carpal tunnel syndrome. Plast Reconstr Surg 2013;132:114–21.

作者对复发性 CTS 治疗的证据进行了系统评价，回顾包括 1946 年至 2012 年的所有文章。 作者比较了 294 例接受血管化皮瓣覆盖患者与正中神经受累的患者，其中 364 例患者在没有额外皮瓣覆盖的情况下进行了松解。 他们发现，与未施行皮瓣覆盖的患者相比，带血管蒂皮瓣覆盖的神经松解患者更有可能在手术后解决或改善症状（Ⅲ级证据）。

Zieske L, Ebersole GC, Davidge K, Fox J, Mackinnon SE. Revision carpal tunnel surgery: a 10-year review of intraoperative findings and outcomes. J Hand Surg Am 2013;38:1530–9.

作者进行了一项回顾性队列研究，对 87 名接受过翻修手术的患者（97 侧肢体）进行了研究。 在所有患者中最常见的问题是正中神经松解不全和瘢痕形成。 在出现新症状而非复发或有持续症状的患者中，最常见的是神经损伤。合并糖尿病的患者更易复发，而且再手术和初次手术之间的时间间隔也会更长。 令人鼓舞的是，术后手部功能（夹捏和握力、疼痛）都有所改善，但对于症状持续或经历过多次手术的患者，术后症状的改善不明显（Ⅲ级证据）。

第五十四章
尺神经卡压松解术

Yuki Fujihara, Kevin C. Chung, Jennifer F. Waljee 著　李文军 译　王树锋 审校

适应证

- 尺神经病变通常表现为手掌尺侧和环指尺侧以及小指有疼痛、麻木、刺痛；夹捏力量减弱；手指协调运动困难。
- 鉴别高位尺神经和低位尺神经麻痹是非常重要的。最常见的高位尺神经麻痹是肘管综合征，而低位尺神经麻痹一般是 Guyon 管部位的卡压导致。
- Guyon 管卡压
  - 表 54.1 中列举了 Guyon 管卡压的病因。通常情况下，积累性创伤或者手掌尺侧长期的致压，比如手提钻、长距离骑行、举重所致的 Guyon 管卡压可以采用保守治疗。相比之下，对于有失神经改变、肿物致压、症状持续或 2 ~ 4 个月观察后症状仍加重的患者，需要采取手术治疗。
- 肘管综合征
  - 通常来讲，肘管综合征可以保守治疗，特别是那些轻中度症状的患者。常用的方法包括位置变换，比如避免长期肘关节高度屈曲的特殊体位或对肘管部位的直接致压，以及使用支具。
  - 尺神经传导速度减慢、经 3 ~ 6 个月的保守治疗症状无改善的患者需要施行肘部尺神经的松解。
  - 进行性肘部神经卡压伴有电生理诊断结果证实有传导速度减慢的内在肌萎缩和力弱的患者也是神经松解的适应证。
  - 尺神经原位松解适用于肘关节屈曲时尺神经没有滑过内上髁的尺神经病

表 54.1	Guyon 管卡压的病因	
软组织卡压	• 来自三角钩关节、豆三角、尺腕部位、腕中关节（最常见的原因）的囊肿
	• 肿瘤
	• 掌腱膜挛缩结节和束带
创伤	• 反复振动性创伤或手掌尺侧部位持续的压迫（第二常见病因）
	• 钩骨钩骨折，豌豆骨或第四、五掌骨基底骨折
关节炎、滑膜炎、内分泌和代谢性疾患	• 类风湿关节炎
	• 骨关节炎
	• 糖尿病
	• 慢性肾衰竭
	• 酗酒
	• 甲状腺功能低下
医源性损伤	• 肌腱移位或腕管综合征神经松解时损伤尺神经

变患者，也适用于原发的肘管综合征患者。

- 皮下或肌内移位适用于尺神经不稳定，滑脱超过内上髁的患者，也适用于原位松解失败的患者。
- 对于那些原位松解术后出现复发症状的患者可以将神经移位于血供丰富的、无张力的组织床上。根据初次手术的情况，可以是皮下、肌内或肌下移位。比如，初次手术是原位松解，二次手术可以是经典的皮下或肌内移位，也可以是肌下移位，但后者手术技术复杂，对肘关节活动有影响。
- 患者如果皮下脂肪较少，最好选用肌内移位，旋前圆肌肌腹可以提供足够的衬垫。肌下移位仅适用于那些前移手术失败和有严重神经周围瘢痕的患者，因为此手术剥离广泛并有其他潜在的手术风险。

临床检查

- 尺神经在肘部卡压的症状包括小指、环指尺侧以及手掌和手背尺侧的感觉异常和麻木。持续的进行性卡压会导致力弱和手部尺神经支配肌肉的萎缩。尺神经尺侧腕屈肌（FCU）和环、小指屈指深肌（FDP）运动支以远的损伤是"低位"损伤。相反地，分支以上的损伤为"高位"损伤。手背尺侧感觉出现问题意味着尺神经高位麻痹。
- 临床体征
  - Froment 征：拇收肌和第一背侧骨间肌是由尺神经深支支配，麻痹后会导致拇指捏力的下降。体征表现为拇指指间关节（IP）屈曲，这是由于正中神经支配的拇长屈肌（FPL）参与了拇指的捏力（图 54.1A）。
  - Jeanne 征：也是拇收肌和第一骨间背侧肌麻痹所致。在捏东西的时候，患者的 IP 关节屈曲伴有掌指关节过伸表现。这个体征等同于 Froment 征，但更强调的是掌指关节（MCP）过伸，而不是指间关节（IP）的过度屈曲。如果此征阳性，同时要检查掌板的稳定性，因为掌板的问题也会导致 MCP 关节的过伸畸形（图 54.1B）

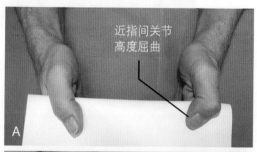

近指间关节高度屈曲

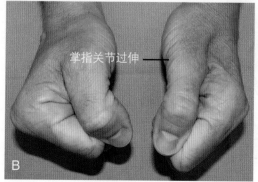

掌指关节过伸

图 54.1 A、B

- Wartenberg 征：第三骨间肌麻痹，导致小指不能对抗桡神经支配的小指伸肌功能，使其处于外展畸形（图 54.2）。
- Clawing 畸形：屈肌腱正常但内在肌麻痹的患者会表现为爪形手畸形。由于尺神经支配的 FDP 功能依然存在，低位尺神经麻痹导致的爪形手畸形会更重。此外，由于 FDP 功能存在，其是由尺神经近端支配的，所以手指的屈曲功能很好，爪形手畸形随着高位尺神经损伤功能恢复和尺神经支配的屈肌腱功能再支配会加重（图 54.3）。
- Tinel 征：轻扣或压迫神经损伤的可疑部位，该神经支配区域会诱发疼痛和刺痛。阳性表明卡压部位的神经再生，可以辨别其他的神经病变。
- Guyon 管的尺神经卡压，患者会表现为单纯运动功能的缺失、单纯感觉功能缺失或二者兼有，这取决于卡压的部位。比如，尺神经腕部的卡压在感觉和运动分支近端（1 区）会出现混合症状。同样，患者卡压部位单独在深支部位（2 区）或浅感觉支部位（3 区），则会出现独立的功能障碍（图 54.4）。
- Guyon 管尺神经卡压也会有感觉功能障碍（包括两点辨别觉增大和感觉功能改变），比如手掌尺侧以及小指、环指尺侧的麻木，这些症状表明浅感觉神经受累。

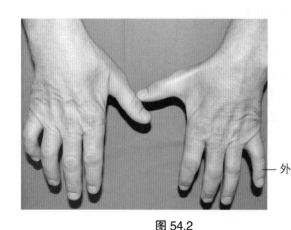

外展畸形

图 54.2

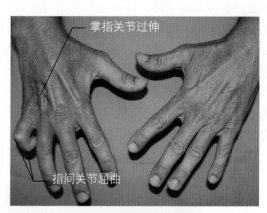

掌指关节过伸

指间关节屈曲

图 54.3

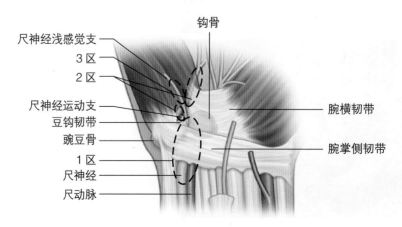

钩骨

尺神经浅感觉支

3 区

2 区

尺神经运动支

豆钩韧带

豌豆骨

1 区

尺神经

尺动脉

腕横韧带

腕掌侧韧带

图 54.4

- 尺神经深支卡压的体征包括手部尺神经支配肌肉的麻痹，会出现爪形手和内在肌的麻痹。
- 尺神经如果在近端如肘部的卡压，常常会出现环、小指 FDP 力弱，手背尺侧的感觉减退或疼痛，肘部 Tinel 征阳性。肘管综合征激发试验可以采用肘关节屈曲时用手指压迫肘管近端进行，大约有 93% 的敏感度和 99% 的特异度。
- 要检查尺神经是否会滑脱超过内上髁部位。需要注意的是，当肘关节屈曲时，肱三头肌筋膜在内上髁部位会有弹响，容易造成误诊（图 54.5）。

影像学

- 对于尺神经在 Guyon 管卡压的患者，如果存在占位病变或钩骨钩部的骨折，可以采用 CT、MRI 或腕管位片来评价。最常见的 Guyon 管占位性病变是囊肿，其次是脂肪瘤、巨细胞瘤和神经内囊肿。
- 肘关节后前位和侧位片有助于评估肘管周围由于先前的创伤和上肢力线紊乱导致的异位骨化情况。
- 所有的患者都应当进行电生理检查来确认诊断，并评估可能的卡压部位，对失神经改变提供愈后判断。正常前臂运动神经传导速度要大于 48 m/s。肘上和肘下传导速度减慢超过 10 m/s，预示着神经卡压的存在。此外，与对侧对比，如果波幅下降超过 20%，也预示着局部的神经卡压。尺神经支配肌肉的失神经改变可以用针刺电极肌电来获得，第一背侧骨间肌比较容易测定。

手术解剖

- 尺神经是内侧束的一个终末支。在上臂近端部分，位于肱动脉后内侧，内侧肌间隔的后方，肱三头肌内侧头的前方。在肘部，位于肘管内，是卡压最易发生的部位，然后从 FCU 肱骨头和尺骨头之间通过并向前臂深部走行（图 54.7）。
- 位于肘部的这些结构可能会造成尺神经的卡压：Struthers 弓、内侧肌间隔、Osborne 韧带、FCU 深筋膜、屈指浅肌腱（FDS）和 FDP。
- 前臂内侧皮神经也起自内侧束，在内上髁部位有数个分支。损伤这些神经分支可能会形成创伤性神经瘤，其可能会导致术后的明显疼痛。近端分支位于内上髁近端 1.8 cm 部位，而远端分支位于内上髁远端 3.1 cm 部位。
- 在腕关节近端 5 cm 部位，尺神经分出背侧皮支后，进入 Guyon 管，尺动脉与其伴行（图 54.8）。
- 在 Guyon 管内，尺神经分出深支和浅支。浅支支配环指尺侧和小指的皮肤感觉。
- 深支支配小鱼际肌、尺侧的两块蚓状肌、骨间肌、拇收肌、拇短屈肌深头。
- Guyon 管可以分为以下几个部分
  - 1 区：尺神经主干分出感觉支以近的区域。
  - 2 区：尺神经深支位于此区内。
  - 3 区：感觉神经浅支位于此区（见图 54.4）。

临床查体要点

- 滑车上肘肌是一个附属肌肉，28% 的正常人群会出现，可导致尺神经卡压。可疑有滑车上肘肌或尺神经半脱位存在时，可以用超声检查来确认。在肘关节从屈曲向完全伸直位活动时，超声可以观察到尺神经向内上髁滑移的过程（图 54.6A、B）。

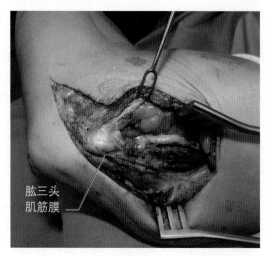

图 54.5

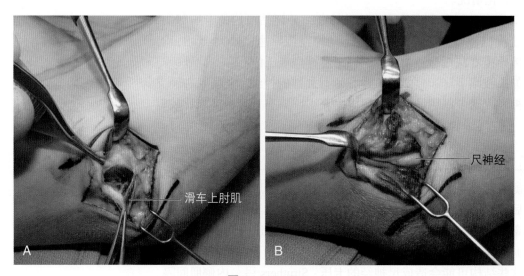

图 54.6 A、B

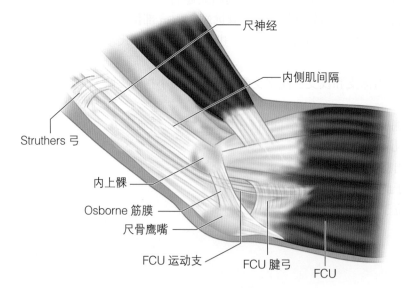

图 54.7 FUC，尺侧腕屈肌

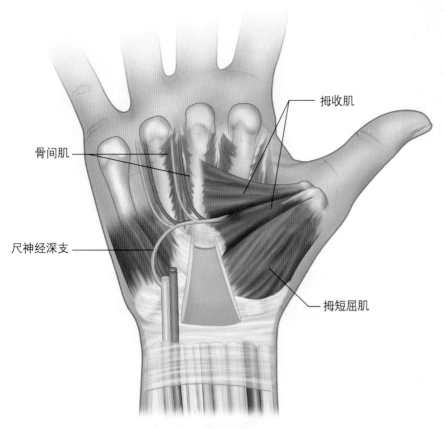

骨间肌

拇收肌

尺神经深支

拇短屈肌

图 54.8

- Guyon 管的底部是由腕横韧带和小鱼际肌组成；顶部是腕掌侧韧带；尺侧缘是豌豆骨及豆钩韧带的近端，小指展肌肌腹为远端；桡侧缘是由钩骨的钩构成。

Guyon 管松解

体位

- 操作在止血带下进行，患者平卧位。
- 上肢外展，手放置于手术台上。

显露

- S 形或 Z 形切口，通过掌侧腕横纹，防止瘢痕挛缩。切口位于鱼际纹尺侧 5 ~ 7 mm，长度为 4 ~ 5 cm（图 54.9）。

手术操作

第一步：显露尺神经

- 前臂远端辨识尺神经。找到 FCU 的腱性部分，并将其向尺侧牵开。尺神经一般位于尺动脉的尺侧，肌腱的掌侧，正好位于 Guyon 管入口的近端（图 54.10）。
- 向远端游离手掌部的皮下组织。
- 切开腕横韧带和掌长肌后，在 Guyon 管部位辨认出尺神经和动脉。

显露注意

切开皮肤后，与尺神经交叉前行的皮神经会出现在切口的远端。如果发现此神经，辨别并加以保护。

第一步手术要点

触摸到钩骨钩，常位于尺神经的桡侧。豌豆骨可以作为切口的解剖学标记，一般要在此骨的桡侧切开。

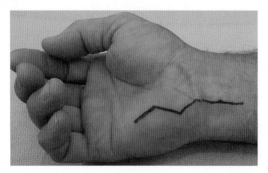

图 54.9

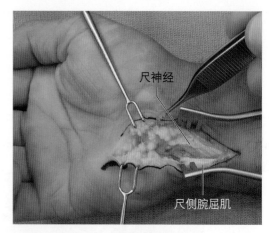

尺神经

尺侧腕屈肌

图 54.10

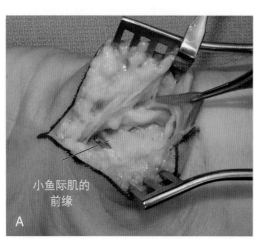

小鱼际肌的
前缘

A

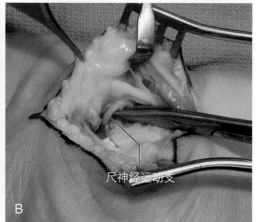

尺神经运动支

B

图 54.11A–B

第二步：松解深支

- 将神经血管束牵向内侧，沿着神经走向，辨别尺神经运动支分出部位和尺动脉分支（图 54.11A、B）。
- 辨识小鱼际肌的主要腱性边缘。尺神经深支从此结构下方走行，需要将其松解。松解后，运动支就得到了松解。用组织剪刀切断筋膜和小鱼际肌以游离绕过钩骨钩走行的尺神经深支。松解任何位于小鱼际肌部位可能造成深支卡压的纤维束带（图 54.12）。

第三步：皮肤缝合

- 松止血带，尼龙线缝合皮肤，敷料包扎。

术后护理和预后

- 术后 2～3 天后换药。此后，可以开始腕关节的自由活动。

肘管松解

体位

- 此手术操作可以在局麻加镇静的情况下完成，也可以采用区域阻滞麻醉。

- 将消毒止血带绑缚到上臂近端。患肢旋后屈肘 90° 位放置在手术台上。

原位松解

显露

- 在尺骨鹰嘴和内上髁之间做 3 cm 弧形切口（图 54.13）。
- 尽量将切口设计得偏后一些，以免损伤前臂内侧皮神经。

手术操作

第一步：切断 Osborne 弓形韧带

- 利用短柄的组织剪刀钝性分离皮下组织，辨别位于 Osborne 弓形韧带的筋膜。此韧带的纤维走行与前臂纵轴垂直，15 号刀片从近端向远端切断该韧带（图 54.14）。
- 尺神经在内上髁部位很容易触摸到并定位。

体位设备

将手术铺巾衬垫在肘关节部位，这样前臂容易旋后。

显露要点

- 尽量采用小切口，切口尽量靠后方，这样可以避免损伤前臂内侧皮神经。
- 切口一般位于尺骨鹰嘴和内上髁中间，尽量不要将切口靠前，以免形成的皮肤瘢痕刺激尺神经。

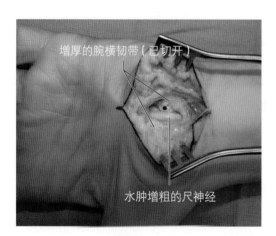

图 54.12

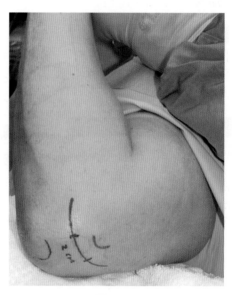

图 54.13

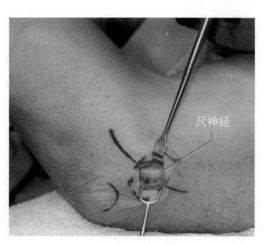

图 54.14

第二步手术注意

术中要确认尺神经的远近端没有卡压束带（比如：近端的内侧肌间隔，远端的 FCU 内的深筋膜束带）。对于不进行尺神经前置的手术，可以不切断内侧肌间隔，一般尺神经是不会滑移超过此部位的。

第三步手术要点

血肿形成会造成周围的炎性反应，导致严重的瘢痕形成，最终导致手术效果差。因此，彻底止血是必需的。

显露要点

- 切口一般不要位于尺神经的正上方，以免形成瘢痕。但此术式可以，因为神经最终会被前移。
- 显露旋前圆肌屈肌总腱浅面，然后皮下分筋膜瓣固定尺神经位于皮下。

显露注意

前臂内侧皮神经从上外到下内方向有几支分支走行。手术全程保护这些神经分支。

第二步手术要点

- 内侧肌间隔后方有一个筋脉丛。小心显露，大多是需要电凝的。
- Struthers 弓可以采用剪刀小心切断，切断前将尺神经牵向后方，以找到该神经与此弓的间隙。

- 神经正好位于 Osborne 韧带纤维的下方。任何可能潜在致压神经的纤维都需要切断，然后向远端游离神经，切断 FCU 两头之间的腱膜并松解尺神经远端。

第二步

- 一旦神经被完全松解，其所处的动态位置可以通过屈伸肘关节来评估。如果尺神经滑脱明显，皮下或肌内前置是需要施行的。

第三步：皮肤缝合

- 切口压迫 5 分钟，大多数的病例可以达到充分止血。常规皮肤缝合。疏松敷料包扎。

术后护理和预后

- 术后 2 ~ 3 天内换药，可以开始肘关节的屈伸活动。
- 术后要避免剧烈运动、体育活动、拎重物。

皮下前置术

显露

- 沿尺神经走行做 15cm 弧形切口。切口一般位于内上髁远端 3 cm，鹰嘴近端 8 cm（图 54.15）。
- 注意不要损伤前臂内侧皮神经。

手术操作

第一步：切断 Osborne 韧带

- 此步骤同"原位松解"部分。

第二步：近端松解

- 松解内侧肌间隔和 Struthers 弓（图 54.16）。

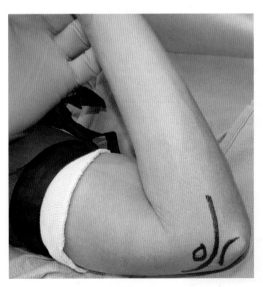

图 54.15

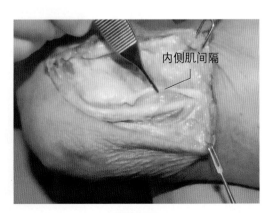

内侧肌间隔

图 54.16

第三步：神经移位

- 在近端，将尺神经及其伴行血管一起游离。
- 在远端，保留尺神经 FCU 和 FDP 肌支。FCU 的第一支常需要束间游离，以利于尺神经前移。

第四步：带蒂筋膜瓣制备

- 将尺神经前方的皮肤和皮下组织掀开，以利于制备神经可以走行的袋状筋膜瓣。采用天窗（trap door）方式切开屈肌总腱肌腹表面的筋膜形成宽度大约 5 cm 的一个悬吊的筋膜，以固定尺神经。这样的悬吊筋膜瓣可以防止尺神经向后滑移到内上髁。
- 筋膜瓣与皮肤组织瓣缝合，以维持尺神经前移到内上髁上方的位置（图54.17）。

第五步：皮肤缝合

- 手术结束，松止血带。常规闭合切口，敷料疏松包扎。

术后护理和预后

- 保持肘关节屈曲 70° 位置 2 周。然后拆除支具和缝合线，开始轻微的肘关节屈伸活动。

肌内前置术

显露

- 此步骤同皮下前置术相似。

手术操作

第一步

- 切断 Osborne 韧带。神经前移步骤同前（参见原位松解）。

第二步：屈肌 - 旋前圆肌 Z 字成形筋膜瓣制备术

- 显露屈肌 - 旋前圆肌止点，筋膜内"阶梯样"切开以制备大约 5cm 长的筋膜（图 54.18）。

> **第二步注意**
> - 因为 Struther 弓会在近端出现（一般位于肱骨内上髁近端 8cm 部位），止血带会影响该结构的探查，术中要将止血带尽量绑在近端。

> **第三步要点**
> - 如果后方运动支妨碍尺神经前移，需要做运动支的束间松解。

> **第三步注意**
> - 前移会有新的卡压点形成。移位尺神经全程都要仔细检查。
> - 尺神经尺侧腕屈肌（FCU）和指深屈肌（FDP）的运动分支是在肘管出口的远端发出的。

> **第四步注意**
> - 因为筋膜的边缘会是另位的卡压点，筋膜下间隙需要足够宽敞以容纳移位后的尺神经。

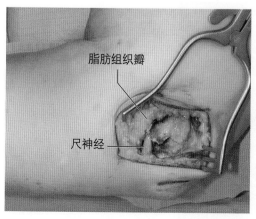

脂肪组织瓣

尺神经

图 54.17

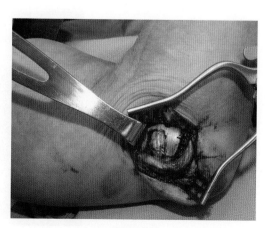

图 54.18

- 15 号刀片横向切断肌肉，形成一个肌内的沟。旋前圆肌内的纤维间隔需要切断以制备尺神经移位后不受到卡压的组织床。所有肌内的纤维束带都需要切断，以方便制备这样一个有血供的组织床（图 54.20）。
- 筋膜瓣用 3/0 爱惜邦缝合线疏松固定在神经上方，一定注意不能使神经卡压和扭曲（图 54.21）。

第三步：皮肤缝合

- 此步骤同皮下前置术（参考皮下前置术部分）。

术后护理和预后

- 同"皮下前置术"（参考皮下前置术部分）。

肌下前置术

显露

- 此步骤同"皮下前置术"。

手术操作

第一步：尺神经分离和松解

- 在正常没有瘢痕的部位显露尺神经并保护之。然后将尺神经在瘢痕中游离，

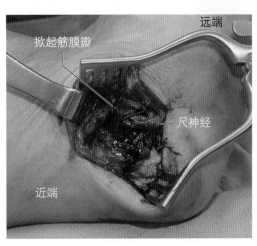

图 54.19

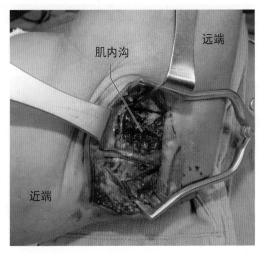

图 54.20

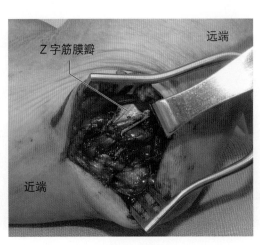

图 54.21

尽可能切除神经周围的瘢痕，并彻底松解尺神经外膜。

第二步：确认完全松解

• 此步骤与皮下前置术一致（请参考皮下前置术）。

第三步：肌肉瓣制备

• 显露屈肌 - 旋前圆肌总腱部位。在内上髁的远端，屈肌旋前圆肌肌腹下方解剖，以方便掀起肌肉。保护此部位的肱动脉和正中神经，并将其向桡侧牵开，以方便肌下分离。此解剖方向是向着内上髁的方向，在内上髁部位阶梯状切开屈肌 - 旋前圆肌总腱，要留下一点内上髁部位的腱性部分，以便神经移位后的再缝合。然后将肌肉掀起，并向远端牵开（图 54.23、54.24）。

• 尺神经移位后的位置位于正中神经的前方并与其走行平行。

第四步：屈肌 – 旋前圆肌阶梯悬吊瓣的制备

• 屈肌 - 旋前圆肌总腱用 3/0 爱惜邦缝合线疏松缝合，注意不要使神经血管束受压或扭曲（图 54.26A、B）。

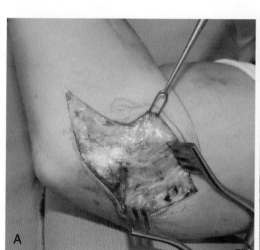
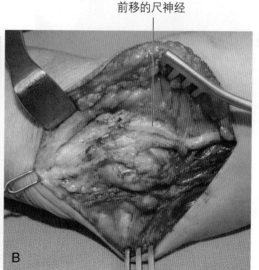

前移的尺神经

图 54.22A、B

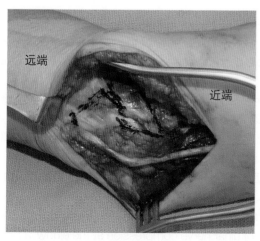

远端　　近端

图 54.23

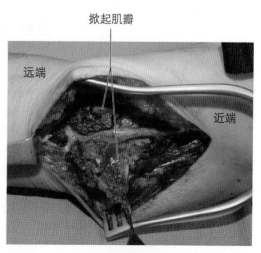

掀起肌瓣

远端　　近端

图 54.24

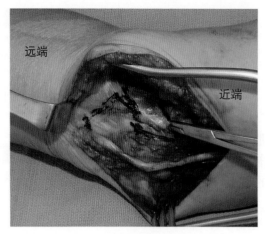

图 54.25

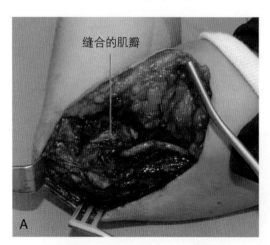

缝合的肌瓣

A

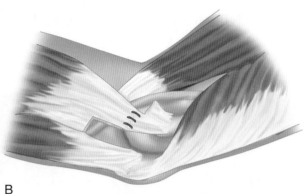

B

图 54.26 A–B

步骤 5：皮肤缝合

- 皮肤用可吸收线逐层关闭。

术后护理和预后

- 肘关节屈曲 70° 固定 4 周。由于此手术掀起的肌肉愈合时间用要比其他前移手术时间长，4 周后才能去除支具，开始轻微的屈伸活动。

循证文献

Giladi AM, Gaston RG, Haase SC, et al. Surgery of the Ulnar Nerve Study Group. Trend of recovery after simple decompression for treatment of ulnar neuropathy at the elbow. Plast Reconstr Surg 2013;131: 563e-73e.
一项前瞻性多中心研究，用来评估原位松解术后的恢复情况。研究患者报告的结果以及功能恢复的结果。患者报告（通过密歇根手术效果问卷：手臂、肩部和手部残疾评分，以及腕管问卷调查）和功能评估均在术后 6 周内得到显著改善。患者报告的结果比功能评估结果改善得更快，而后者在手术后 12 个月仍会有持续的改善。相反，患者报告的结果在手术后 3 个月即达到稳定水平（Ⅳ级证据）。

Mitsionis GI, Manoudis GN, Paschos NK, Korompilias AV, Beris AE. Comparative study of surgical treat- ment of ulnar nerve compression at the elbow. J Shoulder

Elbow Surg 2010; 19: 513–9.

在这项回顾性对比研究中，作者回顾了 113 例因尺神经麻痹接受手术的患者。其中 34 例患者进行原位松解，46 例患者进行部分内上髁切除术，39 例患者施行了皮下移位术。 在这个队列研究中，6 名患者失访。用 McGowan 等级评估术后 2 年的改善情况，并对肘部尺神经病变的 Wilson 和 Krout 评分进行评估。随访时，31 例患者中有 27 例（87%）接受原位松解治疗，45 例患者中有 40 例（88%）行部分内上髁切除术，37 例前路皮下移位患者中有 29 例获得改善，两组间无显著差异。 该研究强调了技术之间缺乏差异性（Ⅲ级证据）。

Zlowodzki M, Chan S, Bhandari M, Kalliainen L, Schubert W. Anterior transposition compared with simple decompression for treatment of cubital tunnel syndrome. A meta-analysis of randomized, controlled trials. J Bone Joint Surg Am 2007; 89: 2591–8.

作者对随机对照试验进行了荟萃分析，以比较尺神经前移术和原位松解术治疗肘管综合征的结果。 前移手术包括肌内前移和皮下前移两项技术。 此研究纳入了 458 次引用的 4 项随机对照试验。作者评估了 4 项研究中 2 项（n = 100）的术前和术后肌电图变化的结果，以及 4 项研究中 3 项（n = 261）的临床评分。 他们得出结论，这两种治疗肘管综合征的方法在运动神经传导速度和临床结果评分方面没有差异（Ⅰ级证据）。

第五十五章

桡神经卡压松解术

Jennifer F. Waljee, Yuki Fujihara, Kevin C. Chung 著　郭　阳 译　王树锋 审校

适应证

- 上肢桡神经卡压性神经疾病包括骨间后神经（posterior interosseous nerve, PIN）卡压和桡管综合征。
- PIN 卡压表现为无法主动伸直示指、中指、环指和小指的掌指关节，可以主动背伸腕关节，但腕关节处于桡偏位，这是因为此疾患仅有骨间后神经受压，即桡侧腕短伸肌（ECRB）受影响，而桡侧腕长伸肌（ECRL）的分支发出位置更靠近近端，因此没有受到影响。
- 桡管综合征患者典型表现为前臂外侧疼痛和压痛，中指抗阻力背伸和前臂抗阻力旋后症状加重。而骨间后神经卡压患者存在活动受限，可以伴有或不伴有前臂外侧疼痛。
- 占位性病变如神经节囊肿或肿瘤，可能导致前臂桡神经受压。
- 保守治疗，适用于早期有压迫症状但无占位病变的患者，方法包括治疗伴发的肱骨外上髁炎、休息、活动方式改变、应用抗炎药物和皮质类固醇注射。

临床检查

- 骨间后神经卡压患者不能主动伸指，腕关节可以背伸但会桡偏。
- 桡管综合征患者通常会在骨间后神经体表投影部位出现局灶性压痛，其一般位于桡骨头到腕关节的中点的连线上，通常在桡骨头远端 3.5～7.5 cm 部位。

影像学

- 对于 PIN 卡压患者，神经传导速度可能会减慢或波幅降低，但也可能会是正常的，因为使用的表面电极距 PIN 有一段距离，很难捕捉实际的神经传导速度。压迫仅影响桡神经的运动成分，不涉及浅表感觉神经，因此感觉神经动作电位并不受影响。由于 PIN 支配肌肉的失神经和神经再生变化，肌电图会显示募集电位减少、插入电位增加、纤颤电位和多相位增加。
- 桡管综合征患者的神经电生理诊断通常是正常的。
- 如果怀疑有占位病变，如脂肪瘤、神经节囊肿、其他肿瘤或肱桡关节病变，则应进行额外的检查，包括常规影像学检查或磁共振成像。

手术解剖

- 桡神经起源于臂丛的后束，由 C5、C6、C7 和 C8 神经根构成。它位于腋动脉的内侧，在喙肱肌的后方走行于肱骨桡神经沟内，再穿外侧肌间隔，在肱肌和肱桡肌（BR）之间下行。
- 在远端，桡神经走行在肱骨外上髁前方，发出分支支配肘肌、肱桡肌、桡

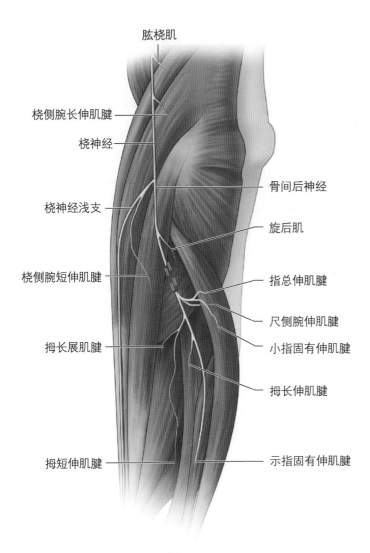

肱桡肌

桡侧腕长伸肌腱

桡神经

桡神经浅支

桡侧腕短伸肌腱

拇长展肌腱

拇短伸肌腱

骨间后神经

旋后肌

指总伸肌腱

尺侧腕伸肌腱

小指固有伸肌腱

拇长伸肌腱

示指固有伸肌腱

图 55.1

侧腕长伸肌和桡侧腕短伸肌的分支，之后在肘关节远端 2cm 处分为深、浅两支。深支为骨间后神经，在旋后肌两头之间进入前臂后侧，发出分支到指总伸肌、尺腕伸肌、小指固有伸肌、拇外展肌、拇长伸肌、拇短伸肌和示指固有伸肌（图 55.1）。

- 桡管是骨间后神经走行的通道，外侧壁由肱桡肌、桡侧腕长伸肌和桡侧腕短伸肌组成，内侧壁由肱二头肌和肱肌组成。底部为肱桡关节关节囊，其向远端延续为旋后肌深头（图 55.2）。
- 桡管部位可能的压迫因素包括旋后肌近端（Fröhse 腱弓）、桡侧腕短伸肌肌腱边缘部分、leash of Henry（桡侧返动脉）和桡骨头远侧纤维束带以及出口部位的旋后肌远侧缘。

体位

- 手术在止血带控制和区域阻滞、静脉阻滞或全麻下进行，患者位于平仰卧位。手和前臂旋前置于手术台上。

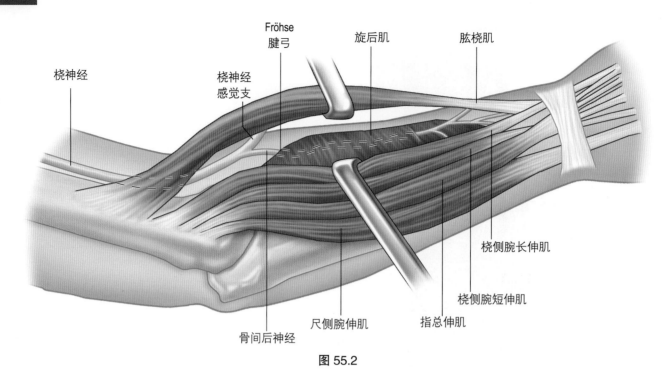

桡神经

桡神经
感觉支

Fröhse
腱弓

旋后肌

肱桡肌

桡侧腕长伸肌

桡侧腕短伸肌

指总伸肌

尺侧腕伸肌

骨间后神经

图 55.2

- 通过触诊肱桡肌和桡侧腕长、短伸肌肌腹构成的可移动软垫（图 55.3）来确认肱桡肌和桡侧腕长伸肌的位置。
- 肱桡肌和桡侧腕长伸肌之间的间隔可通过筋膜辨认（图 55.4）。

显露注意

辨认并保护前臂后侧皮神经，该神经也走行于肱桡肌和桡侧腕长肌肌腹，在皮肤切口的正下方、浅筋膜浅层。

第二步手术要点

- 可以切开桡侧腕短伸肌在肱骨外上髁间的起点，以治疗伴发的肱骨外上髁炎。
- 肱桡肌和桡侧腕长肌间的间隙疏松，比较好进行解剖分离，如果解剖分离困难，应重新评估解剖层面，以确保在正确的间隙中进行。

第二步手术注意

- 识别并保护前臂后侧皮神经。
- 血肿形成后由于炎症会导致严重的瘢痕，因此术中需要完全止血。

显露

- 采用后外侧入路，沿肱桡肌后缘做长度为 6 cm 的切口。解剖皮下组织直至深筋膜，辨认并钝性解剖肱桡肌和桡侧腕长伸肌腱之间的间隔，可以显露桡神经。

手术操作

第一步：显露桡神经

- 在肱桡肌和桡侧腕长伸肌之间进行钝性解剖后，注意辨认肱桡肌下方的桡神经浅支（图 55.5）。
- 向近端解剖显露桡神经浅支，并找到骨间后神经（图 55.6）。

第二步：松解 PIN 神经

- 在确定肱桡肌和桡侧腕长伸肌之间的间隔后，确定 Fröhse 腱弓以及旋后肌浅头的肌腱部位，并切断，充分松解可能造成卡压的组织。对骨间后神经的松解要充分彻底。切断 leash of Henry 并以电凝器充分止血以免术后造成新的卡压。
- 确保对骨间后神经的充分松解，通常至少要松解至旋后肌的远侧缘（图 55.7）。

第三步：缝合皮肤

- 用可吸收缝线分层缝合皮肤。
- 无需固定，敷料包扎。

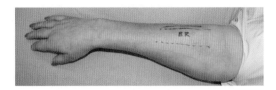

图 55.3

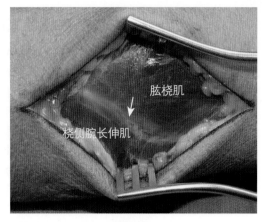

肱桡肌

桡侧腕长伸肌

图 55.4

桡神经浅支

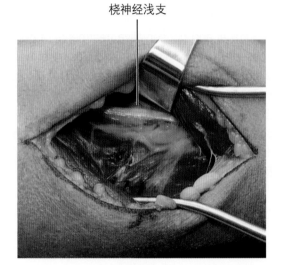

图 55.5

桡神经浅支

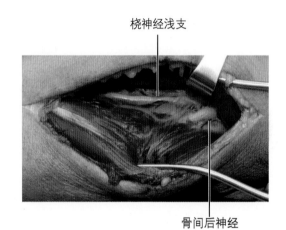

骨间后神经

图 55.6

切开的 Fröhse 腱弓

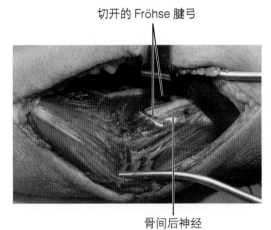

骨间后神经

图 55.7

术后护理和预后

- 术后 2 天移除敷料。

- 无需固定。建议进行早期的主动和被动活动。

- 术后 1 个月时可以开始轻负重活动。2 个月后开始日常训练。

循证文献

Bolster MA, Bakker XR. Radial tunnel syndrome: emphasis on the superficial branch of the radial nerve. J Hand Surg Eur 2009; 34: 343–7.

作者报告了 12 例进行桡神经浅支松解术的桡管综合征，以 DASH 评价其中 11 例有术后缓解。这项研究表明，桡神经浅支的手术减压可以减轻桡管综合征患者的疼痛症状（IV 级证据）。

Ochi K, Horiuchi Y, Tazaki K, et al. Surgical treatment of spontaneous posterior interosseous nerve palsy: a retrospective study of 50 cases. J Bone Joint Surg Br 2011; 93: 217–22.

作者回顾性分析了 38 例自发性骨间后神经麻痹患者，随访 21 个月。使用医学研究委员会肌肉力量量表评估结果。在这一队列中，较年轻的患者与较年长的患者相比，束间神经松解后的结果明显更好。此外，在年轻患者中，术前病史少于 7 个月的术后效果更好，这个因素对老年患者没有影响（IV 级证据）。

Wu P, Yang JY, Chen L, Yu C. Surgical and conservative treatments of complete spontaneous posterior interosseous nerve palsy with hourglass-like fascicular constrictions: a retrospective study of 41 cases. Neurosurgery 2014 ;75: 250–7.

本研究采用束间松解术、神经移位术和自体移植术，对 41 例经术前超声检查发现沙漏样狭窄的完全性自发性骨间后神经麻痹患者进行治疗。在这一队列中，轻度到中度狭窄患者接受神经松解术的效果比较好，而重度狭窄患者的结果差。相比之下，严重狭窄患者在接受神经移位术或自体移植术后获得了更好的结果。总的来说，50 岁及 50 岁以上患者的结果较差（IV 级证据）。

第五十六章

创伤性神经损伤的一期修复和移植

Yuki Fujihara, Kevin C. Chung, Jennifer F. Waljee 著　李文军 译　王树锋 审校

适应证

- Seddon 和 Sunderland 对神经损伤进行了分级，分为神经失用、轴突断裂和神经断裂（表 56.1）。
  - 神经失用会出现短暂的神经功能丧失，一般是可逆的，伤后几个小时或数月恢复。轴突连续性存在。
  - 轴突断裂表现为神经内膜依然连续，但轴突连续性中断。
  - 神经断裂是指神经连续性完全中断。
- 神经修复或移植一般适用于神经损伤功能丧失后没有恢复可能的患者。
- 支配重要感觉区域的感觉神经损伤需要重建，比如，拇指指腹，示指桡侧缘（对捏时的接触部位），以及小指尺侧、手掌、前臂尺侧。丧失功能的运动神经损伤需要早期重建，防止出现可能的肌肉萎缩。尽管肌腱移位可以促进晚期神经损伤后的功能恢复，但这类手术并不能完全恢复关节活动和力学的完整性。
- 是否采用神经修复或神经移植的决定取决于神经创伤的程度、神经断端状态以及神经在切除损伤部位后可能的缺损情况。

临床检查

- 详细的伤口检查是必需的，这有助于对周围组织的损伤情况、污染程度、是否合并其他损伤等的判断。
- 全面的感觉和运动功能的检查有助于确认神经功能缺失的情况，并选择可能的供体神经。出汗和触觉功能的丧失是神经断裂和交感神经功能缺失的征兆。医学研究委员会（Medical Research Council，MRC）评分系统是评价肌肉功能公认的方法。感觉和运动功能评价都分为 6 级（表 56.2）。感觉应该采用静态两点辨别觉和移动两点辨别觉来评价。
- 如果 Tienl 征每日推进 1 mm，预示着神经从沃勒变性开始从近端向远端再生。Tinel 征可以确定损伤的部位，神经再生后会向远端延伸。神经修复或

适应证要点

- 影响神经修复后效果的关键因素包括患者的年龄、损伤到修复的时间、损伤平面、神经缺损的长度。
  - 总体来讲，年龄越轻修复效果越好。相比 50 岁或更老的患者来说，20 多岁或更年轻的患者修复效果会更好。
  - 临床上有观察到伤后 2 年修复神经仍有感觉功能恢复的病例，但运动神经的修复还是推荐在伤后 1 年内修复，这是因为靶肌肉运动终板在伤后 12 个月就会萎缩并发生不可逆的失神经改变。
- 一期神经直接修复的最好标准是：在手、腕和肘关节伸直位时，8/0 缝合修复的神经断端仍没有张力。
- 如果可能的话，在损伤早期（伤后立即或 12 小时内）一期修复神经的效果最好。如果由于患者自身原因或损伤环境（污染、合并损伤或生命体征问题），神经修复可以推迟进行。

表 56.1	Sunderland 分级
Ⅰ 级	神经失用
Ⅱ 级	轴突断裂
Ⅲ 级	轴突断裂、神经束膜连续
Ⅳ 级	轴突断裂、神经外膜连续
Ⅴ 级	轴突端裂、神经干完全断裂

表 56.2	MRC 运动功能评分系统
运动功能恢复	
M0	无肌肉收缩
M1	在肌肉近端可以触及肌肉收缩
M2	肌肉近端和远端都可以触摸到收缩
M3	肌肉近端和远端都可以触摸到收缩，而且最重要的是肌肉可以有足够的力量对抗重力
M4	除了恢复到 M3，并恢复了自主和协调运动
M5	完全恢复
感觉功能恢复	
S0	在神经自主支配区感觉缺失
S1	在神经自主支配区恢复了深痛觉
S2	在神经自主支配区恢复了一定程度的皮肤痛觉和触觉
S3	恢复了一定程度的浅感觉，感觉过敏消失
S4	完全恢复

移植后，Tinel 征能提示神经的再生，如果 Tinel 征不再向远端延伸，则意味着有神经卡压或神经瘤可能。

影像学

- 刺激神经近端，电极放置在远端的失神经肌肉上可以检查神经传导速度（NCV）。NCV 的结果与神经损伤的时间和严重程度有关。
- 神经损伤后立即刺激损伤神经近端，远端记录电极并不会有反应产生；但是，刺激损伤远端记录电极却会发生反应。损伤 10 天后，如果神经轴突断裂或神经干断裂持续存在的话，这种反应就会消失，这也预示着神经损伤远端的沃勒变性的开始。
- 通过测定插入电位、静息电位、自主新生电位和运动新生电位的情况，针极肌电图可以用来评价损伤神经的情况。肌肉失神经和再生电位能够被检测到，随时间的推移会有变化。失神经会出现正尖波、束颤电位、静息状态的纤颤电位。再生时可以检测到多项运动电位和纤颤电位的数量和波幅的增加以及纤颤电位的减少。
- 神经卡压病变患者在恢复期，神经传导检测会发现 F 波传导速度的减慢。

手术解剖

- 脑脊神经由众多的神经纤维组合形成，外面包被神经鞘。整个神经干外面的包鞘称为神经外膜。小束的神经纤维组合形成神经束，外面包被的神经鞘称为神经束膜。围绕构成轴索的各个轴突的膜称为神经内膜。

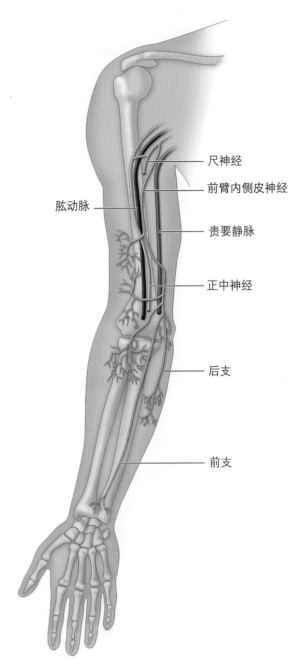

尺神经

前臂内侧皮神经

肱动脉

贵要静脉

正中神经

后支

前支

图 56.1

- 供体神经
  - 骨间后神经（PIN）：骨间后神经的终支支配腕关节，这个神经支是可以牺牲的。PIN 神经有 1～2 束，非常适合修复指神经。PIN 可以游离切取 5～7 cm 长。由于其支配腕关节感觉，PIN 切取通常会用于缓解腕关节疼痛的治疗。该神经通常会走行于第四伸肌鞘管的底面，在指总伸肌（EDC）和示指固有伸肌（EIP）的深面走行（图 56.1）。
  - 前臂内侧皮神经（MABCN）：MABCN 起源于内侧束。最长可以切取该神经 20 cm。可以用来修复多指神经的缺损、长段神经缺损、指总神经缺损。该神经支配前臂内侧的皮肤感觉。其中前支横跨内上髁和二头肌腱，通常位于肘前静脉的前方，在尺侧腕屈肌的浅面，终止于腕部近端 10 cm（图 56.2）。

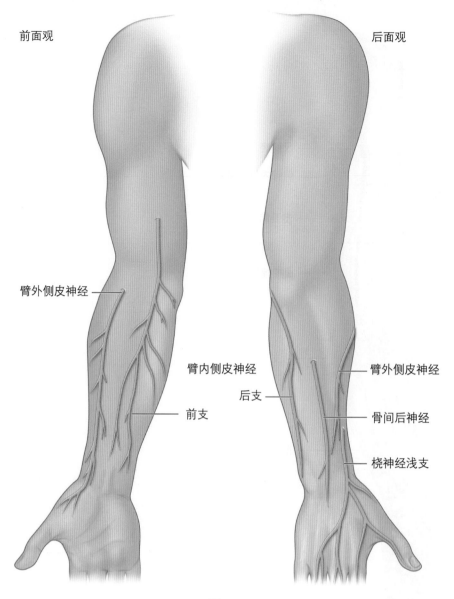

前面观

后面观

臂外侧皮神经

臂内侧皮神经

后支

前支

臂外侧皮神经

骨间后神经

桡神经浅支

图 56.2

- 腓肠神经：包括 6~8 个神经束，最长可以切取 40cm 移植。用来修复主干神经的缺损。该神经由腓肠内侧皮神经和腓肠外侧皮神经组成。腓肠内侧皮神经起自于胫神经，从小腿上三分之一部位的腓肠肌内外侧头之间深筋膜下穿出。此后腓总神经来源的腓肠神经外侧头也汇入。然后该神经主干与小隐静脉伴行，该静脉位于跟骨和外踝之间。该神经支配小腿后外侧和足部背外侧的感觉（图 56.3 ）。

体位

- 止血带下操作，有助于能清楚地看到神经，上臂外展放置在手术台上。
- 瘢痕组织中应用神经电刺激仪有助于找到神经。
- 显微镜下进行神经修复操作

显露

- PIN 显露：Lister 结节部位尺侧纵行切口。第四伸肌鞘管切开。牵开 EDC

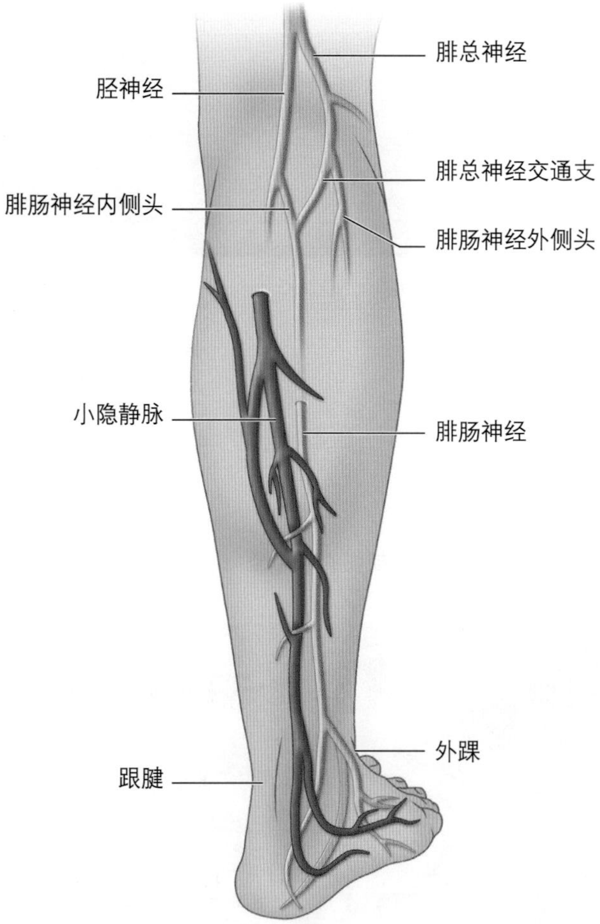
腓总神经
胫神经
腓总神经交通支
腓肠神经内侧头
腓肠神经外侧头
小隐静脉
腓肠神经
外踝
跟腱

图 56.3

和 EIP 显露鞘管的底部。在第四鞘管底部的桡侧可以看到骨间后神经。然后在远端切断将其从周围组织中向近端游离。

- MABCN 显露：肘部远端，一般在内上髁前方 2 cm、远端 3 cm 部位起始向前臂远端延伸的纵向切口。其内侧支位于皮下。如果发现有几支的话，可以选用与受体神经直接匹配的分支。如果需要更长的神经移植，可以将切口向近端延长。
- 腓肠神经显露：外踝和跟骨之间 2 cm 纵行切口。神经紧邻跟腱外侧，位于小隐静脉外侧。按照需要长度向近端游离并解剖神经。可以采用长为 1 cm 横行的阶梯式切口代替纵行长切口，以确保更美观的效果（图 56.4）。

手术操作

第一步：评估受损的神经

- 仔细查看损伤神经的远近端，评估神经断端及缺损的情况（图 56.6A、B）。

第二步：重建其他的组织

- 如果有合并损伤存在，骨折的固定、肌腱的修复、韧带的重建要先于神经处理（图 56.8A、B）

显露要点

切口一定要比原来瘢痕的远近端长，以利于辨别神经远近端并将其与瘢痕分开（图 56.5）。

第一步手术要点

要切除足够的神经断端瘢痕，直至断端出现多束的神经纤维束（图 56.7A ~ C）。

第一步手术注意

- 遵循无创操作原则。术中应用显微外科器械，但不能钳夹神经。

第二步手术要点

如果重建的神经需要横跨肌腱，神经一定要放置在肌腱的上方而不是下方，以避免神经的卡压（图 56.9A、B）。

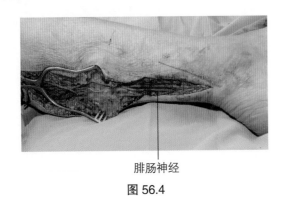

腓肠神经

图 56.4

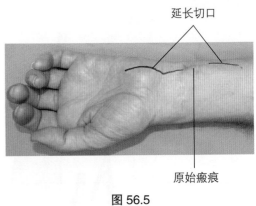

延长切口

原始瘢痕

图 56.5

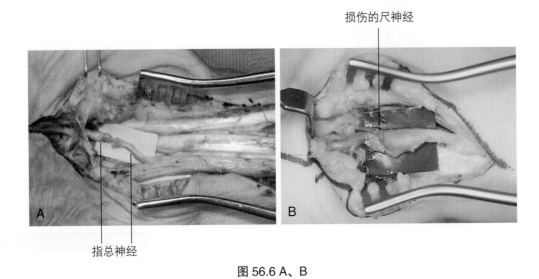

损伤的尺神经

指总神经

图 56.6 A、B

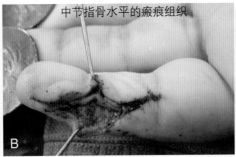

指神经远端瘢痕组织

中节指骨水平的瘢痕组织

桡侧指神经瘤

图 56.7 A–C

首先固定掌骨骨折　　　　　　　最后缝合神经

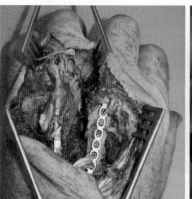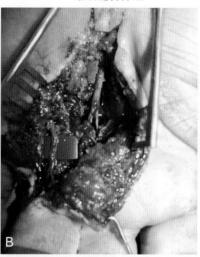

图 56.8 A、B

失败病例　　　　　　　　成功病例

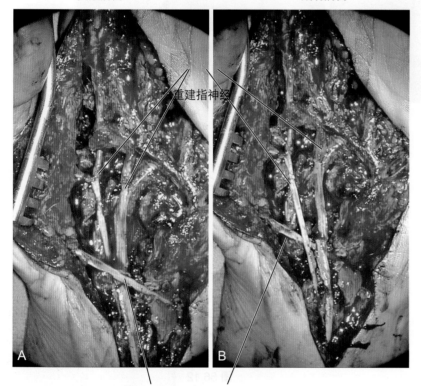

重建指神经

EIP 肌腱移位重建拇对掌功能

图 56.9 A、B　EIP，示指固有伸肌

第三步：神经移植

- 如果神经直接缝合张力大时就需要采用神经移植的修复方式（图 56.10 A、B）。
- 如果需要神经移植的时候，术者需要评估哪个神经可以作为供体。缺损的长度、多少神经纤维需要重建、受体神经的直径以及神经的缝合部位都需要评估。作为原则，缺损长度再增加其 15% 的长度就可以满足无张力缝合。

第三步手术要点

- 直接缝合必须要无张力才行。可以将神经的近端和远端游离，或者将神经位置移动（比如，尺神经在肘部的移位），如果这些方法施行后仍不能达到无张力修复，就必须采用神经移植术。
- 如果缺损不大（2 cm 或更少）的感觉神经缺损，可以考虑采用人工神经鞘管或静脉移植（图 56.11 A、B）。
- 由于神经的弹性回缩特性，需要再增加 10% ~ 15% 缺损长度的移植神经来达到无张力缝合。

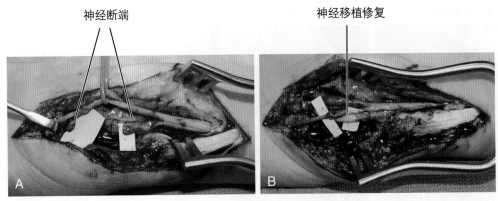

神经断端

神经移植修复

图 56.10A、B

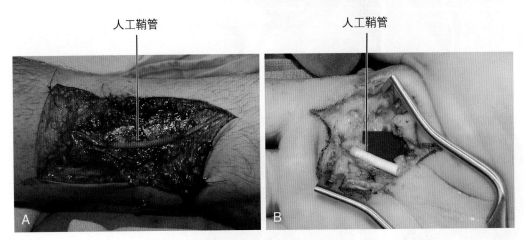

人工鞘管

人工鞘管

图 56.11A、B

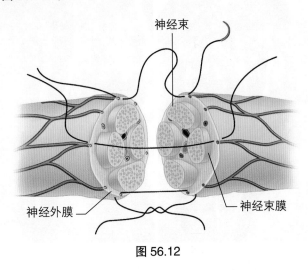

神经束

神经外膜

神经束膜

图 56.12

第四步手术要点

- 神经两个断端的神经束要匹配。
- 越多的缝合针数会导致缝合部位更多瘢痕形成。从这个角度讲，更推荐神经外膜缝合而不是神经束膜缝合。90°间断4针的缝合可以减少瘢痕的形成（图56.12）。

第四步手术注意

神经缝合不能产生张力（图56.13A、B）。

第四步：神经缝合

- 在显微镜放大下，神经断端用8/0尼龙线缝合。神经操作必须无创，以免损伤神经外膜和瘢痕形成。神经外膜缝合时要对合准确防止形成神经瘤。

第五步：神经瘤移位

- 痛性神经瘤通常是手部神经损伤造成的。
- 尽管报道有多种方法治疗此病（移位、软组织覆盖、神经剥离、硅胶管包裹、再切除或再修复），将神经移位至肌肉是最常用的方法。

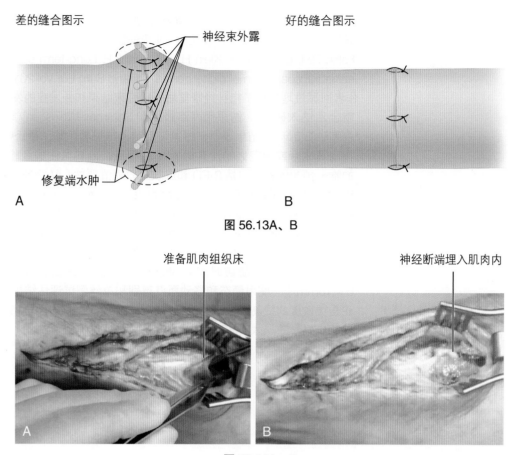

好的缝合图示

差的缝合图示

神经束外露

修复端水肿

A

B

图 56.13A、B

准备肌肉组织床

神经断端埋入肌肉内

A

B

图 56.14A、B

- 将神经瘤切除直至出现神经乳头。将已是新鲜断端的神经从原来的组织床中移出。
- 6/0 缝合线将神经固定在深部肌肉上，缝合神经的外膜而不是刺穿神经，后者会造成术后的疼痛。然后将神经外膜额外缝合几针包埋在肌肉内（图 56.14A、B ）。

第六步：皮肤缝合

- 5/0 尼龙线间断缝合关闭切口。

术后护理和预后

- 术后固定的时间取决于神经断端的张力。
- 如果神经缝合能保持无张力，一周内肢体可以活动。

循证文献

Boeckstyns ME, Sørensen Al, Viñeta JF, et al. Collagen conduit versus microsurgical neurorrhaphy: 2-year follow-up of a prospective, blinded clinical and electrophysiological multicenter randomized, controlled trial. J Hand Surg Am 2013;38:2405–11.

作者进行了一项双盲、随机、对照试验，来研究人工合成胶原导管与直接神经修复比较的结果，随访 2 年，43 例患者，44 例神经断裂，间隙为 6 mm 或更小。 使用合成导管进行修复的患者手术时间较短。 在这项前瞻性研究中，32 名患者接受了随访，两组之间的感觉功能或患者报告结果没有显著差异。

第五步手术注意

神经瘤不能埋入到滑动度大的肌肉内（比如，FDS），滑动大会导致牵扯痛。

第六步手术注意

血肿会导致严重的瘢痕，最终导致治疗结果差。仔细止血非常重要。

术后要点

- 神经缝合后要确认其周围肌腱是可以轻松滑动的。
- 围术期要制订康复和治疗计划，这些计划有时会改变手术操作。

此外，2 年后各组之间的电生理学结果没有差异。 本研究强调了使用神经导管治疗短距离神经缺损的安全性（Ⅱ级证据）。

Fakin RM, Calcagni M, Klein HJ, Giovanoli P. Long-term clinical outcome after epineural coaptation of digital nerves. J Hand Surg Eur Vol 2016;41:148–54.

作者回顾性地评估了指神经修复后长期临床结果和并发症的发生率。93 根神经吻合后纳入研究。 结果用两点辨别和 Semmes-Weinstein 单丝测试评估，平均随访 3.5 年。 结果表明，感觉恢复结果与患者年龄、是否吸烟、损伤机制、指动脉吻合或固定之间没有相关性。 相反，外科医生的经验仍然是优良结果的唯一预测因素，包括 2-PD 和皮肤压力阈值评估（Ⅳ级证据）。

Schmauss D, Finck T, Liodaki E, et al. Is nerve regeneration after reconstruction with collagen nerve conduits terminated after 12 months? The long-term follow-up of two prospective clinical studies. J Reconstr Microsurg 2014;30:561–8.

在这项前瞻性研究中，作者采用神经导管重建了 20 根指神经，并随访了至少 12 个月，平均随访时间为 58.1 个月。 平均缺损长度为 8.8mm（范围：6～15mm）。 使用静态和移动两点辨别和单丝测试评估结果。 他们得出的结论是灵敏度的提高取决于神经缺损的长度。 神经缺损小于 10 mm 患者的结果要明显好于缺损大于 10 mm 的患者（Ⅳ级证据）。

第五十七章

肌腱移位术治疗低位正中神经麻痹：对掌成形术

Jennifer F. Waljee, Yuki Fujihara, Kevin C. Chung 著，刘 路 译 王树锋 审校

适应证

- 骨间前神经分支以远的正中神经损伤被定义为正中神经"低位"损伤。由于拇短展肌（APB）、拇对掌肌和拇短屈肌（FPB）浅头的失神经支配，患者无法完成拇指外展对掌这一关键功能。肌腱移位术适用于正中神经损伤后预计无法恢复，尤其是受伤后 18 ~ 24 个月仍未恢复功能的患者。
- 肌腱移位术后的良好预后需要患者遵守术后康复治疗计划，关节灵活且被动活动度（ROM）完全，具有完整的保护性感觉，无软组织的瘢痕形成。
- 几种对掌成形术方法：
  - 掌长肌移位术（Camitz Transfer）：因为可以在同一切口内完成掌长肌（PL）移位以及腕管松解，所以此术式适用于患有严重腕管综合征伴随大鱼际萎缩，需加强拇指对掌功能的患者。尽管有以上优点，此术式不能重建对掌功能中的拇指旋前和屈曲运动。
  - 示指固有伸肌（EIP）移位术：由于示指固有伸肌腱具有的长度及位置优势，示指固有伸肌腱移位术对高位或低位正中神经损伤均适用。在这些手术中，很少需要肌腱移植或制作滑车以加强力线，而且供区也较少出现问题。
  - 指浅屈肌移位术（Bunnell Transfer）：环指的指浅屈肌（FDS）肌腱可被用来提供掌侧外展。因为支配指浅屈肌的神经运动支来自正中神经的近端，所以该术式仅适用于低位正中神经麻痹的患者。另外，该术式需要在手的尺侧制作一滑车，并且切取环指指浅屈肌腱可能导致握力减弱。
  - 小指展肌移位术（Huber Transfer）：小指展肌（ADM）移位术通常用于重建伴有先天性鱼际肌缺如的小儿患者的对掌功能。该术式还可以通过增加鱼际隆起的体积来改善外观。患者可以很容易地适应使用移位肌腱而无需强化康复。对于儿科患者，也推荐示指固有伸肌腱移位术。

体格检查

- 应检查拇指腕掌关节（CMC）、指间关节（IP）及掌指关节（MCP）的被动活动度（ROM）。存在虎口挛缩时，应在移位前先松解虎口。
- 应使用 Semmes-Weinstein 单丝触压觉测试（阈值测试）和两点辨别觉（神经支配密度测试）评估手部感觉，并特别关注拇指指腹尺侧和示指指腹桡侧的感觉。
- 对于可能行掌长肌移位术的患者，应评估掌长肌是否存在。Mishra 试验首先要过伸手指的掌指关节，然后作腕关节抗阻力主动屈曲。此试验可用于不能完成拇指对掌的低位正中神经麻痹患者（图 57.1）。

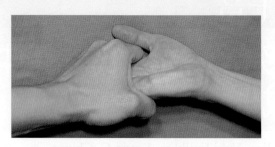

图 57.1

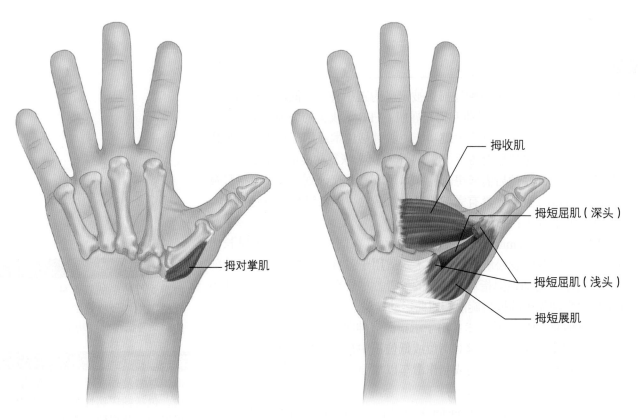

图 57.2

影像学

- X 线片用于检查是否存在骨骼疾病，如腕掌关节或掌指关节关节炎。伴有拇指腕掌关节炎的患者经常出现拇指旋后和内收畸形，可以通过大多角骨切除联合肌腱移位术矫正此畸形。

手术解剖

- 拇指对掌活动是由拇指屈曲、掌侧外展以及掌指关节与腕掌关节的旋前共同构成的。对于低位正中神经麻痹患者，其拇短展肌、拇对掌肌、拇短屈肌浅头和桡侧的两个蚓状肌出现失神经支配。然而，拇短屈肌深头和拇收肌由尺神经支配，对于一些患者来说已经能够提供足够的掌侧外展及对掌功能（图 57.2）。
- 掌腱膜由三层组成：浅层是纵行纤维，其下方为横行纤维和掌侧最深层的垂直纤维。对于要接受掌长肌移位术的患者，只使用浅层纵行纤维来延长掌长肌腱完成移位（图 57.3）。

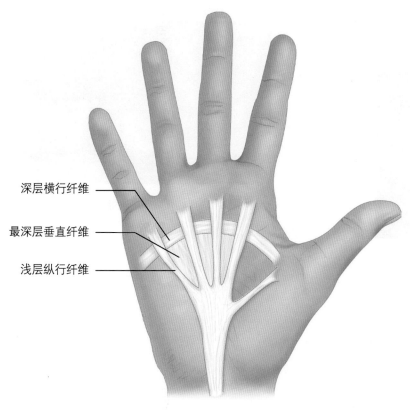

深层横行纤维

最深层垂直纤维

浅层纵行纤维

图 57.3

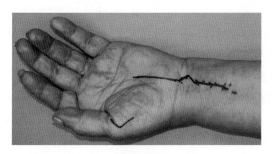

图 57.4

体位

- 患者仰卧，患肢外展放置于手术台上，使用止血带止血。手术可在区域阻滞、静脉区域阻滞麻醉（Bier 阻滞）或局部麻醉下进行。

掌长肌至拇短展肌移位术（Camitz 拇对掌移位术）

显露

- 在对患有严重腕部正中神经压迫伴外展功能受限的患者，此手术可与腕管松解术同时进行。在手掌面沿中指尺侧缘的延长线做一 7 cm 纵行直切口，松解腕管内正中神经并获取掌长肌腱。切口经 "Z" 字改形跨过腕横纹延长至前臂（图 57.4）。

- 于拇指掌指关节桡侧做一 3 cm 长 "V" 形切口，显露拇短展肌腱（图 57.4）。

显露要点

- 拇短展肌腱就位于皮下，附着于拇指近节指骨基底桡侧。
- 正中神经的掌皮支在前臂分出。它在桡侧腕屈肌和掌长肌腱之间的前臂筋膜下方走行，到腕横纹近端 0.8 cm 处穿出前臂筋膜。它于覆盖在屈肌支持带上的皮下组织中穿行。

显露注意

为避免瘢痕挛缩，切口不应垂直于腕横纹。

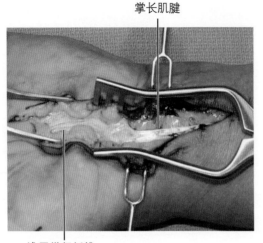

掌长肌腱

浅层纵行纤维

图 57.5

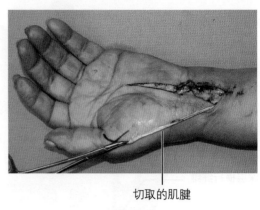

切取的肌腱

图 57.6

手术操作

第一步

第一步手术要点

估计移位所需的掌长肌腱长度，肌腱长度应达到拇指掌指关节桡侧。

- 做掌侧纵行切口，向尺、桡侧各掀起约 2 cm 的掌腱膜浅层的皮瓣。在皮下组织下方找到掌腱膜浅层，其止点与掌长肌腱相连续。将浅层切口向近端游离直至找到腕横纹处的掌长肌腱。
- 获取掌长肌腱止点处 1.5 cm 的掌腱膜延长段以提供额外的长度供肌腱移位。
- 切开掌腱膜，由远及近锐性分离并掀起掌腱膜浅层。解剖时注意保护该层下的掌浅弓和指总神经。在腕横韧带上方继续向掌长肌腱解剖直到将掌长肌腱和筋膜延长段完全游离。将掌长肌腱从前臂的周围筋膜中游离，以确保长度足够和滑动顺畅（图 57.5、57.6）。

第二步

- 在掀起掌腱膜后可看到腕横韧带，沿着腕横韧带尺侧缘和其在钩骨钩的附着处切开全层，彻底松解腕管。

第三步

第三步手术要点

- 拇指功能的改善取决于移位肌腱的止点位置。止点越偏桡侧，拇指掌侧外展功能越强，止点越偏背侧，对掌功能越强。将肌腱劈开并同时固定在桡、背侧止点很困难，因为这可能会削弱肌腱。
- 可使用屈肌支持带的桡侧部分制作一滑车，这样可使拇指完成更大的屈曲和旋前运动（图 57.9）。

- 沿着拇指桡侧缘做一切口，用肌腱剪钝性分离以暴露拇短展肌腱。
- 使用小止血钳，从掌指关节切口经过大鱼际到手掌切口轻柔地做一皮下隧道。
- 将肌腱穿引钳从掌指关节切口穿过皮下隧道直到手掌切口。将掌长肌腱和掌腱膜延长段从手掌轻柔地通过隧道引导到拇指桡侧（图 57.7A、B）。
- 助手将拇指固定于掌侧外展位，使用 Pulvertaft 肌腱编织器将掌长肌腱编织到拇短展肌腱中，使用 3-0 爱惜邦缝线加固。在长度允许时可做额外的肌腱编织，并使用 3-0 爱惜邦缝线做水平褥式缝合（图 57.8A、B）。

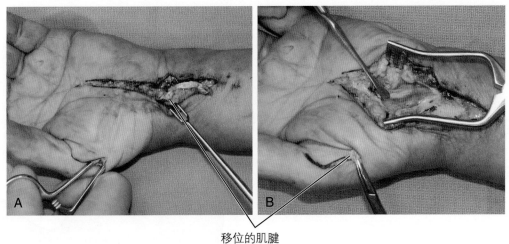

移位的肌腱

图 57.7 A、B

缝合到拇短展肌腱上的掌长肌腱

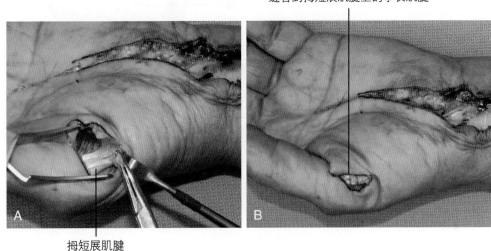

拇短展肌腱

图 57.8 A、B

第四步：皮肤缝合

- 使用 4-0 尼龙缝线缝合皮肤。

术后护理和预后

- 术后使用拇人字支具将拇指固定于外展位 4 周，然后开始全关节活动度的锻炼。

示指固有伸肌至拇短展肌移位术

显露

- 在示指掌指关节背侧设计"V"形切口。沿腕关节掌尺侧缘以及腕背侧第四伸肌间隔室各做一纵行切口。如前所述，沿拇指桡侧缘在拇短展肌止点水平做"V"形切口（图 57.10A、B）。

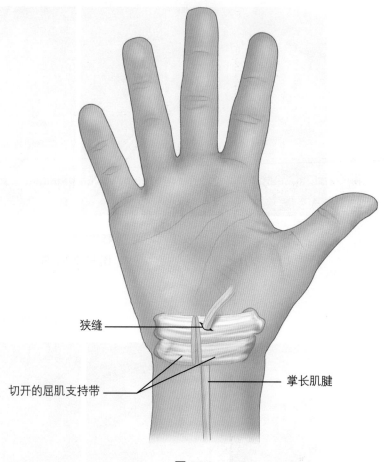

狭缝

切开的屈肌支持带

掌长肌腱

图 57.9

手术操作

第一步

- 在示指背侧掌指关节处做切口，并在示指指总伸肌（EDC）腱尺侧找到示指固有伸肌腱。在伸肌腱帽的近端尽量向远端切断示指固有伸肌腱。

- 分离示指固有伸肌腱和指总伸肌腱，并于腕背侧切口出拉出（图 57.11A、B）。

第二步

- 将示指固有伸肌腱从伸肌支持带周围软组织游离并通过腕尺侧切口进入皮下组织。将肌腱和肌腹从周围的筋膜附着处松解，以便获得顺畅的滑动和足够的长度。

- 沿着腕尺侧再做一切口，用小止血钳或短肌腱剪在两个腕部切口之间做一皮下隧道。将肌腱通过此隧道沿着腕尺侧做改道（图 57.12）。

- 沿拇指桡侧做切口以暴露拇短展肌腱的止点。使用小止血钳或短肌腱剪做一皮下隧道至腕尺侧切口，使用肌腱穿引器将示指固有伸肌腱牵引到此切口。示指固有伸肌腱通过皮下隧道时，需注意从尺侧腕屈肌腱的掌侧经过，以避免压迫尺侧神经血管束。

开大虎口的切口线

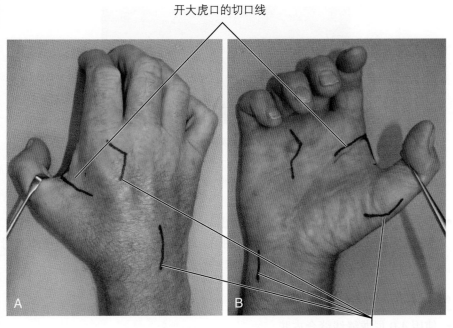

示指固有伸肌腱移位的切口线

图 57.10 A、B

示指固有伸肌腱

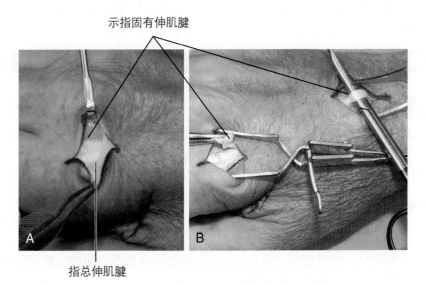

指总伸肌腱

图 57.11 A、B

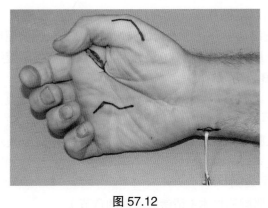

图 57.12

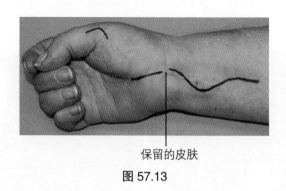

保留的皮肤

图 57.13

- 然后将示指固有伸肌腱自拇指桡侧切口中引出。将患肢固定于腕关节屈曲、拇指对掌位，使用锋利的 Pulvertaft 肌腱编织器将示指固有伸肌腱编织到拇短展肌止点上。用 3-0 爱惜邦缝线水平褥式缝合编织肌腱。

第三步：皮肤缝合
- 使用 4-0 尼龙缝线缝合皮肤。

术后护理和预后
- 术后使用支具将拇指固定于外展位 4 周，之后开始主动全关节活动度的锻炼。

环指指浅屈肌至拇短展肌移位术

显露

- 在腕掌侧做一个 4 cm 弧形切口，在环指基底处做另外一个 2 cm 横切口（图 57.10）。沿拇指桡侧掌指关节水平拇短展肌止点处做一个 2 cm 的 "V" 形切口。

手术操作

第一步：创建滑车
- 做腕部切口，锐性解剖显露尺侧腕屈肌腱和环指指浅屈肌腱，将尺侧腕屈肌腱作为移位的滑车（图 57.13）。
- 在前臂掌侧的尺侧浅层找到环指指浅屈肌腱后，如前所述在环指基底做一切口（图 57.14A）。屈曲环指，尽量在指浅屈肌腱远端将其锐性切断，并于腕部切口将其抽出（图 57.14B、C）。

- 使用尺侧腕屈肌腱制作滑车。在尺侧腕屈肌腱位于豌豆骨的止点近端约 3 cm 处将肌腱纵向劈开，于近端横向切断劈开的尺侧腕屈肌的桡侧半，于远端形成一个肌腱条。使用 3-0 爱惜邦缝合线将该条肌腱缝合形成一个环（图 57.15A、B）。

第二步：制作皮下隧道并移位指浅屈肌腱
- 此步骤同掌长肌腱移位术（请参阅前面的章节；图 57.16A、B）。

第三步：皮肤缝合
- 此步骤同掌长肌腱移位术（请参阅前面的章节）。

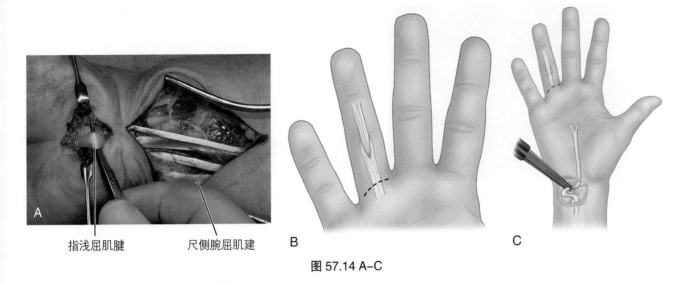

指浅屈肌腱　　尺侧腕屈肌建

B　　　　　　　　　　　　C

图 57.14 A–C

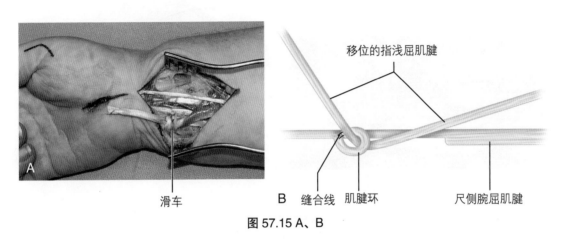

移位的指浅屈肌腱

滑车

B　缝合线　肌腱环　　尺侧腕屈肌腱

图 57.15 A、B

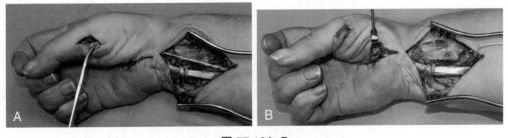

图 57.16A–B

术后护理及预后

- 腕背支具固定腕关节屈曲约 45°，以避免移位肌腱产生张力。4 周后开始主动全关节活动度锻炼。

小指展肌至拇短展肌移位术

显露

- 沿着小鱼际做一个 4 cm 纵行切口用于寻找小指展肌的肌腱和肌腹（图 57.17A、B ）。沿拇指桡侧在掌指关节水平和拇短展肌止点处做一 2 cm 的 "V" 形切口。

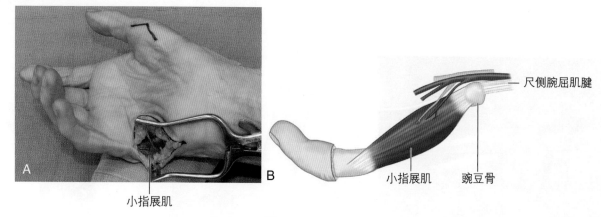

<!-- 图57.17A标注 -->
小指展肌

<!-- 图57.17B标注 -->
尺侧腕屈肌腱

小指展肌　豌豆骨

图 57.17 A、B

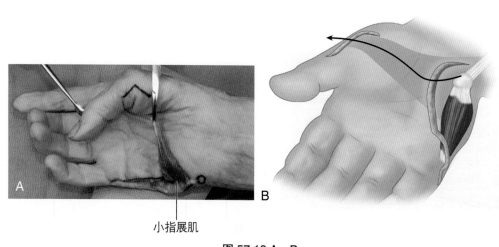

小指展肌

图 57.18 A、B

手术操作

第一步

- 沿着小鱼际切开皮肤，并在掌侧脂肪垫下方找到小指展肌肌腹。小指展肌止于小指近节指骨及伸肌装置，将其远端止点锐性切断。
- 然后向近端朝着豌豆骨附近的小指展肌起点解剖，将小指展肌从其周围附着筋膜中游离出来。神经血管蒂沿肌腹桡背侧由尺动脉和尺神经发出。向近端分离时要小心，以免损伤（图 57.18A、B）。

> **第二步手术要点**
>
> 为了使小指展肌肌瓣在合适的位置穿过隧道，肌瓣应在其长轴上旋转 180°（图 57.19B）。因为此手术是肌肉移位并且肌肉特别容易缺血，所以为了给小指展肌通过提供空间，要松解掌腱膜以确保皮下隧道宽松。

第二步

- 于拇指掌指关节桡侧做一个"V"形切口，显露拇短展肌腱。使用短止血钳及肌腱穿引器，在小鱼际切口和拇指桡侧切口之间做一个皮下隧道。隧道应尽可能宽大，以避免肌肉受压和和血管蒂扭转。
- 使用肌腱穿引器将小指展肌肌瓣轻轻地拉向拇指桡侧，移位重建拇短展肌腱（图 57.19A）。
- 将拇指固定于最大对掌位，使用 Pulvertaft 肌腱编织器将小指展肌肌瓣的腱性部分编织到拇短展肌腱上，并使用 3-0 爱惜邦缝合线缝合。

第三步：皮肤缝合

- 此步骤同掌长肌腱移位术（请参阅前面的章节）。

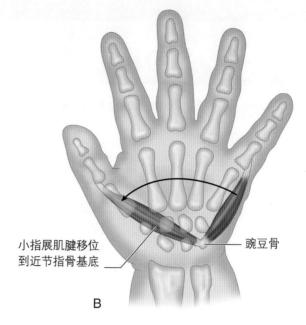

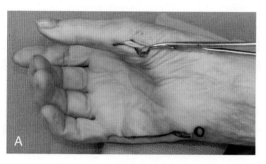

小指展肌腱移位
到近节指骨基底

豌豆骨

图 57.19 A、B

术后护理及预后

• 术后完全对掌位支具固定 4 周，之后开始主动全关节活动度锻炼。

循证文献

Hattori Y, Doi K, Sakamoto S, Kumar K, Koide S. Camitz tendon transfer using flexor retinaculum as a pulley in advanced carpal tunnel syndrome. J Hand Surg Am 2014;39:2454 9.

作者对 43 位患者 46 侧手接受改良掌长肌腱移位对掌成形术的治疗进行了病例系列研究。大约 50% 的患者达到了拇短展肌的有效恢复，在拇短展肌功能恢复和未恢复的患者之间，患者报告预后和功能预后的结果相似。在恢复拇短展肌功能的患者中，掌长肌腱移位可在早期恢复期间充当内固定物，在因神经长期受压导致拇短展肌功能不可恢复的患者中，肌腱移位可以提供掌侧外展功能（IV 级证据）。

Schwarz RJ, Macdonald M. Assessment of results of opponensplasty. J Hand Surg Br 2003;28:593–6.

作者描述了 115 位接受 156 次对掌成形术的患者的功能预后和患者报告预后。拇指对掌的重建最常使用指浅屈肌腱。大多数患者获得了极好或良好的功能结果（89%），93% 的患者至少达到了良好到一般的手术满意度。并发症发生率低（4%），其中主要包括感染及皮肤或手指缺血（IV 级证据）。

第五十八章

肌腱移位术治疗高位正中神经麻痹

Jennifer F. Waljee, Yuki Fujihara, Kevin C. Chung 著　苗荷佳　刘　路 译　王树锋 审校

适应证

- 肌腱移位通常用于肢体功能障碍不能通过神经再支配得到恢复的患者。适应证包括没有关节僵硬，肌腱移位通路瘢痕少，手部有保护性感觉，患者能够遵从康复方案。
- 高位正中神经损伤指正中神经在骨间前神经分支以近部分受损。重建的主要目标包括重建拇指指间关节（IP）的屈曲、示指指间关节屈曲以及拇指对掌功能的恢复。
- 与低位正中神经损伤不同，能用于高位正中神经损伤肌腱移位的供体较少，其中有肱桡肌（BR）、桡侧腕长伸肌（ECRL）和尺侧腕伸肌（ECU）。单纯高位正中神经损伤患者的肌腱移位手术包括肱桡肌代拇长屈肌（FPL），尺神经支配的环小指指深屈肌（FDP）侧-侧移位代指深屈肌，桡侧腕长伸肌（ECRL）移位代指深屈肌（FDP），示指固有伸肌（EIP）移位重建拇指对掌功能。

临床检查

- 需要评估上肢的被动活动度（ROM）以及是否存在关节挛缩。肌腱移位手术的一个重要原则是关节必须灵活并且能自由被动活动以便在移位术后获得最大活动范围。此外，需使用医学研究委员会（MRC）量表（见第 56 章表 56.2）测定供体肌腱力量（BR，ECRL，中 / 小指 FDP，EIP，ECU）。
- 需要选择与受区的力量（表 58.1）、滑程相当的、可用于移位的供体肌腱，其中滑程对于复杂伤的患者尤其重要。腕屈伸肌应能完成 30 mm 的滑程，

表 58.1	肌腱相对力量
肌肉	相对力量
肱桡肌	2
腕屈肌	
腕伸肌	1
• 桡侧腕长 / 短伸肌	
• 尺侧腕伸肌	
指屈肌	1
• 拇长屈肌	
• 指浅屈肌	
• 指深屈肌	
指伸肌	0.5
• 指总伸肌	
• 示指固有伸肌	
• 小指伸肌	

指伸肌应有 50 mm 的滑程，指屈肌应有 70 mm 的滑程。尽管供体和受体的滑程应尽可能匹配，但滑程也可因其他动作而增加（例如，屈指肌的滑程在做伸腕时增加 / 肌腱固定效应）。

影像学

- 影像学检查可以用于判断是否存在减少关节被动活动的关节炎表现。

手术解剖

- 高位正中神经损伤患者失神经支配肌肉如下：拇短展肌（APB）、拇对掌肌、拇短屈肌（FPB）浅（桡侧）头、桡侧 2 个蚓状肌、拇长屈肌、示中指指深屈肌、指浅屈肌（FDS）、屈曲旋前肌群（旋前圆肌，桡侧腕屈肌 [FCR]）、掌长肌（PL）以及旋前方肌（PQ；图 58.1A、B）。

体位

- 患者仰卧位，上肢外展。
- 手术在止血带下进行。

指浅屈肌侧 – 侧移位至指深屈肌重建屈指功能

显露

- 前臂远端腕横纹近侧，在掌长肌桡侧做一个长 4 cm 纵向切口（图 58.2）。

手术操作

第一步

- 手及前臂旋后位，于前臂掌侧做手术切口。锐性分离皮下组织显露掌长肌和前臂腱膜。
- 锐性切开前臂腱膜，掌长肌尺侧深面找到正中神经。找到指浅屈肌腱，与正中神经一起拉至尺侧，找到桡侧腕屈肌拉至桡侧。
- 示、中、环、小指的指深屈肌腱位于指浅屈肌深层（图 58.1B）。

第二步

- 示指的指深屈肌腱用 3-0 爱惜邦缝线水平褥式与中、环、小指指深屈肌腱侧 - 侧缝合（图 58.3）。术前检查必须明确功能需求。中指的指深屈肌神经支配可来自正中神经及尺神经，并且在许多病例中与环指指深屈肌共用一个总肌腹。调节张力时，需要注意确保环、小指在能够在抓握开始时先于示指碰到手掌。
- 移位通过水平褥式缝合加强，通过手腕屈伸时的肌腱固定效应检验手指姿势及移位张力。

术后护理和预后

- 术后用掌侧支具固定患手于手腕轻度屈曲、手指屈曲至掌指关节位置 4 周。移位术后 4 周开始练习主动活动。

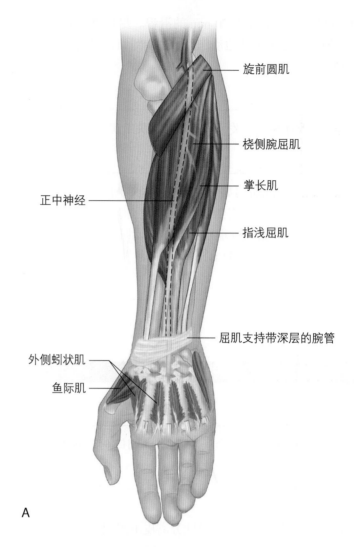

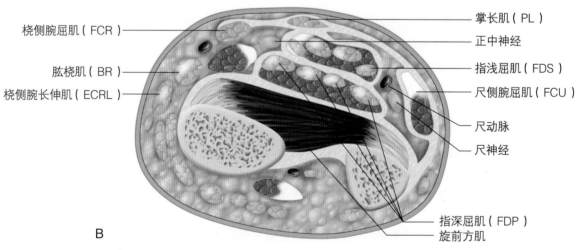

图 58.1A、B

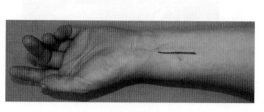

图 58.2

侧 – 侧缝合指深屈肌腱

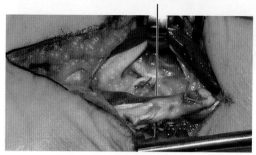

图 58.3

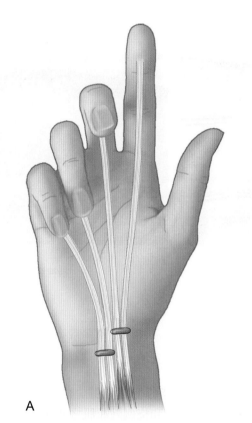

A　　　　　　　　　　　　　B

图 58.4A–B

桡侧腕长伸肌移位代示指指深屈肌

显露

- 前臂远端桡侧于肱桡肌背侧做一 8 cm 切口（图 58.5）。

手术操作

第一步

- 从技术上来说，该移位术可以更好地给患者提供单一的对捏功能。因为高位正中神经损伤经常合并高位尺神经损伤，桡侧腕长伸肌也可以优先作为 4 个指深肌腱的动力来源。

- 沿设计切口锐性切开皮肤，分离皮下组织找到肱桡肌的肌腱及肌腹。在肱桡肌的桡背侧可以找到桡侧腕长伸肌腱以及其在第二掌骨基底的止点（图 58.6）。

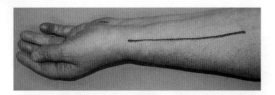

图 58.5

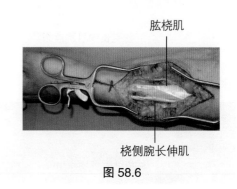

图 58.6

肱桡肌

桡侧腕长伸肌

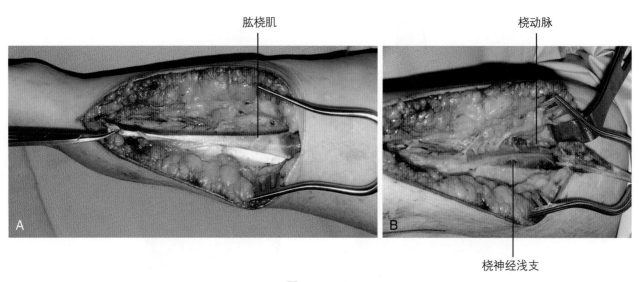

肱桡肌

桡动脉

桡神经浅支

图 58.7 A–B

第一步手术注意

注意避免损伤桡神经浅支。

第二步手术要点

- 注意避免移位张力过高造成示指屈曲挛缩。
- 桡侧腕长伸肌移位至示指指深屈肌适用于有意愿重建指尖捏力的患者。对于复杂损伤的患者,桡侧腕长伸肌移位受区可扩大至中、环、小指的指深屈肌腱来重建抓握功能。如果将桡侧腕长伸肌作为所有指深屈肌腱的动力,尺侧缝合的张力应更大。

- 向掌侧继续分离,显露示指指深屈肌腱。在桡侧腕屈肌桡侧找到桡动脉,将其牵拉至桡侧。于桡动脉和桡侧腕屈肌之间间隙中找到示指指深屈肌腱。正中神经位于指深屈肌及指浅屈肌之间,小心将正中神经及指浅屈肌腱牵拉至尺侧并充分显露(图 58.7A、B)。显露并分离示指指深屈肌腱。

第二步

- 手腕背伸,在桡侧腕长伸肌腱远端尽量靠近止点处完整切断。向近端分离,将桡侧腕长伸肌与周围肌腱肌腹及其他组织的连接完全游离,确保肌腱在牵拉时能成直线并且能顺利滑动。
- 将桡侧腕长伸肌腱从指浅屈肌腱下方移位至示指指深屈肌腱。利用 Pulvertaft 肌腱编织器编织肌腱,可用端 - 侧或者端 - 端方式进行肌腱移位。使用 3-0 爱惜邦缝线缝合加固编织的肌腱(图 58.8)。

术后护理和预后

- 术后用背侧支具固定 4 周保护肌腱修复处。4 周后可开始练习主动活动。

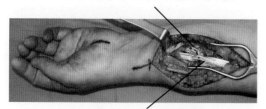

缝合桡侧腕长伸肌及指深屈肌腱

缝合肱桡肌及拇长屈肌腱

图 58.8

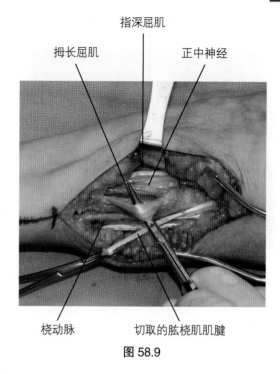

拇长屈肌　　指深屈肌　　正中神经

桡动脉　　切取的肱桡肌肌腱

图 58.9

肱桡肌移位至拇长屈肌重建拇指指间关节屈曲功能

显露

- 沿前臂桡侧切口显露肱桡肌，准备移位至拇长屈肌。计划做多个移位时，可以用桡侧腕长伸肌移位至指深屈肌相同的切口（图 58.8）。

显露注意

注意避免损伤肱桡肌深方的桡动脉及桡神经浅支。

手术操作

第一步

- 沿前臂桡侧切开并分离皮下组织，注意避免损伤桡神经浅支。
- 于前臂桡侧在桡动脉背侧找到肱桡肌及肱桡肌在桡骨茎突的止点。

第二步

- 在前臂掌侧面找到桡侧腕屈肌，沿桡侧缘切开腱鞘。将桡侧腕屈肌牵拉至尺侧，在桡侧腕屈肌腱桡侧深处找出拇长屈肌的肌腱及肌腹（图 58.9）。
- 在肱桡肌桡骨远端止点处切断肱桡肌（图 58.9）。近端与周围组织分离显露肌腱及肌腹。肱桡肌肌腱通过端 - 端方式移位至拇长屈肌使得滑程最大（图 58.9）。

第二步手术要点

肌腱移位需要尽可能靠近近端以避免腕管磨损。如果拇长屈肌腱过短，需要从肌腱肌肉连接处去除部分肌肉使得肌腱部分变长，需要尽量靠远端离断肱桡肌肌腱。

第三步：肱桡肌编织至拇长屈肌腱

- 肌腱移位可以用端 - 侧或者侧 - 侧方式使用肌腱编织器进行缝合。用 3-0 爱惜邦缝线水平褥式缝合加固。以腕关节屈伸时的肌腱固定效应检查张力，注意避免张力设置过紧造成拇指指间关节屈曲挛缩（图 58.10）。

缝合的肌腱

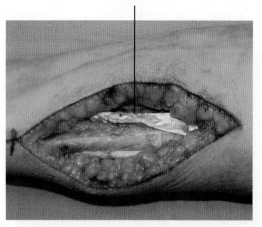

图 58.10

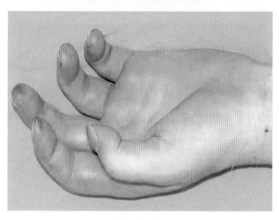

图 58.11

第四步：切口闭合

- 切口用可吸收线逐层闭合（图 58.11 ）。

术后护理和预后

- 术后用拇指人字形支具固定拇指轻度屈曲外展位 4 周，之后再开始主动活动锻炼。

第五十九章

肌腱移位术治疗低位及高位尺神经麻痹

Yuki Fujihara, Brain P. Kelley, Kevin C. Chung, Jennifer F. Waljee 著　刘　路 译　王树锋 审校

适应证

- 尺神经自起始部到其手部的神经支配区，需要走行很长一段距离。因此，尺神经一旦损伤，治疗十分棘手。肌腱移位的适应证为由于尺神经修复失败或者延迟修复，以及腕、肘部的慢性压迫导致的运动终板永久性损伤（通常在 1 年及 1 年以上），尺神经运动功能已无法恢复的患者。

- 肌腱移位治疗尺神经麻痹的目的在于改善手的姿势以及改善爪形手畸形、加强对捏力量、纠正小指外展畸形，还可通过重建环、小指远指间关节的屈曲功能来改善抓握功能（表 59.1）。

- 由于手内在肌肌力丧失，而桡神经支配的指伸肌以及由正中神经支配的指屈肌（指浅屈肌）功能正常，导致尺神经麻痹患者的手表现为"内在肌阴性"姿势，即指间关节屈曲，掌指关节过伸。由于在尺神经低位损伤的患者中，环、小指的指深屈肌仍有神经支配，所以爪形手在这类患者中更明显。同样，高位尺神经损伤的患者在恢复期间，环、小指的指深屈肌的肌力恢复时爪形手会更加明显。

- 由于掌指关节及指间关节屈曲功能不协调，爪形手可影响抓握功能。其治疗可通过动态技术协调指间关节伸直功能与掌指关节屈曲功能，也可通过静态技术调节掌指关节屈曲角度，具体选择哪种方法，取决于伸肌装置的功能情况（图 59.1）。

表 59.1 肌腱移位术治疗尺神经麻痹

畸形 / 疾患	术式	术式特点
爪形手	指浅屈肌腱移位纠正爪形手	- 首选术式 - 动态技术
爪形手	FDS- 套索术式	- 动态技术 - 比指浅屈肌腱移位效果差
爪形手	掌指关节囊紧缩 / 掌板止点近端移位	- 静态技术 - 比关节融合效果差
爪形手	掌指关节融合术	- 静态技术 - 有效，但损失了掌指关节活动
拇内收无力	中指指浅屈肌腱移位重建拇指内收功能 桡侧腕短伸肌腱移位 + 游离肌腱移植重建拇内收功能	- 仅用于重度的手内在肌麻痹患者
拇指指间关节不稳定	拇长屈肌腱部分腱束移位 - 拇长伸肌腱肌腱固定术	- 可增强指腹对捏力量 - 丧失了指间关节活动度
环、小指远指间关节屈曲功能丧失	指深屈肌腱侧侧缝合	- 手可充分抓握
示指不稳定	拇长展肌腱移位 + 游离肌腱重建示指外展功能	- 可恢复示指的稳定性及灵活性

正常　　　　　　　　　　　　　　爪形手

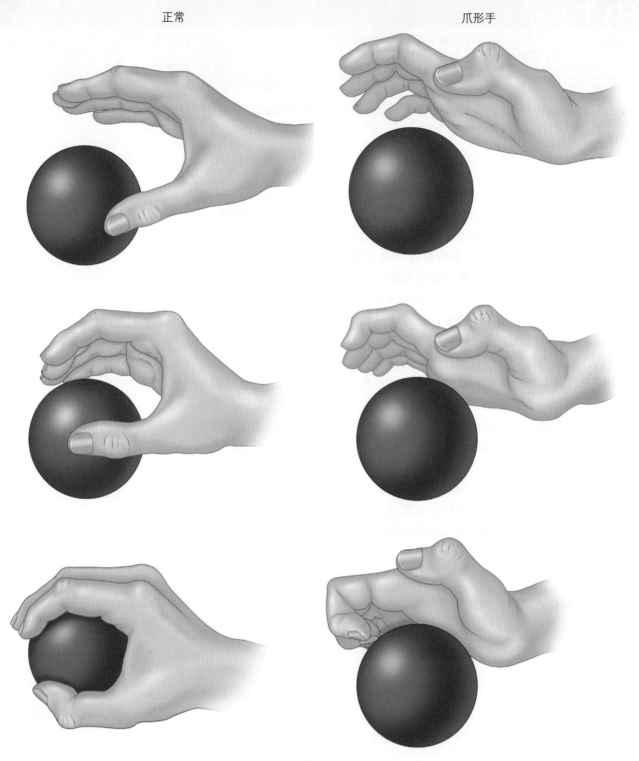

图 59.1

- 一般来说，指浅屈肌移位进行动态重建是首选方法。静态重建术式适用于指浅屈肌功能丧失的患者（如高位正中神经损伤）或者指浅屈肌有其他更加重要的功用不能进行移位者。
- 尺神经损伤后，拇收肌、拇短屈肌（FPB）以及第一背侧骨间肌失神经支配，患者的侧捏及对捏力量弱，可通过将桡侧腕短伸肌腱移位 + 游离肌腱移植缝合于拇收肌上来改善。
- 可通过关节融合或是拇长屈肌腱劈下一部分重建拇指指间关节的稳定性。该手术可以重建桡侧对掌功能。

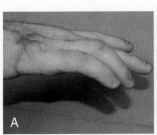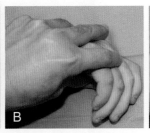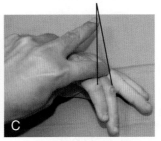

PIP 关节伸直改善

A

B　　　　　　　　　　　C
Bouvier 试验阴性　　　　　　Bouvier 试验阳性

图 59.2 A–C　PIP 关节：近指间关节

- 由于环、小指指深屈肌腱失神经支配，高位尺神经损伤患者的握力下降。将正中神经支配的中指的指深屈肌腱移位可改善这一情况。

临床检查

- 尺神经损伤患者的共同特点包括爪形手畸形、拇指捏力下降、小指外展畸形以及环、小指远指间关节屈曲受限。拇指捏力下降是由拇内收肌以及第一背侧骨间肌的失神经支配所致。而内在肌麻痹可导致桡神经支配的小指伸肌腱力量相对增强，使得小指维持在外展位。

- Bouvier 试验可用于检查伸肌装置的完整性，可帮助选择用于移位纠正爪形手的供区肌腱。检查方法为掌指关节固定于屈曲位，嘱患者主动伸指。如果伸肌装置（尤其是中央束）连续，患者可主动伸近指间关节以及远指间关节（试验为阳性）。若患者在掌指关节屈曲的情况下无法伸近指间关节及远指间关节，则试验为阴性（图 59.2A–C）。

- Bouvier 试验阳性的患者（掌指关节屈曲，近指间关节完全伸直）可使用静态或动态技术纠正掌指关节姿势。患者 Bouvier 试验阴性但是掌指关节屈曲时可被动完全伸直指间关节，提示伸肌装置不完整，需要行动态技术。Bouvier 试验阴性，同时近指间关节不能完全被动伸直的患者不适合做肌腱移位，应首先切除瘢痕，然后行关节松解，肌腱松解，软组织缺损修复术。

影像学

- 影像学检查判断掌指关节或指间关节是否存在可减少关节被动活动度（ROM）的关节疾病。

手术解剖

- 尺神经是内侧束的终末支。其上臂部位在筋膜下走行于肱动脉后内侧的肱二头肌沟内。在肱骨内上髁近端 8cm 的 Struthers 弓处穿出筋膜并行向肘管（见第 54 章图 54.7）。前臂部分尺神经穿出肘管后，于肘关节稍远端水平发出运动支，支配尺侧腕屈肌（FCU）以及环、小指的指深屈肌（FDP）。这两块肌肉仅在高位尺神经损伤时受影响。背侧皮支在腕关节近端约 5 cm 处发出，于 FCU 深层穿行，负责手尺背侧的感觉功能。掌侧皮支在尺神经进入 Guyon 管之前发出。在 Guyon 管内，尺神经分成浅层感觉支及深层运动支。后者支配小鱼际肌肉、两块尺侧蚓状肌、背侧及掌侧骨间肌以及拇收肌（图 59.3）。

适应证要点

静态技术调整了掌指关节屈曲的位置，从而改善了伸近指间关节的内在伸肌，同时也包括掌板止点近端移位、A1 滑车周围的 FDS- 套索技术或者掌指关节固定术。与动态技术相比，静态技术的概念更易理解。然而，紧缩的掌板随时间推移会逐渐松弛，导致爪形手复发。掌指关节固定术往往用于高位正中神经或者尺神经损伤且无可用的移植肌腱的患者，该术式需要所有 4 个手指进行融合。因此，应尽量选择此处介绍的动态技术。

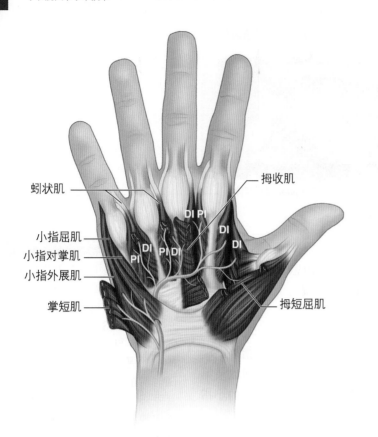

蚓状肌

拇收肌

小指屈肌

小指对掌肌

小指外展肌

掌短肌

拇短屈肌

图 59.3 DI，背侧骨间肌；PI，掌侧骨间肌。

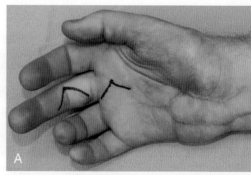

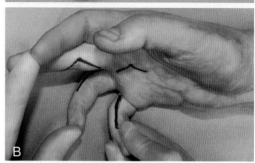

图 59.4 A–B

体位

- 患侧上止血带，患者仰卧位，患肢放于手术台上。

指浅屈肌腱移位纠正爪形手畸形

显露

- 于近指间关节掌侧设计 Bruner Z 字形切口，用来显露指浅屈肌腱。于远侧掌横纹稍近端水平做掌中切口用于暴露中指屈肌腱。于环、小指桡侧做纵行切口，用于暴露桡侧内在肌腱（图 59.4A、B）。

手术操作

第一步

- 使用中指的指浅屈肌腱作为供区肌腱。于中指近指间关节做 Bruner 切口切开皮肤，分离掀起皮肤及皮下组织。
- 于手指中线锐性分离皮下组织并找到屈肌腱鞘，暴露滑车结构。小心避免损伤指神经血管束。于 A3 滑车水平进入腱鞘，找到指浅屈肌腱。
- 中指指浅屈肌于分叉处行走于指深屈肌腱深层，尽可能靠近其在中指止点处横断指浅屈肌（图 59.5A–C）。劈开指浅屈肌腱的两束直至分叉处，作为两个分离的供体移位肌腱（图 59.6A、B）。
- 将切取的肌腱由掌中切口处取出（图 59.7A、B）。

第一步手术要点

- 使用腕伸肌时一般需要使用移植肌腱，而使用指浅屈肌纠正爪形手可避免这一点。
- 若需纠正 4 根手指的爪形手畸形，也可使用环指的指浅屈肌作为移位肌腱。这样中指的指浅屈肌腱移位至示、中指，而环指的指浅屈肌腱移位至环、小指。或者，可使用中指指浅屈肌腱作为唯一的动力来源，与移植肌腱共同为 4 根手指提供动力（图 59.7B）。

指浅屈肌腱　　　　　　　　　　　　　横断指浅屈肌腱

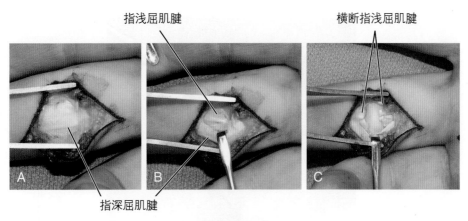

指深屈肌腱

图 59.5 A–C

劈开指浅屈肌腱

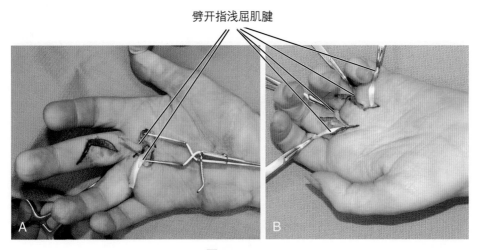

图 59.6 A、B

横断的指浅屈肌腱

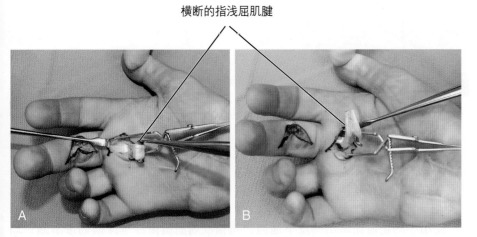

图 59.7 A、B

第二步

- 于环、小指近指间关节桡侧中线做切口，钝性分离皮下组织并找到桡侧腱束。小心避免切口偏掌侧并损伤神经血管束（图 59.8）。

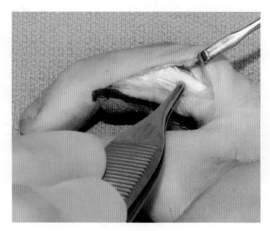

图 59.8

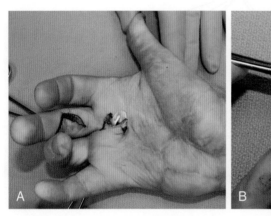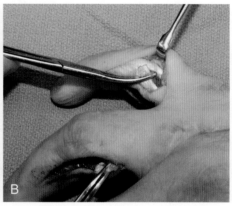

移位的指浅屈肌腱   侧腱束

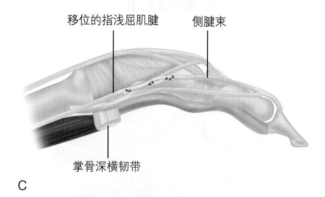

掌骨深横韧带

C

图 59.9 A–C

- 使用小的止血钳做出一皮下通道，将指浅屈肌腱束经掌深横韧带掌侧、蚓状肌管引导至环、小指的侧方切口（图 59.9 A–C）。
- 使用锐性肌腱编织器，将指浅屈肌腱编织到侧腱束上，调节张力使掌指关节屈曲，指间关节伸直，并使用 4-0 爱惜邦缝线缝合固定。张力应调整为腕中立位，掌指关节屈曲 70°。小心避免同时缝到关节囊、侧副韧带或者中央束而造成粘连及继发的活动度丢失。
- 被动屈伸活动腕关节以评估肌腱移位后张力。腕屈曲时，由于移位肌腱松弛，掌指关节应可伸直（图 59.10A–C）。

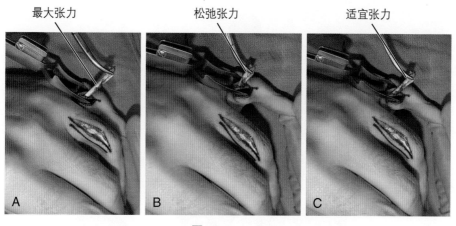

最大张力　　　　　松弛张力　　　　　适宜张力

图 59.10 A–C

术后护理和预后

- 使用内在肌阳性掌侧休息支具制动患手4周。4周后开始主被动活动功能锻炼。

桡侧腕短伸肌腱移位 + 游离肌腱移植重建拇内收功能

显露

- 于虎口区拇指尺侧缘做纵行切口，显露拇收肌及其在近节指骨上的止点。
- 于腕背侧做纵行切口，显露止于第三掌骨基底的桡侧腕短伸肌。
- 于中、环指掌骨头水平，第三、四掌骨间做背侧 Z 字形切口，移植肌腱于此切口水平转位至拇指。
- 于前臂掌侧中线做纵行切口，切取掌长肌（PL）。若掌长肌缺如，可以于外踝后侧做一短纵行切口切取跖肌腱。

手术操作

第一步

- 于腕背侧做纵行切口，分离皮下组织，暴露拇长伸肌腱并牵开，然后向桡侧牵开皮肤暴露第二间室。桡侧腕短伸肌腱位于桡侧腕长伸肌尺侧，并止于第三掌骨基底。桡侧腕短伸肌应尽可能在靠近止点处切断。然后将其于伸肌支持带近侧抽出。

第二步

- 于拇指尺侧缘做切口，找到拇收肌及其于近节指骨处的止点。小心保护位于拇收肌止点掌侧的血管神经束。

第三步

- 切取 12 cm 长的掌长肌肌腱。
- 移位肌腱应穿过中、环指掌骨间隙，将第三掌骨作为滑车，从而使移位肌腱的力线方向更加合适。于掌骨间区域背侧做纵行切口，钝性分离皮下组织，并做一穿过骨间膜的通道。

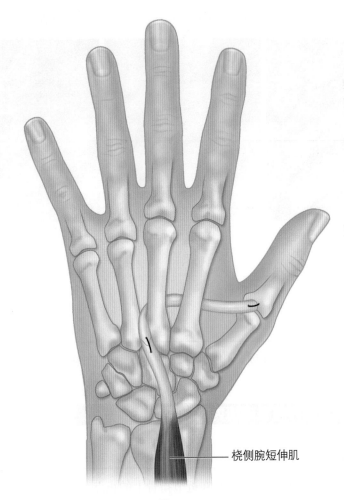

桡侧腕短伸肌

图 59.11

第二步手术要点

- 移位肌腱张力调整时应使腕关节中立位，拇指及其余四指掌骨互相平行。
- 如果不能用桡侧腕短伸肌，可以将移植肌腱编织到其他腕伸肌腱上（尺侧腕伸肌 [ECU]、桡侧腕长伸肌 [ECRL]、肱桡肌 [BR]）。
- 术后患手应在拇指中立、腕关节背伸 40° 位置制动。3 周后更换石膏为保护性支具，鼓励患者进行主动活动功能锻炼。

- 使用短止血钳穿过掌侧筋膜的纵行纤维，做通道连通背侧切口及拇指尺侧切口，用于穿过移植的肌腱。游离肌腱从腕掌侧切口于皮下通道穿至掌骨间通道并由此于拇指尺侧穿出。
- 然后使用锐性肌腱编织器将游离肌腱与拇收肌于起止点稍近端编织在一起。保持拇指内收位使用 4-0 爱惜邦缝线缝合加固编织肌腱（图 59.11）。
- 然后使用锐性肌腱编织器将游离肌腱与桡侧腕短伸肌腱断端编织在一起，并调节张力。拇指应在腕屈曲时贴近示指，腕背伸时外展。使用 4-0 爱惜邦缝线水平褥式缝合，至少进行两次编织。

术后护理和预后

- 使用腕关节及拇指中立位腕部支具制动 4 周。之后去除支具，进行拇指及腕关节主动活动锻炼。

拇长屈肌腱部分腱束移位 – 拇长伸肌腱肌腱固定术

显露

- 拇指桡侧中线做纵行切口，显露拇长屈肌腱及拇长伸肌腱。

手术操作

第一步

- 锐性切开皮肤，使用短肌腱剪钝性分离皮下组织并于背侧显露拇长伸肌腱。
- 掌侧钝性分离皮下组织，于拇指近节指骨水平显露 A2 滑车。注意避免损伤桡侧指神经血管束。切断 A2 滑车，显露指深屈肌。
- 游离指深屈肌腱桡侧半，并尽可能向远端游离。然后将其从斜形滑车及 A1 滑车近端抽出（图 59.12 A–C）。

第二步

- 之后将拇长屈肌腱向背侧移位至拇长伸肌腱。使用锐性肌腱编织器将拇长屈肌腱缝合编织于拇长伸肌腱上，并用 4-0 爱惜邦缝线缝合固定（图 59.13A–C）。
- 使用 1.14 mm 克氏针临时固定拇指指间关节，术后 6 周移除。

术后护理和预后

- 使用拇人字支具制动 3 周，之后开始主动功能锻炼。

拇长展肌腱移位 + 游离肌腱移植重建示指外展功能

显露

- 该术式需要 2 处切口，分别在第一背侧间室及示指掌指关节桡侧做 V 形切口。
- 此外还需在前臂掌侧或者下肢做切口，来获取用于移植的掌长肌腱或跖肌腱。

手术操作

第一步

- 切开第一背侧间室表面皮肤，使用短肌腱剪钝性分离皮下组织，显露伸肌间隔。不要损伤或者过度牵拉桡神经浅支。
- 显露第一背侧间室并纵行锐性切开。于间室桡侧找到拇长展肌腱，并显露其在第一掌骨基底的止点。游离拇长展肌桡侧束并尽可能将其向远端分离。

第二步

- 于示指掌指关节桡侧做 V 形切口，锐性分离显露伸肌装置。显露桡侧束以及侧副韧带，用于肌腱移植植入点。
- 切取长度约 10 cm 的掌长肌腱或跖肌腱。
- 于手及腕背侧的切口之间做一皮下隧道。移植肌腱一端编织于拇长展肌腱一束的近端，并在通过皮下隧道后将另一端编织于示指 MP 关节桡侧束及侧副韧带上。使用 4-0 爱惜邦缝线加强固定编织处（图 59.14A、B）。

术后护理和预后

- 使用掌侧支具将腕关节固定于腕背伸位。示指及中指间需使用敷料妥善间隔，以维持示指桡侧外展。支具制动 3 周后开始主动功能锻炼。

第一步手术要点

可以切开交叉滑车近端部分，使移位的拇长屈肌腱能自由滑动。

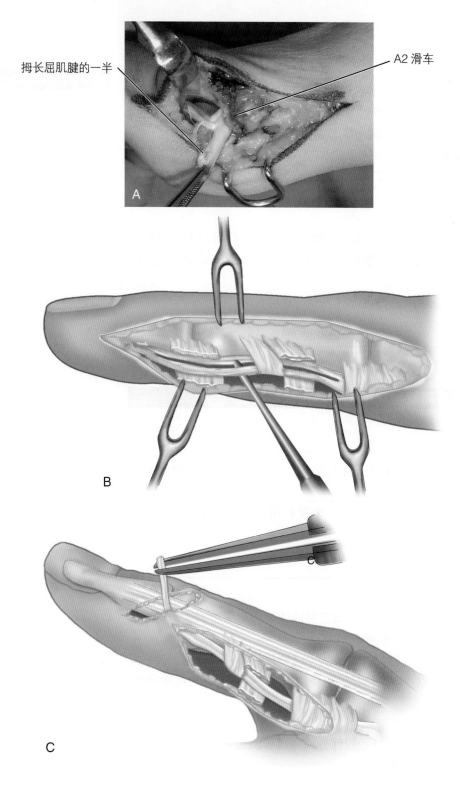

拇长屈肌腱的一半

A2 滑车

A

B

C

图 59.12 A–C

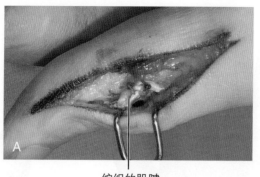

编织的肌腱

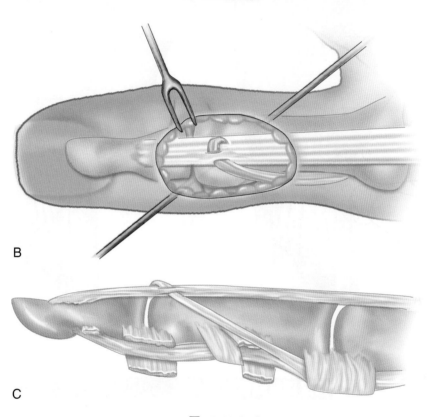

图 59.13 A–C

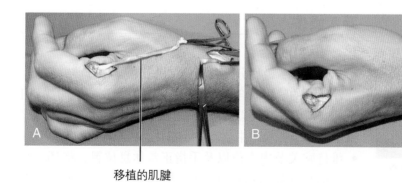

移植的肌腱

图 59.14 A、B

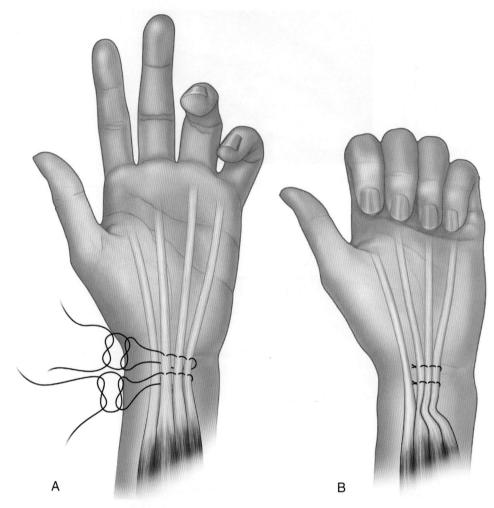

图 59.15 A、B

指深屈肌腱侧侧缝合

显露

- 于前臂远端掌侧掌长肌腱尺侧做纵行切口以暴露屈肌腱。注意保护位于桡侧腕屈肌尺侧的正中神经掌浅支。

手术操作

第一步

- 切开皮肤；锐性分离并显露前臂筋膜。切开前臂筋膜，找到指浅屈肌及指深屈肌的腱腹联合处。于指浅屈肌及指深屈肌间找到正中神经。将指浅屈肌及正中神经轻柔地向桡侧拉开以显露手术区域。
- 显露并分开示、中、环、小指各自的指深屈肌。
- 维持腕关节中立位以及手指正常休息位置，将环、小指的指深屈肌与中指的指深屈肌用数针 2-0 爱惜邦缝线以水平褥式缝合法行侧侧缝合（图 59.15A、B）。

第二步

- 使用可吸收缝线缝合皮肤，以背侧阻挡支具进行制动。

第一步手术要点

不要将示指的指深屈肌腱一起缝合，以保留示指的独立活动功能。

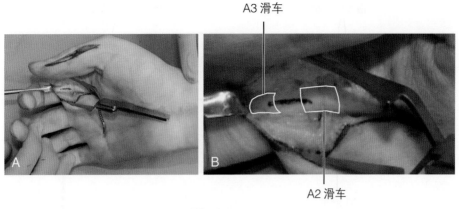

A3 滑车

A2 滑车

图 59.16 A、B

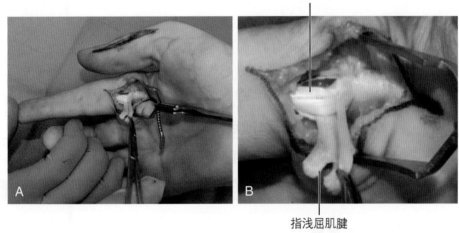

指深屈肌腱

指浅屈肌腱

图 59.17 A、B

术后护理和预后

- 背侧阻挡支具制动 2 周。之后在支具保护下开始主动功能锻炼。支具佩戴 6 周以保护肌腱修复处。

FDS 套索式

显露

- 于示指近端掌侧做 Bruner "Z"字形切口，于 A2、A3 滑车之间显露指浅屈肌。

手术操作

第一步

- 切开皮肤，于手指掌侧中线处继续锐性分离皮下组织，显露屈肌腱结构。于 A3 滑车处进入屈肌腱鞘，于肌腱分叉处找到指浅屈肌腱。尽可能靠近肌腱止点处横行切断指浅屈肌腱（图 59.17A–B）。

第二步

- 将手指维持在掌指关节轻度屈曲位。向近端牵拉切口，显露 A1 滑车。于 A1 滑车近端找到指浅屈肌腱并从该处将其拉出。然后将指浅屈肌腱远断端与 A1 滑车近端的指浅屈肌腱缝合，绕过 A1 滑车形成套索（图 59.18A、B）。

> **显露要点**
> A3 滑车起自近指间关节处的掌板，该关节可用做确定 A2 A3 间隙的标志（图 59.16A、B）。

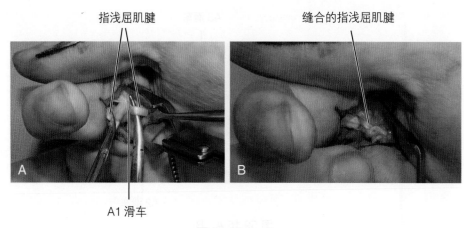

指浅屈肌腱　　　缝合的指浅屈肌腱

A1 滑车

图 59.18 A、B

第三步

- 使用尼龙线缝合皮肤，背侧阻挡支具制动。

术后护理和预后

- 背侧阻挡支具制动 3 周。3 周后开始主动活动功能锻炼。

掌指关节囊成形 / 掌板近端移位

显露

- 于手掌远端掌横纹和掌指关节水平做 1 个 4 cm 的横行切口。

手术操作

第一步

- 切开皮肤，钝性分离皮下组织，显露屈肌腱鞘。找到血管神经束，轻柔牵开避免损伤。
- 找到 A1 滑车并切开，将指浅屈肌腱及指深屈肌腱牵开。

第二步

- 显露掌板，于掌指关节水平的掌板上设计 U 形活板门样切口（图 59.19A）。
- 松解掌板在掌骨近端的附着点并掀起掌板组织瓣（图 59.19B）。
- 于掌骨颈水平，使用骨膜剥离子显露骨面，置入 Mitek 微型骨锚（图 59.20A）。
- 将掌板组织瓣向近端拉紧并与骨锚缝合，使掌指关节屈曲 50°。同样方式处理所有手指掌指关节（图 59.20B、C）。

第三步

- 使用尼龙线缝合皮肤，使用背侧阻挡支具将掌指关节固定在屈曲 90° 位。

术后护理和预后

- 使用背侧阻挡支具维持掌指关节屈曲约 50° 制动 8 周。可在支具保护下进

牵开屈肌腱

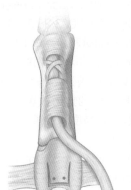
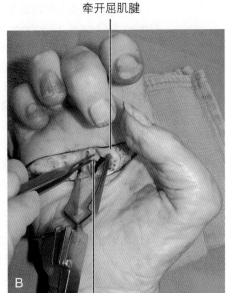

掀起掌板

图 59.19 A、B

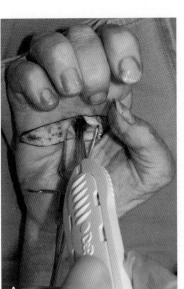
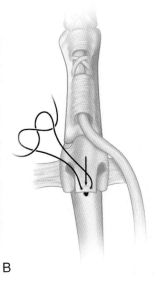
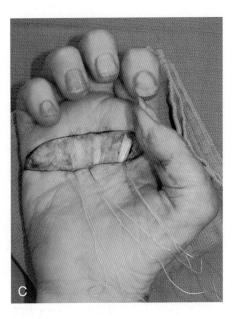

图 59.20 A–C

行近指间关节、远指间关节主被动功能锻炼。

循证文献

Nemoto K, Arino H, Amako M, Kato N. Abductor pollicis longus transfer to restore index abduction in severe cases of cubital tunnel syndrome. J Hand Surg Eur Vol 2007 Jun;32:296–301.

该研究对 18 名因严重的肘管综合征而行拇长展肌腱移位重建示指外展的患者进行功能评估。作者发现患侧对捏力量明显改善（术前为健侧 39%，术后最终检查时为健侧 81%）。该术式可作为尺神经麻痹患者改善对捏功能的一个安全且有效的选择（Ⅳ级证据）。

Ozkan T, Ozer K, Gülgönen A. Three tendon transfer methods in reconstruction of ulnar nerve palsy. J Hand Surg Am 2003;28:35–43.

该研究作者对 44 名患者的 3 种肌腱移位术式（FDS 四尾术式、ECRL 四尾术式、FDS 套索术式）的效果进行评估。作者着重进行功能检查及患者主观结果评估。发现影响术后功能情况最重要的因素是神经麻痹平均时间以及伸肌迟滞。行 FDS 套索术式及 ECRL 四尾术式的握力改善较大，FDS 四尾术式纠正爪形手畸形姿势的效果最好。从移位容易度以及避免使用移植肌腱的角度来讲，推荐使用 FDS 四尾术式（Ⅳ级证据）。

Rath S. Immediate postoperative active mobilization versus immobilization following tendon transfer for claw deformity correction in the hand. J Hand Surg Am 2008;33:232–40.

作者对 32 名行中指 FDS 四尾术式重建 4 指爪形手畸形的患者进行术后功能评估。早期活动的患者（术后 2 天即开始活动）与 32 名术后未行早期功能锻炼的患者进行比较。结果显示早期活动的患者主动活动角度更大（Ⅲ级证据）。

第六十章

肌腱移位术治疗桡神经麻痹

Yuki Fujihara, Kevin C. Chung, Jennifer F. Waljee 著　白　帆 译　陈山林 审校

适应证

- 肌腱移位术适用于桡神经损伤而无法恢复足够运动功能的患者。桡神经损伤患者表现为伸腕障碍、伸指障碍以及拇指背伸与外展障碍（图60.1A-C）。

- 治疗桡神经麻痹的常见肌腱移位手术包括旋前圆肌腱（PT）移位至桡侧腕短伸肌腱（ECRB）以恢复伸腕功能，桡侧腕屈肌腱（FCR）移位至指总伸肌腱（EDC）以恢复伸指功能，以及掌长肌腱（PL）移位至拇长伸肌腱（EPL）以恢复伸拇功能。如果掌长肌不存在，则使用中指的指浅屈肌腱（FDS）来恢复拇指和示指背伸功能。由于环指对于维持握力十分重要，因此不使用环指的指浅屈肌腱保存握力。中指的指浅屈肌腱的强度足以同时为拇指和示指提供动力，捏物时协调两手指背伸。

- 虽然有多个腕伸肌腱可供选择，但首选重建ECRB，因其止于第三掌骨基底，重建后即可有效伸腕，还不会造成桡偏或尺偏。

- 在初期修复高位桡神经损伤时，可以考虑早期将旋前圆肌腱行端-侧移位至桡侧腕短伸肌腱，移位肌腱可以起内部夹板的作用，在神经恢复期间促进日常活动。

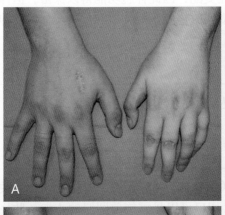
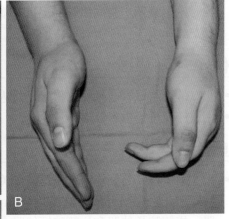
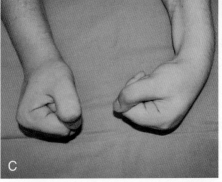

图 60.1A–C

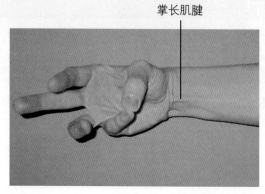

掌长肌腱

图 60.2

体格检查

- 观察腕关节和手指的完全被动活动范围，确保不存在关节挛缩。
- 桡神经麻痹患者受累的肌肉包括肱三头肌、肱桡肌（BR）、桡侧腕长伸肌（ECRL）、桡侧腕短伸肌（ECRB）、旋后肌、尺侧腕伸肌（ECU）、小指伸肌（EDM）、拇长展肌（APL）、拇长伸肌（EPL）、拇短伸肌（EPB）和示指固有伸肌（EIP）。应该独立检查每块肌肉，以确定受损程度和重建需求。
- 让患者用拇指和小指对掌并屈腕以确认掌长肌腱是否存在。通常可在腕关节掌侧、桡侧腕屈肌腱的尺侧触及掌长肌腱（图 60.2）。

手术解剖

- 桡神经的走行和分支描述见第 55 章。
- 由于桡侧腕长伸肌受桡神经近端支配，低位桡神经麻痹的患者（肘关节以下的损伤）将保留伸腕功能。骨间后神经近端损伤时，桡侧腕长伸肌完好，但桡侧腕短伸肌和尺侧腕伸肌失神经支配，因此伸腕功能得以保留，但伸腕时发生桡偏。骨间后神经更远端损伤时桡侧腕短伸肌和尺侧腕伸肌的神经支配保留，使伸腕时保持平衡。

体位

- 止血带控制下，通过静脉阻滞或臂丛阻滞或全身麻醉下进行，患者仰卧。
- 上肢伸展置于手术台上。

显露

- 做 3 个切口，分别在前臂桡侧、腕关节背侧近端以及拇指掌指（MCP）关节背侧。沿着前臂中部桡侧的 6 cm 切口可以显露旋前圆肌的止点、肱桡肌、桡侧腕长伸肌和桡侧腕短伸肌（图 60.3A–C）。在腕背 Lister 结节尺侧做 4 cm 纵向切口，以显露第三和第四伸肌间室。在前臂远端掌侧做 6 cm 的纵向切口，显露桡侧腕屈肌、掌长肌和中指指浅屈肌。

> **显露要点**
>
> 以 Lister 结节为参照，经拇指背侧做小切口显露并获取拇长伸肌腱（图 60.3C）。

手术操作

第一步：旋前圆肌移位至桡侧腕短伸肌腱以恢复伸腕

- 首先将旋前圆肌移位至桡侧腕短伸肌腱以恢复伸腕功能，也利于后续的手指和拇指肌腱移位时的张力调节。
- 经前臂桡背侧做切口。在桡侧腕长伸肌的桡侧显露肱桡肌，并向尺侧牵开，

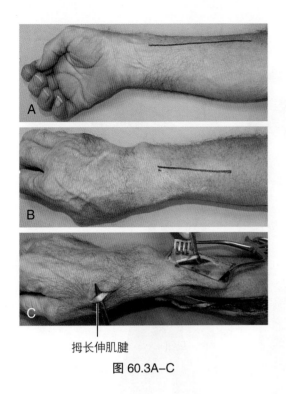

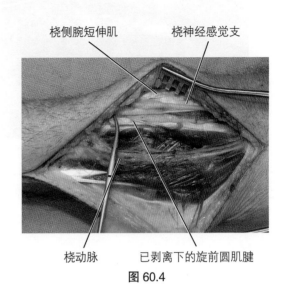

桡侧腕短伸肌　　　　　桡神经感觉支

桡动脉　　已剥离下的旋前圆肌腱

拇长伸肌腱

图 60.3A–C

图 60.4

在沿着桡骨中段走行的肱桡肌深层可见旋前圆肌止点。注意显露和保护桡神经感觉支和桡动脉。旋前圆肌位于肱桡肌深面，在肱桡肌与桡侧腕屈肌之间止于桡骨中点稍远处的桡背侧（图 60.4）。

- 剥离桡骨上的旋前圆肌止点，并沿桡骨将骨膜袖状扩张 4 cm，以确保有足够的长度行肌腱移位。然后向近端游离肌肉、松解筋膜附着以增加滑程、轨迹和长度（图 60.4）。

- 桡侧腕短伸肌腱止于第三掌骨基底并提供中立的背伸运动，因此常用作重建腕背伸的受区肌腱。于肱桡肌和桡侧腕长伸肌浅层找到桡侧腕短伸肌的腱腹结合部。然后将旋前圆肌腱通过肱桡肌浅层转移到桡侧腕短伸肌下方。

- 如果预期桡神经不可恢复，则将桡侧腕短伸肌于腱腹交界处锐性切断，并且如前所述使用肌腱编织器和 2-0 爱惜邦缝线行肌腱移位。由于其拉力的力线更直，因此在桡神经不可恢复时宜选该术式。如果预期桡神经可以恢复，则行肌腱端 - 侧移位，且不切断桡侧腕短伸肌。将旋前圆肌腱编织到桡侧腕短伸肌的腱腹结合部远侧，并且调整张力至伸腕 20°。使用肌腱编织器锐性切割桡侧腕短伸肌，编织三次固定旋前圆肌。每次编织顺序进行并使用 2-0 爱惜邦缝线固定。移位完成后，应保持轻度伸腕位（图 60.5A、B）。

第二步：桡侧腕屈肌腱移位至指总伸肌腱以恢复伸指

- 如前所述，采用掌侧切口，在腕部桡动脉稍尺侧识别桡侧腕屈肌腱。注意保护正中神经及其掌皮支，以避免切取肌腱时将其损伤。

- 尽可能向远端游离并切断肌腱，切断时腕关节应处于最大屈曲状态，以切取尽可能长的肌腱供移位。然后将肌腱向近端游离到腱腹交界处和肌腹，松解附着于前臂近端的周围筋膜，以增加拉动的滑程和方向（图 60.6A、B）。

第一步手术注意

- 桡神经感觉支和桡动脉位于肱桡肌下方，应予以显露和保护。

- 行肌腱移位时，助手应将腕关节保持在伸腕 45° 的位置。移位完成后，应能在无外力情况下保持此姿势。在此阶段腕关节应过度背伸，后期伸腕程度会随着时间的推移而变小。

旋前圆肌腱移位至桡侧腕短伸肌腱

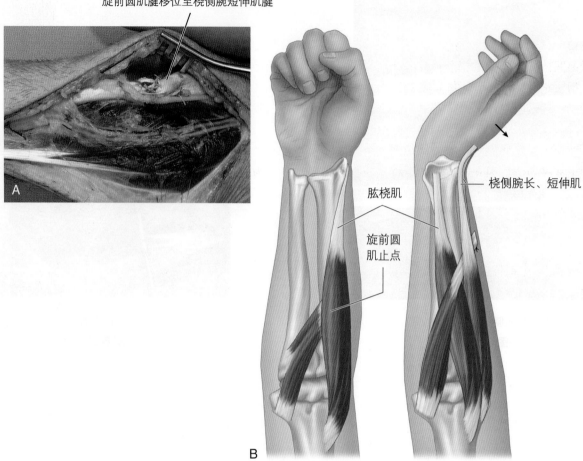

肱桡肌

旋前圆
肌止点

桡侧腕长、短伸肌

B

图 60.5A、B

已游离的桡侧腕屈肌

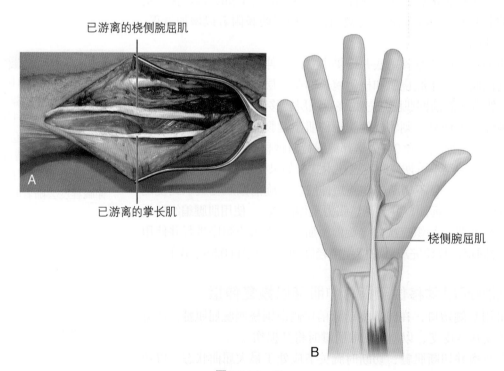

已游离的掌长肌

桡侧腕屈肌

B

图 60.6A、B

第三步

- 沿着前臂背侧的远段做 8 cm 的切口。切开皮肤，并向深层分离皮下组织到位于第四伸肌间室中的指总伸肌各个肌腱。将肌腱游离到伸肌支持带的近端。用短止血钳沿前臂远端桡侧做一个皮下隧道，将桡侧腕屈肌腱穿过该隧道。注意确保桡侧腕屈肌腱沿直线通过前臂背侧切口（图 60.7）。
- 进行移位时保持伸腕 45°、掌指关节伸直状态。
- 使用肌腱编织器将桡侧腕屈肌腱编织到每个手指的伸肌腱上，注意保持手指处于正常序列位。为获得最大的滑程，应行端对端移位。为模拟正常序列位示指应具有最大张力，同时确保肌腱长度足够到达尺侧手指的指总伸肌腱。用 2-0 爱惜邦缝线将各个肌腱编织处缝合，水平褥式缝合可以确保修复强度（图 60.8）。

第四步：掌长肌腱移位至拇长伸肌腱以恢复拇指指间关节伸直

- 在之前的前臂掌侧切口内，在桡侧腕屈肌腱的尺侧找到掌长肌腱（如果存在）。注意保护正中神经及其掌皮支。尽可能将肌腱锐性分离到最远端，并将近端的肌腱和肌腹从周围的筋膜中游离出来。
- 在腕背侧切口内显露拇长伸肌。Lister 结节是一个有用的标志，第三伸肌间室内的拇长伸肌腱恰好在其尺侧通过。识别拇长伸肌腱后，向近端探查到腱腹连接处。将拇长伸肌腱在腱腹连接处锐性切断（图 60.3C）。
- 在掌指关节水平沿着拇指背侧做一个小的纵向切口。在该切口内游离并切断抽出拇长伸肌腱。

第三步手术要点

- 恢复伸指功能可以选择桡侧腕屈肌腱或尺侧腕屈肌腱做肌腱移位。优先选择桡侧腕屈肌腱，因为尺侧腕屈肌腱的屈腕功能更强，且会使腕关节发生尺偏。此外，桡侧腕屈肌腱稍长，可以提供更长的肌腱以供移位，并且附着端更少，使得解剖和移位更容易。
- 移位的张力是重建的关键。张力太大将不能完全屈指，太小将不能完全伸指，这两点均应避免。伸腕时应能完全屈指，屈腕时应能完全伸指（图 60.9A、B）。移位完成后，在伸腕或屈腕状态下，固定肌腱检查手指姿势或被动调整手指的屈曲来调整张力。
- 在桡侧腕屈肌腱编织之前，也可以将各个指伸肌腱在自然序列状态下缝合在一起以便于移位。但是，我们更喜欢为每根肌腱分别调整张力，使手指达到准确的序列位置。

皮下隧道

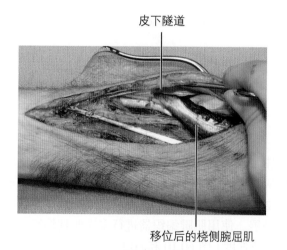

移位后的桡侧腕屈肌

图 60.7

移位后的桡侧腕屈肌

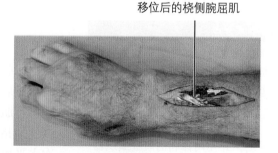

图 60.8

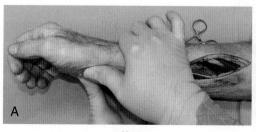

伸腕

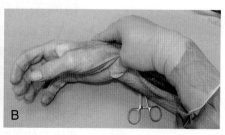

屈腕

图 60.9A-B

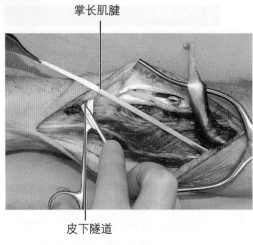

掌长肌腱

皮下隧道

图 60.10

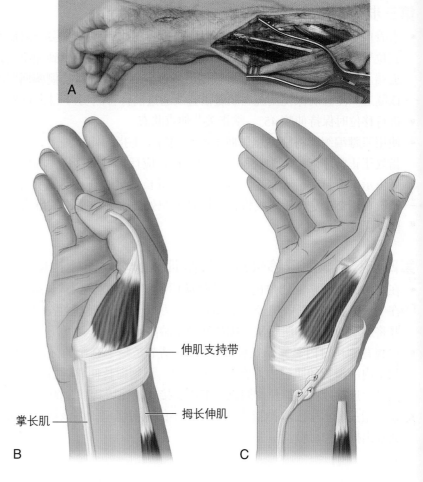

伸肌支持带

掌长肌

拇长伸肌

B　　　　　　　　C

图 60.11A–C

第四步手术要点

第一伸肌间室可以作为滑车改变移位拇长伸肌腱的走行路线。不创建皮下隧道，而是用肌腱通过器（tendon passer）将拇长伸肌腱从拇指背侧切口经第一伸肌间室内的肌腱下方引导至前臂掌侧，并使用锋利的肌腱编织器和 2-0 爱惜邦缝线按照前述方法完成移位。

第五步手术要点

如果掌长肌缺如，使用中指指浅屈肌腱移位至拇长伸肌腱和示指固有伸肌腱以恢复拇指和示指的背伸，并将桡侧腕屈肌移位至中、环、小指的指伸肌腱。这样可以使拇指和示指完成独立的背伸。

- 使用肌腱穿引钳或止血钳轻柔地做一皮下隧道，将拇长伸肌腱引向掌长肌腱。然后将拇长伸肌腱从拇指切口穿过该隧道到达掌长肌腱。使用肌腱编织器行肌腱移位，并用 2-0 爱惜邦缝线缝合。第一次编织后调整张力应可以使拇指伸直并有桡侧外展。使用肌腱编织器进行多次肌腱编织，并行多次水平褥式缝合来保证移位强度（图 60.10 和 60.11A–C）。

第五步：指浅屈肌腱（中指）移位至拇长伸肌腱以恢复拇指的指间关节背伸

- 当掌长肌腱缺如时，可以使用中指的指浅屈肌腱重建拇指和示指的伸指功能。做腕掌侧切口，在腕关节切口的浅层尺侧游离中指的指浅屈肌腱。注意显露并避免损伤正中神经。应屈曲中指，尽可能在切口内最远端切取肌腱，以获得足够长的肌腱，但不必切取指浅屈肌腱的全长（图 60.12）。

- 指浅屈肌腱向背侧通过皮下隧道，并分别编织进已分离的拇长伸肌腱和示指固有伸肌腱。

- 理想体位是在腕关节中立位时，拇指和示指处于自然序列位置。

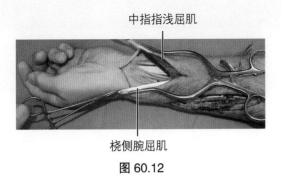

中指指浅屈肌

桡侧腕屈肌

图 60.12

术后护理和预期结果

- 术后用支具将前臂和手固定于腕关节和五指背伸位 3 周，然后开始功能锻炼以恢复活动范围。

循证文献

Dabas V, Suri T, Surapuraju PK, Sural S, Dhal A. Functional restoration after early tendon transfer in high radial nerve paralysis. J Hand Surg Eur 2011;36:135–40.

　　作者描述了 15 例高位桡神经麻痹患者行早期旋前圆肌腱移位至桡侧腕短伸肌腱治疗，对 10 例患者进行了 6 个月的随访。与术前测量结果相比，随访时握力、指尖捏力、侧捏力和三指捏力改善，提示早期旋前圆肌腱端侧移位至桡侧腕短伸肌腱可恢复有效的握持姿势，而无需长期固定（Ⅳ级证据）。

Ochi K, Horiuchi Y, Matsumura T, Morita K, Kawano Y, Horiuchi K. A modification of the palmaris longus-to-extensor pollicis longus transfer for radial nerve palsy. J Hand Surg Am 2012;37:2357–61.

　　该研究描述了一种改良掌长肌腱移位至拇长伸肌腱恢复拇指指间关节背伸功能的手术方法。在这项技术中，掌腱膜用于加强掌长肌腱，而将拇长伸肌保留在原位，因为端 - 侧移位是在拇指掌骨水平进行，对于桡神经功能可能会恢复的患者，延长掌长肌腱的同时保留了拇长伸肌腱。结果显示，活动范围和力量与对侧手相似（Ⅳ级证据）。

Ropars M, Dréano T, Siret P, Belot N, Langlais F. Long-term results of tendon transfers in radial and posterior interosseous nerve paralysis. J Hand Surg Br 2006;31:502–6.

　　本研究探讨了 18 例因孤立性桡神经麻痹行肌腱移位术的患者中肌腱移位手术的远期疗效（平均随访 9.5 年）。作者认为，与使用桡侧腕屈肌腱相比，使用尺侧腕屈肌腱修复指总伸肌腱、示指固有伸肌腱和小指伸肌腱的腕关节握力更小并导致桡偏，并主张将拇长展肌腱移位固定至肱桡肌腱以恢复拇指外展功能（Ⅳ级证据）。

Woodside JC, Bindra RR. Rerouting extensor pollicis longus tendon Transfer. J Hand Surg Am 2015;40:822–5.

　　作者描述了一种肌腱移位术的替代手术，可用以恢复拇指指间关节背伸功能，此技术可防止肌腱弓弦畸形并加强桡侧外展。在该手术中，切取拇长伸肌腱使其通过背侧第一伸肌间室改变其走行，然后将其移位缝合至屈肌支持带近侧的掌长肌或指浅屈肌腱（Ⅴ级证据）。

第六十一章

骨间前神经远端移位修复尺神经运动支

Jennifer F. Waljee, Kevin C. Chung 著　李文军 译　王树锋 审校

适应证

- 肘部或前臂近端水平的尺神经损伤，在一定时间内不可能会有有意义的功能恢复，可以采用骨间前神经（Anterior Interosseous Nerve, AIN）移位来修复尺神经运动支。

- AIN 移位修复尺神经运动支可以采用端 - 端或端 - 侧缝合方式。端 - 端缝合的适应证是当尺神经在肘部近端损伤后，在运动终板退变前神经不可能再生到达手内在肌。在尺神经近端损伤或者神经卡压，连续性仍存在，但肌电结果已经有内在肌失神经表现，体格检查也有内在肌无力时可以实施端 - 侧缝合。

临床检查

- 神经移位手术最理想的时机是在神经损伤后 12 ～ 18 个月内，靶肌肉就能获得神经再支配的情况下施行。18 个月后，靶肌肉运动终板丧失了功能，此时肌腱移位手术的效果更可靠。

- AIN 的功能需要通过检查拇长屈肌腱（FPL，屈曲拇指末节）以及示、中指远指间关节屈曲力量来评估，此外旋前方肌功能可以通过肘关节屈曲时前臂的旋前肌力来衡量。

- 要检查手部关节被动活动情况，以确认所有的关节都是灵活、没有挛缩的。

影像学

- 神经电生理检查以及临床查体对于确认损伤部位非常有帮助。此外，尺神经的肌电图可以确认其支配的内在肌的失神经改变。

手术解剖

- 在前臂，尺神经走行于尺侧腕屈肌（FCU）两头之间并发出分支支配 FCU 和环小指 FDP。在前臂掌侧尺神经和尺动脉并行。尺动脉位于尺神经的桡侧，神经血管束位于 FCU 肌腱的深层。尺神经的手背支一般在豌豆骨近端 5 cm 发出并支配手部尺背侧感觉。在腕部，尺神经位于腕横韧带浅面、Guyon 管内。在钩骨的钩部分出浅支，支配环、小指感觉；尺神经深支穿过小鱼际肌支配手部的内在肌（骨间肌，第三、四蚓状肌）、拇收肌、拇短屈肌的深头。

- 前臂尺神经功能束组的拓扑结构是可以预测的。在前臂近端和中部，运动神经束组通常位于两个感觉神经束组之间（感觉 - 运动 - 感觉）。感觉神经支配小指和环指尺侧的纤维一般位于运动神经束组的桡侧。而感觉神经支配手背的纤维位于运动神经束组的尺侧。

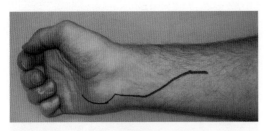

图 61.1

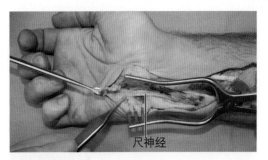

尺神经

图 61.2

- 骨间前神经起始于正中神经肘部近端 4 cm 部位。在穿过旋前圆肌的两个头之间后，其位于 FDP 和骨间膜掌侧前行。其支配功能主要是运动，支配FPL，示、中指的 FDP，其终支支配旋前方肌。

体位

- AIN 移位手术患者平卧位，上肢外展放置于手术台上，肘部近端绑缚止血带。

显露

- 沿前臂尺侧并向 Guyon 管掌侧延伸至豌豆骨做 10 cm 弧形切口（图 61.1）。此切口内可以显露手掌、前臂和 AIN。沿手掌部鱼际纹尺侧近端 7 cm 开始做切口。

手术操作

第一步

- 首先松解 Guyon 管的尺神经。前臂和手掌部锐性切开，短柄组织剪分开皮下组织，用自动牵开器牵开。
- 显露位于腕横纹近端的前臂筋膜，以及腕横纹远端的腕横韧带。在掌长肌尺侧切开前臂筋膜，并切开腕横韧带显露神经血管束。双极电凝切开位于血管束上方的掌短肌纤维。
- 切开所有筋膜组织后，将神经血管束牵向尺侧，术中可以触及钩骨钩。深支走行于钩骨钩的桡侧、小鱼际肌的深层。显露小鱼际肌筋膜边缘，切并显露深支起始部位。切断深支表面的纤维束带彻底松解此部位的神经（图 61.2）。

第二步

- AIN 一般沿前臂的中线下行，与骨间前动脉伴行。将屈指浅肌腱和 FDP 牵向桡侧，注意保护正中神经，显露旋前方肌，其纤维横向走行于尺桡骨之间。辨别该肌的近端边缘，骨间前神经血管束一般在此肌肉边缘的中间进入肌肉（图 61.3）。
- 沿着骨间前神经走行追踪到肌腹部位，其表面的肌纤维用双极电凝小心分离，这有助于得到更长的移位神经。将 AIN 尽可能向远端游离直至旋前方肌中部神经再分支部位。
- 将 AIN 移到屈肌腱深面，预计尺神经深支可以确保无张力缝合的部位。神经应该放置在适合的位置，即腕关节各方活动时神经都保持无张力。

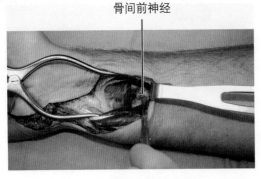

骨间前神经

图 61.3

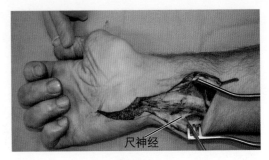

尺神经

图 61.4

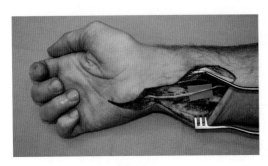

图 61.5

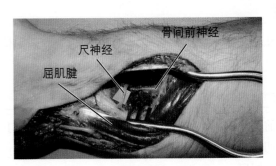

尺神经　骨间前神经

屈肌腱

图 61.6

第三步

- 在前臂显露尺神经，确认尺神经功能束组的走行方向（图 61.4）。在手术放大镜下，辨别运动神经束和感觉神经束之间的间隙。确认此间隙后，将运动神经功能束组仔细分离 5 cm，并牵拉保护。
- 此后，运动束组就可以在裸眼下追踪其走行直至 Gyuon 管分出深支。
- 然后将尺神经运动神经束组按照拓扑走行分离直至不能单独分离为止，尽可能在近端切断（图 61.5）。

第四步

- 将尺神经运动支移至屈肌腱下方，以免神经受到卡压（图 61.6）。
- 在显微镜下，将 AIN 与尺神经运动束组用 9-0 尼龙线外膜缝合。缝合时要确保神经吻合口在腕关节各方活动都没有张力（图 61.7）。
- 前臂切口用可吸收缝合线逐层关闭，手掌部切口用普通的尼龙线缝合。

术后护理和预后

- 掌侧支具固定手和腕部，其中腕关节位于中立位，手部处于内在肌紧张位 2 周。2 周后开始屈伸活动。术后 3 个月内禁止剧烈运动和体育活动。

第三步手术要点

- 受体和供体神经尽可能获得足够长度以确保无张力直接缝合是手术关键。这个手术不能采用神经移植。因此，在采用端 - 端缝合时，受体神经应尽可能在近端切断，而供体神经要尽可能在远端切断。

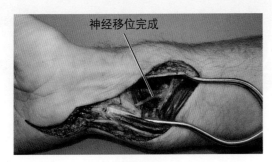

神经移位完成

图 61.7

循证文献

Davidge KM, Yee A, Moore AM, Mackinnon SE. The supercharge end-to-side anterior interosseous- to-ulnar motor nerve transfer for restoring intrinsic function: clinical experience. Plast Reconstr Surg 2015;136(3):344–52.

作者报道了对 55 例尺神经断裂患者施行了 AIN 端 - 侧缝合至尺神经运动神经的临床结果，平均随访 8 个月。接受端 - 侧移位患者的捏力和握力以及患者报告的手部功能障碍较术前得到了显著改善。尽管直接归因于神经移位的功能恢复程度不可量化，但对于那些不确定能及时恢复到达远端靶器官的患者来讲，该技术为连续性中断的近端尺神经损伤的患者提供了重要的治疗途径。

Flores LP. Comparative study of nerve grafting versus distal nerve transfer for treatment of proximal injuries of the ulnar nerve. J Reconstr Microsurg 2015;31(9):647–53.

本研究描述了高位尺神经损伤患者接受神经移植（20 例）和远端感觉和运动神经移位（15 例）的结果差异。结果表明，握力（M3 或 M4）的功能恢复在神经移位的患者可达 80%，而接受神经移植的患者仅有 22%。患者报告的手部功能障碍在接受神经移植的患者比神经移位的患者更大。

Haase SC, Chung KC. Anterior interosseous nerve transfer to the motor branch of the ulnar nerve for high ulnar nerve injuries. Ann Plast Surg 2002;49(3):285–90.

作者首次探讨了使用 AIN 移位恢复高位尺神经损伤后内在肌失神经支配的早期结果。作者描述了运动深支的端 - 侧吻合技术，同时松解手掌远端的运动神经，一名患者需要神经移植才能实现无张力缝合。术后 6 个月观察到手部力量和灵巧性的改善，术后 12 个月的肌电证据证实了神经的再支配。

第六十二章

三组神经移位治疗臂丛神经损伤

Jennifer F. Waljee, Kevin C. Chung 著　李文军 译　王树锋 审校

适应证

- 神经移位术适应于臂丛神经损伤、脊髓损伤和周围神经损伤后运动功能障碍以及有可以牺牲的供体神经的患者。

- 神经移位术一般在神经损伤后 6～12 个月施行，以确保能够在伤后 12～18 个月靶肌肉获得神经再支配。损伤 18 个月后，远端靶肌肉的运动终板萎缩，需要肌腱移位术重建功能。

- 神经移位术之所以吸引人是因为其再生的轴突更靠近失神经的运动终板。最理想的供体神经是运动神经有足够的长度，无需神经移植就可以进行无张力缝合。供体神经应该有足够多的运动轴突以满足有意义的功能恢复。此外，如果可能的话，尽可能采用支配协同功能的运动神经作为供体神经，且分支应该足够多，以免出现移位后的并发症。

- 尽管神经移位的术式非常多，本章节主要讨论上臂丛神经损伤后修复肩关节和肘关节功能的移位方式，即：副神经（SAN）移位修复肩胛上神经、桡神经三头肌肌支移位修复腋神经以恢复肩关节外展和外旋功能，尺神经束组移位修复肌皮神经以恢复肘关节屈曲功能。

临床检查

- 检查肩关节、肘关节和手部被动活动功能，以确认这些关节是灵活的，没有关节挛缩。

- 需要检查锁骨上部位是否有外伤，同时需要作相关肌肉的肌力检查，以保证至少 M4 级的肌力，最好是 M5 级。

- 肩关节的外展功能是通过冈上肌和三角肌来完成的。这些肌肉萎缩后其功能被副神经和肱三头肌长头肌支的功能所取代。副神经功能可以利用患者抗阻力转头（胸锁乳突肌功能）和抗阻力耸肩来检测（斜方肌功能）。

- 肘关节屈曲活动可以通过肱二头肌、肱肌、肱桡肌功能来获得。每一块肌肉都需要独立检测，以确认损伤平面和功能缺失情况。检查尺侧腕屈肌（FCU）功能时，患者需要在握拳尺偏位。

影像学

- 放射学检查在排除锁骨骨折或上部肋骨骨折的同时，也可以排除肩关节或肘关节的僵硬或关节炎，这些都可能是关节活动受限的原因。

- 围术期的肌电图和神经传导速度检测可以提供损伤水平和失神经程度等更详细的信息，这些信息对手术计划的制订是至关重要的。

手术解剖

- 颈后三角正好位于锁骨上的部位。其前缘是胸锁乳突肌后缘，后缘是斜方肌的前缘。

- 副神经外侧支支配胸锁乳突肌和斜方肌。副神经在后颅窝起源于脊髓和脑神经，然后汇合后出颈静脉孔。主干神经发出内侧支加入迷走神经，然后延续为外侧支支配胸锁乳突肌。其斜向颈后三角沿着斜方肌前缘走行，位于颈部深筋膜的浅层和深层之间。

- 肩胛上神经起自上干（C5 和 C6），位于锁骨上 3 cm 部位。神经在远端走行于肩胛上切迹，其通常起始于锁骨上 2~3 cm 的上干。通过颈后三角斜方肌的深层与肩胛舌骨肌伴行走向肩胛骨方向。在肩胛骨上缘，神经穿过肩胛上切迹支配冈上肌和冈下肌。

- 腋神经是后束的终支。其与旋肱后动脉伴行穿过四边孔分为前支和后支。四边孔的内侧缘是肱三头肌长头，外侧缘是肱骨，上缘是小圆肌，下缘是大圆肌。腋神经内部，运动纤维更靠上，感觉神经纤维更靠近下方。腋神经支配三角肌，与冈上肌共同发挥肩关节外展功能。

- 尺神经起自 C7-T1 神经根，是臂丛神经内侧束的终支。尺神经位于腋动脉的内侧，三头肌的前方，从上臂下行经过肱骨内上髁和尺骨鹰嘴之间到达肘部。后内侧神经束包含运动神经纤维支配前臂尺侧屈肌，前外侧神经束的运动神经纤维支配手部内在肌。

- 肌皮神经起源于臂丛神经 C5、C6、C7 神经根组成的外侧束。在上臂走行于肱二头肌和肱肌之间，并支配这两块肌肉。其终支包括前臂外侧皮神经和肱肌肌支。

副神经修复肩胛上神经恢复肩外展功能

体位

- 患者仰卧位于手术台上，肩部横向垫高使颈部后伸，方便显露。将头转向非切口侧，舒适的圆形枕头保护。

> **要点**
> 术中避免使用麻醉剂和肌松剂，以方便术中使用神经电刺激。

显露

- 通过锁骨上前方入路显露，锁骨上 1 cm 横向弧形切口，长约 10 cm。胸锁乳突肌和斜方肌边缘标记，方便切口设计（图 62.1）。

手术操作

第一步

- 皮肤和其深层的颈阔肌用电凝锐性切开，将包括颈阔肌的肌皮瓣向上和向下牵开（图 62.2）。辨识颈丛的感觉支并加以保护（图 62.3）。颈外静脉一般位于胸锁乳突肌的表面，显露后牵开。将胸锁乳突肌锁骨附着部分用电凝分离有助于显露，并牵向内侧。

> **第一步手术要点**
> 颈丛神经可能会被误认为是副神经而切断。神经肌肉电刺激可以用来辨识此类结构。刺激副神经可以引起胸锁乳突肌和斜方肌的收缩，而颈丛神经不会有反应。

第二步

- 显露颈部深筋膜和脂肪垫。锐性分离颈部深筋膜，在斜方肌前缘确认副神经（图 62.4）。钝性分离颈丛分支并牵开保护。颈横血管与副神经远端伴行，有助于辨识该神经。如果术中不易辨识副神经，可以采用电刺激引起斜方肌收缩来确认。然后将副神经尽可能向远端分离并切断备用。

- 在胸锁乳突肌的外侧缘游离脂肪垫，显露前、中斜角肌。膈神经通常会斜跨前斜角肌下行，电刺激确认并保护下继续游离至远端。

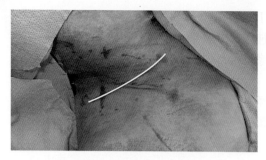

图 62.1（Courtesy of Lynda J.S. Yang, MD, PhD, University of Michigan Health System, Ann Arbor, MI. ）

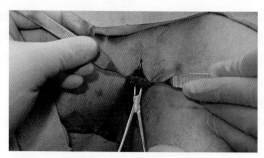

图 62.2（Courtesy of Lynda J.S. Yang, MD, PhD, University of Michigan Health System, Ann Arbor, MI. ）

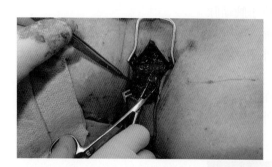

图 62.3（Courtesy of Lynda J.S. Yang, MD, PhD, University of Michigan Health System, Ann Arbor, MI. ）

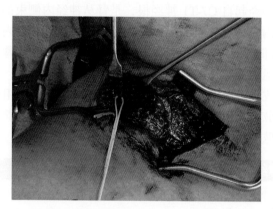

图 62.4（Courtesy of Lynda J.S. Yang, MD, PhD, University of Michigan Health System, Ann Arbor, MI. ）

第三步

- 向颈后三角部位继续钝性分离，辨识肩胛舌骨肌，其起自肩胛上切迹，止于舌骨。术中要注意不要向颈动脉鞘的内侧结构解剖。
- 切断肩胛舌骨肌，并追寻至后方的肩胛上切迹来确认肩胛上神经。
- 显露冈上肌并将其牵开以方便触摸到其下方的肩胛上切迹。肩胛上神经恰好位于切迹内，在肩胛上横韧带的下方。肩胛上动静脉位于韧带的浅层，结扎后显露肩胛上横韧带并切断。在韧带下方辨识神经，并尽可能在近端切断。
- 与其他神经移位的原则是一致的，供体神经尽可能在远端切断，受体神经要在近端切断，这样才可能有合适的移位长度和较快的靶肌肉功能恢复速度。

第四步

- 一旦找到肩胛上神经，就要沿着其走行向近端游离，并确认神经未受到损伤。然后尽可能在近端、上干起始的部位切断（图 62.5）。
- 在手术显微镜下，用 9-0 尼龙线将副神经和肩胛上神经缝合。2 针外膜缝合定位，然后生物胶加强（图 62.6）。

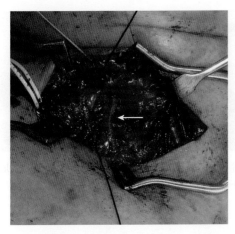

图 62.5　箭头示肩胛上神经。（Courtesy of Lynda J.S. Yang, MD, PhD, University of Michigan Health System, Ann Arbor, MI.）

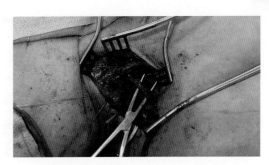

图 62.6（Courtesy of Lynda J.S. Yang, MD, PhD, University of Michigan Health System, Ann Arbor, MI.）

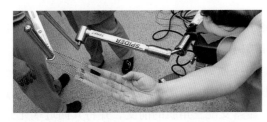

图 62.7（Courtesy of Lynda J.S. Yang, MD, PhD, University of Michigan Health System, Ann Arbor, MI.）

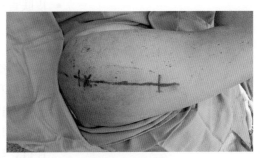

图 62.8（Courtesy of Lynda J.S. Yang, MD, PhD, University of Michigan Health System, Ann Arbor, MI.）

第五步

- 采用 4-0 薇乔线缝合颈阔肌，有利于切口的美容外观。3-0 薇乔线缝合肩胛舌骨肌。皮肤采用皮内缝合技术，用可吸收缝线两层缝合。

术后护理和预后

- 上臂吊带悬吊 3 周，然后开始轻微的被动关节活动。康复指导趋向于皮质再教育过程，有助于肩关节外展功能发挥。

桡神经三头肌长头肌支移位修复腋神经前支恢复肩关节外展功能

体位

- 患者仰卧位，上肢和躯干消毒。肢体定位器可以用来维持手术时上臂的位置（图 62.7）。

显露

- 此神经移位采用后入路。上臂后方 12 cm 弧形切口，从肩胛骨外侧缘起始并沿着三角肌后缘和三头肌长头外侧缘下行（图 62.8）。

> **要点**
>
> - 腋神经前支支配三角肌前、中和后部纤维。相比之下，后支纤维也支配小圆肌，支配肩关节内收功能，这个手术并不重建此功能。
> - 选择桡神经三头肌长头肌支做供体神经是因为其与受体神经距离近，而且直径相当。外侧头和内侧头的肌支保留以发挥肘关节伸直功能。

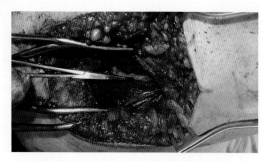

图 62.9（Courtesy of Lynda J.S. Yang, MD, PhD, University of Michigan Health System, Ann Arbor, MI.）

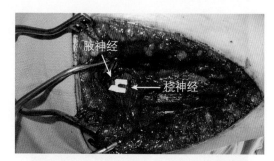

图 62.10（Courtesy of Lynda J.S. Yang, MD, PhD, University of Michigan Health System, Ann Arbor, MI.）

手术操作

第一步

- 皮肤直接切开到皮下，显露三头肌和三角肌的筋膜组织。

第二步

- 电刀显露三角肌后缘并将其掀起，辨识三头肌长头和外侧头。然后钝性分离长头和内侧头之间的间隙以暴露四边孔和三边孔。
- 显露四边孔内的腋神经。三头肌表面会发现腋神经浅感觉支，此神经可以作为标记并向近端追寻找到腋神经主干。旋肱后动脉与腋神经在四边孔内伴行，显露并给予保护。显露支配三角肌的前支，并将其向近端充分游离。

第三步

- 桡神经位于三边孔内，上缘为大圆肌，外侧为三头肌外侧头，长头为内侧缘。在此间隙内钝性分离，找到桡神经（图 62.9）。这个间隙内，桡神经的第一分支恰好位于大圆肌下缘的近端，支配三头肌长头。分离此分支并用电刺激器确认。确认后将其尽可能在靠近入肌点的远端切断备用。

第四步

- 将两神经断端在显微镜下，用 9-0 尼龙线外膜缝合 2 针，然后用生物胶加强（图 62.10）。

第五步

- 皮肤采用可吸收缝线两层皮内缝合。

术后护理和预后

- 术后患肢吊带悬吊 3 周，然后逐渐开始轻微的被动关节功能活动。和副神经移位肩胛上神经一样，康复训练的目的指导皮质再教育以获得肩关节外展功能。

尺神经束支移位修复肌皮神经恢复肘关节屈曲功能

体位

- 患者平卧位，上臂伸直放置在手术台上。如果同时还施行其他手术的话，可以利用牵引器固定患肢。手部需要消毒以方便神经电刺激（图 62.11）。

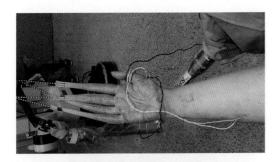

图 62.11（Courtesy of Lynda J.S. Yang, MD, PhD, University of Michigan Health System, Ann Arbor, MI.）

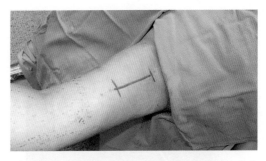

图 62.12（Courtesy of Lynda J.S. Yang, MD, PhD, University of Michigan Health System, Ann Arbor, MI.）

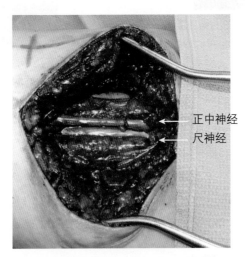

正中神经
尺神经

图 62.13（Courtesy of Lynda J.S. Yang, MD, PhD, University of Michigan Health System, Ann Arbor, MI.）

显露

- 上臂近端内侧 12 cm 长纵行切口施行此手术（图 62.12）。

手术操作

第一步

- 切开皮肤，皮下组织钝性分开直至深筋膜。注意保护臂内侧皮神经，其与贵要静脉和前臂内侧皮神经毗邻。

第二步

- 分开二头肌内侧的筋膜，并显露正中神经、尺神经、肌皮神经。肌皮神经的位置最靠近上端和外侧，尺神经在后方，而正中神经位于这两个神经之间。正中神经位置最表浅，切开深筋膜即可以看到（图 62.13）。
- 显露二头肌的内侧并牵开显露肌皮神经。切口远端牵开肱二头肌后，显露肌皮神经的分支，然后向近端分离。肌皮神经的两个终末分支前臂外侧皮神经位于上外侧，肱肌肌支位于下内侧。沿着这些分支向近端追踪，并尽可能将该神经向近端游离。
- 肌皮神经的二头肌肌支位于上臂的中部；然后将其与主干分开，并向近端尽可能游离后切断备用（图 62.14）。神经电刺激有助于辨识神经。刺激肌皮神经见不到肌肉收缩。

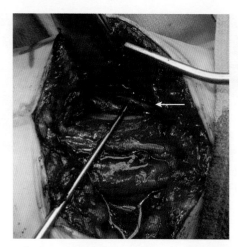

图 62.14　箭头示二头肌肌支（Courtesy of Lynda J.S. Yang, MD, PhD, University of Michigan Health System, Ann Arbor, MI.）

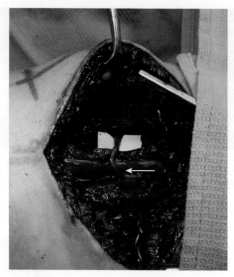

图 62.15　箭头示最后的吻合口（Courtesy of Lynda J.S. Yang, MD, PhD, University of Michigan Health System, Ann Arbor, MI.）

第三步

● 尺神经在肌皮神经的下部显露。触及肱骨内上髁作为此神经标志，找到尺神经并尽可能由远向近端钝性游离。神经尽可能在远端切断。

第四步

● 为了确定尺神经哪个平面的神经束支能切断移位，先将肌皮神经的断端放置在适合无张力吻合的部位。在肘关节屈伸活动时这个部位也要处于无张力状态。切开尺神经的神经外膜，神经束间松解，将 FCU 的神经束支分离出来。一般束支的位置在尺神经外上部位，然后用电刺激确认。根据肱二头肌肌支的粗细来定尺神经 1～2 个束组移位。

● 然后将神经束支尽可能向远端分离并切断，在显微镜下，用 9-0 尼龙线无张力外膜缝合，并用生物胶加强（图 62.15）。

术后护理和预后

● 与前面提到的神经移位术一样，上臂吊带术后悬吊 3 周，然后逐渐开始关节的活动。康复训练旨在指导皮质再教育以获得肘关节屈曲功能。

循证文献

Bertelli JA, Ghizoni MF. Results of spinal accessory to suprascapular nerve transfer in 110 patients with complete palsy of the brachial plexus. J Neurosurg Spine 2016 Jun 2016;24(6):990–5.

作者报道了 110 例成人患者实施副神经修复肩胛上神经的功能结果。患者均为臂丛神经损伤，平均随访 3.5 年。均施行了臂丛神经探查术，并通过移植和（或）膈神经或肋间神经移位重建肘关节功能。作者观察到 91% 的患者恢复了外展功能（定义为 30° 或更大的外展角度），平均恢复 59°。锁骨或肩胛骨骨折或广泛瘢痕形成的患者也获得了优良的效果，有些获得优良效果的患者需要在肩胛上窝进行广泛的探查。

> **要点**
>
> 肱二头肌的主要功能是前臂旋后，它也是肘关节屈曲的次要肌肉。因此，正中神经桡侧腕屈肌和指浅屈肌束支移位修复二头肌肌支联合尺神经束支移位修复肱肌肌支的"双神经移位术"可以增强肘关节屈曲功能的力量。在同一个切口内，显露正中神经并利用电刺激辨识相应的神经束支移位可以作为替代方案。支配 FDS 和 FCR 的正中神经束支移位到二头肌，尺神经束支可以移位到肱肌，即为双神经移位术。

Carlsen BT, Kircher MF, Spinner RJ, Bishop AT, Shin AY. Comparison of single versus double nerve transfers for elbow flexion after brachial plexus injury. Plast Reconstr Surg 2011 Jan;127(1):269–76.

这项回顾性比较研究检查了 55 名接受过单神经（将尺神经束 FCU 束支移位至肌皮神经的二头肌分支）或双神经（将正中神经的 FCR 和 FDS 束组移位至肱肌肌支，尺神经 FCU 束支移位至二头肌肌支）移位的 55 例患者的功能和患者报告的结果。作者观察到，通过手臂、肩部和手部残疾评分系统，在旋后、肘关节屈曲和自我报告的手部功能方面结果类似。接受单神经移位的患者报告术前残疾较多，并且表现出更严重的损伤（超出 C5-C6），这表明即使是单神经移位也能有效改善上肢功能。

Ray WZ, Pet MA, Yee A, Mackinnon SE. Double fascicular nerve transfer to the biceps and brachialis muscles after brachial plexus injury: clinical outcomes in a series of 29 cases. J Neurosurg 2011 Jun;114(6):1520–8.

这项回顾性研究检查了 29 例接受臂丛神经损伤后双神经束支移位恢复肘关节屈曲患者的临床结果，平均随访 1.5 年。作者观察到 97％的患者恢复了肘关节屈曲，其中 28％达到 M5 强度，52％达到 M4 强度，14％达到 M3 强度。在这个研究中，没有患者出现与供体相关的功能缺失。

Yang LJ, Chang KW, Chung KC. A systematic review of nerve transfer and nerve repair for the treatment of adult upper brachial plexus injury. Neurosurgery 2012 Aug;71(2):417–29.

此综述全面回顾了过去 21 年间进行的 33 项研究，以检查上臂丛神经损伤后神经修复或移位后的结果。结果表明，与神经修复相比，神经移位能得到更好的恢复效果。而神经移位与神经修复对肩外展功能的恢复并没有差别。总之，目前的证据表明，对于上臂丛神经损伤合并肘关节屈曲丧失的患者来讲，神经移位是首选方式。需要提醒的是，通过锁骨上臂丛神经探查确定损伤程度并在有供体残端时整合神经修复仍然是治疗这类复杂损伤的核心原则。

肌腱疾病

肌肉疾病

第六十三章

保留患侧肌力的清醒麻醉下的手外科常用术式

Nasa Fujihara, Erika Davis Sears, Kevin C. Chung 著　孙丽颖 译　李文军 审校

适应证

- 几乎所有的肌腱损伤（急性或慢性）和神经嵌压综合征的治疗都可采用该入路。也可用于治疗手部骨折及关节炎，如拇指的腕掌关节成形术。
  - 肌腱损伤：一次/二次肌腱修复，肌腱重建，肌腱松解，肌腱移位，扳机指松解，桡骨茎突狭窄性腱鞘炎松解
  - 神经减压：腕管松解，尺神经原位减压
  - 手部骨折：指骨和掌骨骨折
  - 其他手术：掌腱膜挛缩筋膜切除，掌指关节或指间关节融合
- 在不使用气囊止血带的情况下，肾上腺素诱导的血管收缩可减少出血。当止血带疼痛可以去除时，不使用镇静的情况下延长手术也是可行的。保留患侧肌力的清醒麻醉方式有助于术中评估患者功能、减少术后麻醉复苏时间及术后并发症。但是术者谈话必须控制在最低限度，尤其是在培训过程中。
- 肌腱手术首选该方法。在患者清醒状态下医生可实时评估手指活动情况，使肌腱修复手术更为可信。在患者主动活动的极限状态下，通过肌腱断端的间隙可以确定合适肌腱修复的方法。
- 保留患肢肌力的清醒麻醉方式，需要在局麻药中加入肾上腺素，但是对于灌注不足的患者应禁用，比如 Buerger 病、结缔组织病或慢性肾衰竭患者。

体位

- 患者需要平躺麻醉，防止迷走神经反应。
- 麻醉后，根据医生和患者的需要，患者可仰卧或侧卧。

显露

麻醉药

- 利多卡因：在保留患者患侧肌力的麻醉方法中，利多卡因是最常用的麻醉剂，如果加入肾上腺素一同使用时，建议利多卡因注射剂量在 7mg/kg 以上，例如，体重 70 kg 的人可以接受 490 mg 或 49 ml 1% 利多卡因和肾上腺素（1：100000）的混合液。如果需要更大的注射量，可以添加生理盐水稀释试剂，以获得更大的注射量。早先有一例，将 150 ml 生理盐水加入 49 ml 1% 利多卡因和肾上腺素，将产生 199 ml 混合物（0.25% 利多卡因和肾上腺素 1：400000）。
- 布比卡因：与单独使用利多卡因相比，加入布比卡因可提供更持久的麻醉效果。如果预期手术时间超过 2.5 小时，应在局麻药中加入 10 ml 0.5% 布比卡因。
- 肾上腺素：在利多卡因中加入肾上腺素有几个益处。

- 减少出血：肾上腺素与 α 受体结合可引起血管收缩，与 β 受体作用引起血管扩张。当给予较大剂量（1∶50 000 至 1∶200 000）时，α 效应（血管收缩）占主导地位，引发血管收缩并减少该区域的出血量。
- 延长局麻药作用时间：加入肾上腺素可延长大多数局麻药的作用时间。肾上腺素引起血管收缩，从而减缓局麻药的吸收。由于血管灌注减少，也可耐受更高的安全剂量。
- 视觉指标：当加入肾上腺素的局麻药注射后，相应区域皮肤颜色变白，由此可判断麻醉范围。
- 不良事件：注射肾上腺素后可能发生的两个小的不良事件，包括震颤（"抖动和颤抖"），通常在 15～20 分钟内消失；以及血管迷走神经性晕厥，在任何手术中都可能发生。因此，患者麻醉时应平躺。
- 碳酸氢盐：碳酸氢盐经常被加入局部麻醉剂中，通过中和酸性的混合物来减轻注射疼痛。通常加入肾上腺素的利多卡因 pH 值约为 4。这些酸性溶液在注射到组织中时会引起烧灼感。此外，在较低的 pH 值时，与高 pH 值相比，麻醉起效时间更长。因此，建议在 1∶10 体积比下添加 8.4% 碳酸氢盐，以中和 1% 利多卡因（含 1∶100 000 肾上腺素）的酸度，以减少注射疼痛并加快起效时间。

注射止痛剂的一般原则

- 有几种减少注射疼痛的方法，包括缓冲酸性麻醉剂混合物、加热麻醉剂、使用小针头和改良注射方法。
  - 加热：提倡麻醉剂加热后注射基于两个较为流行的原因：温度低更易刺激痛性纤维。此外，温度升高，分子扩散速度加快，麻醉剂起效更快。
  - 针头直径：建议使用 27～30 号针头。
  - 注射方法：在注射过程中捏住皮肤或将针头与皮肤垂直插入，可减轻最初插入针头时的疼痛。捏住皮肤有助于分散患者对注射的痛苦刺激。此外，与斜角插入相比，垂直针头插入时刺激的神经纤维更少。在皮下组织（而不是皮内）缓慢注射也是减轻疼痛的有效措施。

手术操作：局部麻醉剂的准备

第一步

- 作者更倾向于 Don Lalond 推广的麻醉前准备和注射技术。
- 确认患者没有利多卡因过敏史。
- 用 1% 利多卡因（最佳用量 7 mg/kg）和 1∶100 000 肾上腺素混合制备。
- 以 1∶10 体积比添加 8.4% 碳酸氢盐至 1% 利多卡因和肾上腺素的混合液中。

第二步手术要点

手术前局麻药注射尽可能留出肾上腺素起效时间（注射后大约 30 分钟）

第二步

- 注射前将局麻药加热至体温。

手术操作：扳机指松解的注射方法

第一步

第一步手术要点

没有必要进行鞘管内注射。

- 自腱鞘中心位置进针，向皮下脂肪层注入 4 ml 麻醉药（图 63.1），全程只用同一个注射针头缓慢推药。
- 注射后可评估手指活动情况（图 63.2）。
- 注射后等待约 30 分钟，待肾上腺素充分起效。

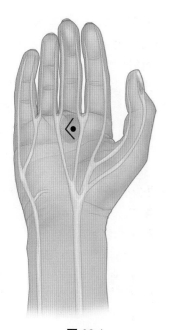

图 63.1

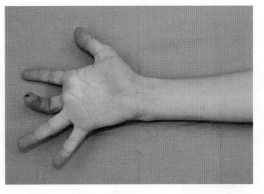

图 63.2

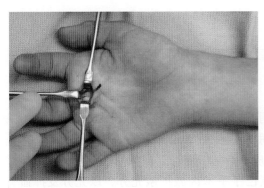

图 63.3

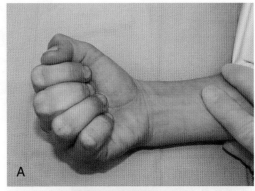

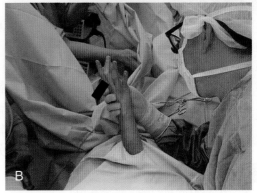

图 63.4A、B

第二步

- 肾上腺素的使用，可使术中不使用止血带（图 63.3），从而避免止血带疼痛。
- 术中使术者和患者在任意时间确认手术效果变得更加容易（图 63.4A、B）。

手术操作：屈肌腱修复的注射方法

第一步

- 在掌侧切口最近端至少 1 cm 以近的区域注射 10ml（图 63.5 a 点）。
- 先注射 0.5 ml，然后停下待疼痛消失，在进针之前再继续追加注射 2 ml。
- 缓慢移动针头（使针头朝向术区远端），每次将药物注射至 1 cm 远的区域，可局部见到隆起并且可触之。这样可以保证患者被充分麻醉。

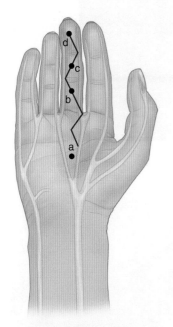

图 63.5

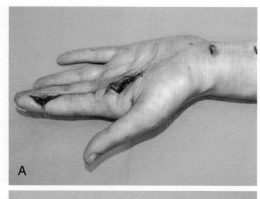

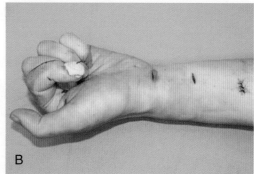

图 63.6 A、B

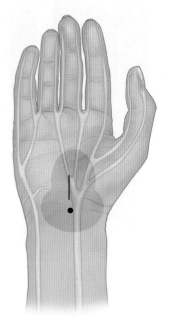

图 63.7

第一步手术要点

- 使用细针头（27 号）以减少注射时的疼痛。
- 当第一次插入针头时，垂直进针可最大限度地减少最初刺入时的疼痛。针插入在局部注射药物后，可以沿着预期的手术区域引导针头向远端继续注射。

第二步手术要点

如果第一下注射麻醉起效，后续注射患者是感觉不到疼痛的。

第三步手术要点

如果需要 50 ml 以上的麻醉药，在利多卡因和肾上腺素的混合液中加入生理盐水使利多卡因浓度为 0.25% ~ 0.5%。

第四步手术要点

术者及患者术中都可以证实手指的主动活动情况（图 63.6A、B）。检查肌腱在全滑程中缝合端没有间隙，以降低术后肌腱断裂及肌腱松解的概率。

第一步手术注意

如果患者在注射过程感觉异常，应立即停止注射，以防损伤神经。

- 将 10 ml 药物注射到手掌后，等待 20 分钟以进行后续注射。

第二步

- 近节指骨掌侧中央于皮下脂肪层注射 2 ml 局麻药（图 63.5 b 点）。
- 中节指骨掌侧中央于皮下脂肪层注射 2 ml 局麻药（图 63.5 c 点）。
- 远节指骨中部掌侧中央于皮下脂肪层注射 1 ml 局麻药（图 63.5 d 点）。
- 每一次注射确保肾上腺素已于手术区域扩散充分，以充分发挥血管收缩作用。

第三步

- 在其他手指重复上述操作，每指大约注射 15ml 药物（确保不要超过利多卡因最大用药量）
- 该麻醉注射方法可用于掌腱膜挛缩的筋膜切除术。

第四步

- 麻醉结束后等待约 30 分钟，待肾上腺素的收缩血管作用充分发挥后再切皮。
- 切皮前确保患者无痛。

手术操作：腕管切开松解的注射方法

第一步

- 于腕横纹近端 5 mm、正中神经尺侧 5 mm 处注射 10 ml 局麻药。
- 应于皮下及前臂筋膜下注射（图 63.7）。
- 医生可以像执笔一样拿住注射器以控制针头。

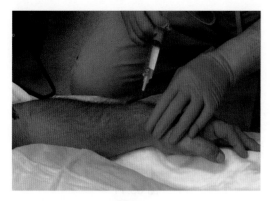

图 63.8

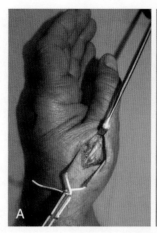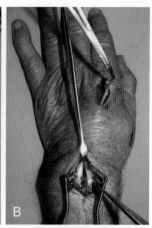

图 63.9 A、B

步骤二

- 延手术切口于其皮下脂肪层再继续注射 5 ml 局麻药。

手术操作：示指固有伸肌腱移位代拇长伸肌腱手术的注射方法

第一步

- 于桡骨茎突近端 3 cm 处的皮下组织内注射 20 ml 利多卡因溶液及 5 ml 按前述方法混合的局麻药。

第二步

- 于手背切口下方的皮下脂肪层注射混合局麻药（20 ml 以上）以减少出血。

第三步

- 使用肾上腺素可减少术中出血，其效果等同于止血带（图 63.9A、B）。
- 肌腱移位后，术者术中可检查手指主动活动情况（图 63.10A、B）。
- 患者术中可主动参与检查有助于判断移位肌腱的张力（图 63.11）。

术后护理及预后

- 局部麻醉平均持续约 4 ~ 5 小时。如果预期手术时间超过 2 ~ 2.5 小时，应在混合局麻药中添加 10 ml 0.5% 布比卡因。
- 保留肌力的清醒麻醉方式，允许术中检查肌腱在全滑程中的张力、活动情况及缝合端的间隙情况，由此可降低肌腱术后断裂、肌腱粘连等可能。如果术中看到肌腱张力过大或过松，也可给予及时调整。
- 保留肌力的清醒麻醉方式对于术者及患者都可提供方便而满意的体验。该方式不仅提高了时间效率，而且降低了患者花费。

循证文献

Lalonde DH, Wong A. Dosage of local anesthesia in wide awake hand surgery. J Hand Surg Am 2013;38:2025–8.

　　在这篇简短的文章中，介绍了在手外科中保留肌力的清醒麻醉法的技巧。想达到术中不使用止血带，且局麻效果好，需要利多卡因和肾上腺素渗透于整个预期的手术区域内。

第一步手术要点

考虑到桡神经浅支的解剖变异及其较多分支，可行区域阻滞。于桡骨茎突区域进行较大面积的混合局麻药注射，可获得满意的阻滞效果。

第一步手术注意

注射过程中要特别注意，不要刺破桡动脉，防止局麻药中毒及血肿形成。

第二步手术要点

于桡骨茎突区域第一注射如果已经起效，第二次注射时患者应该是感觉不到疼痛的。

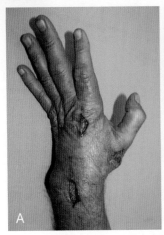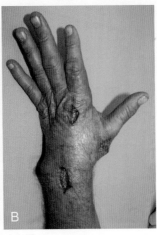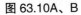

图 63.10A、B

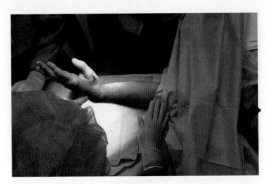

图 63.11

Mckee DE, Lalonde DH, Thoma A, Dickson L. Achieving the optimal epinephrine effect in wide awake hand surgery using local anesthesia without a tourniquet. Hand (NY) 2015;10:613–5.

这项前瞻性对照研究显示局部麻醉下最佳的肾上腺素效果，产生最大的血管收缩效应。达到可视化时需要等待时间明显长于传统意义认为的注射后 7 分钟。

Teo I, Lam W, Muthayya P, Steele K, Alexander S, Miller G. Patients'perspective of wide-awake hand surgery—100 consecutive cases. J Hand Surg Eur 2013;38:992–9.

作者对使用保留肌力的清醒麻醉法前 100 名连续的手术患者进行回顾性研究。该研究采用问卷调查法评估患者体验，约 90% 的被调查者反馈手术无痛，并愿意建议其他人也采用该种麻醉方式。

第六十四章

Ⅰ~Ⅴ区屈肌腱损伤的急性修复

Nasa Fujihara, Erika Davis Sears, Kevin C. Chung 著　杨　辰 译　李文军 审校

适应证

- 屈肌腱损伤首选早期手术修复（最好是 7 天内）。
- 完全性肌腱损伤进行手术修复是必要的。
- 注意每个分区损伤的具体适应证。
- 肌腱部分损伤时，可出现扳机指、嵌顿等相关症状，或出现迟发性断裂。
- 肌腱损伤小于 50% 的横截面积时，可以不予修复，但是需要修整断端，以免出现扳机指。损伤大于 50% 时，中心缝合和肌腱连续缝合（见"一般缝合修复"部分）对患者是有利的。

临床检查

- 指浅屈肌腱连续性检查：检查者固定患者非受检手指的掌指关节和指间关节于伸直位，嘱患者主动屈曲受检手指（图 64.1A）。
- 指深屈肌腱连续性检查：检查者固定患者受检手指的近指间关节于伸直位，嘱患者主动屈曲受检手指的远指间关节（图 64.1B）。
- 拇长屈肌腱检查：嘱患者主动屈曲拇指指间关节。

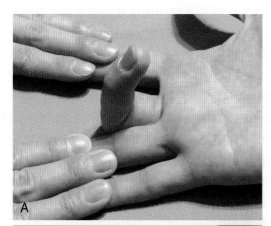

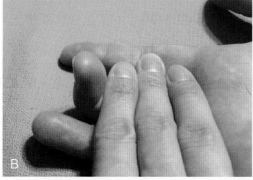

图 64.1 A、B

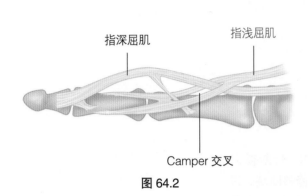

指深屈肌   指浅屈肌

Camper 交叉

图 64.2

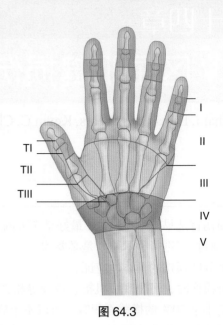

图 64.3

影像学

- 拍摄 X 线平片除外骨折、异物或其他骨科疾患。
- 如果指深屈肌腱裂伤伴有末节指骨撕脱骨折，骨折块的位置提示肌腱近断端的位置。

手术解剖

- 指浅屈肌腱止于中节指骨基底，主要功能为屈近指间关节并最终屈掌指关节。指深屈肌腱止于远节指骨基底，屈远指间关节并最终屈近指间关节和掌指关节（图 64.2）。手内在肌主要负责启动掌指关节屈曲。
- 屈肌腱损伤部位的分类通常使用 Kleinert 提出的分区法（图 64.3）。
  - Ⅰ区为指浅屈肌腱止点以远部分
  - Ⅱ区，亦即"无人区"，位于 A1 滑车和指浅屈肌腱止点之间。Ⅱ区包含指浅屈肌腱和指深屈肌腱，它们穿过位于手掌远端和手指的屈肌腱鞘。Ⅱ区的屈肌腱鞘较紧，损伤时容易导致指浅屈肌腱和指深屈肌腱之间的粘连。
  - Ⅲ区也包含指浅屈肌腱和指深屈肌腱，近端位于屈肌腱鞘，包括指深肌腱桡侧蚓状肌的起点。
  - Ⅳ区为腕管内屈肌腱部分。由于受到腕管内钩骨钩和大多角骨的保护，单纯的Ⅳ区屈肌腱损伤少见。这些腕骨位置突出，常较其深方的屈肌腱受到损伤之前受损。
  - Ⅴ区包含屈肌腱及其腱腹连接区，位于腕横纹以近。

显露

- 选择合适的麻醉以进行伤口探查和肌腱修复。Ⅰ～Ⅳ区肌腱损伤可以选择局部麻醉或指根麻醉，Ⅴ区肌腱损伤选择区域神经阻滞麻醉。
- 对于选定的患者，建议进行完全清醒的麻醉，因为这样手术医生就可以确定肌腱缺损范围和验证肌腱修复后与滑车的相对滑动。采用这种麻醉方法时，肾上腺素诱导的血管收缩可以减少术中出血而无需应用气囊止血带。通常，完全清醒的麻醉不进行静脉镇静。

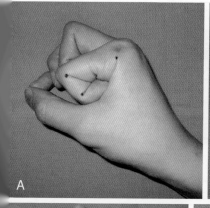
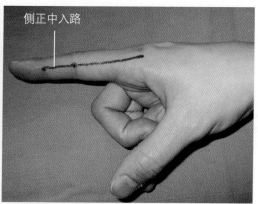
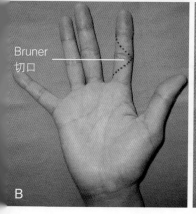
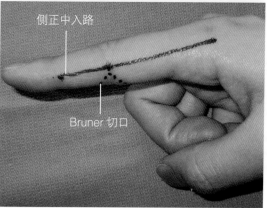

侧正中入路

Bruner
切口

侧正中入路

Bruner 切口

图 64.4 A、B

- 优先选择侧正中入路（图 64.4A），有助于保护腱鞘周围正常组织和减轻术后患指活动时伤口的张力。
- Bruner 切口（图 64.4B）可提供广泛的术区显露，是临床上的常用切口。如果患者先前有斜切口或撕裂伤，常选用该切口。

手术操作

一般缝合修复

- 目前普遍认为，肌腱修复采用中心缝合法的强度受缝合类型、缝线直径和穿过断端的缝线股数等因素影响。
- 既可使用经典的双股缝合方法（如 Kessler、改良 Kessler、Tajima 法，图 64.5），也可以使用更新的多股缝合方法（图 64.6）。
- 依据损伤肌腱的直径，可以选用 3-0 或者 4-0 缝合线。
- 肌腱撕裂至少用四股中心缝合方法进行修复，再辅以腱周缝合（图 64.7），以利于早期康复锻炼。肌腱修复部位的抗拉强度随着核心缝合股数的增加而增加。
- 体外实验表明，锁定中心缝合的修复强度远大于抓线缝合法（图 64.8）。
- 理论上，腱周修复可使修复部位光滑以促进更好的滑动，可提高修复部位的强度 10%~50%，并减少修复肌腱的粘连。
- 作者更喜欢用改良津下六股缝合法 [使用套圈缝合线（图 64.9A），如没有套圈缝合线 , 使用 Tajima-Strickland 缝合法（图 64.9B）]。此外，Ⅰ区和Ⅱ区损伤要加以连续锁边缝合以增强缝合强度，更近分区的损伤是否加用连续锁边缝合由术者决定。

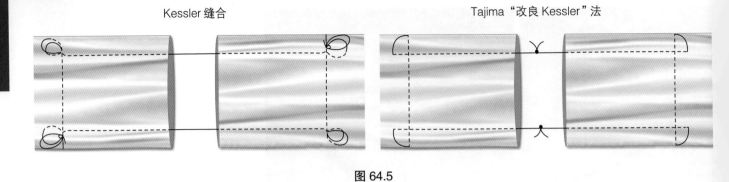

Kessler 缝合   Tajima "改良 Kessler" 法

图 64.5

非锁定交叉缝合   Winters-Gelberman 缝合

图 64.6

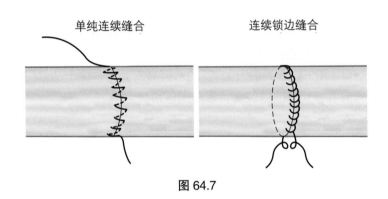

单纯连续缝合   连续锁边缝合

图 64.7

Ⅰ区损伤

适应证

- Ⅰ区肌腱损伤仅累及指深屈肌腱，可分为开放损伤和闭合（撕脱）损伤两型。
- 依据 Leddy 分型（图 64.10），Ⅰ型指深屈肌腱撕脱损伤，其近端回缩最为严重，要求在伤后 3 周内、在屈肌挛缩之前手术治疗。因为腱纽裂伤导致肌腱的局部血供减少，该类型的损伤预后比较差。
- 如果指深屈肌腱远断端残留不少于 1 cm，可以直接缝合修复（见Ⅱ区屈肌腱损伤手术操作）。如果短于 1 cm，使用带有纽扣或者缝合锚的牵拉技术进行腱骨修复。

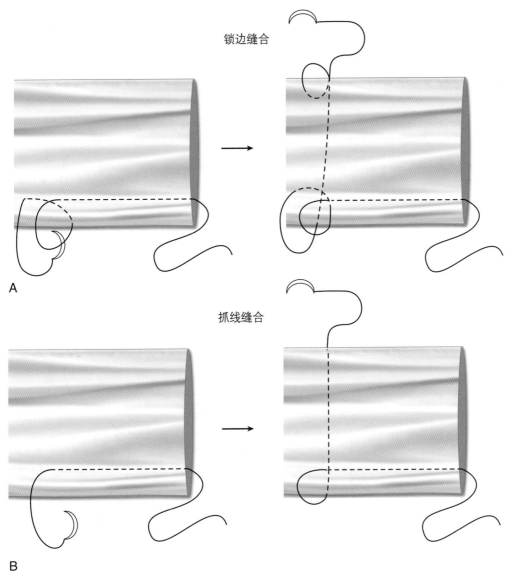

锁边缝合

A

抓线缝合

B

图 64.8 A、B

第一步：腱骨修复

- 切开 A4 滑车远侧的腱鞘，显露受损肌腱断端（图 64.11）
- 如果肌腱近断端未找到（Leddy Ⅰ型，图 64.10），可以在 A1 滑车掌侧另做一个辅助切口以找到回缩的肌腱近断端。显露和定位指深屈肌腱近断端的操作和扳机指松解术的操作类似（见第 70 章）。起于指深屈肌腱的蚓状肌阻止肌腱近断端向近侧进一步回缩。
- 屈曲腕关节以降低屈肌腱的张力，将一根细导管穿过屈肌腱腱鞘，引导肌腱近断端到达远侧损伤部位以利于肌腱修复。
- 屈肌腱近断端牵回损伤处后，可用一枚 25G 针头穿过肌腱和滑车以固定之。
- 轻拉肌腱可以降低指深屈肌的肌张力，使其容易到达末节指骨。或者，在前臂腱腹交界处另行一切口，将肌腱做台阶样切开，可以额外获得 2~4 cm 的延长长度（见第 90 章）。

> **第一步手术注意**
> 如果待修复肌腱无法穿过 A4 滑车，则该滑车需要切开。如果 A3 滑车不完整，则需用游离肌腱重建 A4 滑车（见第 66 章）。

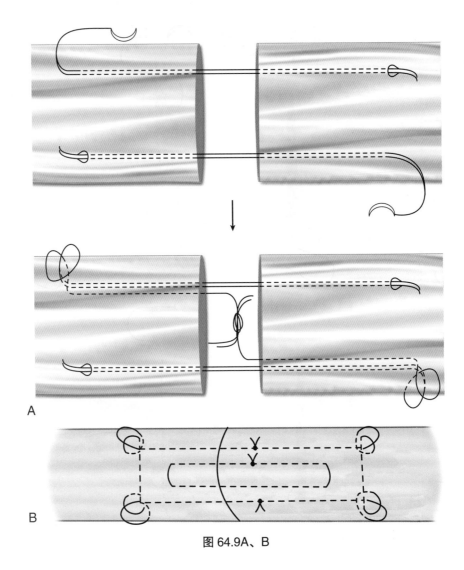

A

B

图 64.9A、B

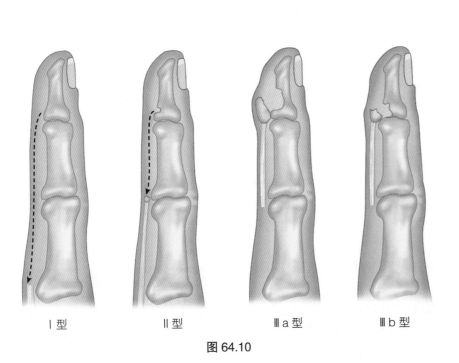

Ⅰ型　　　　Ⅱ型　　　　Ⅲa型　　　　Ⅲb型

图 64.10

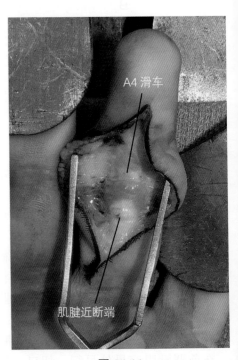

图 64.11

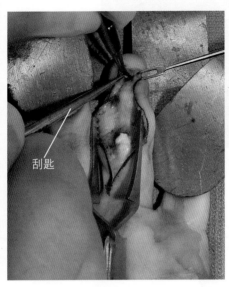

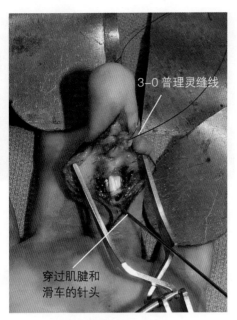

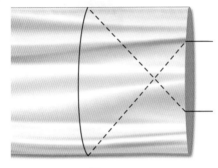

图 64.12　　　　　　　　图 64.13　　　　　　　　图 64.14

第二步

- 对于 I 区开放损伤，屈肌腱远断端如有留存，可行一期修复。对于闭合撕脱伤，因为指深屈肌腱从其末节指骨基底部的止点处撕脱下来，远侧残端可能不复存在。
- 如果远断端没有残留，需要显露末节指骨掌侧基底，确定屈肌腱近断端的修复部位。用刮匙刮开基底部皮质，显露松质骨，以促进腱骨愈合（图 64.12）。
- 使用 3-0 普理灵缝线修复肌腱远端。普理灵缝线具有最佳的性能，在足够的愈合时间后，可将缝线顺利地从肌腱和骨中抽取出来（图 64.13）。无论是 Kessler 还是 Bunnell 交叉缝合法都可用于固定肌腱近端。为了更好地将肌腱断端固定在骨上，作者建议使用 Bunnell 缝合法（图 64.14）。
- 缝线通过两根斜行钻入骨中的 Keith 针穿出末节指骨（图 64.15 A、B）。Keith 针从末节指骨掌侧近端向背侧远端甲床斜行穿出。

第三步

- 将缝线末端以最大张力系在甲板背侧的纽扣上。检查肌腱是否与骨槽接触，并维持合适的张力（图 64.17A～C）。

第四步

- 关闭伤口，并疏松包扎。术后应用背伸阻挡支具保护（图 64.19）。

术后护理和预后

- 术后患肢用支具固定于屈腕 20°～30°，屈掌指关节 50°～70°，指间关节伸直位。术后 1 周内可开始被动阻挡训练。
- 术后 4 周，调整支具逐渐伸展，使缝合部位张力逐渐加大。患者开始主动屈曲锻炼。

第二步手术要点

对于 Leddy III 型损伤，克氏针或者螺钉都可用来固定骨折块。如果选用螺钉固定，骨折块的直径至少为螺钉直径的 2.5 倍以上。

第二步手术注意

- 钻入 Keith 针时，注意避免穿过甲根，以免伤及甲基质和出现甲畸形（图 64.16）。
- 为了早期功能锻炼，至少需要四股以上的中心缝合法加以腱周连续缝合。

第三步手术要点

系紧缝线之前务必检查腱骨连接部位，确保肌腱在修复部位与松质骨接触（图 64.18）。

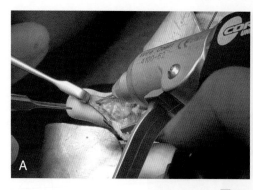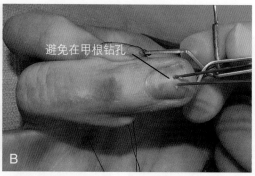

图 64.15A、B

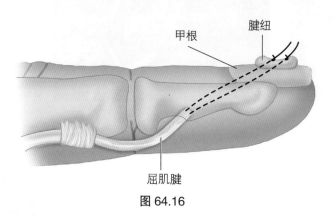

图 64.16

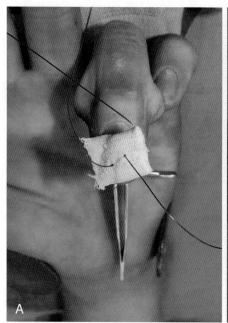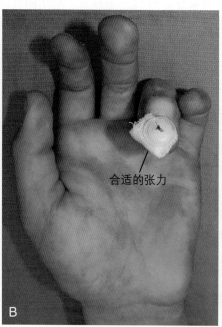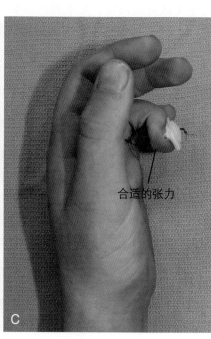

图 64.17A、C

- 如果使用带有纽扣的牵拉技术，术后 8 周抽出缝合线。
- 术后 3 个月开始进行强化训练。
- 大约 80% 的 I 区损伤者术后总主动活动度可达优良（大于正常活动的 75%）（见图 64.20，术后 2 个月随访）。
- 目前对腱 - 骨和腱 - 腱的愈合机制及预后的不同尚不清楚。

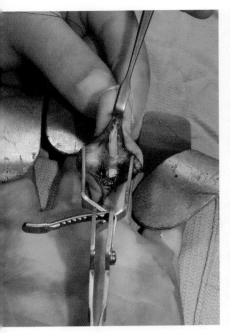

图 64.18

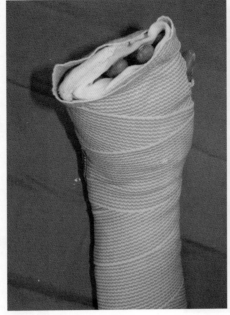
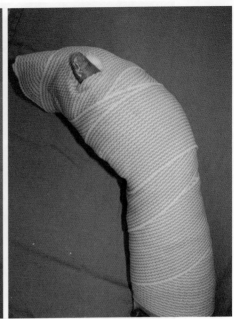

图 64.19

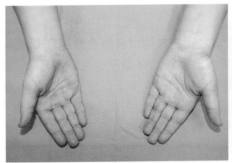
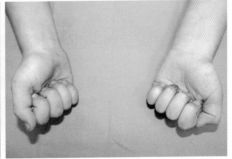

图 64.20

- 术后如果怀疑肌腱再次断裂，应立即再次探查修复。如果修复延迟，由于近侧肌腱进一步回缩和变短，导致无法进行一期修复。

Ⅱ区损伤

适应证

- Ⅱ区肌腱损伤常同时累及指深屈肌腱和指浅屈肌腱。
- 手术修复是恢复受损肌腱功能的唯一途径。
- 肌腱损伤要在伤后 1 周内手术修复。然而，肌腱损伤伴有手指缺血时，需急诊手术治疗。
- 指深屈肌腱或指浅屈肌腱单独损伤时，在与患者充分讨论潜在的功能下降或手指握力降低之后，可以不予修复。

第一步

- 选择合适的切口以充分显露和修复损伤的肌腱。根据裂伤修复的难易程度，优先选择侧正中切口或 Bruner 切口（图 64.21）。

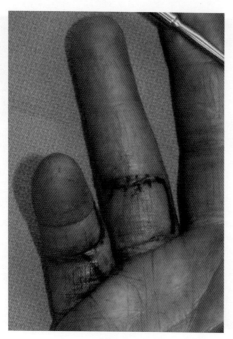

图 64.21

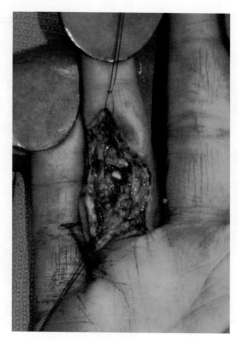

图 64.22

- 切开 A2 和 A4 滑车之间的腱鞘以显露肌腱断端（图 64.22）。A3 滑车可以完全切开。如有需要，A2 或 A4 滑车也可以切开，以进一步显露和修复肌腱。如果 A2 滑车完全损伤，需要予以重建（见第 66 章）。
- 在损伤水平附近应该看到肌腱远断端。如未见，则有可能是在屈指状态下肌腱受伤。被动屈曲远指间关节以显露肌腱远断端（图 64.23）。
- 如肌腱近断端未见，可在屈腕和屈掌指关节下由近向远挤压手指。或者，可以用蚊氏钳顺着腱鞘进入鞘管尝试一次钳夹肌腱近端。但是该操作务必轻柔仔细以免加重肌腱损伤。这种盲探方法建议仅使用一次即可。如果上述方法都未能有效，可在手掌或前臂探查。
- 如前述 I 区肌腱修复方法一样，指深屈肌腱可以可靠地在手掌探查到。然而，如果指浅屈肌腱未在 A1 滑车处探查到，其可能回缩至前臂远端（图 64.24）。将肌腱近断端与小儿饲管连接后导入远侧修复部位（图 64.25A、B）。

- 肌腱近断端一旦导至修复部位，即用一枚 25G 针头或 Keith 针将其固定在滑车上（图 64.26）。

第二步

- 恢复指浅屈肌腱和指深屈肌腱的解剖关系非常重要，保留指浅屈肌腱 Camper 交叉的指向（图 64.2 和 64.27）。指深屈肌腱和指浅屈肌腱修复后在 Camper 交叉处不能顺畅滑动时，可以切除 Camper 交叉的一个束。
- 指深屈肌腱的修复常用 6 股中心缝合法（3-0 或 4-0 不可吸收编织线）。基于损伤肌腱的直径和术者的偏好来选择中心缝合方法（见前述"一般缝合修复"和图 64.5~64.9）。

- 为了早期功能锻炼，建议使用至少 4 股中心缝合法，并用 6-0 普理灵线进行腱周缝合。

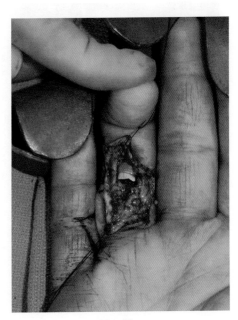

图 64.23

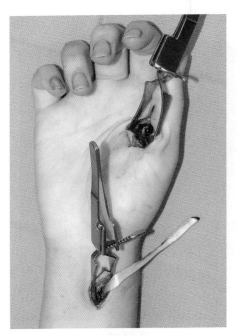

图 64.24

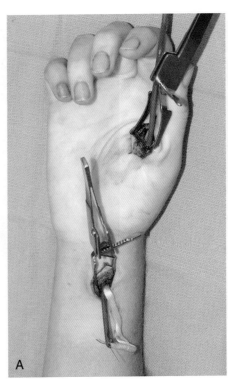

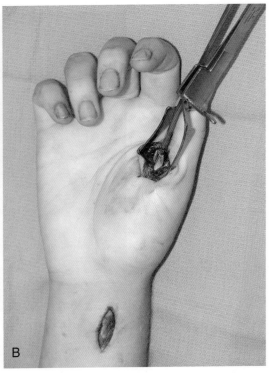

图 64.25 A、B

第三步

- 肌腱修复后（图 64.29），将手指完全伸直，确认修复处无间隙且与滑车和指浅屈肌腱 Camper 交叉无卡顿（图 64.30）。完全清醒的麻醉下，通过患者的主动活动来检查肌腱修复后的活动性是最为准确的。
- 如果出现扳机指，可在关闭伤口前进行滑车部分松解。

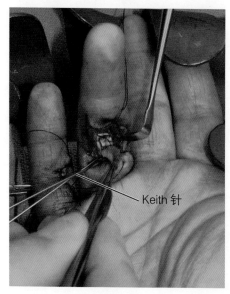

Keith 针

图 64.26

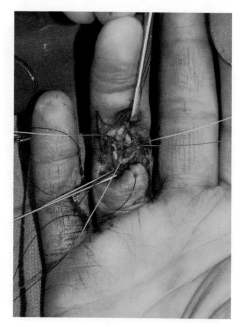

图 64.27

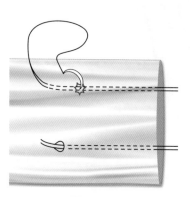

图 64.28

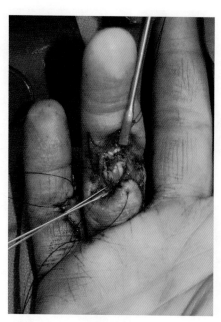

图 64.29

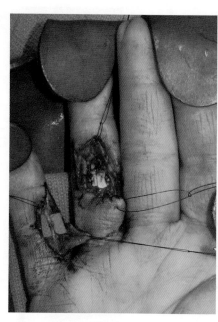

图 64.30

- 使用双极电凝仔细止血。
- 关闭伤口，使用柔软纱布包扎，应用背伸阻挡支具保护。

术后护理和预后

- 患者的依从性至关重要，同时也要强调术后康复方案的重要性。
- 支具固定维持腕轻度屈曲位（20°~30°），掌指关节屈曲 50°~70°，指间关节 0° 位或轻微屈曲位（图 64.19）。
- 在认证手治疗师的监督下按照严格的分级康复方案进行锻炼。

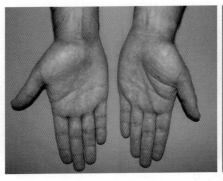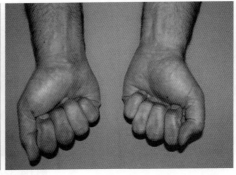

图 64.31

- Duran 方案基于以下理论设计，即肌腱需要 3~5 mm 的滑动来减少粘连形成。该方案很常用，通常在术后 3~5 天开始进行被动活动，术后 3~4 周开始主动活动。术后 5~6 周开始被动伸展拉伸训练和主动抗阻屈曲训练，术后 8 周开始渐进性抗阻力练习。
- 早期主动活动方案在术后 2~3 天开始进行，除了 Duran 方案练习外，通常还进行"被动握拳并维持住的练习"，后者允许指浅屈肌腱和指深屈肌腱之间的相对滑动，理论上比早期被动练习更能减少肌腱粘连形成。
- 手术 4~6 个月后患者可恢复自由活动。
- 大约 80%（文献报道为 70%~96%）的Ⅱ区肌腱修复患者的总主动活动度可达优良（大于正常活动的 75%）（见图 64.31 术后 3 个月随访）。
- Ⅱ区肌腱损伤修复术后的平均再断裂率为 4%~10%，拇长屈肌腱为 3%~17%。

Ⅲ ~ Ⅴ区损伤

适应证

- 了解每个分区的横断面解剖结构是识别损伤的关键。
- 肌腱修复方法与Ⅱ区损伤相似。
- Ⅲ区至Ⅴ区单独肌腱损伤比较少见。
- Ⅲ区肌腱损伤常伴有指神经和血管损伤。
- Ⅳ区肌腱损伤时需要切开腕管，即刻避免出现正中神经卡压，也有助于找寻肌腱断端和修复。
- Ⅴ区损伤常累及到多根肌腱、正中神经、尺神经、桡动脉或尺动脉等。止血带下进行腕管切开有助于显露损伤的肌腱及相关组织。由深及浅显露和确认各种组织，并用缝线标记其相应的远近断端。
- 牵拉肌腱远断端观察指间关节的活动有助于更容易地确认指深、浅屈肌腱。肌腱近断端可通过其解剖位置来确认。指深屈肌腱位于前臂最深层，它们在同一平面相邻排列。指浅屈肌腱位于浅层，其中示指、小指的指浅屈肌腱较中指和环指的位置更深一些。
- 建议在同一入路内对损伤的肌腱和神经血管进行一期修复。

第一步

- 为了明确所有的损伤需要扩大切口（图 64.32 A、B）。
- 位于前臂的损伤，通常建议先修复动脉后再修复肌腱和神经。

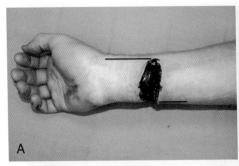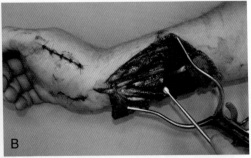

图 64.32A、B

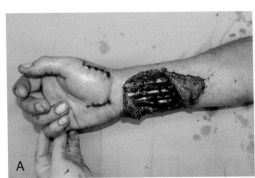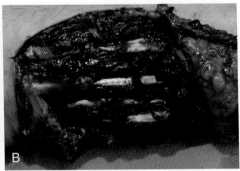

图 64.33A、B

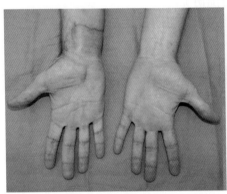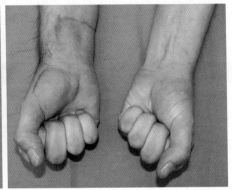

图 64.34A、B

第一步手术要点 由深及浅确认各种损伤组织。	• 建议使用 3-0 的缝合线、4~6 股核心缝合方法（图 64.33A、B，图 64.6，图 64.9A、B）。Ⅲ~Ⅴ区的腱鞘缺损时，并不要求为了有利于肌腱滑动进行腱周缝合，但是腱周缝合有助于增加修复处的强度。 **术后护理和预后** • 即使这几个区的腱鞘有缺损，肌腱功能和关节活动度（ROM）的恢复也可望达到优良（图 64.34）。然而，在伴有神经损伤的患者中，常看到结果差异较大。年轻患者通常表现出更好的结果。 • 使用动态支具进行早期活动锻炼较静态支具具有更好的疗效，所以条件具备时建议应用动态支具。
第一步手术注意 肌腱近断端更难辨别。最好先辨别肌腱远断端并予以标记。	

循证文献

Frueh FS, Kunz VS, Gravestock IJ, et al. Primary flexor tendon repair in zones 1 and 2: early passive mobilization versus controlled active motion. *J Hand Surg Am* 2014;39:1344–50.

该研究显示了受控主动活动方案对术后 4 周总主动活动度的影响。与使用早期被动活动方案的患者相比，使用受控主动活动的患者断裂率更低。

Higgins A, Lalonde DH, Bell M, McKee D, Lalonde JF. Avoiding flexor tendon repair rupture with intraoperative total active movement examination. *Plast Reconstr Surg* 2010;126:941–5.

该研究显示术中检查总主动活动度的好处。术中可识别肌腱修复处的间隙并予修修复以降低术后断裂的风险。

Lalonde DH, Martin AL. Wide-awake flexor tendon repair and early tendon mobilization in zones 1 and2. *Hand Clin* 2013;29:207–13.

这篇文章总结了完全清醒麻醉下进行屈肌腱修复的操作过程，并介绍了一种早期活动方案。作者允许患者在手术后进行保护性的适度主动屈曲练习。

Mehling IM, Arsalan-Werner A, Sauerbier M. Evidence-based flexor tendon repair. *Clin Plastic Surg* 2014;41:513–23.

这是一篇关于屈肌腱修复后临床研究结果的综合性文献综述。数据表明，对于核心缝合方法来说，4 股或更多股的缝合技术已足够。主被动联合运动康复方案已经成为术后康复的标准。

第六十五章

利用硅胶棒两期手术重建指屈肌腱

Nasa Fujihara, Kevin C. Chung, and Erika Davis Sears 著　薛云皓 译　李文军 审校

- 分两期重建指屈肌腱功能的方法通常用于重建指屈肌腱损伤严重且不能耐受单期肌腱移植的病例。
- 一期在肌腱床上放置硅胶棒，使局部形成假鞘，该假鞘可在二期手术时容纳移植的肌腱。
- 一期手术后 3 个月可进行二期肌腱移植术。

适应证

- 分两期进行指屈肌腱功能重建适用于指屈肌腱基床损伤严重的病例，同时需松解挛缩的关节（图 65.1A、B）及重建滑车。
- 患者需充分理解损伤的复杂性，并愿意积极进行术后长期的康复治疗。有些情况下，关节融合或者截肢是更好的选择。

影像学

- 如果需要评估骨与关节的情况时应行 X 线检查。
- 在二期重建前为了明确 Hunter 棒没有移位，需要拍手部 X 线片。

手术解剖

- 指屈肌腱有 5 个环形滑车和 3 个交叉滑车，屈拇肌腱有 2 个环形滑车和 1 个斜形滑车（图 65.2）。
- 移植肌腱的近端应与残留的指深屈肌腱近断端在手掌水平缝合。这是因为如果蚓状肌没有受损的话，蚓状肌可防止指深屈肌腱向近端回缩。如果手掌部及蚓状肌受损，则近端缝合口应当置于腕部。

显露

- 通常采用 Brunner 切口显露受损的肌腱（图 65.3），该切口从手指中远节至手掌。切口设计应将原始损伤的瘢痕包含在内。
- 在手术中应当显露神经血管束并保护。

手术操作：一期：硅胶棒植入

第一步：评估滑车状况

- 切除瘢痕化的滑车，如果 A2、A4 滑车存在，应当尽可能保留。
- 可使用切除的肌腱进缝合 A2、A4 滑车残留部分，重建滑车（图 65.4A、B）。

第二步：肌腱清创

- 切除损伤的指深屈肌腱与指浅屈肌腱（图 65.5A、B）。
- 保留指深屈肌腱远断端距离止点至少 1 cm，并固定至硅胶棒远端。

第二步手术要点

- 保留切除的指浅屈肌腱及指深屈肌腱用以重建滑车。
- 一期手术时可行关节松解以使关节被动活动充分（闭合的或开放的关节囊切开并直接松解挛缩的侧副韧带 / 缰绳韧带）（见第 37 章）

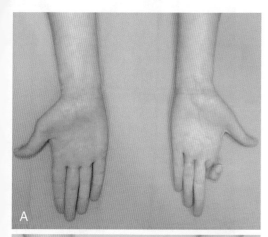

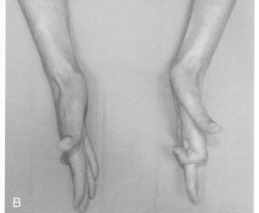

图 65.1 A、B

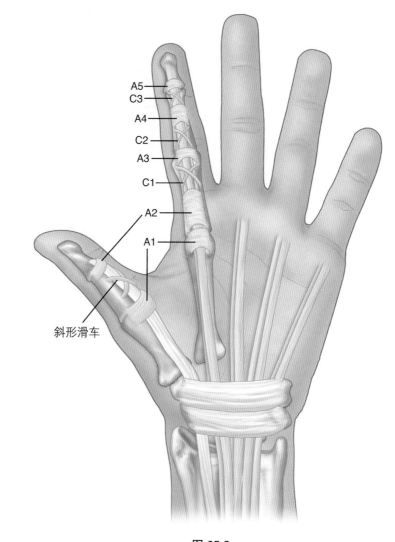

图 65.2

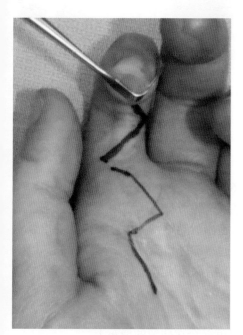

图 65.3

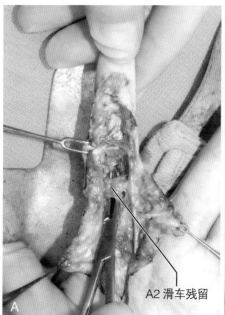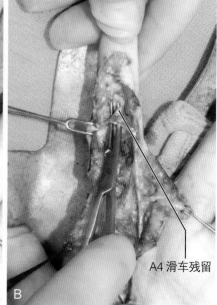

图 65.4 A、B

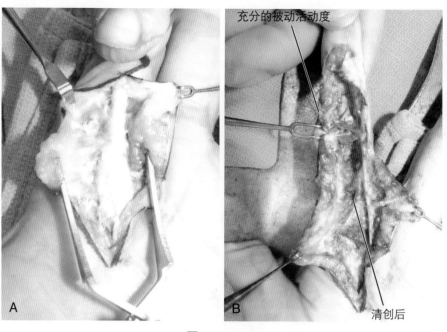

图 65.5 A、B

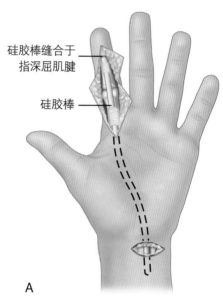

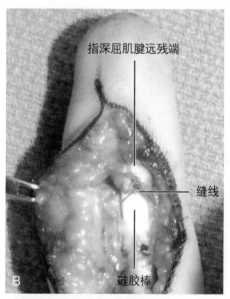

图 65.6 A、B

第三步：植入硅胶棒

- 硅胶棒由聚酯和硅橡胶制成，宽 2 ~ 6 mm，长 24 ~ 25 cm。
- 如果有残存的滑车结构，硅胶棒需穿过这些滑车结构，因此需要挑选合适宽度的硅胶棒，当手指被动活动时硅胶棒滑动顺畅。将硅胶棒沿手指纵轴放置在保留的滑车深面。需将硅胶棒远端部分切除以露出聚酯成分，以便缝合。用 4-0 单丝缝线将硅胶棒缝合于指深屈肌腱远断端、远指间关节掌板及周围组织上（图 65.6A、B）。
- 如果需要重建滑车，术中用切除的指深屈肌腱与指浅屈肌腱腱束作为移植物来进行重建（图 65.7）。将移植的腱束缝合在残留的滑车上。
- 将硅胶棒近端放置在手掌或前臂远端，具体部位视瘢痕情况决定。

步骤四：关闭切口

- 松开止血带，用双极电凝仔细止血。
- 间断缝合切口，用柔软的敷料覆盖伤口，不能影响手指的活动。

术后护理和预后

- 因为硅胶棒近端处于游离状态，所以术后无需背侧阻挡支具。患者开始渐进性的被动活动锻炼，目的是使手术手指获得充分的被动活动。

第四步手术要点

如果术野有皮肤缺损可行局部皮瓣或邻指皮瓣覆盖软组织缺损（参见第 72 章）（图 65.8A、B）。

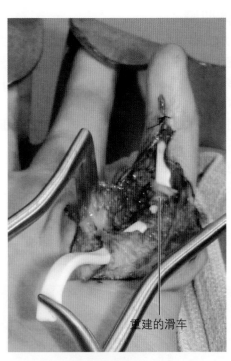

重建的滑车

图 65.7

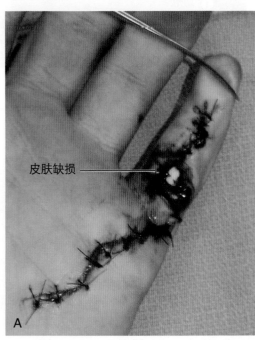

皮肤缺损

A

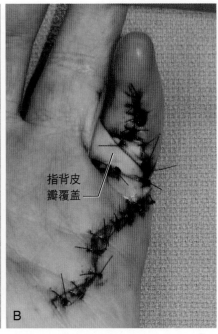

指背皮瓣覆盖

B

图 65.8 A、B

- 通常术后需要等待 3 个月，形成假鞘，并恢复良好的软组织平衡。在二期手术前的恢复期，患者需充分进行手指的被动活动锻炼。
- 二期手术前拍 X 线片明确硅胶棒是否向近端移位。

手术操作：二期：取出硅胶棒并进行肌腱移植

显露

- 在远节手指掌侧、手掌及肌腱供区行小切口（图 65.9）。

第一步：切取供体肌腱

- 在腕部行 1 cm 的横行小切口显露掌长肌腱。注意辨别并保护好相邻的正中神经。将掌长肌腱用止血钳挑起并切断。将掌长肌腱经多个小切口自远向近端游离直至足够的长度（图 65.10、65.11）。或者可使用相应直径的肌腱剥离器来获取供体肌腱。
- 掌长肌腱是最常用的供体肌腱，但 20% ~ 25% 的人此肌腱缺如。如果掌长肌腱缺如，可用跖肌腱或指浅屈肌腱。
- 在内踝水平跟腱前方 3 ~ 5 cm 的直切口可显露跖肌腱。尽可能向远端分离跖肌腱，将取腱器沿肌腱长轴伸向近端，此时需保持膝关节过伸，以免伤及腘窝的神经血管（图 65.12A、B 和图 65.13）。

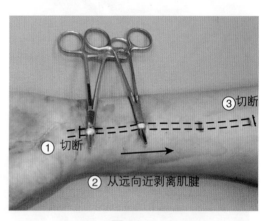

图 65.10

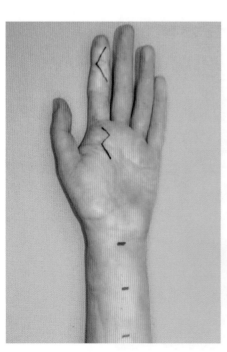

图 65.9

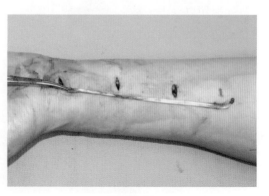

图 65.11

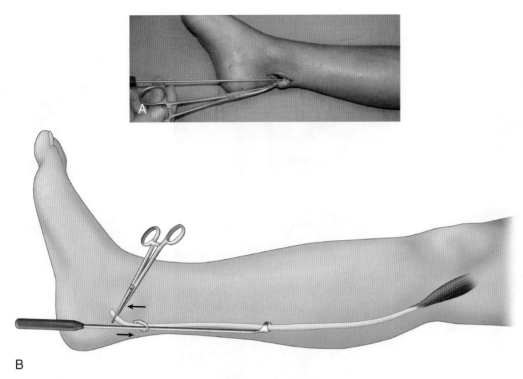

图 65.12 A、B

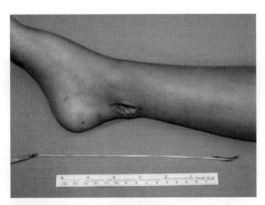

图 65.13

第二步：肌腱修复

- 将移植的肌腱缝合于硅胶棒近侧游离端。从指深屈肌腱残端松解硅胶棒远端，并将硅胶棒从远端切口牵出带动移植肌腱穿过假鞘（图 65.14A、B）。
- 注意夹持住移植肌腱的近端，以免当硅胶棒向远端牵引时整条肌腱被牵出腱鞘（图 65.15）。
- 将移植肌腱与硅胶棒分离再行肌腱修复。当修复远端时可使手指伸直以便更好地显露肌腱缝合区。
- 显露远节指骨基底的松质骨。用普理灵缝线行 Bunnell 法修复移植肌腱远端。用两枚克氏针经远节指骨基底斜形钻孔，引导缝合线通过甲板或甲床来固定移植肌腱。将缝合线系在甲板表面的纽扣上，纽扣与甲板间用衬垫保护（图 65.16A、B；并参见第 64 章）。继续缝合指深屈肌腱残端与移植肌腱，以加强抗张力。

第一步手术要点
将供体肌腱放在湿纱布内避免干燥。

第二步手术要点
- 建议使用普理灵缝线缝合移植肌腱的远端，便于缝线能平滑地抽出指骨，且肌腱缝合区光滑。
- 术中使患者处于清醒状态，术者嘱患者进行手指主动活动，观察屈指是否充分，此方法有助于调整移植肌腱的张力（图 65.20A、B）。

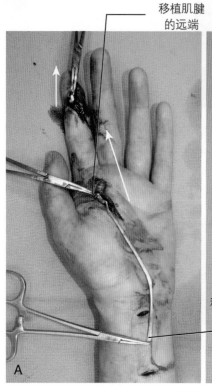
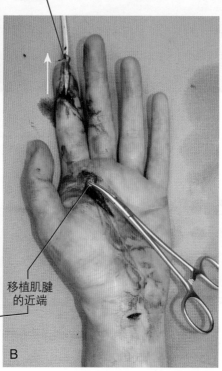

移植肌腱
的远端

移植肌腱
的近端

图 65.14 A、B

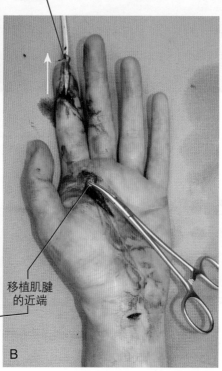

图 65.15

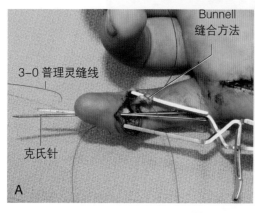

3-0 普理灵缝线

Bunnell
缝合方法

克氏针

A

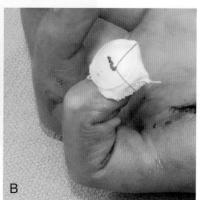

B

图 65.16 A、B

第二步手术注意
- 抽出式缝合技术的目的是使移植肌腱接触到远节指骨基底的松质骨面。确保肌腱与骨牢固粘连。
- 注意不要将克氏针钻过生甲基质以免指甲畸形。

- 然后将移植肌腱的近端缝合在指深屈肌腱近端部分。指深屈肌腱有蚓状肌附着，可与指浅屈肌腱鉴别。使用非吸收编织缝合线、Pulvertaft 编织缝合技术修复移植肌腱与指深屈肌腱近端。注意保持张力适中（图 65.18A-C）。张力调节应使患指相对休息位时屈曲角度稍大（图 65.19）。
- 松开止血带，双极电凝仔细止血。
- 缝合切口，应用柔软敷料包扎，并佩戴背侧阻挡支具。

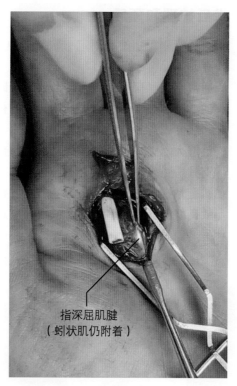

指深屈肌腱
（蚓状肌仍附着）

图 65.17

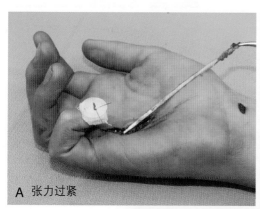

A 张力过紧

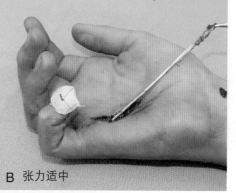

B 张力适中

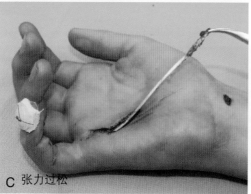

C 张力过松

图 65.18 A–C

术后护理和预后

- 佩戴背侧阻挡支具固定于腕关节中立位、掌指关节屈曲 45°、指间关节伸直，制动至术后 6 周。

- 通常建议早期主动活动。术后几天即开始在专业医师指导下完全幅度的被动活动练习，术后 2 周开始轻度的被动握拳和保持练习。术后 4 周开始阻挡屈曲锻炼，术后 6 周开始更进一步的锻炼（如果确信肌腱及缝合区强度足够大）。术后 8 周去除抽出式缝合线。关节挛缩可在 6～8 周内用动力性支具矫正。

- 肌腱粘连和关节挛缩是常见的并发症。每期手术后有指导的康复锻炼是疗效良好的保障。手术的结果相对满意。术后 2 个月随访见图 65.21A、B。

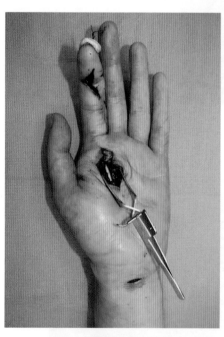

图 65.19

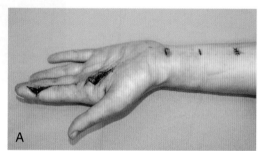

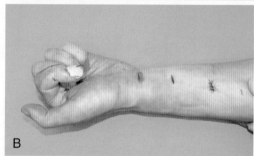

图 65.20 A、B

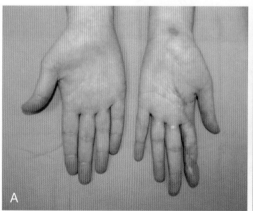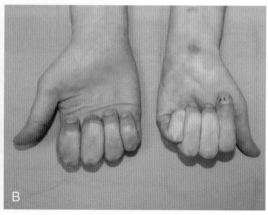

图 65.21 A、B

循证文献

Coyle MP Jr, Leddy TP, Leddy JP. Staged flexor tendon reconstruction fingertip to palm. J Hand Surg Am 2002;27:581–5.

本篇为回顾性研究，35 例患者行指屈肌腱分期重建，范围从指尖至手掌，近端为指深屈肌腱残端，用掌长肌腱作为移植肌腱。重建结果显示 69% 的患指可达到好 - 优的关节活动范围。

Darlis NA, Beris AE, Korompilias AV, Vekris MD, Mitsionis GI, Soucacos PN. Two-stage flexor tendon reconstruction in zone 2 of the hand in children. J Pediatr Orthop 2005;25:382–6.

作者报道了 9 例儿童两期屈指肌腱重建的结果（平均年龄 6.9 岁）。平均总活动度为 196°，8 例患者结果为优良。即使在年幼的患儿，分期进行屈指肌腱重建仍可以获得满意的效果。

Nasa Fujihara, Kevin C. Chung, Erika Davis Sears 著　杨　辰译　李文军审校

- 虽然屈肌腱滑车重建并不常用，但仍需介绍几种常用的手术方法，包括 Lister 法（伸肌支持带单环重建）、Widstrom 法（一环半重建，loop-and-a-half technique）和三环重建法。
- 有些医生喜欢三环重建法，因为与其他术式相比，该方法具有更好的生物力学效果。

适应证

- 自发性 A2 滑车功能不全以及因弓弦现象引起局部疼痛的患者，保守治疗无效时需要进行手术干预。很多患者的滑车损伤与攀爬活动有关。
- 与扳机指松解、肌腱修复或松解等操作相关的滑车松解后，可能会出现 A2 滑车功能不全。
- 严重的开放损伤可能需要重建 A2 滑车。
- 滑车重建的禁忌证包括手指缺血性损伤、软组织覆盖条件差和关节挛缩。在滑车重建之前必须先治疗相关的关节挛缩。

临床检查

- 屈肌腱滑车缺损或切除可导致屈肌腱掌侧移位和指间关节活动减少。A2 滑车是最重要的滑车之一，如果其缺损一半或以上，就有可能出现弓弦现象（图 66.1A）和指间关节活动减少（图 66.1B）。
- 对于自发性 A2 滑车功能不足的患者，戒指或者其他圆形的手指矫正物（图 66.2）可以减少疼痛症状。

影像学

- 怀疑 A2 滑车撕裂时，需要拍片检查除外关节或其他的骨性异常。

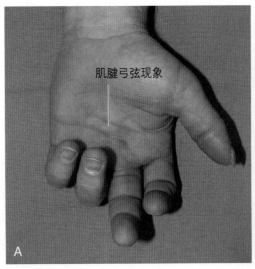
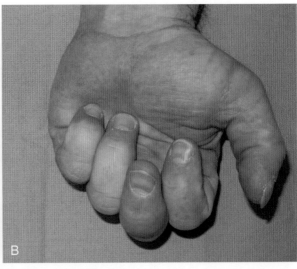

肌腱弓弦现象

图 66.1 A、B

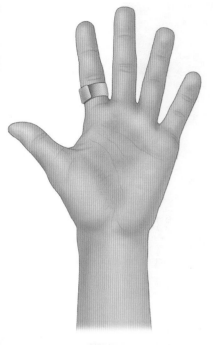

图 66.2

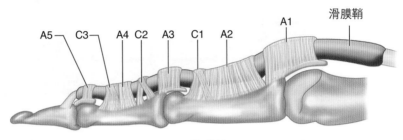

图 66.3

手术解剖

- 屈肌腱滑车系统包括 5 个环形滑车和 3 个十字交叉滑车，其中最重要的、防止出现弓弦现象的是 A2 和 A4 滑车（图 66.3）。
- A1、A3 和 A5 滑车起自对应关节的掌板和骨面，而 A2 和 A4 滑车各自起止于近节和中节指骨的骨面。

显露

- 在止血带控制下，手术可以在局部麻醉或腕部神经阻滞下进行。或者，局部麻醉可与肾上腺素联合应用于部分无血管供血不足史的患者，在完全清醒时手术，以判断肌腱张力和滑车修复效果。
- 如果术中使用气囊止血带，应在上臂使用，以免影响屈肌腱活动或影响切取掌长肌腱用于移植。
- 标准 Bruner 切口、侧正中切口或先前手术切口可用来显露屈肌腱滑车系统（图 66.4A）。
- 切取掌长肌腱时，只做几个小的横行切口即可（图 66.4B）。

显露注意
- 显露屈肌腱滑车系统时，仔细操作以免皮肤剥离过薄。
- 术中必须确认并保护指神经血管束。

手术操作

第一步

- 显露屈肌腱时，尽可能保持腱鞘的完整。
- 重建滑车之前要松解所有的粘连，完全恢复肌腱的滑动。
- 切除肌腱后方的所有瘢痕，直至清楚显露弓弦区域的指骨（图 66.5）。
- 近节指骨的尺桡侧缘都要显露，确保肌腱移植时有足够的空间可以环绕近节指骨。

第一步手术注意
注意保护指动脉供养腱鞘的穿支。

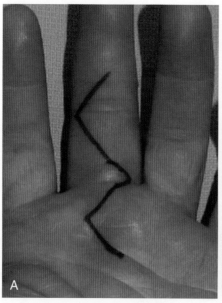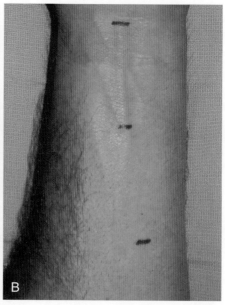

图 66.4 A、B

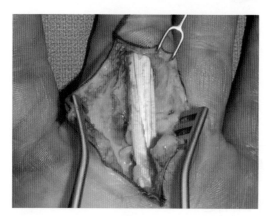

图 66.5

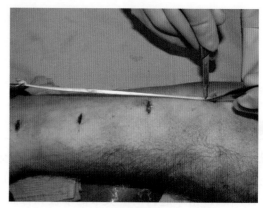

图 66.6

第二步

- 掌长肌腱（同侧/对侧）、跖肌腱（参见第 65 章中的"切取供体肌腱"部分）或尺侧腕屈肌腱可用作移植肌腱。
- 最常用的移植肌腱是掌长肌腱，其长度足以进行滑车的三环重建（图 66.6）。

第三步

- 使用缝合器或直角钳将移植肌腱在伸肌腱深方环形穿过近节指骨（图 66.7A），并环绕 3 次（图 66.7B）。
- 伸肌腱和指神经血管束位于肌腱环的外侧。
- 调整肌腱环的张力，确保屈肌腱紧贴指骨表面且主动屈曲手指时可顺利通过肌腱（图 66.8）。
- 用 3-0 或 4-0 不可吸收性缝线将移植肌腱与 A2 滑车的残根与其自身缝合（图 66.9）。

> **第三步手术要点**
> - 调整肌腱环的张力很重要。嘱患者主动屈曲手指时要同时进行视觉和手动评估。
> - 患者需要保持足够清醒以准确评估肌腱环的张力和主动活动度。

第四步

- 松开止血带，用双极电凝仔细止血。
- 关闭伤口，用松软敷料包扎伤口。

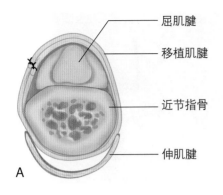

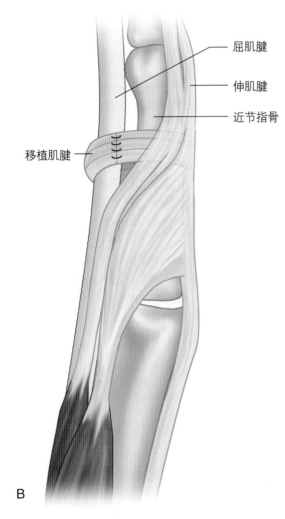

图 66.7 A、B

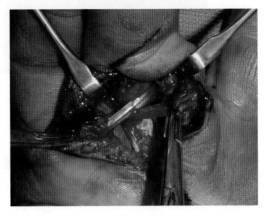

图 66.8

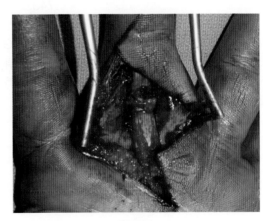

图 66.9

术后护理和预后

- 生物力学研究显示肌腱滑车环形重建较其他方法更强韧，临床文献表明重建术后也可恢复活动，并取得满意效果。

- 滑车重建后的术后康复锻炼标准还未制定，主要还是基于术者的偏好。建议术后前几天先进行温和的被动活动练习，并在手指近节佩戴环形支具数周。

- 图 66.10A、B 为术后 3 个月随访情况，可见指间关节活动改善。

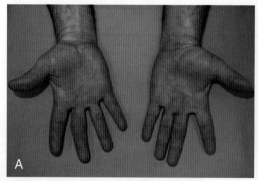
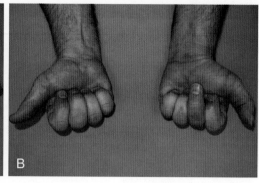

图 66.10 A、B

循证文献

Clark TA, Skeete K, Amadio PC. Flexor tendon pulley reconstruction. J Hand Surg Am 2010;35:1685–9.

本文描述了屈肌腱滑车重建的三环重建技术，包括手术技巧、康复和并发症等。尽管已有很多滑车重建技术的介绍，但是基于尸体研究，三环重建技术较直接将移植肌腱固定于屈肌滑车残根的技术显示出更高的强度。

Schöffl VR, Einwag F, Strecker W, Schöffl I. Strength measurement and clinical outcome after pulley ruptures in climbers. Med Sci Sports Exerc 2006;38:637–743.

本文报告了 21 例因滑车功能不全接受保守治疗的攀岩者，其临床效果良好（Buck-Gramcko 评分 3 分）。通过患者评分问卷、超声检查和手指力量对患者进行评估。虽然单个滑车断裂的非手术治疗对大多数自发性 A2 滑车功能不全的治疗是有效的，但是对于症状持续或有弓弦现象的患者，必须考虑手术重建。

第六十七章

屈肌腱松解术

Nasa Fujihara, Kevin C. Chung, Erika Davis Sears 著　杨　辰 译　李文军 审校

- 有时，肌腱松解可能比肌腱修复本身更困难，在没有确保患者合作的情况下，不应轻易采取该手术。肌腱松解术是否成功，患者的配合起着非常重要的作用。
- 如果屈、伸肌腱和关节都需要进行松解术，整个手术需要分为两个阶段进行。第一个阶段先行背侧松解，然后进行积极的术后康复锻炼。屈曲挛缩松解和屈肌腱松解在第二阶段进行，术后同样进行积极的康复锻炼。

适应证

- 在影像学检查无关节畸形的患者中，关节挛缩和肌腱粘连都可引起关节活动受限。如果存在关节挛缩，其关节主被动活动都受限，但是其程度是一致的。如果关节主动活动度较被动活动度受限更大，考虑存在肌腱粘连。
- 主动活动失败或至少6周处在一个平台期而无改善，需要进行肌腱松解术。
- 距上次手术至少3~6个月才能进行肌腱松解术。这个最短的间隔时间允许瘢痕成熟软化和初期的炎性过程稳定。肌腱松解术之前确保皮肤柔软。过早手术可能会导致已有炎性反应的软组织进一步加重其炎性反应，最终导致其活动度进一步受限。

影像学

- 除非怀疑有相关的关节异常，否则很少进行影像学检查。

手术解剖

- 肌腱与邻近解剖结构之间的粘连阻碍了肌 - 腱单元的滑动及其有效的主动活动度。受累组织包括瘢痕和骨与皮肤之间的任何解剖结构。
- 指深屈肌腱和指浅屈肌腱参与主动屈曲。这些肌腱连接前臂的肌腹，并穿过腕管和手掌及手指的腱鞘与手指相连。
- 指浅屈肌腱止于中节指骨基底，屈掌指关节和近指间关节。指深屈肌腱止于末节指骨基底，屈掌指关节、近指间关节和远指间关节（图 67.1）。
- 每根肌腱通过腱纽（长短腱纽各一根）获得血供。这些肌腱附属组织也限制了肌腱的回缩。然而，仍应仔细操作以免伤及这些腱纽导致出血引起进一步粘连（图 67.2）。
- 屈肌腱有5个环形滑车和3个交叉滑车。其中最重要的、防止出现弓弦现象的是 A2 和 A4 滑车，肌腱松解术中应尽可能予以保留。

显露

- 通常在局部麻醉下手术。清醒的患者可以活动患指以识别和帮助撕开在全身麻醉下无法检测到的粘连。有时为了进行更大范围的操作，比如进行屈肌松解术，也可在臂丛麻醉下手术。作者更愿意选择患者完全清醒下手术（参见第 63 章），这对患者和医生都是有益的。

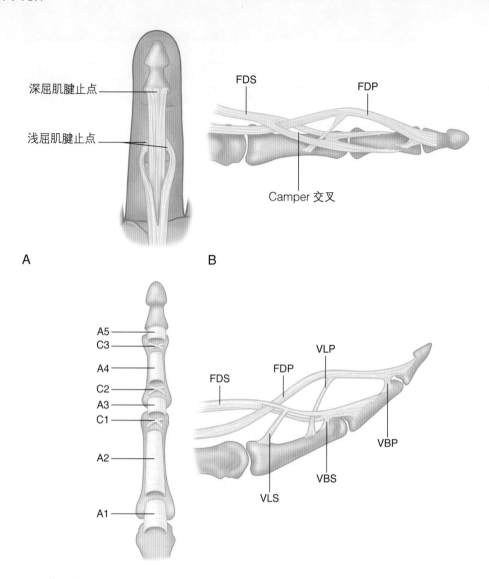

图 67.1 A、B　FDP，指深屈肌；FDS，指浅屈肌；VBP，深短腱纽；VBS，浅短腱纽；VLP，深长腱纽；VLS，浅长腱纽

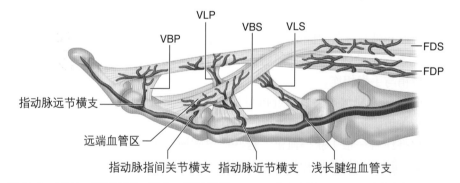

图 67.2　FDP，指深屈肌；FDS，指浅屈肌；VBP，深短腱纽；VBS，浅短腱纽；VLP，深长腱纽；VLS，浅长腱纽

显露要点

- 从近侧无瘢痕区开始向远侧瘢痕区切开，同时辨别和保护神经血管束。
- 侧正中切口可以跨过手掌远侧掌横纹。如果需要显露手掌处，也可以继续向近端延长切口。

- 通过 Bruner "Z" 字形切口或侧正中切口显露屈肌系统（图 67.3A、B）。
- 侧正中切口保留了腱鞘表面的正常组织，术后手指活动时伤口的张力也较小。而 Bruner 切口可以提供广泛的显露（图 67.4A）。如果患者术前已有伤口，常采用联合切口（图 67.4B）。

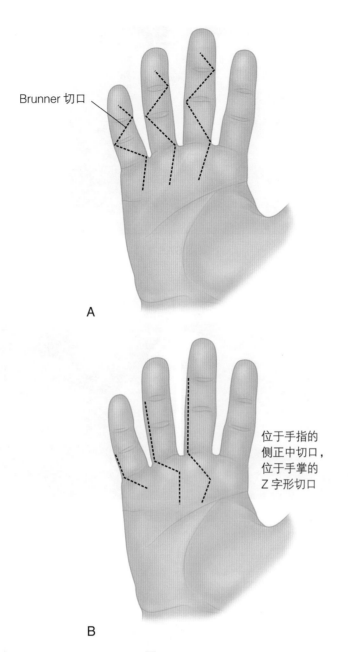

Brunner 切口

位于手指的
侧正中切口，
位于手掌的
Z 字形切口

A

B

图 67.3 A、B

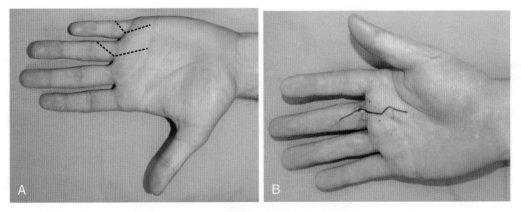

图 67.4 A、B

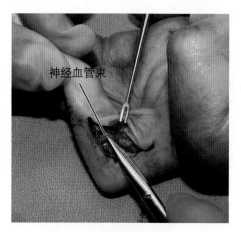

图 67.5

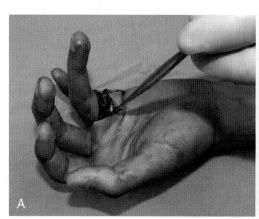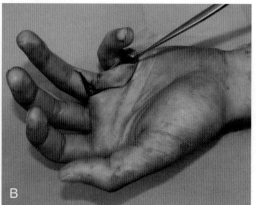

图 67.6 A、B

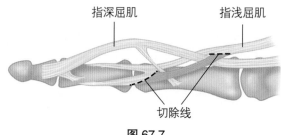

图 67.7

标注：指深屈肌　指浅屈肌　切除线

手术操作

第一步

- 从腱鞘表面掀起皮瓣，注意保护指神经血管束（图 67.5）。
- 确认屈肌腱滑车系统并予以保护。仅切除瘢痕显著的屈肌腱鞘。

第二步

- 为了仔细松解粘连，选择合适的器械（小刀片、特殊的肌腱松解刀和小剥离子）非常重要。
- 分离指深屈肌腱和指浅屈肌腱之间的粘连时，使用 Freer 剥离子在两者之间滑动剥离。

第一步手术要点

- 尽可能多地保留腱鞘和滑车系统。
- 如果环形滑车缺失或损伤超过 50%，应考虑重建（参见第 66 章）。

- 使用拉钩将两根肌腱分开，确定指深、浅屈肌腱之间有无粘连存在（图67.6A、B）。
- 如果无法同时保留两个肌腱，可以切除指浅屈肌腱的一个或两个止点束（图67.7）。或者，可以将指浅屈肌腱的肌腹及其近端肌腱与指深屈肌腱的远端肌腱缝合起来组合一个新的肌腱。

第三步

- 确认肌腱松解术后患者能获得满意的主动屈指功能（图67.8A、B和图67.9A、B）。
- 或者，如果患者由于镇静不能主动活动手指，可用Allis钳夹住肌腱并轻轻转动以检查肌腱活动（图67.10A、B）。

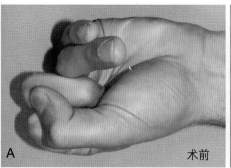
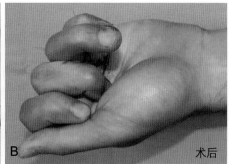

图67.8 A、B

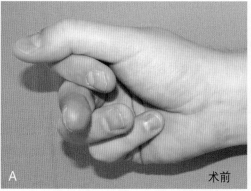
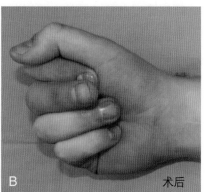

图67.9 A、B

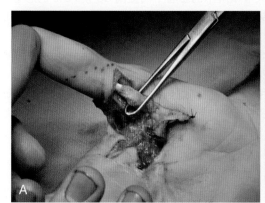
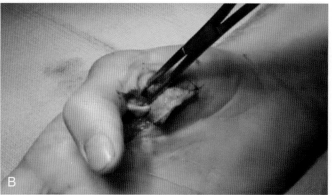

图67.10 A、B

第二步手术注意

- 过度的肌腱松解可能会导致肌腱断裂。
- 在同一手术中同时进行近指间关节的关节囊切开术（见第37章）和肌腱松解术发生复发性肌腱粘连的风险很高。因此，理想的治疗方法是在关节松解后再在另一时期行肌腱松解术。如果肌腱松解术和关节松解术同时进行，应告知患者将来可能需要再次进行肌腱松解术。

第三步手术要点

- 关闭伤口之前仔细评估肌腱和滑车的质量。如果受累肌腱宽度的30%或以上缺损，或者肌腱断端间主要为瘢痕组织，肌腱松解可能会导致术后康复锻炼时出现继发性肌腱断裂。
- 如果肌腱质量差，可以考虑移植肌腱重建（参见第65章）。

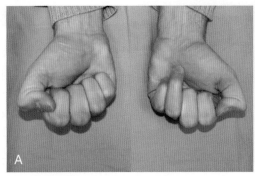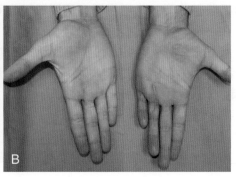

图 67.11 A、B

第四步

- 松开止血带，用双极电凝仔细止血。
- 缝合伤口，并用大量敷料包扎。

术后护理和预后

- 为了获得远近指间关节的活动而进行的松解，其松解的软组织越多，效果越差，这与复发性瘢痕和关节周围的肿胀有关。
- 虽然已经有报道称生物型嵌入物或人工嵌入物可以防止肌腱松解术后的粘连，但是这些都没有取得可靠的效果。
- 对于肌腱断裂风险不高的患者，建议术后即刻采用协同运动方案（被动握拳并维持住的练习）治疗。积极进行主被动活动锻炼对于维持已在术中获得的手指主动活动是必要的。肌腱松解术后 6 周允许进行渐进性阻力训练。瘢痕管理也是必要的，可以减少瘢痕挛缩的风险和手指活动进一步受限的风险。
- 有些患者的疗效欠佳，如关节严重挛缩、冲压伤或撕裂伤、同一只手两个以上手指再植者。图 67.11A、B 为术后 4 个月随访情况。

循证文献

Breton A, Jager T, Dap F, Dautel G. Effectiveness of flexor tenolysis in zone II: A retrospective series of 40 patients at 3 months postoperatively. Chir Main 2015;34:126–33.

　　作者报告了 40 例 II 区屈肌腱损伤后进行肌腱松解术（伴或不伴背侧松解和近指间关节松解）的结果。仅行肌腱松解术的患者其总主动活动度平均提高 60°，而同时行肌腱松解术和关节松解术的患者平均提高 90°。70% 的患者术后 6 周功能恢复达到优良的结果（Strickland 分型）。然而，其中 7 例患者出现深部肌腱断裂。

Eggli S, Dietsche A, Eggli S, Vögelin E. Tenolysis after combined digital injuries in zone II. Ann Plast Surg 2005;55:266–71.

　　这是一个对 23 例患者手指 II 区损伤进行肌腱松解术治疗的回顾性研究。平均随访 5 年，28 指（88%）的功能得到显著改善。掌侧肌腱松解术后总主动活动度平均改善 55°，掌背侧联合肌腱松解术后平均改善 63°。采用 Buck-Gramcko 评分系统，23 指功能恢复达到优良结果。

第六十八章

Ⅰ～Ⅶ区伸肌腱损伤的急性修复

Erika Davis Sears, Nasa Fujihara, Kevin C. Chung 著， 杨 辰 译 李文军 审校

适应证

- 伸肌腱损伤相对较常见。
- 手指伸直的机制比屈曲更复杂，需要外在肌和手内肌的协同作用以及一些被动韧带的共同参与。
- 与屈肌腱相比，手指伸肌腱更薄、更平，且更靠近骨性结构（图 68.1）。
- 大多数开放损伤以及 PIP 关节以近的闭合损伤都需要手治疗。
- 具体适应证见每个区域损伤章节。

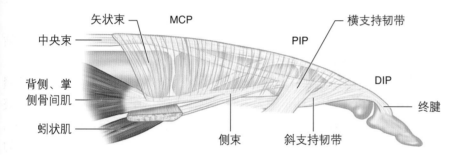

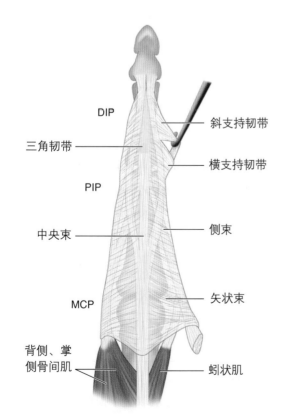

图 68.1 DIP，远指间关节；PIP，近指间关节；MCP，掌指关节

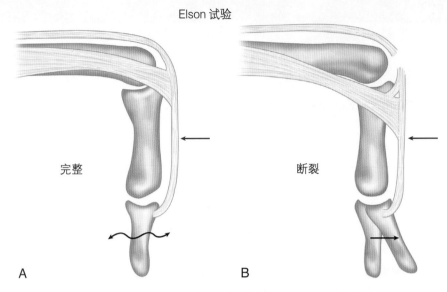

Elson 试验

完整

断裂

A   B

图 68.2 A、B   红色箭头表示检查者阻挡近指间关节伸直

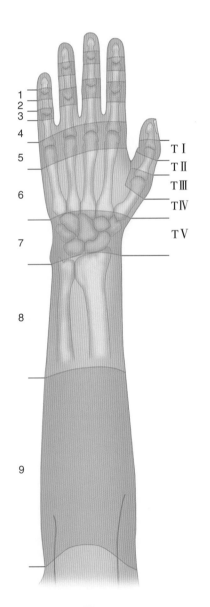

图 68.3

临床检查

- Elson 试验（图 68.2）有助于发现中央束闭合损伤。嘱患者将 PIP 关节屈曲 90° 置于检查台边缘，抗阻力伸直 PIP 关节，当检查者阻止 PIP 关节伸直时，评估 DIP 关节的张力。如果中央束断裂，患者尝试伸直手指时使侧束和终腱的张力增加，从而使 DIP 关节紧绷。当中央束没有断裂，PIP 关节抗阻力伸直时，DIP 关节处于松弛状态。

影像学

- 需要行平片检查，除外骨折、异物或者其他骨性结构异常。

手术解剖

- 常用的伸肌腱损伤水平分型是由 Kleinert 和 Verdan 提出的（图 68.3）。
- 伸肌腱损伤从 DIP 关节到腕关节分为 7 区，从 Ⅰ 到 Ⅶ区。
- 每个关节对应奇数区域，Ⅰ 区从 DIP 关节开始（T Ⅰ 表示拇指 IP 关节，T Ⅲ 表示拇指掌指关节 [MCP]，T Ⅴ 表示伸肌支持带水平）。
- 示指固有伸肌（EIP）和小指固有伸肌（EDM）可以单独伸直示指和小指，因此，单纯的 EIP 和 EDM 损伤并不总是需要修复（图 68.4）。

显露

- 伤口探查或肌腱操作需要选择合适的麻醉方法，Ⅰ 区到 Ⅳ 区选用局部麻醉或手指阻滞麻醉，Ⅴ区到 Ⅶ区选择区域阻滞麻醉。
- 伸肌腱损伤患者建议采用完全清醒的方式（见第 63 章）。

手术操作

缝合修复的一般原则

- 一般来说，伸肌腱修复的缝合方法取决于损伤水平的肌腱厚度，伸肌腱越靠远端变得越薄。

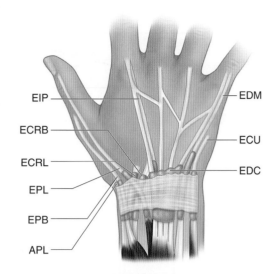

图 68.4　APL：拇长展肌，ECRB：桡侧腕短伸肌，ECRL：桡侧腕长伸肌，ECU：尺侧腕伸肌，EDC：指总伸肌，EDM：小指固有伸肌，EIP：示指固有伸肌，EPB：拇短伸肌，EPL：拇长伸肌

- 根据外科医生的个人喜好，常用的中心缝合技术包括：水平褥式缝合、"8"字缝合、改良 Bunnell 缝合和改良 Kessler 缝合（图 68.5A–D）。
- 已经进行了很多研究以找到适合每个分区的最好的缝合方法。能达到最大载荷强度的缝合方法包括改良 Bunnell 缝合法、改良 Kessler 缝合法和改良 Becker 缝合法，但是由于伸肌腱薄而平，很难应用复杂的缝合方法。
- 对于大多数伸肌腱裂伤，作者更喜欢用 3-0 或 4-0 编织线进行 4 ~ 6 股的水平褥式缝合。

Ⅰ区损伤（锤状指）

适应证

- 根据锤状指损伤的 Doyle 分型（表 68.1），Ⅰ型损伤（图 68.6）最常见，予非手术治疗，DIP 关节支具连续固定 6 ~ 8 周。损伤 6 个月以内的锤状指畸形通过支具治疗可以获得改善，但是随着时间的推移，受伤越久，疗效越差。
- 如果Ⅰ型锤状指畸形用支具固定 8 周后仍然存在，可以尝试继续支具固定或是手术治疗（单纯克氏针固定 DIP 关节）。
- Ⅱ型、Ⅲ型（开放损伤）和不稳定的Ⅳ型（锤状指骨折）通常需要手术治疗，ⅤB 型如果没有 DIP 关节半脱位或不稳定，可以采取保守治疗。
- 对于不能连续佩戴支具的锤状指畸形患者，可以使用克氏针固定 DIP 关节。

手术操作

第一步

- 根据外科医生的喜好和患者之前裂伤的情况，可以选择多种切口进行切开修复（图 68.7）。
- 如果需要更好地看清肌腱末端，可以延长切口（图 68.8）。

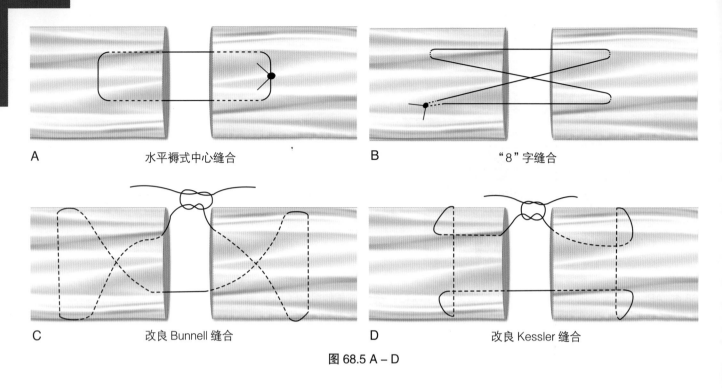

A　水平褥式中心缝合　　　　　　　　　B　"8"字缝合

C　改良 Bunnell 缝合　　　　　　　　D　改良 Kessler 缝合

图 68.5 A – D

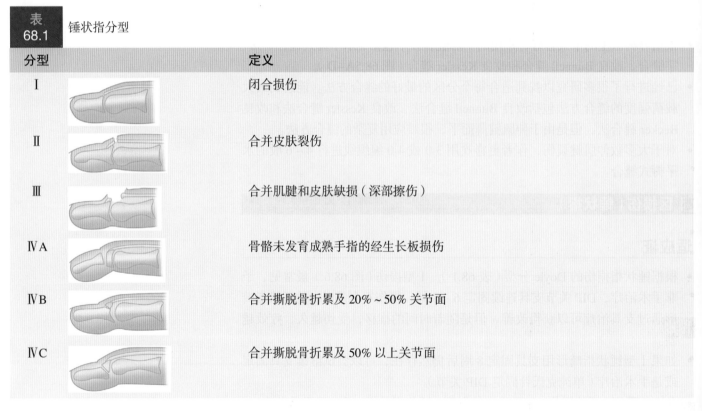

表 68.1	锤状指分型	
分型		**定义**
I		闭合损伤
II		合并皮肤裂伤
III		合并肌腱和皮肤缺损（深部擦伤）
IVA		骨骼未发育成熟手指的经生长板损伤
IVB		合并撕脱骨折累及 20% ~ 50% 关节面
IVC		合并撕脱骨折累及 50% 以上关节面

第二步

- 用一根或两根 0.045 英寸（1.14 mm）克氏针固定 DIP 关节于轻度过伸位（图 68.9）。

第三步

- 修复终腱，用或不用肌腱移植，大多数情况下使用 4-0 编织线进行水平褥式缝合（图 68.10）。

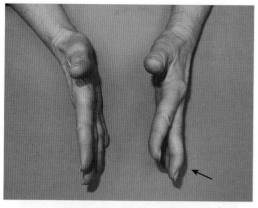

图 68.6　箭头示锤状指

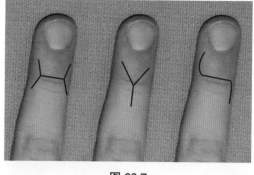

图 68.7

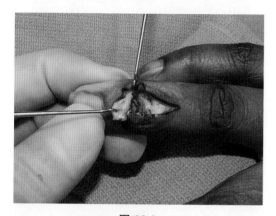

图 68.8

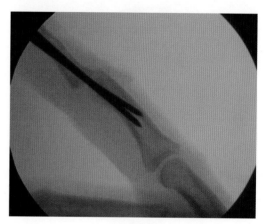

图 68.9

第四步

- 如果有皮肤缺损，用局部皮瓣或邻指皮瓣进行软组织覆盖（参见第 72 章）。

术后护理和预后

- DIP 关节需要克氏针过伸位固定 4～6 周（图 68.11A、B）。
- 拔除克氏针后，支具固定数周，6～8 周后患者可逐渐活动 DIP 关节，密切观察畸形复发情况。
- 10° 的伸直受限角度是常见的。

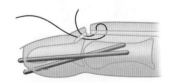

图 68.10

ⅣB/C 型损伤的修复

- 参见第 5 章，伸直阻挡穿针技术治疗移位和不稳定锤状指骨折（ⅣB 和ⅣC 型）。

> **第四步手术注意**
>
> 为避免皮肤坏死，保证合适的皮瓣厚度。

Ⅱ 区损伤

- 与Ⅰ区损伤的治疗策略相同。
- 宽大的 C 形切口或曲线切口显露肌腱断端（图 68.12）。
- 单个侧束足够使 DIP 关节完全伸直。如果两个侧束都损伤，虽然这种情况很少见，可使用或不使用肌腱移植来修复这个开放损伤。
- Ⅱ区开放损伤伴随大段肌腱缺损时（图 68.13），使用掌长肌腱（PL）移植，水平褥式缝合桥接终腱和两根侧束（图 68.14）（参见第 65 章"切取供体肌腱"）。

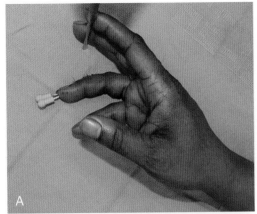

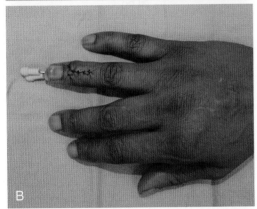

图 68.11 A、B

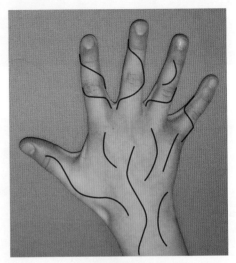

图 68.12

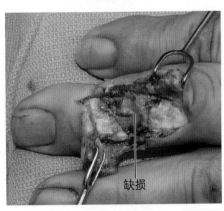

图 68.13

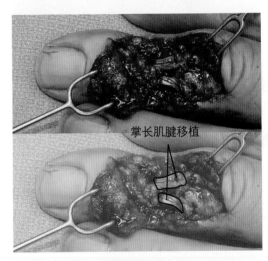

掌长肌腱移植

图 68.14

- 术后穿针固定 DIP 关节于伸直位，允许 PIP 关节活动（图 68.15 示术后 6 个月随访情况）。

Ⅲ 区损伤

适应证

- 中央束损伤导致 PIP 关节伸直障碍和 DIP 关节过伸（纽扣畸形；图 68.16A、B）。
- Ⅲ 区闭合损伤，支具固定 PIP 关节于完全伸直位 6 周，允许 DIP 关节主动屈曲锻炼。

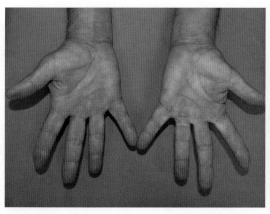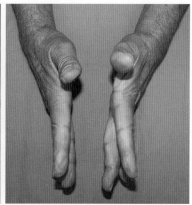

图 68.15

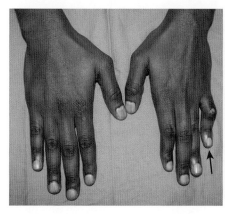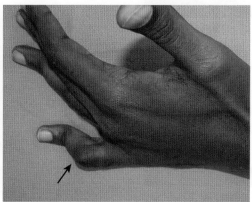

图 68.16　箭头示纽扣畸形

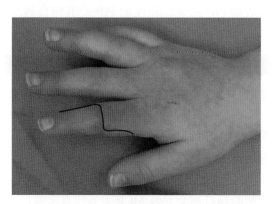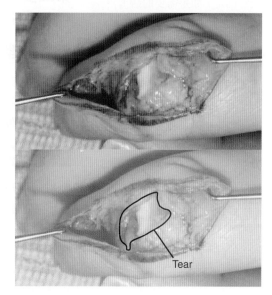

图 68.17　　　　　　　　　　　　　　　图 68.18

- 两根侧束开放性损伤或中央束裂伤（≥50%）需要手术修复，但是，大多数开放损伤需要手术探查才能确定裂伤程度。

手术操作：Ⅲ区开放损伤的修复

第一步

- 弧形延长原伤口（图 68.17）。
- 显露断裂的中央束（图 68.18）。

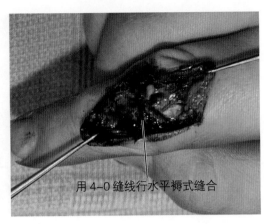

用 4-0 缝线行水平褥式缝合

图 68.19

第二步

- 对于单纯的裂伤，找到远近端，建议用 4-0 编织线行至少 6 针水平褥式缝合（图 68.19）。
- 对于撕脱伤，远断端无法直接缝合，在中节指骨基底放置一个骨锚，重建中央束止点。
- 如果存在侧束损伤，均予以修复。

第三步

- 皮肤缺损可采用局部皮瓣或邻指皮瓣（见第 72 章）。

术后护理和预后

- PIP 关节需要伸直位支具固定 4～6 周，期间 DIP 关节需进行主动活动。
- 术后 4～6 周患者可逐渐活动 PIP 关节，轻度的 PIP 关节伸直迟滞或 DIP 关节过伸是常见的（图 68.21 示术后 2 个月随访情况）。

Ⅳ区损伤

- 此区的肌腱损伤和Ⅱ区类似，常伴随下方的指骨骨折（图 68.22）。
- 开放损伤相对常见。
- 肌腱完全断裂或部分裂伤（＞50%）需要手术修复。
- 弧形切口或线性切口显露肌腱两个断端。
- 建议 4-0 编织线行 4～6 针水平褥式缝合（图 68.23）。
- 注意修复时不要太紧，肌腱断端打褶会导致 MCP 关节伸直挛缩。
- 术后 1 周内即开始康复锻炼，PIP 和 MCP 关节伸直位固定 4～6 周，期间允许 DIP 关节主动活动锻炼，随后逐渐开始 PIP 关节活动。
- 如果患者早期活动，可以使用动态伸直支具，可以在限定的屈曲角度内允许 PIP 关节被动伸直，具体允许多少度的屈曲限定角度取决于缝合的强度，视情况而定。
- 粘连是常见的，骨折会造成骨和肌腱之间的滑动层损伤，但是，是否建议所有的患者早期活动仍然存在争议。如果修复强度足够（至少 4 股中心缝合），可以考虑早期活动。

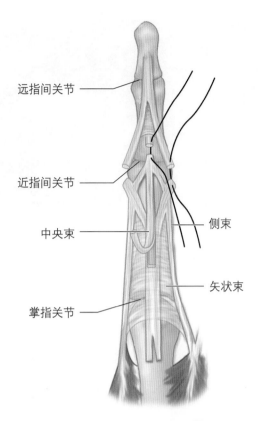
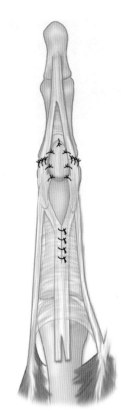

远指间关节

近指间关节

中央束

侧束

矢状束

掌指关节

图 68.20

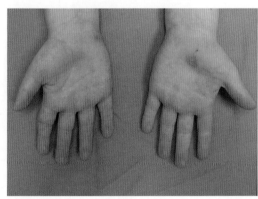

图 68.21

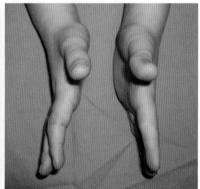

用 4-0 缝线行水平褥式缝合

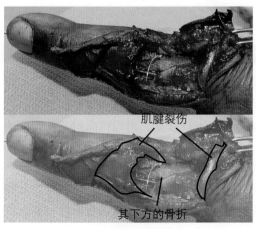

肌腱裂伤

其下方的骨折

图 68.22

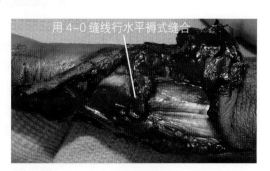

图 68.23

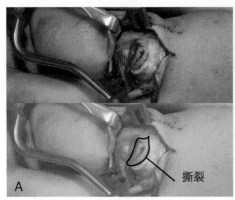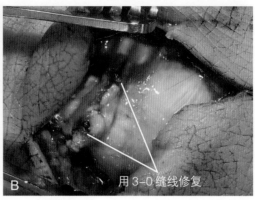

图 68.24 A、B

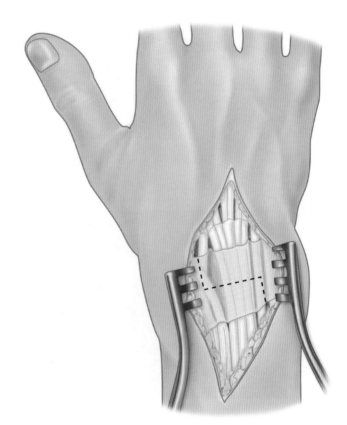

图 68.25

Ⅴ、Ⅵ、Ⅶ区损伤

- 肌腱裂伤、人咬伤和矢状束裂伤包括在这些区域。
- 解剖修复对于这些区域至关重要（图 68.24A 和 B 示 Ⅴ 区损伤）。
- Ⅵ区和Ⅶ区，如果肌腱缺损无法进行修复，可以将肌腱移位至旁边完好的肌腱上。
- Ⅶ区需要松解伸肌支持带才能看见损伤的肌腱，但是，修复伸肌支持带是很困难的，甚至有时无法修复。因此伸肌支持带可以阶梯状切开（图 68.25）或 "Z" 字形延长，这样可以重新修复伸肌支持带，并允许修复后的肌腱在其下平滑地滑动。

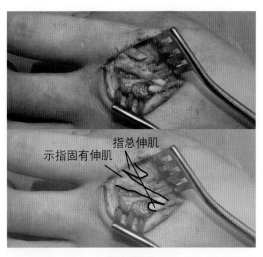

示指固有伸肌　　指总伸肌

图 68.26

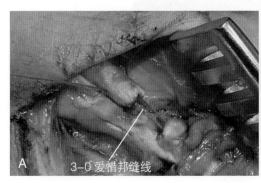
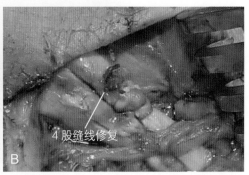

A　3-0 爱惜邦缝线　　　　　B　4 股缝线修复

图 68.27 A、B

适应证

- 开放性肌腱裂伤。
- 人咬伤。

手术操作：Ⅵ区损伤修复

第一步

- 弧形延长切口显露损伤肌腱断端。
- 手术清创后，显露损伤的 EDC 肌腱断端（图 68.26）。

第二步

- 3-0 编织线行 4～6 针水平褥式缝合（图 68.27A、B）。

术后护理和预后

- 术后可使用静态支具或动态支具。
- 对于 Ⅴ 区损伤患者，MCP 关节屈曲 40° 固定 4～6 周，允许指间关节进行主动活动锻炼，制动结束后，逐渐增加 MCP 关节固定屈曲角度。
- Ⅵ区和Ⅶ区损伤，腕掌侧支具固定腕关节与背伸 30° 位 4～6 周，允许 MCP 和 IP 关节完全主动活动，制动结束后，开始主动活动腕关节。
- 对于Ⅶ区损伤患者，注意预防或减少术后粘连。
- 肌腱修复至少需要 4 股核心缝合线，才能有足够的强度开始早期活动。

> **第二步手术注意**
>
> 修复时太紧将会导致掌指关节伸直挛缩（图 68.28A 和 B 示人咬伤伤口清创后），如果存在肌腱缺损，可以考虑掌长肌肌腱移植。

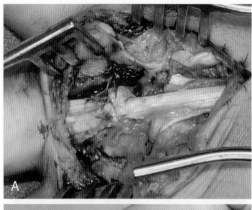

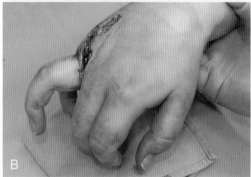

图 68.28 A、B

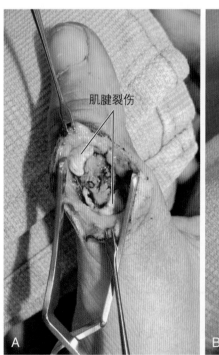

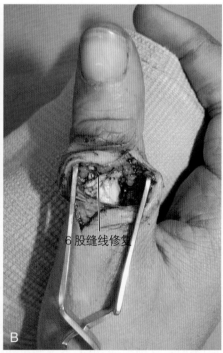

图 68.29 A、B

TⅠ、TⅡ区损伤

- 使用Ⅰ区和Ⅱ区损伤相同的治疗策略，清创后，4-0 线行标准的核心缝合。
- 对于 TⅡ区损伤患者（图 68.29A、B），术后支具固定 IP 关节于伸直位、MCP 关节屈曲 0～10°位。

TⅢ、TⅣ区损伤

- 临床上有时很难发现 EPL 或 EPB 肌腱断裂，需要探查来明确开放伤口内肌腱是否断裂。
- 手术修复后，支具固定 MCP 和 IP 关节于伸直位 4 周，单纯 EPB 肌腱损伤时，可以不固定 IP 关节。

循证文献

Bulstrode NW, Burr N, Pratt AL, Grobbelaar AO. Extensor tendon rehabilitation a prospective trial comparing three rehabilitation regimes. *J Hand Surg Br* 2005;30:175–9.

作者比较了 V 区和Ⅳ区肌腱完全撕裂的术后三种康复方式（静态支具、静态支具允许指间关节活动、在热塑支具限制范围内早期活动）的效果，发现术后总的主动活动度无差异，但是静态支具允许指间关节活动组和热塑支具早期活动组在术后 12 周时较静态支具组握力更佳。

von Schroeder HP, Botte MJ. Anatomy of the extensor tendons of the fingers: variations and multiplicity. *J Hand Surg Am* 1995;20:27–34.

作者报道了尸体标本研究中手指伸肌腱的解剖变异，43 具成人手部标本，观察最常见的伸肌腱解剖变异模式，常见变异包括：2 根示指固有伸肌；2 根或 3 根指总伸肌——中指伸肌、1 根或 3 根环指伸肌和 1 根或 2 根小指伸肌。掌握潜在的肌腱多样性和变异可以帮助外科医生更好地鉴别和修复这些肌腱。

第六十九章

伸肌支持带固定尺侧腕伸肌腱半脱位

Erika Davis Sears, Nasa Fujihara, Kevin C. Chung 著，孙丽颖 译 李文军 审校

- 创伤性尺侧腕伸肌（ECU）腱半脱位是一种不常见的损伤，其特征是在腕尺背侧出现痛性弹响。
- 需要除外其他腕尺侧痛原因，包括尺骨茎突骨折、三角纤维软骨复合体（TFCC）损伤、尺侧撞击综合征、尺侧腕屈肌腱腱鞘炎。尺侧腕伸肌腱半脱位，即便对于有经验的临床医生诊断也并不容易。
- 该损伤可见于前臂过度旋后，腕尺偏屈曲，或 ECU 主动收缩过程中。ECU 半脱位在年轻运动员中相对多见（网球、高尔夫、棒球运动员）。

适应证

- ECU 固定手术建议用于石膏制动无效的患者。石膏采用长臂或 Muenster 石膏固定 4～6 周。前臂旋前、腕轻度背伸桡偏。
- 类风湿（RA）患者可以出现 ECU 掌侧半脱位，尽管这也是少见症状，但可通过使用桡侧腕长伸肌腱（ECRL）移位使 ECU 回位于尺骨背侧。ECRL 移位同时去除了 RA 患者 ECRL 产生的腕桡偏，同时重建 ECU 的伸腕作用。

临床检查

- 患者可出现典型的腕背尺侧痛，尤其是前臂旋后及腕背伸过程中。
- ECU 协同试验用于证实 ECU 的肌腱退变情况。检查时患者屈肘 90°、前臂完全旋后，检查者抵抗患者桡偏的拇指（图 69.1）。
- 在检查过程，ECU 走行区域出现疼痛提示 ECU 协同试验阳性。如果存在 ECU 半脱位，可见 ECU 于皮下出现弓弦表现。

影像学

- 腕关节 X 线片用于除外骨折或其他骨性原因引起的腕尺侧痛。

手术解剖

- ECU 肌腱有一个独特的纤维骨鞘，位于伸肌支持带下方（图 69.2）。
- ECU 腱鞘限制了 ECU 活动。第六伸肌鞘管不同于其他鞘管，后者仅被间隔组织分开。
- 之前的一些研究显示了纤维鞘管撕裂的几种类型（图 69.3A、B），包括从尺骨侧撕裂，于纤维鞘管处形成假囊（图 69.3C）。
- 尺神经背侧感觉支沿第六鞘管走行于皮下，手术时要给予保护（图 69.4A、B）。

显露

显露注意

手术中要轻柔牵拉尺神经腕背支。

- 手术通常是在腋路臂丛神经阻滞后，气动止血带控制下进行。
- 腕尺背侧 5 cm 纵行切口，充分显露 ECU 腱鞘（图 69.5）。
- 切开伸肌支持带显露第四、五、六伸肌间室（图 69.6）。

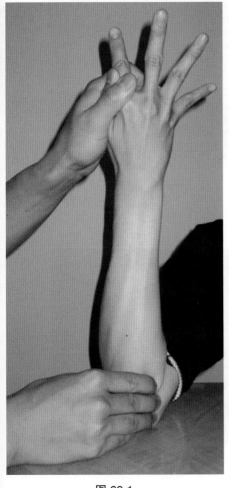

图 69.1

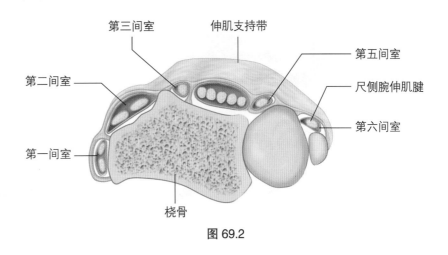

图 69.2

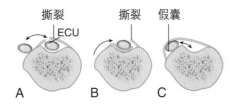

图 69.3 A–C　ECU，尺侧腕伸肌腱

手术操作

第一步

- 于第六伸肌间室切开伸肌支持带，显露 ECU 肌腱和撕裂的鞘缘。
- 对磨损的肌腱和 ECU 纤维骨鞘的任何炎症组织进行清创（图 69.7A、B）。

第二步

- 在第五个伸肌间室的尺侧缘切开一 3 cm 宽的伸肌支持带组织瓣，切口延伸到第三伸肌间室桡侧（图 69.8A、B 和 69.9）。

第三步

- 以尺侧缘为蒂的伸肌支持带组织瓣包绕 ECU（图 69.10A、B）。组织瓣先从 ECU 肌腱深层穿过，然后包绕其背侧，并缝合固定。
- 使用 2-0 爱惜邦缝线加强缝合重建的鞘管（图 69.11），并将其缝回伸肌支持带（图 69.12）。

第一步手术要点

- 如果撕裂的鞘管对合后可进行无张力缝合，则直接缝合。
- 如果尺骨的背侧凹槽过浅，可使用 3 mm 磨钻将之加深。

第二步手术注意

组织瓣不要切得过短。

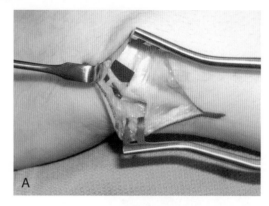

A

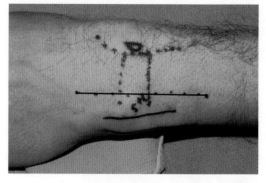

图 69.5

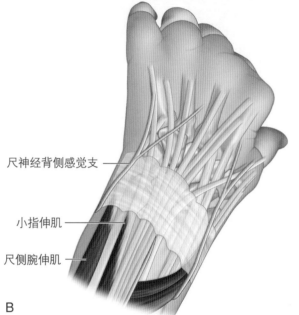

尺神经背侧感觉支 ——

小指伸肌 ——

尺侧腕伸肌 ——

B

图 69.4 A、B

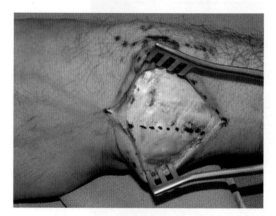

图 69.6

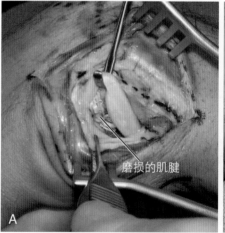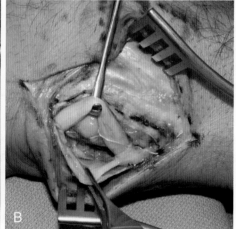

磨损的肌腱

A B

图 69.7 A、B

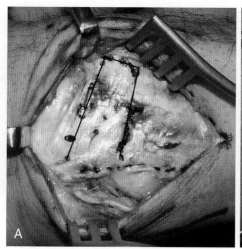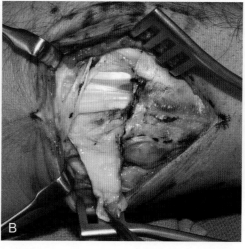

图 69.8 A、B

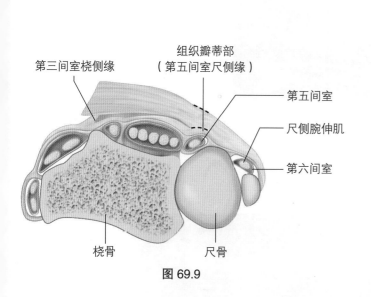

第三间室桡侧缘

组织瓣蒂部
（第五间室尺侧缘）

第五间室

尺侧腕伸肌

第六间室

桡骨　　尺骨

图 69.9

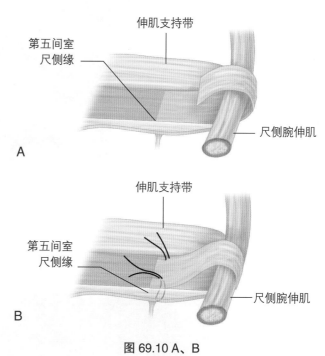

伸肌支持带

第五间室
尺侧缘

尺侧腕伸肌

A

伸肌支持带

第五间室
尺侧缘

尺侧腕伸肌

B

图 69.10 A、B

第四步

- 缝合伸肌支持带之后（图 69.13），松止血带使用双极电凝仔细止血。
- 缝合伤口，使用 Sugar-Tong 支具将前臂固定于中立位。

术后护理及预后

- 术后需使用 Sugar-Tong 支具或长臂石膏，保持屈肘 90°，前臂中立固定 4~6 周。
- 2 个月后随诊情况见图 69.14。
- 3 个月内避免负重。
- 通常 6 个月后症状消失，多数患者可重返工作岗位或恢复体育活动。

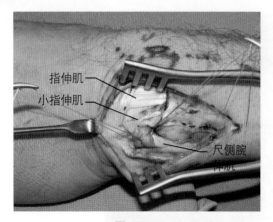

指伸肌

小指伸肌

尺侧腕
伸肌

图 69.11

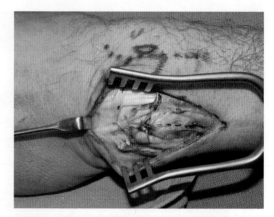

图 69.12

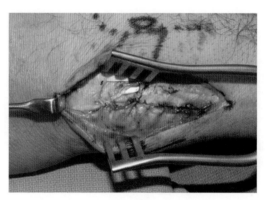

图 69.13

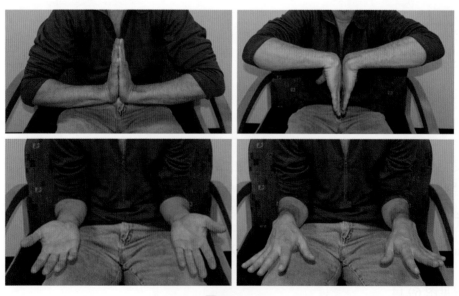

图 69.14

循证文献

Inoue G, Tamura Y. Surgical treatment for recurrent dislocation of the extensor carpi ulnaris tendon. J Hand Surg Br 2001; 26:556–9.

作者手术治疗 12 例复发性 ECU 脱位，报告 3 种 ECU 鞘管的撕裂类型。根据每种撕裂类型建议手术治疗。对于临床上难以区分的损伤类型且伴有症状者建议手术探查。

Iorio ML, Huang JI. Extensor carpi ulnaris subluxation. J Hand Surg Am 2014; 39: 1400–2.

该文献总结了 ECU 半脱位的治疗方法。之前的研究显示在前臂旋转过程中，纤维骨性鞘管起到了稳定 ECU 的作用，因鞘管损伤可致 EDU 半脱位或脱位。如果怀疑鞘管损伤，使用石膏固定 4 ~ 6 周应作为一线治疗方法。如果石膏固定后症状仍不缓解，或长期处于半脱位状态，可考虑手术治疗。

第七十章

扳机指松解术

Erika Davis Sears, Nasa Fujihara, Kevin C. Chung 著，薛云皓 译　李文军 审校

- 原发性扳机指常见于健康中年女性，其发病率为男性的 2~6 倍。
- 常见的发病部位是拇指和环指。
- 继发性扳机指常见于糖尿病患者、类风湿关节炎患者以及其他代谢性或自体免疫性疾病患者。与原发性扳机指患者相比，继发病变的患者对非手术治疗敏感性差。

适应证

- 扳机指患者局部注射激素 1 次或 2 次无效。
- 近指间关节出现固定屈曲挛缩。
- 不能自行缓解的儿童扳机指（拇）。

临床检查

- 扳机指的成因是膨大的指屈肌腱滑动至掌指关节时被狭窄的滑车机械嵌顿所致。
- 患者常主诉 A1 滑车处可触及硬结及压痛。
- 患者早期表现为拇指嵌顿，进行性加重。然而此病需和其他类似表现的疾病鉴别，例如侧副韧带损伤导致的掌指关节绞锁，以及籽骨或骨赘造成的嵌顿，这些疾病发生率远低于扳机指。
- 类风湿关节炎患者有典型的表现，可与扳机指相似，或与腕管内指屈肌腱滑膜水肿有关，或者早期表现为 PIP 过伸的鹅颈畸形，屈曲时可复位。

影像学

- 一般不需要 X 线检查。
- 一般确诊无需超声检查，但超声检查可评估肌腱状况、滑车增厚程度或者可引导腱鞘内注射。

手术解剖

- 扳机指绝大部分发生于 A1 滑车近端。
- 手指的 A2/A4 滑车（拇指的斜形滑车）是防止指屈肌腱弓弦畸形的重要部分（图 70.1）。
- 拇指桡侧指神经斜形跨越 A1 滑车，当剪刀向近端剪开此滑车时容易损伤指神经（图 70.2）。

显露

- 手术可在局麻辅以Ⅳ级镇静下进行，对于某些病例，无需镇静也可以进行手术。
- 术中应用充气式止血带使术野清晰，从而显露重要的解剖结构，例如拇指的桡侧指神经以及解剖变异的情况（例如肌腱结节、异常的蚓状肌起点、

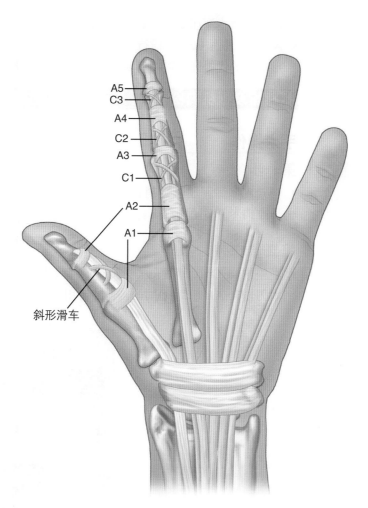

A5
C3
A4
C2
A3
C1
A2
A1
斜形滑车

图 70.1

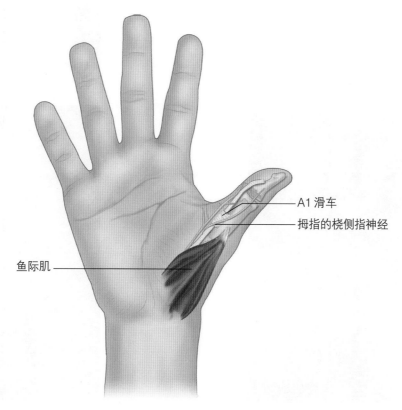

A1 滑车
拇指的桡侧指神经
鱼际肌

图 70.2

滑膜以及指深屈肌腱在 Camper 交叉处的撞击）。

- A1 滑车表面 1 cm 的横行、纵行（图 70.3）或"V"形切口（图 70.4）。"V"形切口的优势在于可沿屈肌腱鞘显露，术后遗留手掌部可接受的瘢痕。

扳机指及扳机拇松解

手术操作

第一步

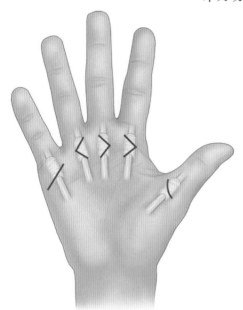

第一步手术要点

注意避免损伤拇指桡侧指神经。需完全显露 A1 滑车，以免损伤拇指桡侧指神经。

- 切开皮肤显露屈肌腱鞘和 A1 滑车，用剪刀纵向分离至掌骨头水平。用微型拉钩牵开皮下组织，保护指屈肌腱两侧的指神经血管束（图 70.5）。

第二步

- 在松解滑车前，将 Freer 骨膜起子探入滑车深部保护指屈肌腱，然后用手术刀切开 A1 滑车（图 70.6）。或者用剪刀纵向剪开 A1 滑车（图 70.7）。

图 70.3

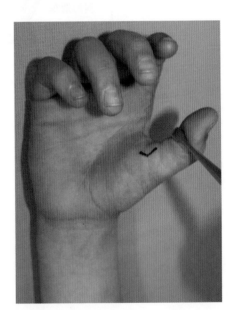

图 70.4

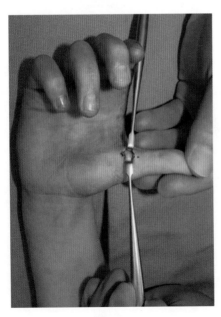

图 70.5

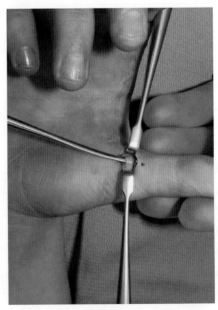

图 70.6

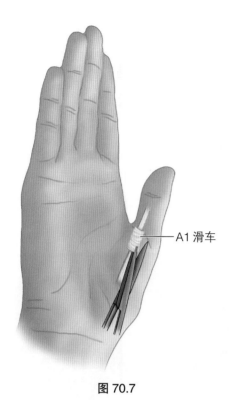

图 70.7

A1 滑车

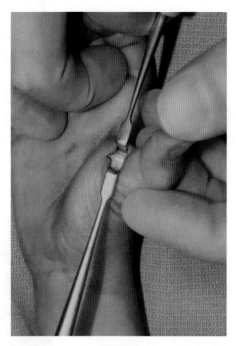

图 70.8

- 局麻后立即停用镇静剂，唤醒患者，松解 A1 滑车后嘱患者主动活动患指，以检查嵌顿是否解除（图 70.8）。完全清醒状态的麻醉方式辅以肾上腺素和碳酸氢钠溶液，则无需使用镇静剂和止血带。

第三步

- 松开止血带，双极电凝止血。
- 间断缝合切口，柔软敷料覆盖切口且不影响关节活动。

术后护理和预后

- 术后敷料包扎几天。
- 当切口愈合后鼓励患者使用患指。
- 术后症状立即缓解。
- 除了术前近指间关节挛缩的患者外，其他患者无需康复治疗。

儿童扳机指松解

- 扳机指一般在 1～4 岁儿童出现。
- 先天性扳机拇比其他手指常见。
- 手术时间尚有争论，因为部分儿童可自愈。一般手术时间建议在 2～3 岁症状没有改善的儿童和步入少年前期。
- 扳机拇表现为指间关节挛缩，A1 滑车可触及结节（Notta node）。先天性扳机拇可行 A1 滑车松解治疗。
- 儿童的扳机指比扳机拇更复杂，常伴有系统性疾病或解剖异常，包括近端指浅屈肌腱交叉、肌腱结节或者增厚的 A2、A3 滑车。除了松解 A1 滑车，还需要其他手术治疗去除解剖变异的病因。因此建议延长切口。

第二步手术要点

异常增厚的滑车、肥厚的滑膜或伴发的囊肿均应当切除。

第二步手术注意

- 在分离 A1 滑车时注意避免损伤 A2 滑车（拇指的斜形滑车）。
- 类风湿疾病患者，扳机指的症状与滑膜炎或肌腱内结节有关，不宜行单纯 A1 滑车松解，应当行开放式滑膜切除及肌腱内结节切除，保留 A1 滑车的完整性。类风湿患者切开 A1 滑车可能导致弓弦畸形或指神经尺侧偏移。

第二步手术要点

- 松解 A1 滑车之后，应检查屈指浅肌腱及屈指深肌腱滑动通畅（图 70.12）。
- 患者如果采取全麻下手术，术中无法检查手指主动活动，应使用 Allis 钳或肌腱牵拉器分别轻柔地牵拉每一根肌腱，以确定滑动过程中没有嵌顿。
- 如果扳机仍存在，应向远端延长切口，探查滑车远端，有些病例与屈指浅肌腱本身病变有关，如肌腱发育异常、肌腱结节或增厚等。
- 如果远端仍有嵌顿，应考虑部分松解 A2 滑车或 A3 滑车。

手术操作

第一步

- A1 滑车水平设计 "V" 形切口（图 70.9）。

第二步

- 通常在屈指浅肌腱两束之间可探及结节（图 70.10）。
- 使用手术刀或组织剪切开增厚的 A1 滑车（图 70.11）。

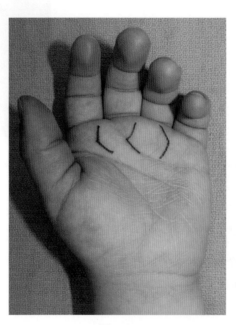

图 70.9

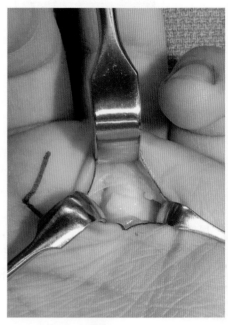

图 70.10

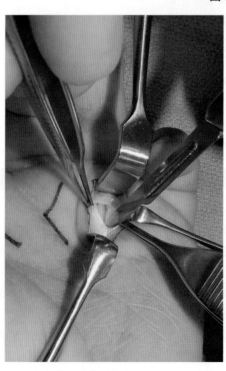

图 70.11

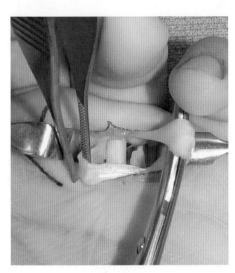

图 70.12

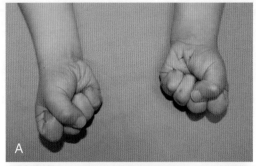
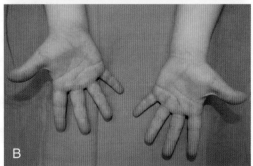

图 70.13 A、B

第三步

- 松开止血带，双极电凝止血。
- 关闭切口，敷料包扎伤口。

术后护理和预后

- 厚的敷料或支具制动手指直至切口愈合（根据患儿年龄及术者偏好）。
- 如果术后仍有关节挛缩，需行被动拉伸锻炼。
- 儿童患者 A1 滑车松解结果良好。图 70.13 显示术后 2 个月随访情况。

循证文献

Bauer AS, Bae DS. Pediatric trigger digits. J Hand Surg Am 2015;40:2304–9.

这篇文章是儿童扳机拇和扳机指的全面回顾文献。儿童扳机指常伴随指屈肌腱解剖异常，或代谢性、炎症性及感染性病因。以前的研究显示扳机拇常用手术治疗。

Wojahn RD, Foeger NC, Gelberman RH, Calfee RP. Long-term outcomes following a single corticosteroidinjection for trigger finger. J Bone Joint Surg Am 2014;96:1849–54.

本篇为回顾性病例系列研究，分析了 8 年内指屈肌腱腱鞘首次皮质激素注射的 366 例病例。55% 的患者首次注射后症状长期缓解，儿童患者、女性患者首次注射后均有较高的成功率。注射后症状缓解 2 年再次发病的患者接受注射治疗仍有长期缓解的倾向（IV 级证据）。

第七十一章

桡骨茎突狭窄性腱鞘炎松解术

Erika Davis Sears, Nasa Fujihara, Kevin C. Chung 著，薛云皓 译 李文军 审校

适应证

- 保守治疗无效者有手术指征。
- 保守治疗包括 1~2 次激素封闭注射（通常可用超声引导或无超声引导）、非甾体类抗炎药、支具制动及避免诱发症状的活动。如果推测拇短伸肌腱有独立的亚鞘或间室，则应当手术治疗。

临床检查

- 患者在桡骨茎突水平的第一伸肌间室有疼痛的表现，通常伴有软组织肿胀。更近端水平的前臂肿胀、疼痛及捻发音提示交叉综合征。
- Finkelstein 试验可用于确诊桡骨茎突狭窄性腱鞘炎。检查者握住被检者的拇指并极度尺偏（图 71.1），出现桡骨茎突处的疼痛即为阳性。
- 拇短伸肌腱间室试验包括两部分：①掌指关节抗阻力背伸，②拇指抗阻力掌侧外展。如果动作①诱发疼痛比动作②重则为阳性（图 71.2A、B）。拇短伸肌腱间室试验阳性常见于具有独立的拇短伸肌腱间室的患者。

影像学

- 需行 X 线检查除外骨性病因（拇指的关节炎、腕掌关节关节炎、舟骨 - 大多角骨 - 小多角骨关节炎；腕舟骨骨折；桡腕关节或腕中关节关节病）。

手术解剖

- 桡骨茎突狭窄性腱鞘炎是第一伸肌间室的嵌压。腱鞘炎（vag 指"鞘"；因此腱鞘炎是指腱鞘的炎性病变）描述了病因来源于增厚的腱鞘而不是肌腱本身的异常。因此，用腱鞘炎而不是肌腱滑膜炎来描述这个病的病理改变是合适的。
- 桡神经浅支 2~3 个分支沿第一伸肌鞘管走行，位于皮下组织内，术者需保护好这些分支（图 71.3）。多数手术并发症均与神经牵拉有关，导致切口区持续疼痛。

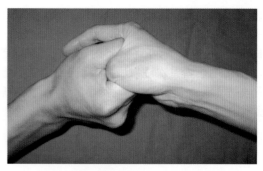

图 71.1

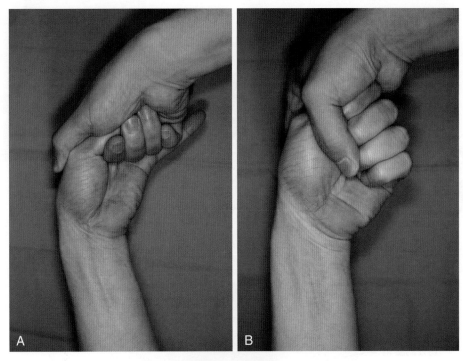

图 71.2 A、B

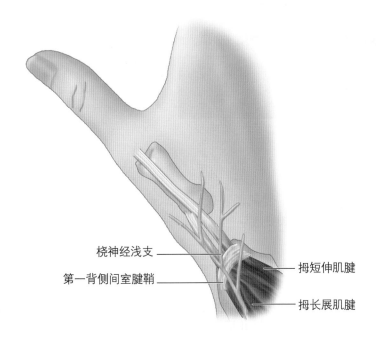

桡神经浅支 ————————————————— 拇短伸肌腱
第一背侧间室腱鞘 ——————————— 拇长展肌腱

图 71.3

- 第一伸肌间室包含拇长展肌腱和拇短伸肌腱，但变异也较常见。
- 拇长展肌腱有多条腱束，5% ~ 7% 的患者拇短伸肌腱缺如。
- 约 40% 患者的第一伸肌间室可被纤维间隔完全或不完全分隔（图 71.4）。

显露

- 手术常在局麻伴Ⅳ级镇静下进行，合适的患者也可以不使用镇静剂。
- 使用气囊止血带止血，使手术视野更加清晰，以明确解剖变异及显露神经支。

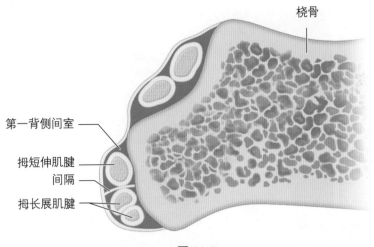

桡骨

第一背侧间室

拇短伸肌腱

间隔

拇长展肌腱

图 71.4

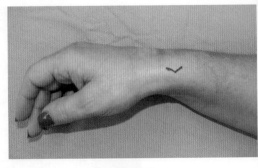

图 71.5

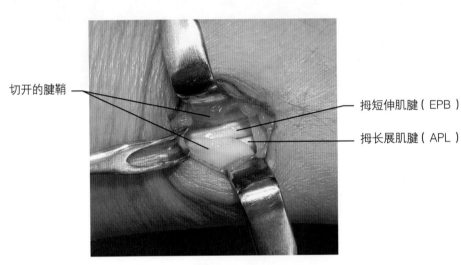

切开的腱鞘

拇短伸肌腱（EPB）

拇长展肌腱（APL）

图 71.6

显露要点
术者需牵开桡神经浅支以避免并发症。

显露注意
尽管有术者支持采用横形切口，但此切口更易损伤桡神经浅支。

第一步要点
- 必须松解所有的伸肌间隔并显露每一条肌腱腱束。
- 通常可将增厚的间隔完全切除。

第一步注意
如果未能认识解剖变异会导致松解不全。

- 在桡骨茎突水平第一伸肌鞘管表面做 2 cm 的 "V" 形、纵形或横形切口，充分显露鞘管（图 71.5）。

手术操作

第一步

- 显露第一伸肌间室浅层的伸肌支持带全貌。
- 在鞘管背侧切开支持带防止肌腱半滑脱（图 71.6）。
- 显露 APL（此肌腱可能存在多条腱束）和 EPB（5% ~ 7% 的缺如）。EPB 肌腱位于 APL 肌腱背侧（图 71.4 和 71.6）。
- 术者需确认是否存在 EPB 亚间室并完全松解。

第二步

- 鞘管完全松解后，嘱患者主动掌侧外展拇指及屈腕，以明确伸肌间室内的肌腱不会发生半脱位。
- 如果发生肌腱半脱位，切取伸肌支持带瓣来防止肌腱半脱位，同时支持带瓣不能造成肌腱嵌压。

第三步

- 松开止血带，双极电凝止血。
- 闭合切口，应用软敷料或拇人字支具固定（根据术者偏好）。

术后护理和预后

- 根据术者偏好，术后佩戴拇人字支具 1~2 周。对于术后不愿意限制活动的患者可用支具保护，尤其是儿童患者和手工劳动者。如果不用支具，则用柔软的敷料覆盖伤口 2~3 天。
- 术后 4~6 周限制患肢剧烈活动、强力抓握、反复活动。术后早期不限制手工劳作的患者症状缓解会滞后。术后症状很快缓解，但手工劳作者症状缓解较慢。
- 如果术后症状不缓解，应考虑第一伸肌间室是否存在独立间隔未松解彻底。

循证文献

Ahuja NK, Chung KC. Fritz de Quervain, MD (1868-1940): stenosing tendovaginitis at the radial styloid process. J Hand Surg Am 2004; (29):1164–70.

本文总结了 de Quevain 医生的生平和他的贡献。他对于第一伸肌鞘管腱鞘炎的工作直至今日仍然指引着手外科医生的工作。临床上确诊桡骨茎突腱鞘炎的操作已经列出，包括 Finkelstein 试验准确的操作手法，此试验在临床上常被误操作。临床上常把 Eickhoff 试验（嘱患者将拇指握于拳内尺偏腕关节）误认为是 Finkelstein 试验，这是不正确的。

Alexander RD, Catalano LW, Barron OA, Glickel SZ. The extensor pollicis brevis entrapment test in the treatment of de Quervain's disease. J Hand Surg Am 2002;27:813–81.

作者介绍了桡骨茎突腱鞘炎患者 EPB 间室试验。试验显示在具有独立 EPB 间室的患者敏感性有 81%。

Harvey FJ, Harvey PM, Horsley MW. De Quervain's disease: Surgical or nonsurgical treatment. J Hand Surg Am 1990;15:83–7.

作者总结对于桡骨茎突腱鞘炎患者实行 1~2 次激素注射，80% 的患者（63 例患者中有 45 例）症状缓解良好。APL 和 EPB 有独立间室的患者激素注射效果差，需手术松解（11 例患者中 10 例需手术松解）。

Leslie BM, Ericson WB Jr, Morehead JR. Incidence of a septum within the first dorsal compartment of the wrist. J Hand Surg Am 1990;15:88–91.

尸体解剖显示腕部第一伸肌间室内有独立间隔的证据。50 个标本 100 例腕关节中有 34% 具有独立间隔，使 APL 和 EPB 分隔在两个间室内。

第八篇

皮瓣和显微手术

灾害和逆境生存

第七十二章

指尖损伤的皮瓣覆盖

Guang Yang, Sirichai Kamnerdnakta, Matthew Brown、Kevin C. Chung 著　荣艳波 译　陈山林 审校

- 指尖特指手指伸屈肌腱止点以远的手指部分。手部的局部皮瓣包括 V-Y 皮瓣、邻指皮瓣和鱼际皮瓣，常用于覆盖指尖的皮肤软组织缺损以保留指甲和远指间关节。

V-Y 推进皮瓣

适应证

- 甲床中部以远横行或背侧斜形指尖缺损伴骨外露（图 72.1 ）。
- V-Y 皮瓣不适合掌侧缺损更多的指尖损伤。

临床检查

- 应将皮瓣用于无感染的皮肤缺损。
- 因 V-Y 皮瓣仅能向前推进 1.0 cm，因此术前应判断皮瓣是否足够覆盖缺损。
- 相邻的软组织不应有损伤或出现血运障碍等情况。

影像学

- 伤指的 X 线片在指尖缺损患者中是有用的，可以排除相关的远节指骨骨折。有时 X 线片上可见挤压性损伤造成的小残留骨片。

手术解剖

- 掌侧的神经血管束及其终末支为皮瓣提供血运及感觉（图 72.2 ）。
- 纤维隔将皮肤锚定于远节指骨骨膜，屈肌腱鞘限制软组织的滑动（图 72.3 ）。为了向远端推进皮瓣，必须分开纤维隔。

手术操作

第一步：皮瓣设计

- V-Y 皮瓣的设计在远节指骨掌侧呈倒 V 形（图 72.4 ）。皮瓣顶点位于远指间关节横纹，基底远端延伸到缺损边缘。

> **第一步手术要点**
> - 避免皮瓣顶点越过远指间关节横纹，以免皮肤瘢痕挛缩限制远指间关节伸直。
> - 皮瓣远端应与缺损边缘等宽或稍窄，否则将造成扁平的尖端。

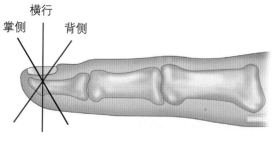

图 72.1

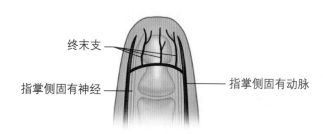

图 72.2

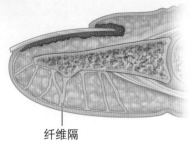

纤维隔

图 72.3

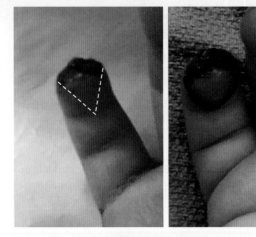

图 72.4

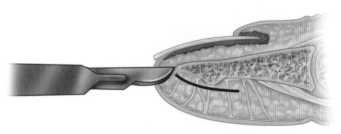

图 72.5

第三步手术注意

皮瓣切口应仅达真皮层，过深会伤及下方的血管。

第四步手术要点

皮瓣血运差常是由于皮瓣有张力而不是灌注不足造成的；去除皮瓣应能轻松地推进到缺损区。

第四步手术注意

这一步应在显微镜下操作，以免损伤小的神经血管支。

第五步手术要点

• 只缝合皮肤，以免损伤其血供。
• V-Y 皮瓣能向前推进 0.5 ~ 1.0 cm。

第五步手术注意

如果缝合时将甲床拉向掌侧，将产生钩甲畸形。

第六步手术要点

• 皮瓣的再灌注可能会推迟 5 min。
• 如果皮瓣血运差，检查缝合是否存在张力，去除紧张的缝线，皮下组织突出于皮瓣与缺损区，能够二期愈合。

第六步手术注意

除非绝对必要，不要短缩残存的远节指骨以减小张力。

第二步

• 切开皮瓣边缘。

第三步

• 以手术刀于皮瓣深层骨膜表面由远及近分开纤维隔，从而将皮瓣从骨膜上分离下来，同时保护了皮瓣边缘良好的血运（图 72.5 ）。

第四步

• 向远端推进皮瓣，用显微剪刀小心分离侧方皮下组织，直至皮瓣无张力地覆盖缺损区域。

第五步

• 将皮瓣远端以 4-0 尼龙线缝合于甲床。
• 对皮瓣侧方及近端切口呈 Y 形闭合（图 72.6 ）。

第六步

• 松开止血带，检查皮瓣血运。

术后护理和预后

• 术后松软包扎，2 周拆线。
• 该皮瓣能提供良好的软组织替代，有良好的外形及指尖衬垫。术后可期待正常或接近正常的指尖感觉。

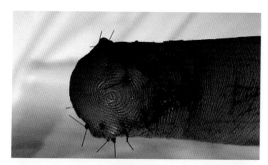

图 72.6

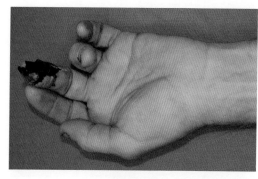

图 72.7

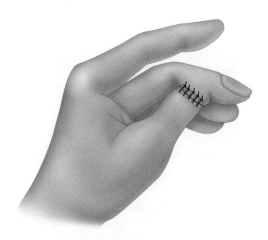

图 72.8

邻指（或交指）皮瓣

适应证

- 指尖掌侧软组织缺损伴肌腱或骨外露（图 72.7）。
- 邻指皮瓣也用于覆盖近节或中节的软组织缺损。
- 中指背侧的皮瓣可用于修复拇指指尖损伤（图 72.8）。
- 指背的皮肤没有足够的容量，而且通常有毛囊。如果用于修复手指掌侧的缺损，可能不够美观。

临床检查

- 手术前应摆放一下受伤手指缺损区和供体手指皮瓣区的位置，以确保术后位置舒适。
- 患者需要做 2 次手术（一次皮瓣手术，一次断蒂手术）。第一次术后，需要将 2 个手指固定在一起 2~3 周。由于关节屈曲及固定，可能引起近指间关节僵硬。术前要告知患者这个可能的问题。

影像学

- 对伤手进行 X 线检查，以排除指骨骨折。

手术解剖

- 在手指背侧薄层皮下软组织内含有背侧静脉网、腱周组织和伸肌腱装置。这些组织由浅及深覆盖骨关节。应从腱周组织表面掀起皮瓣。

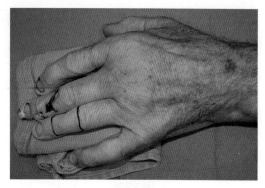

图 72.9

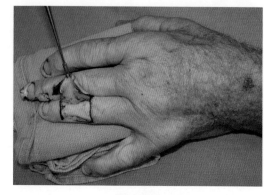

图 72.10

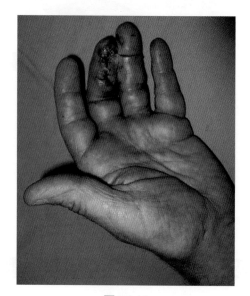

图 72.11

第一步手术要点

- 用样布准确测量缺损范围有助于设计皮瓣的大小和位置。
- 如果缺损有部分位于手指侧方，皮瓣蒂部应足够长，以确保皮瓣可以覆盖此处。

第一步手术注意

- 因邻指皮瓣为随意皮瓣，皮瓣长宽比应限制在 2∶1 以内。
- 皮瓣不能越过远指间关节，以免损伤甲床。
- 皮瓣不能越过近指间关节，以免造成伸直挛缩。
- 皮瓣不能包含手指掌侧，以免瘢痕形成，造成屈曲挛缩。

第二步手术要点

- 对于皮下静脉应电凝处理，并包含在皮瓣内。
- 必须保留腱周组织，以便接受植皮。
- 如果需要，可以切断手指侧中线上皮肤至指骨的韧带样纤维，以使蒂部更长。

第三步手术要点

需要轻度屈曲手指近指间关节，以使皮瓣无张力。

第四步手术要点

根据患者的需求，前臂内侧或者上臂内侧也可以作为植皮供区。

第六步手术要点

蒂部的皮肤可以缝回供区或者用于覆盖伤指的侧方缺损处。

手术操作

第一步：皮瓣设计

- 皮瓣在邻指的中节背侧设计为长方形或菱形。靠近伤指的一侧设计为皮瓣的蒂部（图 72.9）。

第二步

- 于供区手指背侧切开。于腱周组织表面剥离并掀起皮瓣（图 72.10）。

第三步

- 将皮瓣以蒂部为轴翻转 180°，并将其缝合于伤指掌侧缺损处（图 72.11）。

第四步

- 从腹股沟处切取全厚皮片，覆盖供区（图 72.12）。

第五步

- 松止血带，检查皮瓣血运。

第六步

- 3 周后皮瓣断蒂。

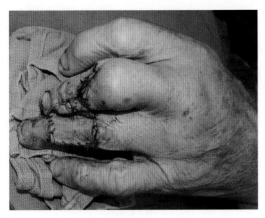

图 72.12

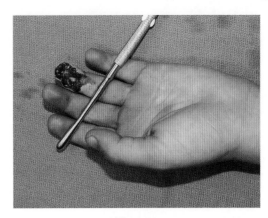

图 72.13

术后护理和预后

- 皮瓣手术后，用敷料松软包扎，手指间以敷料分隔。
- 将手指以掌侧支具或背侧阻挡支具固定，以免皮瓣分离，且有助于植皮愈合。佩戴 1 周支具。以我们的经验来说，没有必要用克氏针固定。
- 患者应尽早康复锻炼，以恢复主、被动活动。
- 患者术后手指可以恢复感觉，外形良好，无明显屈曲挛缩。

鱼际皮瓣

适应证

- 鱼际皮瓣主要适合于伴肌腱或骨外露的示指、中指或者环指指尖损伤（图 72.13）。
- 由于术后近指间关节被固定于屈曲位，因而有可能造成手指挛缩及僵硬。鱼际皮瓣对于年轻人及儿童是较好的选择。

临床检查

- 需要检查伤指的活动度。如果术前存在关节僵硬，应该考虑其他手术方法。
- 患者应该清楚断蒂前伤指需屈曲固定 3 周。

影像学

- 需要拍摄 X 线片，以排除挤压伤造成的远节指骨骨折。

手术解剖

- 鱼际区域指的是拇指基底部处的手掌部分。拇短展肌和拇短屈肌被看作是鱼际的一部分。
- 拇指指神经位于拇指中轴线的前方。掀起皮瓣时要小心，不要损伤拇指桡侧指神经。

手术操作 A、B

第一步皮瓣设计

- 皮瓣的位置取决于轻弯伤指时指端能够靠近的鱼际部位。

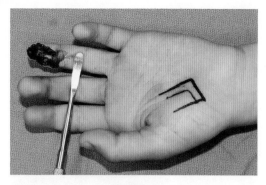

图 72.14

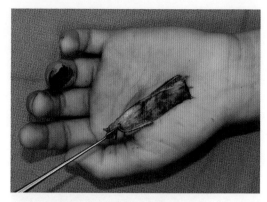

图 72.15

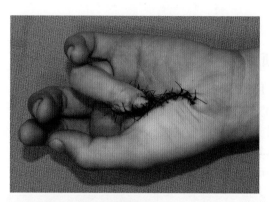

图 72.16

<table>
<tr><td>

第一步手术注意

- 伤指的三个关节应中度屈曲。过度屈曲或屈曲不足会造成皮瓣位置错误。
- 皮瓣应位于鱼际区，而不是掌中部，否则供区会出现触痛。

第二步手术注意

不要伤及拇指桡侧指神经。

第三步手术注意

- 简单的间断缝合是允许的，不需要完全关闭供区，因为在鱼际区换药愈合遗留的瘢痕是可接受的。
- 如果缺损较大，可用全厚皮片植皮覆盖供区。

第六步手术要点

皮瓣断开后，蒂部多余的皮肤可缝回供区。

</td></tr>
</table>

- 皮瓣的形状取决于手指缺损的形状。皮瓣的长度和宽度应稍大于缺损处。
- 皮瓣的蒂部可以位于近侧、远侧、桡侧或者尺侧，取决于缺损的部位及皮瓣转移的便利度。如果可能，皮瓣的长轴应沿拇指的长轴方向（图 72.14）。

第二步

- 切开皮肤后沿鱼际肌表面分离皮瓣（图 72.15）。

第三步

- 供区直接缝合。

第四步

- 于伤指屈曲位缝合皮瓣覆盖缺损区域（图 72.16）。

第五步

- 松止血带，检查皮瓣血运。

第六步

- 3 周后于大鱼际处切断蒂部，分离皮瓣。

术后护理和预后

- 手部用支具固定 1 周，以帮助患者适应手指的位置。1 周后未累及的手指开始练习活动。2 周拆线。

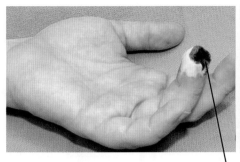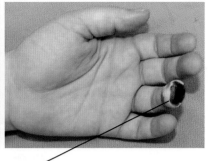

1.5 cm × 1 cm 指尖缺损伴骨外露

图 72.17

- 皮瓣断蒂后开始手指的全范围活动练习。
- 术后可期待良好的外观及正常的手指活动范围。

指动脉逆行岛状皮瓣

适应证

- 此皮瓣适合于手指指间关节以远的指尖缺损（图 72.17）。
- 此皮瓣适用于背侧和掌侧缺损，尤其适合于掌侧大的斜形缺损。在这些损伤中，V-Y 皮瓣通常不适合。指动脉逆行岛状皮瓣不像邻指皮瓣和鱼际皮瓣一样术后需要固定。对于担忧术后因长期固定而僵硬的老年患者来说是有帮助的。

临床检查

- 分析缺损部位。注意损伤及外露的结构。
- 术前进行手指 Allen 实验，以明确每条指动脉的通畅性。在 Allen 实验中，让患者紧紧地屈曲伤指。检查者压闭双侧指动脉。患者伸直伤指，如见手指苍白，说明指动脉被闭塞。撤除对桡侧指动脉的压闭。如果血管是通畅的，伤指会迅速变红。如果伤指颜色没有变化，则 Allen 实验阳性。重复实验，改为释放尺侧指动脉。如果尺侧指动脉通畅，伤指会迅速变红。如果伤指颜色没有变化，则 Allen 实验阳性。
- 皮瓣的蒂部依赖于桡侧与尺侧指动脉之间在远指间关节近端的交通支。如果损伤累及远指间关节和中节指骨掌侧，则此皮瓣不可靠。此皮瓣不适合脉管炎、进展性外周动脉疾病和先前有过远指间关节掌侧手术的患者。

影像学

- 通过 X 线片评估是否有相关骨折。

手术解剖

- 指神经血管束沿手指两侧的中轴线走行。神经位于动脉的掌侧。神经血管束位于 Grayson 韧带的背侧，Cleland 韧带的掌侧。为了转移皮瓣，需要松解这些韧带。

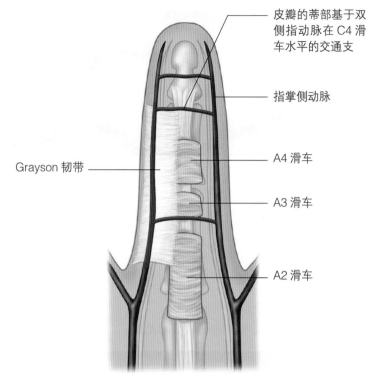

皮瓣的蒂部基于双侧指动脉在 C4 滑车水平的交通支

指掌侧动脉

A4 滑车

Grayson 韧带

A3 滑车

A2 滑车

图 72.18

- 桡侧与尺侧指动脉之间有多个交通支。三个最恒定的交通支分别位于 C2 滑车、C4 滑车和指深屈肌腱止点以远水平。交通支称为指掌侧横行动脉弓。指动脉逆行岛状皮瓣的血供通过远指间关节近端水平的指掌侧横行动脉弓来源于对侧指动脉。皮瓣的静脉回流依靠动脉周围软组织内的伴行静脉及毛细血管（图 72.18）。
- 如果手指背侧损伤伴有肌腱止点缺损，切取皮瓣时可以包含部分侧腱束，以同时修复软组织和肌腱缺损。
- 带有指神经的皮瓣可以用于覆盖指腹缺损。将皮瓣内的神经与对侧指神经断端吻合，以恢复皮瓣感觉。

体位

- 患者仰卧，将上肢外展，前臂旋后并置于手术台上。

显露

- 沿手指桡侧或尺侧设计纵轴行切口，显露指神经血管束（图 72.19A、B）。

手术操作

第一步：皮瓣设计

- 根据手指基底部的缺损形状及大小设计皮瓣。皮瓣的轴线沿指动脉走行方向（图 72.19A、B）。
- 皮瓣的旋转点位于远指间关节以近 5 mm 处。
- 皮瓣的最大面积为长 3.5 cm，宽 2.5 cm。切取的皮瓣较小时，供区可直接缝合，较大时需植皮。

第一步手术要点

- 扩大的指动脉逆行岛状皮瓣可以包含沿掌指关节边缘的皮肤。这种扩大的皮瓣增加了皮瓣静脉淤滞的风险。
- 样布测量可以帮助模拟皮瓣从供区的转移。

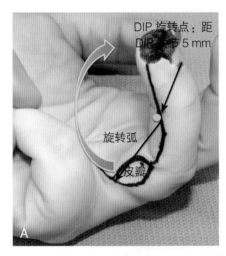
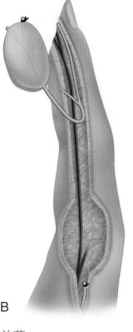
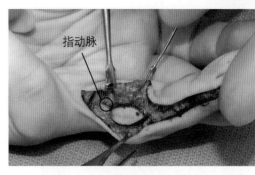

图 72.19　DIP，远指间关节

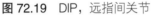

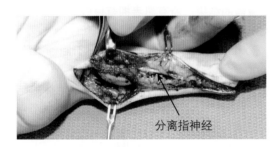

图 72.21

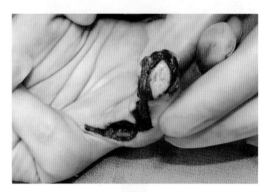

图 72.22

第二步：切开及辨认蒂部

- 从皮瓣近端做纵向切口。分离和辨认神经血管束，确认皮瓣以血管束为中轴线。必要时，在这个步骤后调整皮瓣设计，使皮瓣以神经血管束为轴。
- 切开剩余切口。于皮下水平掀开皮瓣掌、背侧皮肤（图 72.20）。
- 于皮瓣的远近端辨认神经血管束。沿其走行解剖分离神经血管束至远指间关节近端 5 mm。
- 将指动脉与指神经分离。保留血管蒂周围的皮下组织袖，以保护血管周围的小静脉（图 72.21）。

第三步：掀起皮瓣

- 在皮瓣的近端结扎并切断指动脉。
- 从近端向远端掀起皮瓣。将皮瓣及蒂部同时掀起并与侧方腱周组织分离。游离血管蒂到旋转点。

第四步：皮瓣嵌入

- 掀起皮瓣，并将其转移覆盖指间缺损区（图 72.22）。
- 切开皮瓣与缺损区之间的皮桥，使蒂部从切口下穿过。
- 将皮瓣嵌入缺损区。

第二步手术要点

当需要有感觉的皮瓣时，不要分离血管和神经。在指动脉水平的近端切断指神经，以获得更多的长度。将皮瓣移位至指端时，可在无张力下与对侧指神经断端吻合。

第二步手术注意

避免裸化指动脉，否则将损伤血管周围组织内的小静脉。

第三步手术注意

过度牵拉皮瓣可能将其从蒂部撕脱。

第四步手术注意

在手指末节做皮下隧道很困难。切开皮桥，将蒂部置于缺损区更容易。将皮缘向两侧掀开，使蒂部更容易通过。可将皮瓣向远端延长。当皮瓣旋转覆盖缺损时，皮瓣向远端的延展部分可以覆盖蒂部及皮桥区域。

第六步手术要点

- 将皮瓣嵌入，松止血带后评估皮瓣的颜色和张力。如果皮瓣苍白，造成血管受压的可能原因包括皮瓣或蒂部有张力、蒂部打结扭转和蒂部受压。分别评估这些原因并纠正。
- 当供区缺损或蒂部皮肤不能直接缝合时，应移植全厚皮片。

术后护理要点

如果术后早期开始活动，患者会因为皮瓣切取而有功能障碍。

第五步：止血及关闭切口

- 松止血带，止血。
- 检查皮瓣的血运情况。
- 疏松缝合皮瓣蒂部的切口。供区直接缝合。

术后护理和预后

- 手部用支具固定 1 周。
- 1 周后开始活动范围练习。
- 2 周后拆线。
- 在感觉恢复方面有感觉的皮瓣和无感觉的皮瓣无明显差异。术后静态两点辨别觉均值为 7.1 mm。

循证文献

Atasoy E, Ioakimidis E, Kasdan ML, Kutz JE, Kleinert HE. Reconstruction of the amputated finger tip with a triangular volar flap. A new surgical procedure. J Bone Joint Surg Am 1970;52:921–6.

　　在这篇文章，Atasoy 等描述了他们的 V-Y 皮瓣技术，同时报道了 56 例不同水平指尖损伤 V-Y 皮瓣覆盖的结果。所有患者拥有良好的外观、正常的手指活动范围以及正常或接近正常的手指感觉。

Barbato BD, Guelmi K, Romano SJ, Mitz V, Lemerle JP. Thenar flap rehabilitated: a review of 20 cases. Ann Plast Surg 1996;37:135–9.

　　这篇文章回顾了一组 20 例指尖损伤患者应用鱼际皮瓣治疗的结果。皮瓣感觉良好（两点辨别觉平均为 6.5 mm），术后没有患者近指间关节挛缩。作者相信鱼际皮瓣是可靠的，可以为指腹缺损提供良好的覆盖。

Fitoussi F, Ghorbani A, Jehanno P, Frajman JM, Pennecot GF. Thenar flap for severe fingertip injuries in children. J Hand Surg Br 2004;29:108–12.

　　作者回顾了采用远侧蒂的鱼际皮瓣治疗 11 例儿童严重指尖损伤的结果。患者为掌侧斜形缺损或者包含指腹和甲床的撕脱损伤。初次手术 18～25 天后行皮瓣断蒂。没有指间关节的僵硬和供区的并发症。最后随访时两点辨别觉平均值为 5 mm。患者对指尖的外观表示满意。

Kappel DA, Burech JG. The cross-finger flap. An established reconstructive procedure. Hand Clin 1985;1:677–83.

　　作者研究了随机分配的一组 23 例应用邻指皮瓣修复指尖缺损患者的主观和客观结果。80% 的患者可以正常使用伤手。50 岁以下患者手指活动良好。除去 2 例存在其他损伤的患者，5 例 50 岁以上患者手指活动减小很少。皮瓣两点辨别觉的平均值为 8.25mm。作者认为邻指皮瓣是可靠的，使用灵活。

Chen QZ, Sun YC, Chen J, Kong J, Gong YP, Mao T. Comparative study of functional and aesthetically outcomes of reverse digital artery and reverse dorsal homodigital island flaps for fingertip repair. J Hand Surg Eur Vol 2015;40:935–43.

　　这篇文章比较了采用两种皮瓣治疗指尖缺损的功能及美学结果。12 例患者应用指动脉逆行岛状皮瓣，11 例患者应用同指背侧逆行岛状皮瓣。应用 Semmes–Weinstein 单丝实验和静态两点辨别觉实验评价皮瓣感觉，评价患者满意度、手指关节活动情况、并发症及寒冷不耐受情况。在静态两点辨别觉和 Michigan 手功能问卷（外观）上，指动脉逆行岛状皮瓣的治疗结果明显优于同指背侧逆行岛状皮瓣的治疗结果。同指背侧逆行岛状皮瓣供区的移植皮肤静态两点辨别觉比对侧手指差。在压力觉、触觉、手指主动活动范围、并发症及寒冷不耐受上，两种皮瓣没有显著差别。

第七十三章

拇指缺损的皮瓣覆盖

Guang Yang、Matthew Brown、Sirichai Kamnerdnakta、Kevin C. Chung 著，王志新 译　陈山林 审校

- 拇指是功能最重要的手指。为了保留长度及稳定覆盖，常常采用重建性手术覆盖拇指缺损，如 Moberg 皮瓣、第一掌骨背动脉皮瓣（风筝皮瓣）以及同指桡背侧逆行皮瓣。对于拇指缺损，常用示指拇化成形术来进行覆盖和延长。

Moberg 皮瓣

适应证

- Moberg 皮瓣是远节指骨水平截指后覆盖指端的良好选择（图 73.1A—C）。
- 同时也用于覆盖拇指远端掌侧缺损（覆盖长度可达 1.5 cm）。

临床检查

- 只能将皮瓣用于没有感染的创面。
- 作为神经血管束的推进皮瓣，Moberg 皮瓣可以被推进 1 ~ 1.5 cm，因此需衡量缺损大小，以判断皮瓣向远端推进后是否足够。

手术解剖

- 手部的血供主要来自桡动脉和尺动脉。两者在手掌侧汇合后，桡动脉发出分支形成拇指主要动脉，随后与尺动脉形成掌深弓。拇指的桡、尺侧固有动脉均来自拇主要动脉。
- 拇指桡、尺侧固有动脉是 Moberg 皮瓣的血管蒂。它们与指固有神经伴行，走行于屈肌腱鞘两侧，并位于拇指侧方中轴线的掌侧（图 73.2A）。指固有

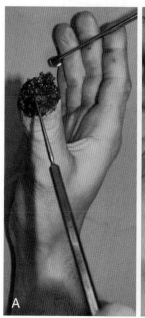
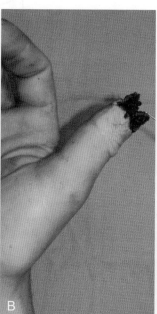
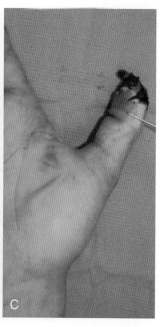

图 73.1 A–C

神经位于动脉的腹侧及内侧（图 73.2B ）。

- 指固有动脉发出众多分支营养拇指掌侧皮肤。这些分支与对侧相对应的分支形成丰富的血管交通支（图 73.2A ）。
- 拇指背侧有发达的血管系统，这与其他手指不同。拇指背侧的组织主要由桡背侧和尺背侧动脉供应，因此，切取包含指固有动脉的掌侧皮瓣不会损害拇指背侧的血供。

手术操作

第一步：皮瓣设计

- 皮瓣的侧方边缘为拇指双侧的中轴线，其近端通常达到拇指掌指关节掌侧横纹的端点。

第二步

- 自缺损处两侧分别向近端直至掌指关节掌侧横纹行全层皮肤切口。

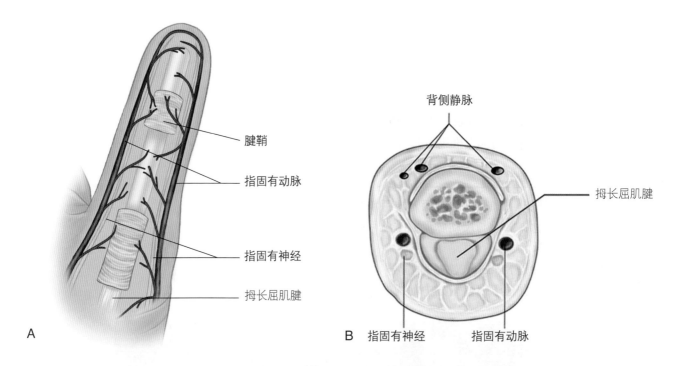

图 73.2 A–B

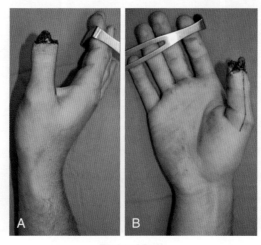

图 73.3 A–B

第三步

- 皮瓣内包含双侧的神经血管束，由远及近轻柔地将其从屈肌腱鞘表面游离。

第四步

- 将皮瓣游离足够厚，并向远端推进以覆盖创面。
- 将皮瓣远端与缺损尖端缝合，侧方与背侧皮肤缝合。

第五步

- 松止血带后，检查皮瓣血运。若皮瓣血运欠佳，应松开缝线，调整皮瓣张力，使其受力均衡。

术后护理和预后

- 术后以松弛敷料包扎拇指，2 周拆除缝线。
- 术后应用支具保持拇指屈曲，2 周后开始主动功能锻炼，恢复拇指活动度。
- Moberg 皮瓣是拇指指端小面积缺损的理想皮瓣，因为它提供了近似的外观和感觉重建。其主要并发症为指间关节僵硬，尤其是推进距离较大时。

第三步手术注意

一定要注意不能损伤营养皮瓣的神经血管束，尤其是在指间关节处，此处皮肤软组织较薄。

第四步手术要点

- 从近端向远端推进皮瓣时，要平衡分配皮瓣张力。靠近近端的皮瓣血运较好，可承担较多张力；而远端需要覆盖创面，应避免其张力过大。
- 可轻度屈曲指间关节，以减少皮瓣张力。
- 若不愿靠屈曲指间关节来达到无张力覆盖，还可以在鱼际表面向近端行 V 字切开，以获得皮瓣更大的活动范围，由此产生的皮肤缺损可通过 V-Y 缝合的方式直接关闭（图 73.6A、B）。

第四步手术注意

为了减少张力，也可以将远节指骨断端少量去除，同时修整甲床，以防止钩甲畸形。

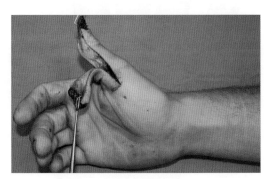

图 73.4

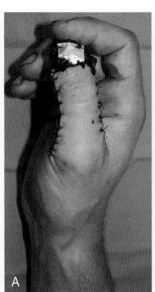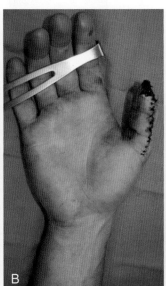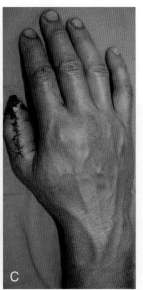

图 73.5 A–C

第一掌骨背动脉皮瓣

适应证

- 第一掌骨背动脉（first dorsal metacarpal artery，FDMA）皮瓣是覆盖拇指背侧或尺侧中等面积缺损的良好选择（图 73.7）。
- 虽然该皮瓣也可用于拇指指腹的缺损，但由于蒂部长度的限制，在长度完整的拇指上皮瓣很难达到缺损的尖端。
- 此外，手背侧皮肤色暗且有毛发，当将其用于覆盖指腹缺损时外观上往往不能令人满意。

临床检查

- 检查虎口背侧、第二掌骨以及示指近节指骨是否存在可能影响第一掌骨背

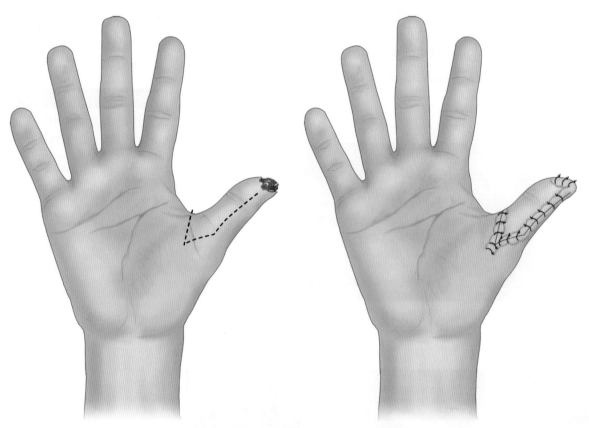

图 73.6

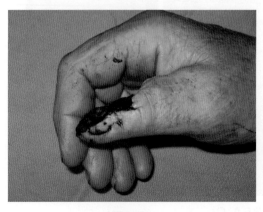

图 73.7

动脉的损伤。

影像学

- 术前利用多普勒检查 FDMA 的起点及示指背侧的走行，并将其走行标记好，以便进行皮瓣设计。

手术解剖

- FDMA 皮瓣是取自示指背侧皮肤的神经血管岛状皮瓣。血供来源于 FDMA 及其尺侧分支。FDMA 在拇长伸肌腱与第一指蹼的骨性尖端之间发出（图 73.8）。在发出支配拇指的桡侧支和第一指蹼的中间支后，继而发出尺侧支并沿着第二掌骨桡侧走行至示指的掌指关节。该尺侧支位于第一骨间背侧肌表面，营养示指近节指骨背侧的皮肤。
- 作为顺行皮瓣，FDMA 皮瓣的静脉回流依靠两支细小的伴行静脉或蒂部内的浅表皮内静脉。
- FDMA 皮瓣中示指近节指骨背侧的皮肤由桡神经浅支支配。对这些皮神经分支应至少保留一支，以使创面覆盖后能有感觉功能（图 73.8）。

手术操作

第一步

- 上好止血带，对缺损处进行彻底清创，随后用样布描记缺损形状及大小。

第二步：皮瓣设计

- 按照缺损的形状，在示指近节背侧画出皮瓣的轮廓。
- 在 FDMA 走行路径上行 S 形或纵行切口。皮瓣旋转点位于第一指蹼的骨性尖端（图 73.9）。

第三步

- 先切开位于示指近节背侧的皮瓣边缘。在近端，切口深度应仅限于真皮层，以保护蒂部。

第二步手术要点

沿着蒂的两侧可掀起 1 cm 宽的皮缘，这样在皮瓣转移后关闭伤口时可使蒂部张力较低，也避免了使皮瓣从皮肤通道穿过。由于手背侧皮肤较松弛，因此对于少量缺损均可直接缝合。

第二步手术注意

- 皮瓣不能超过近指间关节，侧方的边界为侧方中轴线。
- 蒂部的长度由缺损近侧缘至旋转点的距离所决定。若缺损处偏远端，则需要更长的蒂部，以使皮瓣足够覆盖。
- 蒂部的长度还要保证皮瓣旋转时不产生过高的张力。

第三步手术注意

需要注意保留示指近节指骨背侧伸肌腱表面的筋膜组织，从而保证供区植皮的成活并避免肌腱粘连。

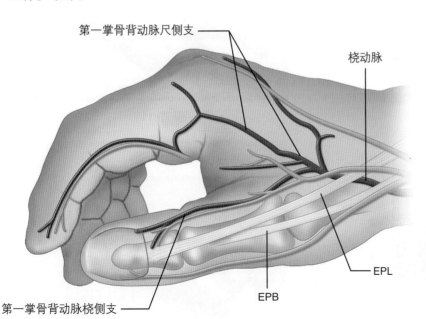

图 73.8 EPB，拇短伸肌腱；EPL，拇长伸肌腱；FDMA，第一掌骨背动脉

第一掌骨背动脉尺侧支
桡动脉
EPL
EPB
第一掌骨背动脉桡侧支

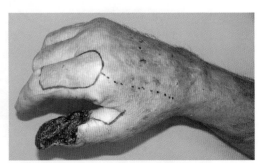

图 73.9

第四步手术要点

- 为了保护 FDMA 的尺侧支，切取蒂部时应位于第一骨间背侧肌筋膜以下。
- 除此之外，保留皮瓣和蒂部内的数支静脉回流及桡神经浅支分支亦十分重要，但这些静脉和神经分支并不需要完全解剖游离出来。

第四步手术注意

分离掌指关节键帽部位时需格外小心，因为此处皮下组织很薄，要避免损伤营养皮瓣的血供。

第五步手术要点

皮瓣也可从皮下隧道通过，前提是皮下隧道空间足够，不会造成较大张力。

第六步手术要点

供区游离植皮可取自同侧肢体的上臂内侧，也可取自腹股沟。

- 随后切取蒂部附近的皮瓣。为了使蒂部带有足够的皮下组织，需要在第二掌骨干和第一骨间背侧肌尺侧头的桡侧掀起表皮，从而使皮瓣蒂部形成较宽的真皮筋膜桥（图 73.10）。

第四步

- 自远端开始切取皮瓣，于示指伸指肌腱表面掀起皮瓣（图 73.11）。
- 将血管蒂连同第一骨间背侧肌表面的筋膜组织一起切取，直至旋转点（图 73.12）

第五步

- 确认皮瓣蒂部足够长后，将皮瓣沿着开放的通道转移至拇指缺损处。

第六步

- 松止血带，检查皮瓣血运。
- 切口用 3-0 尼龙线缝合。
- 由前臂内侧取皮游离植皮，覆盖示指背侧的缺损（图 73.13）。

术后护理及预后

- 术后掌侧用石膏固定，将四个手指掌指关节屈曲 90°，拇指背伸，以防止牵拉蒂部。术后患者住院至少 1 天，以观察皮瓣的血供情况并镇痛。2 周后拆除缝线，同时嘱患者主动锻炼以恢复活动度。
- 作为顺行皮瓣，FDMA 皮瓣易于切取且成活率高，能够为拇指缺损提供有弹性、耐磨损的皮肤覆盖，同时保留了来自示指近节背侧的感觉。缺点是示指近节背侧植皮处及皮瓣蒂部的切口瘢痕会较为明显。

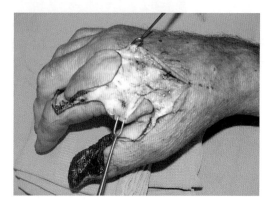

图 73.10

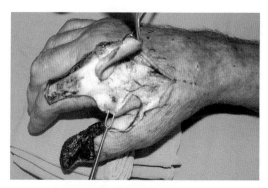

图 73.11

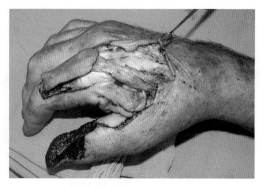

图 73.12

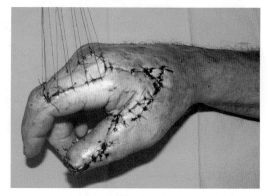

图 73.13

同指桡背侧逆行皮瓣

适应证

- 对于拇指指端或指腹中等面积的缺损，以桡背侧副动脉为基底的拇指桡背侧逆行皮瓣可作为理想的覆盖选择。

临床检查

- 若拇指指间关节近端有损伤，则不能选择该皮瓣，因为皮瓣内动脉交通支可能受损而影响皮瓣血运。

影像学

- 由于桡背侧动脉的变异率较高，因此术前需利用多普勒确认动脉起点直至近节指骨中 1/3 处，同时对其走行进行标记。

手术解剖

- 同指桡背侧逆行皮瓣的血供来自拇指桡背侧动脉，其直接起自于桡动脉，自鼻咽窝处发出，行于拇短伸肌腱下方，然后沿着拇指桡背侧走行。需要注意的是，文献报道该动脉的出现率为 52% ~ 70%。
- 作为逆行皮瓣，其血供来自桡尺侧动脉交通支及掌背侧交通支。拇指背侧桡尺动脉（FMDA 的分支）之间有三组交通支，分别位于近节指骨中 1/3、指间关节及远节指骨（图 73.14）。掌背侧交通支则位于近节指骨中 1/3 处。
- 皮瓣内没有特定的静脉回流，其静脉回流主要依靠皮瓣蒂部的软组织。
- 桡神经浅支的一个分支在皮下与桡背侧动脉伴行。当切取皮瓣时该分支会被切断，找到这一分支可以作为动脉的标记。

手术操作

第一步：皮瓣设计

- 以动脉走行作为纵轴，画出皮瓣的轮廓（图 73.15）。
- 皮瓣的旋转点在纵轴上近节指骨中 1/3 处。

第一步手术要点

- 蒂部的长度取决于缺损近端至旋转点的距离。考虑到皮瓣旋转过程中的弧形轨迹，实际切取的蒂部长度应增加 10%。
- 尽管有利用该皮瓣覆盖 5 cm × 4 cm 缺损的报道，但通常缺损面积不应超过 2 × 2 cm，否则会增加静脉回流受阻和部分皮瓣坏死的风险。
- 切取蒂部时带上其表面的皮肤可在皮瓣转位后获得更好的无张力缝合。
- 应利用样布描绘缺损形状及大小，并在皮瓣设计时注意将样布翻转。

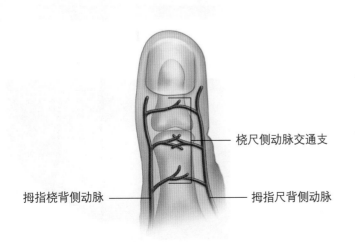

拇指桡背侧动脉　　　　　　　　　　拇指尺背侧动脉

桡尺侧动脉交通支

图 73.14

第二步

- 将皮瓣的近端及外侧缘从拇指伸肌腱及肌肉表面筋膜处掀起，并由近端转向远端。
- 在切口近端可发现桡神经浅支的一个分支。该分支与桡背侧动脉伴行，需将其切断。

第三步

- 在蒂部上方按计划做纵向切口。
- 将蒂部从肌腱及肌肉表面筋膜处掀起，直至旋转点（图 73.16）。

第四步

- 切开缺损处与旋转点之间的皮肤，并将两侧皮缘游离，随后将皮瓣转移至缺损处。

第五步

- 松止血带，检查皮瓣血供。
- 对供区及蒂部皮肤可直接缝合。

术后护理及预后

- 拇指由支具固定 10 天，2 周拆线。
- 若术前多普勒检查确认存在桡背侧动脉，则该皮瓣的可靠性较高。切取皮瓣较为容易，因为轴向血管的位置表浅，周围没有重要的结构需要顾及。其优势是手术只累及拇指，且皮瓣的皮肤质地较好（图 73.17）。

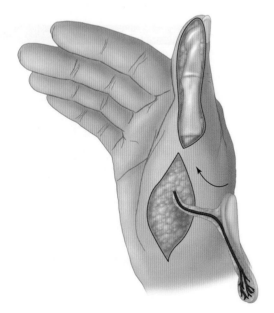

图 73.15

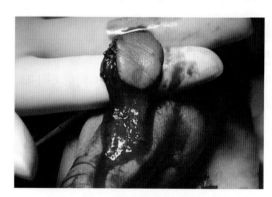

图 73.16

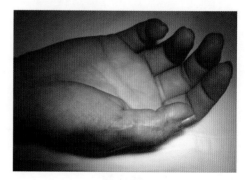

图 73.17

顶端成形术

适应证

- 手指短缩，且邻近手指亦有损伤。
- 拇指部分截指，且患者存在游离软组织转移的禁忌证。
- 若拇指离断在腕掌关节水平，即便包含整个跖骨的第二足趾移植亦不能达到重建拇指的长度时，则推荐传统的示指拇化术。

临床检查

- 采集病史时需关注患者的损伤机制、手术史以及目前的功能状态。
- 要着重了解患者的功能需求，这对手术方式的选择及患者期望值的管控均十分重要。
- 应仔细评估整个上肢直至肩关节，不要漏掉任何合并损伤。
- 进行整个手部的完整检查，对每个手指的神经和血管情况进行评估。
- 准确描述并记录每一个受伤或未受伤手指的情况。
- 术前评估缺损拇指的软组织覆盖和指蹼情况。若存在软组织缺损，可以在转移示指前先进行腹股沟皮瓣移植。
- 图片中的患者为拇指再植术后坏死。清创后可见拇指自掌指关节处缺失，伴有手背和第一指蹼的皮肤缺损。该患者此前有示指远节指骨截指病史，且身患糖尿病，足部有严重的周围神经病变。

影像学

- 利用 X 线平片评估每个手指的骨性条件。
- 若担心血管损伤，可以进行血管造影以获取足够的信息，但该检查并不需要常规应用。

手术解剖

- 每个手指的血供均来自成对的指动脉，后者由指总动脉自掌骨间隙中发出。
- 静脉回流主要依靠背侧的静脉系统，从指尖起始，向手背近端逐渐增粗并互相交通。
- 指神经与指动脉伴行，可将两者一同转移，以提供重建指的感觉功能。

体位

- 患者取平卧位，上肢外展伸直，置于手术桌上。

显露

- 沿着示指的桡侧缘设计一掌侧皮瓣，其目的是为了显露示指的尺侧神经血管束。
- 保留背侧的软组织桥，以保证皮瓣静脉回流（图 73.18A、B）。

手术操作

第一步：掀起掌侧皮瓣，同时游离动脉蒂

- 掀起掌侧皮瓣，找到示指的桡尺侧动脉。沿着尺侧的神经血管束向近端游离直至指总动脉，将中指桡侧动脉结扎。

显露要点

- 每一例患者的皮瓣设计和显露的细节都是唯一的，需要根据损伤层面和软组织条件具体分析。
- 设计掌侧皮瓣时，既要保证重建虎口，还要便于显露指总动脉和神经。
- 背侧皮瓣的设计要利于示指转位，同时能显露骨间肌、伸指肌腱和第二掌骨（图 73.18A、B）。
- 保留背侧肌腱周围的皮下组织至关重要，可为转位后的手指提供静脉和淋巴回流。

第一步手术要点

若担心中指血供，可在桡侧指动脉结扎前先用小血管夹夹闭血管以观察中指的血运情况。

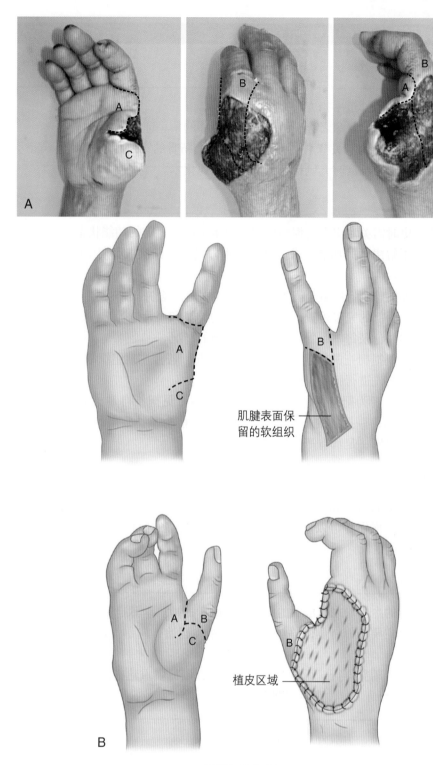

肌腱表面保
留的软组织

植皮区域

图 73.18 A–B

第一步手术注意

不能仅仅依赖示指的桡侧指动脉为转
位后的手指提供血供，因为桡侧指动
脉通常较尺侧细小，且靠近拇指的损
伤区域。

- 向近端游离第二指蹼间的指总动脉直至掌浅弓处，以便于示指转位时指总
  动脉不会产生过大张力（图 73.19）。
- 切断示指和中指掌骨间横韧带。
- 切开 A1 滑车，将贴附在示指掌骨上的屈指肌腱分离下来。
- 此时已可以将示指的屈指肌腱、动脉和神经从第二掌骨上游离。

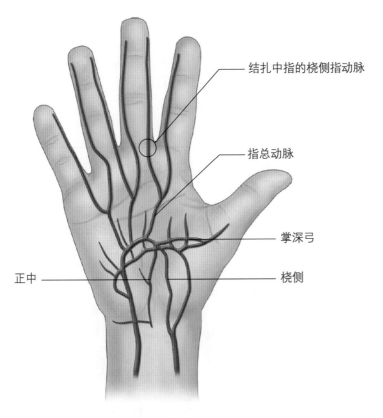

结扎中指的桡侧指动脉

指总动脉

掌深弓

正中

桡侧

图 73.19

第二步：切断第二掌骨，游离伸肌腱及示指指骨

- 保留一部分伸肌腱周围的软组织，以保证静脉回流。
- 沿着第二掌骨的桡尺侧缘将背侧连接切断，使背侧软组织从第二掌骨表面游离，但保留远近端的连接。
- 用骨膜剥离子将骨间肌从第二掌骨上切断。要从远端游离掌背侧骨间肌，以便最后重新固定重建拇指的内收和外展功能。
- 切断掌指关节侧副韧带，并使掌指关节脱位。
- 将任何阻碍第二掌骨转位的掌背侧其余连接切断。
- 在第二掌骨近基底处做斜形截骨，第二掌骨基底则留在原位。

第三步：转位和固定

- 用咬骨钳去除示指近节指骨基底和拇指掌骨远端的关节面，以便两者融合。
- 将示指旋前并转位至拇指掌骨上。
- 在桡侧用钢板和双皮质螺钉对掌指关节进行牢固融合。
- 示指的伸指肌腱在转位后会显得过长而松弛，可以将示指伸指总肌腱与拇长伸肌腱编织在一起，示指固有伸肌腱则保持完整。
- 屈指肌腱往往会逐渐代偿并恢复张力。也可以在二期手术中将拇长屈肌腱与示指指深屈肌腱编织，从而优化拇指的独立屈曲功能。

第二步手术要点

- 伸指肌腱周围所保留的皮下软组织通常较小。在图例中，可见此处软组织较大，这是因为此例示指背侧亦处于损伤区域，无法清晰辨别软组织内的静脉。
- 去除示指的掌骨可以增加第一指蹼的宽度以便抓握。有的病例拇指损伤层面在掌指关节以近，此时可将示指的部分掌骨连同远端结构一同转位。

第二步手术注意

需切开伸指肌腱的腱间联合，以便游离示指伸肌腱。

第三步手术要点

- 先天畸形和创伤后示指拇化的一个重要区别为，先天畸形患者通常缺少鱼际肌和拇内收肌，而创伤后的患者多少还会残留一部分肌肉。行先天畸形患者的示指拇化时，通常将示指的掌侧骨间肌作为拇内收肌，背侧骨间肌则作为拇短展肌。
- 创伤后的示指拇化术通常将示指掌侧骨间肌小心剔除，但若拇内收肌损伤严重，也可以将示指掌侧骨间肌作为拇指内收的动力。第一骨间背侧肌则用来提供外侧稳定性，以保证更好的伸指和外展。具体方式为将第一骨间背侧肌远端的腱性部分固定在示指掌指关节桡侧副韧带处。

第三步手术注意

将示指转位后重建拇指，不仅需要将示指向桡侧移位，还需要将其旋前110°~140°。若转位过程中旋前不足，则会使抓握功能下降。重建拇指的指尖需与中指桡侧相对，以获得捏持功能。

包扎不可过紧，否则会影响转位手指的血供。

由于血管蒂条件优良且无须修复肌腱，因此这种示指拇化成形术快速且安全。尽可能减少转位后肌腱周围的瘢痕形成对减少粘连十分重要。术后 10 周患者即可完成一定程度的活动。若指间关节伸直受限，可能是由于肌腱粘连或肌腱松弛，需要通过手术进行进一步的调整（图 73.21）。

第四步

- 关闭邻近的软组织，皮肤覆盖则往往需要游离植皮（图 73.20、73.18B）。
- 覆盖关键结构如肌腱、骨或内固定物时首选皮瓣。
- 松弛包扎，并以拇指人字石膏固定。

术后护理及预后

- 术后 10 天去除石膏。植皮处每天油纱覆盖、换药，直至完全愈合。
- 用可自行拆卸的热塑形支具替代石膏，以便于伤口护理和功能锻炼。同时开始手指主动活动，恢复活动范围。
- 示指拇化术后需要大脑重新适应联系，因为此时示指的肌腱只控制指间关节。

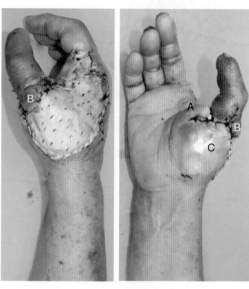

图 73.20

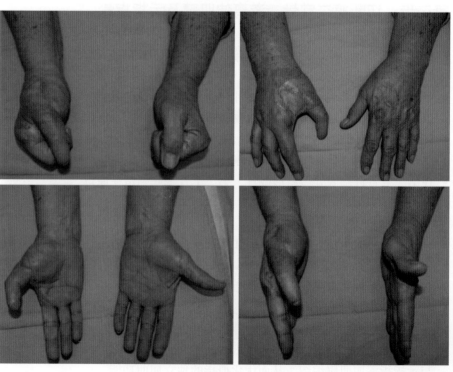

图 73.21

- 术后 6 周拍 X 线平片以评估骨折愈合情况。若已出现骨性愈合，则嘱患者开始力量练习。

循证文献

Bang H, Kojima T, Hayashi H. Palmar advancement flap with V-Y closure for thumb tip injuries. J Hand Surg Am 1992;17:933–4.

作者描述了利用 Moberg 皮瓣和 V-Y 缝合治疗的 2 例拇指指端缺损的患者。将皮瓣从屈指肌腱和鱼际肌筋膜表面掀起，相比于传统的掌侧推进皮瓣，这种方法可以使皮瓣推进长度增加。近端的缺损可以直接缝合，不需要植皮。

Baumeister S, Menke H, Wittemann M, et al. Functional outcome after the Moberg advancement flap in the thumb. J Hand Surg Am 2002;27:105–14.

作者回顾性分析了 25 例采用 Moberg 皮瓣治疗拇指指腹缺损的功能康复结果。平均随访时间为 27 个月。17 例具备正常的感觉功能，所有患者没有出现永久性屈曲挛缩。在没有进一步截骨的患者中，其握力均未出现减少。为此，作者认为 Moberg 皮瓣是覆盖拇指远端指腹缺损的良好选择。

Foucher G, Braun JB. A new island flap transfer from the dorsum of the index to the thumb. Plast Re- constr Surg 1979;63:344–9.

这篇文章首次描述了 FDMA 皮瓣（风筝皮瓣）。文中介绍了相关解剖和手术技术。作者共行 12 例 FDMA 手术，全部成功。因此认为该皮瓣可通过一次手术可靠地覆盖拇指缺损。

Kelleher JC, Sullivan JG, Baibak GJ, Dean RK. "On-top plasty" for amputated fingers. Plastic Recon- structive Surg 1968;42:242–8.

这是一篇基于作者经验的描述性文章，着重阐述了示指拇化成形术的手术技术和细节。通过回顾性分析 5 例该术式，作者总结了手术过程的要点和注意事项（Ⅴ级证据）。

Moschella F, Cordova A. Reverse homodigital dorsal radial flap of the thumb. Plast Reconstr Surg 2006;117:920–6.

Moschella 是第一个描述同指桡背侧逆行皮瓣相关手术技术的作者，并在文中报道了 16 例该术式的手术效果。这 16 例患者由于肿瘤切除、外伤、疼痛瘢痕重建或烧伤等原因存在拇指指端掌侧或背侧缺损。皮瓣大小为 2 cm×2 cm 至 5 cm×4 cm。其中 14 例的供区可直接缝合，2 例需要游离植皮。只有 1 例由于静脉回流问题出现了皮瓣的局部坏死，其他患者的皮瓣均完全成活。所有患者对手术结果感到满意，供区瘢痕也可以接受。对于 9 例拇指指腹覆盖的患者，作者还进行了感觉功能的评估，平均两点辨别觉为 9.7 mm。其中只有 1 例重建了神经支配，即将桡神经浅支的分支与指神经吻合。作者认为这种皮瓣可以作为覆盖拇指缺损的一种有效选择。

第七十四章

掌背动脉皮瓣和掌背动脉穿支皮瓣

Guang Yang、Kevin C. Chung 著　荣艳波 译　陈山林 审校

- 掌背动脉皮瓣是一种手背的血管蒂皮瓣。可以第二、第三或者第四掌背动脉和其皮穿支为蒂。皮瓣也可单以皮穿支为蒂，称为掌背动脉穿支皮瓣。

适应证

- 掌背动脉皮瓣通常逆行以远端为蒂应用，覆盖手指近节到中节背侧或侧方伴骨肌腱外露的皮缺损（图 74.1）。
- 可以同时切取多个掌背动脉皮瓣，以覆盖多个手指皮肤缺损。
- 掌背动脉皮瓣也可用于覆盖近节掌侧的缺损。然而，由于颜色、质地和皮肤厚度不匹配，尤其对于深色皮肤人群，因而此皮瓣并不理想。掌背动脉皮瓣可同时携带部分伸肌腱及掌骨骨块，形成复合皮瓣，以修复手指复杂缺损。

临床检查

- 在皮瓣覆盖前缺损区应无感染。
- 如果原始损伤累及供区，不应考虑此皮瓣。手背部的肿胀或者皮下出血表明掌背动脉伴行静脉有损伤，可能因静脉淤滞造成皮瓣失败。
- 如以往损伤在掌骨颈水平或远达指蹼水平，需仔细检查，以除外穿支损伤。

影像学

- 需要拍摄伤手的 X 线片以除外掌骨头骨折。由于掌背动脉穿支邻近掌骨头，因此掌骨头骨折时穿支有可能受损。
- 术前可应用多普勒定位掌背动脉，尤其是第三和第四掌背动脉，因其可在高达 30% 的患者中缺如。采用多普勒定位穿支是没有意义的，因掌骨间穿支的信号常被掌背动脉本身的信号干扰。

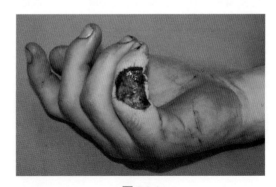

图 74.1

手术解剖

- 第二、三、四掌背动脉通常由桡动脉腕背支和尺动脉腕背支构成的腕背动脉弓发出（图74.2）。在第二到第四掌骨间隙向远端走行，位于伸肌腱与骨间背侧肌之间的筋膜内（图74.3）。

- 掌背动脉通常发出6~8个皮穿支，穿支位于伸肌腱浅层。远端第三穿支位于掌骨颈水平，腱联合远端，较粗大，恒定（图74.4）。这一穿支的存在，使掀起顺行掌背动脉穿支皮瓣成为可能。

- 掌背动脉与掌侧动脉有两条交通支：①掌背动脉的掌侧交通支与掌心动脉的穿支在掌骨颈水平构成近侧掌背侧穿支。②掌背动脉在近节指骨背侧面的终支与指动脉的背侧穿支在近节指骨基底水平形成远侧掌背侧交通支（图74.4）。这两个穿支为掌背动脉岛状皮瓣提供逆行血流。

- 皮瓣的静脉回流依靠蒂部的静脉网以及掌背动脉和其穿支动脉的伴行静脉。

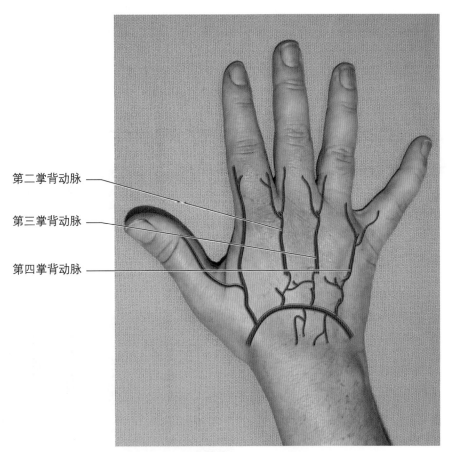

第二掌背动脉 ——

第三掌背动脉 ——

第四掌背动脉 ——

图 74.2

第一步手术要点

- 皮瓣设计以伸肌支持带远侧缘和指蹼为近远端，以相邻掌骨的外侧缘为两侧边界（图 74.5）。
- 为了覆盖更远端的缺损，可以指蹼游离缘近端 1.5 cm 处为旋转点，分离掌背动脉穿支近端，以远侧掌背侧交通支营养皮瓣（图 74.7）。
- 为了增加皮瓣的长度，可以将皮瓣设计成弯曲形状，拉直后可增加 8~10 mm 长度（图 74.8）。

第一步手术注意

为了避免皮瓣缝合时有张力，需要将皮瓣设计得比缺损面积稍大，蒂部要比旋转点到缺损区近侧缘之间的距离稍长。

手术操作

第一步：皮瓣设计

- 最靠近缺损区的掌背动脉及其穿支通常作为皮瓣的蒂。
- 皮瓣以掌骨间隙的中心为纵轴。皮瓣的形状取决于缺损区的形状，通常设计为椭圆形（图 74.5）。
- 如果皮瓣用于覆盖指蹼或手指近节的缺损，可单独以皮穿支为蒂。在掌骨颈水平掌骨间隙中点（距指蹼游离缘约 2.5 cm），远侧皮穿支从掌背动脉发出部位为旋转点（图 74.6A、B）。

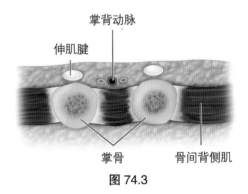

图 74.3

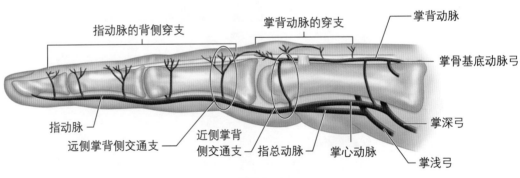

图 74.4

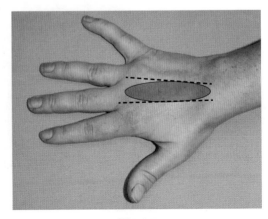

图 74.5

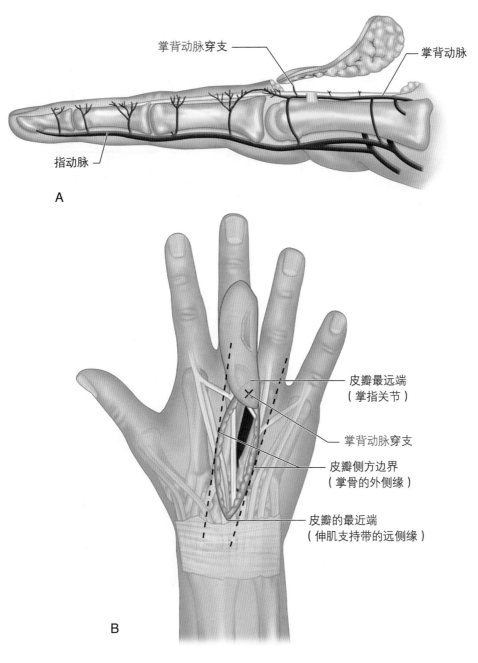

掌背动脉穿支

掌背动脉

指动脉

A

B

皮瓣最远端
（掌指关节）

掌背动脉穿支

皮瓣侧方边界
（掌骨的外侧缘）

皮瓣的最近端
（伸肌支持带的远侧缘）

图 74.6 A–B

第二步
- 使用止血带后，先切开皮瓣桡侧缘的皮肤及皮下组织。以伸肌腱浅层的疏松间隙为皮瓣掀起平面。

第三步
- 从桡侧向尺侧掀起皮瓣。掀起皮瓣过程中注意保护掌背动脉及其穿支（图74.10）。

第四步
- 切开皮瓣尺侧缘后，从近端向远端解剖皮瓣至旋转点。
- 当切取掌背动脉穿支皮瓣时，将皮瓣远端解剖至掌骨颈水平掌背动脉远侧穿支处。

第二步手术要点
- 当需要复合掌背动脉皮瓣时，需在骨间肌下方掀起皮瓣，将掌背动脉包含在皮瓣内（图74.9）。
- 在止血带下操作，但不驱血，这样有助于识别血管。

第三步手术要点
- 应保留伸肌腱腱周组织，以减少术后肌腱粘连可能（图74.11）。
- 应切断经过皮瓣的静脉和感觉神经支并包在皮瓣内。应向近端解剖切断神经支，以免在切口下形成神经瘤。

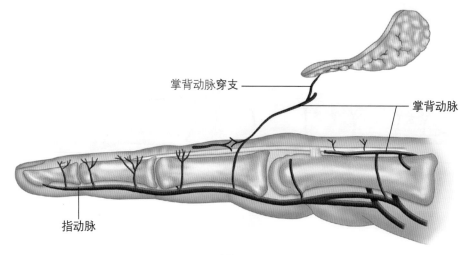

掌背动脉穿支

掌背动脉

指动脉

图 74.7

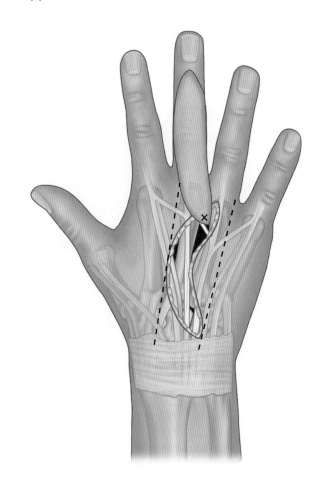

图 74.8

第三步手术注意

远端最粗大的穿支在伸肌腱腱联合远端发出。一旦显露了腱联合，应注意保护穿支。

第四步手术要点

皮瓣蒂部最少保留 0.8 cm 宽，以保留穿支周围静脉网，保证皮瓣的静脉回流。

第五步手术要点

• 对于手背侧缺损，如果背侧皮肤足够松弛可以容纳蒂部，可以应用皮下隧道（图 74.13）。如果没有足够空间容纳血管蒂，则必须切开皮肤，改为开放隧道，以避免压迫血管蒂。

• 对于掌侧缺损，推荐使用开放隧道，因在掌侧制造皮下隧道较为困难。皮下纤维隔会影响静脉回流。

• 当切取掌背动脉皮瓣时，在远端至伸肌腱腱联合处解剖深入，切取下骨间肌筋膜。分离掌背动脉，在穿支近端结扎，依靠近侧掌背侧交通支的逆行血流营养皮瓣，可以允许向更远端转移皮瓣。

第五步

• 掀起皮瓣后，在缺损区与旋转点之间建立开放的隧道（图 74.12）。

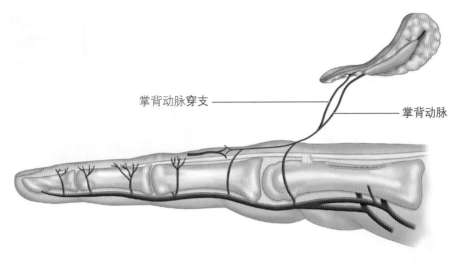

掌背动脉穿支 —— 掌背动脉

图 74.9

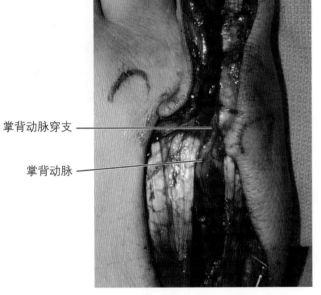

掌背动脉穿支 —— 掌背动脉

图 74.10

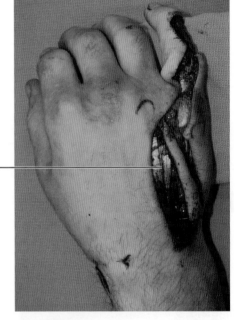

伸肌腱腱周组织 ——

图 74.11

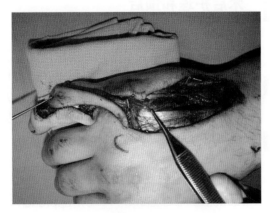

图 74.12

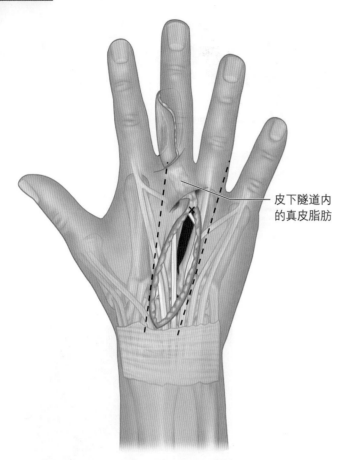

皮下隧道内
的真皮脂肪

图 74.13

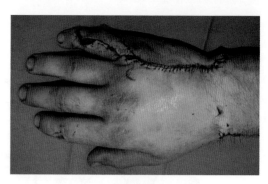

图 74.14

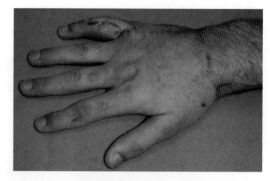

图 74.15

第六步手术要点 • 皮瓣再灌注缓慢，可能有 10～15 min 　延迟，因皮瓣需要更长时间以适应 　新的血流模式。 • 可以利用这段时间仔细止血。	**第六步** • 松止血带，检查皮瓣血运。 **第七步** • 旋转皮瓣，并将其缝合于缺损区（图 74.14）。

第六步
• 松止血带，检查皮瓣血运。

第七步手术要点
保持掌指关节于完全伸直位可以缓解
蒂部张力。

第七步
• 旋转皮瓣，并将其缝合于缺损区（图 74.14）。

第七步手术注意
避免有张力的缝合，以免静脉回流受
影响。

第八步
• 在皮瓣供区水平褥式直接缝合（图 74.14）。

第八步手术要点
皮内缝合可以减小瘢痕，改善外观。

术后护理和预后

• 术后 24 h 需要监测皮瓣的血运情况。
• 术后 1 周开始关节活动范围锻炼前需支具固定掌指关节和近指间关节于完全伸直位。术后 2 周拆线后允许患者开始正常活动。
• 掌背动脉皮瓣操作简单，尤其单独以皮穿支为蒂时。对于手指背侧面缺损，可以提供相近的颜色、耐用的皮肤，并且供区并发症可以接受（图74.15）。

第八步手术注意
如果皮瓣宽度超过 3 cm，可能不能直
接关闭供区，需要植皮。

循证文献

Karacalar A, Ozcan M. A new approach to the reverse dorsal metacarpal artery flap. J Hand Surg Am 1997;22:307–10.
　　作者设计了一种新的掌背动脉逆行皮瓣并应用于 5 例患者。将皮瓣解剖至掌背动脉的返皮支。结扎掌背动脉后，继续向远端解剖，解剖至掌背动脉与掌弓的交通支，或者解剖至掌背动脉终末支与指动脉的交通支处。2 例皮瓣位于第二掌骨间隙，3 例位于第三掌骨间隙。5 例皮瓣全部成活，供区全部直接缝合。作者指出通过这种新方法，掌背动脉逆行皮瓣的旋转点可以移动到近节指骨水平。

Maruyama Y. The reverse dorsal metacarpal flap. Br J Plast Surg 1990;43:24–7.

作者成功地应用掌背动脉逆行皮瓣（DMCA）治疗了 8 例患者。在骨间背侧肌浅层掀起皮瓣，将掌背动脉包在皮瓣内。仅 1 例第五掌背动脉逆行皮瓣有远端部分坏死。作者发现掌背动脉的分支可以识别到掌指关节水平，与掌侧指动脉的背侧支交通处。

Quaba AA, Davison PM. The distally based dorsal hand flap. Br J Plast Surg 1990;43:28–39.

作者第一次描述了掌背动脉皮瓣。他们进行了 18 例尸体解剖研究，发现了掌背动脉的恒定皮穿支。作者将皮瓣应用于 21 例患者。皮瓣的宽度从 1 ~ 3.5 cm。皮瓣旋转点位于掌指关节近端 0.5 ~ 1 cm、掌背动脉皮穿支发出处。3 例患者皮瓣部分或全部坏死。没有患者需要二期手术修薄皮瓣。

Sebastin SJ, Mendoza RT, Chong AK, et al. Application of the dorsal metacarpal artery perforator flap for resurfacing soft-tissue defects proximal to the fingertip. Plast Reconstr Surg 2011;128:166–78.

作者应用 58 例掌背动脉穿支皮瓣修复 60 例指尖近端软组织缺损。皮瓣平均大小为，长 4.6 cm，宽 2.3 cm。21 例缺损位于近指间关节以远，39 例位于近指间关节或以近。2 例患者应用 1 个皮瓣同时覆盖 2 个手指，用 2 个皮瓣同时覆盖多个手指缺损。3 例皮瓣掌背动脉于穿支近端结扎，其余皮瓣仅以穿支为蒂。6 例皮瓣发生静脉淤滞，3 例皮瓣发生动脉供血不足，其中 2 例皮瓣完全坏死，1 例术后发生感染。作者认为掌背动脉穿支皮瓣操作简单，将皮瓣用于覆盖远至中节指骨近侧半的缺损血运可靠，供区并发症少。

第七十五章

前臂带蒂皮瓣

Guang Yang、Kevin C. Chung 著　武竞衡 译　陈山林 审校

- 前臂桡侧逆行皮瓣、尺动脉背侧皮瓣（Becker 皮瓣）和骨间后动脉皮瓣是覆盖手部皮肤缺损的三个常用前臂带蒂皮瓣。这三种皮瓣均可靠、有效，只需一期手术，且不需要高超的显微外科技巧。

前臂桡侧逆行皮瓣

适应证

- 基于稳定的血供和多变的设计，前臂桡侧逆行皮瓣是适合各个年龄段手部皮肤缺损最可靠和多用的皮瓣。基于此皮瓣有较长的血管蒂，可用来覆盖手或手指任何区域的皮肤缺损。
- 也可仅切取筋膜形成筋膜皮瓣，不带皮肤。

临床检查

- 术前必须通过 Allen 实验来验证桡动脉、尺动脉和掌弓通血情况。要确定尺动脉供血没有问题。桡、尺动脉供血不全或掌弓发育不良是此皮瓣的禁忌证。
- 此皮瓣要牺牲一根前臂主要血管。手术前需要向患者交代，即使术前检查都正常，术后也可能存在如下的风险：指端怕冷、疼痛、血肿形成以及手缺血坏死等。

影像学

- 多普勒检查是评估桡动脉和尺动脉功能有效的检查方法。术前应在体表标记出桡动脉在前臂掌侧从肘窝到桡骨茎突的全长体表投影。
- 如果 Allen 试验和多普勒检查存疑，要进行血管造影检查。

手术解剖

- 皮瓣的解剖基础是桡动脉及其发出至皮肤的穿支。桡动脉源于肱动脉在肘窝中部的分支，并向前臂远端掌侧前行。在前臂近端深入至肱桡肌的尺侧缘与旋前圆肌之间。在前臂远端，桡动脉浅出至肱桡肌与桡侧腕屈肌之间（图 75.1）。在腕横纹水平，通过皮肤可触及桡动脉搏动。远端转向手背侧至鼻咽窝，且在拇长展肌和拇短伸肌下方，在第一背侧骨间肌两个头之间穿过并行向手掌，与尺动脉深支汇合形成掌深弓。
- 在前臂外侧肌间隔内，桡动脉发出约 10 个间隔皮穿支，通过真皮下筋膜组织营养前臂前外侧区域皮肤。桡动脉也发出穿支至相邻的肌肉和桡骨，因此，该皮瓣也可用作复合组织移植，包括带血管的部分桡骨或部分桡侧腕屈肌和肱桡肌等。
- 尺动脉通过掌浅弓和掌深弓回流至桡动脉逆行皮瓣（图 75.1）。
- 桡动脉全程都有两条伴行静脉。皮瓣的静脉回流通过这两条静脉与相邻静

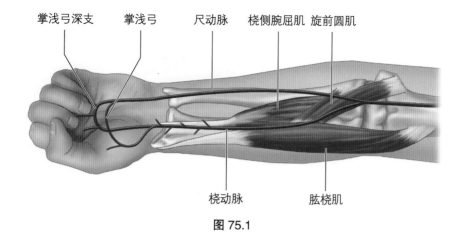

掌浅弓深支　　掌浅弓　　尺动脉　桡侧腕屈肌　旋前圆肌

桡动脉　　　　肱桡肌

图 75.1

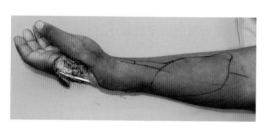

图 75.2

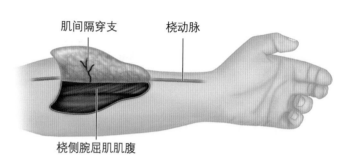

肌间隔穿支　　　桡动脉

桡侧腕屈肌肌腹

图 75.3

脉之间的交叉或旁路的途径。
- 前臂外侧皮神经支配桡动脉皮瓣的感觉。切取皮瓣时可携带此神经，以重建皮瓣感觉。桡神经浅支在前臂肱桡肌下向远端发出，在切取皮瓣过程中应注意保护。

体位

- 患者取仰卧位，将患肢平放在手术台上。
- 皮瓣手术在气囊血带止血下（不驱血）进行。

手术步骤

第一步
- 首先对手部损伤部位彻底清创，将骨折内固定，修复肌腱。

第二步：皮瓣设计
- 在桡动脉走行区域设计与手部皮肤缺损大小匹配的轴行皮瓣（图 75.2）。
- 皮瓣的旋转点定位在腕横纹水平。

第三步
- 止血带充气后，首先在皮瓣的尺侧边缘切开皮肤及深筋膜。
- 向桡侧掀起皮瓣，直到桡侧腕屈肌的桡侧缘。
- 将桡侧腕屈肌牵向尺侧，在其与肱桡肌之间的肌间隔中可看到桡动脉及桡动脉发出的一条或多条进入皮瓣的穿支（图 75.3）。

> **第二步手术要点**
> 皮瓣可设计的最大宽度约为前臂轴径的 1/2。皮瓣的近端可到桡动脉的起始段，远端可达腕横纹处。

> **第二步手术注意**
> - 皮瓣蒂部的长度计算：测量皮肤缺损区域近端到旋转点之间的长度，在此基础上再增加 10%，以避免旋转不充分。
> - 皮瓣尽可能不设计在前臂远端。皮瓣切取后，暴露下面的肌腱，很难用皮肤移植的方法覆盖供区。

> **第三步手术要点**
> - 皮瓣切取的平面在肌肉的浅层。
> - 将筋膜与皮肤暂时性缝合固定，以防止在掀起皮瓣时不慎分离。
> - 在掀起皮瓣过程中，应用双极电凝或结扎处理桡动脉肌肉穿支。

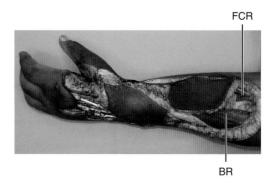

图 75.4

第三步手术注意

- 保留桡侧屈腕肌腱的腱周组织，以利于植皮。
- 在分离并向尺侧牵开桡侧屈腕肌的过程中，要特别注意保护肌间隔的完整性，因为间隔内包含了皮瓣与桡动脉之间的交通支。

第四步手术注意

- 需确认并保护走行在肌间隔外侧的桡神经浅支。如有损伤，会导致虎口区、拇指及示指背侧感觉的麻木。
- 可将前臂外侧皮神经终支保留在皮瓣内，通过神经吻合恢复皮瓣的感觉。

第五步手术要点

切取蒂部的平面需足够深，以保证血管蒂及穿支均被包含在内。

第五步手术注意

头静脉在皮瓣的静脉回流中没有作用，因此可在皮瓣的远端结扎。

第六步手术要点

手指血运良好表明来自尺动脉及掌浅弓的血供充分。

第六步手术注意

如果手指血运不充分，则应重建桡动脉的连续性。用大隐静脉或头静脉移植，端端吻合重建桡动脉血供。

第七步手术要点

可将皮瓣穿过皮下隧道来覆盖手部皮肤缺损，但隧道一定要有足够的空间。

第七步手术注意

确保皮瓣蒂部无扭转或打褶，以避免静脉回流不畅。

第八步手术要点

如果供区的宽度少于 3 cm，可直接缝合。

第八步手术注意

如果肌腱裸露，可将周围的肌肉组织拉拢缝合，覆盖肌腱表面，以确保植皮能够成活。

第四步

- 切开皮瓣的桡侧边缘，从肱桡肌至侧方间隔掀起皮瓣。

第五步

- 在结扎切断近端桡动脉和伴行静脉后，将桡动脉深层的肌间隔从下方的肌肉和桡骨上分离出来，将皮瓣逆行掀起直至旋转点。

第六步

- 松开止血带，确认手指和皮瓣的血运 。

第七步

- 将皮瓣翻转至皮肤缺损区域，覆盖创面并缝合。

第八步

- 切口用 3-0 缝线缝合，供区用游离皮肤移植覆盖。

术后护理和预后

- 佩戴短臂石膏固定直至移植皮肤愈合。术后患者在医院留观 48 h。标准的皮瓣监测方法为：术后 24 h 内每小时监测皮瓣情况。术后 2 周，待移植皮肤愈合和皮瓣情况稳定后，即可开始主动活动度锻炼。
- 前臂桡侧带蒂皮瓣手术简单易行，不需要高超的显微外科技巧。皮瓣耐磨，也薄，覆盖手部皮肤缺损较为理想。最主要的缺点之一是牺牲了一根前臂主要血管，可能会导致手及前臂缺血坏死。另一个缺点是供区需要植皮覆盖，可能会影响外观。

尺动脉背侧皮瓣（Becker 皮瓣）

适应证

- 作为桡动脉皮瓣的备选方案 ——尺动脉背侧皮瓣（dorsal ulnar artery，DUA）同样可用来覆盖手部尺侧半和腕部掌背侧的皮肤及软组织缺损。另外，因为此皮瓣的蒂部相对较短，修复的缺损范围不宜超过掌指关节。

临床检查

- DUA 的禁忌证是尺动脉背侧血管区域的损伤和尺动脉升支区域的损伤，包括尺骨头骨折，以及前臂尺侧区域的肌腱、神经和血管损伤等。

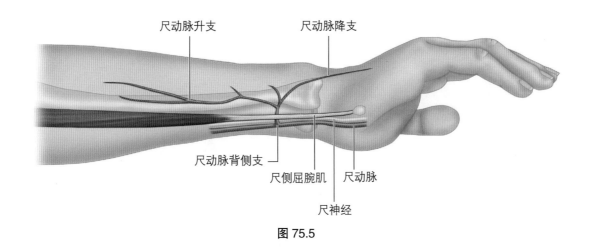

尺动脉升支　　尺动脉降支

尺动脉背侧支　尺侧屈腕肌　尺动脉

尺神经

图 75.5

影像学

- 术前通过多普勒检查来评估尺动脉情况。沿尺侧腕屈肌尺侧边缘探测尺动脉背侧支，其在尺动脉的起点通常位于豌豆骨近端 2 ~ 6 cm 处。DUA 的起点即是皮瓣的旋转点。

手术解剖

- DUA 皮瓣的解剖基础是尺动脉背侧支及其升支血管，其起始点在豌豆骨近端 2 ~ 6 cm 处（图 75.5）。血管走行于尺神经的浅层和尺侧屈腕肌下方，血管蒂较短，长 2 ~ 3 cm。由尺侧腕屈肌及尺侧腕伸肌之间穿出之后，发出两个分支——升支和降支。降支与尺神经手背支伴行，弧形走行至手的尺背侧。升支作为皮瓣的营养血管，沿豌豆骨与肱骨的内侧髁之间的连线上行，并与尺动脉的其他穿支形成丛状结构，支配其行程中覆盖的皮肤。
- 皮瓣区域的静脉回流依赖于深层的伴行静脉和浅层的静脉系统。皮瓣的静脉回流主要依赖于深层的伴行静脉。建议保留皮瓣内的浅层静脉，并与受区的静脉吻合，以增加皮瓣静脉回流。
- 皮瓣区域的感觉主要来自于前臂内侧皮神经。该神经走行于前臂尺侧及贵要静脉的内侧。

体位

- 患者取仰卧位
- 将患肢置于手术台，上臂应用止血带，将前臂旋后位切取皮瓣。

手术步骤

第一步

- 彻底清创，并测量缺损区域的面积。

第二步：皮瓣设计

- 皮瓣的纵轴是豌豆骨与肱骨内侧髁之间的连线（图 75.6）。
- 以纵轴为中心设计与缺损区域大小匹配的皮瓣，蒂部是筋膜脂肪"桥"形结构。
- 皮瓣的旋转点是 DUA 的起始点，术前通过多普勒超声探测并标记。

第二步手术要点

- 皮瓣的最大宽度可达前臂掌背侧的中线。近端到前臂的中近 1/3，远端到腕横纹水平。
- 我们推荐将皮瓣蒂部设计为脂肪筋膜结构，而不是通过皮下隧道，这样能够让皮瓣在很宽的通道下覆盖手部创面，或是将蒂部用植皮覆盖（图 75.6）。

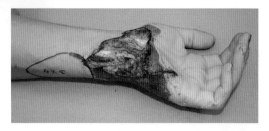

图 75.6

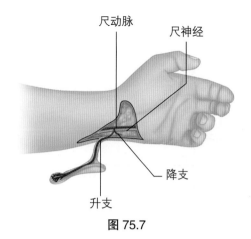

图 75.7

尺动脉　尺神经
降支
升支

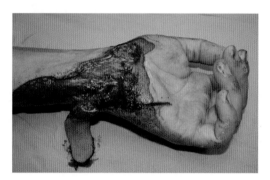

图 75.8

第二步注意

- 皮瓣蒂部的长度取决于皮瓣穿支与皮肤缺损区域近端之间的距离。在此基础上再增加 10% 的长度，以避免旋转弧不充分。
- 皮瓣的纵轴应是 DUA 的升支，而不是尺动脉，后者走行于皮瓣纵轴桡侧。

第三步要点

皮瓣切取的最大宽度可接近前臂周径的 1/2。皮瓣近端上限应在桡动脉起点下方，远端最远可至腕横纹处。

第三步手术注意

- DUA 在尺动脉的尺侧、尺侧腕屈肌的深层发出。在尺侧腕屈肌的桡侧分离并确认 DUA。如在尺侧腕屈肌的尺侧直接分离，可能会损伤 DUA 及其分支。
- 不需要显露 DUA 的皮穿支。

第四步手术要点

- 可切断或切取前臂内侧皮神经以做成带感觉皮瓣。
- 为了避免皮瓣术后出现静脉淤滞，应保留皮瓣近端 2~3 cm 处的浅静脉（通常是贵要静脉），特别是要切取的皮瓣较大、较长时。若切取皮瓣后出现皮瓣色紫等情况，要将保留的静脉与创周静脉吻合，以改善回流（图 75.9）。

第三步

- 先在皮瓣旋转点处做切口，确认 DUA 的发出点，以防存在解剖变异。
- 向尺侧牵拉尺侧腕屈肌，来确认尺神经和尺动脉，以及由尺动脉发出的 DUA。

第四步

- 首先切开皮瓣的近侧边界，并向桡尺侧分离。
- 从尺侧腕屈肌和尺侧腕伸肌肌腹表面由近及远掀起皮瓣（图 75.7）。

第五步

- 在游离皮瓣蒂部时，掀起厚的表皮皮瓣，蒂部周围要保留足够宽的筋膜脂肪组织，宽度与皮瓣最宽处相近。

第六步

- 切开缺损区域与皮瓣旋转点之间的皮肤，并向两侧游离，以便可以充分容纳给皮瓣的蒂部（图 75.8）。
- 松开止血带，观察在原位情况下皮瓣的血运。

第七步

- 将皮瓣翻转 180°，以螺旋桨的方式覆盖皮肤缺损区。

第八步

- 供区可用 3-0 可吸收线和 3-0 丝线直接缝合，其他伤口部位用 3-0 丝线缝合。

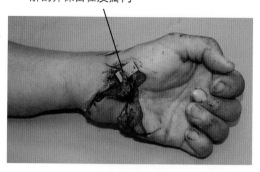

通过鼻咽窝切口分离头静脉，
解剖并保留在皮瓣内

图 75.9

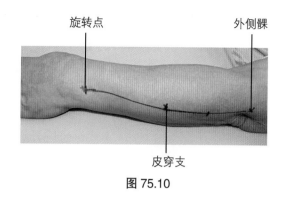

旋转点　　　　　　　　外侧髁

皮穿支

图 75.10

术后护理和预后

- 如未做其他重建手术，将肢体固定 1 周后，即可开始主、被动活动。
- 术后在医院留观 48 h，监测皮瓣 24 h。术后 10 天拆线。
- 与逆行桡动脉岛状皮瓣不同，DUA 皮瓣很容易切取，且不牺牲前臂主要血管，对供区的损伤较小。对于背侧缺损而言，这个皮瓣一期即可完成，皮瓣薄且质软，皮肤质地和颜色与受区相近。供区相对隐蔽，且无毛发生长。

骨间后动脉岛状皮瓣

适应证

- 可用骨间后动脉（posterior interosseous artery，PIA）岛状皮瓣覆盖掌指关节以近的手背皮肤缺损。
- 这也是解决虎口挛缩的一种理想术式。

临床检查

- 骨间后动脉岛状皮瓣的禁忌证是骨间后血管和骨间前血管损伤。需通过术前检查来排除这些情况。

影像学

- 前臂位于中立位时，骨间后血管的体表投影是肱骨外侧髁与下尺桡关节连线之间的远 2/3（图 75.10）。下尺桡关节近端 2.5 cm 处是骨间后与骨间前动脉的吻合部位，也是骨间后皮瓣的旋转点。术前需用多普勒超声检查确认血管的吻合部位，并在前臂背侧标记。在前臂中 1/3 段有一个较大的皮穿支，确定穿出部位并标记（图 75.10）。

手术解剖

- 骨间后动脉源自骨间总动脉或尺动脉，在骨间膜的近端边界处穿行至前臂背侧。其近端部分走行在旋后肌与拇长伸肌腱之间；行向远端后浅出，走行在小指伸肌与尺侧伸腕肌之间（图 75.11A、B）。动脉发出 9～20 个血管分支支配前臂后侧筋膜室内的肌肉组织。在肌肉间隔内发出 5～13 个皮下筋膜穿支支配前臂背侧皮肤。大的皮下穿支通常发自前臂的中 1/3 段。
- 当切断骨间后动脉的近端时，皮瓣的逆向血液供应主要来源于下尺桡关节

第四步手术注意

将筋膜与皮肤暂时缝合固定，以避免分离过程中筋膜与皮肤分离。

第五步手术要点

- 尺神经背支起自于尺神经，在豌豆骨近端 5～8 cm 处，穿行至尺侧腕屈肌的背侧。其神经主干或分支可能会穿行在皮瓣内，因此在切取皮瓣时需预先游离保护。
- DUA 的降支沿尺神经手背支走行，在皮瓣切取时可能需结扎。
- 不必过分追求裸化 DUA 及其分支，因为动脉周围的软组织内也包含了起血液回流作用的静脉丛。

第六步手术要点

- 可以在皮肤缺损部位与皮瓣旋转点之间做宽的皮下隧道来容纳蒂部穿过。
- 耐心、充分止血。
- 皮瓣的供血主要依赖于 DUA 及其升支这一新的血供系统，因此可能需要 10～15 min 才能看到皮瓣的供血情况。

第六步注意

因为不通血的血管比通血的血管更容易扭转，因此在皮瓣旋转前应松止血带。

第七步手术要点

- 如有静脉淤滞，则应将保留的浅静脉与受区的静脉，如头静脉相吻合，来改善静脉回流。
- 如果受区很难找到合适的静脉吻合，在腕关节水平结扎皮瓣内大的、肿胀的浅静脉，可使皮瓣更容易旋转，并且降低静脉淤滞。

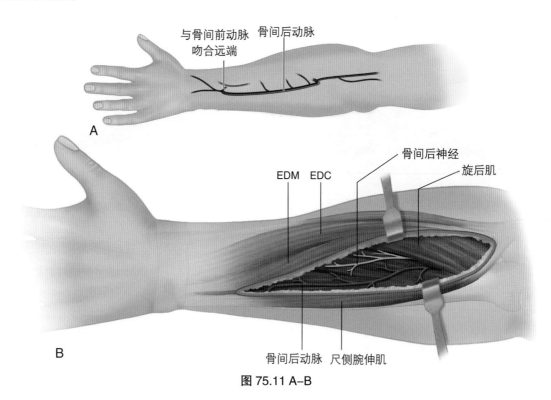

图 75.11 A–B

近端 2.5 cm 处的骨间前动脉与骨间后动脉的交通支。有 5% 的人不存在该交通支。

- 骨间后动脉及其皮穿支的两条伴行静脉负责皮瓣的逆向回流。
- 在前臂近端，骨间后神经与动脉伴行，并发出肌支支配相邻的肌肉。在皮瓣的切取过程中，必须要保护骨间后神经及其分支（图 75.11A、B）。

体位

- 患者取仰卧位，在止血带下操作。
- 在前臂旋前位下切取皮瓣。

手术操作

第一步

- 松解虎口和挛缩的内收肌，用两枚克氏针来撑开第一、二掌骨间隙。
- 采取神经移植桥接指神经断端与正中神经。

第二步：皮瓣设计

- 设计的皮瓣应包含术前探测到并标记的骨间后血管及其穿支（图 75.12）。
- 下尺桡关节近端 2.5 cm 处为皮瓣的旋转点（图 75.12）。
- 皮瓣的蒂部要携带约 1 cm 宽的皮肤，以避免缝合切口时有张力影响血供。

第三步

- 在止血带充气后，沿皮瓣蒂部和皮瓣的尺侧缘做切口。
- 从尺侧腕伸肌肌腹开始并向桡侧掀起皮瓣，显露尺侧腕伸肌与小指固有伸肌之间的肌间隔。
- 将尺侧腕伸肌牵向尺侧，在肌间隔内找到与之前多普勒检查发现一致的穿支血管（图 75.13）。

> **第八步手术要点**
> 如果供区宽度超过 6 cm，则需要植皮来覆盖供区创面。

> **第二步手术要点**
> - 皮瓣蒂部的长度约等于旋转点与皮肤缺损的近侧缘之间的距离再增加 10%，以免在皮瓣旋转后张力过大。
> - 将皮瓣设计在前臂的背侧，不应超过前臂的侧中线。

第四步

- 切开皮瓣桡侧边缘的皮肤和深层筋膜。
- 在皮瓣下面的肌腹表面掀起皮瓣，直到尺侧腕伸肌与小指伸肌之间的肌间隔处。

第五步

- 在近端血管蒂中将骨间后神经小心地游离出来，然后在皮穿支的近端结扎骨间后动脉及其伴行静脉。
- 在骨间后动脉深层分离肌间隔，逆行掀起皮瓣直到旋转点处（图 75.14）。

第六步

- 松止血带后，观察皮瓣有良好的血运，血管搏动良好。
- 切取皮桥，做成螺旋桨皮瓣，旋转后覆盖虎口区（图 75.15）。
- 电凝出血点后，旋转皮瓣，虎口区用 3-0 缝线缝合。

第七步

- 将肌肉层近端闭合后，皮肤移植覆盖供区可缺损部位。

术后护理和预后

- 术后对手和前臂采用掌侧石膏固定。术后 10 天拆线。术后 1 周开始活动手指。6 周左右可以拔除克氏针。留院观察一天，监测皮瓣血运，然后出院。建议抬高患肢以利于静脉回流。
- 骨间后动脉皮瓣是筋膜皮瓣，不牺牲前臂主要血管，并能为受区包括虎口区或手背侧提供颜色和质地都相似的皮肤组织来覆盖。虽然切取皮瓣后对

第三步手术要点

- 并非所有病例都存在骨间后动脉与骨间前血管的远端交通支。如果术前多普勒结果存疑，可在旋转点处先做小切口，确认交通支是否存在。
- 在掀起皮瓣之前，最好先在皮瓣蒂部的切口中确认尺侧腕伸肌和小指固有伸肌的间隙，再逐步追踪到第一穿支。在前臂远端骨间后动脉位置表浅，显露血管蒂更加容易。
- 在肌腹表面分离并保护好皮瓣的皮下穿支。
- 一般情况下，只需一个大的皮下穿支即可为皮瓣提供很好的血供。

第三步手术注意

将筋膜与皮肤暂时缝合固定，以免在手术过程中分离。

第四步手术要点

- 在肌腹浅层掀起皮瓣。
- 在肌间隔的桡侧也可看到大的穿支血管。

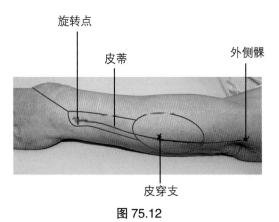

旋转点　皮蒂　　外侧髁

皮穿支

图 75.12

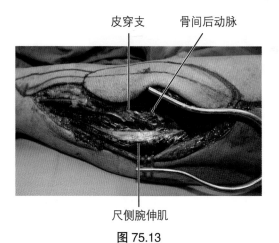

皮穿支　骨间后动脉

尺侧腕伸肌

图 75.13

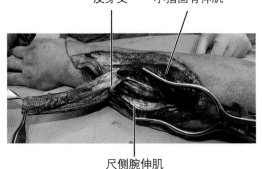

皮穿支　小指固有伸肌

尺侧腕伸肌

图 75.14

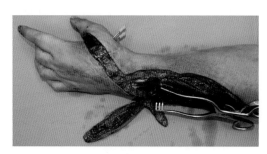

图 75.15

第四步注意

- 在掀起皮瓣的过程中，要仔细辨认伸指总肌腱与小指固有伸肌之间的肌间隔（图 75.22）。

第五步手术要点

皮瓣蒂应包含骨间后动脉、伴行静脉和肌间隔以及浅层足够宽的皮下组织和深筋膜。

第五步手术注意

- 不用也不要游离蒂部血管。
- 掀起皮瓣时，采用双极电凝处理小的肌肉穿支。
- 可先用血管夹暂时性夹闭皮瓣的近端血管，来评估皮瓣的供血情况。如果供血不充分，则要尽可能长地保留近端血管，将带蒂皮瓣改为游离皮瓣。

第六步手术注意

不推荐通过皮下隧道的手术方式来容纳血管蒂，以免由于前臂背侧皮肤过紧而导致皮瓣静脉回流淤滞。

第七步手术要点

如果设计皮瓣的宽度为 3～4 cm，可直接缝合。

第七步手术注意

避免前臂伤口关闭时张力太大。

供区损伤较小，但前臂背侧供区植皮覆盖后影响外观是缺点。

循证文献

Acharya AM, Bhat AK, Bhaskaranand K. The reverse posterior interosseous artery flap: technical considerations in raising an easier and more reliable flap. J Hand Surg Am 2012;37:575–82.

作者根据他们的经验描述了 PIA 皮瓣技术的细节。他们还报告了总共 21 例接受皮瓣手术的结果，平均随访 6 个月，皮瓣的大小为 90～30 cm^2。皮瓣全部成活，没有大的并发症。作者注意到该皮瓣会导致可见的前臂供区缺损，并且与手掌缺损区域的皮肤颜色并不匹配。

Becker C, Gilbert A. The ulnar flap. Handchir Mikrochir Plastchir 1988;20:180–3.

作者第一个报告了尺动脉背侧皮瓣。他们通过解剖 100 例新的尸体的前臂，发现了尺动脉背支恒定出现。将该皮瓣应用于 8 例病例以覆盖手和腕的掌背侧大小鱼际部的皮肤缺损。作者建议将该皮瓣适用于手尺侧小的缺损（不超过 1.0 cm×5 cm）。作者报道了他们用 PIA 皮瓣 102 例临床病例的经验及 100 例解剖发现。在所有解剖中均发现了 PIA 与 AIA 之间的吻合，但在 3 例临床病例中并未发现，因为 PIA 似乎终止于前臂的中 1/3。94 例皮瓣成活，4 例皮瓣部分坏死及 1 例皮瓣完全坏死。作者建议 PIA 皮瓣可用于重建虎口至拇指指间关节、手背至掌骨关节背侧及手掌尺侧边界大的缺损。

Costa H, Pinto A, Zenha H. The posterior interosseous flap—a prime technique in hand reconstruction. The experience of 100 anatomic dissections and 102 clinical cases. J Plast Reconstr Aesthet Surg 2007;60:740–7.

作者报道了他们用骨间后动脉皮瓣 102 例临床病例的经验以及 100 例解剖发现。在所有解剖中均发现了 PIA 与 AIA 之间的吻合。但在 3 例临床病例中并未发现，因为 PIA 似乎终止于前臂的中 1/3。94 例皮瓣成活，4 例皮瓣部分坏死以及 1 例皮瓣完全坏死。作者建议 PIA 皮瓣可用于重建虎口至拇指指间关节、手背至掌骨关节背侧以及手掌尺侧边界大的缺陷。

Meland NB, Lincenberg SM, Cooney 3rd WP, Wood MB, Hentz VR. Experience with the island radial forearm flap in local hand coverage. J Trauma 1989;29:489–93.

作者应用前臂桡侧岛状皮瓣覆盖手及前臂的软组织缺损，包括毁损伤、化疗注射后的坏死和肿瘤切除共 28 例。26 例为逆行岛状皮瓣，2 例为顺行岛状皮瓣。26 例手的 3 例出现皮瓣尖端部分坏死，4 例供区植皮后出现轻度皮肤脱落。术后问题包括肿胀、寒冷耐受、力弱和感觉改变。这些可能与皮瓣以外创伤本身的性质相关。作者认为该皮瓣可用于手和前臂的局部覆盖，并且可接受供区出现的问题。

Unal C, Ozdemir J, Hasdemir M. Clinical application of distal ulnar artery perforator flap in hand trauma. J Reconstr Microsurg 2011;27:559–65.

作者报道了尺动脉背侧穿支皮瓣用于 9 例手和腕部复合损伤。缺损部位位于手背、腕的掌背侧和手掌，一次完成的皮瓣大小从 2 cm×3 cm 到 5 cm×8 cm。当静脉淤滞出现时，作者吻合包含在皮瓣内的浅表静脉与受区的静脉。全部病例平均随访 18 个月，皮瓣均成活，无并发症。作者注意到 2 位患者更关注供区植皮后的外观。

第七十六章
带蒂和游离腹股沟皮瓣

Guang Yang、Kevin C. Chung 著　李文军 译　陈山林 审校

- 腹股沟皮瓣是以旋髂浅动脉为轴型血管的皮瓣，其皮瓣的长宽比例超出了腹部随意皮瓣的限制。该皮瓣的主要作为带蒂皮瓣覆盖上肢皮肤缺损，因为其血管蒂部短，很少作为游离皮瓣使用。

适应证

- 腹股沟带蒂皮瓣是一类带轴型血管的远位皮瓣，不是随意的腹部皮瓣。该皮瓣是修复手部和前臂软组织缺损安全可靠的重建方式（图 76.1）。
- 腹股沟带蒂皮瓣联合邻近的腹部皮瓣，比如腹壁浅动脉（superficial inferior epigastric artery，SIEA）皮瓣，可以同时修复手背和手掌部的皮肤缺损。
- 腹股沟带蒂皮瓣经常作为游离皮瓣失败后的补救方法。
- 腹股沟带蒂皮瓣通常会将受伤的手固定在同侧腹股沟部位约 1 个月。这就会出现上肢关节僵硬，特别是老年患者。前臂皮瓣或游离皮瓣对于此类患者是更好的替代方式。
- 腹股沟皮瓣也可以作为游离皮瓣使用，一期手术即可覆盖创面。但由于其显而易见的缺点，比如血管蒂短和解剖变异等，很少这样使用。
- 对于青年女性而言，因供区隐蔽，腹股沟带蒂皮瓣是一种较为理想的皮瓣选择。

临床检查

- 要检查供区腹股沟部位是否有轴型血管的损伤情况。如局部有先前损伤导致的瘢痕或曾行腹股沟部位的手术，比如疝气修补、淋巴结活检或静脉剥

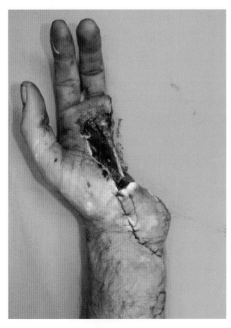

图 76.1

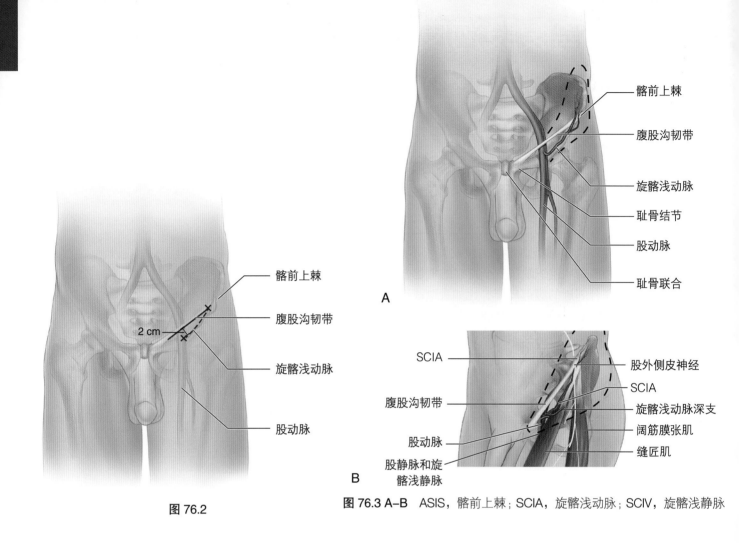

图 76.2

图 76.3 A–B   ASIS，髂前上棘；SCIA，旋髂浅动脉；SCIV，旋髂浅静脉

脱术等，则不适合用腹股沟皮瓣。

- 如果是采用带蒂的腹股沟皮瓣，需要在同侧的腹股沟部位将患肢固定 3～4 周，然后再断蒂。由于肢体活动受限，患者的日常生活比较困难。除了皮瓣嵌合和断蒂之外，需要多次修薄、修整甚或组织重新调整等手术以改善外观也是手术的缺点。因此，在手术前要与患者就上述问题充分沟通。

影像学

- 首先标记髂前上棘和腹股沟韧带。触摸股三角区域的股动脉搏动。旋髂浅动脉一般在腹股沟韧带下方 2 cm（或 2 横指）起于股动脉，然后向外侧，并偏向髂前上棘方向走行。在确认旋髂浅动脉的走行后，就可以确定腹股沟皮瓣的长轴，并用多普勒超声探头标记（图 76.2）。

手术解剖

- 旋髂浅动脉是营养腹股沟皮瓣的血管。旋髂浅动脉可以直接起自于股动脉，也可以是与腹壁浅动脉共干或起自股三角部位的旋髂深动脉（在腹股沟韧带中点下方 2 cm）。旋髂浅动脉是股动脉的一个小分支，直径小于 2 mm。在缝匠肌内侧缘发出深支支配肌肉之后，其浅支穿过深筋膜并浅行向上至髂前上棘（图 76.3A、B）。

- 旋髂浅动脉的浅支发出皮支营养髂前上棘部位沿途的皮肤。旋髂浅动脉分支与腹壁浅动脉、旋髂深动脉、臀上动脉和旋股外侧动脉在下腹部广泛交通。这些交通支的存在使皮瓣的远端能以随意皮瓣的模式扩展超过髂前上棘部位。
- 皮瓣的回流依赖于旋髂浅动脉的伴行静脉。旋髂浅静脉直接回流至股静脉或者回流入大隐静脉属支。尽管这个部位的静脉口径足够显微吻合，但蒂部太短。
- 腹股沟皮瓣没有伴行的皮神经，因此不能将该皮瓣用于感觉皮瓣。股外侧皮神经走行在腹股沟皮瓣区域内，在切取皮瓣时可能会碰到此神经。该神经从腹股沟韧带下方，从阔筋膜张肌与缝匠肌之间穿出，然后在靠近缝匠肌的内侧缘部位下行，并发出分支支配股外侧的皮肤感觉（图76.3B）。在术中对该神经必须显露并保护，否则损伤后大腿外侧会麻木。

体位

- 患者平卧位于手术台上。
- 带蒂皮瓣一般在患肢同侧腹股沟，游离皮瓣两边都可以做。
- 如果皮瓣的长度超过髂前上棘的话，要垫高臀部。

手术操作

第一步

- 患肢彻底清创，测量缺损面积。

第二步：皮瓣设计

- 对腹股沟皮瓣沿纵轴方向画线，轴线沿着旋髂浅动脉走行方向。2/3的皮瓣在轴线上方，1/3在下方（图76.4）。

第三步

- 首先切开皮瓣的上外侧缘。在腹外斜肌腱膜正上方掀起皮瓣直至露出腹股沟韧带（图76.5）。

第四步

- 切开皮瓣的下缘，自内侧开始从深筋膜浅层掀起皮瓣（图76.6）。
- 在髂前上棘内侧显露阔筋膜张肌和缝匠肌的外侧缘（图76.5）。
- 将缝匠肌肌筋膜深层从外侧到内侧掀起皮瓣，以防止损伤血管，因为旋髂浅动脉从缝匠肌深筋膜下方穿出（图76.7）。

第五步

- 对于腹股沟带蒂皮瓣来讲，一直要游离皮瓣有足够的长度覆盖创面才可以。
- 对于腹股沟游离皮瓣来讲，需要将旋髂浅动脉和其伴行静脉尽量游离直至其股动脉起始部（图76.8）。切开皮瓣的内侧缘后，显露位于皮下的旋髂浅静脉，将其向内侧游离。循血管蒂走行游离皮瓣（图76.9）。

第六步

- 根据受区缺损深度修薄皮瓣。

第一步手术要点

- 如果伤口情况允许，可以一期修复神经，重建肌腱，骨折复位固定。
- 测量缺损面积。一组人员处理受区，另一组人员游离皮瓣。

第二步手术要点

- 皮瓣内侧以股动脉走行为界。皮瓣的远端可以超过髂前上棘。超过的部分设计为随意皮瓣，长宽比例一致（图76.4）。
- 当采用腹股沟带蒂皮瓣覆盖手部创面时，用样布测量缺损范围和蒂部位置，并依样布形状设计皮瓣及其底部非常重要（图76.3）。
- 最近侧的皮瓣部分是蒂部。皮瓣的蒂部越长，越容易覆盖手部皮肤缺损区。相反，如皮瓣太短，就不能保证在蒂部没有张力的情况下覆盖手部创面。
- 血管蒂比较短，长2~5cm。
- 尽管皮瓣的远端部分可以修薄至真皮层，但皮瓣必须大于缺损区域，特别是缺损区并不平坦时。
- 最大的腹股沟皮瓣可以切取到13cm×10cm大小。

第二步手术注意

皮瓣长一些有助于术后肘关节和肩关节活动，增加患者的舒适度。但过长的话，对供区也是浪费。

第三步手术要点

- 腹壁下浅动脉起自股动脉，垂直向上到腹外斜肌腱膜。在准确确定解剖平面后，需要将其切断并结扎。
- 在腹外斜肌腱膜浅层掀起皮瓣是安全的，可防止损伤真皮下血管网。在嵌合皮瓣前修整皮瓣。

第四步手术要点

- 在向内侧掀起皮瓣时，需要切断腹股沟韧带与阔筋膜张肌之间的筋膜。
- 缝匠肌是解剖平面变化的标记，因此，辨别缝匠肌肌纤维非常重要。该肌起自于髂前上棘处的腱纤维，走行在阔筋膜张肌内侧，两者之间有肌间隔。肌肉向下斜形走行至膝关节内侧（图76.3B）。
- 在皮瓣的近侧筋膜下可以看到作为血管蒂的旋髂浅动脉及其伴行静脉（图76.5）。

第四步手术注意

从髂前上棘向缝匠肌内侧缘解剖时，要显露从深筋膜穿出走行于皮下的股外侧皮神经。如果是带蒂皮瓣，只要皮瓣设计得足够偏外侧，就无须分离神经。做游离皮瓣时，为了得到足够长的血管蒂，需要解剖此神经。

第五步手术要点

- 解剖带蒂皮瓣时，一般在缝匠肌内侧缘 2～3 cm 就不能再解剖了。从缝匠肌表面掀起皮瓣时，需要游离旋髂浅动脉的肌穿支，并在该肌的内侧缘结扎（图 76.10）。
- 不需要游离裸化旋髂浅动脉和其浅支。

第五步手术注意

- 缝匠肌的肌穿支蒂很短。最好在肌内结扎切断，以免损伤旋髂浅动脉主干。
- 操作这一步骤时可以撤出臀部衬垫。

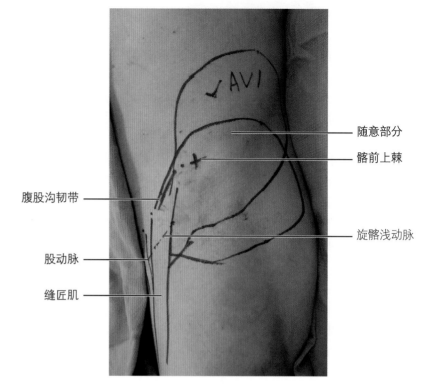

随意部分

髂前上棘

旋髂浅动脉

腹股沟韧带

股动脉

缝匠肌

图 76.4

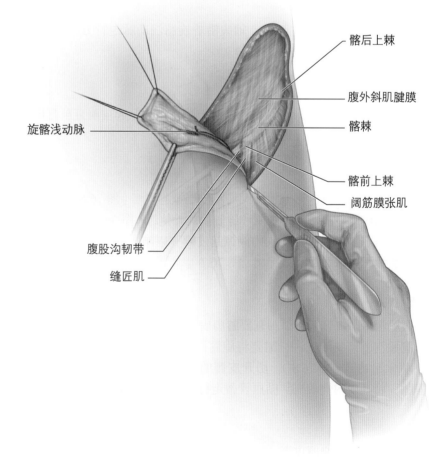

髂后上棘

腹外斜肌腱膜

髂棘

髂前上棘

阔筋膜张肌

旋髂浅动脉

腹股沟韧带

缝匠肌

图 76.5

第六步手术要点

- 尽量修薄皮瓣远端边缘，以便更好地嵌合。
- 可以将皮瓣远端修剪，类似于随意皮瓣，因为这部分皮瓣的营养血管在浅层，是位于真皮下的血管网。

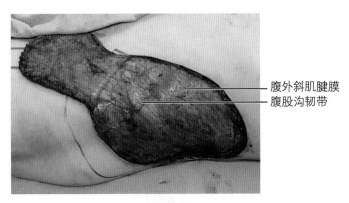

腹外斜肌腱膜
腹股沟韧带

图 76.6

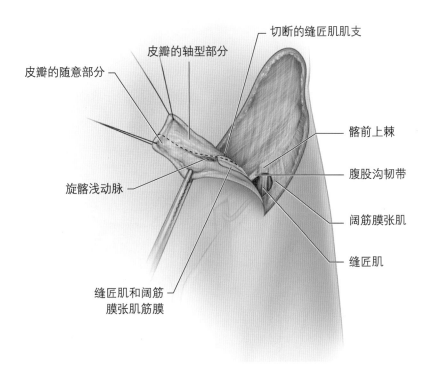

切断的缝匠肌肌支
皮瓣的轴型部分
皮瓣的随意部分
髂前上棘
旋髂浅动脉
腹股沟韧带
阔筋膜张肌
缝匠肌
缝匠肌和阔筋膜张肌筋膜

图 76.7

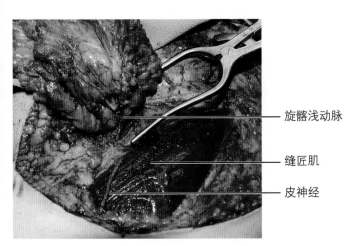

旋髂浅动脉
缝匠肌
皮神经

图 76.8

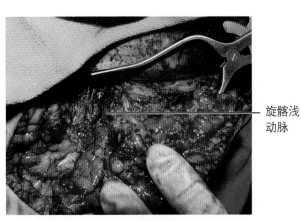

旋髂浅动脉

图 76.9

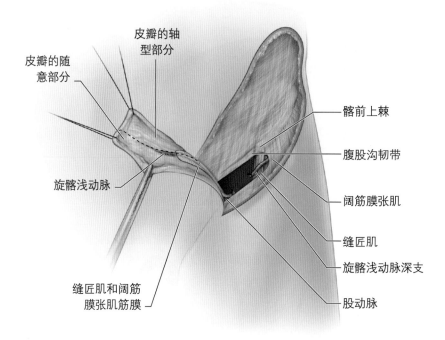

皮瓣的随意部分

皮瓣的轴型部分

髂前上棘

腹股沟韧带

阔筋膜张肌

缝匠肌

旋髂浅动脉深支

股动脉

旋髂浅动脉

缝匠肌和阔筋膜张肌筋膜

图 76.10

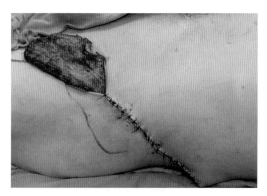

图 76.11

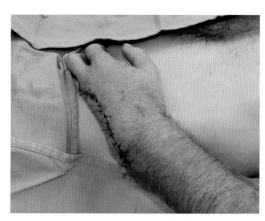

图 76.12

第六步手术注意

- 可以使用钝头剪刀仔细修剪皮瓣近端的脂肪，不要损伤血管蒂。保留真皮下的薄层脂肪，因为血管蒂位于深筋膜内。
- 不要修薄皮瓣蒂部的部分。断蒂后，此蒂部的皮肤会被原位缝回到供区。

第七步手术要点

- 皮瓣宽度小于 10 cm 的话，供区可以直接闭合。
- 屈髋有助于减少张力和关闭伤口。
- 如果供区缺损大，无法直接缝合，则游离中厚皮肤植皮覆盖。

第七步

- 仔细止血后，用 2-0 薇乔线或 0 号薇乔线缝合供区皮下，用 2-0 尼龙线缝合皮肤（图 76.11）。

第八步

- 先把皮瓣游离缘与受区皮缘缝合固定几针，然后用 3-0 尼龙线间断缝合。缝合时要把患肢摆放在一个合适、舒服的位置（图 76.12）。
- 如果是游离皮瓣，把皮瓣放在缺损区缝合固定，把旋髂浅动脉和旋髂浅静脉与受区的血管吻合，以恢复皮瓣血供。

第九步

- 皮瓣嵌合到缺损部位 3～4 周后断蒂，此时皮瓣已从受区再血管化。
- 皮瓣减容术可以采用吸脂或开放的方法进行，但至少要等到术后 3～6 个月。

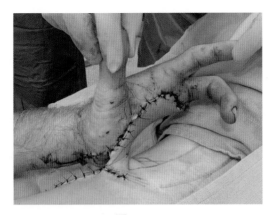

图 76.13

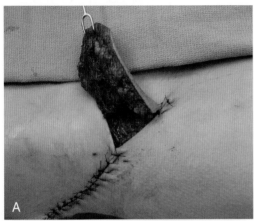

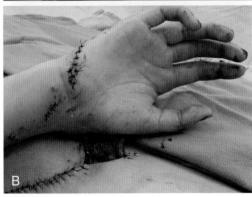

图 76.14 A–B

术后护理和预后

- 先将整个患肢固定几天，直至患者觉得患手的位置比较舒适为止。
- 术后将髋关节屈曲几天后缓慢伸直。
- 换药的次数取决于是否有外露伤口。
- 患者在术后适应了手部的位置之后，就要逐步开始活动所有没有固定的关节。
- 如果是游离皮瓣，术后 24 h 内都需要用标准的方法监测皮瓣血供。
- 腹股沟带蒂皮瓣是一个万能皮瓣，可以覆盖大面积的组织缺损。切取容易、快速，特别是在切取不超过缝匠肌外侧缘的皮瓣时。尽管皮瓣比较宽，但供区瘢痕隐蔽，这也是腹股沟皮瓣最大的优点。
- 腹股沟皮瓣的缺点包括多次手术、皮瓣臃肿以及长时间上肢固定造成关节僵硬等。蒂部较短以及血管蒂不恒定是游离腹股沟皮瓣不常用的原因。

第八步手术要点

将皮瓣与受区的皮肤缝合好，因为皮瓣血液循环的建立与伤口愈合的好坏有关。

第八步手术注意

- 如果是覆盖掌侧缺损，可以将皮瓣的蒂部做成管状（图 76.13）。
- 覆盖背侧创面，可以不用管状蒂（图 76.14A、B）。对皮瓣裸露区可以用抗菌素软膏保持湿润，每天换药 2 次，并用防粘连油沙覆盖。
- 要确保皮瓣的蒂部没有扭转或打褶。

第九步手术要点

- 皮瓣断蒂时，可将多余的皮肤缝回到供区。
- 为了使患者和理疗师可以更好地活动关节，手术医师可以在断蒂时的麻醉下被动活动患者的关节。

第九步手术注意

断蒂前要做皮瓣血供测试，可以在术前用橡胶管勒紧管状的蒂部，以阻断轴型血管的血流。这样的测试只是在皮瓣存活可疑时才采用。

术后护理要点

- 如果患者是卧床，在肘部垫枕头有助于放松上臂并减少皮瓣的张力。如果患者需要坐起离床，可能需要别人的协助，以免撕脱皮瓣。
- 如果有张力存在，供区的瘢痕会持续扩大，因此在皮瓣断蒂前不要拆线。

术后护理注意

- 要密切注意患者从麻醉中苏醒的状态。术者的团队成员必须把持患肢，以防止患者下意识地用手去拔出口中的插管，从而造成皮瓣撕脱。
- 在术后的最初几天，必须观察皮瓣的血供，以防止皮瓣出现蒂部的扭曲或打褶。

循证文献

Chuang DC, Jeng SF, Chen HT, Chen HC, Wei FC. Experience of 73 free groin flaps. Br J Plast Surg 1992;45:81–5.

> 本文回顾了系列 73 例游离腹股沟皮瓣。皮瓣的平均手术时间需要 6.7 h，从 2 h 到 11 h 不等。三个皮瓣发生完全坏死，另外三个皮瓣发生部分坏死。对所有供区都进行一期闭合，供区的并发症很低。在 70 名患者中，对 32 名进行了至少一次缩容手术。作者还介绍了他们克服血管变异的技术，并认为这是成功应用游离腹股沟皮瓣的关键。

Harii K, Omori K, Torii S, Murakami F, Kasai Y. Free groin skin flaps. Br J Plast Surg 1975;28:225–37.

> 作者在文章中报告了一系列 47 例游离腹股沟皮瓣，并报告了他们的临床经验。他们还描述了营养皮瓣的动脉的变异情况。选择具有较大直径的旋髂浅动脉或腹壁浅动脉进行吻合。将旋髂浅静脉或其类似的静脉用于皮瓣的静脉回流。由于技术问题，5 例发生皮瓣完全坏死，3 例皮瓣发生部分坏死，2 例皮瓣出现浅表坏死。作者总结了游离腹股沟皮瓣的特殊优势，其中包括大面积皮肤覆盖、隐蔽的供体瘢痕、供区的直接闭合以及血管的可靠性。

Lister GD, McGregor IA, Jackson IT. The groin flap in hand injuries. Injury 1973; 4: 229–39.

> 作者描述了带蒂腹股沟皮瓣的基础知识和手术技巧。他们还回顾性报道了在各种手术中应用的 50 多个腹股沟皮瓣和 16 个急诊手部损伤的皮瓣重建病例。他们在皮瓣嵌合后 3 周断蒂，是否迟延皮瓣取决于是否还需要将皮瓣蒂的部分随后缝合到手上。3 例皮瓣发生部分边缘坏死。其中 2 例是皮瓣过长导致，另一个皮瓣的轴型动脉在先前的疝修补术中受损。作者认为腹股沟皮瓣适用于手部缺损。

Wray RC, Wise DM, Young VL, Weeks PM. The groin flap in severe hand injuries. Ann Plast Surg 1982; 9: 459–62.

> 作者为 27 名手部软组织缺损患者施行了 28 例腹股沟皮瓣。18% 的患者在皮瓣断蒂后由于局部缺血导致皮瓣坏死。皮瓣断蒂后马上嵌合与皮瓣断蒂后延迟嵌合之间在皮瓣坏死的发生率上无统计学差异。他们发现，如果将皮瓣血管蒂分两期断蒂，皮瓣坏死就不会出现。他们认为一期迟延手术包括旋髂浅动脉的一期结扎或皮瓣宽度的全层皮肤切开有助于避免皮瓣坏死。

第七十七章

上臂外侧皮瓣

Guang Yang、Yuki Fujihara、Jennifer F. Waljee、Kevin C. Chung 著　李文军 译　陈山林 审校

适应证

- 上臂外侧皮瓣的血供来源是桡侧副动脉后支及其肌间隔穿支。因为其筋膜相对薄，且比腹部皮瓣和股前外侧皮瓣在解剖结构上更恒定，因此它是前臂和手部缺损重建的好方法（图 77.1）。
- 游离上臂外侧皮瓣可以单独携带血管化的肱骨、肱三头肌或上臂后皮神经来同时重建骨、肌腱或神经等的复合缺损。
- 对于肘关节和前臂周围，特别是瘢痕松解后的肘窝或鹰嘴周围的缺损，逆行上臂外侧岛状皮瓣是非常好的选择。对这个部位采用有弹性的组织覆盖远比植皮效果要好。皮瓣可以切取的面积大约为 8 cm × 15 cm（图 77.2A、B）。
- 尽管供区的皮肤可以直接缝合，但术后因瘢痕较为外露，对于年轻的女性患者还是不推荐使用该皮瓣。

临床检查

- 缺损区附近的桡动脉或尺动脉以及浅静脉通常可以作为受区血管使用。对于任何受区部位既往的血管损伤都不推荐使用游离皮瓣。
- 对供区上臂和肘部都需要详细检查以排除既往损伤。这些损伤都会造成皮瓣切取上的困难。

影像学

- 术前多普勒检查有助于定位桡侧副动脉及其皮肤穿支。桡侧副动脉一般走行于三角肌止点和外侧髁连线。皮支的发出一般在此线的下半部分，最远端的分支一般在外侧髁近端 3～5 cm 部位。

手术解剖

- 在肱三头肌深面，肱深动脉与桡神经伴行，经过肱骨桡神经沟向远端下行。在三角肌止点部位，其分为两支：①桡侧副动脉前支（anterior radial

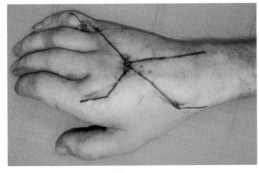

图 77.1

703

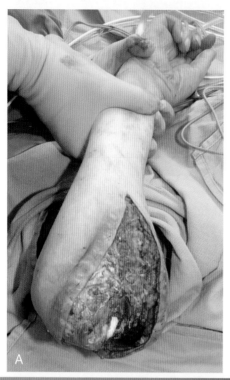

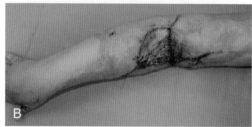

图 77.2

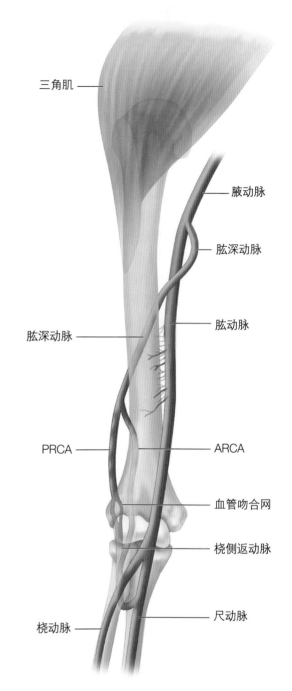

图 77.3　ARCA，桡侧副动脉前支；PRCA，桡侧副动脉后支。

collateral artery，ARCA），其直径小，不恒定，与桡神经伴行。②桡侧副动脉后支（posterior radial collateral artery，PRCA），此动脉较大，恒定，走行于后方为三头肌与前方为肱肌和肱桡肌之间的间隙内（图 77.3）。

- 桡侧副动脉后支是游离上臂外侧皮瓣的营养血管。动脉的起始部直径为 1.5～2.0 mm。该动脉向肱骨外侧髁部位下行，并与桡侧返动脉有交通。其走行中发出分支支配其表面的皮肤、骨、肌肉及筋膜。主要的分支位于其走行的中下段（图 77.4）。
- 桡侧副动脉后支的一根或两根伴行静脉是游离上臂外侧皮瓣的回流血管。伴行静脉的直径一般在 2 mm 左右。
- 桡神经的两个皮支——上臂后皮神经和前臂后皮神经支配皮瓣的皮肤感觉（图 77.4）。上臂后皮神经支配上臂外侧远端的皮肤感觉，前臂后皮神经支

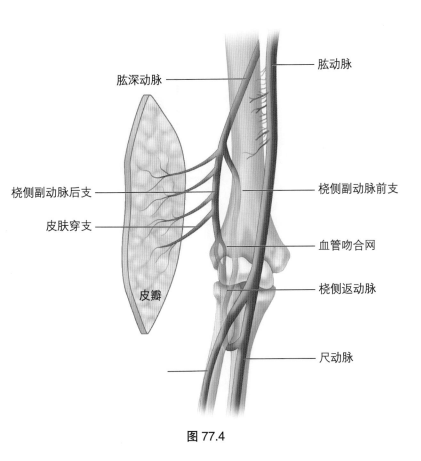

图 77.4

图中标注：
- 肱深动脉
- 桡侧副动脉后支
- 皮肤穿支
- 皮瓣
- 肱动脉
- 桡侧副动脉前支
- 血管吻合网
- 桡侧返动脉
- 尺动脉

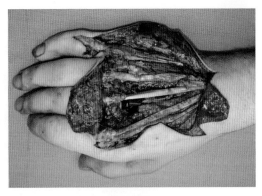

图 77.5

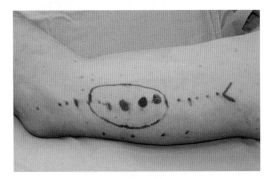

图 77.6

配前臂后外侧的皮肤感觉。这两支皮神经均可以切取，但切取后会造成相应的皮肤感觉障碍。

体位

- 患者取平卧位，将患肢放置在手术台上，切取皮瓣时使患肢处于肘关节屈曲、前臂旋前位。
- 整个供区上臂，包括肩部都在消毒范围内。
- 用无菌止血带绑缚在上臂近端部位。
- 患肢或对侧肢体都可以作为供区。

手术操作：游离上臂外侧皮瓣

第一步

- 如果可能，清创后尽可能固定骨折并修复损伤肌腱（图 77.5）。
- 探查受区的血管，评估质量。

第二步

- 标记皮瓣的轴心线。该轴心位于从三角肌止点至肱骨外侧髁连线的外侧肌间隔部位。这恰好是桡侧副动脉后支的走行位置。皮瓣一般位于轴心线的中远部分（图 77.6）。

第三步

- 首先切开皮瓣后缘的皮肤和筋膜。
- 将皮瓣从肱三头肌腱和肌肉下向前掀起，直至看到外侧肌间隔为止。

第一步手术要点

由于血管口径合适和易于吻合，桡动脉和头静脉或其属支可以作为受区血管使用。

第二步手术要点

- 皮瓣蒂部的长度取决于缺损最近的边缘与受区血管之间的距离。
- 皮瓣的宽度一般为上臂周径的 1/3。
- 一般会在三角肌止点水平切断血管蒂。如果皮瓣设计得更靠近远端，则血管蒂会更长。

第二步手术注意

上臂远端的筋膜要比近端薄，因此，皮瓣越靠近远端，越不易闭合。

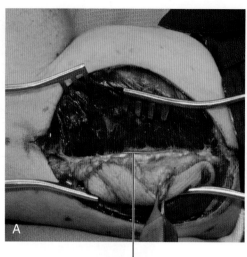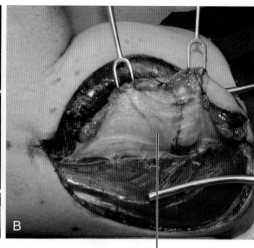

桡侧副动脉后支

穿支

图 77.7 A–B

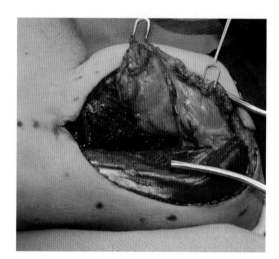

图 77.8

第三步手术要点

- 解剖平面位于深筋膜与肌腹之间。
- 当从肌间隔上分离肌肉后，就会发现桡侧副动脉后支到肱三头肌的肌穿支，可以将其电凝或结扎切断。

第三步手术注意

- 要将筋膜固定在皮肤上，以防止切取皮瓣时筋膜与皮瓣分离。
- 在分离肌间隔与肱三头肌前缘时，要特别注意避免损伤位于外侧肌间隔部位的皮肤穿支。
- 如果受区需要移植带血供的肌腱，可以将肱三头肌腱包含在皮瓣内。

第四步手术要点

可以在肌间隔内看到桡侧副动脉的后支和皮肤穿支（图 77.7A、B）。

第四步手术注意

皮瓣后缘和前缘切取的方式基本一样，但前缘相对比后缘难，因为前缘的筋膜比后缘更贴近肌肉。

第五步手术要点

- 切断肌间隔时越靠近骨膜越好，以确保血管蒂包含在肌间隔内，尤其是游离皮瓣远端时更需要注意。
- 需要时，可以切取包含骨膜的肱骨骨皮瓣。

- 从三头肌部位仔细分离肌间隔，直至游离到其肱骨止点部位。

第四步

- 切开皮瓣前缘，深达肱肌和肱桡肌肌膜。
- 从肌肉上掀起皮瓣前缘，直至游离至肌间隔。

第五步

- 从外侧髁将皮瓣的远端掀起，将皮瓣连同肌间隔及其深层的血管从骨膜下向近端游离（图 77.8）。

第六步

- 在皮瓣近端做切口以方便显露血管蒂。
- 为了游离血管蒂，需要切断上臂后皮神经。
- 观察皮瓣血供良好后，将血管蒂，包括桡侧副动脉的后支及其伴行静脉在游离足够长度后结扎切断（图 77.9）。

桡神经

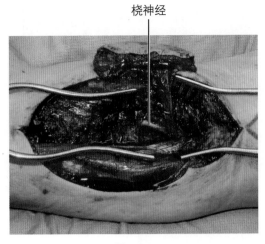

图 77.9

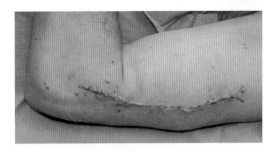

图 77.10

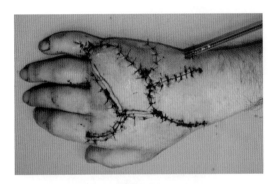

图 77.11

第七步
- 将肱三头肌和肱桡肌以及肱肌疏松缝合后，就可以直接关闭供区了（图 77.10）。

第八步
- 将皮瓣缝合到手背部。
- 将皮瓣动脉以端侧吻合的方式与桡动脉缝合，将头静脉与皮瓣伴行静脉端端吻合。去除血管夹后，皮瓣灌注良好（图 77.11）。

第九步
- 需要时，修薄皮瓣，改善外观（图 77.12A—C）。

术后护理和预后
- 患者收住院，用几天右旋糖酐。术后 24 h 内需要常规监测皮瓣血供。
- 上臂外侧皮瓣易于切取，且不牺牲主干血管，外观也不错（图 77.13）。
- 供区愈合后只有一个线性瘢痕（图 77.14）。前臂后皮神经在皮瓣切取时会被切断，导致前臂的外侧有麻木感，但并不是所有患者都会抱怨这个问题。

第六步手术要点
- 如果止血带影响了皮瓣血管蒂的解剖，可以将其去除。
- 为了得到更长的血管蒂，可以将三角肌与肱三头肌之间的切口向近端延长。将桡侧副动脉前支结扎切断后，肱深动脉可以作为皮瓣血管蒂，但后者的解剖较困难。
- 如果需要感觉神经皮瓣，可以携带上臂后皮神经。

第六步手术注意
- 在肱骨桡神经沟部位，肱深动脉与桡神经伴行。在上臂的中 1/3 部位，桡神经与桡侧副动脉前支伴行，并由后方向前方穿过外侧肌间隔。在切取皮瓣近端以及游离血管蒂时一定要注意保护桡神经（图 77.9）。
- 在切断皮瓣血管蒂之前，需要电凝皮瓣边缘的出血点。

第七步手术要点
如果皮瓣的宽度大于 6 cm，就不能直接关闭供区了，需要植皮。

第七步手术注意
如果切口关闭后张力大，会导致桡神经卡压的发生。

第八步手术要点
- 如果桡动脉或尺动脉的伴行静脉口径大，也可以作为皮瓣的回流静脉。
- 可以将皮瓣中保留的神经与受区的感觉神经缝合以恢复皮瓣的感觉。
- 在皮瓣下面放置引流管有助于伤口的引流（图 77.11）。

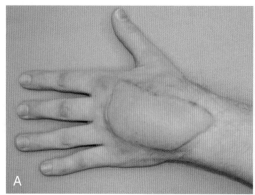
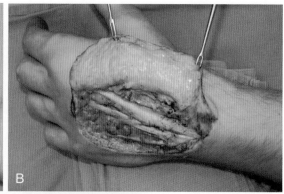
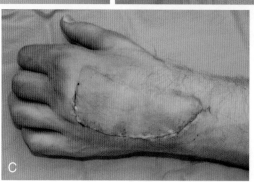

图 77.12 A–C

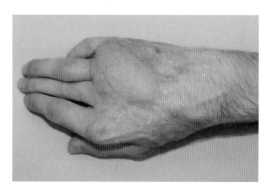

图 77.13

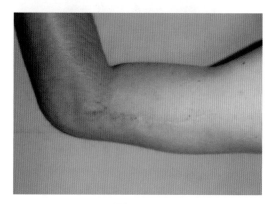

图 77.14

第一步手术要点

- 为了使皮瓣能够无张力地嵌合到受区，皮瓣尖端到旋转点的长度应该比缺损最远端至旋转点的长度长15% ~ 20%。
- 一般需要将带蒂皮瓣设计为螺旋桨皮瓣。远端皮瓣延展有助于皮瓣在旋转后覆盖血管蒂。

第一步手术注意

如果外侧髁的部位有瘢痕或缺损存在，要确认桡侧副动脉的精确走行，以方便决定此动脉是否可以作为皮瓣的血管蒂使用。如果瘢痕横跨桡侧副动脉的走行部位，建议选择其他供区（图77.15A）。

手术操作：带蒂逆行上臂外侧皮瓣

第一步

- 设计皮瓣的位置和形状是极其重要的，尤其对于带蒂皮瓣。首先，采用多普勒探头确认桡侧副动脉后支的走行，并找到桡侧副动脉发出的最远端皮支。这个部位通常位于外上髁的近端，可以作为皮瓣的旋转点。彻底清创受区后，确认缺损的大小和形状。与游离皮瓣设计是一样的，以桡侧副动脉走行为中心标记皮瓣的形状（图 77.15A、B）。

第二步

- 解剖皮瓣的前缘和后缘，游离围绕肌间隔部位的桡侧副动脉后支血管和桡神经。可以参见游离上臂外侧皮瓣的第一步至第五步。

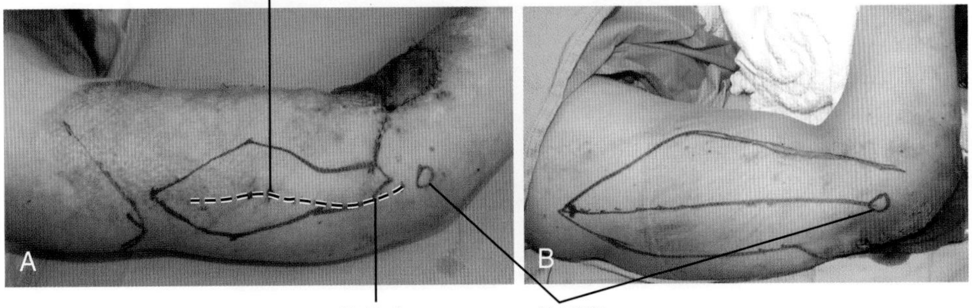

图 77.15 A–B

第三步

- 在皮瓣的近端做直切口。结扎并切断近端的血管，将皮瓣从骨膜上向远端掀起（图 77.16）。
- 找到肌间隔内的桡神经，并将其牵向肱骨后方。桡神经在桡侧副动脉后支的下方走行（图 77.16B、C）。
- 将皮瓣的血管蒂向远端游离，直至肱桡肌水平。

第四步

- 切开皮瓣的远端。切开皮肤和皮下脂肪组织直至筋膜，然后将筋膜携带到皮瓣里。
- 将皮瓣旋转覆盖缺损，蒂部的血管不需要裸化（图 77.17A—C）。

第五步

- 将皮瓣嵌合到缺损区，皮瓣边缘与缺损边缘皮肤缝合（图 77.18 A、B）。

术后护理和预后

- 术后，将患肢用支具固定 2 周。
- 皮瓣保温，避免皮瓣受压，特别是蒂部。

循证文献

Katsaros J, Schusterman M, Beppu M, Banis JC Jr, Acland RD. The lateral upper arm flap: anatomy and clinical applications. Ann Plast Surg 1984;12:489–500.
作者报道了基于 32 个尸体解剖的上臂外侧皮瓣的解剖结构。在所有尸体中都发现了桡侧副动脉后支及其两条伴行静脉。他们还报道了 23 名患者的手术技术和临床结果。3 例患者有桡侧副动脉后支变异，在其中一名患者该动脉不是通过肌间隔发出，而是通过肱三头肌肌腹穿出，另 2 名患者是双动脉。1 例皮瓣失败，所有患者术后肘关节外侧均有麻木。由于供体部位闭合太紧，1 名患者在手术后出现了桡神经卡压综合征。

Prantl L, Schreml S, Schwarze H, et al. A safe and simple technique using the distal pedicled reversed upper arm flap to cover large elbow defects. J Plast Reconstr Aesthet Surg 2008;61:546–51.

第三步手术要点

可以触摸到桡动脉和桡神经。术者用手指在肌间隔能触摸到桡侧副动脉的搏动。桡神经通常在桡侧副动脉的下方走行，可以触到。

第三步手术注意

在找到桡神经前先别切开肌间隔。肌间隔部位其他重要的结构包括桡侧血管返支、后支及其穿支（图 77.16B）。

第四步手术要点

皮瓣旋转后，检查皮瓣的血供。皮瓣蒂部的扭曲会中断皮瓣的血供。擦拭皮瓣边缘的真皮和皮下组织，如有出血，表明皮瓣血供良好。如果没有明显的出血点，则将皮瓣放回原处，重新检查。如果此时血供好，意味着皮瓣的蒂部发生扭转，有必要再次游离蒂部并分离皮瓣营养血管。

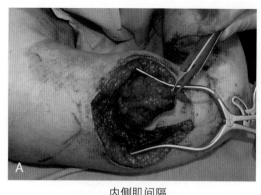

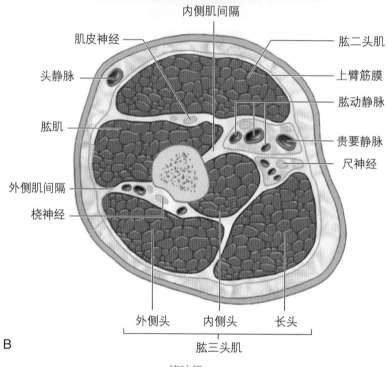

内侧肌间隔

肌皮神经

头静脉

肱肌

外侧肌间隔

桡神经

肱二头肌

上臂筋膜

肱动静脉

贵要静脉

尺神经

外侧头　内侧头　长头

肱三头肌

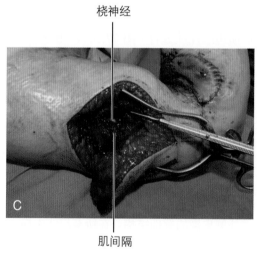

桡神经

肌间隔

图 77.16 A–C

旋转后的皮瓣

旋转后的皮瓣

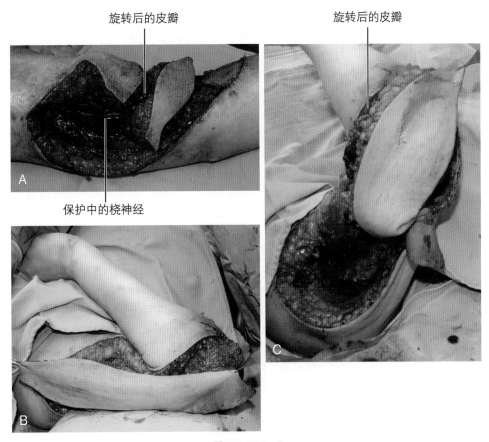

保护中的桡神经

图 77.17 A–C

皮瓣

近端

近端

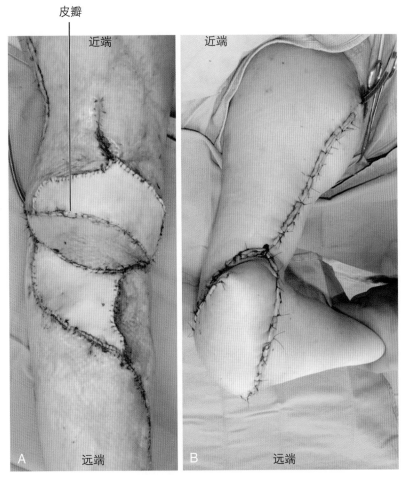

远端

远端

图 77.18 A–B

作者回顾性分析了 10 例接受远端蒂上臂逆行皮瓣。其中 8 例施行了上臂外侧皮瓣，另外 2 例采用了上臂内侧皮瓣。平均手术时间为 1.5 h。没有发生皮瓣坏死，所有患者没有出现肘关节活动范围的限制。这项研究表明，带蒂逆行上臂皮瓣是一种安全、稳定、简单的技术，没有任何严重的并发症发生（Ⅳ级证据）。

Sauerbier M, Germann G, Giessler GA, Sedigh Salakdeh M, Döll M. The free lateral arm flap—a reliable option for reconstruction of the forearm and hand. Hand (NY) 2012; 7:163–71.

将游离上臂外侧皮瓣用于覆盖 21 例患者的前臂和手部缺损。皮瓣宽度范围为 3 ~ 8 cm。皮瓣长度为 5 ~ 20 cm，最大皮瓣蒂部长度为 8 cm。平均手术时间为 5 h。所有供区都直接关闭。没有患者发生供区并发症，只有 1 例患者需要再次手术修薄。作者的结论是，游离上臂外侧皮瓣是前臂和手部中小面积缺损的可靠选择（Ⅳ级证据）。

Ulusal BG, Lin YT, Ulusal AE, Lin CH. Free lateral arm flap for 1-stage reconstruction of soft tissue and composite defects of the hand: A retrospective analysis of 118 cases. Ann Plast Surg 2007; 58:173–8.

作者回顾性报道了 118 例手部缺损患者采用游离上臂外侧皮瓣的远期疗效。104 例筋膜皮瓣，6 例筋膜瓣，8 例复合组织瓣。平均皮瓣大小为 42 cm^3。有 3 例皮瓣失败，成功率为 97.5%，无伤口并发症。皮瓣的美学外观令人满意，只有 16% 的患者术后需要再次手术修薄（Ⅳ级证据）。

第七十八章

游离股前外侧皮瓣

Guang Yang、Kevin C.Chung 著　薛云皓 译　陈山林 审校

- 游离股前外侧皮瓣（anteolateral thigh, ALT）应用广泛，皮瓣可切取面积大且供区并发症少。股前外侧皮瓣血管蒂长，血管口径较粗，可以让血管吻合口在受区跨越损伤部位。应用此皮瓣的困难在于血管蒂的解剖变异及肌皮穿支的分离。

适应证

- 股前外侧皮瓣适用于肢体软组织重建（图 78.1）。
- 可作为"血流桥接"（flow-through）皮瓣修复软组织的同时桥接血管缺损。
- 由于大腿的皮下脂肪层较厚，所以当需要薄的皮瓣时不应切取游离股前外侧皮瓣。

临床检查

- 术前应当检查供区大腿以排除之前有过损伤或做过手术，因为这些情况有可能破坏旋股外侧血管系统。

影像学

- 术前可用便携式多普勒探查穿支血管以便于设计皮瓣。旋股外侧动脉降支最大的穿支多数位于以髂前上棘与髌骨外上缘连线中点为中心的 3 cm 范围内（图 78.2）。
- 一般无须行 CT 血管造影或彩色多普勒来定位皮穿支，但这两种检查有助于评估下肢血管的通畅性。

手术解剖

- 旋股外侧动脉起源于股深动脉或直接起源于股动脉，发出一个较大的分支营养股直肌后主干分为横支和降支。少数情况下在横支与降支之间分出一斜支（图 78.3）。此三条分支均可发出皮穿支至大腿前外侧皮肤，但降支发出的第一皮穿支是最大的。该皮穿支还发出很多小的分支营养邻近的肌肉。
- 在多数病例中股前外侧皮瓣是以旋股外侧动脉降支的皮穿支为蒂，少数情况下也可以横支或斜支的穿支为蒂。旋股外侧动脉降支沿股直肌与股外

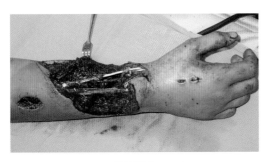

图 78.1

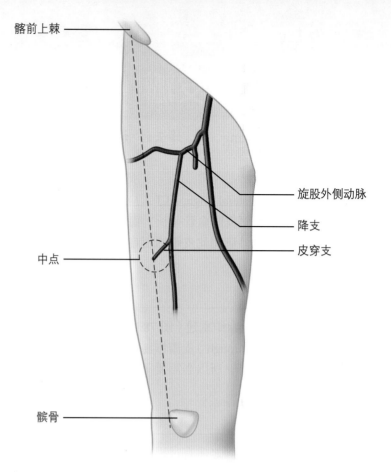

图 78.2

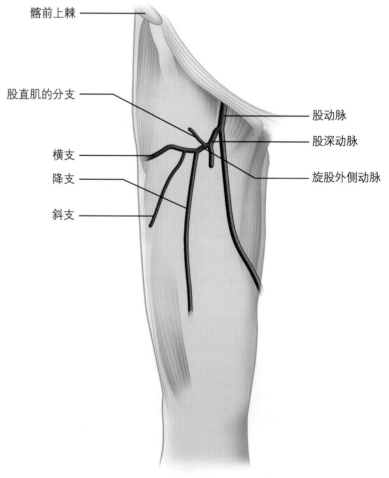

图 78.3

侧肌之间的间隙深面走行，远端进入股外侧肌内（图78.4）。动脉管径在1~3 mm，血管蒂长度在8~12 cm（图78.4）。常有两条静脉伴行，其管径比动脉稍大。股神经支配股外侧肌的肌支也常与动脉伴行（图78.4）。

- 根据血管进入皮肤的路径，可将游离股前外侧皮瓣的皮穿支分成两型：肌皮穿支型和皮下穿支型（图78.4）。肌皮穿支型的血管先进入股外侧肌，然后穿过肌肉营养股前外侧皮肤。皮下穿支型的血管从股直肌与股外侧肌之间的间隙浅出，直接营养皮肤。多数病例中所应用的血管类型为肌皮穿支型。

- 股外侧皮神经的一个大的分支从髂前上棘向髌骨走行，位于皮下组织层，支配大腿前外侧的皮肤感觉。如果需要带感觉的皮瓣，可将此神经支一并切取。

体位

- 患者取仰卧位，且通常在术中保持此体位。
- 可从受区同侧或对侧切取股前外侧皮瓣。
- 如果供区切取范围较大，需植皮覆盖缺损，则需要消毒对侧大腿及铺单备用。
- 受区准备及皮瓣切取可由两组人员同时进行手术。

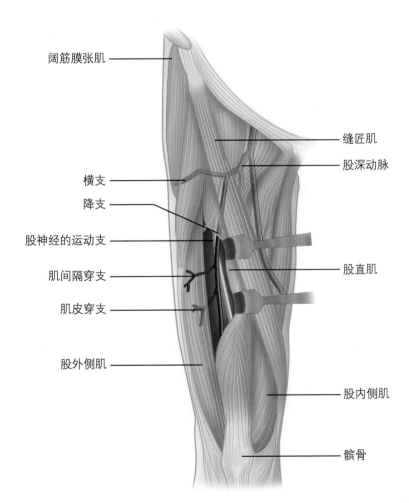

图 78.4

第一步手术要点

为了保障远端肢体的血运，应选择皮瓣动脉与受区血管的适当吻合方式。如果受区血管已受损，可采取端端吻合的方式，并且不会进一步影响远端血运。如果受区血管未受损，则应采用端侧吻合的方式。

第二步手术要点

- 用样布测量缺损的面积及形状，设计皮瓣。
- 腹股沟韧带中点与皮瓣轴线中点的连线远端 2/3 是旋股外侧动脉降支的体表投影（图 78.5），可用无菌多普勒探测到此动脉。
- 股前外侧皮瓣最大切取面积约为 15 cm × 25 cm。
- 皮瓣越往远端设计，可将蒂游离得越长，但同时有可能错过血管穿支。

第三步手术要点

- 可用双极电凝切断从股直肌进入皮瓣的穿支，不影响皮瓣血运。
- 正确辨认股直肌与股外侧肌至关重要，辨认肌腹才能找到肌间隙。可通过肌纤维走行方向的差异来辨识肌肉。股直肌是双羽状肌，肌肉外侧半的肌纤维走行为内上向外下，而股外侧肌为单羽状肌，其肌纤维走行为外上走向内下（图 78.4）。

第三步手术注意

将皮瓣与深筋膜一并掀起，并用 5-0 缝线将深筋膜与真皮间断缝合，避免掀起皮瓣时深筋膜与皮瓣分离。

手术操作

第一步

- 先对受区缺损创面清创，然后测量缺损面积（图 78.1）。
- 探查受区血管并评估血管质量，根据情况估计所需血管蒂的长度。

第二步：皮瓣设计

- 皮瓣长轴位于髂前上棘与髌骨外上缘的连线。此轴线对应于股直肌与股外侧肌的肌间隙（图 78.5）。
- 沿轴线画出皮瓣轮廓，应使皮瓣的上 1/3 定位在皮瓣的血管穿支部位。

第三步

- 先切开皮瓣内侧切口，从皮下脂肪层至股直肌深筋膜层逐层切开。
- 可用电凝切的方式在股直肌筋膜深面掀起皮瓣直至股直肌与股外侧肌的间隙。

第四步

- 向外侧掀起皮瓣，可显露来自股直肌与股外侧肌间隙的穿支血管（图 78.6）。
- 如果在肌间隔处未找到穿支血管，应谨慎地继续向外侧掀起皮瓣，寻找穿过股外侧肌的肌皮穿支（图 78.7）。

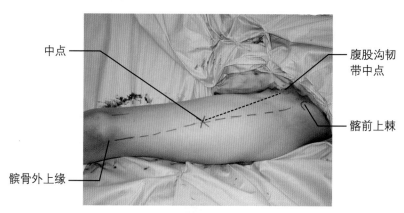

图 78.5

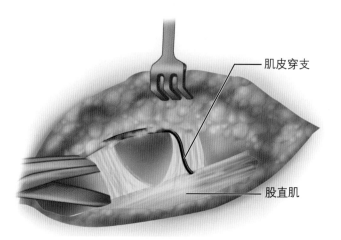

图 78.6

第五步

- 显露穿支血管后评估血管口径。如果确认该血管口径足以保证皮瓣血供，则切开股外侧肌与股直肌的肌间隔去追溯穿支来源。这些穿支可能来源于旋股外侧动脉降支、横支或斜支（图78.8）。
- 如果穿支类型为肌间隔型，此型血管的行程从皮肤至分支起源全程很明显，在肌间隔内易于游离血管穿支。
- 如果穿支类型为肌皮穿支型，则该血管有一部分行程位于股外侧肌内。为了将穿支血管从分支起点至皮瓣完全游离出来，需进行肌肉内分离（图78.9A、B）。

第六步

- 完成穿支血管的分离后，将皮瓣外缘完全切开。
- 将皮瓣自肌筋膜表面掀起直至仅有穿支血管相连。

第七步

- 皮瓣分离完成后，将股直肌向内侧掀起，将皮瓣血管蒂及旋股外侧动脉降支及伴行血管尽可能往近端游离。

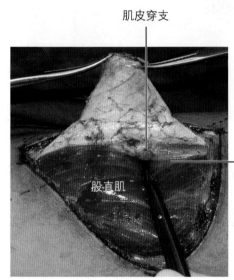

图 78.7

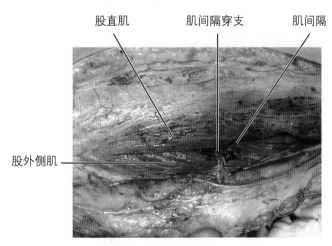

图 78.8

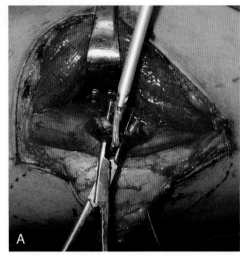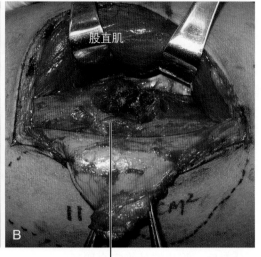

股直肌

肌皮穿支

图 78.9 A-B

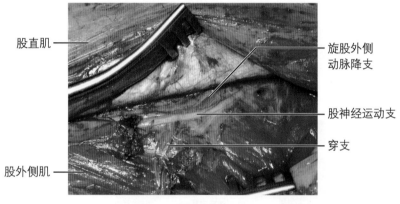

股直肌

旋股外侧
动脉降支

股神经运动支

穿支

股外侧肌

图 78.10

第七步手术要点

如果股神经的股外侧肌肌支跨越皮瓣穿支血管蒂，为了保护神经支，可将皮瓣从神经深面穿过去。为了皮瓣从神经深面通过时不损伤血管蒂，可切断较小的神经支。待皮瓣切取完毕后再缝合修复切断的神经支。

第七步手术注意

- 特别注意避免因皮瓣本身的重量牵拉血管蒂。
- 为了增加血管蒂的长度，可在股深动脉的起点处结扎旋股外侧动脉，但此举可能破坏股直肌的营养血管，导致肌肉坏死。
- 在将皮瓣完全游离前需将皮瓣边缘的出血点电凝止血。在切断血管蒂前最好标记动、静脉，因为一旦血管内失去供血，很难将动、静脉鉴别开来。在某些病例伴行静脉管壁较厚，难以与动脉区分。在血管蒂仍有血液灌注的时候标记动脉或在管壁上缝合标记可保证切断血管蒂后仍能正确地区分动、静脉，并与受区血管正确吻合。

第八步手术要点

将皮瓣血管蒂的动、静脉分离，并修剪为合适的长度，分别与受区动、静脉吻合。

- 与血管伴行的有支配股外侧肌的股神经分支，将此神经支沿其走行游离（图 78.10）。
- 结扎旋股外侧动脉降支远端，并在旋股外侧动脉降支起点处切断血管蒂，分别结扎两侧断端。

第八步

- 将皮瓣移植于受区缺损处，用 4-0 尼龙线间断缝合固定（图 78.11）。
- 在显微镜下将皮瓣血管蒂的动、静脉分别与受区动、静脉吻合。
- 松开止血带，皮瓣恢复良好灌注（图 78.11）。

第九步

- 将股外侧肌与股直肌之间的裂隙缝合，一期闭合切口（图 78.12）。

术后护理与预后

- 敷料开窗，露出部分皮瓣，以供观察皮瓣血运。
- 患者入院观察几天，术后 24 h 内需要进行标准的皮瓣监测。
- 游离股前外侧皮瓣具有顺应性强、面积大、血管蒂长及管径适于吻合的优点（图 78.13）。皮瓣的厚度可在术中进行修薄或者术后二期修薄。皮瓣供区并发症很小（图 78.14）。

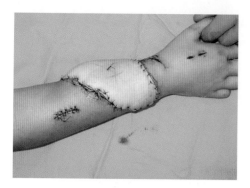

图 78.11

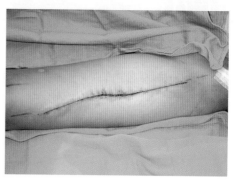

图 78.12

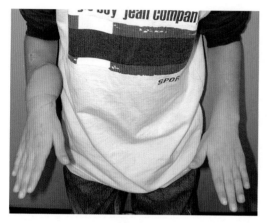

图 78.13

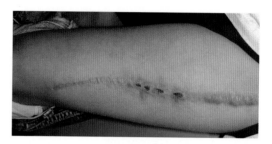

图 78.14

循证文献

Lee JC, St-Hilaire H, Christy MR, Wise MW, Rodriguez ED. Anterolateral thigh flap for trauma reconstruction. Ann Plast Surg 2010; 64: 164–8.

在对 122 例创伤患者的重建中，作者进行了 127 例游离股前外侧皮瓣移植，其中包括筋膜皮瓣、脂肪皮瓣、肌皮瓣和肌筋膜瓣。在大多数病例组织瓣穿支为肌皮穿支（89%），少部分为肌间隔穿支（11%）。皮瓣面积为 6 cm × 6 cm 至 30 cm × 15 cm。87% 的病例一期直接闭合供区切口，其他病例需断层皮片移植。有 3 例皮瓣完全坏死，2 例部分坏死，成功率为 96%。所有病例均未发生供区并发症。作者认为对于复合损伤的病例，游离股前外侧皮瓣移植是可信赖的术式，且用途广泛。

Wei FC, Jain V, Celik N, Chen HC, Chuang DC, Lin CH. Have we found an ideal soft-tissue flap? An experience with 672 anterolateral thigh flaps. Plast Reconstr Surg 2002; 109: 2219–26, discussion 2227–30.

作者报道了 1996—2002 年在 660 例患者中应用游离股前外侧皮瓣术式 672 例的大数据。将 58 例皮瓣移植用于上肢重建，121 例皮瓣用于下肢重建，其他皮瓣用于头颈和躯干的重建。在 504 例筋膜皮瓣和皮瓣中，87.1% 是肌皮穿支，12.9% 是肌间隔穿支。403 例供区直接闭合，269 例供区需断层皮片移植。643 例皮瓣完全成活，29 例部分或完全坏死。未发生严重的供区并发症。作者也描述了皮瓣解剖和切取的细节。他们认为游离外侧股前皮瓣是头、颈、四肢和躯干软组织重建的首选。

第九步手术要点

- 如果供区缺损较宽（超过 6～ 8 cm），不能直接闭合切口，应在对侧大腿取断层皮片移植。应当保护好腹股沟部的皮肤。如果股前外皮瓣坏死，可用腹股沟皮瓣移植补救。
- 供区闭合与皮瓣覆盖受区同时进行。

第九步手术注意

闭合伤口张力过大可导致骨筋膜室综合征。

第七十九章
手指血运重建及再植

Guang Yang、Kevin C. Chung 著　刘　璐　童德迪 译　陈山林 审校

- 再植是指将完全离断的手指重新接合，而血运重建是指将不完全离断的手指部分进行修复。该部分在不进行血管修复的情况下将出现坏死而无法存活。

适应证

- 手指再植的目的不仅仅在于重建血运，更在于恢复功能。最终的治疗决策受诸多因素影响，包括损伤类型、离断平面、受损手指以及年龄、个人预期和工作需要等个人因素。当将残端修整与再植手术进行比较时，术者应权衡最终可达到的功能以及手术花费等因素，并且与患者充分讨论沟通，从而做出最终决定。
- 断指再植的一般原则
- 绝对适应证
  - 拇指离断（图 79.1）。
  - 多指离断。
  - 儿童断指。
- 相对适应证。
  - 指浅屈肌止点以远水平的单指离断。
  - 环指撕脱离断。
- 禁忌证
  - 患者存在显微手术的禁忌证。
  - 没有正确保存断指。
  - 离断部位毁损严重。

临床检查

- 首先应进行完整的病史采集并评估损伤情况，藉此排除不适合再植的病例。
- 应仔细检查离断部位及残端。术前应详细了解损伤机制、缺血时间及离断部位的保存方法。
- 应仔细评估患者的整体健康情况及基础疾病。这些因素有可能影响最终决策。

影像学

- 拍摄标准正、侧位 X 线平片，用于评估离断部位及残端处的骨性结构损伤程度（图 79.2A–D）。

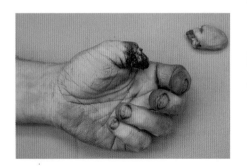

图 79.1

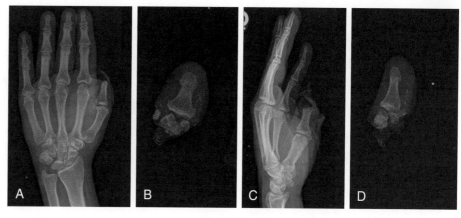

图 79.2 A–D

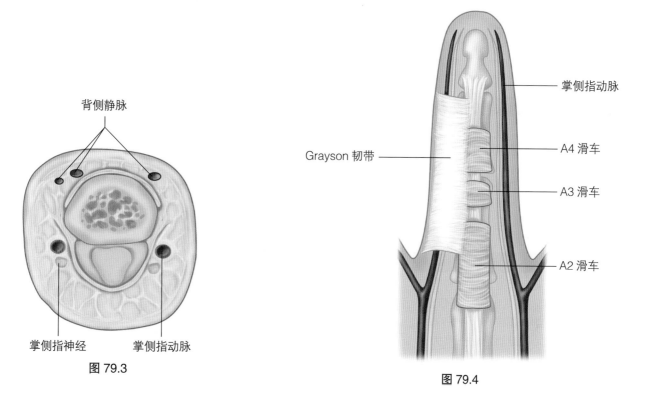

图 79.3

背侧静脉

掌侧指神经　　掌侧指动脉

掌侧指动脉

Grayson 韧带

A4 滑车

A3 滑车

A2 滑车

图 79.4

手术解剖

- 指骨位于手指横断面的中心位置（图 79.3）。背侧伸肌装置、指深屈肌腱、和（或）指浅屈肌以及相应的腱鞘环绕在指骨及关节四周。每根手指有两根指固有动脉作为主要供血动脉。指固有动脉位于指神经的背外侧。在掌指关节以远，双侧神经血管束走行于屈肌腱侧方，在 Grayson 韧带与背侧 Cleland 韧带之间（图 79.4）。近节指骨水平的指动脉直径为 1 ~ 1.5 mm，在指尖水平终末分支的直径为 0.2 ~ 0.3 mm。拇指、示指以及中指的尺侧指动脉与同一水平的桡侧指动脉相比，管径较粗，而环指和小指的桡侧指动脉为优势侧。

- 背侧静脉位于皮肤与伸肌腱之间，其管径与掌侧静脉相比较粗。因此，大多数情况下再植部位依赖背侧修复的静脉完成血液回流。

- 在指尖水平，两侧指动脉向中央汇聚并互相交通，在甲床中段水平指尖处形成远端横行的掌侧弓。掌侧弓发出数根纵行分支为指尖供血（图 79.5A、

第一步手术要点

- 由于指神经的回缩程度不大，易于定位，因此一般先找出指神经。将神经牵至一旁，于神经背外侧寻找回缩的指动脉。
- 双侧侧正中切口有助于显露掌侧的神经血管束（图 79.7 A、B）。
- 远端的掌横弓及其分支在指尖水平于指深屈肌腱止点的浅层走行。轻轻按压指尖，可观察到动脉远端终点。
- 为了节约时间，可以在患者进入手术室之前先由一组手术医师对断指进行准备工作。这一点在多指离断再植时十分重要。

第一步手术注意

- 一般来说，在这一步对回缩的屈肌腱近端进行探查清创要好于固定指骨后探查清创。
- 在不全离断中，因为连接组织有助于提供静脉回流，因此，无论其多细小，都应予以保留。

第二步手术要点

- 除了预防感染，短缩指骨也利于肌腱及神经和血管结构的一期修复。如果骨性结构短缩限于 1 ~ 1.5 cm，不仅对预后无明显影响，更可为血管提供 1 ~ 2 mm 的额外长度，从而为血管无张力吻合创造条件。
- 除了克氏针，也可使用钢丝、微型钢板以及螺钉等材料进行内固定，但这些器械的应用可能耗时耗力，且需要剥离更多的软组织。
- 如果关节损伤严重，无法保留，则需要一期行关节融合术。
- 应尽可能将所有关节固定于功能位。

第二步手术注意

- 在骨短缩及内固定时，需要保护周围组织，防止医源性损伤，这一点十分重要。
- 骨面应平滑，从而使骨折两端的骨质尽可能多地接触，以预防骨不连。
- 若使用单根克氏针进行骨性固定，应修复骨膜，防止手指旋转畸形。

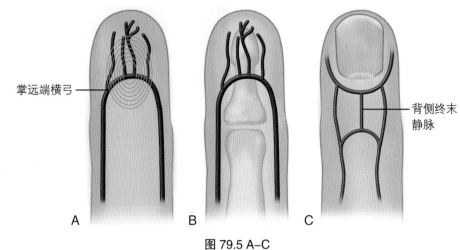

掌远端横弓

背侧终末静脉

A　　　B　　　C

图 79.5 A–C

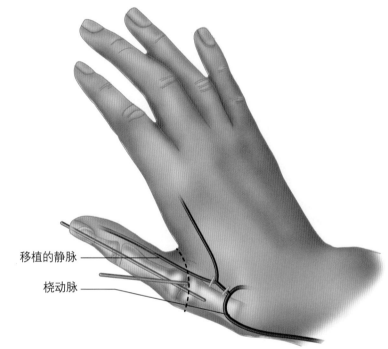

移植的静脉

桡动脉

图 79.6

B）。中央分支通常较粗，且刚好位于远节指骨的掌侧。在远节指骨水平，指神经向中央汇聚，并且位置与在中节或近节指骨时相反，位于指动脉的背外侧。在甲床近端水平于末节指骨背侧中央可见一粗大的背侧终末静脉（图 79.5C）。在指甲基底水平以远无可缝合的背侧静脉，此时可修复掌侧的细小静脉作为指尖再植的回流静脉。然而目前尚未发现位置恒定的掌侧静脉。

体位

- 患者仰卧于手术台上，将患手放置于手术桌上，同侧上臂捆绑止血带。
- 为了暴露拇指尺侧指动脉，应将手摆放于旋后位。由于在该姿势下患者会感觉不舒服，为了避免这一体位，可以通过一段移植的静脉将拇指的尺侧指动脉与桡动脉于解剖鼻烟窝处缝合（图 79.6）。
- 必须注意患者保暖，以防血管痉挛。

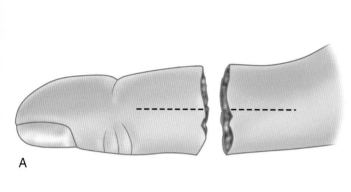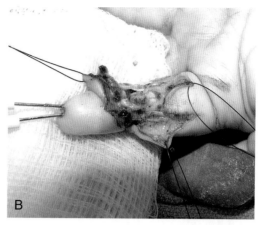

图 79.7 A–B

手术方式

第一步：清创探查
- 首先清除可能导致感染的污染组织。
- 找到回缩的肌腱残端并修整整齐。
- 找到指神经及指动脉并使用 6-0 普理灵缝线标记。

第二步：短缩指骨并固定
- 使用咬骨钳去除离断处近远端受损、压扁的骨质。
- 使用两根克氏针逆行穿针固定（图 79.8）。

第三步：修复肌腱
- 使用间断或水平褥式缝合伸肌腱（图 79.9）。
- 修复伸肌腱后，使用四股 3-0 编织缝线修复屈肌腱（图 78.10）。

第四步：缝合动脉及神经
- 在手术显微镜下对指动脉进行清创，直至可见健康的内膜。
- 确认近端存在良好的搏动性喷血后，使用 9-0、10-0 或 11-0 尼龙线缝合（图 79.10）。
- 修剪指神经外膜直至健康组织，然后使用神经缝线 2~3 针缝合指神经。

第五步：静脉缝合
- 缝合 2 根及以上的静脉，以确保回流。

第六步：缝合皮肤并包扎
- 仔细止血后使用 4-0 缝线缝合皮肤，注意不要缝得过紧（图 79.12）。
- 使用柔软厚实的敷料进行包扎，应露出再植手指的指尖以便术后观察血运（图 79.13）。

术后护理与预后

- 患者病房内的温度应不低于 21℃，将患肢抬高。对术后再植手指应观察 5 天。期间除非出现伤口处大量出血，否则不应更换敷料。术后应进行疼痛

第三步手术要点
- 应尽可能保持屈、伸肌腱之间张力的平衡，使手指能维持正常序列。
- 在近节指骨水平再植术中，由于指浅屈肌腱以及指深屈肌腱在通过 A2 滑车时滑动距离会减少，从而导致近指间关节活动受限，所以无须修复指浅屈肌腱。

第三步手术注意
应确保在近节指骨水平修复指伸肌腱侧束以及手内在肌腱，否则术后远指间关节可能会出现严重的屈曲畸形。

第四步手术要点
- 我们推荐使用 180° 垂直技术。第一针缝合于血管后壁中央。先从一侧管腔由外向内进针，然后从对侧后壁中央由内向外出针。这样线结位于管壁外。第二针缝合于血管前臂中央，即与第一针 180° 相对的位置。将两针缝线的线尾留长，通过牵拉两处线尾来旋转血管，从而进行血管剩余部分的缝合。该技术使血管在缝合期间仅需要旋转 90°，从而避免了血管的长段游离以及反转止血夹。
- 若无法修复双侧指动脉，则应优先修复优势侧（管径更大侧）的动脉。
- 若神经缺损小于 1.5 cm，可使用静脉移植桥接，而无须神经移植。

第四步手术注意
如果清创后存在血管缺损，可于手腕掌侧或前臂切取一段静脉移植进行桥接（图 79.11）。移植静脉时需要反向缝合，以防止静脉内瓣膜阻碍血管流通。

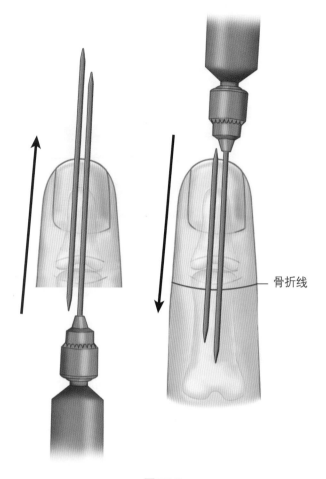

骨折线

图 79.8

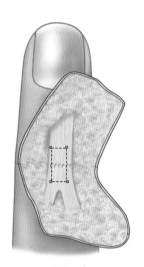

图 79.9

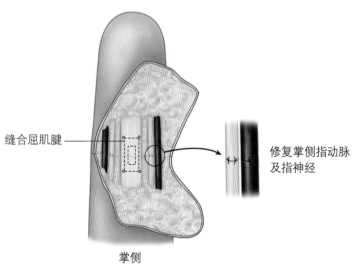

缝合屈肌腱

修复掌侧指动脉及指神经

掌侧

图 79.10

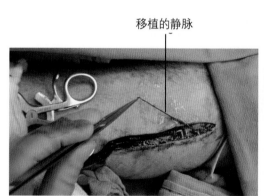

移植的静脉

图 79.11

管理并应用广谱抗生素。预防血栓的标准流程是再植术后 5 天内使用低剂量肝素，800 U/h，以及低分子右旋糖酐 25 ml/h。术后 5 天后患者可以出院，10 ~ 14 天后拆线。

- 术后再植手指监测内容包括手指颜色、肿胀程度、毛细血管充盈程度以及皮肤温度（表 79.1）。若上述观察指标不明确，可使用 18 号针头进行针刺实验，以观察血液颜色及流速。快而且发暗的出血提示静脉回流较差，而

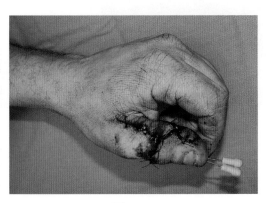

图 79.12

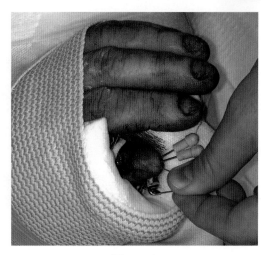

图 79.13

表 79.1	断指再植术后监测指标		
	正常	**动脉危象**	**静脉淤滞**
颜色	红润	苍白	暗红或紫
皮肤温度	>32 ℃	降低	降低
肿胀	轻	干瘪	皮肤张力增大
毛细血管充盈程度	1~2 s	充盈慢或无充盈	加快

针刺处出血少而缓慢，提示动脉供血不足。

- 若怀疑存在血管痉挛，应第一时间找出并去除导致患者不适的因素。动脉问题通常发生于血管缝合 2 h 内，而静脉血栓一般发生于再植术后的前 72 h 内。一旦确认存在动脉血栓，应立即返回手术室进行探查、血栓切除以及重新缝合血管手术。这也是能挽救手指的唯一方法。若静脉堵塞情况不严重，或指尖的再植，可以于甲床处使用常规剂量的肝素或使用医疗用水蛭（图 79.14A、B）。

- 术后理疗开始的时间取决于骨质固定的稳定程度。一般于术后 6~8 周去除克氏针。

- 100 例以上的大宗再植病例报道提示再植的存活率为 70%~93%。由于不全离断的静脉通常得以保留，其血运重建的成功率与再植相比相对较高。影响存活率的因素包括损伤机制、离断水平、术者手术技巧和患者年龄。其中撕脱性损伤的再植成功率最低，而碾压伤的成功率相对较高，整齐的切割伤再植存活率最高。离断位置越靠近端，其血管管径就越粗，则再植的成功率越高。

- 手指再植术后功能活动度及感觉结果并不稳定。一般来说，年轻患者、较小的切割伤或更靠远端的离断，术后恢复效果更好。尽管拇指再植术后会出现长度减少、关节僵硬和肌腱粘连等问题，只要保留一定长度，其功能及外观一般较好。

第四步手术注意（接上）

- 丝带征（常见于撕脱损伤后）说明血管出现扭转牵拉。此时需清除长段的受损血管，并且通常需要进行静脉移植。

- 无张力下缝合血管十分重要。高张力下进行血管缝合可导致缝线承受剪切力，进而导致管壁撕裂、出血、血管痉挛以及最终导致血栓形成。

- 对于拇指撕脱离断，建议使用静脉移植。将拇指尺侧指动脉与解剖鼻烟窝处的桡动脉进行桥接（图 79.6）。该方法比从其他手指转移指动脉更加简单。使用背侧切口更容易显露尺侧指动脉，可将拇指旋转 90°，在其余手指向上的体位下进行桡侧指动脉的修复。

- 在指尖离断再植术中，一般没有多余的空间放置血管夹，因此，我们在止血带止血的情况下进行血管缝合。

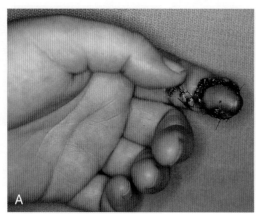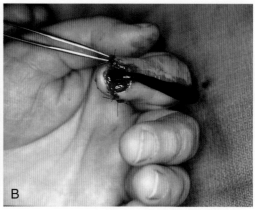

图 79.14 A–B

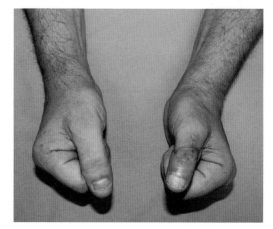

图 79.15

- 在重建掌侧动脉血供后，可通过观察背侧皮缘回流出血位置对背侧远端静脉进行定位，然后可在对应的皮下层次中找到相应的近端断端。
- 我们使用前臂或者指根止血带防止缝合静脉时的出血干扰缝合。

第五步手术注意

- 理想情况下，每缝合一根动脉需要伴随修复两根静脉，但是一般情况下很难找到四根或以上的静脉进行缝合。缝合较大管径的静脉可减少需要缝合的静脉数量。
- 除了背侧静脉缝合外，在远端手指离断再植时也可修复指端掌侧静脉以增加静脉回流。
- 甲根以远的指尖再植一般很难找到可用的静脉，可通过拔甲放血或使用水蛭来改善术后静脉引流，这样只接动脉也可有很高的再植成活率。

第六步手术要点

- 为了减少张力，可以不缝合侧正中切口。

第六步手术注意

- 缝合皮肤时应小心，不要损伤到缝合的血管。
- 环形包裹敷料可能导致血管受压。

bo 循证文献

Dec W. A meta-analysis of success rates for digit replantation. Tech Hand Upper Extrem Surg 2006;10:124–9.

该综述对共计 1299 名患者的 1803 根手指再植存活率及影响因素间的关系进行了分析，其中影响因素包括损伤机制、离断水平、离断的手指、吸烟史、饮酒史、性别、年龄、糖尿病史以及缺血时间。有糖尿病史和吸烟史，以及碾压伤或撕脱伤再植的成功率较低。

Sebastin SJ, Chung KC. A systematic review of the outcomes of replantation of distal digital amputation. Plast Reconstr Surg 2011;128:723–37.

作者对远端手指离断再植进行了系统性综述分析，并给出了功能康复及存活率的最好证据。共计 2273 例远端再植的平均成功率为 86%，与碾压伤相比整齐的切割伤有更高的存活率。该系统综述同时描述了远端断指再植较好的术后功能情况。

Weiland AJ, Villareal-Rios A, Kleinert HE, Kutz J, Atasoy E, Lister G. Replantation of the digits and hands: analysis of the surgical techniques and functional results in 71 patients with 86 replantations. J Hand Surg Am 1977;2:1–12.

作者介绍了 1970—1976 年于路易斯维尔的断指再植经验。1970—1975 年共计完成了 86 例完全离断再植手术。其中 52 例由于静脉血栓导致手术失败。由于手术经验更加丰富，并且对手术适应证把握得更加严格，断指再植的存活率从 1975 年的 69% 提升至 1976 年的 90%。

第八十章

指动脉交感神经切除术治疗雷诺现象

Guang Yang、Kevin C. Chung 著　栗鹏程 译　陈山林 审校

雷诺现象以间歇性手指缺血为特点，经常发生于遇冷和情绪紧张后。缺血可以发展为手指发绀、不耐寒、疼痛、溃疡甚至坏疽。雷诺现象可以发生于胶原血管病、动脉硬化、混合型结缔组织病、系统性红斑狼疮和类风湿关节炎等疾病的患者。交感神经系统功能亢进是雷诺现象的原因之一。临床上经常采用指动脉交感神经切除术来缓解症状。

适应证

- 患者出现手指发绀、冰冷、疼痛或者溃疡等雷诺现象，并且经过保守治疗没有缓解者，适合指动脉交感神经切除术（图 80.1）。
- 对于因雷诺现象发生手指坏疽的患者，可以在进行坏死手指截肢手术的同时行指动脉交感神经切除术。
- 指动脉交感神经切除术也适用于缓解因混合型结缔组织病或硬皮病引起的手指缺血。
- 对于因动脉硬化症而继发的慢性手指缺血和血管痉挛，其病因为血管内径的狭窄，而非交感神经功能亢进，因此指动脉交感神经切除术可能不会起作用。
- 如果缺血范围广，多个手指受累，可以同时进行腕部桡动脉和尺动脉的交感神经切除术。

临床检查

- 在手术前应该检查手的动脉搏动、皮肤温度、营养变化、溃疡和感染情况。
- 术前在腕部和手指分别进行 Allen 试验，评估掌动脉弓和指动脉的通畅情况。因为在雷诺现象中，这些血管的通畅度经常受损。

影像学

- 通过血管造影检查可以协助评价手部血管结构的完整性。如果桡动脉或者尺动脉远端至指总动脉处发生闭塞，则提示适合做静脉旁路移植手术。

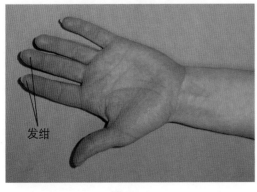

发绀

图 80.1

- 通过多普勒超声可以用来评价手部血管的灌注情况。

手术解剖

- 手部的供血主要依靠尺动脉和桡动脉。它们在手掌形成掌浅弓（尺动脉为主）和掌深弓（桡动脉为主）（图80.2）。

- 掌浅弓发出三个指总动脉和小指尺侧指固有动脉，在肌腱侧方与指固有神经伴行。每条指总动脉在指蹼近侧一横指的部位分叉为两条指固有动脉，分别在相邻手指的相对侧走行（图80.2）。示指桡侧指固有动脉和拇主要动脉发自于掌深弓。每个手指有两条指固有动脉，分别发自于指总动脉或者掌弓。

- 指总神经和指固有神经与相应的动脉伴行。这些神经发出非常多的交感神经纤维进入指动脉的外膜层（图80.3）。这些交感神经纤维通过支配动脉平滑肌的收缩产生血管痉挛。

- 在掌浅弓和指总动脉交界处以及指总动脉分成指固有动脉处有非常丰富的交感神经纤维。这两处也是交感神经切除术最常见的手术部位（图80.2）。

- 指动脉交感神经切除术即将受累手指的动脉外膜剥离，这样就解除了交感神经纤维对动脉的支配，同时也解除了来自动脉周围的外源性压迫。手术打断了远侧的交感神经作用，而手术部位近侧的交感神经作用没有改变。

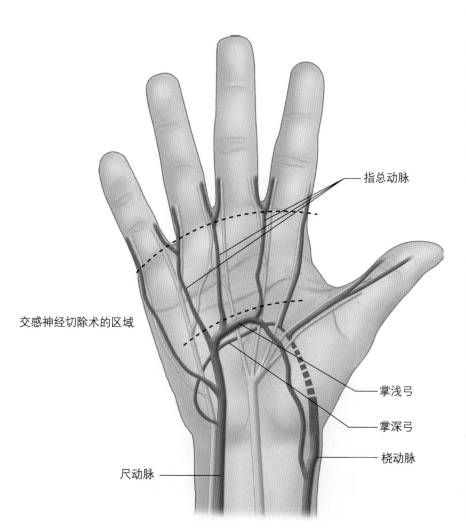

指总动脉

交感神经切除术的区域

掌浅弓

掌深弓

桡动脉

尺动脉

图80.2

手术体位

- 取平卧位，将手放置于手术桌上。
- 上臂用气囊止血带。

手术过程

第一步

- 分别沿远侧掌横纹和近侧掌横纹做横切口，适用于指动脉的交感神经切除术（图 80.4）。
- 在前臂远端做两个平行的纵切口，适用于桡动脉和尺动脉的交感神经切除术（图 80.4）。

第二步

- 掀起皮瓣，切开掌腱膜，充分显露神经和血管结构。
- 辨认掌浅弓、三个指总动脉、示指桡侧指固有动脉和小指尺侧指固有动脉（图 80.7）。

第三步

- 将神经与相邻的血管分离开。

第一步手术要点

- 如果局部麻醉后手指变暖，说明交感神经功能亢进可能是手指缺血的主要原因。
- 如果只需要做某一个手指的交感神经切除术，可以做手掌的 Z 字切口（图 80.5）。
- 必要时可以在鼻烟窝表面加做背侧的弧形切口，用于剥离桡动脉和第一背侧骨间动脉的外膜（图 80.6）。

第二步手术要点

- 神经血管束在屈肌腱鞘的两侧。在手掌部位，指总动脉位于正中神经分支的浅层，而在手指部位则相反（图 80.7）。
- 显露血管时，手术放大镜的放大倍数为 2.5～3.5。

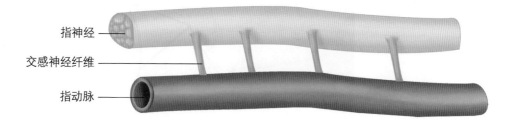

指神经
交感神经纤维
指动脉

图 80.3

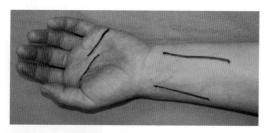

图 80.4

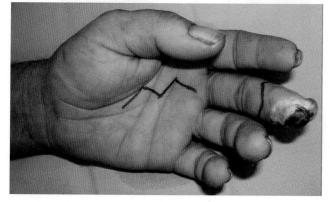

图 80.5

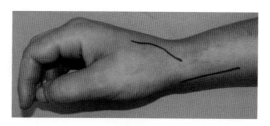

图 80.6

- 在显微镜下全周剥离动脉外膜，剥离范围大约为 2 cm，包括所有的指总动脉、示指桡侧指固有动脉和小指尺侧指固有动脉（图 80.8A、B ）。
- 在指动脉交感神经切除术后，在前臂切口内进行桡动脉和尺动脉的外膜剥离，剥离范围大约为 3 cm（图 80.9 ）。

第四步

- 对所有出血点用电凝仔细止血（图 80.10 ）。
- 止血带放气后，所有手指应该有良好的血供（图 80.11 ）。
- 结合使用 4-0 薇乔线和 4-0 尼龙线关闭手术切口。

术后护理和预后

- 松软包扎。术后 10 天拆线，开始练习手部活动，按摩瘢痕。
- 进行交感神经切除术后可以预见手指的血液灌注改善，疼痛缓解，溃疡愈合（图 80.12 ）。

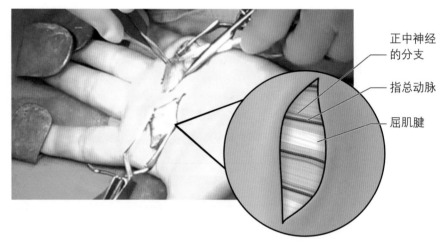

正中神经的分支

指总动脉

屈肌腱

图 80.7

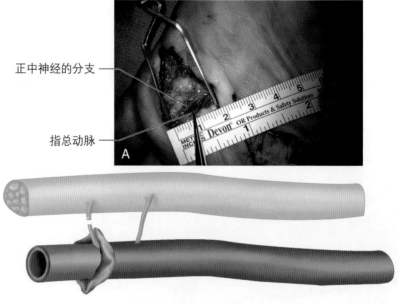

正中神经的分支

指总动脉

A

B

图 80.8

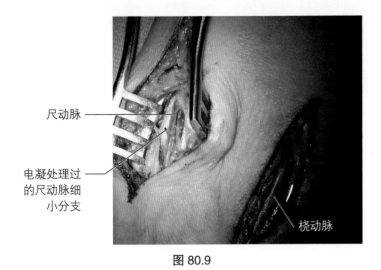

尺动脉 ——

电凝处理过
的尺动脉细
小分支 ——

—— 桡动脉

图 80.9

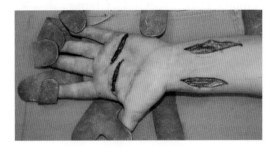

图 80.10

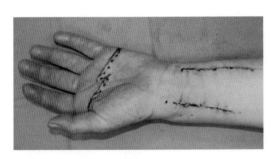

图 80.11

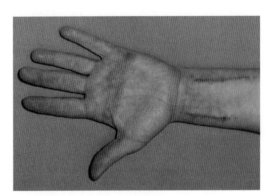

图 80.12

循证文献

Hartzell TL, Makhni EC, Sampson C. Long-term results of periarterial sympathectomy. J Hand Surg Am 2009;34:1454–60.

作者对比研究了对自身免疫性疾病和广泛性动脉硬化症继发血管痉挛的患者行动脉交感神经切除术后的长期结果。所有患者均有痛性溃疡，保守治疗和药物干预无效。平均随访时间为 96 个月。15/20 例的自身免疫性疾病患者完全愈合或者溃疡数量减少，11/42 例的手指需要截肢。仅有 1/8 例的动脉硬化症患者从交感神经切除术中受益，10/17 例的手指需要截肢。

Kotsis SV, Chung KC. A systematic review of the outcomes of digital sympathectomy for treatment of chronic digital ischemia. J Rheumatol 2003;30:1788–92.

本系统回顾包括 16 项指动脉交感神经切除术的研究，以评价采用此手术治疗慢性手指缺血的效果。7/49 例发生了术前或术后坏死和感染的患者需要截肢。42/51 例发生术前溃疡的患者获得了术后愈合。然而，由于各项研究的手术技术、手指缺血的原因和结果的评价差异较大，对该回顾性研究无法进行 Meta 分析。

第八十一章
尺动脉至掌浅弓的静脉桥接移植术

Guang Yang、Kevin C. Chung 著　粟鹏程 译　陈山林 审校

适应证

- 手部反复经常性的创伤可能引起尺动脉远端闭塞，称为"小鱼际锤子综合征"（hypothenar hammer syndrome）。对于这种情况，可以利用静脉移植桥接尺动脉。
- 有症状的尺动脉非创伤性闭塞，当侧支循环不足以代偿缺血情况时，也可以进行静脉桥接移植。

临床检查

- 手术前检查手部有无缺血性表现，如发绀、冰冷和溃疡（图81.1）。
- 当尺动脉发生闭塞时，评价掌弓通畅与否的Allen试验应该是阳性的。

影像学

- 有很多有用的无创性检查，如多普勒超声影像、CT血管成像及核磁血管成像。但血管造影仍然是标准化的检查手段，对于手术前的评估非常必要。血管造影可以显示尺动脉远端发生闭塞的准确部位和范围，也可以显示掌弓的解剖形态（图81.2）。

手术解剖

- 尺动脉是手部的主要供血动脉之一，在腕部走行于尺侧腕屈肌腱和尺神经的桡侧。尺动脉的直径约为2 mm，两条伴行静脉的直径约为1 mm。在Guyon管内，尺动脉位于豆骨桡侧，被腕掌侧韧带覆盖。尺动脉发出掌深弓的分支后，延续为掌浅弓（图81.3）。
- 掌浅弓位于掌腱膜和掌短肌的深层，以及小指短屈肌、屈肌腱和蚓状肌的浅层（图81.4）。掌浅弓在掌指关节水平发出小指尺侧指固有动脉和三条指总动脉（图81.3）。当掌浅弓与掌深弓、桡动脉或者正中动脉有交通时，

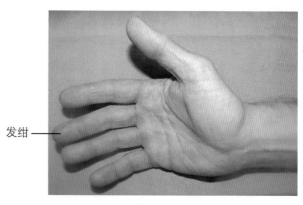

发绀 ——

图81.1

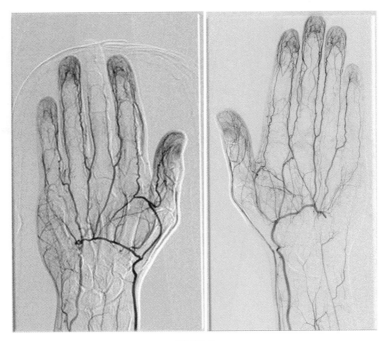

图 81.2

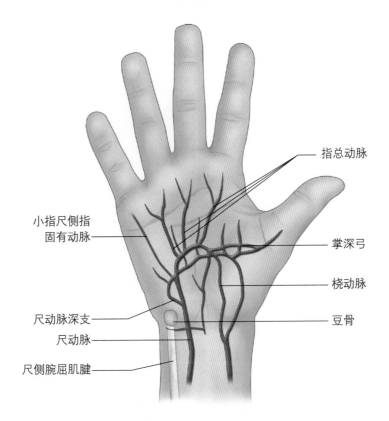

图 81.3　FCU，尺侧腕屈肌

我们认为这是完整的掌浅弓，这种情况占 3/4。在另外的情况下，掌浅弓可以是不完整的。

手术体位

- 患者取平卧位，把手放置于手术桌上。
- 上臂用气囊止血带。

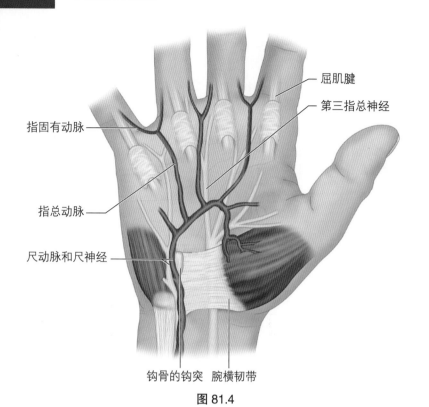

图 81.4

标注：
屈肌腱
第三指总神经
指固有动脉
指总动脉
尺动脉和尺神经
钩骨的钩突　腕横韧带

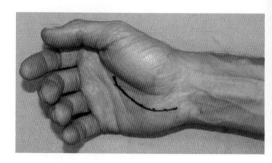

图 81.5

第一步手术要点

- 根据血管病变的范围，切口可能从前臂远端延续到指总动脉发出点以远（图 81.7）。
- 用橡皮筋标记和牵开伴行的尺神经。

第一步手术注意

- 尺动脉的深支组成了掌深弓，对本例进行了修复（图 81.6）。
- 特别要注意保护伴行的尺神经及其表浅分支。

第二步手术要点

- 前臂的头静脉和贵要静脉也可以用作移植血管。
- 尽管可以采用多个横切口切取移植静脉，利用纵向切口切取仍然是更安全和更容易的。

第二步手术注意

- 在止血带下切取移植静脉。在驱血和止血带充气之前，做好静脉走行的体表标记（图 81.9）。
- 移植静脉的长度要比实际动脉缺损多 10%～30%，以便获得无张力缝合。
- 在小腿远端切取大隐静脉时，保护伴行的隐神经。
- 我们习惯用蓝墨水标记移植血管的一端，利于确认其血流方向（图 81.8）。

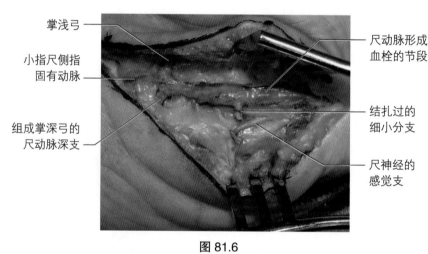

标注：
掌浅弓
小指尺侧指固有动脉
组成掌深弓的尺动脉深支
尺动脉形成血栓的节段
结扎过的细小分支
尺神经的感觉支

图 81.6

- 在手术放大镜和显微镜下操作。
- 除了患侧上肢，对于拟切取大隐静脉的下肢也要消毒铺单。

手术操作

第一步

- 从小鱼际至手掌做弧形切口（图 81.5）。
- 松解小鱼际的腱膜，显露和辨认尺动脉的远端和各个分支（图 81.6）。
- 确认和测量尺动脉发生血栓的节段，确定远端吻合口的数量（图 81.6）。

第二步

- 在下肢做纵切口，切取带分支的大隐静脉。这样，在修复尺动脉和掌浅弓的同时，还可以再与一个尺动脉的分支进行端端吻合（图 81.8）。

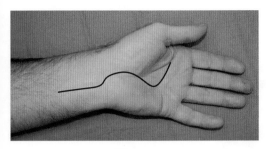

图 81.7

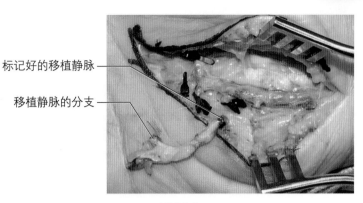

标记好的移植静脉

移植静脉的分支

图 81.8

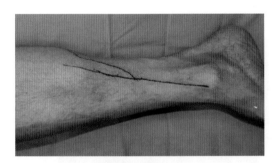

图 81.9

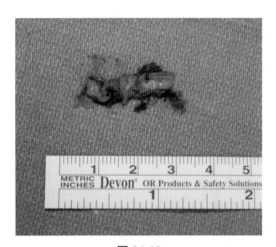

图 81.10

第三步

- 上止血夹，切除尺动脉远端发生血栓的节段（图 81.10）。
- 松开止血带和止血夹，检查在动脉断端是否有良好的搏动性射血，以确认是否还有其他闭塞部位。

第四步

- 用肝素盐水冲洗动脉断端，将移植静脉倒置，拿到受区。
- 先将尺动脉的深支与移植静脉的分支做端端吻合。然后，利用移植静脉的主干将尺动脉和掌浅弓进行端对端的桥接移植（图 81.11）。
- 松止血夹后，可以看到移植的静脉有良好的搏动，同时用多普勒超声确认（图 81.12）。

第五步

- 所有手指的血流灌注良好（图 81.14）。
- 电凝止血，用 4-0 尼龙线关闭切口（图 81.14）。

术后护理和预后

- 术后用腕背侧支具制动，将腕关节置于中立位，手指置于功能位。术后 2 周拆线。
- 患者住院 2 天，静脉滴注右旋糖酐 25 ml/h。如果伤口清洁，动脉仍然通畅，可以嘱患者出院。出院后每天口服阿司匹林，持续 2 个月。

> **第三步手术要点**
> 对动脉出血的小分支应该予以结扎、夹闭或者电凝。

> **第三步手术注意**
> 所有受累的血管节段均应该切除，因为血管内膜的损伤可能增加后期发生血栓的危险。

> **第四步手术要点**
> 当需要重建多个指总动脉时，可以采用端侧吻合的方式（图 81.13）。

> **第四步手术注意**
> - 必须将移植静脉倒置，否则静脉瓣会阻止动脉血流。
> - 在吻合血管前检查移植静脉的走行，避免扭转和扭曲。

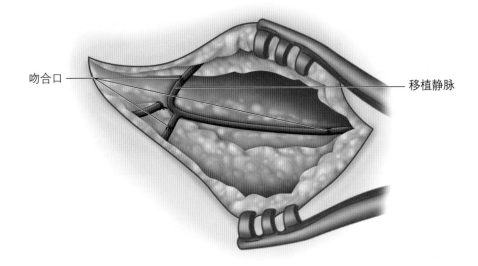

吻合口

移植静脉

图 81.11

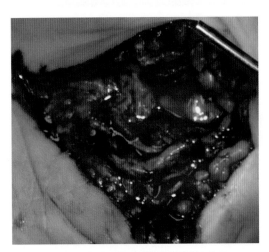

图 81.12

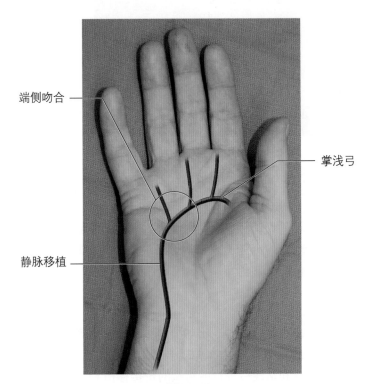

端侧吻合

掌浅弓

静脉移植

图 81.13

- 短期随访移植静脉的通畅率非常高。额外增加的血流可以很好地缓解缺血症状，改善手功能（图 81.15 ）。

循证文献

Dethmers RS, Houpt P. Surgical management of hypothenar and thenar hammer syndromes: a retro-spective study of 31 instances in 28 patients. J Hand Surg Br 2005;30:419–23.

作者报道了 29 例小鱼际锤子综合征和 2 例大鱼际锤子综合征的患者。29 例患者在切除受累动脉节段后进行了血管重建，2 例进行了血管的结扎。术后随访平均 43 个月，3 例患者症状完全缓解，15 例症状改善，11 例没有变化，2 例

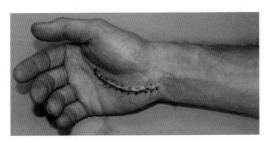

图 81.14

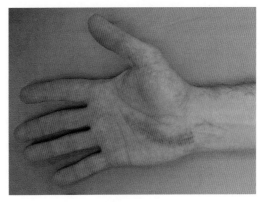

图 81.15

更差。对 27 例血管重建的患者进行了多普勒超声检查，48% 仍然保持通畅，52% 发生了血管闭塞、部分血栓和移植血管的扩张性动脉瘤。超过 7 cm 的长段血管移植通畅率更低。

Ferris BL, Taylor LM Jr , Oyama K, et al. Hypothenar hammer syndrome: proposed etiology. J Vasc Surg 2000;31:104–13.

该回顾性研究报道了对 19 例患者、21 只手的小鱼际锤子综合征的手术治疗。手术包括切除血栓节段和大隐静脉桥接移植。平均随访 22 个月（1 ~ 66 个月）。16 例移植保持通畅，没有症状反复。在 3 例发生移植血管晚期闭塞的患者中，2 例没有手指缺血症状，1 例残留轻度的慢性手指缺血表现。

Mehlhoff TL, Wood MB. Ulnar artery thrombosis and the role of interposition vein grafting: patency with microsurgical technique. J Hand Surg Am 1991;16:274–8.

作者报道了对 8 例慢性尺动脉远端血栓的患者进行静脉桥接移植。经过至少 1 年的随访，评价了临床症状和通畅率。7 例患者（88%）的移植静脉保持通畅，1 例发生闭塞。在 7 例通畅的患者中 4 例结果为优，3 例改善。发生闭塞的 1 例患者症状没有改善。作者认为有症状的慢性尺动脉血栓是静脉桥接移植手术的适应证。

第九篇

掌腱膜挛缩

第八十二章
溶组织梭菌胶原酶注射疗法

Aviator M. Giladi、Steven C. Haase 著 李 峰 译 刘 波 审校

适应证

- 掌腱膜挛缩，伴有明显清晰可触及的条索（图 82.1）。
- 最常见的适应证为腱前索、中央索和（或）螺旋索导致掌指关节挛缩（超过 30°）和（或）近指间关节屈曲挛缩（任意角度）（图 82.2）。
- Natatory 条索和小指外展肌条索虽然不常见，但是用溶组织梭菌胶原酶（collagenase dostridium histolyticum，CCH）注射也可成功治疗。
- 溶组织梭菌胶原酶一次治疗最多只能注射两个位置：要么是同一只手的两个不同的条索，要么是同一条索上影响两个关节活动的两个位点。
- 操作者和患者都需要了解溶组织梭菌胶原酶的适应证用药及超适应证用药、适应证以及使用风险。

临床检查

- 可触及明显的引起屈曲畸形的条索。
- 可通过桌面试验确定屈曲畸形——嘱患者将手掌心朝下放在桌上，确定阻挠其与桌面接触区域的条索或纤维束（图 82.3A、B）。
- 辨认任何相关的 Natatory 条索（Y 形），其可加重中央索形成的畸形（图 82.4）。
- 区别中央索和螺旋索也至关重要，因为螺旋索可使神经血管束移位，有更高的损伤风险。
- 检查条索上方覆盖的胖胀或单薄皮肤的质量，特别是将要注射区域的皮肤，

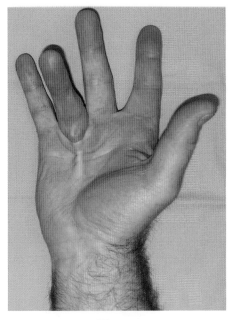

图 82.1

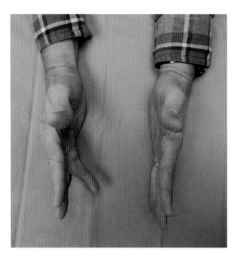

图 82.2

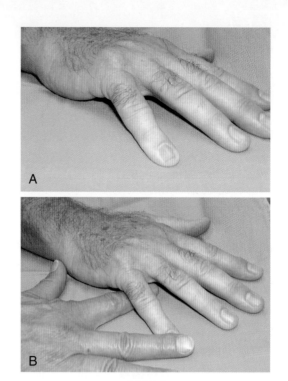

图 82.3

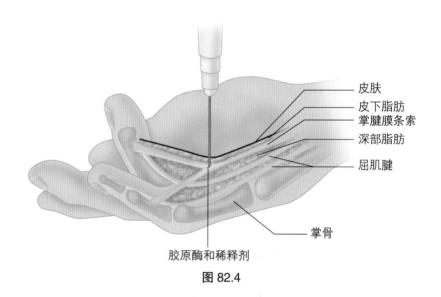

皮肤
皮下脂肪
掌腱膜条索
深部脂肪
屈肌腱

掌骨

胶原酶和稀释剂

图 82.4

因为这些地方发生伤口并发症的风险较高。

- 清晰记录术前屈曲畸形的角度。

- 明确患者是否存在正在治疗的结节或其他畸形并向患者指出（因为它们可能在治疗后持续存在）。

- 记录每个手指神经学检查的基本情况，这样任何术后的改变都可以清楚地看到。

手术解剖

- 如同掌腱膜挛缩的干预一样，了解各种条索以及其在手指的解剖位置是很重要的（表 82.1）。

- 中央索如果不是直接附着在手掌侧皮肤上，也常常是很靠近掌侧皮肤（图 82.5）。

表 82.1	掌腱膜挛缩相关的条索种类	
条索	位置	引起
腱前索（最常见）	手掌	掌指关节屈曲——不使血管神经束移位
垂直条索（不常见——腱前索的分支）	手掌	触发疼痛
螺旋索（腱前束/侧束/螺旋束/Grayson 韧带）	手掌/手指	使神经血管束向中线和掌侧移位
Natatory 条索	指蹼/手指	指蹼挛缩，限制手指外展
腱前索延伸的中央索	手指	通常不使神经血管束移位
血管后索	手指	远指间关节挛缩，妨碍近指间关节完全伸直
侧索（伴发于腱前索和 Natatory 条索和 Grayson 韧带）	手掌	远侧和近指间关节挛缩，神经血管束移位
小指外展肌条索	小指外展肌腱	近指间关节挛缩
近/远联合处	近/远连合处韧带	第一指蹼挛缩

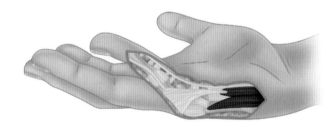

图 82.5

- 确定离屈肌腱最远的条索是很重要的，可以将其用作注射位点。
  - 采用溶组织梭菌胶原酶注射治疗掌指关节挛缩通常选在远侧掌横纹与掌指关节皮纹的中点处。
  - 采用溶组织梭菌胶原酶注射治疗近指间关节挛缩通常选在掌指关节皮纹处以远（皮纹以远 4 mm 内）。
- 具体的注射点要根据条索上面覆盖的皮肤情况而定。正常、没有粘连的皮肤在后续溶组织梭菌胶原酶注射操作中撕裂的可能性较小。
- 要明白掌腱膜条索位于手掌皮肤下，一般不超过 3～4 mm。看看这个距离对应的注射针的长度，以避免将溶组织梭菌胶原酶注射在条索后方，进入肌腱而造成肌腱断裂。

体位

- 通常溶组织梭菌胶原酶注射的最佳位置是坐在患者对面，外科医师可用非优势手的尺侧对患指施加温和的压力以使其尽量伸直，同时仍然允许非优势手的手指保持自由活动，以帮助优势手控制进针（图 82.6）。
- 一些患者可能更喜欢采取仰卧位或半卧位，将手心朝上放在身旁的桌子上。

第一步手术要点

- 一旦配置完成，溶组织梭菌胶原酶可在室温下放置 1 h，冷藏放置 4 h。
- 用于注射的针是短 27G 针，最好 0.5 英寸长。
- 使用 1 ml 结核菌素注射针（具有固定、不可拆卸的针头），以防止注射过程中针头脱落或造成药物洒出。
- 在溶组织梭菌胶原酶注射前于注射区域使用少量局部麻醉可减轻疼痛，虽然在初步临床试验中不推荐。根据我们的经验，此举不会降低药物的有效性。

第一步手术注意

避免使用过多的局部麻醉药，因为麻醉药会扭曲组织，使手掌条索变得模糊，并可能稀释注射的药物。

第二步手术要点

如果有 Y 形条索（如中央索和 Natatory 条索的连接处），考虑在 Y 形的连接点进行注射，这样可以同时到达两个条索。

第二步手术注意

如果可能的话，尽量避免在与条索粘连的单薄皮肤处注射。这些区域在后续手法操作中造成皮肤撕裂的风险较高。

第三步手术要点

进针后，每一步往前推进后都要被动屈曲和伸直手指，确保针头不在屈肌腱内或不邻近屈肌腱。

第三步手术注意

- 任何时候都要控制好针头，注射应该很困难，并能感受到溶组织梭菌胶原酶流动的阻力。如果注射很容易，应立刻停止注射。此时针头很可能穿过条索，邻近屈肌腱。
- 应该告知患者潜在的副作用——水肿、充血、疼痛和瘀斑，甚至淋巴管炎或腋窝淋巴结病（图 82.8 ）。

第四步手术要点

如果第一次尝试条索未断裂，可以再尝试 2 次，直至条索断裂。

手术操作

第一步：配置注射用溶组织梭菌胶原酶

- 将溶组织梭菌胶原酶粉末溶解在 0.3 mg/ml 氯化钙和 0.9% 氯化钠的无菌稀释液中配置。
- 每瓶含有 0.9 mg 溶组织梭菌胶原酶粉末，但是我们推荐的注射量为 0.58 mg。
- 注射掌指关节条索时，使用 0.39 ml 无菌稀释液配置，并注射 0.25 ml。
- 注射近指间关节条索时，使用 0.31 ml 无菌稀释液配置，并注射 0.20 ml。

第二步：伸直手指，以有助于暴露注射位点，并使条索远离下方的屈肌腱

- 对于掌指关节条索，找到远侧掌横纹与掌指关节横纹的中点处。
- 对于近指间关节，找到掌指关节横纹以远位置（不超过 4 mm ）。

第三步：在条索处 5 mm 的区域内三等分注射

- 注射前用乙醇清洗皮肤。
- 垂直皮肤进入大概 3 mm 深，到达条索，此时可感觉到质韧。
- 注射入总量的 1/3。由于纤维条索致密，可感觉到注射受阻（图 82.7 ）。
- 轻轻向后回撤，再次进入，在第一次注射点以远 2~3 mm 处注入第二个 1/3 量。
- 再次回撤，在第一次注射点以近 2~3 mm 注入最后的 1/3 量。
- 一些操作者发现在三个独立的位点注射（每个间隔 2 mm 左右）要比在同一个位点注射（回撤/再进入）更容易。这是一个可接受的替代操作技术，尤其是对于一些解剖上具有挑战性的条索来说（图 82.7 ）。
- 注射后可用胶带粘贴或轻轻包扎患手，当晚患手即可行日常活动。

第四步：患者复诊，手法操作使条索断裂

- 我们的患者都是在 24~48 h 内返回，但是一些学者主张等待 1 周或更久。
- 检查条索是否存在自发断裂。
- 如果条索完整，使用掌骨间阻滞麻醉该区域。
- 一旦麻木，轻轻地屈曲腕关节，慢慢地用力被动伸直手指，使掌指关节条索发生断裂。可以持续此动作超过 10~20 s。
- 也可以尝试屈曲近指间关节，然后推动屈曲的手指，用杠杆之力撬断掌指

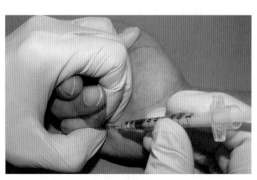

图 82.6

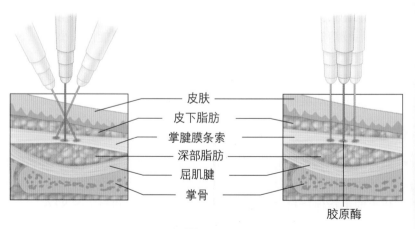

皮肤
皮下脂肪
掌腱膜条索
深部脂肪
屈肌腱
掌骨

胶原酶

图 82.7

关节条索（图 82.9）。

- 对于近指间关节条索，屈曲掌指关节，然后用力被动伸直近指间关节。
- 感觉到主要的条索"啪"的一声断裂后，用指尖沿着条索走行继续按压，打断剩余的纤维束带（图 82.10）。

第五步

- 对于有多个条索的患者，最多可以同时治疗两个条索。这是药品说明书上规定的做法，2014 年被 FDA 批准。

术后护理和预后

- 对于任何皮肤撕裂，应使用常规局部伤口护理。我们通常推荐抗生素软膏，每天更换轻敷料，直至伤口愈合。
- 一旦挫伤和压痛消失，大部分患者可在 1 周内恢复正常功能。

> **第四步手术注意**
>
> - 对于长期存在的近指间关节屈曲畸形，即使是条索已经断裂，潜在的关节挛缩可能会阻止其完全伸直。
> - 此外，一些患者的伸肌装置衰弱可导致持续的伸直障碍。
> - 条索断裂的同时可导致皮肤撕裂（图 82.11A、B）。根据我们的经验，即使是较大的皮肤撕裂，经过常规伤口护理也能痊愈（图 82.12）。

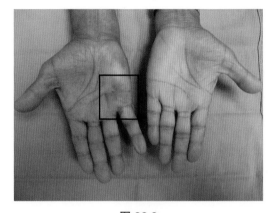

图 82.8

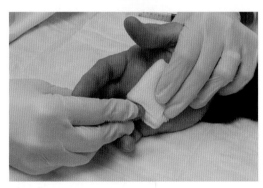

图 82.9

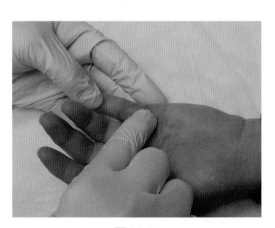

图 82.10

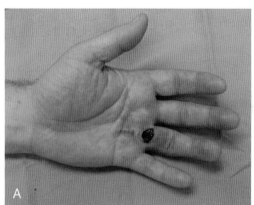

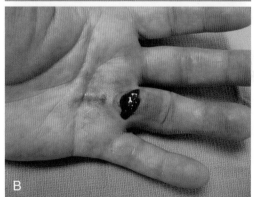

图 82.11

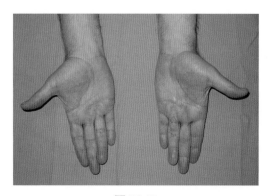

图 82.12

- 我们要求术后 3 个月佩戴夜间伸直支具，以帮助维持疗效。
- 经过一次注射治疗后，掌指关节条索和近指间关节条索通常都有一定的效果。即使一些患者没有得到完全解决，改善也是很明显的。
- 如果患者因为其他额外的条索或未断裂的条索或对侧手需要进行二次注射治疗，可以在 4 周后继续注射治疗。
- 长期复发率与手术松解复发率相似，近 50% 的患者有明显的临床复发。

循证文献

Coleman S, Gilpin D, Kaplan FT, et al. Efficacy and safety of concurrent collagenase clostridium histolyticum injections for multiple Dupuytren contractures. J Hand Surg Am 2014;39:57–64.

本文是评价一次在两个位点注射安全性的一项小型研究。作者在 60 例患者中报道了两个主要的并发症（滑车断裂和肌腱断裂），关节功能和姿势改善如预期，超过 75% 的患者有轻度不良反应。与单个位点注射报告的发生率相比，两个位点注射后瘙痒、水疱、皮肤撕裂、水肿和淋巴结病的发生率有所增加。

Peimer CA, Blazar P, Coleman S, Kaplan FT, Smith T, Lindau T. Dupuytren contracture recurrence following treatment with collagenase Clostridium histolyticum (CORDLESS [Collagenase Option for Reduction of Dupuytren Long-Term Evaluation of Safety Study]): 5-Year Data. J Hand Surg Am 2015;40:1597–605.

本文是回顾采用溶组织梭菌胶原酶治疗掌腱膜挛缩的长期安全性评价的 5 年数据。他们将复发定义为复发使屈曲畸形超过 20°，发现有 39% 的掌指关节和 66% 的近指间关节松解后再复发（总体 47%）；32% 的患者复发屈曲畸形超过 30°。总体复发率与已报道的筋膜切除术后的复发率一致。

第八十三章

经皮穿刺筋膜切开术治疗掌腱膜挛缩

Aviator M. Giladi、Steven C. Haase 著　李　峰 译　刘　波 审校

适应证

- 可触及散在的掌腱膜条索。
- 掌指关节挛缩≥30°。
- 考虑用这种微创技术治疗掌指关节挛缩不太严重但是功能受限的患者，和（或）感到疼痛或不适的患者。
- 任何角度的近指间关节挛缩。
- 倾向于采用微创、耗时短以及花费少的条索治疗方案的患者。
- 不能忍受广泛外科手术治疗的脆弱患者，但是，重要的是患者能够参与和忍受局部麻醉手术。
- 对于手术后复发的患者要谨慎使用，因为并发症的风险更高。

临床检查

- 触诊散在的条索，确定条索的位置和类型。重要的是要区分中央索和螺旋索，因为螺旋索可能使神经血管束发生移位。
- 注意有无散在的结节或其他条索。
- 记录每个手指的神经学检查的基本情况，这样任何术后的改变都可被很清楚地看到。

手术解剖

- 见第八十二章。
- 重点是避免损伤神经血管束和屈肌腱。

体位

- 见第八十二章。

显露

- 确定最易触诊和最接近皮肤的条索，在这一区域做标记以便治疗。
- 让助手维持患者手指伸直位，可使病理性条索向掌侧移位，使条索更易触及，并减少周围或深层结构的损伤可能。

手术操作

第一步：标记目标区域，注射局部麻醉药（图 83.1）

- 只注射在条索浅层的皮肤，不需要行深部注射。
- 先注射远端病变部位，再注射近端病变部位。

第二步：多位点穿刺

- 被动伸直患指。

第一步手术要点

- 避免深层注射，以免麻醉指神经。
- 从远端开始。这样如果指神经确实被麻醉了，更近端区域仍然可以感知，对更近端条索仍然可以安全地进行治疗。

第一步手术注意

尽量少使用局部麻醉药，以避免扰乱局部解剖层次。

第二步手术要点

- 不要穿透整个条索，因为这增加了损伤其他结构的风险，而且行筋膜切开也不必完全穿透。
- 我们喜欢使用多位点穿刺，而不是更大的针头，以尽量减少周围结构损伤的风险。
- 勤于更换针头，因为针头很快就会变钝。
- 如果患者有任何神经症状或剧痛，不要再进一步操作，调整针的位置远离那个位置。
- 如果担心进入肌腱，让患者屈曲手指，看看针是否随着肌腱移动。

第二步手术注意

- 使用大针头可能导致更多的皮肤撕裂。
- 在治疗掌指关节条索时，当极度伸直手指时需要小心，因为这可能会收紧屈肌腱，增加损伤风险。此时可轻度屈曲腕关节，可以帮助松弛屈肌腱。

第三步手术要点

- 一只手稳定患者的手掌，另一只手提供持续的伸直力量使条索断裂。
- 一些学者建议在断裂的同时注射糖皮质激素，但是这种方法的有效性尚未得到证实。

第三步手术注意

- 不要将针插入不可轻易触及条索的区域。
- 避免过度用力，尤其是老年患者，强力操作更易造成骨折。

术后护理要点

多数感觉异常是暂时的，随着时间的推移而得到改善。Tinel征也有报道，最终得以解决。

术后护理注意

- 神经损伤、血管损伤或肌腱断裂等主要并发症都有报道。
- 报道的复发率各不相同，但大多数人认为复发后需要再次手术的比率在这一组高于开放筋膜切除术或胶原酶注射手术。

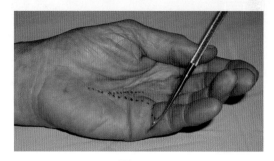

图 83.1

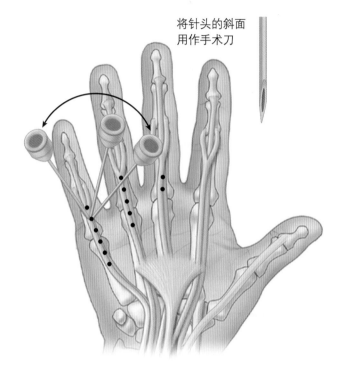

图 83.2

- 沿病灶区域行多位点掌侧穿刺，经多个方向和多个平面穿透条索的部分厚度（图83.2）。
- 触感很重要，穿针时应该感到摩擦感和质韧感。如果能轻松穿过，则需要调整针的位置。
- 一些学者建议使用清扫的动作来切断条索。如果这样做的话，必须使用触感反馈，以避免偏离条索或刺入太深（使清扫动作更难）。
- 不断地沿着条索区域去感受筋膜切开过程中"砰"的断裂感。

第三步：条索断裂

- 轻柔地逐渐用力被动伸直，可拉断条索。
- 伸直手指（图83.3），沿着条索触诊，确定无明显残留条索。
- 如果需要，重复第二步和第三步。

术后护理和预后

- 术后用胶布进行包扎，否则就没有敷料覆盖了。
- 如果发生皮肤撕裂，则应进行局部伤口护理。定期更换敷料，直到伤口愈

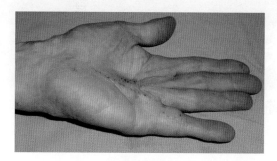

图 83.3

合。治疗前一定要提醒患者皮肤撕裂的可能性，以避免患者不满意。

• 没有特殊活动限制，允许在可忍受的范围内活动和使用。

循证文献

Chen NC, Shauver MJ, Chung KC. Cost-effectiveness of open partial fasciectomy, needle aponeurotomy, and collagenase injection for dupuytren contracture. J Hand Surg Am 2011;36:1826–34. e32.

如果成功率高，采用针刺筋膜切开术是划算的。而对于许多患者来说，开放局限性筋膜切除术并不划算，如果价格能保持在 950 美元以下，那么胶原酶注射是划算的。

Morhart M. Pearls and pitfalls of needle aponeurotomy in Dupuytren's disease. Plast Reconstr Surg 2015; 135:817-25.

这是一篇针对针刺筋膜切开术的技术、入路和文献的全面性综述。

Pess GM, Pess RM, Pess RA. Results of needle aponeurotomy for Dupuytren contracture in over 1 000 fingers. J Hand Surg Am 2012;37:651–6.

针刺筋膜切开术的总体并发症发生率较低，复发更为频繁，尤其是对于近指间关节挛缩。

van Rijssen AL, ter Linden H, Werker PM. Five-year results of a randomized clinical trial on treatment in Dupuytren's disease: percutaneous needle fasciotomy versus limited fasciectomy. Plast Reconstr Surg 2012;129:469–77.

本文比较了针刺筋膜切开术和开放局限性筋膜切除术试验的 5 年结果。针刺筋膜切开术组复发率较高，且发生时间较早，两组患者满意度均较高，但开放局限性筋膜切除术组患者满意度明显更高。

第八十四章

开放局限性筋膜切除术治疗掌腱膜挛缩

Aviram M.Giladi、Kevin C. Chung 著 李 峰 译 刘 波 审校

适应证

- 掌腱膜条索导致掌指关节屈曲挛缩大于 30°。
- 掌腱膜条索导致任意角度的近指间关节屈曲挛缩。
- 通过桌面试验可有明确挛缩（图 84.1 ）。
- 对掌腱膜条索导致的功能受限考虑予以松解。
- 掌腱膜挛缩累及多个手指，挛缩程度达到治疗标准（图 84.2 ）。
- 掌指关节松解后可更好地恢复正常功能，因此可以容忍有一定的挛缩角度。需要对近指间关节挛缩行关节囊松解（通常长期效果较差）。
- 一般来说，该疾病是渐进性的，随着时间的推移会有一些复发。因此，一般的原则是等到符合手术适应证 / 手术标准后再行手术治疗。

临床检查

- 评估不同类型的条索（表 84.1 ）。
- 挛缩角度越大，尤其是同时合并手掌侧软组织结节时，血管神经束向中央移位的风险就越大（图 84.3 ）。
- 更多检查细节见第八十二章和八十三章。

手术解剖

- 手掌筋膜由大、小鱼际筋膜和掌腱膜组成，在掌腱膜挛缩中是异常的。掌侧最常受累（图 84.4 ）。
- 在正常解剖中是有腱膜束带的。当掌腱膜挛缩变时，这些腱束变成病理性条索。
- 掌腱膜由多个方向的纤维组成（图 84.5 ），在远端分束到达每个手指，称为腱前束。
- 掌腱膜纵向纤维分为三层，中间层纤维在 Natatory 条索和神经血管束下方走行，形成螺旋束，在手指上逐渐演变为指侧方筋膜（位于血管神经束外侧）。

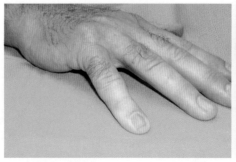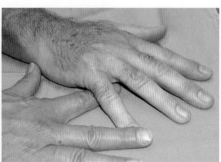

图 84.1

- 掌腱膜横向纤维构成掌浅横韧带（掌腱膜挛缩不累及）。Natatory 条索参与维持指蹼形状和手指筋膜。
- 在手指上，Grayson 韧带在血管神经束掌侧，Cleland 韧带在血管神经束背侧（图 84.6）。
- 螺旋索将神经血管束推向中线而使其置于危险中，而血管后索可移位和（或）直接压迫血管神经束（图 84.7）。
- 螺旋索、中央索和侧索可导致近指间关节挛缩。更多的病理性条索细节见表 84.1。

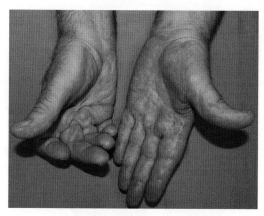

图 84.2

表 84.1	掌腱膜挛缩中的条索类型		
条索		**位置**	**引起**
腱前索（最常见）		手掌	掌指关节屈曲——不使血管神经束移位
垂直条索（不常见——腱前索的分支）		手掌	触发疼痛
螺旋索（腱前束、侧束、螺旋束或 Grayson 韧带）		手掌 / 手指	使神经血管束向中线和掌侧移位
Natatory 条索		指蹼 / 手指	指蹼挛缩，限制手指外展
腱前索延伸的中央索		手指	通常不使神经血管束移位
血管后索		手指	远指间关节挛缩，妨碍近指间关节完全伸直
侧索（伴发于腱前索和 Natatory 条索和 Grayson 韧带）		手掌	远侧和近指间关节挛缩，神经血管束移位
小指外展肌条索		小指外展肌腱	近指间关节挛缩
近 / 远联合处		近 / 远联合处韧带	第一指蹼挛缩

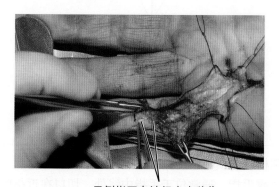

尺侧指固有神经中央移位

图 84.3

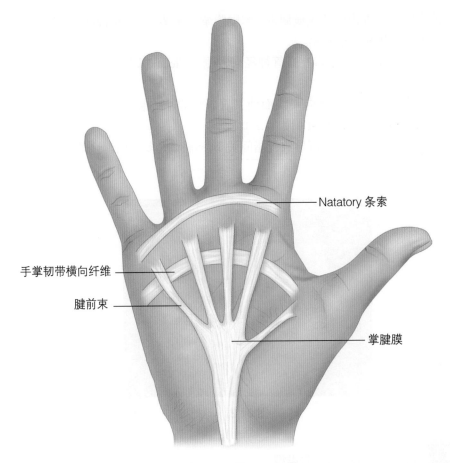

图 84.4

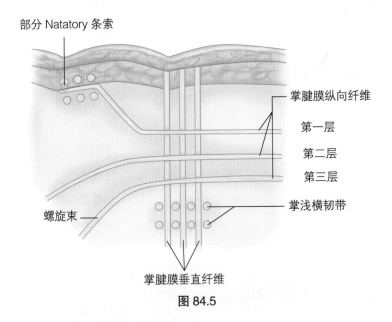

图 84.5

显露要点

切口应该浅表，这样就不会无意中损伤到可能被拉向皮肤的重要结构。

显露注意

当掀起皮瓣显露病变条索并帮助辨别神经血管束时，避免掀起指间软组织（白色箭头），因为存在损伤保证皮瓣血运的穿支血管的风险（图 84.8）。

显露

- 采用沿远侧掌横纹的横切口显露手掌处（图 84.8）。
- 采用纵切口显露手指，通常位于手指中线处，切口在近指间关节（图 84.8）或远指间关节处（图 84.9）以 V 形（指向近端）结束。

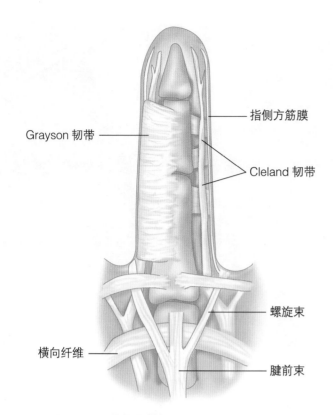

指侧方筋膜

Grayson 韧带

Cleland 韧带

螺旋束

横向纤维

腱前束

图 84.6

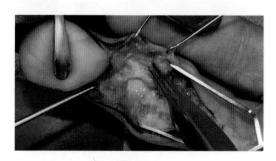

图 84.7

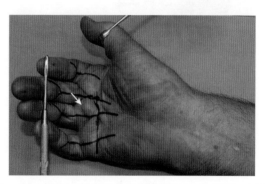

图 84.8　箭头所示区域软组织在解剖过程中应保留，以保护皮瓣的血液供应

手术操作

第一步：切开皮肤，显露相关结构

- 切口应该浅，足以游离皮瓣就行。不能太深，以免有损伤包含神经血管束的病理性条索的风险。
- 在皮肤层面用刀片锐性分离皮瓣，留下脂肪层。

第二步：辨别神经血管束

- 根据需要，轻柔地纵向分离来找到血管神经束，从近指间关节处的"柔软点"开始解剖。此处的神经血管束更表浅。如果条索包裹住了近指间关节，那就需要在更近端柔软的地方解剖出神经血管束。对于严重的近指间关节挛缩，应该在手掌处辨别出血管神经束，然后松解中央索，使手指更加伸直，从而更好地显露神经血管束（图 84.10）。
- 如果在近指间关节处探查，可在条索间的柔软区域找到血管神经束。
- 对于更严重的挛缩，需要在手掌处鉴别并切断条索，使手指足够伸直以便安全地进行解剖。在筋膜切除区域一定要先辨别出血管神经束。

第一步手术要点

用刀片推，而不是锯。锯可能切断神经血管束。但如果不小心碰到，用刀片推就不太可能切断。会感到病变组织质韧，而神经血管束是柔软的，经常使用新刀片有助于精确解剖。

第一步手术注意

在掀起皮瓣时，避免将皮肤穿孔或穿透。

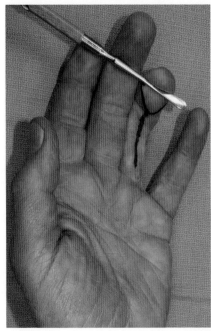
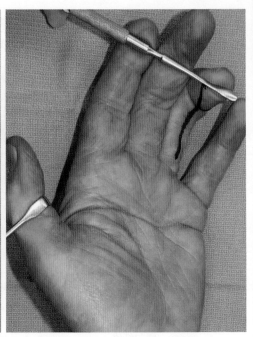

图 84.9

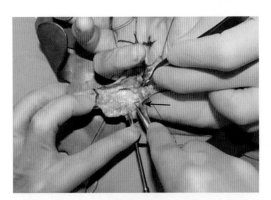

图 84.10

紧靠病变条索桡侧的正常掌腱膜

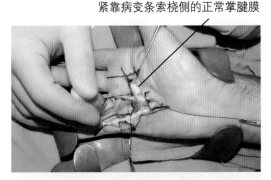

图 84.11

- 如果试图在手掌处辨别神经血管束，需要先在正常组织中解剖，然后顺着血管神经束进入病变区域。必须辨别条索远端和近端的神经和血管才能确定神经血管束的走行路径。轻轻地牵拉近端神经，观察远端的神经运动，有助于确定神经走行。
- 在手掌处，横向掌腱膜在血管神经束浅层，横向纤维覆盖住神经血管束。因此，为了保证神经血管束的安全，需在横向纤维浅层切除病变条索（图84.11）。

第三步：分离神经血管束和病变条索

- 这可能是非常烦琐的过程，尤其是在手指处，在此处螺旋索常常将神经血管束移位至中线。
- 如果可以从远端游离条索，可切断条索，掀起远端，帮助辨认神经血管束。
- 通常从病变较轻的地方找到血管神经束，沿其向病变区域分离，会更简单、更安全。
- 如前所述，如果不被病变条索累及，掌腱膜横向纤维可作为手掌处神经血管束的保护标志。我们可以在横向纤维远端的软组织中纵向分离，寻找从横行纤维深处钻出的神经血管束。

第二步手术注意

不易识别小指尺侧掌腱膜横向纤维，此处没有对神经血管束的保护。

第三步手术要点

对软组织内的任何分离都应沿纵向轻柔地进行，以尽量减少横向分离对神经血管束的损伤风险。过度分离可引起神经血管束牵拉伤，并导致术后广泛炎症和瘢痕形成。

第三步手术注意

对血管进行操作时要小心，侵略性操作可能导致血栓形成，有需要进一步进行血管修复的可能。

第四步：去除病变条索

- 如果可以，从远端切断并掀起，由远及近予以切除。
- 一旦到达手掌，注意不要损伤掌腱膜横行纤维。
- 对于复杂条索或手指极端畸形患者，需要切断或切除部分中央索，充分伸直手指，以更好地看清其他病变区域。在切断条索之前一定要确保神经血管束完全游离。

第五步：关节矫正

- 如果条索松解后，近指间关节仍处于固定屈曲位，则需行掌板松解和掌侧关节囊切开术。
- 松解 A3 滑车，拉开屈肌腱，即可找到掌板（屈曲近指间关节有助于鉴别掌板）。
- 切断掌板近端边界（缰绳韧带），轻柔地被动伸直。
- 通常还需要松解部分掌侧副韧带，防止近节指骨头咬合。

第六步：关闭切口

- 松止血带，仔细止血。
- 确认所有受累手指恢复灌注。
- 评估皮瓣和创面。切除病变条索后，可先闭合一些创面。
- 在手指屈曲处设计 60° 的 Z 字成形，避免线性瘢痕（图 84.13）。

第五步手术要点

中央腱束衰减变薄可能导致近指间关节持续屈曲。术中使用肌腱固定试验来帮助确定这个潜在问题。如果确定衰减，考虑术后延长伸直支具治疗的时间。

第五步手术注意

- 注意不要过度野蛮地矫正固定屈曲畸形，否则有导致神经血管束损伤的风险。
- 松解挛缩至完全伸直后，神经血管束可能被过度牵拉。如果手指在伸直后苍白，可能需要将手指保持在一定的屈曲角度，以消除血管张力，并保证足够的血流灌注。

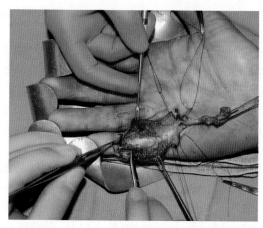

图 84.12

准备闭合伤口时额外添加 Z 形成形术，
图片显示为术前标记，到术后大体像

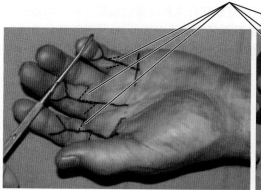 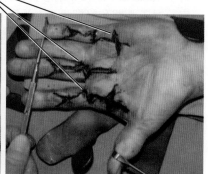

图 84.13

- 一旦所有切口闭合，再次确认有足够的灌注。如皮肤缝合过紧，可压迫血管。
- 用尼龙线间断缝合，放置抗生素软膏和凡士林油纱，掌侧休息位支具固定。

术后护理和预后

- 术后手指完全伸直位支具固定 1 周。
- 1 周后去除支具，行关节活动锻炼，包括被动伸直近指间关节。
- 一些学者建议白天间歇性使用支具保护，但是我们更希望患者在白天尽可能不戴支具。我们发现白天使用支具没有帮助，积极的瘢痕按摩以及关节活动锻炼或拉伸更有助于成功，特别是在术后 6 个月。
- 夜间支具可佩带至术后 6 个月以防止早期复发，因为夜间手处在一个不利的位置。
- 如果发现中央束衰弱变薄，考虑延长佩带支具数周。

循证文献

Citron N, Hearnden A. Skin tension in the aetiology of Dupuytren's disease; a prospective trial. J Hand Surg Br 2003;28:528–30.

　　30 例单个手指挛缩患者都仅累及掌指关节，分为两组：仅行横切口 vs Z 字成形切口行开放局限性筋膜切除术。2 年后，仅行横切口组的 14 例患者中有 7 例复发，而 Z 字成形组的 13 例患者中有 2 例复发。这一结果支持掌筋膜张力促进掌腱膜挛缩的假说。

Gelberman RH, Panagis JS, Hergenroeder PT, Zakaib GS. Wound complications in the surgical management of Dupuytren's contracture: a comparison of operative incisions. Hand 1982;14:248–54.

　　在 82 例行部分筋膜切除术的患者中，Z 字成形切口组中有 7% 的患者出现皮肤坏死。而行锯形 Bruner 切口组中有 12% 的患者出现皮肤坏死。手掌切开后无皮瓣坏死。但因术野较差，可造成神经损伤。

Smith P, Breed C. Central slip attenuation in Dupuytren's contracture: a cause of persistent flexion of the proximal interphalangeal joint. J Hand Surg Am 1994;19:840–3.

　　对于长期存在近指间关节屈曲挛缩的患者，以及高达 80% 的近指间关节屈曲挛缩 60° 或以上的患者，即使对条索和关节予以松解后，中央束的衰减变薄也会使伸直受限。这些患者需要佩带长时间的伸直支具，同时限制屈曲活动。

van Rijssen AL, Gerbrandy FS, Ter Linden H, Klip H, Werker PM. A comparison of the direct outcomes of percutaneous needle fasciotomy and limited fasciectomy for Dupuytren's disease: a 6-week follow-up study. J Hand Surg Am 2006;31:717–25.

　　对于 Tubiana I 期和 II 期患者，针刺筋膜切开术和局限性筋膜切除术的效果相同，对于 III 期和 IV 期患者（总屈曲畸形角度大于 90°），局限性筋膜切除术在改善掌指关节和近指间关节总体被动伸直障碍方面明显优于针刺筋膜切开术，并发症发生率略高。

第八十五章

皮肤筋膜切除术治疗掌腱膜挛缩

Aviram M. Giladi、Steven C. Haase、Kevin C. Chung 著　李　峰译　刘　波审校

适应证

- 掌腱膜条索广泛累及皮肤（图 85.1 ）。
- 掌腱膜条索切除术后复发。
- 有手术干预的其他适应证，如第八十四章所述。

临床检查

- 见第八十四章。

手术解剖

- 见第八十四章。

显露

- 切口选在病变皮肤边缘的正常皮肤区域。应该在正常区域内确定病变区域的远端或近端的神经血管束，这样就可以安全地追踪到病变区域。
- 其他细节见第八十四章。

显露要点
如果手指屈曲使远端条索显露困难，可以辨别并小心地切断近端条索，以伸直手指。

手术操作

第一步：标记病变区域和切除区域

- 需要去除条索累及的皮肤。应在病变区域边缘的健康皮肤上做切口，以完全切除病变组织，并且可以更容易、更安全地辨别重要结构（图 85.2A、B ）。
- 如果屈曲挛缩阻碍了近指间关节掌侧皮肤的显露，则从近端区域开始，鉴别并切断条索，以便能更多地张开手指（图 85.3 ）。

第二步：辨认神经血管束

- 在正常软组织中，在切口近端和远端找到神经血管束。

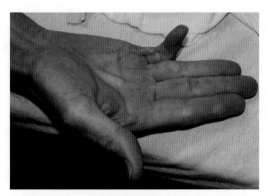

图 85.1

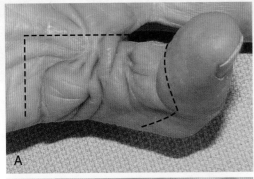

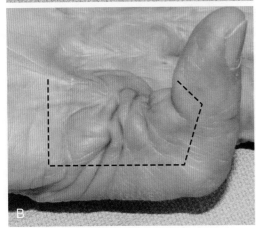

图 85.2

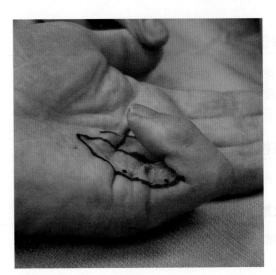

图 85.3

- 一旦在正常组织中辨认并游离，就可以向近端或远端追踪至病变组织内，将它们从挛缩的皮肤和条索中游离出来。
- 总是沿着纵向分离，不要太用力，以免损伤神经血管束。
- 在病变组织内解剖应该用刀片推，而不是切。使用锋利的刀片推，瘢痕会有质韧的感觉，而神经血管束是柔软的。

第三步：去除病变条索和覆盖的皮肤

- 当游离神经血管束后，掀起皮肤和皮下瘢痕，保留其与瘢痕条索的附着。
- 一旦充分游离，从远端切断条索，向近端掀起，不涉及腱周组织或屈肌腱滑车装置。
- 在手掌时，注意不要损伤掌腱膜横向纤维。
- 游离后，切断并去除病变条索的近端基底部。
- 这将留下一个暴露屈肌腱和腱鞘的开放创面（图 85.4）。

第四步：全厚皮片移植覆盖创面

- 从没有毛发的地方切取移植皮片——前臂掌侧和腹股沟外侧等。
- 应对移植皮片打薄，在创面与真皮层之间不留脂肪。
- 将移植皮片铺在创面上，与原有的残留皮肤轻度重叠。
- 用肠线间断或连续缝合，固定移植皮片的周边（图 85.5A、B），用丝线间断缝合打包。图 85.6 展示了用于非掌腱膜挛缩的打包技术。类似的技术可用于皮肤筋膜切除术后移植皮片的固定。
- 放置凡士林油纱和棉布，用丝线加压打包皮片（图 85.7）。将手指用支具固定于伸直位。

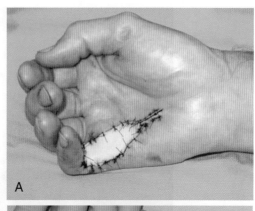

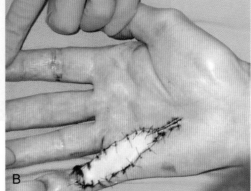

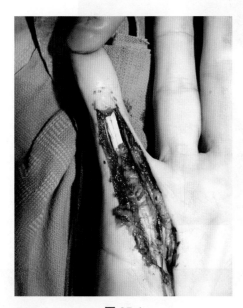

图 85.4

图 85.5 A–B

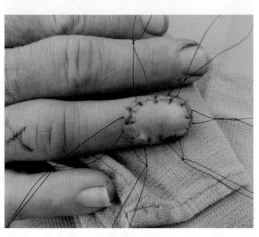

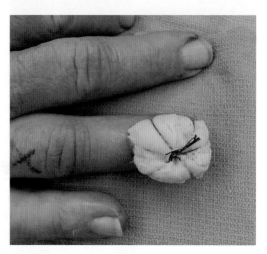

图 85.6

图 85.7

术后康复和预后

- 抬高患肢，用支具固定 1 周。
- 术后 1 周去除支具和打包。
- 每天将凡士林油纱覆盖在移植皮片上。对于任何愈合不良的区域，都需要进行额外的伤口护理。
- 进行关节活动，佩戴伸直支具 6 周，使用夜间支具 6 个月。
- 早期改善经常有报道，但从长期来看，疾病可能会复发。1 年随访结果见图 85.8A、B，10 年随访结果见图 85.9。

术后护理注意

对于任何区域的移植皮片成活不佳或移植失败，都需要进行伤口护理和监测（图 85.10）。伤口护理的重点是保持焦痂湿润，以防止愈合后进一步瘢痕形成和挛缩。

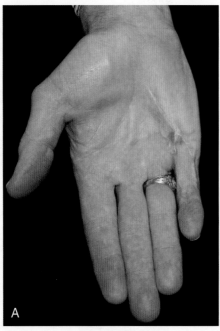
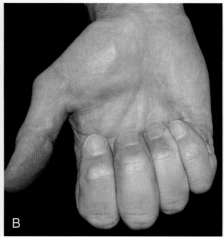

图 85.8 A–B

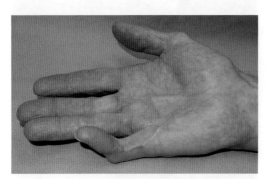

图 85.9

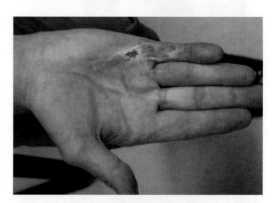

图 85.10

循证文献

Armstrong JR, Hurren JS, Logan AM. Dermofasciectomy in the management of Dupuytren's disease. J Bone Joint Surg Br 2000;82:90–4.

　　本系统综述是关于 103 例患者 (143 侧) 皮肤筋膜切除术后的临床资料，平均随访近 6 年，复发 12 侧 (8.4% 侧，11.6% 例)，其中 8 侧为条索，4 侧为结节。

Roush TF, Stern PJ. Results following surgery for recurrent Dupuytren's disease. J Hand Surg Am 2000;25:291–6.

　　对 19 例 (28 根手指) 复发性挛缩患者进行治疗，皮肤筋膜切除联合全厚皮片移植术后总的主动活动度较局限性筋膜切除术好，但不能预防复发。总的主动活动度没有筋膜切除术联合局部皮瓣重建术的效果好。

Ullah AS, Dias JJ, Bhowal B. Does a 'firebreak' full-thickness skin graft prevent recurrence after surgery for Dupuytren's contracture? a prospective, randomised trial. J Bone Joint Surg Br 2009;91:374–8.

　　对 79 例近指间关节挛缩患者在筋膜切除术后随机进行 Z 字形成形术或 "防火墙" 式植皮闭合伤口。虽然这不是一个完全的皮肤筋膜切除术，但它确实包括一些皮肤切除和移植。在本研究中，两组在长期近指间关节活动度和条索的复发率上相似。

痉挛状态

疾病状态

第八十六章

三角肌移位至肱三头肌以及肱二头肌移位至肱三头肌

Matthe Brow、Kevin C. Chung 著　殷耀斌 译　李文军 审校

适应证

- 治疗的目标是使被动活动良好但伸肘功能丧失的患者恢复主动伸肘功能。
- 脊柱损伤患者距离受伤时间至少 12 个月，而且上肢运动检查是稳定的。
- 对于上肢严重挛缩（肘关节屈曲挛缩大于 30°）、痉挛、慢性疼痛以及精神状态不稳定的患者进行此手术时需要慎重。
- 患者应对治疗效果有合理的预期，能积极主动地完成术后功能康复，并且需要稳定的社会支持系统。

临床检查

- 对于臂丛神经（C5–T1）特定节段性支配的肘关节、前臂及手部肌肉的检查（图 86.1）。
- 进行系统的检查，并记录患者屈肘、伸肘、屈腕、伸腕、屈指、伸指、伸拇或拇外展、屈拇或拇对掌以及手内在肌功能。
- 肌肉力量按照医学研究委员会 Medical Research Council, MRC）分级系统分为 1–5 级。只有在肌肉力量达到 4 级及 4 级以上者可用于移位，因为移位后的肌肉由于效能降低而导致肌力会降低 1 级（表 86.1）。
- 按照国际四肢瘫痪患者手部手术分类系统（International Classification of Surgery of the Hand in Tetraplegia）对四肢瘫痪患者可用的有功能肌肉进行分类（表 86.2）。
- 需要评估各关节的被动活动范围，包括肩、肘、腕和手指各关节，评估是否存在关节和肌肉挛缩。
- 列出患者的功能状况，需要优先改善的功能，可供转位的肌肉。
- 对于准备行三角肌移位的患者，需要在术前检查三角肌后部纤维。令患者肩关节外展 90°，可触及该肌肉收缩并测量肩关节后伸时的力量。
- 对于准备行肱二头肌移位的患者，需要核实肱肌屈肘的功能。使患者前臂旋后来放松肱二头肌。令患者屈曲肘关节，可触及前方柱状的肱二头肌和后方扁平的肱肌。

影像学

- 需要行后前位及侧位 X 线片来排除影响活动的关节改变。

三角肌至肱三头肌移位

手术解剖

- 三角肌有三组不同的纤维，分为前组、外侧组和后组纤维。
- 各组纤维分别起自锁骨、肩峰和肩胛骨脊柱缘后方，止于肱骨三角肌结节。
- 移位的三角肌纤维包括后 1/3 的肌肉和外侧组纤维的一半。

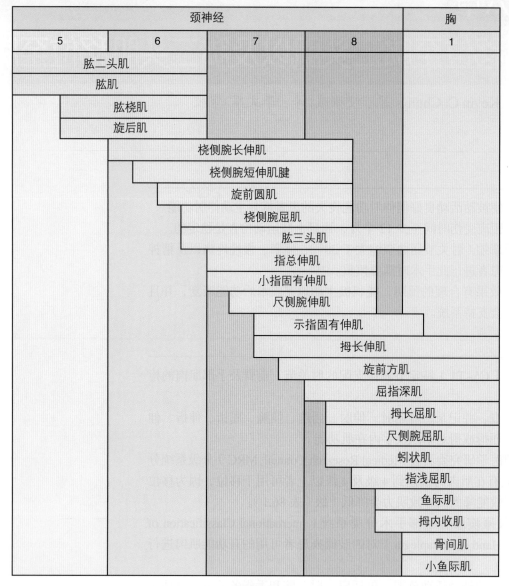

图 86.1

<table>
<thead>
<tr><th colspan="2"><table><tr><td>表
86.1</td><td>医学研究委员会系统肌力评级</td></tr></table></th></tr>
<tr><th>医学研究委员会分级</th><th>功能</th></tr>
</thead>
<tbody>
<tr><td>5 级</td><td>可完全抵抗阻力而活动</td></tr>
<tr><td>4 级</td><td>肌肉力量下降，部分抵抗阻力进行活动</td></tr>
<tr><td>3 级</td><td>肌肉仅能抵抗重力进行活动</td></tr>
<tr><td>2 级</td><td>没有重力作用下肌肉可带动关节活动</td></tr>
<tr><td>1 级</td><td>仅能触及肌肉收缩</td></tr>
<tr><td>0 级</td><td>肌肉没有收缩</td></tr>
</tbody>
</table>

<table>
<thead>
<tr><th colspan="2"><table><tr><td>表
86.2</td><td>四肢瘫患者的手部手术国际分型</td></tr></table></th></tr>
<tr><th>运动组</th><th>功能肌肉（4 级或 4 级以上）</th></tr>
</thead>
<tbody>
<tr><td>0</td><td>无可用的肌肉</td></tr>
<tr><td>1</td><td>肱桡肌</td></tr>
<tr><td>2</td><td>肱桡肌、桡侧腕长伸肌</td></tr>
<tr><td>3</td><td>肱桡肌、桡侧腕长伸肌、桡侧腕短伸肌</td></tr>
<tr><td>4</td><td>肱桡肌、桡侧腕长伸肌、桡侧腕短伸肌、旋前圆肌</td></tr>
<tr><td>5</td><td>肱桡肌、桡侧腕长伸肌、桡侧腕短伸肌、旋前圆肌、桡侧腕屈肌</td></tr>
<tr><td>6</td><td>肱桡肌、桡侧腕长伸肌、桡侧腕短伸肌、旋前圆肌、桡侧腕屈肌、伸指肌</td></tr>
<tr><td>7</td><td>肱桡肌、桡侧腕长伸肌、桡侧腕短伸肌、旋前圆肌、桡侧腕屈肌、伸指肌及伸拇肌</td></tr>
<tr><td>8</td><td>仅缺少手内在肌</td></tr>
</tbody>
</table>

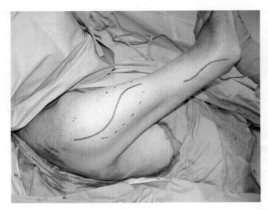

图 86.2

- 图 86.2 切取了中间三角肌后半部分及后部三角肌时并将其自止点游离，腋神经走行于肩峰以远 5 cm 的三角肌深层，需要对其加以保护。

体位

- 侧卧位或者仰卧位，肩部垫高（图 86.2）。
- 对阔筋膜张肌供区同样进行消毒和铺单。

显露

三角肌

- 自肩峰后缘到三角肌结节做 S 形切口。沿三角肌后缘向三角肌的止点三角肌结节进行显露（图 86.2）。
- 于肱骨远端 1/3 行另一切口，以显露肱三头肌。

手术操作

第一步

- 识别三角肌后 1/3 及中部 1/3 后半部分纤维。
- 追踪肌肉纤维至其止点。

第二步

- 自肱三头肌向三角肌方向制作皮下隧道。
- 游离部分肱三头肌腱，以便与阔筋膜编织缝合。

第三步：切取阔筋膜

- 于大腿外侧行直切口（图 86.3A）。
- 显露阔筋膜，并切取 2 cm 宽的纤维（图 86.3B、C）。
- 切取的长度需要足够，以便桥接于三角肌和肱三头肌之间（图 86.4A、B）。

第四步

- 编织阔筋膜，并用编织涤纶缝线与肱三头肌编织缝合（图 86.5）。
- 完全伸直肘关节并给予一定张力，将阔筋膜与三角肌编织缝合（图 86.6）。

第五步

- 深层组织间断缝合后使用可吸收缝线连续缝合皮肤。

第一步手术要点

尽可能多地保留腱性止点，以便与肌腱或者阔筋膜缝合。

第一步手术注意

注意保护腋神经，因为腋神经三角肌肌支向后方走行。

第二步手术要点

自肱三头肌向移位的三角肌制作直行皮下隧道。

第三步手术注意

避免掀起大面积的皮下筋膜瓣，仅掀起足够切取阔筋膜的组织便可。大面积的死腔可能导致血肿形成。

第四步手术要点

- 肌腱供区可选择：2-4 伸趾肌腱、胫骨前肌和阔筋膜。
- 单纯切取三角肌止点往往长度不够，不移植肌腱不可能进行足够强度的编织缝合（图 86.7）。

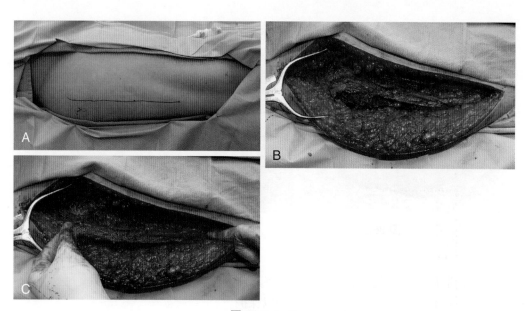

图 86.3 A–C

- 使用长臂石膏固定，使肘关节屈曲 10°，不固定腕关节。

术后护理及预后

- 术后制动 6 周，避免腕关节内收和屈曲。
- 术后 6 周后，肘关节屈曲度数每周增加 5°～10°，直到术后 3 个月。

肱二头肌移位至肱三头肌
手术相关解剖

- 肱动脉及正中神经位于肱二头内侧。
- 前臂外侧皮神经走行于肱肌浅面，位于肱桡肌内侧，肱二头肌外侧。
- 剥离肱二头肌内外侧筋膜附着以及其于肱二头肌结节的止点时注意保护以上结构。
- 肌腱移位的皮下隧道位于尺神经浅层。

体位

- 患者仰卧位，垫高肩胛骨，上肢消毒铺单，并于上臂上无菌止血带。

显露

肱二头肌

- 切口自肱骨中段内侧，横行经过肘前横纹，以肱二头肌止点——桡骨粗隆为中心向远端延伸。
- 第二个切口（后方）位于肱三头肌腱远 1/3，经尺骨鹰嘴外侧，避免继发的尺骨鹰嘴压疮。

手术操作

第一步

- 自前臂筋膜剥离肱二头肌筋膜并保留肱二头肌腱性部分，以便之后进行编织缝合。

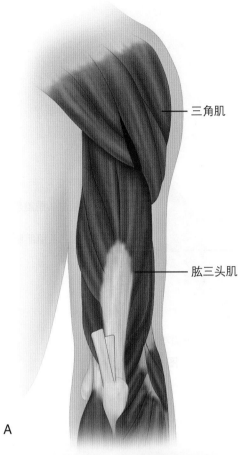

三角肌

肱三头肌

A

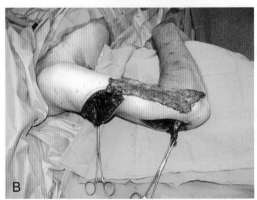

B

图 86.4 A–B

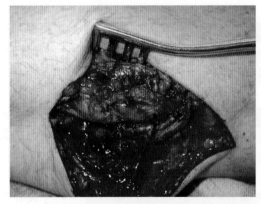

图 86.5

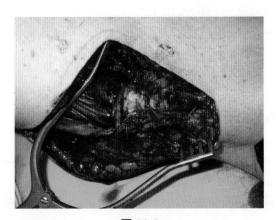

图 86.6

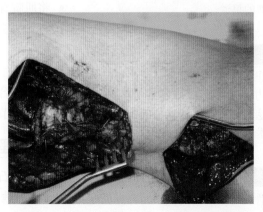

图 86.7

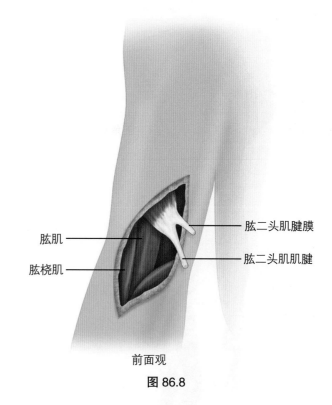

肱肌 ———

肱桡肌 ———

——— 肱二头肌腱膜

——— 肱二头肌肌腱

前面观

图 86.8

- 自肱二头肌内外侧腱膜附着区域分离，并自肱二头肌腱止点——桡骨粗隆锐性剥离。
- 将肌腱和肌肉由远向近剥离，充分游离以便移位（图 86.8）。

第二步

- 由前方切口向后方切口制作直行皮下隧道，以便肱二头肌转位至后方。
- 将肱二头肌于尺神经浅层由前方移位至后方。

第三步

- 于尺骨鹰嘴尖后方皮质使用 6 mm 钻头制作骨隧道（图 86.9）。
- 将肱二头肌腱与肱三头肌腱编织缝合 2～3 次。
- 肌腱移位后可使肘关节被动屈曲 60°。
- 将肌腱穿过骨隧道后与自身缝合（图 86.10）
- 将肱二头肌筋膜与编织缝合区域编织以增强缝合强度。

第四步

- 间断缝合深层组织，可用吸收线连续缝合皮肤切口。
- 于肘关节屈曲 30° 长臂石膏制动，腕关节不固定。

术后护理和预后

- 用长臂石膏维持肘关节屈曲 30° 4 周。
- 4 周后改为屈曲阻挡支具，屈曲角度每周增加 10°～15°，直到获得最大活动度。

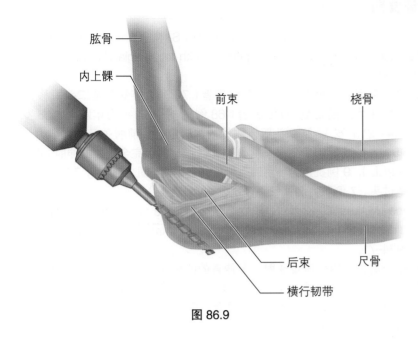

图 86.9

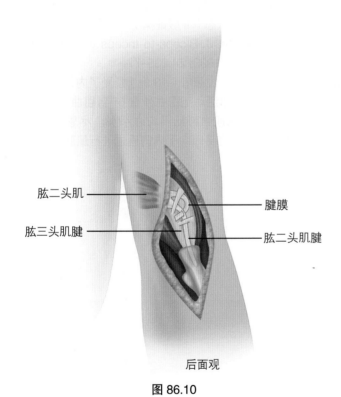

后面观

图 86.10

- 力量训练在术后 8 周开始。

循证文献

Kozin S, D'Addesi L, Chafetz R, Ashworth S, Mulcahey M. Biceps-to-triceps transfer for elbow extension in persons with tetraplegia. *J Hand Surg Am* 2010; 35: 968–75.

这是一篇回顾性队列研究，45 位患者（77 例）接受了肱二头肌移位至肱三头肌的手术。随访到 40 位患者（68 例）。手术时平均年龄为 17.3 岁（范围在 6.4~21.7 岁）。肱二头肌于肱骨内侧转位。术前肘关节伸直肌力分别是：0/5(54 例），1/5(10 例），2/5(4 例）。术后 42 例可完全抗重力伸肘（肌力达 3/5 或者以上），9 例抗重力伸肘时有轻度伸直迟滞（肌力 3/5）。75%（51/68）可上举过头。7 例肌力测试低于 3/5 级（IV 级证据）。

Mulcahey M, Lutz C, Kozin S, Betz R. Prospective evaluation of biceps to triceps and deltoid to triceps for elbow extension in tetraplegia. J Hand Surg Am 2003; 28:964–71.

这是一篇关于四肢瘫重建肘关节伸直的随机前瞻性研究。9 位患者 16 侧上臂被随机分到三角肌移位至肱三头肌或肱二头肌移位至肱三头肌治疗组。年龄范围为 8~20 岁，术后随访至少 2 年。8 例接受了肱二头肌移位，8 例接受了三角肌移位。在 24 个月的随访时，肱二头肌移位组 8 例中有 7 例可抗重力伸肘，而三角肌移位组 8 例中有 1 例可抗重力伸肘。三角肌移位组屈肘力量下降 32%，肱二头肌移位组屈肘力量下降 47%。2 组病例日常生活的活动均获得到改善，改良明尼苏达大学肌腱移位功能改善问卷及加拿大职业功能评测均获得改善。肱二头肌移位能够增加伸肘力量，但同时可降低屈肘力量。这两种方式都能够改善患者的功能状态（II 级证据）。

Revol M, Briand E. Servante, J. Biceps-to-triceps transfer in tetraplegia. The medial route. J Hand Surg Br 1999; 24:235–7.

这是一篇回顾性队列研究，8 位患者（13 例）接受了内侧通道的肌腱移位，随访 18 个月以上。患者的屈伸活动范围在伸直 6° 到屈曲 137° 之间。患者没有神经受损的并发症，但屈曲肌力降低平均达 47%。尽管力量减弱，患者对于活动度的增加是满意的。作者更倾向于内侧通道进行肌腱移位，因为外侧通道有发生桡神经损伤的可能。

第八十七章
肱二头肌和肱肌延长术

Matthew Brown、Kevin C. Chung 著　粟鹏程 译　李文军 审校

适应证

- 因脑瘫、脑卒中或脑外伤导致的肘关节挛缩，并且神经系统稳定。
- 患者可以随意控制上肢，且肘关节挛缩 40°。
- 患者不能随意控制上肢，且肘关节挛缩 100°。
- 手术目的是改善肢体功能，减少卫生问题的困扰，改善外形。

临床检查

- 对上肢痉挛的临床检查很困难。尽管患者很努力，也难以很好地配合检查。
- 应该了解患者是否能够主动地使用患肢，感觉功能是否受损，智力情况如何，以及是否存在手足徐动症。
- 应该仔细辨别患者是肌肉痉挛、肌肉挛缩还是关节挛缩。对于真正的肌肉痉挛患者，在完全放松的状态下有完整的被动活动度。当存在肌肉挛缩和关节挛缩时，关节的被动活动范围会减小。可以在局部麻醉下检查，以便对上述情况加以区别。
- 典型的上肢痉挛表现为肩关节内收和内旋，肘关节（图 87.1，红线）和腕关节（蓝线）屈曲，前臂旋前（箭头），手指屈曲和拇指内收畸形。脑卒中患者的表现可以有很大区别，这取决于脊髓损伤的节段。
- 应该仔细观察患者的日常使用患肢情况，有助于判断功能缺陷的真实情况。
- 嘱患者分别用双侧上肢完成所嘱任务，以判断患者是否有足够的理解力。
- 脑瘫：常为年轻患者和儿童，没有关节挛缩。在 6 ~ 12 岁之前很难进行功能评价，并且需要进行很多次功能评价。对这种病例适合用录像记录下来孩子的功能情况。对于更大年龄的脑瘫患者要谨慎考虑手术，因为他们可能已经学会了代偿一些功能障碍。
- 脑卒中：在脑卒中发作后的 6 个月内可以出现自发性神经恢复，一般在发作 12 个月后可以认为到达神经的稳定期。脑卒中患者的痉挛程度相对较轻，因为患者多为老年人，肌肉通常无力，神经恢复的时间短。同样的道

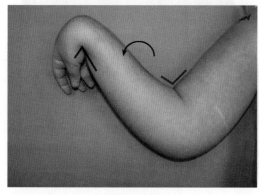

图 87.1

理，脑卒中患者运动功能的恢复也很差。手术目的主要是缓解挛缩，而不是改善运动功能。

- 创伤性脑损伤：发生脑外伤后神经的自发恢复期可以持续至伤后 18 个月，在此之前一般不考虑手术治疗。与脑卒中患者相比，脑外伤患者通常比较年轻，四肢均受累，可以同时合并周围神经损伤、骨折和异位骨化，痉挛的程度更严重，运动功能恢复也通常更好。但不同患者的认知力和配合程度仍有很大差异。

影像学

- X 线：肘关节平片有助于区别肌肉挛缩和关节挛缩。可以显示异位骨化，常见于脑外伤患者。
- 肌电图：有助于辨别肌肉痉挛和肌肉无力。评价肘关节的挛缩时，肌电图检查的范围应该包括肱二头肌、肱肌和肱桡肌。

手术解剖

- 可以引起肘关节挛缩的肌肉包括肱二头肌、肱肌和肱桡肌。根据挛缩的程度和自主控制的能力，可以选择肌肉延长或者循序切断手术。
- 肘窝的外侧边界是肱桡肌，内侧是旋前圆肌（图 87.2）。
- 肱动脉和正中神经在肱二头肌的内侧走行。
- 前臂外侧皮神经位于肱桡肌表面的内侧和肱二头肌的外侧。
- 桡神经在肱桡肌深层走行。

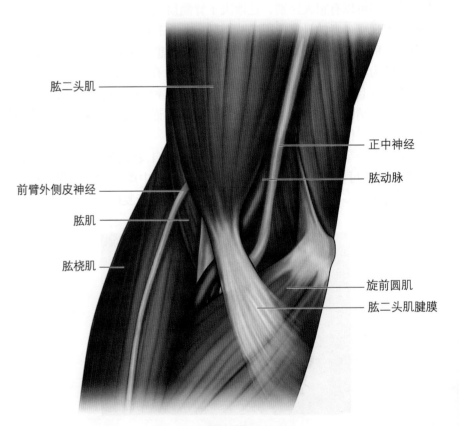

图 87.2

体位

- 患者取平卧位。
- 在尽量靠近腋窝的部位放置消毒的气囊止血带，这样不影响术野。

显露

- 在肘窝做 S 形切口，长度约为 15 cm。
- 从上臂内侧开始，在肘横纹处变为横行切开，远端切口位于肱二头肌腱外侧（图 87.3）。
- 从内而外地分离皮下组织，显露肘窝内结构。

手术操作

第一步

- 辨认位于肱二头肌腱内侧的肱二头肌腱腱膜并切开（图 87.5A、B，箭头所示）。

第二步

- 辨认肱二头肌腱，将其分离至远端的止点处。根据要获得肘关节伸直而需要延长的长度，对于轻度挛缩可以采用肌腱部分切断延长的技术，挛缩严重的，可以采用 Z 字延长技术。
- 行肌腱部分切断术时需要分别做两个相距 1~2 cm 的横行切断。第一个切断部位在腱腹交界处的肌腱部分，将其外侧半切断。第二个切断部位在其远端，切断肌腱的内侧半。被动伸直肘关节，肌腱切断的部位会被扯开，从而延长了肌肉。
- 行 Z 字延长时应该尽量显露更长的肌腱（图 87.6，箭头所示），这样可以允许有更充分的肌腱组织来进行侧侧缝合。

第三步

- 松解肱二头肌腱（图 87.7A、B，黑色箭头），显露肱肌。根据挛缩程度，可以部分或者完全切断肱肌（白色箭头）。
- 肱肌的部分切断可以在一处或两处。牵开肱二头肌腱断端（黑色箭头），在肌肉前方的腱膜部位横行切断（白色箭头），肌肉纤维仍然保持连续（图 87.8）。

显露要点

在极少数情况下挛缩特别严重，可以采用连续 Z 字成形（图 87.4）。

显露注意

术区会有粗大的肘前静脉通过。应避免结扎所有静脉。可以结扎切断分支，保留主要的静脉，从术野牵开。

第一步手术要点

保留肱二头肌腱膜没有任何意义，可以将其切除而不留后遗症。

第一步手术注意

在切断任何组织前，确认保护好前臂皮神经。

第二步手术要点

做部分切断延长时，注意保留肌纤维的连续性。

第二步手术注意

肱二头肌腱的止点在桡骨上，当前臂旋前时会更紧张。因此，应该在前臂旋后位时检查肱二头肌腱的紧张程度。如果此时仍然紧张，再进行松解。

第三步手术要点

从两处切断可以获得更好的松解效果。每个切断部位相距 1~2 cm，先从近侧做部分切断。如果先从远侧部分切断，肱肌就会回缩，难以进行近侧的切断。

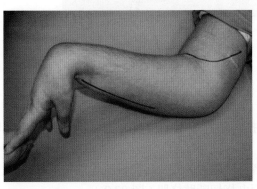

图 87.3

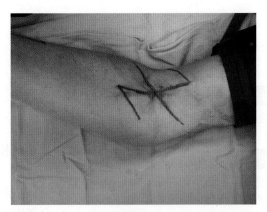

图 87.4

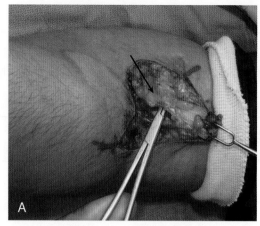

肱二头肌腱膜   肱二头肌

图 87.5 A–B

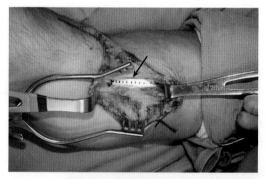

图 87.6

第四步手术要点

用电烧切断肌肉可以更好地止血。

第四步手术注意

桡神经位于肱桡肌的深层，前臂外侧皮神经在肱桡肌内侧走行，都需要加以保护。

第四步

- 评估肱桡肌的情况。根据痉挛和挛缩的程度，可以部分或者全部切断肱桡肌。
- 部分切断就是用电烧或者钝性剥离的方法将肱桡肌起点松解下来。
- 全部切断即从肌腹部位用电烧切断肱桡肌（图 87.9）。

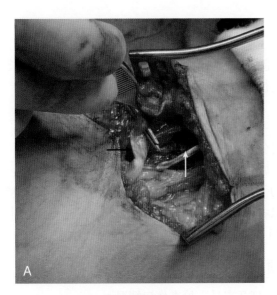

延长后的肱肌

Z 字切断后的肱二头肌腱

B

图 87.7 A–B

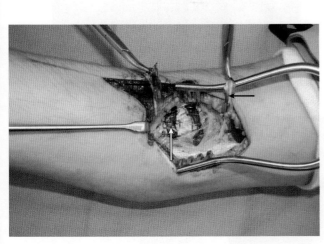

图 87.8

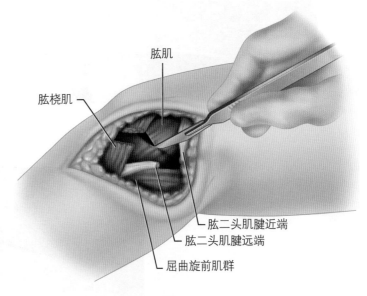

肱肌

肱桡肌

肱二头肌腱近端

肱二头肌腱远端

屈曲旋前肌群

图 87.9

第五步

- 如果肱二头肌腱（图 87.10，白色箭头）采用的是 Z 字延长，应该用 3-0 编织聚酯缝线进行编织缝合。

第六步

- 对深层和浅层分别间断缝合，关闭切口。
- 对肘关节采取屈曲 30° 位的支具制动。
- 痉挛性疾病的手术目的是改善患者的休息位姿势，很难达到肘关节完全的伸直。如果患者长期处于挛缩状态，过度伸直肘关节会引起神经和血管的牵拉（图 87.11）。

术后护理和预后

- 术后 10～14 天打开支具，检查伤口情况。
- 如果患者进行了肱二头肌的 Z 字延长，应该继续再用支具制动 4 周，然后采用间断性的夜间支具 3 周，以保护肌腱的愈合。
- 如果患者采用的是肌腱部分切断术，术后第一次复查时就可以开始活动度的练习。
- 肘关节休息位的角度通常可以获得 45°～60° 的改善（图 87.12）。
- 患者的主动伸肘改善 10°～20°，主动屈肘损失 5°～20°。
- 在更严重的挛缩情况下，医生可能需要更激进的松解，也更有可能影响到主动屈肘的功能。

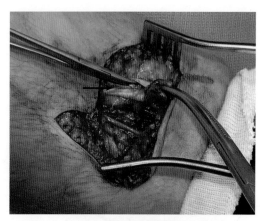

图 87.10

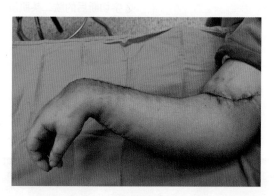

图 87.11

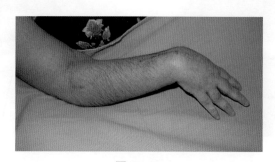

图 87.12

循证文献

Carlson M, Hearns K, Inkellis E, Leach ME. Early results of surgical intervention for elbow deformity in cerebral palsy based on degree of contracture. J Hand Surg Am 2012; 37:1665–71.

本文回顾性研究了对 86 例患者 90 个肘的脑瘫继发性肘关节挛缩的松解手术效果。根据肘关节挛缩程度回顾性地进行分组，挛缩小于 45° 组有 74 例患者，挛缩大于 45° 组有 14 例患者。每组平均随访时间分别为 22 个月和 18 个月。在部分延长组，在行走时肘关节的姿势改善了 57°，主动伸肘增加了 17°，主动屈肘损失了 4°。在完全松解组，行走时肘关节的姿势改善了 51°，主动伸肘增加了 38°，主动屈肘损失了 19°。手术治疗可以有效地改善畸形。挛缩越严重，就越可能遗留主动屈肘的丢失（Ⅳ级证据）。

Dy C, Pean C, Hearns K, Swanstrom MM, Janowski LC, Carlson MG. Long-term results following surgical treatment of elbow deformity in patients with cerebral palsy. J Hand Surg Am 2013; 38:2432–6.

本文是针对 23 例患者的 23 侧肘的系统综述。患者手术时的平均年龄为 9 岁，平均随访 9 年。最终主动伸肘增加 12°，主动屈肘损失 8°。被动屈肘、被动伸肘和总活动弧度与术前相比无明显区别。行走时的姿势改善 63°。说明手术干预可以起到明显作用，手术效果持续（Ⅳ级证据）。

Gong H, Cho H, Chung C, Park MS, Lee HJ, Baek GH. Early results of anterior elbow release with and without biceps lengthening in patients with cerebral palsy. J Hand Surg Am 2014;39:902–9.

本文是对 29 例行肘关节前侧松解的脑瘫患者的系统综述。根据手术方式分为两组。对第一组的 14 例患者进行了肱二头肌腱膜切断、肱桡肌部分切断延长和肱二头肌腱前方腱膜切除。第二组的 14 例患者除了上述手术外，还将肱二头肌腱进行了部分延长。第一组平均随访 72 个月，第二组平均随访 31 个月。第二组的姿势改善角度（53°）和主动伸肘角度（23°）均优于第一组（分别为 44° 和 15°）。第二组主动屈肘损失 7°，第一组没有变化。前臂旋后和 House 评分没有组间差异（Ⅲ级证据）。

适应证

- 四肢瘫手部手术国际分型 0 或者 1 型。
- 患者无腕背伸功能或者力量极弱，肱桡肌肌力至少 4 级。
- 患者肘下无可供移位的肌肉。
- 0 型患者在重建手和腕关节功能前需要能充分地伸直肘关节，以便重建的手部功能在一定空间发挥作用。推荐将其他手功能重建放在评估腕关节背伸改善之后。
- 1 型患者往往需要两种手术：①肱桡肌移位重建腕背伸；②被动拇示指对捏功能重建。

临床检查

- 对全上肢完整有序的查体，详见第八十六章。
- 令患者前臂旋转中立位抗阻力屈肘来检查肱桡肌肌力，可触摸其肌腹收缩。收缩的肌腹可抵抗检查者捏住肌肉施加的移动应力，便可用来移位。屈曲时软弱的肌腹不适宜用来移位。前臂旋前位屈肘时肱桡肌发挥更大的作用，因为肱二头肌在此位置上处于力学弱势（图 88.1）。
- 患者需要良好的肘关节伸直功能，从而提供肱桡肌移位增强腕部功能后的拮抗力量。

影像学检查

- 怀疑肘关节挛缩的病例需要行肘关节 X 线检查。
- 对于区别肌肉力量存在困难者或者肌肉挛缩的情况下肌动描记仪能够提供帮助。对于临床查体明确的病例并不是绝对需要。

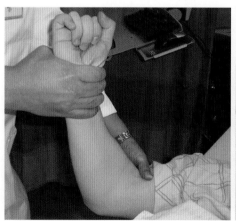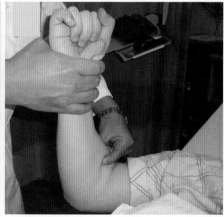

图 88.1

手术解剖

- 肱桡肌起于肱骨外上髁缘，止于桡骨茎突，由其深面的桡神经支配（图 88.2）。
- 肘上桡神经走行于肱桡肌深面，随后分为浅支和深支。浅支沿肱桡肌走行 于其深面。在腕关节近端 7cm 处桡神经浅支穿出肱桡肌走向背侧，穿过深 筋膜。一般桡神经浅支于此处分成两支。
- 桡侧腕长伸肌腱起于肱骨外上髁，止于第二掌骨基底。桡侧腕短伸肌腱起 于肱骨外上髁，止于第三掌骨基底。桡侧腕长伸肌由桡神经分出浅深分支 之前发出的肌支支配，而桡侧腕短伸肌由桡神经深支支配。

体位

- 此手术于上臂外展旋前位进行。
- 于上臂近端放置无菌止血带。

显露

- 于前臂中上 1/3 桡侧做纵向切口，长约 5 cm（图 88.3）。
- 肱桡肌（箭头）走行于前臂桡侧，桡侧腕长短伸肌走行与肱桡肌平行，但

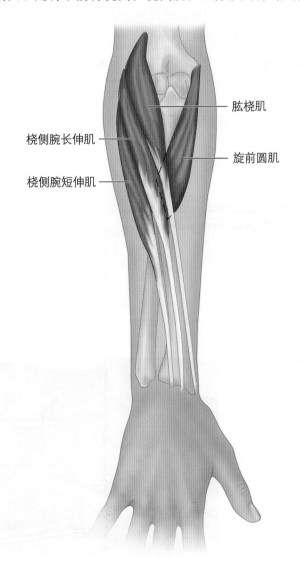

桡侧腕长伸肌 ——　　　　　　　　　　—— 肱桡肌

桡侧腕短伸肌 ——　　　　　　　　　　—— 旋前圆肌

图 88.2

位于肱桡肌背侧（图 88.4 ）。

手术操作

第一步

- 识别肱桡肌肌腹及肌腱部分。
- 自桡骨茎突远端剥离肱桡肌（黑色箭头）止点，尽可能保留足够长度，以便肱桡肌穿过桡侧腕长伸肌腱（蓝色箭头）并与桡侧腕短伸肌腱（绿色箭头）编织缝合。

第二步

- 肱桡肌由远端向近端移位。

第三步

- 肱桡肌自桡侧腕长伸肌腱上方穿过，与桡侧腕短伸肌腱编织缝合。
- 于肘关节屈曲 45°、腕关节中立位进行张力调整。
- 将肱桡肌与桡侧腕短伸肌腱反复编织缝合后翻回与自身缝合（图 88.6 ）。

第四步

- 将深层组织间断缝合后用可吸收缝线连续缝合皮肤。
- 用长臂石膏制动肘关节屈曲 45° 4 周。

术后护理和预后

- 术后 4 周去除石膏。
- 使用可拆卸的支具开始保护下的活动度训练。

显露手术要点

确保充分显露，以便识别及移位肱桡肌。

第一步手术要点

注意保护走行于肱桡肌深面的桡神经浅支。

第一步手术注意

桡动脉走行平行于肱桡肌，注意将其拉向尺侧并进行保护。

第二步手术要点

将肱桡肌从桡骨上充分剥离，以便肱桡肌至少可移动 3 cm 以上。

第二步手术注意

向近端剥离时注意保护桡神经的肌支。

第三步手术要点

与桡侧腕短伸肌腱编织缝合而不与桡侧腕长伸肌腱缝合可避免在伸腕时过度桡偏。

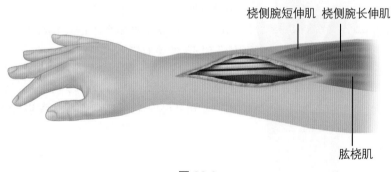

图 88.3

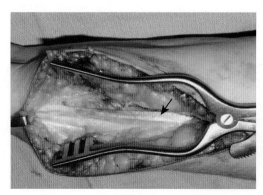

图 88.4

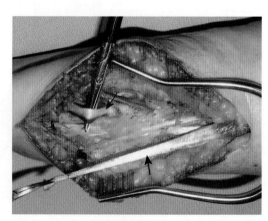

图 88.5

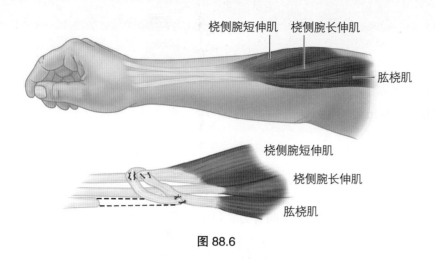

桡侧腕短伸肌　桡侧腕长伸肌

肱桡肌

桡侧腕短伸肌

桡侧腕长伸肌

肱桡肌

图 88.6

- 4 周后开始力量训练。

循证文献

Freehafer A, Mast W. Transfer of the brachioradialis to improve extension in the high spinal-cord injury. J Bone Joint Surg Am 1967;49:648–52.

这是一项对于 6 例接受肱桡肌移位至桡侧腕长或短伸肌腱治疗的回顾性研究。6 位患者术前均没有主动腕背伸功能。6 例中的 4 例恢复了有效的抓握功能，另外 2 例背伸姿势得到了改善，但术前的肌力按照作者的评估似乎不足以能重建有效的抓握功能。作者强调术前评估肱桡肌肌力需要在肘关节屈曲手部旋转中立位或者旋前位时触摸肌腹。

Johnson D, Gellman H, Waters R, Tognella M. Brachioradialis transfer for wrist extension in tetraplegic patients who have fifth-cervical-level neurological function. J Bone Joint Surg Am 1996;78:1063–7.

这是一项对 9 例创伤性瘫痪患者接受了肱桡肌移位至桡侧腕长或短伸肌腱重建腕背伸治疗的回顾性研究。手术时距损伤平均 6 年，随访平均 10 年（2 ~ 15 年）。术前及术后的评估内容包括患者腕关节的活动度，术前肱桡肌肌力及术后伸腕肌力，日常生活能力的功能评估 [吃饭、梳妆、穿衣、个人卫生以及桌面活动（书写、打字及使用手机等）]，独立生活能力评估。术前所有患者均不能抗重力伸腕。术后肌力评估 6 例为优，3 例为中等偏上。7 例术后功能明显改善，没有功能丧失的病例。患者抓握物体、吃饭、梳妆、个人卫生、书写、打字及使用手机等功能均得到改善。

Murray W, Bryden A, Kilgore K, Keith M. The influence of elbow position on the range of motion of the wrist following transfer of the brachioradialis to the extensor carpi radialis brevis tendon. J Bone Joint Surg Am 2002;84-A:2203–10

这是一项对于 8 例（6 位患者）接受肱桡肌移位治疗病例的生物力学研究。研究目的是阐释并优化术中移位肌腱的张力。研究假设腕背伸功能会随着肘关节伸直而加强。在两种不同的体位下测量 8 例腕关节活动度：被动肘关节伸直位和肘关节屈曲 120°。在手术过程中，使用电刺激肌肉，测量患者在不同肘关节位置下腕关节的活动度。在所有病例中腕背伸的活动度与肘关节屈曲程度呈显著性正相关（肘关节伸直时，$r = 0.95$，$P < 0.001$；肘关节屈曲时，$r = 0.82$，$P < 0.03$）。生物力学模型研究提示增加移位肌肉的张力，使肌肉在肘关节屈曲时不过度短缩可以改善治疗效果。这项研究的结论是术中增加移位肌肉的张力可以改善腕关节背伸，然而，同时需要考虑增大的张力可能会降低手指屈曲和手指张开的能力。

第八十九章

四肢瘫的拇指功能重建术

Matthew Brown、Sirichai Kamnerdnakta、Kevin C. Chung 著　栗鹏程 译　李文军 审校

适应证

- 手术目的是重建拇示指之间有力、稳定的侧捏功能。
- 对国际四肢瘫分型（International Tetraplegia Classification, ITC）Ⅰ型的患者可以重建出被动的侧捏功能。ITC 分型的详情参见第八十六章。
- ITC Ⅰ型的患者肱桡肌肌力在 4 级以上，其他肘关节以下的肌肉肌力低于 4 级。由于肘关节的屈曲功能可以由肱二头肌和肱肌完成，因此可以用肱桡肌进行肌腱移位，重建伸腕功能，然后通过腱固定来重建侧捏功能。
- 当腕关节的屈伸位置发生变化时，外在的屈指肌腱和伸指肌腱的张力也会发生改变，这就是所谓的腱固定效应。当腕关节屈曲时，伸指肌腱张力增加，屈指肌腱张力降低，可以引起手指的伸直动作（图 89.1A）。
- 当腕关节背伸时，屈指肌腱张力增加，引起手指屈曲（图 89.1B）。腕部的肌腱移位手术也遵循这个原则。
- 对 ITC Ⅱ型可以重建出拇指的主动屈指功能。对于 ITC Ⅱ型以上的患者，可以将肱桡肌或者旋前圆肌移位至拇长屈肌（见第九十一章）。但是，只有屈曲功能而没有对掌功能的拇指不能形成有力的侧捏。
- 以下手术可以增强拇指的稳定性，并增加侧捏的力量。对于每个类型所推荐的手术列于表 89.1。
  - 将拇长屈肌腱固定于桡骨掌侧，当腕关节背伸时可以形成被动的侧捏。
  - 将拇长屈肌劈开一半移位至拇长伸肌，以稳定拇指的指间关节。
  - 将拇长伸肌腱和拇长展肌分别腱固定于桡骨背侧和桡侧。当腕关节屈曲时可以引起拇指外展和背伸，从而放松侧捏动作。
  - 当示指的掌指关节屈曲不足以形成侧捏时，可以行指浅屈肌套索手术。
- 张力的调整是获得良好效果的关键。最好在局麻下进行这些肌腱移位手术。这样可以在手术中嘱患者主动伸腕，观察肌腱移位的效果。详情参见第六十三章。

临床检查

- 全面检查整个上肢功能。参见第八十六章。
- 检查拇指的休息体位和稳定性。检查拇指指间关节、掌指关节和腕掌关节的被动屈伸功能。
- 检查示指的位置和稳定性，目的是评估拇、示指之间能否形成有力的侧捏。

手术解剖

- 相关解剖见图 89.2。
- 拇长屈肌起自桡骨，穿过腕管，进入拇指屈肌鞘管，止于远节指骨基底。
- 拇长展肌引起拇指的桡侧外展，起于桡骨背侧，通过第一背侧鞘管，止于拇指掌骨基底。

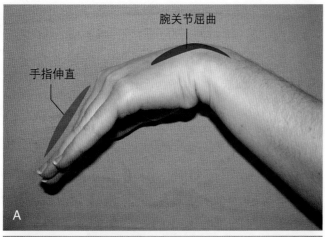

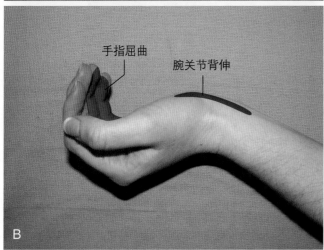

图 89.1 A–B

表 89.1	针对国际四肢瘫分型（ITC）的推荐手术

Ⅰ型	Ⅱ型
拇长屈肌腱固定	
将拇长屈肌腱劈开移位至拇长伸肌腱	将拇长屈肌腱劈开移位至拇长伸肌腱
将拇长伸肌腱和拇长展肌腱固定	拇长伸肌腱和拇长展肌腱固定
指浅屈肌腱套索（如需要）	指浅屈肌腱套索（如需要）

- 拇长伸肌起自尺骨的中 1/3，穿过 Lister 结节尺侧的第三背侧间室，止于远节指骨背侧。

体位

- 患者取平卧位，将患肢外展置于手术桌上。
- 上臂用气囊止血带。

拇长屈肌腱劈开移位至拇长伸肌腱

显露

- 在拇指桡侧从掌指关节至指间关节做侧正中切口（图 89.3）。

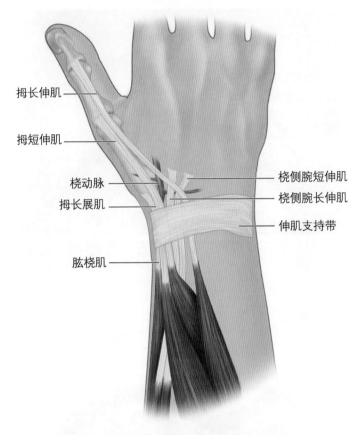

拇长伸肌

拇短伸肌

桡动脉

拇长展肌

肱桡肌

桡侧腕短伸肌

桡侧腕长伸肌

伸肌支持带

图 89.2

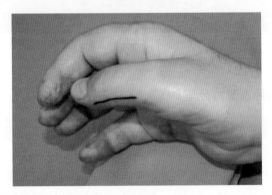

图 89.3

• 保护和牵开桡侧神经血管束，显露屈肌腱鞘。

第一步：松解拇长屈肌的桡侧半

• 打开拇长屈肌腱鞘的桡侧。

• 纵行劈开拇长屈肌腱，将其桡侧半从止点切下，以便有足够的长度移位至拇长伸肌腱上。

• 将拇长屈肌腱劈开至 A2 滑车水平，不要切开 A2 滑车（图 89.4A、B）。

第二步：移位至拇长伸肌腱

• 在拇指指间关节背侧做折线切口，显露伸肌腱帽。

• 在伸肌腱桡侧半做纵行切开。

• 将拇长屈肌腱通过皮下隧道转移至背侧切口，在拇长伸肌腱上套圈缝合（图 89.4C、D）。

第一步手术要点

弯曲指间关节，有助于显露肌腱末端（图 89.4）。

第一步手术注意

• 保留斜形滑车和 A2 滑车。在 A2 滑车远侧切取肌腱，不破坏 A2 滑车。

• 如果肌腱长度不足，可以将肌腱继续向近侧劈开，将腱束从 A2 滑车和斜形滑车中间的间隙抽出。

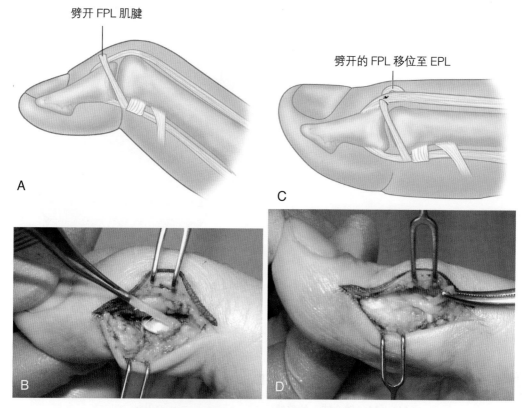

图 89.4 A–B　EPL，拇长伸肌；FPL，拇长屈肌。

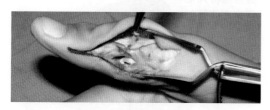

图 89.5

- 将拇长屈肌腱束和拇长伸肌腱用 4-0 不可吸收编织缝线临时缝合固定（图 89.5）。
- 牵拉拇长屈肌腱，检查拇指弯曲时指间关节是否处于中立位。
- 确认指间关节位置良好后，加强缝合移位的肌腱（图 89.4）。

将拇长屈肌腱固定于桡骨掌侧

显露

- 在前臂远端做 6 cm 长的纵向切口，切口位于桡侧腕屈肌腱表面。

第一步：切取拇长屈肌

- 切开桡侧腕屈肌深层的腱膜，显露拇长屈肌腱。
- 在旋前方肌近侧缘切断拇长屈肌腱。

第二步：检查拇长屈肌的张力

- 用微型缝合锚将拇长屈肌腱在旋前方肌远侧缘水平固定在桡骨掌侧皮质上（图 89.6）。

第二步手术注意

- 应该在拇长屈肌近侧的腱固定术或者将肱桡肌移植至拇长屈肌手术之前进行拇长屈肌腱劈开移位至拇长伸肌腱的移位手术。该手术可以提前调整好指间关节的张力，有助于近侧的腱固定或肌腱移位手术之后进一步调整掌指关节的张力。
- 如果近侧同时需要做拇长屈肌腱固定或者肱桡肌至拇长屈肌的肌腱移位，可以在前臂显露拇长屈肌腱的近侧，牵拉拇长屈肌腱，检查指间关节的肌腱移位张力是否能在侧捏时维持关节中立。

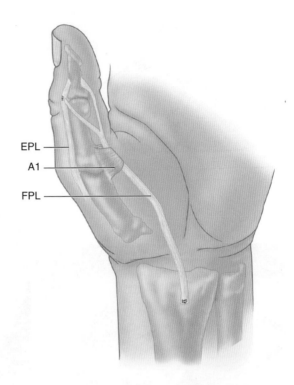

图 89.6　EPL，拇长伸肌；FPL，拇长屈肌。

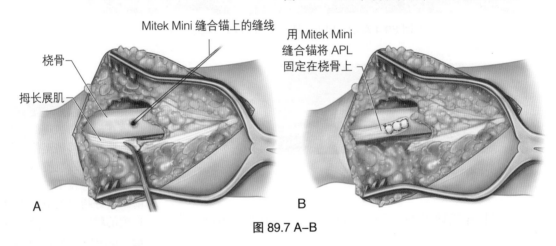

图 89.7 A–B

- 检查肌腱的张力。当腕关节位于中立位时，拇指掌指关节处于屈曲 10°～15° 位置为合适。

将拇长伸肌腱和拇长展肌腱固定于桡骨桡背侧

显露

- 从桡骨茎突向近侧在腕关节桡背侧做一 6 cm 纵向切口，可以显露拇长展肌腱和拇长伸肌腱。

第一步：拇长展肌腱固定

- 在桡背侧切口内辨认拇长展肌腱和拇长伸肌腱。从腱腹交界处切断拇长展肌腱。
- 从第一背侧伸肌间室远端抽出拇长展肌腱，用缝合锚将拇长展肌腱近端固定于桡骨的桡背侧（图 89.7A、B）。

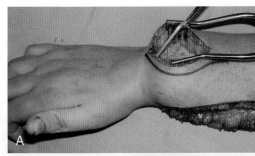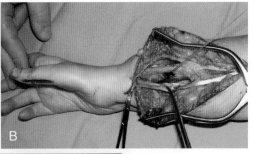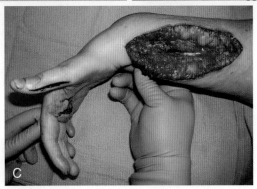

图 89.8 A–C

- 调节张力。当腕关节位于最大屈曲位时，拇指可以形成最大外展（图 89.8A–C）。

第二步

- 从第三背侧伸肌腱间室近侧切断拇长伸肌腱。
- 将拇长伸肌腱断端从桡侧绕过 Lister 结节。
- 将肌腱断端缝合至伸肌鞘管或骨质上（图 89.9A–D）。
- 尽量紧地缝合，检查张力调节效果。当腕关节被动屈曲时，拇指可以充分打开。当腕关节被动背伸时，拇指可以被动完全屈曲。

示指的指浅屈肌腱套索手术

显露

- 在示指掌指关节掌侧做 3 cm 长的折线切口。

第一步：显露滑车

- 显露 A1 和 A2 滑车。
- 用血管钳向近侧牵拉 A1 滑车，看是否能引起掌指关节屈曲。如果不能，则应将 A2 滑车的近侧部也包含在套索内。将屈曲力量向远端移，可以更有效地引起掌指关节屈曲。
- 在滑车的远侧做横切口。辨认滑车内的指浅屈肌腱，向远端追踪。

第二步

- 从 A2 滑车近端切断指浅屈肌腱的两脚（图 89.11A、B）。
- 将指浅屈肌腱断端从 A1 滑车远端翻折回来，在 A1 滑车近侧水平与指浅屈肌腱近侧缝合，用 3-0 不吸收编织缝线进行褥式缝合（图 89.11C、D）。

第二步手术要点

另一种不同的做法是将拇长伸肌腱切断后改道，并从第一背侧伸肌间室穿出固定。此时拇长伸肌腱更多地发挥外展拇指的作用，可以更好地打开拇指（图 89.10）。

第一步手术要点

Zancolli 的指浅屈肌腱套索手术可以使爪形手的患者在握拳时先启动屈曲掌指关节动作，继而再是近指间关节和远指间关节的屈曲（见第五十九章）。该手术将指浅屈肌腱从近指间关节屈曲肌腱转变为掌指关节的屈曲肌腱。有助于在侧捏时拇指与示指桡侧的靠拢。

第二步手术要点

如果需要携带部分 A2 滑车在套索内，可以在指浅屈肌腱止点附近另做切开，以获得更长的肌腱，方便翻折缝合。

第二步手术注意

检查指浅屈肌腱套索的张力。当腕关节背伸时，掌指关节应该处于屈曲位。当腕关节被动屈曲时，掌指关节应该处于完全伸直位，但不出现过伸。

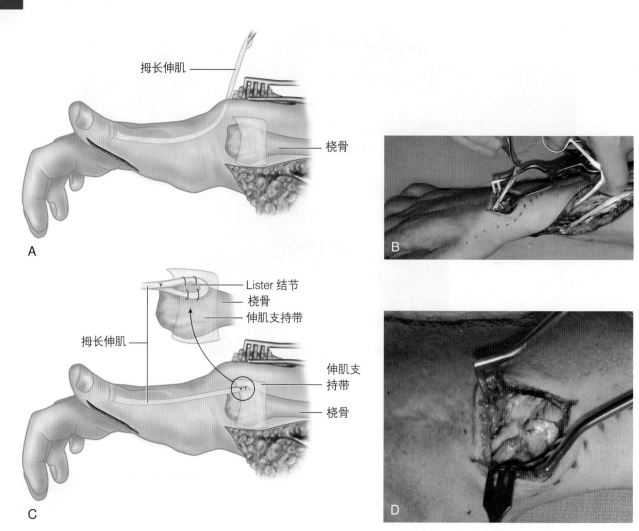

拇长伸肌

桡骨

A

Lister 结节
桡骨
伸肌支持带

拇长伸肌

伸肌支
持带

桡骨

C

图 89.9 A–D

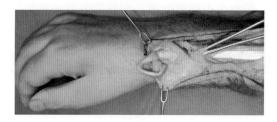

图 89.10

- 检查张力。当腕关节中立位时，示指掌指关节处于屈曲 50°～60° 位（图 89.12 ）。

术后护理和预后

- 手术后即用人字支具制动。
- 术后 2 周拆线，更换为定制的支具。使用支具可以协助弯曲示指和稳定拇指掌指关节，以利于形成侧捏（图 89.13 ）。
- 术后 4 周开始活动。
- 在理疗师的协助下，患者可以获得很好的侧捏功能（图 89.14A、B ）。
- 日常生活中有 2 kg 的侧捏力量就很理想。
- 重建的完全被动的侧捏功能力量有限，一般为 1 kg 或更少。

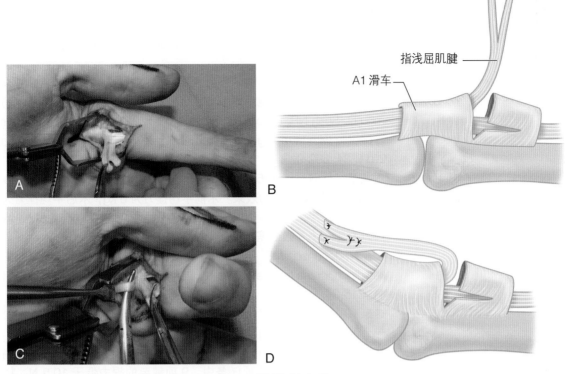

图 89.11 A–D

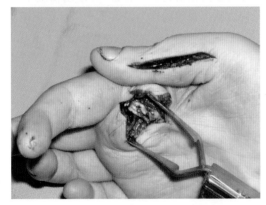

图 89.12

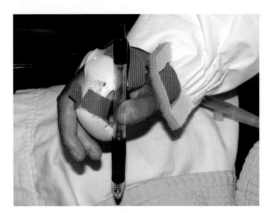

图 89.13

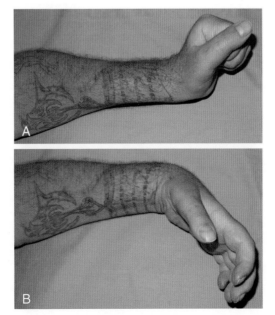

图 89.14 A–B

循证文献

Fridén J, Gorhritz A. Tetraplegia management update. J Hand Surg Am 2015; 40: 2489-500.

这是一个医学教程，总结了目前四肢瘫的治疗理念，总结了在重建侧捏功能之前应该优先进行的功能重建手术，也全面总结了各种侧捏重建手术方式。

Hamou C, Shah NR, DiPonio L, Curtin CM. Pinch and elbow extension restoration in people with tetraplegia: a systematic review of the literature. J Hand Surg Am 2011; 34: 692-9.

本文系统性回顾了 1966－2007 年重建侧捏功能的文献。总结了 23 个研究中 377 例侧捏重建手术的效果。术前平均捏力为 0 kg，术后平均捏力为 2 kg。被动的腱固定手术术后平均捏力为 1 kg，主动的肌腱移位侧捏重建术后的平均捏力为 2 kg（Ⅲ级证据）。

Smaby N, Johanson ME, Baker B, Kenney D, Murray W, Hentz V. Identification of key pinch forces required to complete functional tasks. J Rehabil Res Dev 2004; 41: 215-24.

这是一项基础科学研究，为一系列功能活动所需要的捏力设定了一个目标。在一个带有应力感应器的机械臂完成各项功能时，测量所需要的力量。按遥控器按钮需要 1.4 N 的捏力，插电源插头需要 31.4 N 的捏力。1 kg 的侧捏相当于 9.8 N。在所包含的 12 项任务中，9 项需要的捏力低于 10.5 N。将这些测量的结果与 14 例脊髓损伤患者的捏力相对比，可以在 81% 的情况下准确地预估能否完成这些任务。该研究为侧捏重建的捏力设定了一个目标指南（Ⅴ级证据）。

第九十章

屈肌腱部分切断延长术和 "浅代深" 肌腱移位术

Matthew Brown、Jennifer F. Waljee、Kevin C. Chung 著　粟鹏程 译　李文军 审校

适应证

- 患者腕关节屈曲挛缩，屈指肌腱紧张。
- 屈肌腱部分切断延长适用于能够主动控制手指活动、但腕关节处于中立位时不能被动伸直手指的患者。这种手术能够在保留功能的情况下改善畸形。图 90.1A-B 所示即可以主动伸指，但由于存在屈曲挛缩，无法达到完全伸直手指。
- 将指浅屈肌腱移位至指深屈肌腱适用于严重的屈曲挛缩，即即使腕关节在屈曲位，也无法完全伸直手指。图 90.2A-B 所示为屈肌腱严重挛缩的患者在腕关节最大屈曲位时仍无法被动伸直手指。这种患者一般无法主动控制手指，手没有功能。
- 对于没有功能的手，也可以做这种手术来改善卫生情况。图 90.2 所示为一例严重的屈曲挛缩患者，无法正常清洗手。中指指甲造成了手掌溃烂，已经剪掉。
- 肌腱延长得越多，肌肉力量就会越低。

临床检查

- 腕关节屈曲挛缩最常见的原因是尺侧腕屈肌挛缩，桡侧腕屈肌和掌长肌挛缩相对少一些。应检查腕关节被动屈曲和被动伸直功能。除了屈指肌腱之外，对这些屈腕肌也需要处理。
- 检查评价屈指肌腱紧张度的 Volkmann 试验。先将腕关节充分屈曲，手指伸直。然后在维持手指伸直的情况下，逐渐开始背伸腕关节。如果腕关节无法达到中立位，则需要手术干预（图 90.3A、B）。
- 将腕关节完全屈曲，检查手指有无固定的关节挛缩。当腕关节屈曲时，会放松指浅屈肌腱和指深屈肌腱。此时检查手指关节的被动活动度。如果无论腕关节在什么位置手指关节都是僵硬的，那么就是存在关节挛缩的情况。

影像学

- 拍摄手和腕的 X 线平片有助于发现关节炎和关节挛缩。

手术解剖

- 熟悉掌握前臂掌侧的解剖对于这种手术非常关键（图 90.4）。
- 浅层结构是掌长肌、桡侧腕屈肌、尺侧腕屈肌和指浅屈肌。
- 深层结构是指深屈肌、拇长屈肌和旋前方肌。
- 在前臂近侧，正中神经在指浅屈肌与指深屈肌之间走行，从前臂远端开始正中神经浅出至指浅屈肌与拇长屈肌之间。

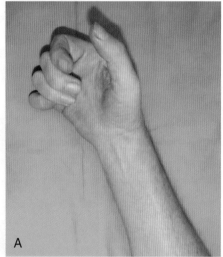

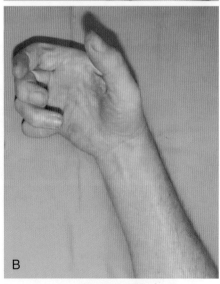

图 90.1 A-B

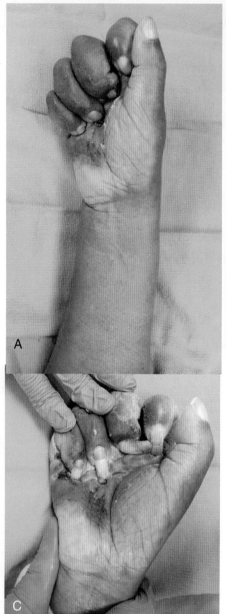

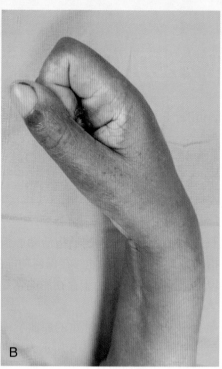

图 90.2 A–C

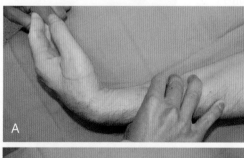

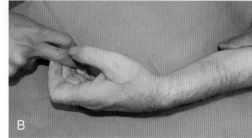

图 90.3

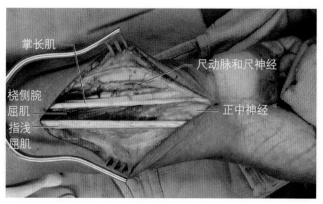

掌长肌
桡侧腕屈肌
指浅屈肌
尺动脉和尺神经
正中神经

图 90.4

- 正中神经掌皮支从腕横纹上方 5 cm 左右发出，在桡侧腕屈肌的尺侧走行。
- 尺神经和尺动脉在尺侧腕屈肌的桡侧深层走行。

体位

- 患者取平卧位，将上肢外展，前臂旋后有利于显露掌侧结构。

显露

- 在前臂中远 1/3 掌侧做长度 5~7 cm 的纵向切口。如需要行指浅屈肌腱至指深屈肌腱的肌腱移位手术（"浅代深"肌腱移位），可以向腕关节延长切口（图 90.5）。
- 切开前臂筋膜，显露下方的肌肉和肌腱（图 90.6）。

> **显露要点**
> 这样的切口可以在必要时向远端延长，松解腕管。

屈肌腱部分切断延长术

手术操作

第一步：肌腱切断术的设计

- 辨认屈肌腱的腱腹交界处。
- 在腱腹交界处做相距 1 cm 的两处部分切断（图 90.7）。

第二步：部分切断

- 先做一个肌肉内的肌腱切断。切断肌腱时，要注意仍然保留肌肉纤维的连续性（图 90.8）。

> **第一步手术要点**
> 切断肌腱的部位在腱腹交界处近侧至少 2 cm，才能保证在切断肌腱的同时保持肌肉的连续性。

> **第一步手术注意**
> 在切断肌腱之前一定先确认正中神经完好。尤其是在使用止血带的情况下，有时很难区分正中神经和指屈肌腱。

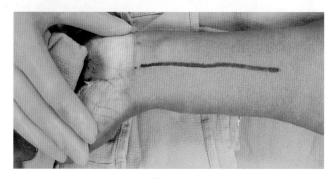

图 90.5

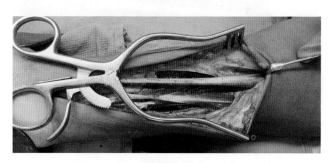

图 90.6

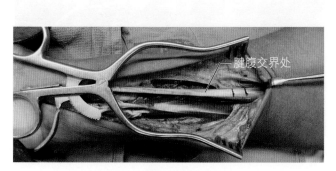

腱腹交界处

图 90.7

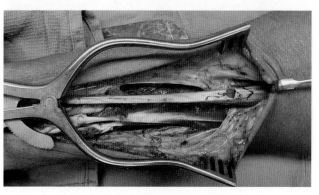

图 90.8

- 轻柔地背伸腕关节，逐渐牵开腕屈肌和指屈肌。此时肌肉纤维仍然保持连续（图 90.9）。
- 如果需要更多的延长，可以在其近侧 1 cm 再做一个部分切断。

第三步：缝合切口

- 对深层采用可吸收线间断缝合或者连续缝合。
- 术后对腕关节中立位支具制动，尽量伸直手指，以保证腱腹交界处的延长效果，维持 2 周。2 周后可以开始练习手指牵伸和功能康复。

"浅代深" 肌腱移位

手术操作

第一步：切断指浅屈肌腱

- 显露指浅屈肌腱和指深屈肌腱，将其与正中神经区别开（图 90.10）。
- 分别标记四个指浅屈肌腱。
- 屈曲腕关节，尽量靠远端切断指浅屈肌腱。
- 切断的指浅屈肌腱会自然回缩到指深屈肌的腱腹交界处（图 90.11）。

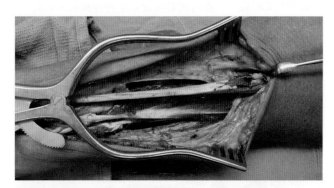

图 90.9

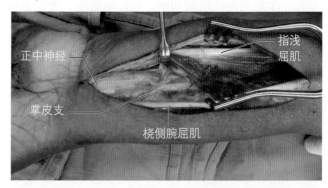

图 90.10

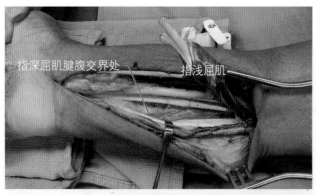

图 90.11

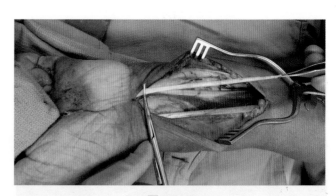

图 90.12

第二步：切断指深屈肌腱

- 辨认每个指深屈肌腱，做标记，在腱腹交界处以上切断（图 90.13）。
- 完全伸直手指，确认松解到位。当纠正挛缩时，指浅屈肌和指深屈肌的重叠会减少（图 90.14）。

第三步：将指浅屈肌腱移位至指深屈肌腱

- 将每个指浅屈肌腱的近端与相应的指深屈肌腱远端进行编织缝合。用 3-0 不可吸收编织缝线缝合（图 90.15）。
- 经过这种调配，每个指深屈肌腱的近侧就与指浅屈肌肌肉相连续（图 90.16）。
- 调整张力。当腕关节处于中立位时，手指的掌指关节和近指间关节（近指间关节）大约屈曲 45°（图 90.17A、B）。

第四步：关闭切口

- 对深层用可吸收线间断缝合，皮肤用 4-0 尼龙线缝合。
- 维持制动的位置：将腕关节置于中立位，掌指关节屈曲 60°，手指完全伸直。

第二步手术要点

- 有些医生喜欢将所有指浅屈肌腱与所有指深屈肌腱一起缝合，以简化手术。
- 分别进行肌腱缝合有利于调整每个手指的张力，采用编织缝合会更牢靠。

第二步手术注意

在很多挛缩严重的情况下，手术前的消毒可能不太完全。在松解挛缩之后，可以用 Betadine 再次消毒手指和手掌，以降低感染的机会。

第三步手术要点

腕关节处于中立位时，手指应该可以被动完全伸直。

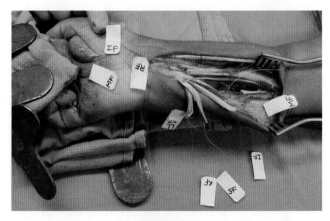

图 90.13

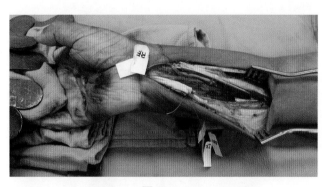

图 90.14

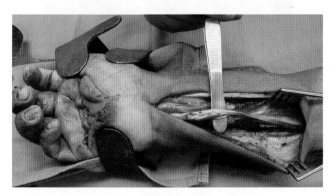

图 90.15

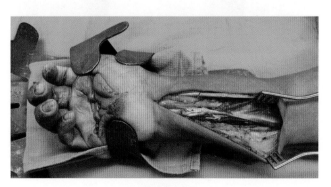

图 90.16

术后护理和预后

部分切断延长术

- 术后 2 周拆线，开始保护下练习活动。
- 术后 4 周内，在不练习活动时用可拆卸的保护性支具制动。
- 术后总的活动范围与术前相比可能不会改变很多，但手指的姿势会改变，以有利于手功能的发挥（图 90.18A、B ）。

"浅代深" 肌腱移位

- 术后 1 周拆除包扎。
- 用可拆卸的支具制动 4 周，维持腕关节背伸 20°，掌指关节屈曲 20°，然后再更换夜间间断性支具制动以尽量长时间。
- 一般不需要进行主动的活动训练，因为多数情况下手是没有功能的。
- 一般认为手的卫生条件有改善，就可以算优良结果。

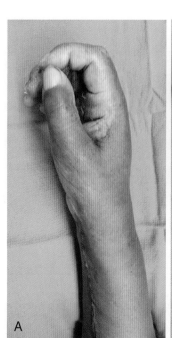
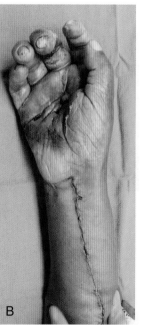

图 90.17 A–B

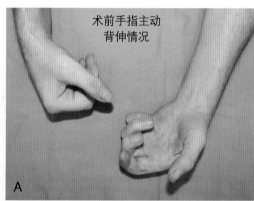
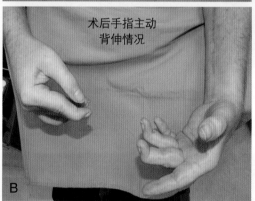

图 90.18 A–B

循证文献

Heijnen C, Franken R, Bevaart B, Meijer J. Long-term outcome of superficialis-to-profundus tendon transfer in patients with clenched fist due to spastic hemiplegia. Disabil Rehabil 2008; 30: 675-8.

该回顾性系统综述研究了 6 例行"浅代深"肌腱移位的脑卒中后半侧肢体痉挛患者。平均年龄为 54 岁，脑卒中后 10 年。手术目的是改善手的卫生条件，其中 3 例患者术前主诉疼痛。平均随访 19 个月。所有患者术后均可以被动张开手，休息位时平均为 60°~90°。所有患者均对所选择的手术感到满意。

Keenan M, Korchek J, Botte M, Smith C, Garland D. Results of transfer of the flexor digitorum super- ficialis tendons to the flexor digitorum profundus tendons in adults with acquired spasticity of the hand. J Bone Joint Surg Am 1987;69:1127-32.

这篇回顾性系统综述研究了 31 例（34 只手）"浅代深"肌腱移位手术。术后平均随访 50 个月。术前所有患者均有握拳样畸形，手掌皮肤的卫生状况较差，无主动活动功能。术后所有患者均可以张开手，手掌卫生情况改善。3 例患者术后合并轻度伤口感染。

Keenan M, Abrams R, Garland D, Waters R. Results of fractional lengthening of the finger flexors in adults with upper extremity spasticity. J Hand Surg Am 1987; 12: 575-81.

该回顾性系统综述研究了 27 例行指屈肌腱部分切断延长术的上肢痉挛患者。平均随访 33 个月。根据术前对手的主动控制情况和感觉功能分为两组，第一组 22 例，手可能有功能；第二组 5 例，手无功能。第二组所有患者术后姿势改善，解决了手的卫生问题。第一组 20/22 例（91%）痉挛手功能评分改善，平均 3.7 分。2/22 例痉挛手功能评分变差，主要原因是指屈肌腱过度延长导致了握力降低。

第九十一章

肱桡肌或旋前圆肌移位至拇长屈肌腱

Matthew Brown、Kevin C. Chung 著　殷耀斌 译　李文军 审校

适应证

- 拇指缺乏主动屈曲功能，需要增强拇指抓握能力的患者。
- 对于国际瘫痪分型 2 型或以上的病例可考虑肱桡肌移位。2 型患者存在桡侧腕长伸肌，它可帮助患者腕关节背伸。对于 1 型患者，优先考虑重建腕背伸功能，因为伸腕功能可以增进肌腱固定的效果。对于 1 型患者的拇指抓捏功能，可通过被动的腱固定方式进行重建。关于国际瘫痪分型的细节请参看第八十六章。
- 对于 4 型或者以上的病例，考虑行旋前圆肌移位。
- 重建拇指抓捏功能并不必仅限于拇指屈曲功能的重建。其他替代手术方式可改善拇指的抓捏功能，如第一腕掌关节融合术、拇指掌指关节关节囊紧缩术、部分拇长屈肌腱移位至拇长伸肌腱的拇指指间关节稳定术，以及示指指浅屈肌腱套索。

临床检查

- 对整个上肢需进行有序的检查，详见第八十六章。
- 需对肱桡肌肌力进行详细评估。令患者在前臂旋转中立位下屈曲肘关节。触摸肌腹并评估肌力。
- 于肘窝远端可触及旋前圆肌。检查旋前圆肌时令患者坐位屈肘 90°，将上臂紧贴胸壁，前臂充分旋后。将手指放置于旋前圆肌上方并令患者前臂旋前（图 91.1）。
- 移位的肌肉力量至少要达到医疗研究委员会（Medical Research Council, MRC）肌力分级 4 级以上，因为移位后肌力一般会降低 1 级，详细信息见第八十六章。
- 检查拇指被动屈曲及被动伸直的位置。拇指必须能被动地与示指桡侧指腹对捏，这样才能重建拇示指的对捏功能。如果被动达不到这样的体位，需要采取其他手术将拇示指置于更理想的体位。

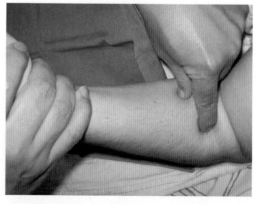

图 91.1

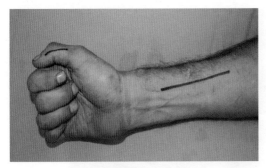

图 91.2

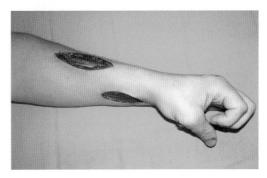

图 91.3

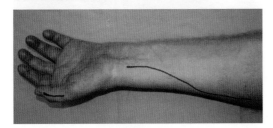

图 91.4

影像学

- 不需要进行影像学检查，除非关节被动活动受限。
- 如果关节无法活动，需要行 X 线检查以评估关节炎的情况。

手术解剖

- 肱桡肌起于肱骨外上髁，止于桡骨茎突，由桡神经肘上发出的肌支支配，肌支位于肱桡肌深面。
- 旋前圆肌起于肱骨内上髁及尺骨冠状突，止于桡骨中段桡掌侧。
- 桡动脉位于肱桡肌与桡侧腕屈肌腱之间。
- 桡神经浅支近端位于肱桡肌深面，于腕关节以近 7 cm 穿过深筋膜位于皮下。

体位

- 患者取仰卧位，将手臂外展置于手术桌上，前臂旋后。

显露

- 在前臂远端 1/3 掌侧做一 6 cm 切口，显露肱桡肌和拇长屈肌腱（图 91.2）。
- 在前臂中段桡背侧做一 6 cm 切口，显露旋前圆肌（图 91.3）。
- 也可采用前臂远 2/3 做一长 8~10 cm 的 S 形切口。这一切口非常实用，可以显露肱桡肌、拇长屈肌、旋前圆肌、桡侧腕长伸肌、桡侧腕短伸肌和桡侧腕屈肌。
- 使用 15 号刀片进行皮下游离。
- 注意辨认并保护桡动脉。

将肱桡肌移位至拇长屈肌腱

手术操作

第一步：肱桡肌移位。

- 自肱桡肌起点处识别并分离肱桡肌（图 91.5A）。

显露要点

采取单一大切口显露时注意保护桡动脉，避免损伤。

显露注意

采取双切口显露时注意两个切口之间需要保留足够的皮桥。

第一步手术要点

充分游离肱桡肌，使其有 3~4 cm 的移动范围。肱桡肌基底的游离程度比屈指肌腱差很多。

第一步手术注意

桡神经位于肱桡肌近端深面，注意显露并加以保护。

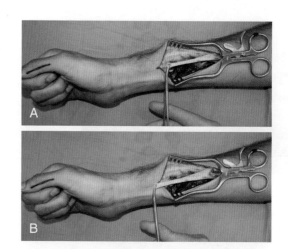

图 91.5 A–B

- 将肌腱及肌肉由远向近分离（图 91.5B）。

第二步

- 将桡侧腕屈肌腱分离并拉向尺侧，显露拇长屈肌腱。
- 辨认拇长屈肌腱并进行游离（91.6A、B）。
- 可保留拇长屈肌腱及其肌腹，或者在腱腹交界处切断。确保肌腱有足够的长度，以便缝合。

第三步

- 肱桡肌（白色箭头）需要从桡动脉下方（背侧）穿过（91.6A、B）。
- 使用 2-0 编织不可吸收缝线将肱桡肌与拇长屈肌腱编织，于肌腱及肌腹交界区域开始编织（91.7A、B）。
- 调节张力，使肘关节屈曲 45° 时，腕关节处于中立位，拇指处于中立位。

第四步

- 对深层组织以可吸收缝线间断缝合，以可吸收缝线连续缝合皮肤。
- 使用拇指人字石膏制动腕关节于中立位，拇指中立位。

将旋前圆肌移位至拇长屈肌腱

手术操作

第一步

- 通过前臂中段 1/3 桡背侧切口，显露肱桡肌和桡侧腕长伸肌。这两块肌肉是可移动而且可分离的。
- 显露旋前圆肌于桡骨的附着点。
- 自桡骨掀起 4 cm 与旋前圆肌止点相连的骨膜（图 91.8）。
- 由远向近游离旋前圆肌，以确保肌肉有充分的滑程（图 91.9）。

第二步

- 通过掌侧切口，显露桡侧腕屈肌腱并拉向尺侧，显露拇长屈肌腱及其肌腹。
- 辨认拇长屈肌腱并将其从筋膜中分出。

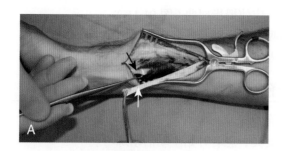

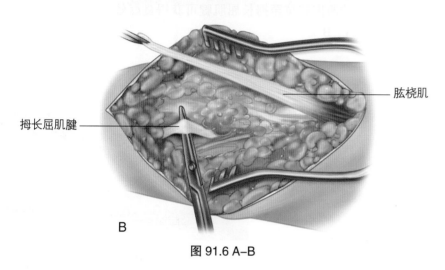

拇长屈肌腱

肱桡肌

图 91.6 A–B

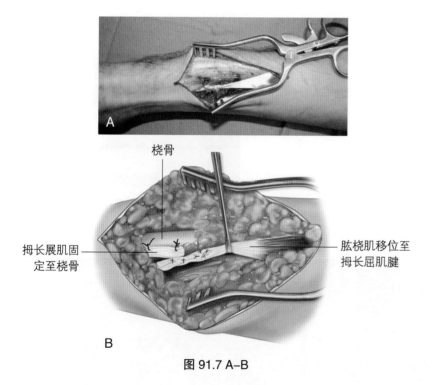

桡骨

拇长展肌固定至桡骨

肱桡肌移位至拇长屈肌腱

图 91.7 A–B

- 将拇长屈肌腱于肌腱肌腹交界处切断，确保有足够长度的肌腱进行缝合。
- 将旋前圆肌由肱桡肌深面引导至掌侧创面（图 91.10）。

第三步

- 将旋前圆肌及附着的骨膜与拇长屈肌腱在腱腹交界区域用 2-0 不可吸收编织缝线进行编织缝合。

第三步手术注意

当将旋前圆肌移位至拇长屈肌腱遇到肌腱长度不足时应考虑肌腱移植。

- 对张力的调整应使拇指屈曲（图 91.11）。
- 使用单丝可吸收缝线间断缝合皮下，连续缝合皮肤。
- 对拇指采用人字石膏制动。

术后护理和预后

- 术后 2 周去除石膏。
- 换用可拆卸支具，患者开始主动活动练习。
- 既往报道有效的肌肉移位至拇长屈肌腱可获得良好效果，平均捏力大于 2 kg（图 91.12A、B）。

术后护理要点

术后肘关节可不用制动，因为缝合的强度足以抵抗肘关节活动产生的应力。

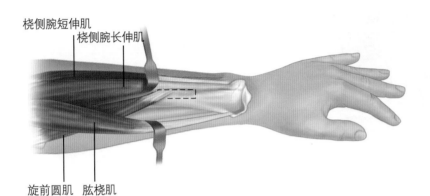

桡侧腕短伸肌　桡侧腕长伸肌

旋前圆肌　肱桡肌

图 91.8

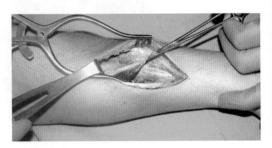

图 91.9

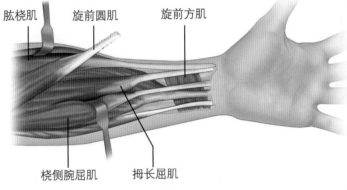

肱桡肌　旋前圆肌　旋前方肌

桡侧腕屈肌　拇长屈肌

图 91.10

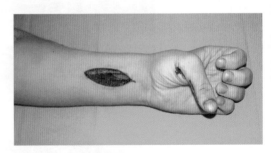

图 91.11

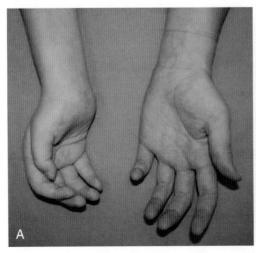
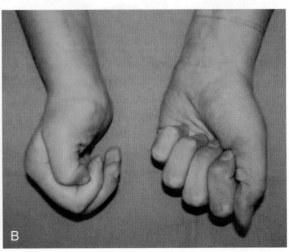

图 91.12 A–B

循证文献

Frieden J, Shillito M, Chehab E, Finneran JJ, Ward SR, Lieber RL. Mechanical feasibility of immediate mobilization of the brachioradialis muscle after tendon transfer. J Hand Surg Am 2010; 35: 1473-8.

这是一项生物力学研究，探讨了将肱桡肌移位至拇长屈肌腱是否需要对肘关节制动。研究者在新鲜尸体上做了 8 例将肱桡肌移位至拇长屈肌。移位的方式是采用肱桡肌与拇长屈肌进行端侧编织缝合。使用 3-0 聚酯编织缝线连续缝合两端肌腱，制作 5 cm 的肌腱缝合修复区域。在不同腕关节和肘关节屈曲角度下测量肌腱张力。不同角度下的最大张力是 20N。测试完毕张力后测量缝合端的最大抗张力强度，为 203±19N，是肘关节和腕关节活动时肌腱吻合端张力的 10 倍。因而作者推论术后立刻开始肘关节活动并不会引起缝合处失效，因而对于前臂多组肌腱移位术后制动并不是必须的。但这项研究的结论并不一定适用于活体组织以及临床病例（Ⅴ级证据）。

Mohindra M, Sangwan S, Kundu ZS, Gogna P, Tiwari A, Thora A. Surgical rehabilitation of a tetraplegic hand: comparison of various methods of reconstructing an absent pinch and hook. Hand (NY) 2014; 9: 179-86.

这是一项回顾性研究报道，18 位四肢瘫患者接受了 29 次手术。纳入的病例包括病历记载的 C6 以远的脊髓损伤，肘关节伸直肌力至少 3 级，而手部基本无功能。14 例患者接受了重建拇指对捏的手术。对于这些患者 11 侧肢体接受了将肱桡肌移位至拇长屈肌，11 位患者接受了将旋前圆肌移位至拇长屈肌。15 侧肢体接受了改善手指抓握功能的手术。7 侧肢体接受了将旋前圆肌移位至屈指深肌，2 侧肢体接受了将肱桡肌移位至指深屈肌腱，6 例接受了指深屈肌腱固定术。平均随访时间为 32 个月，采用改良的 Lamb and Chan 评分评估功能结果。对于拇指对捏功能，肱桡肌和旋前圆肌同样有效。对于重建手指抓捏功能，将肱桡肌和旋前圆肌移位至指深屈肌腱的效果优于指深屈肌腱固定术（Ⅲ级证据）。

Waters R, Moore KR, Graboff S, Paris K. Brachioradialis to flexor pollicis longus tendon transfer for active lateral pinch in the tetraplegic. J Hand Surg Am 1985; 10: 385-91.

这是一个 15 例创伤后四肢瘫患者 17 侧手接受了将肱桡肌移位至拇长屈肌腱重建拇指抓捏功能的回顾性研究。另外，对 16 侧拇指进行了拇指指间关节固定术，11 侧拇指接受了将拇长屈肌腱和拇短屈肌腱移至掌指关节的腱固定术。患者的平均年龄为 32 岁，平均随访时间为 2.3 年。术后 15 侧手部功能得到了改善，80% 的患者术后可以完成至少 4 项以前不可能完成或者较之前更加有效的日常活动。当肘关节屈曲 90° 时，腕背伸 30° 位侧捏力量为 3.9 磅，腕处于中立时侧捏力量为 4 磅，腕屈曲时侧捏力量为 2.3 磅。捏力大小与残留的肱三头肌和伸腕肌力直接相关（Ⅲ级证据）。

第九十二章

桡侧腕长伸肌腱移位至指深屈肌腱

Matthew Brown、Kevin C. Chung 著　殷耀斌 译　李文军 审校

适应证

- 腕背伸功能良好，有桡侧腕短伸肌腱发挥背伸功能，需要重建手指主动屈曲功能的患者。
- 国际四肢瘫评分为 5 级或 5 级以上。
- 患者合并正中神经或尺神经损伤。

临床检查

- 对整个上肢进行完整、有序的查体，详见第八十六章。
- 适合行桡侧腕长伸肌腱移位的患者需要肱三头肌、肱二头肌、肱桡肌、桡侧腕长伸肌和桡侧腕短伸肌均有功能。
- 确保桡侧腕短伸肌腱在桡侧腕长伸肌腱移位后能够发挥腕背伸功能是非常重要的。

影像学

- 对于临床查体发现关节僵硬或者挛缩的病例，标准的肘关节、腕关节和手部 X 线片是非常有用的。有明显的骨性关节炎或者被动活动受限的病例不适宜行肌腱移位。

手术解剖

- 桡侧腕长伸肌腱起于肱骨外上髁，止于第二掌骨基底。在前臂中段背侧，桡侧腕长伸肌腱位于肱桡肌与桡侧腕短伸肌腱之间并与之平行。
- 指深屈肌腱起于前臂近 3/4 的尺骨内侧及掌侧面前臂骨间膜，止于示指、中指、环指和小指远节指骨基底。
- 正中神经走行于旋前圆肌浅头（肱骨头）与深头（尺骨头）之间。正中神经自旋前圆肌穿出后进入指浅屈肌腱两头形成的隧道内。正中神经向远端走行于指浅屈肌腱与指深屈肌腱之间。正中神经于腕关节以近 5 cm 浅出，走行于桡侧腕屈肌腱与指浅屈肌腱之间，位于掌长肌腱的桡背侧。

体位

- 患者取仰卧位，将臂外展置于手术桌面。

显露

- 做桡背侧纵向切口，显露桡侧腕长伸肌腱。
- 做掌侧纵行切口，显露指深屈肌腱（图 92.1A、B）。
- 另一种方式是将切口向前臂远端掌侧延长，从而显露指深屈肌腱（图 92.2）。

显露要点

- 这一术式常与其他移位手术一并进行，如将肱桡肌移位至拇长屈肌腱，为发挥拇指的最大功能而做的拇长屈肌腱移位至拇长伸肌腱的腱固定手术。
  - 通过一个切口往往便可显露桡侧腕长伸肌腱、指深屈肌腱、肱桡肌和拇长屈肌腱（图 92.3）。

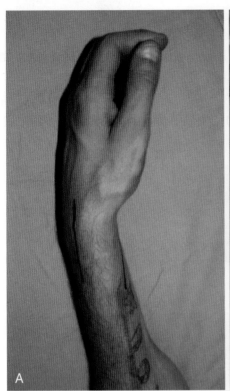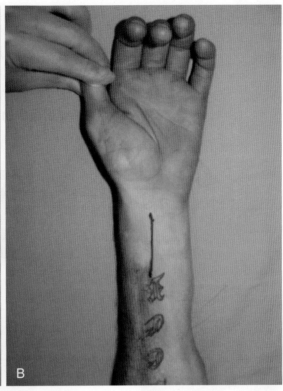

图 92.1 A–B

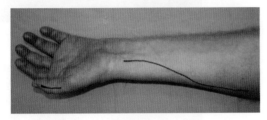

图 92.2

手术步骤

第一步：分离桡侧腕长伸肌腱

- 辨认桡侧腕长伸肌腱（图 92.4，箭头）并尽可能向远端游离。
- 切断远端后将桡侧腕长伸肌腱自伸肌鞘管下抽出并向近端游离。可见桡侧腕短伸肌腱位于桡侧腕长伸肌腱的尺侧（图 92.5）。
- 确保在近端游离足够长度，以便肌腱移位后能够使肌肉直线发挥屈曲手指的功能。

第二步：辨认指深屈肌腱

- 通过腕部掌侧切口显露指浅屈肌腱并拉向尺侧（图 92.6）。
- 显露示指、中指、环指和小指指深屈肌腱并进行分离，以便对每条肌腱进行张力调整。

第三步：移位桡侧腕长伸肌腱

- 制作从腕部掌侧至前臂桡侧的皮下隧道（图 92.7）。
- 将桡侧腕长伸肌腱移位至掌侧切口（图 92.8）。

第一步手术要点

腕伸肌腱的滑程为 33 mm，远远小于指屈肌腱的滑程 70 mm。为了获得良好效果，需要充分游离肌肉，以便获得最大的肌肉滑程。

第一步手术注意

在远端识别桡侧腕长伸肌腱，以确保切断正确的肌腱。如果切错了肌腱，将牺牲患者的伸腕功能。

第二步手术要点

在切断肌腱前要对正中神经辨认清楚并加以保护。

第三步手术要点

应做直行的皮下隧道，以便桡侧腕长伸肌腱发挥直线牵拉效果。

第四步手术要点

应将张力调整得足够松弛，使腕关节被动屈曲时能够使手指轻松伸直。

第四步：肌腱修复

- 将桡侧腕长伸肌腱与每条指深屈肌腱编织缝合，采用端侧缝合的方式较端端缝合肌腱的断裂率大大降低（图 92.9）。
- 对于四肢瘫痪患者而言，示指、中指、环指和小指的张力调节与正常人是相反的。此类患者应用最多的是桡侧手指，因为拇指无法够到尺侧手指。

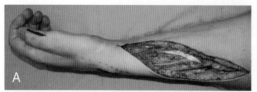

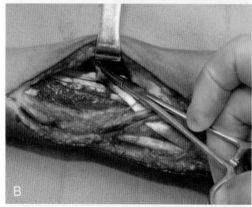

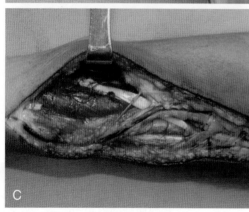

图 92.3 A–C

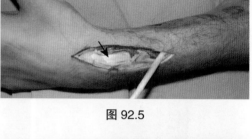

图 92.5

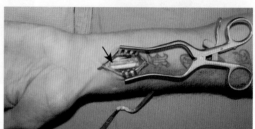

图 92.6

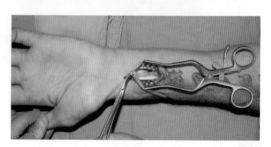

图 92.7

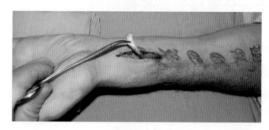

图 92.8

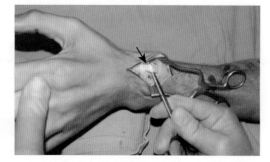

图 92.4

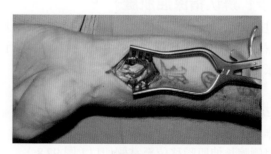

图 92.9

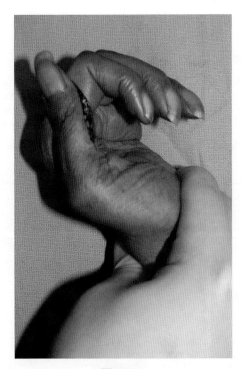

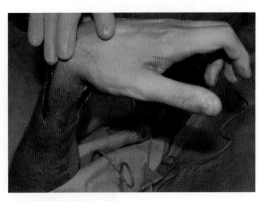

图 92.11

图 92.10

因而示指的张力应大于中指，张力依次递减，小指的张力最小（图 92.10）。
- 应将最终的张力调整为肘关节屈曲 90°、腕背伸 20° 时拇指能与各手指侧捏。

第五步：关闭伤口
- 将深层组织间断缝合，皮肤使用 4-0 单丝缝线连续缝合。
- 对腕关节背侧用石膏制动于屈曲 30°，以便使肌腱缝合处无张力。

术后护理和预后
- 1 周内去除石膏，改用热塑形支具维持 4 周。
- 术后立即开始功能康复训练。
- 患者进行循序渐进的功能锻炼，在 4 周内不锻炼时使用可拆卸支具保护。
- 患者通过手术可改善手部抓握功能及日常生活能力。但因桡侧腕长伸肌腱和指深屈肌腱的滑程不同，导致术后患者无法获得手指的全范围活动度。

术后护理要点

肌腱修复的强度足以允许患者在术后初次访视时可以主动进行功能锻炼。早期开展功能锻炼可避免移位肌腱周围的瘢痕和粘连。

术后护理注意

力量训练一般自术后 6 周开始，以便肌腱充分愈合并避免肌腱断裂。

循证文献

Eleskär A, Dallöf A. Results of reconstructive surgery in the upper limb of tetraplegic patients. Paraplegia 1988; 26: 204-8.
　　这是一项针对 1970–1984 年于瑞典接受各种前臂和手部功能重建手术的 43 例四肢瘫患者 62 侧手术后功能随访的回顾性系统综述。13 例患者（14 侧手）接受了桡侧腕长伸肌腱移位重建屈指伸肌腱的手术。术后全手握力在 0~0.27 kg。文中未总结特异的测量、功能结果及标准化评估结果。作者推荐对有适应证的患者行肘关节伸直、拇指对捏和手指屈曲功能重建是非常必要的（Ⅳ级据据）。

Freehafer A, Kelly C, Peckham P. Tendon transfer for the restoration of upper limb function after a cervical spinal cord injury. J Hand Surg Am 1984; 9: 887–93.

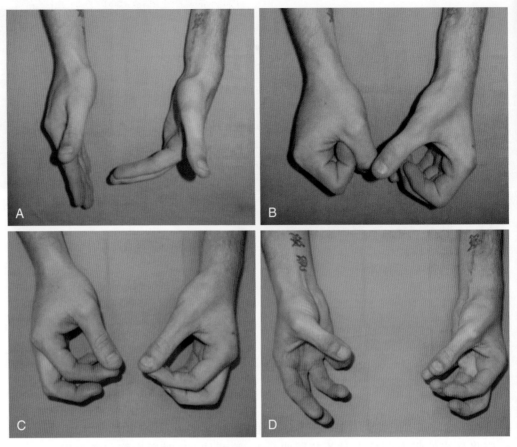

图 92.12 A–D

这是一项针对既往 22 年对 68 位颈椎脊髓损伤患者进行了 122 次肌腱移位或者肌腱固定手术的回顾性研究。手术主要包括改善上肢控制能力的伸肘功能重建、屈指功能重建以及改善手抓握的拇指对捏功能重建。治疗结果由医生评估，而未采用标准的评分系统。除了 4 位患者因为肌肉力量不足外，其他手术对功能改善均有帮助。许多患者在受教育、休闲、娱乐以及社交方面均有改善。作者建议对四肢瘫痪损伤超过 1 年、接受过系统康复治疗而且神经状态稳定的病例，均应考虑肌腱方面的手术（Ⅳ级证据）。

Lo I, Turner R, Connolly S, Delaney G, Roth J. The outcome of tendon transfers for C6-spared quadriplegics. J Hand Surg Br 1998; 23: 156–61.

这是一项针对 8 例患者（12 侧手手术）平均随访 3.8 年的回顾性研究。所有患者接受了桡侧腕长伸肌腱移位至指深屈肌腱和肱桡肌移位至拇长屈肌腱来重建手指抓握和拇指对捏功能。所有患者的主观感觉生活质量和日常活动能力均得到了改善，达到了改善功能的目标。治疗效果 6 例优秀，2 例良好。客观改善情况包括捏力和握力轻度改善（Ⅳ级证据）。

先天性手部疾病

第九十三章

使用背侧矩形皮瓣行并指分指术

Joshua M. Adkinson、Kevin C. Chung 著　郜永斌 译　田　文 审校

- 重建的指蹼应该比正常指蹼更靠近端，以代偿后期生长过程中出现的指蹼抬高现象。
- 指蹼部分应该始终选择使用皮瓣覆盖。
- 手指部分应该使用并指交叉皮瓣覆盖。但是如果直接缝合张力较高，推荐使用全厚游离皮片移植覆盖创面。

适应证

- 并指分指术的目的是改善外形和功能，避免随生长发育出现手指的继发畸形。
- 并指分指术一般在患儿 12 ~ 18 个月龄时实施。与更年幼的患儿相比，此时解剖结构更大，更容易分辨，麻醉也相对安全。理想情况下，所有手术应该在学龄前完成。对于累及第一和第四指蹼的并指，推荐在患儿 6 个月大时手术，以避免由于拇指 / 示指和环指 / 小指长度的差异而出现的偏斜和旋转畸形。
- 如果累及相邻指蹼，间隔 3 个月分期进行手术更安全，以免出现手指缺血坏死。
- 对于没有功能障碍的不完全并指和术后功能改善可能较差的复杂并指，手术设计应该更仔细。

临床检查

- 根据融合的程度和融合的组织结构来对并指进行分型。完全型并指从指蹼到指端完全融合（图 93.1），不完全并指的融合范围未累及手指全长（图

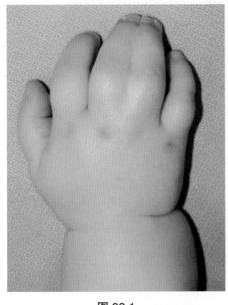

图 93.1

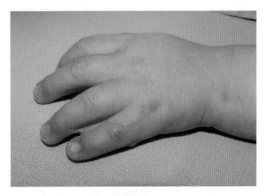

图 93.2

93.2）。简单并指融合仅涉及皮肤，复杂并指则包含指骨的融合。复合并指累及多个手指和多种组织结构。这种类型的并指多伴有其他先天性畸形，包括 Apert 综合征（图 93.3）和 Poland 综合征。

影像学

- 通过术前放射学检查来判断患者是简单并指还是复杂并指，并对骨性结构进行评估。图 93.4 是手前后位 X 线平片，显示融合的远节指骨。图 93.5 为复合并指的前后位 X 线平片。

手术解剖

- 指蹼呈 U 形，从掌骨头背侧到近节指骨中段掌侧形成一 45° 的斜坡（图 93.6）。第二和第三指蹼位于同一水平，第四指蹼则位于更近端一些（图 93.7）。

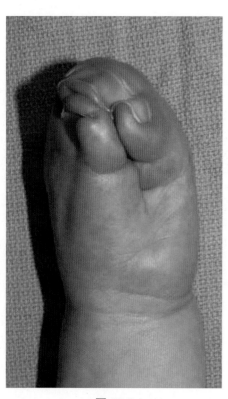

图 93.3

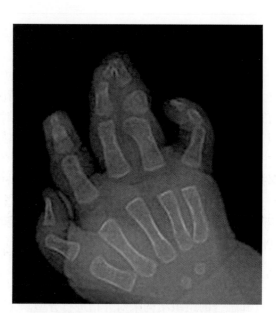

图 93.4

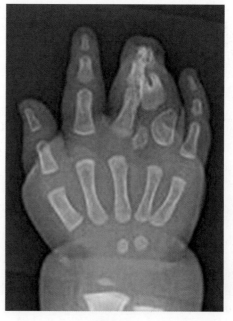

图 93.5

体位

- 患者平卧于手术床上，整个上肢为手术区域，上臂绑扎非无菌止血带。
- 当预期需要进行全厚皮移植时，应该准备腹股沟为手术区域。

显露

- 在手背设计蒂在近端的矩形皮瓣用于重建指蹼。将掌骨头中点和近节指骨中点作为标记点。将标记点连线，形成蒂在近端的皮瓣，皮瓣基底位于掌骨头水平（图 93.8）。
- 用掌背侧互为影像的两个 Z 字形连线来设计并指交叉皮瓣（图 93.9）。首先连接下述四点形成背侧 Z 字，其中 A 和 C 在一个手指，而 B 和 D 在相邻手指（图 93.8）。

> **显露要点**
>
> 松解中环指并指时，可以设计一矩形皮瓣，用掌侧的皮肤覆盖环指桡侧（图 93.10A−C）。这样可以让患者在佩戴戒指时更为舒适。

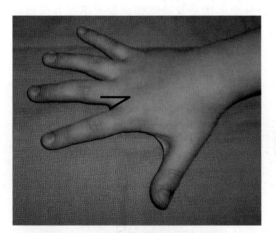

图 93.6

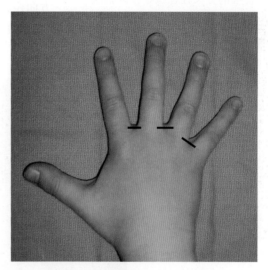

图 93.7

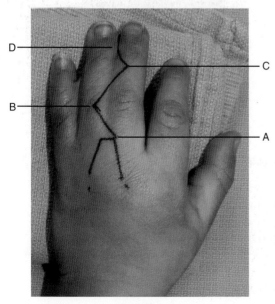

图 93.8

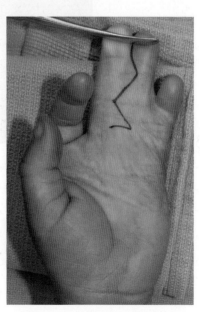

图 93.9

显露手术注意

我们避免使用掌骨背侧的推进皮瓣（图 93.11），因为手背的瘢痕非常明显。

第一步手术要点

虽然 Buck-Gramcko 皮瓣是治疗指端并指的一个选项，单纯将游离皮肤缝合于甲板进行皮肤移植也是可以接受的，而且避免了小型皮瓣部分坏死的风险（图 93.12A、B）。

第一步手术注意

为了避免皮瓣坏死，注意掀起皮瓣时要带有小部分皮下脂肪。

第二步手术要点

神经血管束的分叉往往位于预期指蹼位置的远端（图 93.14）。如果可能，两束都应该尽量保留。

- A：背侧矩形皮瓣的远侧角。
- B：近指间关节背侧皮肤皱褶的中点。
- C：中节指骨的中点。
- D：远指间关节背侧皮肤皱褶的中点。
- 掌侧和背侧的 Z 字形连线应该在同一水平（图 93.9）。

手术操作

第一步：切取皮瓣

- 切开皮肤，按照设计切取皮瓣。
- 切取背侧和掌侧的交叉皮瓣时应以手指边缘为界，以避免不必要的肌腱外露。

第二步：分离手指

- 指端并指如包含甲板，应使用剪刀锐性切开。
- 仔细分辨并保护纵行的神经和血管结构。
- 使用组织剪钝性分离融合的手指，辨认横行的纤维带，并按照由远向近的方向锐性切断。应该充分分离手指至掌骨间横韧带水平，并保留韧带完整（图 93.13）。

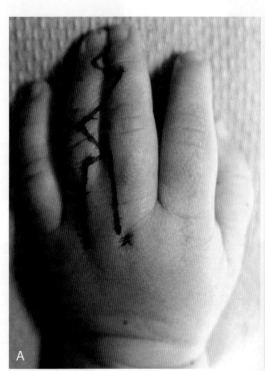
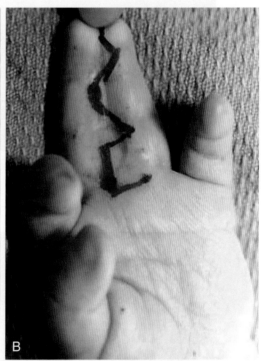

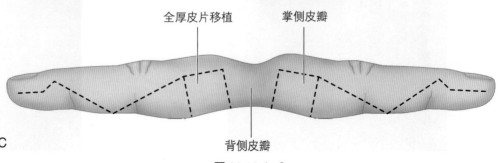

图 93.10 A–C

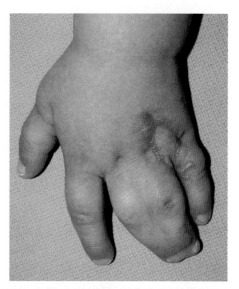

图 93.11

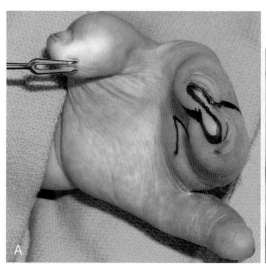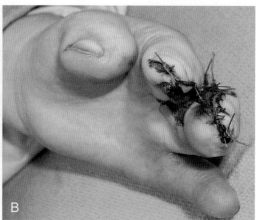

图 93.12 A–B

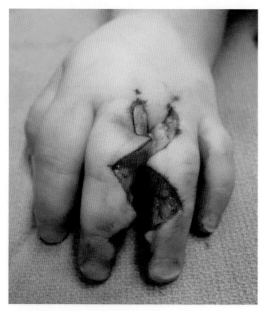

图 93.13

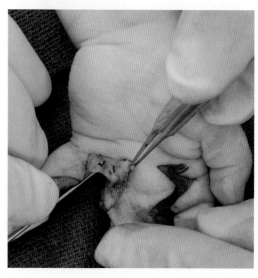

图 93.14

第三步：嵌入皮瓣

- 将近端为蒂的背侧矩形皮瓣嵌入重建的指蹼，用4-0或5-0可吸收缝线缝合。对皮瓣应该在无张力状态下缝合。
- 大致缝合手指间的交叉皮瓣，评估皮瓣最佳的嵌入方式。
- 交叉皮瓣嵌入的最佳方式是遗留一个较大的皮肤缺损区而非多个小缺损，后者需要花费更多的时间进行皮肤移植。
- 皮瓣缝合后如张力过大，可能影响手指血运，此时应该拆除缝线。切记应该在无张力下锁定皮瓣的大致位置。
- 然后松止血带进行止血。
- 最后完成手指间交叉皮瓣的缝合。

第四步：切取全厚皮片

- 如果交叉皮瓣不足以完全覆盖皮肤缺损，应该使用腹股沟全厚皮片移植。供区使用0.5%利多卡因加肾上腺素局部浸润麻醉，可以减少切取皮片时的出血。
- 使用15号刀片沿腹股沟皱褶切取一椭圆形皮片。切取皮片时注意应该在腹股沟外侧施术，以减少未来受区出现毛发生长的可能性。使用刀片锐性切取皮片，对于皮下多余的脂肪可用剪刀修剪干净。
- 根据皮肤的缺损情况修剪皮片。从技术上讲，覆盖较少的大块皮肤缺损比较多的小块缺损更容易操作。
- 使用可吸收缝线缝合皮肤供区真皮层，对皮肤可以使用可吸收缝线间断缝合或尼龙缝线皮下缝合。

术后护理和预后

- 敷料包扎后要在皮肤移植区提供合适的压力。
- 使用长臂石膏制动患肢2～3周，以免在皮肤移植区形成剪式应力而影响愈合。应将肘关节固定于屈曲90°，以免石膏发生移位（图93.18）。鹰嘴

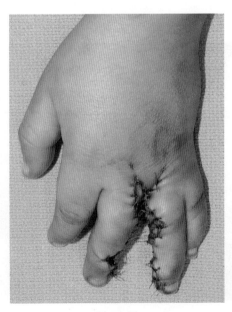

图93.15

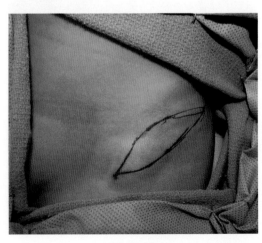

图93.16

处注意填塞敷料，以免发生皮肤压疮。肘窝适当填塞敷料，以利于对石膏进行塑形。

- 如果指蹼愈合不佳，必须教会家长在手指间填塞油纱，以免手指间伤口重新愈合在一起。
- 教会家长对手部瘢痕进行理疗按摩，以减少瘢痕组织的增生。另外，术后使用带有指间橡胶垫的支具也有利于减少瘢痕增生和后期指蹼抬高。
- 图 93.19A、B 是术后 6 个月的体位照片。

术后护理注意

- 并指分指术后短期并发症可能包括皮肤坏死、植皮失败或神经血管损伤。
- 长期并发症可能包括指蹼抬高或瘢痕挛缩。有时需要再次对瘢痕进行松解或皮肤移植。
- 瘢痕疙瘩的发病率占所有患者的 1% ~ 2%。

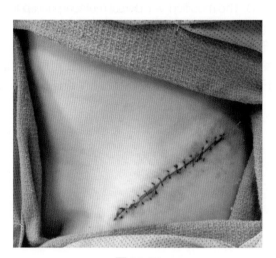

图 93.17

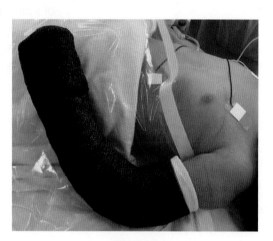

图 93.18

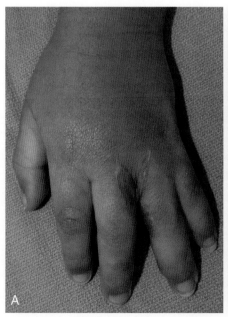

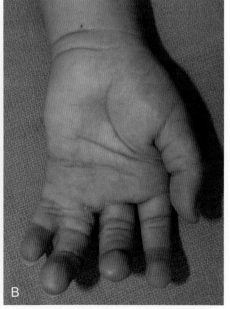

图 93.19 A–B

循证文献

Barabás AG, Pickford MA. Results of syndactyly release using a modification of the Flatt technique. J Hand Surg Eur 2014;39:984–8.

作者分析了对 144 例先天性并指畸形使用改良 Flatt 技术（背侧沙漏样皮瓣、指间 Z 字皮瓣和全厚皮片移植）进行分指的病例，平均随访 5 年。4.2% 的病例出现指蹼抬高。他们认为避免在指蹼形成纵向直线瘢痕可能是避免指蹼抬高的重要因素（Ⅴ级证据）。

Chang J, Danton TK, Ladd AL, Hentz VR. Reconstruction of the hand in Apert syndrome: a simplified approach. Plast Reconstr Surg 2002;109:465-70.

作者报告了对 10 例 Apert 尖头并指畸形使用一种简化的手术方法治疗的 10 年随访结果。治疗策略包括 1 岁时分离两边缘侧并指，之后分离一个中间并指同时行拇指截骨。如果需要，可植骨。他们报告翻修率较低，通过评估握力和捏力、患者及家长的满意度等指标，结果为优秀（Ⅴ级证据）。

Hsu VM, Smartt Jr JM, Chang B. The modified V-Y dorsal metacarpal flap for repair of syndactyly without skin graft. Plast Reconstr Surg 2010;125:225–32.

这是一个对 28 例并指畸形没有使用皮肤移植进行分指的回顾性研究。只有 2 例（7.1%）出现术后并发症。作者认为如果有足够的皮肤使用局部皮瓣覆盖中节指骨和远节指骨，对于简单并指可以不用皮肤移植（Ⅴ级证据）。

第九十四章

重复拇指和手指的治疗

Joshua M. Adkinson、Taichi Saito、Kevin C. Chung 著　郜永斌 译　田　文 审校

适应证

- 对重复拇指畸形矫正的目的是在不影响现有功能的基础上改善外形和大小。虽然重复拇指畸形患儿的手部功能可能并无障碍，但没有矫正的畸形烙印可能不会被患儿及其父母接受。

- 在患儿约 12 个月龄时就应该考虑拇指重建手术。此时重复的拇指开始出现偏斜倾向，而且全身麻醉也相对安全。另外，从技术角度来讲，这个年龄段的患儿比年轻人在解剖上更容易操作，而且拇指和示指的对捏功能也是在大约 12 个月龄时开始发展的。

临床检查

- 重复拇指畸形的分型是基于重复的骨性结构水平进行划分的，分为 Ⅰ 型（远节指骨分裂）到 Ⅶ 型（三节拇指畸形）。Ⅳ 型是最常见的类型（40%~50%），表现为近节指骨和远节指骨完全重复（表 94.1）。

- 一般来说遗传咨询仅适用于Ⅶ型重复拇指，因为这是一种常染色体显性遗传性疾病，并常伴有其他先天畸形。

- 重复的骨性结构无论大小还是外形均不正常，因此，有些医生更愿意使用"分裂拇指"而非"重复拇指"。一般来说，重复的桡侧指都较细、较短。术者应该检查重复拇指的水平、各组织结构的发育不良程度、涉及关节的稳定性，以及拇指骨结构的力线和虎口的情况（图 94.1）。

影像学

- 术前 X 线检查有助于评估重复拇指骨结构的解剖特征。骨解剖结构往往是不正常的，包括不同程度的骨骼肥大、增宽和（或）关节面成角。图 94.2A、B 显示了 Wassel Ⅲ 型重复拇指的 X 线平片。

手术解剖

- 屈肌腱和伸肌腱分裂并呈偏心性止于两个远节指骨基底。内在肌是异常的，在更靠近端即发生重复的病例中，拇对掌肌止于桡侧掌骨，拇短展肌和拇短屈肌止于桡侧近节指骨。有时在重复拇指的骨性结构中可见到分叉 - 会聚样结构（蟹钳样畸形）。这是分裂的拇长屈肌腱牵拉远节指骨使之发生会聚，而鱼际肌牵拉近节指骨使之分离而形成的结果（图 94.3）。

- 在捏的动作中，尺侧副韧带是维持拇指稳定性的必要结构。由于尺侧拇指一般会在手术中予以保留，相应地这一结构也就不会受到损害。

- 多数情况下重复拇指是由尺侧和桡侧拇指的尺侧单一动脉进行供血（74%）。12% 的患者有三条指动脉——尺侧拇指的尺侧和桡侧指动脉，以及桡侧拇指的尺侧指动脉。10% 的重复拇指有四条指动脉，而 5% 的重复拇指仅有单一的尺侧指动脉供应尺侧拇指。

表 94.1	重复拇指的分型		
Wassel 分型	**解剖描述**	**%**	
Ⅰ型	远节指骨分叉	4	
Ⅱ型	远节指骨重复，共享同一远指间关节的关节面	16	
Ⅲ型	近节指骨分叉	11	
Ⅳ型	近节指骨重复，共享同一掌骨关节面	40	
Ⅴ型	掌骨分叉	10	
Ⅵ型	掌骨重复，共享同一腕骨关节面	4	
Ⅶ型	三节拇指	20	

引自 Watt AJ, Chung KC. Duplication. Hand Clin 2009;25:215-227.

体位

- 手术在全身麻醉下实施，患者平卧于手术床上。将止血带绑于上臂，对整个上肢进行术前准备和消毒。
- 常常需要术中透视以确认解剖结构、拇指力线以及设计实施截骨。应将手术台置于容易操作 C 形臂的位置。

显露

- 当切除桡侧拇指时，需要保留切除拇指的桡侧副韧带上的骨膜瓣，以重建

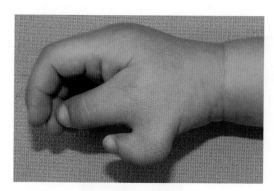

图 94.1

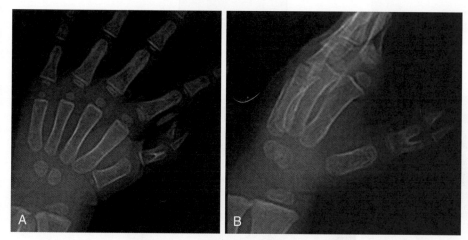

图 94.2 A–B

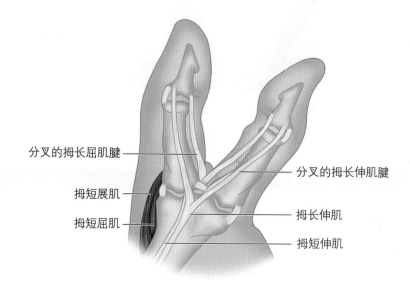

分叉的拇长屈肌腱

拇短展肌

拇短屈肌

分叉的拇长伸肌腱

拇长伸肌

拇短伸肌

图 94.3

保留拇指的桡侧副韧带。将切除拇指的伸肌腱移位至保留拇指的尺背侧，以平衡作用于拇指指间关节的肌力。

- 我们将描述 II 型和 IV 型重复拇指的重建术。

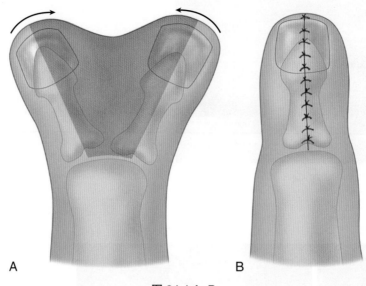

图 94.4 A–B

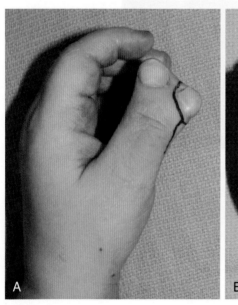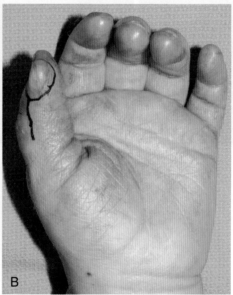

图 94.5 A–B

Ⅱ型重复拇指的重建术

手术操作

第一步

- 选择切除桡侧拇指。在桡侧拇指上设计一个球拍状切口（图 94.5A、B）。
- 掀开皮瓣和软组织，显露拇指指间关节的桡侧。
- 仔细地将屈肌腱、伸肌腱和桡侧副韧带的远端止点自桡侧拇指远节指骨基底剥离（图 94.6）。

第二步

- 在拇指指间关节水平切除桡侧重复拇指。

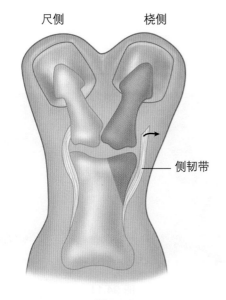

尺侧　　　　桡侧

侧韧带

图 94.6

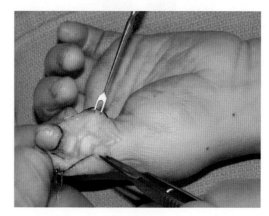

图 94.7

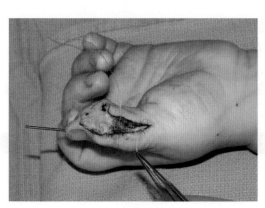

图 94.8

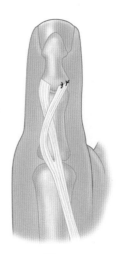

图 94.9

第三步

- 保留桡侧副韧带的近端附着点，使用手术刀（对骨质尚软的年幼儿童）或骨刀（对已经骨化的大龄儿童或成人中，图 94.7）切除多余的近节指骨头。

第四步

- 将保留的远节指骨置于近节指骨中央，使用单根 0.045 英寸（1.14 mm）克氏针逆行穿过远节指骨，将其纵行固定于近节指骨。

第五步

- 用 4-0 不可吸收缝线将桡侧副韧带止点缝合于保留的拇指远节指骨（图 94.8）。这在年幼患者中是可行的，因为这些患者的骨质仍然是软骨成分，比较柔软。

第六步

- 如拇指力线不佳，可以通过对保留的远节指骨基底上重建的伸肌腱和屈肌腱止点进行调整来调节（图 94.9）。

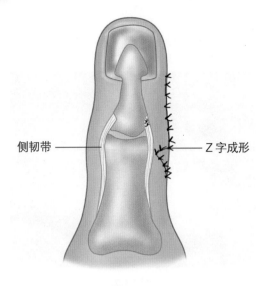

侧韧带　　　　　　　　　　Z 字成形

图 94.10

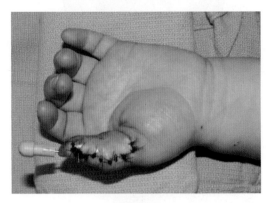

图 94.11

第七步

- 松止血带，彻底止血。使用可吸收缝线缝合皮肤。对多余的皮肤可以使用 Z 字成形的方法处理，以避免将来出现瘢痕挛缩（图 94.10、94.11）。
- 用长臂带拇指支具固定，将肘关节固定于屈曲 90° 以免甩脱（见第九十三章图 93.18）。鹰嘴处注意填塞敷料以免发生皮肤压疮。肘窝适当填塞敷料，以利于对石膏进行塑形。

IV型重复拇指的重建术

手术操作

第一步

- 选择切除桡侧重复拇指。因为桡侧拇指往往更细小，切除后不会影响保留拇指的尺侧副韧带（图 94.12A、B）。设计如前所述的球拍样切口（图 94.13A–C）。掀开皮瓣，显露掌指关节桡侧和伸肌装置。
- 剥离拇短展肌止点，掀起桡侧副韧带。需带部分骨膜瓣，以在保留拇指的近节指骨上重建止点（图 94.14）。
- 在拇指指间关节水平切断重复拇指的伸肌腱和屈肌腱。

<table>
<tr><td>**第二步手术注意**</td></tr>
<tr><td>固有拇外展肌可能导致术后出现进行性成角畸形。如果存在这一异常，应该确认并切断肌肉。</td></tr>
</table>

第二步

- 锐性分离重复拇指骨性结构间的软组织连接，切除桡侧拇指。

<table>
<tr><td>**第三步手术要点**</td></tr>
<tr><td>手术目的是获得一个直的拇指，可能需要楔形截骨，以矫正任何指骨残留的成角畸形。</td></tr>
</table>

第三步

- 掌骨头如果呈分叉状或增宽，需要部分截骨以缩容。对于年幼患儿，使用手术刀即可切除未骨化的掌骨头。操作时应注意避免切断掀起的桡侧副韧带（图 94.15、94.16）。

第四步

- 恢复拇指力线并逆行穿 0.045 英寸（1.14 mm）克氏针纵形或斜形跨掌指关节固定（图 94.17）。

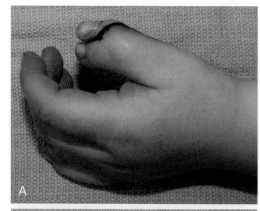

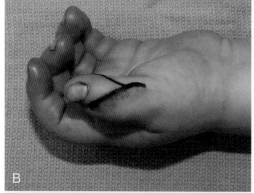

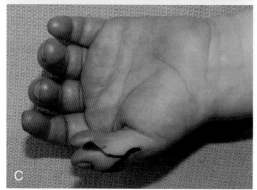

图 94.13 A–C

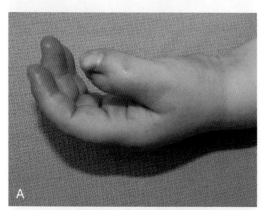

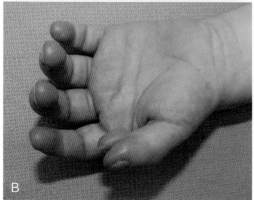

图 94.12 A–B

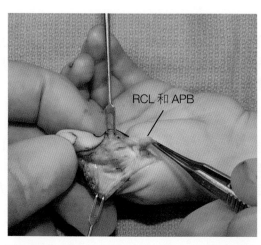

图 94.14 APB，拇短展肌；RCL，桡侧侧韧带。

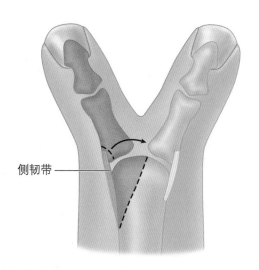

图 94.15

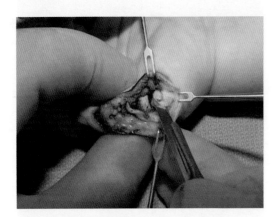

图 94.16

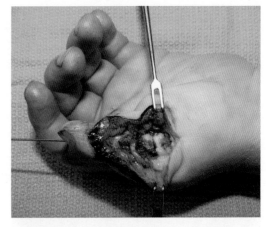

图 94.17

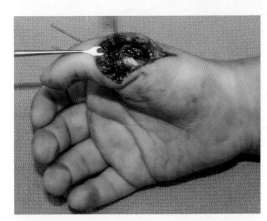

图 94.18

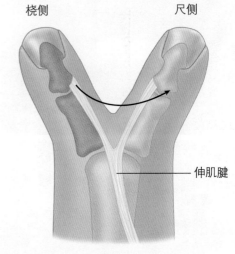

桡侧　　　　　　　　　尺侧

伸肌腱

图 94.19

第五步

- 将带骨膜瓣的桡侧副韧带和拇短展肌止点用 4-0 不可吸收缝线缝合于尺侧拇指近节指骨基底的桡侧。如有必要，可以额外缝合加强掌骨头处的桡侧副韧带起点（图 94.18）。

第六步

- 将切除拇指的伸肌腱缝合于保留拇指的远节指骨尺侧，以平衡跨拇指指间关节的肌力。这可以在保留拇指桡侧的切口内完成，或在远节指骨尺侧另做切口经皮下隧道进行缝合（图 94.19）。

第七步

- 松止血带，彻底止血。修剪皮瓣，形成侧方纵向切口或多个 Z 字切口缝合皮肤，以避免出现瘢痕挛缩（图 94.20）。
- 长臂带拇指管型石膏固定，肘关节屈曲 90°，石膏内做好衬垫（见第九十三章图 93.18）。

术后护理和预后

- 术后 4~6 周拔除克氏针。

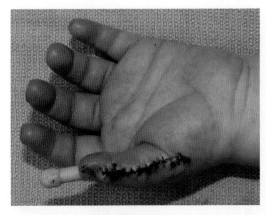

图 94.20

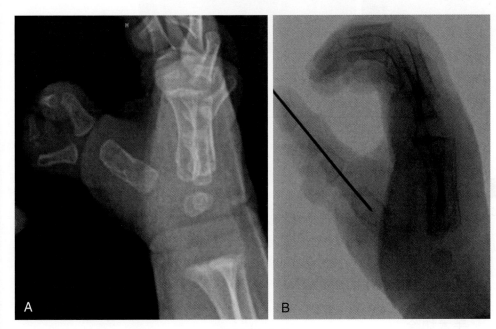

图 94.21 A–B

- 生长过程中继发偏斜畸形并非罕见。有鉴于此，患者应该定期复查。如果出现进行性畸形，可以截骨矫正拇指力线。图 94.21A、B 显示了近节指骨楔形截骨术前（A）和术后 X 线平片（B）。
- 图 94.22A、B 显示了术前（A）和术后 2 周体位照片（B）。图 94.23A–C 显示了术前（A）和术后 1 年体位照片（B 和 C）。

退化的轴后多指切除术

适应证

- 发育不良的手部尺侧多指，通过蒂与手部相连（图 94.24A、B）。

临床检查

- 儿童出生时即可见一个或多个额外的手指。
- 发育不良的手指与手没有骨性或韧带结构的连接。
- 尺侧多指对手功能没有影响。

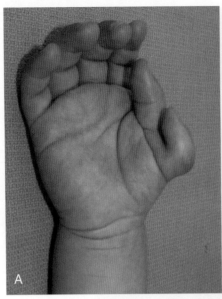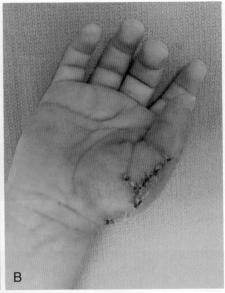

图 94.22 A–B

手术操作

第一步

- 使用缝线结扎或手术切除治疗。

缝线结扎

- 新生儿出生后或门诊就诊时可以使用缝线结扎。
- 结扎后阻断了重复指的血供，导致其干性坏疽并自行脱落。
- 但是缝线结扎后可能仍会有残留，需要在手术室进行切除，因为不可能准确地将缝线结扎于指基底部。

手术切除

夹闭血管并手术切除

- 可以在手术室或门诊进行手术切除。
- 更有效的方法是在喂奶的同时门诊就可以施行夹闭血管的操作，因为这是天然的镇静方式。
- 将血管夹置于重复指的基底部。
- 局部麻醉并非必需。使用剪刀靠近血管夹切断蒂部（图 94.26A、B）。
- 在尽量靠近手指基底部夹闭和切断可以避免残留，而缝线结扎则有滑向蒂部最狭窄处的倾向。
- 这个手术的优点是不需要全身麻醉，可以在门诊施术，降低了在手术室进行全身麻醉的风险和费用。

第二步

- 切除并止血后，用绷带包扎手部。

术后护理和预后

- 术后 2 周拆除缝线或血管夹。
- 虽然有些病例会因残留或瘢痕需要再次手术，但是一般来说临床疗效和外形均较满意。

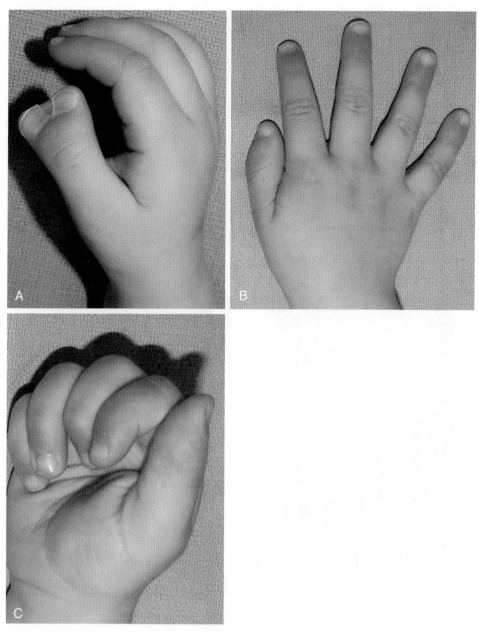

图 94.23 A–C

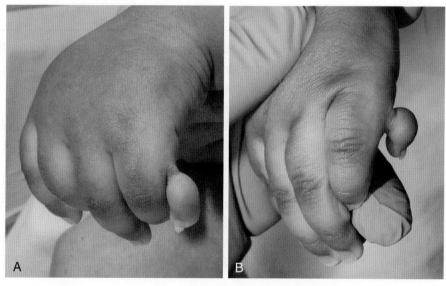

图 94.24 A–B

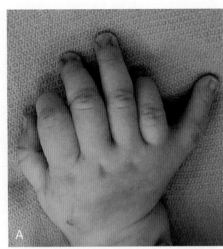
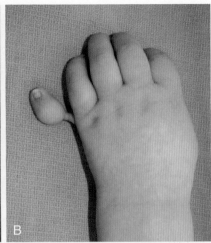

图 94.25 A–B

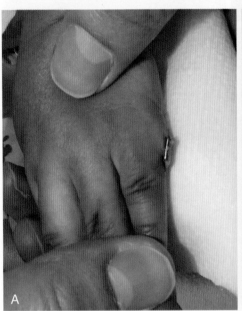
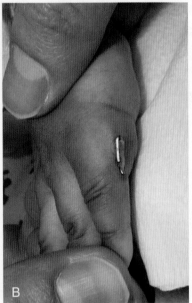

图 94.26 A–B

循证文献

Baek GH, Gong HS, Chung MS, Oh JH, Lee UH, Lee SK. Modified Bilhaut-Cloquet procedure for Wassel type-Ⅱ and Ⅲ polydactyly of the thumb: surgical technique. J Bone Joint Surg Am 2008;90:74–86.

作者描述了 7 例使用 Bilhaut-Cloquet 技术治疗 Wassel Ⅱ 型和 Ⅲ 型重复拇指畸形的病例，随访时间为 52 个月。作者描述了功能、外观结果以及手术方法。患者和家长对术后外形满意。指间关节活动度 Ⅱ 型优于 Ⅲ 型。作者报道没有指甲畸形和生长阻滞（Ⅳ级证据）。

Goldfarb CA, Patterson JM, Maender A, Manske PR. Thumb size and appearance following reconstruction of radial polydactyly. J Hand Surg Am 2008;33:1348–53.

该文回顾了 26 例重复拇指（31 侧拇指）进行重建后的结果，随访时间 3 年。对外形使用视觉模拟评分法进行客观评价。作者报告获得了与对侧拇指接近对称的外形，除了指甲宽度降低。拇指的偏斜畸形是外形结果较差的最常见原因（Ⅳ级证据）。

Ogino T, Ishii S, Takahata S, Kato H. Long-term results of surgical treatment of thumb polydactyly. J Hand Surg Am 1996; 21: 478–86.

作者报告了一组大宗拇指重建病例，随访时间长达将近 4 年。在 Wassel Ⅲ、Ⅳ、Ⅴ 和 Ⅵ型以及切除尺侧拇指的病例中出现更多的不满意结果。随着研究时间进展出现结果改善的现象，作者认为术者的经验使疗效获得了改善（Ⅳ级证据）。

Stutz C, Mills J, Wheeler L, Ezaki M, Oishi S. Long-term outcomes following radial polydactyly reconstruction. J Hand Surg Am 2014; 39: 1549–52.

作者报道了 41 例 43 侧拇指重建术的 10 年随访结果。包括 12 例 Flatt Ⅱ型、8 例 Ⅲ型、17 例Ⅳ型和 6 例Ⅴ型。手术的平均年龄是 1 岁，平均随访 17 年。他们报道没有术后早期并发症。8 例患者初次手术后平均 8 年经历了 10 次翻修手术。5 例指间关节融合，全部为偏斜畸形合并疼痛。作为整体，与对侧相比，治疗组拇指、两指和三指对捏的力量明显更弱。作者认为桡侧多指的手术重建长期随访结果是优异的，尽管客观评价分数可以维持较好的结果，但是翻修率会随时间出现增长趋势（Ⅳ级证据）。

第九十五章
拇指发育不良的拇化术

Joshua M. Adkinson、Kevin C. Chung 著　郜永斌 译　田　文 审校

适应证

- 腕掌关节发育不良的拇指（Blauth ⅢB 和Ⅳ型）或拇指完全缺如（Blauth Ⅴ型）。
- 一般在 12～18 个月龄时行拇化术，因为此时全身麻醉更安全，组织结构也较大而容易操作。此时手术也给其他桡侧缺陷的矫正预留出了时间（一般在 3～6 个月龄时处理）。

临床检查

- Blauth 分型系统因其与手术治疗相关而较为实用（表 95.1）。Ⅳ型（漂浮拇指，图 95.1）和Ⅴ型（拇指缺如，图 95.2）在临床上很容易判断，但是对ⅢA（腕掌关节稳定）和ⅢB（腕掌关节不稳定）型拇指发育不良的区分则比较困难。因为大多角骨和小多角骨直到五六岁才会骨化，通过放射学平片检查无助于诊断。
- 需要对患儿做系列检查，以鉴别ⅢA 和ⅢB 型拇指。新生儿使用手指抓握，婴儿大约在 1 岁左右抓握时开始使用拇指。如果患儿在握持物品时使用拇指，说明腕掌关节是稳定的。如果患儿更喜欢在示指和中指间握持物品，两指间指蹼变宽且示指开始旋前，则说明掌指关节不稳定（ⅢB 型拇指发育不良）。
- Ⅳ型和Ⅴ型拇指发育不良患儿的示指可能存在僵硬和不同程度的发育不良。这些可能对拇化后的疗效存在负面影响。
- 拇指发育不良可伴发其他先天畸形。因为这些异常可能之前并未诊断，所以应该对患儿进行系统检查。尤其应该评估患儿的 VACTERL［即椎体

表 95.1	拇指发育不良的 Blauth 分型和治疗选项	
类型	特征	治疗选项
Ⅰ型	轻微发育不良，所有骨性结构存在	无须治疗
Ⅱ型	虎口狭窄，尺侧侧韧带薄弱，鱼际肌缺如	无须治疗 虎口 Z 字成形，尺侧副韧带加强或重建，拇对掌功能重建术
Ⅲ型	Ⅱ型加外在肌腱缺陷，和（或）骨骼缺陷	
Ⅲ A 型	掌指关节稳定	与Ⅱ型相同
Ⅲ B 型	掌指关节不稳定	拇化术
Ⅳ型	掌骨缺如，指骨退化，漂浮拇指	拇化术
Ⅴ型	拇指完全缺如	拇化术

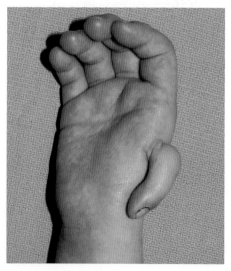

图 95.1

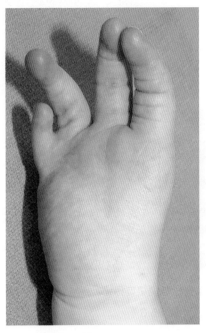
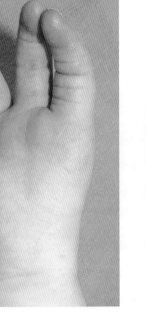

图 95.2

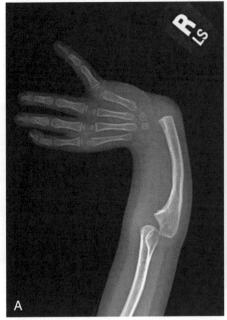

图 95.3 A–B

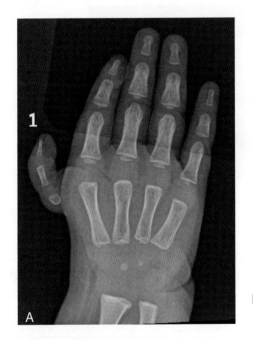

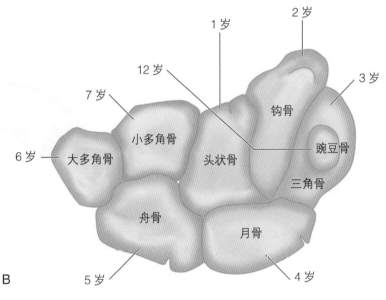

图 95.4 A–B

异常（vertebral abnormalities, V）、肛门闭锁（anal atresia, A）、心脏畸形（cardiac abnormalities, A）、气管食管瘘和（或）食管闭锁（tracheoesophageal fistula and/or esophageal, T）、肾缺如和发育不良、肢体缺陷（limb defects, L）、范科尼贫血和 Holt-Oram 综合征（心手综合征）。

影像学

- 手部 X 线平片有助于判断掌骨和指骨发育不良的程度。通常患者在婴儿阶段即就诊，此时骨性结构在影像上可能并不明显。通过前臂和腕关节 X 线平片也可以发现伴随的其他上肢畸形，如桡侧缺损（图 95.3A）或桡骨头脱位（图 95.3B）。
- 根据 X 线平片上腕骨的数量可以判断儿童的年龄（图 95.4A）。腕骨骨化的

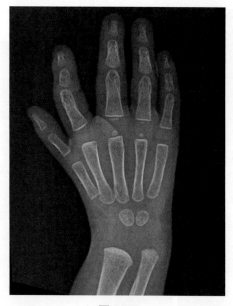

图 95.5

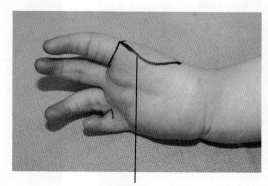

IV 型拇指掌侧切口标记

图 95.6

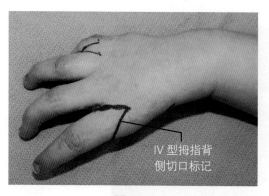

IV 型拇指背侧切口标记

图 95.7

顺序详见图 95.4B。一般来说，从 1 岁到 7 岁大约每年出现一个骨化中心。

- Ⅲ A 型发育不良存在完整的掌骨（图 95.5），而表现为锥形掌骨伴基底缺如的则为Ⅲ B 型拇指发育不良。

手术解剖

- 示指拇化后，到示、中指指蹼的指总动脉成为转位手指的主要供血动脉。到示指的桡侧指动脉可能缺如或变细，但是这一变异不会影响示指拇化术。

体位

- 患者平卧于手术床，在全麻下施术。将止血带置于上臂，常规消毒铺巾。
- 尽管有些医生喜欢仅做轻微驱血以便于判断血管结构，我们更倾向于充分驱血，以免术区出血掩盖重要的神经和血管结构。

显露

- 在示指的掌骨掌侧做纵行弧形切口（图 95.6）。在示指掌骨背侧做 V 形切口，顶点位于掌骨颈水平（图 95.7）。掌侧和背侧的切口在示指基底部连接起来。

表 95.2	拇化术的步骤
第一步	标记皮肤
第二步	充分驱血
第三步	掀起皮瓣，显露神经血管束
第四步	结扎到中指桡侧的指固有动脉
第五步	将指总神经劈开至第二指蹼水平（避免后面示指短缩时在指固有神经上形成张力）
第六步	松解示指 A1 滑车
第七步	切断第二指蹼间的掌骨间横韧带
第八步	保留背侧静脉，掀起背侧皮瓣
第九步	从邻近的伸肌腱或腱联合上游离示指伸肌腱
第十步	从示指掌骨干和掌指关节上剥离第一背侧和第一掌侧骨间肌
第十一步	从掌指关节上完全游离骨间肌，包含一束伸肌腱腱帽
第十二步	缝合标记示指侧腱束（通过牵拉引起近指间关节伸直可以确认该结构）
第十三步	通过示指掌骨骺板和掌骨基底截骨
第十四步	过伸位缝合固定示指掌指关节
第十五步	短缩示指（用或不用克氏针临时固定）于拇指体位（大约 100° 旋前和 45° 外展）
第十六步	将骺板与掌骨基底缝合固定
第十七步	内在肌功能重建（第一背侧骨间肌至桡侧侧腱束，第一掌侧骨间肌至尺侧侧腱束）
第十八步	缝合标定皮瓣的大致位置
第十九步	松止血带，止血，缝合皮肤
第二十步	蓬松包扎，用包含拇指的长臂石膏管型固定

手术操作

第一步

- 切开掌侧皮肤，掀起皮瓣。
- 辨认并保护示指桡侧指神经血管束，然后辨认到第二指蹼的指总动脉，向远端解剖至分出示指尺侧指动脉和中指桡侧指动脉处（图 95.8）。
- 用 6-0 普理灵线在血管分叉远端结扎到中指桡侧的指动脉。分离血管后，示指完全由到第二指蹼的指总动脉和示指桡侧指动脉（如果存在）供血。将血管向近端游离至掌浅弓水平，以免示指在转位过程中牵拉血管。
- 分离指总神经，将至示指尺侧的指神经和至中指桡侧的指神经分离开来，直至掌浅弓近端水平。

第二步

- 纵行切开示指的 A1 滑车（图 95.9）。
- 向桡侧牵开示指的尺侧神经血管束，锐性切断示指与中指之间的掌骨间横韧带（图 95.10）。这一步使示指掌骨获得自由，为之后的操作提供了便利。

第一步手术要点
- 解剖这些细小的神经和血管结构时需要使用 3.5 倍或更高倍数的放大镜。
- 示指桡侧的神经血管束可能发育不全或缺如，但是因为尺侧指总动脉成为转位手指的主要供血动脉，因此拇化术依然可以继续实施。
- 指总动脉可能源于掌深弓，此时需要进一步解剖。

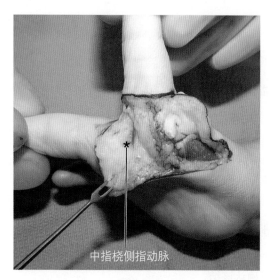

中指桡侧指动脉

图 95.8

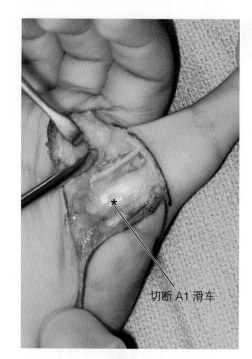

切断 A1 滑车

图 95.9

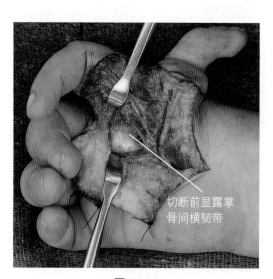

切断前显露掌
骨间横韧带

图 95.10

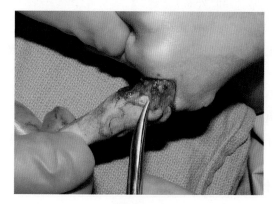

图 95.11

第三步手术注意

在剥离骨间肌时必须保护好桡、尺侧
的神经血管束和背侧的静脉。

第三步

- 切开背侧皮肤，在真皮层掀起皮瓣。注意保护真皮下层的静脉血管，以确保示指的静脉回流不受影响（图 95.11）。
- 辨认并切断示指与中指伸肌腱之间的腱联合。
- 分别从掌骨干的桡侧和尺侧剥离第一背侧和掌侧骨间肌。只保留这些肌肉近端起自掌骨基底的部分，以备后面将止点重建于侧腱束。从掌指关节囊上仔细游离这两块肌肉的肌腱，并向远端分离，需要包含一小部分伸肌腱帽（图 95.12）。

第四步

- 牵开近节指骨上的皮肤，显露伸肌腱帽。辨认近节指骨中段两侧的桡侧和尺侧侧腱束，牵拉肌腱，观察到示指近指间关节伸直可以确认这些结构（图 95.13）。用 6-0 普理灵线标记侧腱束。

第五步

- 将示指掌骨干远、近端分别截骨以短缩手指。
- 远端截骨通过骺板在掌骨颈处完成（图 95.14A、B）。年幼儿童骺板柔软，可以使用手术刀完成截骨。
- 近端截骨使用骨刀在掌骨基底完成（图 95.15）。
- 此时示指完全游离，仅通过背侧静脉、桡侧和尺侧神经血管束，以及屈、伸肌腱与近端相连。

第五步手术要点
- 虽然掌骨干被切除，但是必须保留近端的桡侧腕屈肌腱和桡侧腕长伸肌腱的止点和远端的侧副韧带起点。 - 向近端移位后，示指的指端应该达到中指的近指间关节水平。

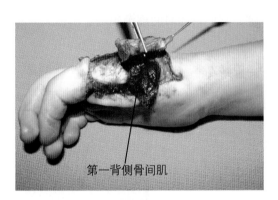

第一背侧骨间肌

图 95.12

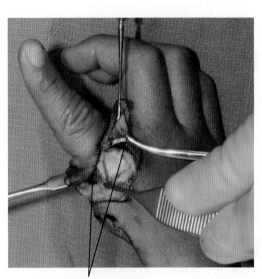

牵拉桡侧和尺侧侧腱束
引起近指间关节伸直

图 95.13

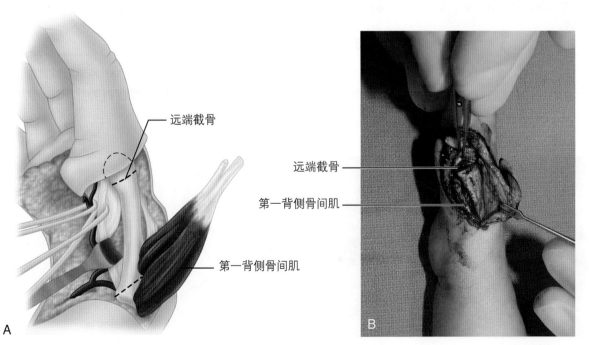

远端截骨

第一背侧骨间肌

A

远端截骨

第一背侧骨间肌

B

图 95.14 A-B

第六步

- 为了避免示指掌指关节（现在成为拇指的腕掌关节）过伸，在关节最大的过伸位用4-0不可吸收缝线将背侧关节囊缝合于骺板。

第七步

- 将示指置于掌骨基底上，示指的掌指关节现在成为新的拇指腕掌关节。应该放置于掌侧外展45°和100°~120°旋前位，以重现拇指的体位（图95.16）。
- 在干骺端与掌骨基底之间以及周围软组织使用4-0不可吸收缝线加强缝合，以增加固定的稳定性。

第八步

- 通过两个肌腱移位重建拇化手指的内在肌功能。将第一背侧骨间肌腱在近节指骨中段水平缝合于桡侧侧腱束，以提供拇化示指的外展功能。将第一掌侧骨间肌腱缝合于尺侧侧腱束，起拇内收肌的功能（图95.17）。如果长度允许，肌腱移位时尽量选择编织缝合。
- 不需要处理伸肌腱和屈肌腱，它们将随时间逐渐短缩。示指关节和肌肉新的解剖功能详见表95.3。

第九步

- 转移皮瓣，并使用5-0可吸收缝线以较宽的间距临时缝合以锁定皮瓣位置（图95.18）。
- 图95.19示意皮瓣的转移和示指转位。

第十步

- 松止血带，观察"拇指"毛细血管的充盈情况，判断有无血运受损的证据。保护神经血管束，使用双极电凝止血。用5-0可吸收缝线彻底缝合皮瓣（图95.20）。

术后护理和预后

- 用长臂带拇指管型石膏固定，将肘关节屈曲90°~100°以防止患儿甩脱石膏（见第九十三章图93.18）。抬高患肢，以促进静脉回流。

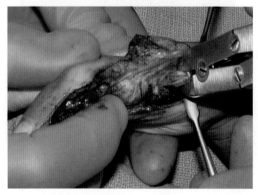

图 95.15

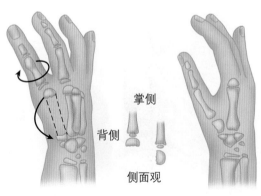

图 95.16

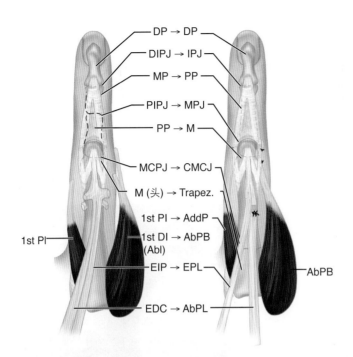

图 95.17　AbPB，拇短展肌；AbPL，拇长展肌；AddP，拇内收肌；CMCJ，腕掌关节；DI，背侧骨间肌；DIPJ，远指间关节；DP，远节指骨；EDC，伸指总肌；EIP，示指固有伸肌；EPL，拇长伸肌；IPJ，指间关节；M，掌骨；MCPJ，掌指关节；MP，中节指骨；PI，掌侧骨间肌；PIPJ，近指间关节；PP，近节指骨

表 95.3	拇化术后拇指的功能单位
部位	**新功能**
骨结构	
远指间关节	指间关节
近指间关节	掌指关节
掌指关节	腕掌关节
肌肉肌腱结构	
示指固有伸肌腱	拇长伸肌腱
伸指总肌腱（示指）	拇长展肌腱
第一掌侧骨间肌	拇内收肌
第一背侧骨间肌	拇短展肌

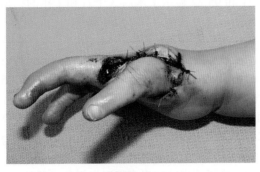

图 95.18

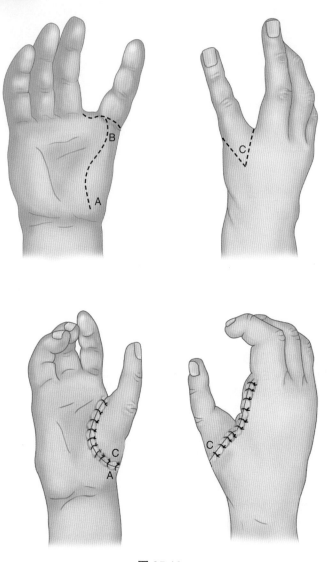

图 95.19

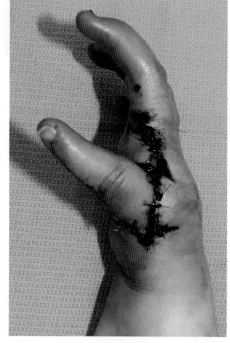

图 95.20

- 4 周后拆除石膏，开始手功能康复，锻炼拇指活动度、捏和握。更换短臂带拇指支具，以保护和稳定患手，仅在手功能康复和清洁 / 瘢痕治疗时去除。术后间断佩戴支具 3 个月。
- 一般来说，拇化术的疗效与示指的活动度直接相关。一个强壮灵活的示指可以与正常拇指相媲美，而一个僵硬无力的示指也会成为功能较差的拇指。拇化术后可以期待获得对侧正常拇指大约 30% 的捏力和握力。虽然有些拇指发育不良的患儿可能选择游离足趾移植，但拇化术仍然是值得推荐的手术方案。图 95.21 和 95.22 显示了术后 3 个月和 1 年的结果。

循证文献

Buck-Gramcko D. Pollicization of the index finger: methods and results in aplasia and hypoplasia of the thumb. J Bone Joint Surg 1971;53:1605–17.
　　这篇经典论文详述了 114 例患者（100 例先天性）示指拇化术的技术和结果，随访时间长达 12 年。作者详细描述了手术技术和后来的改良（Ⅴ级证据）。
Manske PR, McCarroll HR. Index finger pollicization for a congenitally absent or nonfunctioning thumb.J Hand Surg Am 1985;10:606–13.
　　作者报告了 28 例对先天拇指缺如患者行示指拇化术后的功能结果。在这组病

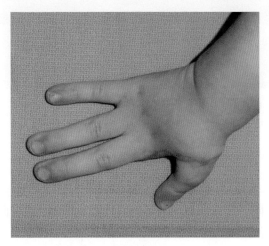

图 95.21

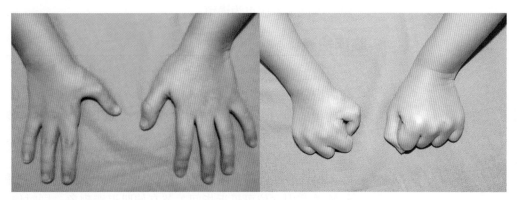

图 95.22

例中许多患者需要再次手术，包括肌腱移位拇对掌重建、伸肌腱短缩以及关节融合，以改善功能和外形，尤其是在合并桡侧拐棒手或之前行中央化手术的患者中（Ⅳ级证据）。

Tan JS, Tu YK. Comparative study of outcomes between pollicization and mlcrosurgical second toemetatarsal bone transfer for congenital radial deficiency with hypoplastic thumb. J Reconstr Microsurg 2013;29:587–92.

作者试图对比示指拇化术和游离带跖骨第二足趾移植再造拇指的结果。1996－2002 年 30 例患者被平均分为两组：第一组（拇化术）和第二组（足趾移植）。患者的平均年龄为 3.2 岁，平均随访时间 8 年。两组病例拇指再造的成功率为 100%。拇化术组的患者获得更早的活动和感觉恢复，以及更大范围的活动度；而足趾移植组患者父母的满意度更高，在一些日常活动中表现更出色（Ⅱ级证据）。

Tonkin MA, Boyce DE, Fleming PP, et al. The results of pollicization for congenital thumb hypoplasia. J Hand Surg Eur Vol 2015; 40: 620–4.

这篇文献回顾了合并和不合并前臂／腕畸形的患者示指拇化术的结果。两组的腕掌关节活动度接近正常（将手平放桌子上且拇指抬离桌面的动作在合并前臂／腕畸形组较差）。掌指关节和指间关节的屈曲、握力、拇指侧捏和对捏力量，以及定时的 Jebsen 手功能测试在不合并前臂／腕畸形的患者中更优异。在患者或家长的主观评价中，功能的优良率为 72%，外形的优良率为 94%，相应的医生评价则分别为 60% 和 70%。作者认为前臂／腕畸形明显影响手术结果，但并非拇化术的禁忌证（Ⅳ级证据）。

第九十六章

屈曲指矫正术

Sirichai Kamnerdnakta、Matthew Brown、Kevin C. Chung 著　孙丽颖 译　田　文 审校

适应证

- 患者有功能受限，严重的屈曲畸形伸直迟滞大于 60° 或屈曲挛缩大于 30°。
- 用牵引或支具治疗 6 ~ 12 个月以上，畸形无明显改善。
- 对于多数患者，小于 30° 的屈曲指挛缩仅会引起轻微功能受限。患者更关注外观上的畸形表现。此类患者由于术后挛缩复发，可能会导致手功能下降，因此手术应更为谨慎。

临床检查

- 屈曲指主要表现为近指间关节屈曲畸形，尤见于小指。
- 屈曲指分为三种类型（表 96.1）。
- 屈曲指的病因多与关节结构异常有关。近指间关节伸肌装置松弛，A1 滑车异常筋膜系带、屈肌腱异常，蚓状肌异常，内在肌异常，最为常见的结构异常为蚓状肌异常或指浅屈肌异常或缺如。
- 临床检查的重点在于评估手指屈曲的原因并记录畸形的严重程度。
  - 腕关节中立位可见近指间关节有伸肌迟滞现象，同时伴有屈曲挛缩。伸肌迟滞为患者主动活动到最大伸直位时可见伸肌迟滞。屈曲挛缩为使患者被动活动到最大伸直位时出现的挛缩。正常的近指间关节伸肌迟滞及屈曲挛缩均为 0°。伸肌迟滞和屈曲挛缩在测量角度时并不互相排斥。关节可能有 60° 伸肌迟滞，被动活动可显示此关节通过矫正达到 30° 的屈曲挛缩。
  - 之后检查掌指关节的屈伸活动。对于此类患者，伸直掌指关节可见近指间关节屈曲畸形。被动伸直近指间关节时可引起皮肤牵拉，提示伴有皮肤缺损（图 96.1）。被动屈曲掌指关节可在一定程度上改善近指间关节的伸直状态。对于该类屈曲挛缩，其原因多为近指间关节外因素所致，可能由于皮肤缺损、皮下纤维束带牵拉或外在的屈指肌腱紧张所致（如指浅屈肌）。如果屈曲掌指关节，近指间关节被动伸直无改善，多与关

表 96.1	屈曲指分型
分型	表现
1	出生后即可见小指和（或）环指屈曲畸形。此型最为常见，发病率在性别间无差异
2	临床表现与 1 型类似，7 ~ 12 岁时会逐渐进展，女孩多于男孩，随时间进展畸形不会减轻，挛缩可逐渐加重
3	出生后即见。多指双侧受累，多伴有明显的屈曲畸形，与多种综合征相关

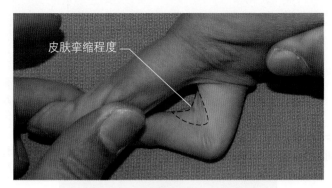

皮肤挛缩程度 —

图 96.1

节本身挛缩有关，需要手术处理。

- 近指间关节屈曲畸形者多可见掌指关节代偿性过伸。通过 Bouvier 检查，即检查者将掌指关节被动放置于中立位，阻断其过伸。通过此方法如果可使近指间关节主动伸直，则提示可能存在内在肌异常，继发导致掌指关节过伸，最终引发近指间关节屈曲。将指浅屈肌移位至侧束并与之缝合。此法可增加掌指关节屈曲和近指间关节伸直的力量。

- 对于可以通过被动活动矫正的屈曲畸形，要检查伸肌腱的固定作用，意在检查外在伸肌腱的完整性。要求腕关节及掌指关节完全屈曲。对于正常手指，该操作因指总伸肌的被动牵拉作用，可使近指间关节完全伸直。如若不能，则提示伸肌腱中央腱松弛或发育不良。

- 因环指与小指的指浅屈肌存在腱性连接，所以小指近指间关节不能独立屈曲。控制环指，使之完全伸直。如果此时小指不能屈曲，说明小指没有独立的指浅屈肌。然后解放环指，控制小指使之伸直，看环指可否主动屈曲。如果患者能独立屈环指近指间关节，而小指近指间关节可一同屈曲，则提示环指与小指间的指浅屈肌存在腱性连接。此时必须将小指指浅屈肌从环指连接处游离以备移植之用。

影像学

- 获得三种标准体位的手部 X 线。观察近指间关节及其邻近骨的形态。侧位最为重要。近节指骨头圆润凸起的轮廓消失，中节指骨基底关节面变平。中节指骨基底掌侧半脱位，中节指骨屈曲，使指骨在近节指骨掌颈部形成凹陷（图 96.2）。

手术解剖

- 近指间关节的周围结构都与指屈曲畸形有关。指浅屈肌和蚓状肌与屈曲畸形关系最为密切。

- 指浅屈肌腱曾被描述为挛缩的、发育不良或功能缺乏性的肌肉。异常的指浅屈肌不是起于肌腹，而是掌筋膜层或腕横韧带。这种异常的肌肉腱性连接结构不能随患儿的快速生长发育而延长，由此可引起近指间关节屈曲畸形。

- 蚓状肌也可有异常的起点和止点，可起于腕横韧带或环指屈肌腱。止点异常更为常见，包括直接止于掌指关节囊、指浅屈肌、环指伸肌装置或蚓状肌管。在近指间关节伸直过程中，内在肌作用缺失，也会引起一定程度的屈曲畸形，内在肌阴性征畸形。

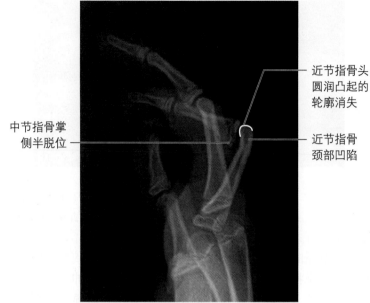

近节指骨头圆润凸起的轮廓消失

近节指骨颈部凹陷

中节指骨掌侧半脱位

图 96.2

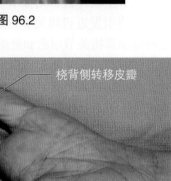

桡背侧转移皮瓣

图 96.3

体位

- 手术可在臂丛麻醉或全麻下进行。
- 患者仰卧于手术床上，患肢外展，手部旋前放在手术桌上，上气囊止血带。

显露

显露要点

对于近指间关节非固定性屈曲畸形，皮肤伴有轻中度挛缩者，可使用掌侧纵行切口，结合 Z 字成形或 Bruner 切口。如果皮肤挛缩严重，Z 字成形或指背侧方转移不足以覆盖缺损，则需植皮。

- 在近指间关节掌侧横纹处设计横切口，用于松解掌侧引起挛缩的结构。在指背侧方设计局部转移皮瓣，用以覆盖术后的掌侧缺损。皮瓣的后方边界位于侧中线，前方边界依据缺损大小而设计。皮瓣长度要越过远指间关节横纹（图 96.3）。我们更喜欢使用局部转移皮瓣来覆盖近指间关节掌侧缺损，并对所有结构提供充分的显露。

手术操作

第一步：松解皮肤及筋膜挛缩，切开指背侧方皮瓣

- 将指背侧方皮瓣自深筋膜层面掀起，在伸肌扩张部保留血管组织。保护手指掌侧的血管神经束。皮瓣蒂部位于近侧节指骨头水平，自蒂部将其完全

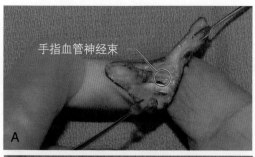

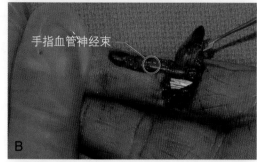

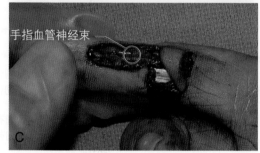

图 96.4 A–C

掀起（图 96.4A–C）。

- 对皮肤、筋膜及屈肌腱掌侧软组织都予以松解。在显露深部结构时，对任何异常的筋膜和线性纤维束带都要松解，显露双侧血管神经束加以保护。
- 在关节水平显露屈肌鞘管，于 A3 滑车水平切开，牵开指深屈肌腱，显露 Camper 交叉和指浅屈肌的止点。

第二步：松解指浅屈肌腱

- 纵行分开 Camper 交叉。横行分离指浅屈肌的两个侧角，在 Camper 交叉远端水平切断（图 96.5A、B）。
- 测量近指间关节的被动活动度。如果已没有残留挛缩畸形，说明松解是充分的。如果仍有残留挛缩，需进一步松解近指间关节关节囊和韧带。

第三步：松解掌板和侧副韧带

- 牵开指深屈肌腱，在掌板膜部水平横行切开，切口位于 Checkrein 韧带附着点的远端，使切口弧向两端，将掌板自副侧副韧带分离。
- 使用骨膜剥离器将掌板推起，使之滑向远端（图 96.6A、B）。
- 如果松解仍不完全，可部分切开副侧副韧带和侧副韧带。
- 将所有这些限制结构逐一给予松解，可获得近指间关节全被动伸直。

第三步手术注意

不要将侧副韧带完全切断。应保留其中间及背侧韧带组织用以维持近指间关节的稳定。

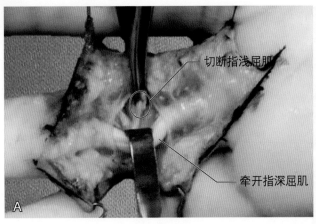

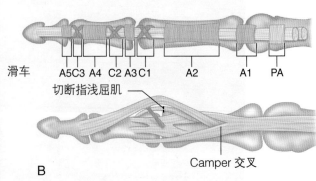

图 96.5 A–B

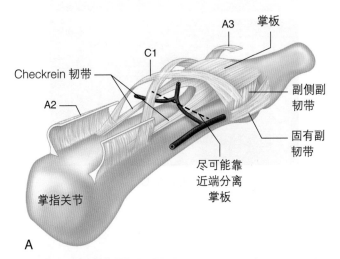

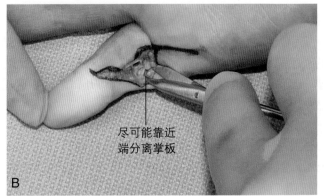

图 96.6 A–B

第四步手术要点

- 指浅屈肌移位术主要用于当掌指关节被动屈曲时近指间关节仍无法伸直的患者。术前需要向患者及家属充分告知术后鹅颈畸形和手指屈曲受限的情况。
- 手术的关键步骤是将指浅屈肌经蚓状肌管放置于掌指关节正中掌侧。使肌腱位于掌骨横韧带深层的掌侧，并确保肌腱与侧束固定后掌指关节正常屈曲。
- 环指和小指的指浅屈肌相互交联偶见，适当松解有助于两者单独活动。

第四步：如果存在伸肌迟滞，将指浅屈肌移位至尺侧侧束

- 将指浅屈肌移位，用以加强近指间关节主动伸直的力量。
- 切断指浅屈肌的其中一个分支，将其自掌侧途经蚓状肌管移位至指背侧方。使用 4-0 不可吸收缝线将指浅屈肌末端编织缝合于同侧侧束（图 96.7）。
- 施加张力，控制掌指关节屈曲 30°，并且近指间关节完全伸直。

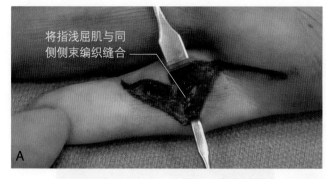

将指浅屈肌与同
侧侧束编织缝合

将指浅屈肌与同
侧侧束编织缝合

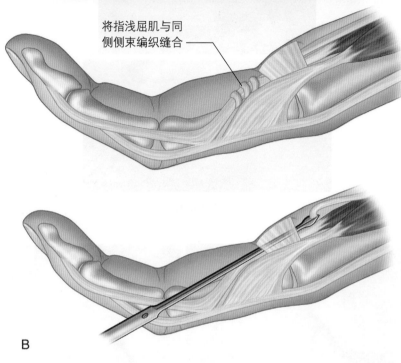

图 96.7

第五步：背外侧皮瓣移位和缝合切口

- 将背外侧皮瓣旋转 90°，覆盖掌侧皮肤缺损。
- 皮瓣移位后，根据缺损区域的大小制作一相应模板。从小鱼际部位取全厚皮片移植于缺损区域，因为小鱼际处的皮肤纹理与手指相似。
- 松气囊止血带，止血。
- 用 4-0 可吸收缝线缝合皮瓣及其他伤口。取皮区可先行缝合，关闭伤口。
- 缺损区植皮用 4-0 可吸收线缝合（图 96.8A、B）。

> **第五步手术要点**
>
> 对皮瓣需无张力缝合。如果皮瓣小，无法完全覆盖缺损区，可将皮瓣和植皮相结合，全厚皮片覆盖非重要结构。

术后护理和预后

- 腕、手用短臂石膏/支具制动 3 周，术后 4 周开始功能锻炼，包括减轻瘢痕治疗、肌腱移植及关节活动度训练。术后 6 周开始有限的对抗性肌力训练。白天非用力活动时可去除石膏或支具。术后 12 周各种类型的活动都可间断进行，并允许非限制性活动。
- 手术方式较多，手术效果也各有差异。与手术相比，患儿及家属对制动及功能锻炼的依从性同等重要。
- 并发症包括感染、近指间关节伸直受限、屈曲活动度减小、挛缩复发、关

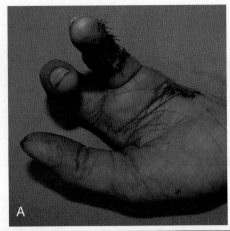

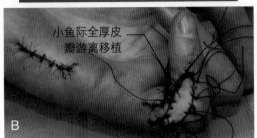

小鱼际全厚皮瓣游离移植

图 96.8 A–B

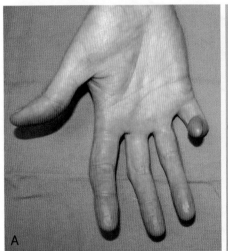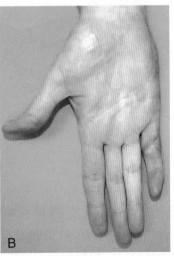

图 96.9 A–B

节僵硬和疼痛。

- 随着手指屈曲程度的改善，患者的手功能会得到改善（图 96.8A、B）。

循证文献

Foucher G, Lorea P, Khouri RK, Medina J, Pivato G. Camptodactyly as a spectrum of congenital deficiencies: a treatment algorithm based on clinical examination. Plast Reconstr Surg 2006; 117: 1897–905.
这是一篇关于 68 例屈曲指治疗的回顾性系统综述。通过多年的临床经验，作者为愿意接受手术治疗的患者建立了治疗路径，研究比较了临床路径建立前后患者的结果。对关节僵硬的患者首先用夹板治疗。在同意术前夹板固定的患者中，若功能未有改善，则采用手术治疗，手术的改善率从 68% 提高到 88%。

作者详细介绍了他们推崇的手术技术。该路径降低了手术失败率，为手术患者的选择提供了指导（Ⅴ级证据）。

Hamilton KL, Netscher DT. Evaluation of a stepwise surgical approach to camptodactyly. Plast Reconstr Surg 2015; 135(3): 568e–76e.

该研究回顾了12例患者18指屈曲指的治疗情况。所有患者对支具治疗无效，伴有大于30°的屈曲挛缩。对患者所有挛缩因素给予逐步松解。15指获得了0~25°活动度并完全伸直。近指间关节平均屈曲88°，活动范围50~100°。作者认为手术是防止关节长期不可逆畸形的有效措施。作者还建议术后患者进行规律的手指牵引等康复训练，否则会因瘢痕挛缩等因素导致挛缩复发（Ⅴ级证据）。

Siegert JJ, Cooney WP, Dobyns JH. Management of simple camptodactyly. J Hand Surg Br 1990; 15: 181–9.

作者回顾性分析了57例屈曲指的治疗情况，多为多指挛缩畸形。38指接受手术治疗，41指为理疗。对50例患者持续随访6年。手术包括松解所有挛缩结构，或伴指浅屈肌腱移位。手术结果根据近指间关节伸直且不伴有屈曲丢失的最终改善情况进行分类。手术组，25例差，6例一般，7例好，0例非常好。伸直最终改善10°。10例患者屈曲丢失明显。另外6例患者出现近指间关节强直。保守治疗组，6例差，8例一般，27例好，非常好0例（Ⅳ级证据）。

第九十七章

缩窄环矫正术

Joshua M. Adkinson、Kevin C. Chung 著 郜永斌 译 田 文 审校

适应证

- 缩窄环可以分为轻、中、重三型。
  - 轻：仅累及皮肤和一部分皮下脂肪，不伴有远端淋巴水肿。
  - 中：淋巴管受阻，但是血管系统完好。远端可见淋巴水肿。
  - 重：缩窄环导致远端血运障碍，远端肢体存在坏疽的风险。有时手指和肢体的一部分在出生时即完全缺如。
- 重度缩窄环出生后即需要急诊松解。中度者可以在晚期（6～9个月）矫正。此时麻醉更安全，组织结构也更大。轻度缩窄环的矫正主要基于美观的考虑，应该在学龄前（3～4岁）进行手术。不应该低估缩窄环对成长期儿童心理的影响。

临床检查

- 部分或完全环形缩窄可以表现为指端并指（远端融合）、远端缺如或软组织结节。缩窄带可以发生于肢体的任何水平。远端淋巴水肿的存在表明没有足够的皮下组织以满足淋巴液的回流。矫正缩窄环后大多数淋巴水肿会逐渐减轻。
- 在双侧缩窄环综合征患儿，在肢体畸形的严重程度上两侧是独立的。
- 虽然目前有一些分型系统，但这些分型系统并无指导治疗的意义。

影像学

- 对受累肢体进行 X 线平片检查有助于判断是否合并骨骼畸形，尤其当缩窄环伴发指端并指时。

手术解剖

- 缩窄环可能从皮肤延伸至骨骼。在这种情况下，受累的组织可能包括淋巴管、神经和血管。此外，缩窄环可能导致淋巴水肿、神经症状（瘫痪）和截肢。
- 缩窄环近端的软组织和骨结构往往是正常的，但是远端软组织可能表现出不同程度的水肿（图 97.1A）。缩窄环远端和紧邻环近端的骺板可能受损，导致相应肢体的发育障碍。
- 缩窄环远端的动脉灌注源于起自深层主要动脉的穿支血管。由于存在完好的指固有动脉和伴行静脉，血供得以维持（图 97.1B）。

体位

- 在全身麻醉下施术，将止血带置于上臂。患者取平卧位，将手术肢体置于手术桌上。

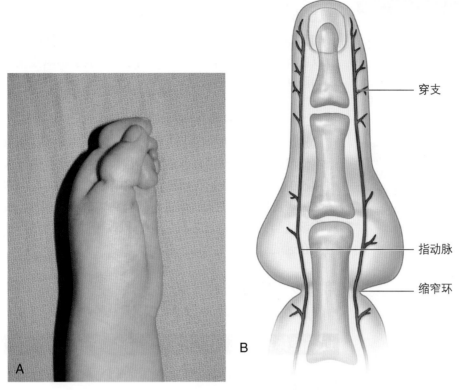

图 97.1 A–B

穿支

指动脉

缩窄环

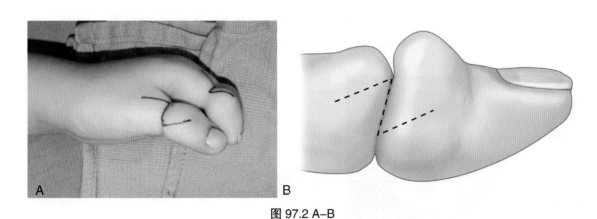

图 97.2 A–B

显露

- 手术矫正的原则包括缩窄环切除、环远近端多余脂肪组织的切除和（或）转位，以及单个或多个皮肤 Z 字成形术。组织的重构要避免形成新的环形瘢痕挛缩。

手指缩窄环的矫正术

手术操作

第一步：设计皮瓣

- 因为没有计划对整个环进行一期矫正，因此使用单一 Z 字成形术矫正手指缩窄环一般是足够的。可以在背侧设计一个 Z 字（图 97.2A），或者在手指的两侧设计两个单一 Z 字成形术（图 97.2B）。

第二步手术注意

- 不需要切除缩窄环累及的所有皮肤，保留背侧切口适当的皮肤，以免出现皮肤缺损。
- 手指掌侧皮肤深层即为神经血管束，因此，解剖时必须加以小心，以免损伤这些结构。

第一步手术要点

对于环形的手指缩窄环，最好首先治疗背侧部分，因为可以从本质上改善手指外形。有时可以避免二期手术对掌侧缩窄环进行矫正。

第二步：切除缩窄环并掀起皮瓣

- 切除缩窄环的最深部，带一薄层脂肪组织掀起皮瓣。保留少量脂肪组织可以确保皮瓣内包含真皮下血管网，不至于影响皮瓣的血运（图 97.3A、B 和图 97.4）。

第三步：切除多余的皮下脂肪

- 区别于皮肤，将皮下脂肪层作为独立的一层分别向近端和远端掀起。应该在伸肌腱腱周组织或屈肌腱腱鞘浅层掀起这个脂肪筋膜瓣（图 97.5A、B）。
- 用 5-0 薇乔线缝合脂肪瓣矫正凹陷畸形（图 97.6）。必要时可以将缩窄环皮缘去表皮后的真皮脂肪瓣进行缝合，以避免出现沙漏样畸形。
- 应该适当去除背侧过多的脂肪，以改善外形方面的畸形。这种情况往往出现在远端。

第四步：转位并缝合 Z 字皮瓣

- 转位 Z 字皮瓣并用 4-0/5-0 线缝合（图 97.7）。

近端肢体缩窄环的矫正术

手术操作

第一步：设计皮瓣

- 对近端肢体缩窄环需要设计多个 Z 字成形进行矫正，因为一期矫正是安全的，不会影响远端血运（图 97.8）。

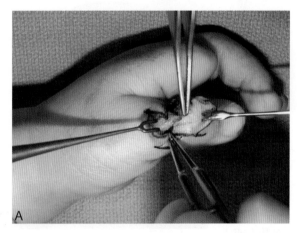

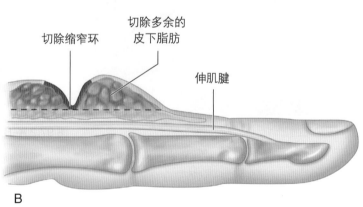

切除缩窄环　　切除多余的皮下脂肪　　伸肌腱

图 97.3 A–B

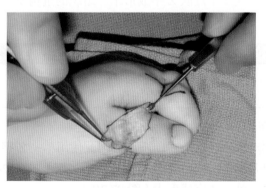

图 97.4

第二步：切除缩窄环，掀起皮瓣

- 切除缩窄环，掀起厚皮瓣。
- 与矫正手指缩窄环不同，在深筋膜浅层掀起皮瓣，目的是皮瓣内要包含所有皮下组织。

第三步：Z 字皮瓣转位和缝合

- 将 Z 字皮瓣转位，并用 4-0/5-0 线缝合（图 97.9）。

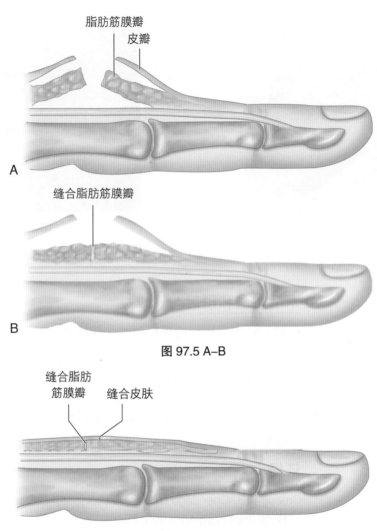

图 97.5 A–B

图 97.6 A–B

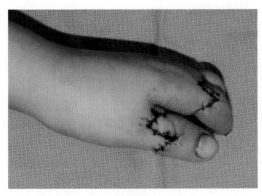

图 97.7

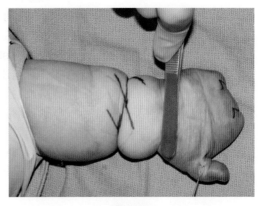

图 97.8

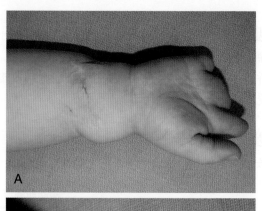

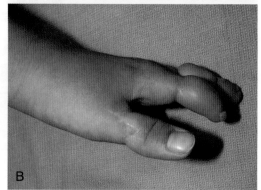

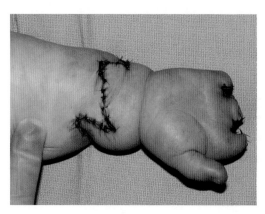

图 97.9

图 97.10 A–B

术后护理和预后

- 对上肢使用松软的敷料包扎。年幼患儿可能需要用石膏短期制动以保护切口。
- 受累肢体或手指远端部分的淋巴水肿术后几周即可显著改善。Z 字成形术引起的软组织畸形会随时间逐渐改善。
- 图 97.10A、B 显示近端肢体缩窄环矫正的中期疗效和拇指缩窄环的长期疗效。

证据

Greene WB. One-stage release of congenital circumferential constriction bands. J Bone Joint Surg Am 1993; 75: 650–5.

在这篇文章中，对 3 例环形缩窄带患者经一期手术予以矫正。虽然缩窄带远端肢体出现明显肿胀，但伤口愈合没有问题。一期手术矫正有利于术后护理，不需要额外的麻醉或手术（Ⅴ 级证据）。

Mutaf M, Sunay M. A new technique for correction of congenital constriction rings. Ann Plast Surg 2006; 57: 646–52.

作者描述了一种矫正下肢先天性缩窄环的新技术，8 年期间治疗了 7 例患者。Mutaf 技术包括切除缩窄环，将缩窄环两侧分别切取的皮瓣进行转位，利用矩形成形技术完成皮肤覆盖。平均随访 3 年，作者报道肢体外形正常，所有患者因为缩窄环导致的沙漏畸形完全消失。从美学角度上看瘢痕是可以接受的，没有患者需要进一步的手术治疗。作者认为这一技术解决了软组织缺损的问题，提供了正常的肢体外形，矩形成形技术减小了大肢体切口的张力，提供了比旧的 Z 字成形术更优越的瘢痕状况（Ⅳ 级证据）。

Upton J, Tan C. Correction of constriction rings. J Hand Surg Am 1991; 16: 947–53.

作者回顾性研究了 58 例 116 个缩窄环的治疗结果，包括深和浅两组缩窄环。所有优异的结果均在浅缩窄环畸形组。可见外形获得改善，64% 结果为优，31% 为良，5% 为差（Ⅳ 级证据）。

Visuthikosol V, Hompuem T. Constriction band syndrome. Ann Plast Surg 1988; 21: 489–95.

本文回顾性研究了 1973 – 1986 年被诊断和治疗的 30 例缩窄环综合征患者。所有患者均使用一期 Z 字成形术进行治疗。在 20 例单纯缩窄环病例中 16 例结果为良。本组病例中没有出现远端肢体或皮瓣血运障碍（Ⅳ 级证据）。

第九十八章

桡侧纵向缺损的中央化

Joshua M. Adkinson、Kevin C. Chung 著　郜永斌 译　田　文 审校

适应证

- 桡侧纵向缺损（radial longitudinal deficiency, RLD）是累及前臂、腕和手的系列畸形（图 98.1A、B）。根据桡骨发育不良的程度可分为四型（表 98.1）。腕中央化手术建议在患儿 9 ~ 12 个月龄时实施，因为此时麻醉更安全，可以做软组织预备性牵引，随后的拇指重建可以在孩子出现不良夹捏动作之前进行（大约在腕力线矫正后 6 个月时间）。
- 大部分患儿可以从被动拉伸和静态牵引支具，或出生后短期即开始的系列石膏管型治疗中受益。如果需要，对 0 型或 1 型畸形患者可以做中央化手术，2 型或更严重畸形患者可能需要系列石膏管型或使用外固定架对软组织进行牵引等准备工作。

临床检查

- 许多桡侧纵向缺损患儿合并有全身系统性畸形或骨骼肌肉畸形。因此，手术前需要对患儿全身进行系统性检查，包括脊柱的影像学检查、超声心动图和肾超声，以及全血细胞计数（评估可伴发于桡侧纵向缺损的血小板减少或贫血）。
- 必须评估肘关节的活动范围。有些患儿不能屈曲肘关节，因此腕关节的桡偏畸形允许他们用手触碰嘴。对肘关节僵硬（小于 90° 屈曲）患儿应该避免行中央化手术，因为这将限制手到嘴和手到头的动作。

影像学

- 应该拍摄双侧手和前臂的 X 线平片（图 98.2）。

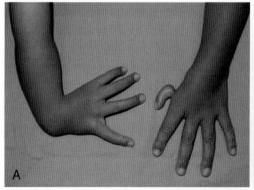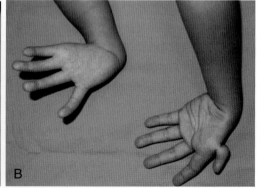

图 98.1 A–B

类型	桡骨远端	桡骨近端
N	正常	正常
0 型	正常	正常，桡尺骨融合，先天性桡骨头脱位
1 型	与尺骨相比短缩大于 2 mm	正常，桡尺骨融合，先天性桡骨头脱位
2 型	发育不良	发育不良
3 型	骺板缺如	不同程度发育不良
4 型	缺如	缺如

表 98.1　桡侧纵向缺损的分型

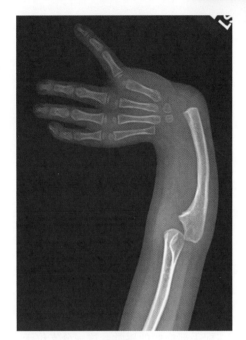

图 98.2

手术解剖

- 骨骼畸形：桡骨发育不良、部分缺损或完全缺如。尺骨呈弓形，可能短缩至正常长度的 60%～75%。腕骨与尺骨之间没有形成正常的关节面，常常是纤维组织连接，但也可能衬有透明软骨组织。
- 肌肉畸形：桡侧腕长伸肌和腕短伸肌可能缺如或与伸指总肌融合。拇长伸肌、拇短伸肌和拇长展肌的存在情况可以根据拇指掌骨的存在情况进行推测。旋后肌、旋前方肌和掌长肌往往缺如。如果桡骨缺如，则旋前圆肌缺如。桡侧腕屈肌往往缺如。尺侧腕伸肌、尺侧腕屈肌和指浅屈肌一般存在且正常。只有拇指掌骨存在时拇长屈肌才会存在。如果拇指存在，鱼际肌往往也存在。小鱼际肌、骨间肌和蚓状肌往往正常。
- 血管畸形：肱动脉和尺动脉往往存在且正常，桡动脉和掌弓可能缺如或变细。骨间动脉往往发育良好。
- 神经畸形：正中神经和尺神经一般存在。正中神经是腕桡侧最重要的结构，重建时有可能被误认为肌腱。由于桡神经一般终止于肘部，正中神经支配前臂桡侧的感觉。

体位

- 在全身麻醉下施术，将受累肢体置于手术桌上，将止血带绑于上臂。

显露

- 中央化的四个关键步骤是：
  - 使用外固定装置预备性软组织牵引。
  - 设计一双叶皮瓣，将尺侧多余的皮肤弥补桡侧皮肤的缺损。
  - 将腕骨中央化放置于尺骨上。
  - 平衡肌腱，以抵消桡侧偏斜的复发。

手术操作

第一步：预备性软组织牵引

- 对受累肢体尺侧使用单臂外固定装置（将固定针横穿小指掌骨和尺骨，图 98.3A、B）。最佳手术时间是 6～9 个月龄。要确保固定针的型号与掌骨相匹配，以免出现医源性骨折。
- 使用外固定架术后 1 周开始以每天 1 mm 的速度牵引。患儿每周到门诊复查并拍 X 线片。
- 持续牵引，直至手达到接近中立位或轻微超过中立位。正常情况下，需要大约 2 个月达到这一体位（图 98.4）。
- 中央化手术时去除外固定装置。

第二步：掀起双叶皮瓣

- 皮肤切口应开始于腕关节桡侧张力的最大处。第一个皮瓣位于腕关节背侧，以近端为蒂（皮瓣 A），另一个皮瓣呈 90° 位于尺侧皮肤最富余处（皮瓣 B），将皮瓣从伸肌支持带浅层掀起（图 98.5A、B）。

第三步：解剖神经和肌腱

- 显露时首先辨认正中神经。这是前臂远端桡侧最浅层的结构，而且很容易与肌腱混淆（图 98.6）。

第一步手术要点

预备性牵引可以延长紧缩的桡侧结构，避免中央化时需要短缩尺骨。这也可能有助于降低尺侧生长阻滞的风险。

第二步手术注意

- 需要注意保护皮下的神经浅支和纵行的静脉。
- 对于皮瓣需要保留尽可能的厚度，以免皮缘出现血运障碍。
- 警惕正中神经可能发出粗大的背侧分支，替代缺如的桡神经浅支而支配手部桡侧的感觉。这一分支位于腕关节与前臂之间的皮下皱褶处。

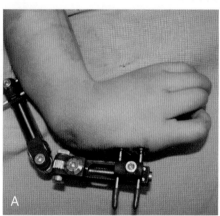

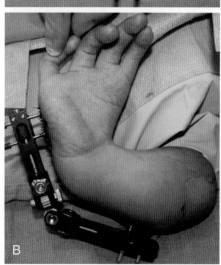

图 98.3 A-B

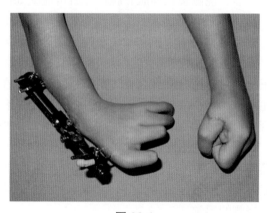

图 98.4

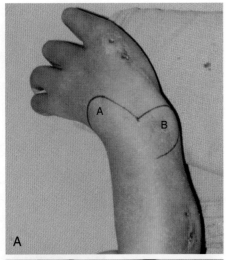

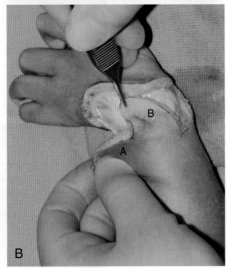

图 98.5 A–B

- 辨认并在支持带远端切断尺侧腕伸肌腱，中央化后需重叠缝合以对肌腱进行短缩。在止点切断桡侧腕伸肌，以备后面转移至尺侧腕伸肌（图 98.7 ）。
- 辨认尺背侧的感觉神经，牵开以免误伤。

第四步：复位尺腕关节并中央化

- 在尺骨骺板远端切开腕关节囊。
- 需要进一步的软组织松解，直到可以将腕骨放置于尺骨远端。这需要将腕骨从掌侧关节囊上进行松解。

第五步：固定

- 尺腕关节复位后用 0.062 英寸（ 1.57 mm ）克氏针固定。首先顺行穿过腕骨，然后在透视下逆行固定至尺骨干（图 98.8A、B ）。

第六步：稳定腕关节

- 将桡侧腕伸肌腱在伸指总肌深层穿过并移位至尺侧腕伸肌远断端（图 98.10 ）。将尺侧腕伸肌腱近端缝合于腕关节背侧关节囊。使用 2-0 爱惜邦线水平褥式缝合肌腱。

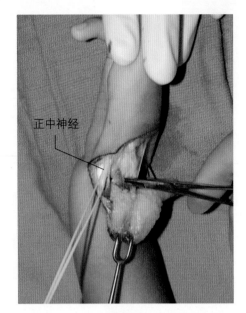

正中神经

图 98.6

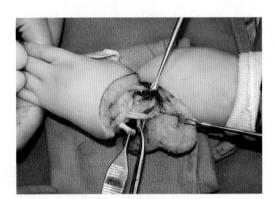

图 98.7

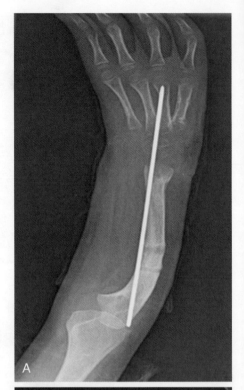

A

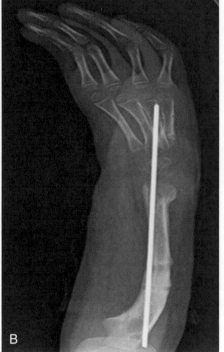

B

图 98.8 A–B

- 使用 4-0 薇乔线修复伸肌支持带，皮肤使用 5-0 可吸收线缝合（图 98.11）。

术后护理和预后

- 使用长臂石膏管型将肘关节屈曲 90° 固定，注意石膏内做好衬垫。将肢体制动至少 8 周，克氏针尽可能保留足够长的时间。持续佩戴维持腕关节于中立位的长臂矫形器 3 ~ 6 个月，然后夜间佩戴至骨骼发育成熟。延长克氏针的固定时间并继续以长期支具制动是减少复发的必要条件。1 年随访如图 98.12 所示。

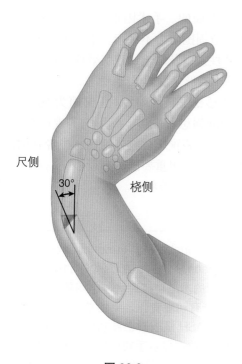

尺侧 桡侧

30°

图 98.9

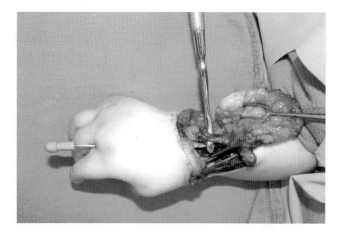

图 98.10

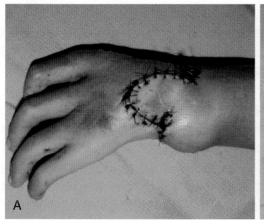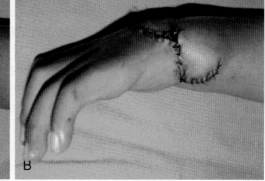

A B

图 98.11 A–B

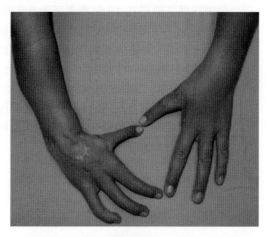

图 98.12

- 复发或存在畸形常见，原因是多方面的。手术因素包括术中矫正不充分、桡侧软组织松解不彻底以及腕关节周围肌力不平衡。术后因素包括克氏针拔除过早、术后矫形器佩戴依从性差以及软组织记忆效应。虽然牵引可以使中央化更容易操作，但并未减小畸形复发的风险。

- 即使中央化手术成功，尺骨体表透视下长度缩短（正常值为60%）常见。短缩的前臂对于青春期桡侧纵向缺损患者来讲，既影响美观也影响功能。在青春期可以使用单臂或多臂骨延长装置进行肢体延长，患者有比较现实的期待并能耐受较长时间的延长过程是很重要的。必须强调，对术后功能结果最重要的影响因素是拇指和手指的功能状态。

循证文献

Goldfarb CA, Klepps SJ, Dailey LA, Manske PR. Functional outcome after centralization for radius dysplasia. J Hand Surg Am 2002; 27: 118–24.

　　作者报道了一组21例（25侧）患者的术后功能评价，平均随访20年。采用 Jebsen-Taylor 手功能评分系统，评分有明显变化，平均总分为48 s，而正常评分平均30 s（增加62%）。使用 DASH 量表对上肢功能进行评估，显示有18%的轻微功能障碍。这些长期随访数据显示手功能仍然有明显异常，而上肢功能障碍则较轻微。改善腕关节力线和增加尺骨长度与上肢功能改善并不相关（IV级证据）。

Manske MC, Wall LB, Steffen JA, Goldfarb CA. The effect of soft tissue distraction on deformity recurrence after centralization for radial longitudinal deficiency. J Hand Surg Am 2014; 39: 895–901.

　　对13例患者单独行中央化手术治疗，并与13例经环指固定牵引后再行中央化手术治疗相对比。两组腕关节休息位在术后和随访终点均有显著改善，但是牵引组随访终点复发时更差。放射学检查显示，单独中央化组手与前臂之间的角度术前为53°，中期随访为13°，在随访终点则又变差，为27°。牵引组中手与前臂夹角术前为53°，中期随访为21°，在随访终点则变差，为36°。两组在术前与随访终点之间的手–前臂体位均有改善，但在随访终点单独中央化组的体位明显更好。单独中央化组掌侧半脱位在随访终点改善4 mm，而牵引组则仅有2 mm。作者推断，无论是否使用外固定架牵引，中央化手术都可以改善腕关节力线。牵引可以使中央化手术更容易操作，但不能避免畸形复发。与单独中央化相比，牵引组在最终随访期腕关节向桡侧偏斜和掌侧半脱位的程度更大（III级证据）。

Vuillermin C, Wall L, Mills J, et al. Soft tissue release and bilobed flap for severe radial longitudinal deficiency. J Hand Surg Am 2015; 40: 894–9.

　　作者回顾了他们在18例患者至少3年随访中获得的软组织松解和双叶皮瓣重建的经验。平均随访时间9.2年，终期腕关节休息位平均桡偏角度为64°，术前为88°。平均腕关节屈伸活动度为73°。平均 DASH 评分为27（5~54分）。PODCI 全功能评分为88分（75~97分），PODCI 幸福感评分为86分（77~100分），VAS 疼痛（0~10分）评分为1.2分（0~8分）。在随访终点放射学检查未见骺板发育阻滞，没有患者需要尺腕关节融合术。他们认为，尽管会出现一定程度的桡侧偏斜复发，软组织松解和双叶皮瓣覆盖仍不失为桡侧纵向缺损患者的一个治疗选项（IV级证据）。

第九十九章
裂手畸形重建术

Joshua M. Adkinson、Kevin C. Chung 著　　郜永斌 译　田　文 审校

适应证

- 存在横行骨，其生长将导致畸形进一步发展（裂手变宽）。
- 并指畸形边缘指序列导致较长手指序列出现进行性偏斜。
- 虎口挛缩。
- 改善外观而合并裂手。

临床检查

- 裂手畸形被认为是一种累及中央手指的纵向缺损，往往表现为常染色体显性遗传的特性，但是有不同程度的外显率，可以合并一系列综合征。本病可以表现为双侧发病，而且很多累及足趾（即裂手裂足综合征）。Manske 和 Halikis 分型系统是根据虎口挛缩的程度分型，有助于指导重建手术（表99.1）。
- 典型裂手畸形患者在手中央部存在一 V 形分裂。裂手畸形严重程度变异较大。合并的畸形包括手指/序列缺如、多指和（或）裂隙周围一个或多个手指的并指畸形。缺如为从手桡侧到尺侧不同程度的缺如。近端肌肉肌腱和神经可能存在不同程度的缺损，导致相应功能受累。如果拇指需要重建，要有相应的技术考量。因为裂手畸形有较强的遗传因素，基因咨询可能是有益的。
- 图 99.1 和 99.2 显示的是一个 2 岁男孩，其在示指与中指之间存在分裂，并有虎口挛缩及中、环指完全性复杂并指。对于并指畸形需要分期松解，以免血运受损。

影像学

- 进行手和上肢的影像学检查有助于评估存在的骨性结构异常。
- 掌骨异常常见，包括裂隙内掌骨缺如、随生长导致裂隙增宽的横行管状骨、二裂掌骨支持单一手指（即超级手指），以及重复掌骨（图 99.3）。可能存

表 99.1　裂手畸形的分型（Manske 和 Halikis）

分型	描述	特征
I 型	虎口正常	虎口不狭窄
II A 型	虎口轻微狭窄	虎口轻微狭窄
II B 型	虎口严重狭窄	虎口严重狭窄
III 型	虎口合并	拇指和示指序列合并，虎口完全消失
IV 型	虎口消融	示指序列发育阻滞，虎口消融于手裂隙
V 型	虎口缺如	拇指序列发育阻滞，尺侧序列存在，虎口完全缺如

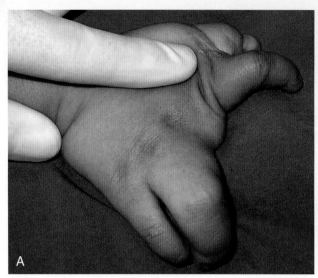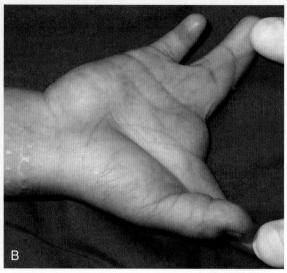

图 99.1 A–B

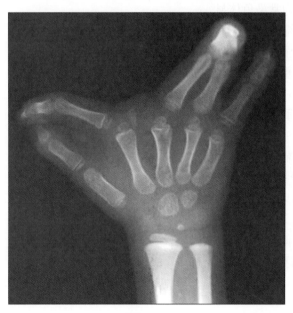

图 99.2

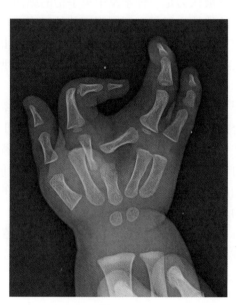

图 99.3

在的指骨异常包括纵向悬空的骨骺或两个指骨。

体位

- 在全麻下实施手术，将受累肢体置于手术桌上，止血带绑于上臂。

显露

- 中央裂手合并虎口挛缩的患儿需要在裂隙背侧切取一个掌端为蒂的皮瓣（即 Snow-Littler 皮瓣）。这个皮瓣需要在虎口开大后转移覆盖遗留的皮肤缺损。在手背侧切取皮瓣比较容易，因为没有掌侧筋膜的粘连。另外，这种切口可以显露掌骨头，便于合并裂隙时实施聚合掌骨头的操作。
- 在构成裂隙的一个手指近节指骨中段设计一远端为蒂的矩形皮瓣。这个皮瓣将用于闭合裂隙后重建指蹼。注意重建指蹼时需要做出一个平缓的斜坡。

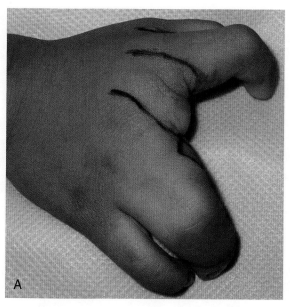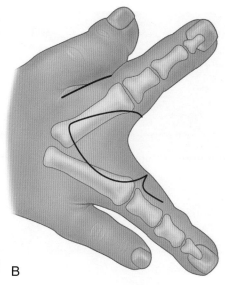

图 99.4 A–B

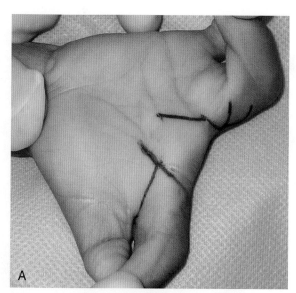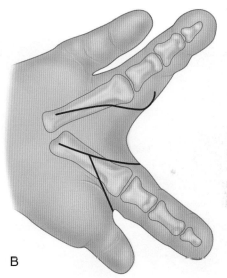

图 99.5 A–B

手术操作

第一步：掀起掌侧为蒂的皮瓣

- 将皮瓣以两平行切口延伸至手背侧（图 99.4、99.5）。
- 在背侧将两个平行切口相连，在伸肌腱腱周组织浅层掀起皮瓣（图 99.6）。
- 在掌侧注意辨认和保护神经血管束，切断筋膜带游离皮瓣（图 99.7）。

第二步：松解拇指与示指之间的虎口

- 在拇指与示指之间需要做一切口，以松解虎口挛缩（图 99.8）。

第三步：闭合裂隙

- 掀起皮瓣，显露裂隙旁边的掌骨头（图 99.9）。

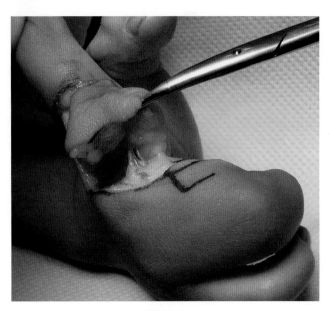

图 99.6

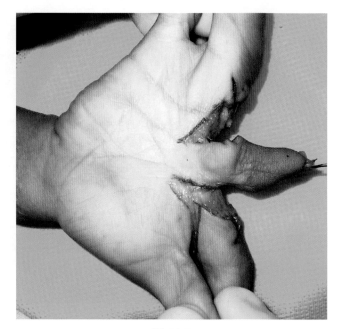

图 99.7

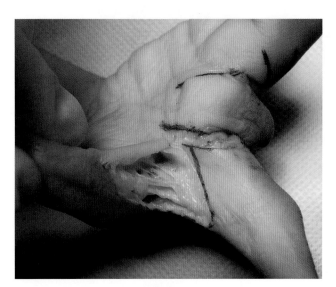

图 99.8

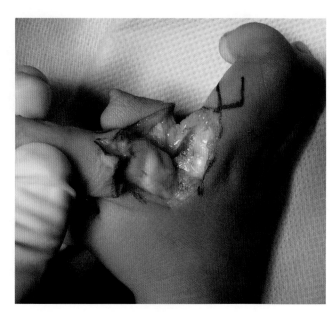

图 99.9

第三步手术要点

在年幼患儿中，因为尚未完全骨化，所以缝线穿过骨质比较容易。需要注意确保闭合裂隙时不会导致手指旋转，因为这会继发手指交叉。

第五步手术要点

我们建议将掌骨头拉近后再掀起重建指蹼的皮瓣。这样可以根据指蹼的最终位置来对皮瓣设计进行调整。

- 使用不可吸收缝线将掌骨头拉近封闭裂隙（图 99.10、99.11）。在打结之前要把所有固定缝线缝合完毕，注意确保有足够的骨膜、掌骨间韧带以及骨（如果患儿年幼，骨骼比较柔软）被缝线锚定。

第四步：将裂隙皮瓣转位以覆盖虎口

- 将之前掀起的皮瓣转位至虎口开大后遗留的皮肤缺损处（图 99.12）。

第五步：在裂隙内重建新的指蹼

- 在环指近节指骨中段水平设计一个远端为蒂的矩形皮瓣，裂隙闭合后缝合至示指以重建指蹼（图 99.13）。
- 掀起皮瓣缝合至对侧切口，重建有轻度斜坡的指蹼（图 99.14、99.15）。

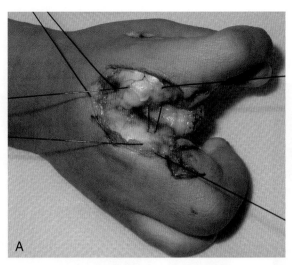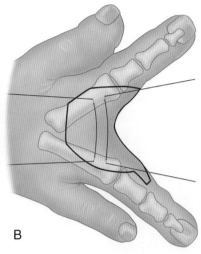

图 99.10 A–B

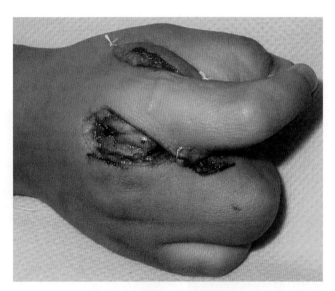

图 99.11

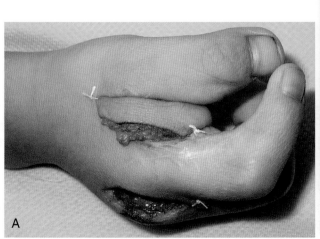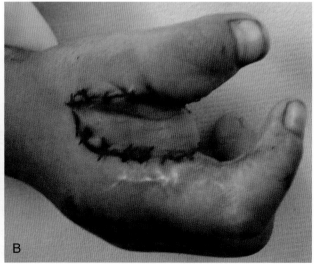

图 99.12 A–B

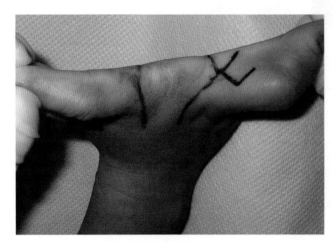

图 99.13

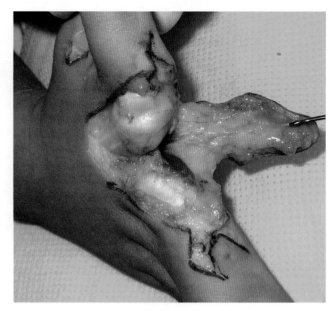

图 99.14

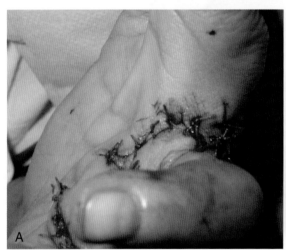

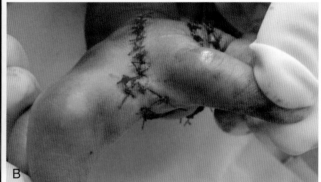

图 99.15 A–B

第六步

- 用可吸收缝线缝合所有皮肤切口（图 99.16A–D）。

术后护理和预后

- 患手使用支具制动 4 周，以确保闭合的掌骨间组织愈合。如果有掌骨转位的操作，应该在术后 6 周拔除克氏针。
- 支具去除后的功能康复并非必须。患儿需要多年随访，以评估手发育和功能情况。裂手合并术后随生长出现指蹼升高并不少见。未来可能因功能和美观的因素需要对指蹼进行松解。总体疗效与术前畸形程度有关，保有拇指的患儿可以获得较好的疗效（图 99.17）。

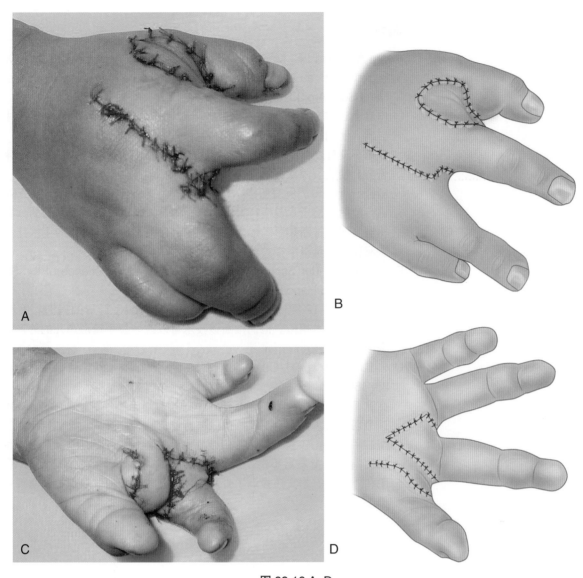

图 99.16 A–D

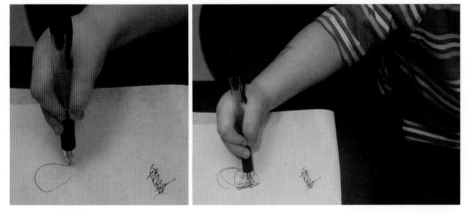

图 99.17 A–B

循证文献

Aleem AW, Wall LB, Manske MC, Calhoun V, Goldfarb CA. The transverse bone in cleft hand: a case cohort analysis of outcome after surgical reconstruction. J Hand Surg Am 2014; 39: 226–36.

作者通过与对照组的手术疗效进行对比来寻求评价裂手内横行骨对重建术的影响。他们回顾了 18 例 23 侧裂手畸形的重建术，11 侧有横行骨，12 侧（对照组）没有。两组之间无论功能，还是外观，无论主观，还是客观评价均没有差异。使用裂隙做捏的动作更依赖于示指的条件而非横行骨的存在。11 侧（4 侧横行骨组和 7 侧对照组）需要额外的手术来改善功能或示指和环指的位置。进行放射学检查术前横行骨组的分离角骨大于对照组，而术后的分离角度大致相当。作者推断裂手畸形内横行骨的存在并不意味着更差的手术疗。术前虎口狭窄和术后示指掌指关节畸形预示预后较差（Ⅲ 级证据）。

Rider MA, Grinder SI, Tomkin MA, Wood VE. An experience of the Snow-Littler procedure. J Hand Surg Br 2000; 25: 376–81.

作者回顾了 12 例使用 Snow-Littler 手术合并裂手畸形的病例。手术操作与本章描述的技术相似。他们推断该技术可以改善裂手畸形患儿的外形和功能（Ⅳ 级证据）。

Upton J, Taghinia AH. Correction of the typical cleft hand. J Hand Surg Am 2010; 35: 480–5.

在这篇综述中，作者描述了通过单一切口对示指序列进行矫正和转位的方法。这个切口将掌侧没有毛发的皮肤与背侧皮肤分割开来。他们指出矫正 Ⅱ 型和 Ⅲ 型裂手畸形比较复杂，因为每个病例都可能包含不同的先天畸形，包括并指、屈曲指、拇指发育不良、虎口缺损、异常指骨、异常关节以及异常的手内在肌和外在肌。本文还强调了骨骼正确力线和对拇内收肌保护的重要性（Ⅴ 级证据）。

第一百章

关节挛缩重建术

Joshua M. Adkinson、Kevin C. Chung 著， 孙丽颖 译 田 文 审校

适应证

- 经过长期理疗、石膏 / 夹板治疗后，肘关节伸直位僵直（图 100.1）。
- 患者手指主动伸直时腕关节屈曲挛缩伴有或不伴有骨性结构的改变（图 100.2、100.3）。

临床检查

- 术前应进行全面的上肢检查。
- 上肢通常处于典型的内收和内旋。应详细记录肘关节的被动和主动活动范围。患者通常在肘窝前方有多余的皮肤瘢痕，但这不会干扰功能。
- 要评定肱三头肌的功能。如果肱三头肌足够强壮，其长头可用于屈肘功能重建（如将肱三头肌移位至肱二头肌）
- 如果患儿不能主动伸指，而是需要屈腕来完成伸指，那么将腕关节置于中立位的手术会由于肌腱固定效应减弱而导致被动伸指能力的下降（图 100.4A、B）。
- 要评定尺侧腕伸肌的功能。将尺侧腕伸肌移位至桡侧腕伸肌（桡侧腕长、短伸肌）可改善腕背伸功能并纠正腕尺偏畸形。
- 术前职业规划对于腕关节功能状态的评估是很重要的。从这项评估中收集的信息将有助于确定需要手术儿童的最佳腕关节功能位置，并避免对已适应了腕关节屈曲挛缩状态的儿童进行手术。

影像学

- 术前腕部 X 线片有助于定位楔形截骨的位置。

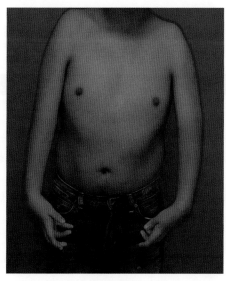

图 100.1

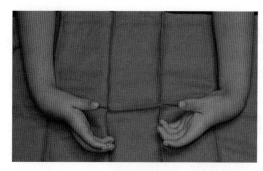

图 100.2

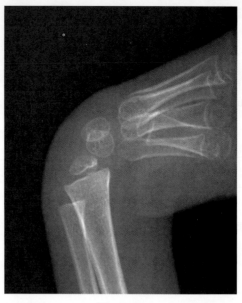

图 100.3

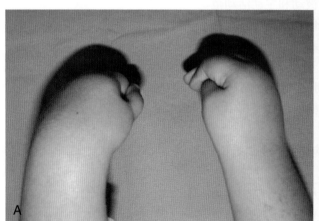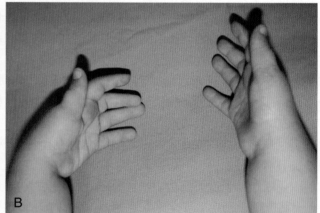

图 100.4 A–B

手术解剖

- 肘关节活动时肌肉可能是萎缩的，但关节挛缩的患儿肘部的解剖结构是正常的。
- 伸腕肌腱发育小。桡侧腕伸肌腱通常粘连于背侧关节囊，其近端肌腹细小或缺如。尺侧腕伸肌通常是体积最大的腕伸肌腱。

肘关节后方松解

体位

- 患儿仰卧于手术台上，将患肢置于手术桌上。患肢棉垫包裹保护上臂止血带。
- 术中透视有助于术者辨认伴有关节僵硬、上肢内旋患者的内上髁与鹰嘴。

显露

- 自尺骨鹰嘴到肱三头肌腱 - 腹交界处弧形切开约 8 cm，内外侧锐性分离皮瓣（图 100.5）。

显露要点

如果分离过程中尺神经有损伤风险，可将之前移至皮下筋膜瓣内，但我们认为没有必要作为常规操作。

显露注意

避免暴露时切开肱三头肌筋膜，因为会影响肌腱重建的后续工作。

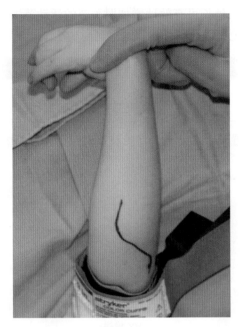

图 100.5

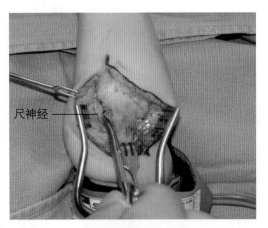

尺神经 ————

图 100.6

- 然后近侧自内侧肌间隔到远侧肘管区域显露尺神经，用剪刀松解肘管（图 100.6），保护尺神经。

手术操作

第一步

- 在肱三头肌腱远端标记一 V 形切口，用手术刀切开。V 形的尖端位于腱腹交界处。

第二步

- 从肌层掀起一个基底位于远端的肌腱瓣，并显露其深方的关节囊（图 100.7A）。
- 轻轻屈曲肘关节，同时锐性切开关节囊（图 100.7B）。

第三步

- 使用不可吸收缝线将 V 形肱三头肌腱瓣缝合成 Y 形（图 100.8A、B 及图 100.9A、B）。

第四步

- 松止血带，双极电凝充分止血。
- 用 4-0 可吸收缝线缝合伤口（图 100.10）。
- 将肘关节至少屈曲 90°，用石膏棉包裹好，石膏固定。

术后护理和预后

- 对患肢用长臂石膏制动 4 周，之后开始主、被动功能锻炼。
- 用可拆卸的矫形支具继续制动 4 周，之后用夜间支具再固定 4 周。术后在手部治疗师的指导下鼓励自己进食。最初的被动屈曲仅限于屈曲 90° 以内，术后 3 个月达到被动下完全屈曲。

第一步手术要点

如果 V 形尖端延至肱三头肌腱的近端，肱三头肌腱可获得更多的延长。

第二步手术要点

可用骨膜掀开器识别肘关节内外侧副韧带的后方。

第二步手术注意

- 松解后方关节囊时注意不要损伤内外侧副韧带。
- 避免损伤肱骨骨骺的远端结构。

第三步手术要点

术后屈伸肘关节，以保证尺神经不被扭曲或半脱位。

显露要点

- 将桡神经及尺神经浅支沿皮瓣走行一并掀起。
- 对腕中关节及伸肌间室要充分显露。

- 肘关节囊切开联合肱三头肌延长可有效地增加肘关节的活动范围，有助于患儿自我进食，同时也避免日后肌腱移位以改善屈肘功能。

腕关节楔形截骨

体位

- 患儿仰卧于手术台，患肢置于手术桌上。将患肢上臂用止血带棉垫包裹好。

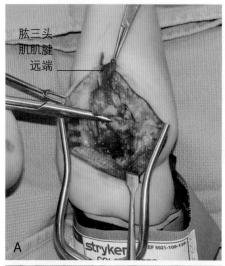

肱三头肌肌腱远端

A

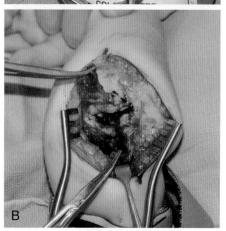

B

关节囊完全切开

图 100.7 A–B

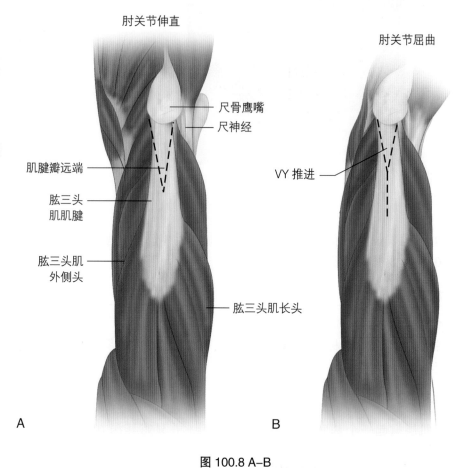

肘关节伸直

尺骨鹰嘴
尺神经

肌腱瓣远端

肱三头肌肌腱

肱三头肌外侧头

肱三头肌长头

A

肘关节屈曲

VY 推进

B

图 100.8 A–B

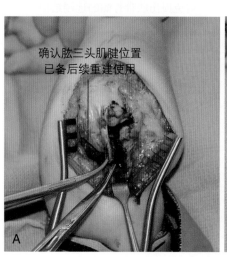

确认肱三头肌腱位置已备后续重建使用

A

图 100.9 A–B

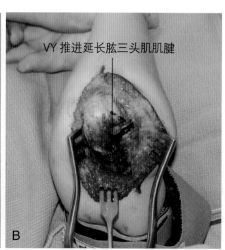

VY 推进延长肱三头肌肌腱

B

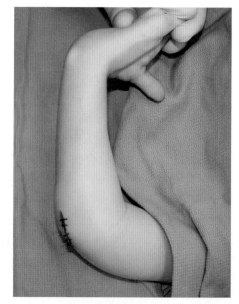

图 100.10

- 通过术中 X 线透视来判定楔形截骨及克氏针固定的位置。

显露

- 在腕背中央做一 5 cm 纵行切口，分离桡尺侧皮瓣，显露伸肌支持带。
- 确认 Lister 结节，于结节尺侧斜行切开第三间室，拉出拇长伸肌腱。
- 于第三间室底部切开关节囊。将第二和第四间室自骨膜外从桡骨远端和腕骨上掀起以显露腕骨。

手术操作

第一步

- 用刀片或骨刀于腕中关节进行 V 形楔形截骨。截骨量基于术前腕关节屈曲尺偏的程度。近端截骨线与桡骨长轴垂直，远端截骨线与掌骨垂直。楔形骨块的桡侧为宽大的底部，用以矫正尺偏畸形（图 100.11）。

第二步

- 楔形截骨的目的是为了实现腕关节轻度背伸（图 100.12）。如果腕关节无法被动达到此体位，需进一步松解腕屈肌腱或行屈肌腱延长。于腕横纹近端掌侧掌长肌腱尺侧纵行切开 5 cm。
- 切断紧张的掌长肌腱，部分延长腕屈肌腱可延长 2 cm。然后，腕关节可以被动达到需要的体位。

第三步

- 松解掌侧张力过大的结构后，用 2 根 1.57 mm 克氏针（0.062 英寸）固定截骨后的骨端（图 100.13A、B）。

第四步

- 使用 3-0 薇乔线缝合修复腕背关节囊。

第五步

- 分离肌腱质量较好的尺侧腕伸肌，自远端游离并于皮下移位至桡侧伸腕肌，以提供有限的腕背伸力量。
- 用可吸收缝线缝合皮肤。

显露注意

拇长伸肌腱较为细小，操作时要小心轻柔。桡侧腕伸肌腱通常萎缩附着于腕背关节囊。

第一步手术要点

- 术中通过 X 线透视判定截骨位置，此法主要用于大孩子。在低龄儿童因腕骨骨化不良，可在直视下确定截骨位置。
- 对于低龄儿童，因为骨骼软，可使用手术刀直接截骨。对大龄儿童可选用骨刀。因骨锯截骨不精确且儿童骨质软，因此不建议使用骨锯截骨。

第一步手术注意

- 确保所截的楔形骨块位于腕中关节而不是桡腕关节。
- 在截骨过程中防止掌侧关节囊损伤。

第三步手术要点

顺行穿入 2 枚克氏针对技术有一定的要求。应保证克氏针的方向自远端掌骨间的皮肤穿出。截骨端闭合，使克氏针逆行经截骨端穿入桡腕关节及桡骨远端。在低龄儿童，为了加强截骨端的对合，如果有必要，对截骨融合端也可用缝线再缝合一次。

第三步手术注意

术中通过 X 线确认克氏针的位置。确保克氏针经过腕中关节及桡腕关节以保持稳定。如果克氏针经桡骨远端掌侧皮质穿出，要注意针不要激惹掌侧软组织。

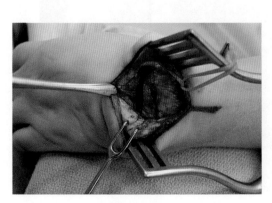

图 100.11

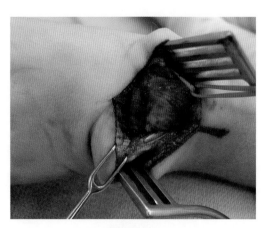

图 100.12

术后护理及预后

- 术后长臂石膏制动 6 周以保证骨愈合。术后 6 周拔除克氏针，之后 3 个月使用支具保护截骨端。术后即可鼓励患儿手指进行非限制活动。
- 对于低龄儿童，通常不需要正式的理疗，因为他们能很好地适应新的腕关节位置。截骨手术可有效地改善抓握功能（图 100.14），7 岁以上的儿童较低龄儿童的手术效果更好。腕部楔形截骨与尺侧腕伸肌移位相结合可改善腕背伸功能。

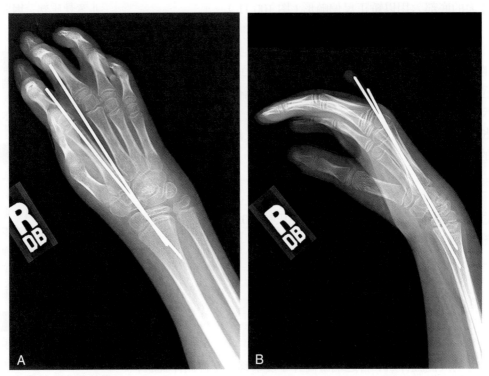

图 100.13 A–B

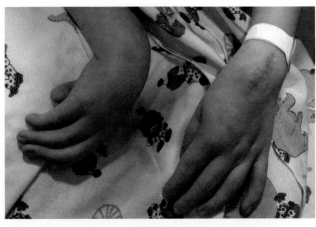

图 100.14

循证文献

Bennett JB, Hansen PE, Granberry WM, Cain TE. Surgical management of arthrogryposis of the upper extremity. J Pediatr Orthop 1985 ;5: 281–6.

该研究报告了 25 例上肢关节挛缩患者共行 56 个手术。75% 的病例中患者本人或家属反映上肢功能得到改善（IV 级证据）。

Foy CA, Mills J, Wheeler L, Ezaki M, Oishi SN. Long-term outcome following carpal wedge osteotomy in the arthrogrypotic patient. J Bone Joint Surg Am 2013; 95: e150.

患者回顾了 46 例肌发育不良者 75 侧腕部楔形截骨。术后腕部位置（平均屈曲 11°）与术前（屈曲 55°，$P < 0.05$）有统计学差异。腕关节运动弧术前（32°）、术后（22°，$P = 0.4903$）无统计学差异。运动弧的位置明显改善到一个功能性更强的位置。腕主动背伸由术前 −37° 调整到 −11°（$P < 0.001$）。腕关节主动屈曲由术前 69° 改善为术后 33°（$P < 0.001$）。家长监护调查显示，手术后的平均总体满意度得分为 10 分中的 9.1 分，日常生活活动任务完成的平均分级为 4 级（手术后更容易完成）。作者的结论是，手术使上肢功能得以改善，父母或监护人对术后结果满意（IV 级证据）。

Van Heest A, James MA, Lewica A, Anderson KA. Posterior elbow capsulotomy with triceps lengthening for treatment of elbow extension contracture in children with arthrogryposis. J Bone Joint Surg Am 2008; 90: 1517–23.

作者报告了对 23 例先天性多关节挛缩患儿 29 侧行肘后关节囊固定及肱三头肌腱延长术。平均随访 5.4 年。终末观察示 29 侧肘关节运动弧由术前 32°（0°~75°）改善为术后 66°（10°~125°）。通过被动辅助工具（如推桌、摇晃躯干和交叉臂技术），22 名患儿可独自进食。23 例患儿均未行肌腱移植术。作者认为肘关节囊固定及肱三头肌腱延长可改善肘关节被动屈曲，增加肘关节运动弧，使独自进食活动得以进行（IV 级证据）。

Van Heest AE, Rodriguez R. Dorsal carpal wedge osteotomy in the arthrogrypotic wrist. J Hand Surg Am 2013; 38: 265–70.

作者报告了 12 例 20 侧腕关节楔形截骨。12 例患儿家长均表示腕关节位置及外观得以改善，可进行一些日常活动。腕背伸较术前明显增加（平均 43°），腕屈曲较术前明显减小（平均 34°），腕关节运动弧无明显改变。作者发现在 7 岁或以上接受手术的儿童和同时接受尺侧腕屈肌肌腱移位治疗的患者中，手腕伸展改善显著。并发症感染 1 例（IV 级证据）。

肿　瘤

说明

第一百零一章

黏液囊肿

Sirichai Kamnerdnakta, Matthew Brown、Kevin C. Chung 著　李　斌 译　郭　阳 审校

黏液囊肿

适应证

- 肿块引起疼痛或指甲畸形，以及皮肤即将或已经出现溃疡。
- 高度怀疑恶性。

临床检查

- 检查手指，明确肿块的大小及位置，进行触诊，以明确肿块的软硬程度，通过透光试验可鉴别囊性肿物与实性肿瘤（图 101.1）。
- 黏液囊肿可压迫甲基质，导致甲板脊状隆起或形成沟状压迹。应在术前记录所有的甲板畸形。文献报道术后只有 60% 的畸形可以改善，术后也有可能产生新的甲板畸形。
- 应检查肿块周围的皮肤及远端手指，对于切除之后的皮肤缺损多用肿块周围的皮肤以旋转或推进皮瓣来覆盖。对于肿块周围严重萎缩的皮肤均应同肿块一起切除。如果切除后有较大的皮肤缺损，则应设计更长的旋转推进皮瓣。
- 应检查远指间关节，明确有无骨赘。对于存在反复疼痛、严重骨性关节炎及慢性手指畸形的患者，应在切除的同时行远指间关节融合术。

影像学

- 采用平片评估骨性关节炎的程度及骨赘（图 101.2）。
- MRI 检查不是常规检查，如果诊断不明确时建议使用。

手术解剖

- 黏液囊肿多发生于远侧节指骨背侧远指间关节与上甲皱襞之间，位于中线的侧方。

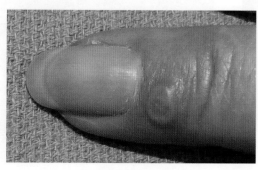

图 101.1

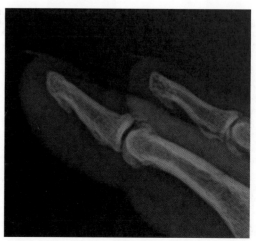

图 101.2

- 黏液囊肿有蒂，并在伸肌腱的侧方与远指间关节相连。
- 黏液囊肿生长缓慢，可侵及皮肤及周围结构，如甲基质。

体位

- 取平卧位，将患肢外展于手术桌上。
- 操作在指根麻醉和指根止血带下进行。

显露

- 沿病变皮肤边缘设计梭形切口。
- 设计局部旋转推进皮瓣闭合切口，皮瓣的近端根据皮肤缺损大小而定。经常需要将皮瓣延伸至近指间关节，有时需要延长。
- 如果肿块表面的皮肤没有炎症并且弹性较好，可行远指间关节背侧弧形横切口，有助于显露关节（图 101.3A、B）。
- 在病变周围采取梭形切口，旋转推进皮瓣，掀开暴露肿块（图 101.4）。

手术操作

第一步：皮肤切口和囊肿剥离

- 游离囊肿及其表面的皮肤，牵开伸肌腱终端，将肿块与关节剥离。
- 对肿块与侧副韧带和关节囊粘连的部分要一起整块切除（图 101.5）。

第二步：切除远指间关节骨赘

- 用细咬骨钳咬除远指间关节骨赘。
- 要根据 X 线表现确定骨赘的位置，以确保切除所有病变（图 101.6）。

第三步：皮瓣缝合

- 旋转皮瓣向远端推进，以覆盖切口和关节。
- 如果皮瓣有张力，可在皮瓣近端做延长切口。
- 松止血带，止血。
- 用 6-0 不吸收缝线闭合伤口（图 101.7）。

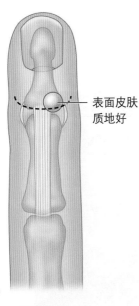

表面皮肤质地好

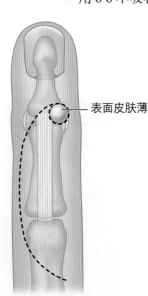

表面皮肤薄

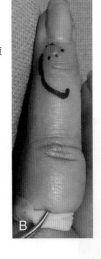

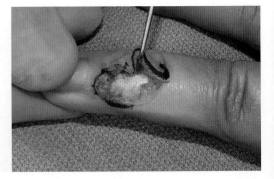

A   横行切口   纵行弧形切口

图 101.3 A–B

图 101.4

术后护理和预后

- 用支具固定远指间关节 5 ~ 7 天，之后进行活动度锻炼。
- 只切除肿物但未处理骨赘王有 30% ~ 50% 的复发率。如果切除了骨赘，复发率不足 2%。
- 术后伸直受限为 17%，平均减少约 10°。
- 约 16% 的患者指甲畸形可改善。

第三步手术要点

- 进行皮肤缝合时不要有任何张力。如果皮瓣的颜色异常，拆除缝线，重新评估皮瓣的活动性。
- 如果无张力缝合有困难，优先考虑覆盖裸露的关节和肌腱，闭合远端伤口。对由于皮瓣推进导致的近端缺损可以二期愈合。

腕部腱鞘囊肿
适应证

- 引起疼痛和畸形，皮肤即将或已经溃疡。
- 高度怀疑恶性。

临床检查

- 腱鞘囊肿是手部最常见的肿物，为与关节囊、肌腱或腱鞘相连的充满黏液的囊性结构。
- 腱鞘囊肿多发生于舟月间隙或桡腕关节，突起于体表。对于一些深在的肿块，屈伸腕关节可以使其更明显（图 101.8 A、B）。
- 如果发生在不常见的部位，则要考虑其他肿瘤。

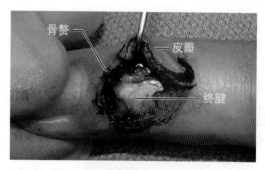

图 101.6

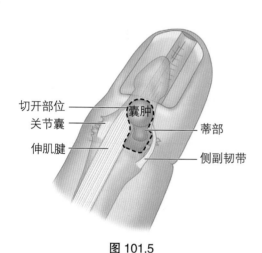

图 101.5

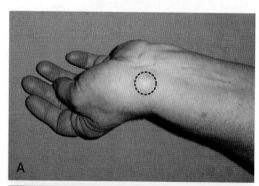

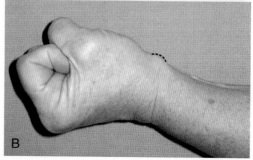

图 101.7

图 101.8 A–B（Courtesy of Steven C. Haase, MD）

- 透光试验可用来鉴别囊实性。
- 要评估桡动脉和尺动脉的搏动。对于掌侧范围大的腱鞘囊肿，需进行 Allen 试验，确保术中不慎发生动脉损伤后手部血运仍然正常。

影像学

- 常规术前影像学检查不是必须的，除非肿块发生于不常见的部位。
- 对于复发的腱鞘囊肿，X 线可能会发现导致复发的骨赘。
- 诊断不明确时，行 B 超和 MRI 检查有助于鉴别。

手术解剖

- 大部分腱鞘囊肿有蒂与关节囊相连。
- 背侧腱鞘囊肿（60% ~ 70%）多起源于舟月间隙。在浅层，由于蒂可以很长，背侧的腱鞘囊肿可以从任意两条伸肌腱中穿出（图 101.9）。
- 掌侧腱鞘囊肿（20%）可起源于桡腕关节、舟骨 - 大 - 小多角骨关节以及更少见的豆三角关节。病变可围绕关节 360° 侵犯，有时呈分叶状。
- 掌侧腱鞘囊肿可能与桡动脉的分支及其伴行静脉或附近的腱鞘紧密连接。

体位

- 患者取平卧位，将患肢外展于手术桌上。
- 所有步骤应在止血带下进行。
- 通常采取局部麻醉或区域阻滞麻醉。

显露

- 在肿物表面做纵行弧形切口（图 101.10）。
- 切开皮肤后，辨认并牵开浅静脉。
- 切开前臂筋膜层，显露掌侧腱鞘囊肿。

手术操作

第一步：游离腱鞘囊肿

- 探查桡动脉，并将其从囊肿上剥离（图 101.11）。
- 如果囊壁与动脉广泛粘连，则切开囊壁，可残留部分囊壁，避免动脉损伤（图 101.12）。
- 从周围组织游离出囊肿和蒂，沿着蒂分离至掌侧关节囊。

显露要点

- 如果纵行切口向腕关节远端延伸，有损伤正中神经掌皮支的风险。
- 掌侧的腱鞘囊肿经常从桡侧腕屈肌与拇长展肌之间长出，牵开和分离时要避免损伤这些肌腱。

显露注意

小的横切口术野有限，囊肿的游离和蒂的显露会非常困难。

第一步手术要点

- 囊肿破裂后更容易与周围组织分离，尤其是与桡动脉粘连。尝试将囊壁与桡动脉分离是不明智的。
- 对于背侧腱鞘囊肿，牵开肌腱和皮神经，将蒂和一小部分背侧关节囊一并切除（图 101.13）。

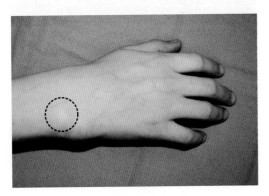

图 101.9

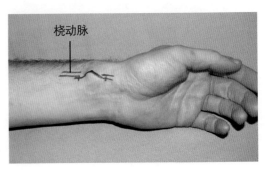

桡动脉

图 101.10

第二步：切除腱鞘囊肿和蒂

- 沿着蒂一直分离至关节囊（桡腕关节或舟大多角骨关节），从蒂的近端和远端切开关节囊。
- 将囊肿和蒂从关节囊上完整切除，可不处理关节囊缺损（图101.14）。

第三步：止血和缝合

- 松止血带，采用双极电凝彻底止血。
- 用4-0单股不可吸收缝线进行皮内缝合（图101.15）。

术后护理和预后

- 伸腕30°并用石膏托固定。
- 为了使关节囊愈合，固定维持1周。
- 去除固定后开始活动度的锻炼。
- 腱鞘囊肿的复发率为2%~10%，术后并发症包括关节僵硬、神经损伤、桡动脉损伤和皮肤瘢痕。

第一步手术注意

- 不要在游离囊肿上花费过多时间，目的是找到囊肿的蒂部，消除其与关节的连接。
- 避免损伤浅静脉，否则会导致出血模糊术野。分离过程中电凝每一处血管，否则松止血带后术野出血多，要花费很多精力去止血。

第二步手术要点

- 缝合关节囊的缺损可导致关节僵硬，关节活动受限。
- 用双极电凝处理关节囊边缘，可降低复发，并促进周围形成瘢痕。

第二步手术注意

不处理囊肿的蒂部会增加复发率。

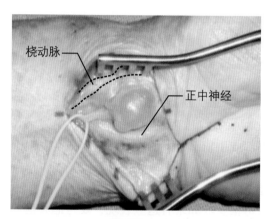

图 101.11

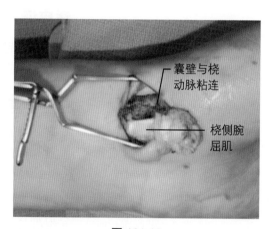

图 101.12

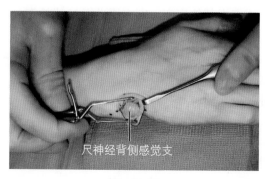

图 101.13

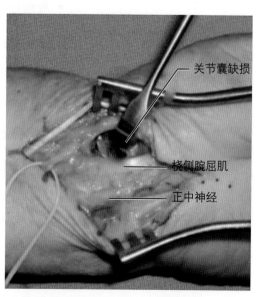

图 101.14 FCR，桡侧腕屈肌

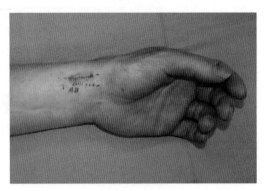

图 101.15

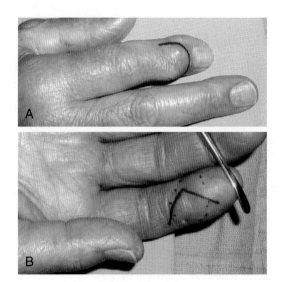

图 101.16 A–B （Courtesy of Steven C. Haase, MD）

腱鞘巨细胞瘤

适应证

- 肿块引起疼痛或畸形等症状。
- 肿块的质地、大小或形态发生变化，怀疑恶性。

临床检查

- 腱鞘巨细胞瘤是手部第二常见的软组织肿瘤。
- 腱鞘巨细胞瘤可以累及手部或手指掌背侧的所有结构，最常发生于示指和中指的远指间关节附近（图 101.16A、B）。
- 肿瘤生长缓慢，极少引起表面的皮肤破溃。
- 肿瘤侵及骨质及关节的报道很少。如果有这些表现，要考虑其他局部侵袭性的肿瘤。
- 肿瘤与创伤、骨折或其他外伤无关，但是与类风湿关节炎关系密切，尽管并没有表现出特异性的自身免疫性功能紊乱。
- 需要评估手及手指的功能和血管神经束的情况。需要在病历中记载疼痛、麻木和关节活动等。

影像学

- 如怀疑恶性和骨质受累，或考虑其他病变，则需要进行 X 线检查。

手术解剖

- 肿瘤最常发生的部位在远指间关节掌侧（67%）。
- 肿瘤会累及周围的血管神经束、肌腱和韧带。

体位

- 患者取平卧位，将患肢外展于手术桌上。
- 所有步骤应在止血带下进行。

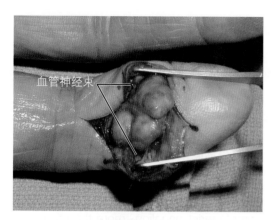

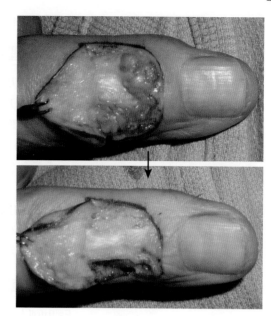

图 101.17

图 101.18

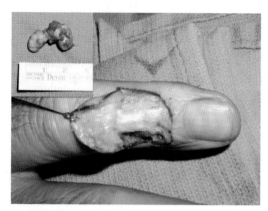

图 101.19

- 采取局部麻醉或区域阻滞麻醉。

显露

- 根据肿瘤的位置选择切口。
- 在手部或手指，Bruner Z 字切口可以显露掌侧结构，还可以向远近端延长。
- 对背侧肿瘤采用直切口或弧形切口（图 101.16）。

手术操作

第一步：游离巨细胞瘤

- 从肿瘤的远近端显露血管神经束，并牵离肿瘤（图 101.17）。
- 用 Freer 剥离器将肿瘤从腱鞘上剥离。肿瘤其他的部分通过牵拉远离周围组织来剥离。这样会避免不必要的切口延长以及对周围结构的损伤（图 101.18）。

第二步：肿瘤切除和皮肤缝合

- 将肿瘤从周围组织切除（图 101.19）。
- 松止血带，止血。

显露要点
切口的设计要可延长。如果有怀疑有卫星病灶，可有助于降低复发。

显露注意
如暴露不充分，术野较差，可导致切除不彻底。

第一步手术要点
如果侵蚀骨质，要切除所有附着于骨质的肿瘤组织，并对骨质进行刮除。

第一步手术注意
在术野内充分检查，确保所有肿瘤及卫星灶均被切除。切除不完全会明显导致更高的复发率。

第二步手术要点
肿瘤可穿破伸肌腱，可切除部分肌腱。如果肌腱全部切除，需进行重建。

第二步手术注意
如果肿瘤侵及关节囊，则切除关节囊。打开关节，探查关节内受累情况。

- 用 4-0 不可吸收缝线闭合伤口。

术后护理和预后

- 用油纱及软绷带包扎伤口。
- 术后 3 天去除敷料。
- 敷料去除后即可开始活动度的锻炼。
- 术后 10～14 天拆线。
- 术后复发率在 5%～50%，复发率升高与肿瘤边界不清、侵袭骨质和肌腱有关。
- nm23-HI 基因低表达。它为细胞分化过程中的一种蛋白，与巨细胞瘤的高侵袭性有关。
- 总体并发症率低于 20%，主要包括麻木和感染。

循证文献

Faithfull DK, Seeto BG. The simple wrist ganglion–more than a minor surgical procedure? Hand Surg 2000; 5: 139–43.

　　这是一项手术治疗腕部腱鞘囊肿 59 例的回顾性研究，跨度 10 年，平均随访时间 65 个月（6～133 个月）。适应证包括术前疼痛（68%）和畸形（32%）。术后 40 个月的复发例数为 6 例（10%）。对掌侧和背侧的腱鞘囊肿术后复发率应用卡方检验没有统计学差异。有 2 例隐匿性的复发在术后 B 超复查中被发现，总体复发率为 14%。尽管术后满意率为 92%，仍有 16 例（28%）术后存在持续性疼痛、功能受限、不满意和复发。这项研究强调了患者在术前要被充分告知手术风险及预后等。

Fritz G, Stern P, Dickey M. Complications following mucous cyst excision. J Hand Surg Br 1997; 22: 222–5.

　　这是一项针对 79 位患者共 86 例黏液囊肿外科切除的回顾性研究，平均随访时间为 2.6 年。15 个手指（17%）在指间关节或远指间关节有 5°～20° 的伸直受限。术前指甲畸形有 25 例（29%），15 例术后缓解（60%）。其他 61 例患者中有 4 例（7%）术后出现了指甲畸形。共有 3 例（3%）复发。其他并发症包括持续性肿胀、疼痛、麻木和僵硬，以及近指间关节或远指间关节的侧偏畸形。作者强调术前要充分告知手术风险及预后等。

Head L, Gencarelli J, Allen M, Boyd K. Wrist ganglion treatment: systematic review and meta-analysis. J Hand Surg Am 2015; 40: 546–53. e8.

　　作者在 Medline 对腱鞘囊肿的治疗进行了综合的搜索。经入组和排除标准筛选后，共 35 项研究入选。在所有研究中，关节镜手术的复发率为 6%（共 512 例腱鞘囊肿），开放手术的复发率为 21%（共 809 例腱鞘囊肿），穿刺抽吸的复发率为 59%（共 489 例腱鞘囊肿）。关节镜、开放手术及穿刺的并发症发生率分别为 4%、14% 和 3%（3 项研究，134 例腱鞘囊肿）。系统回顾和 Meta 分析结果表明开放手术切除与穿刺抽吸相比可显著降低复发率。但是开放手术会带来更高的并发症发生率，尽管具体并发症并未详细介绍。作者的结论认为穿刺抽吸是一个并发症较少的简单操作，但是有可能带来有效的缓解。

Williams J, Hodari A, Javevski P, Siddiqui A. Recurrence of giant cell tumors in the hand: a prospective study. J Hand Surg Am 2010; 35: 451–6.

　　这项前瞻性研究纳入了 213 例腱鞘巨细胞瘤，平均 5 年复发率为 13%，随访率为 84%。复发时间为 37~86 个月，平均复发时间为 50 个月，中位复发时间为 46 个月。接近 1/3 的复发在术后 3 年被确诊。肿瘤如侵及伸肌腱、屈肌腱或关节囊，则非常容易复发。

第一百零二章

手部血管源性病变切除术

Joshua M. Adkinson 著　李　斌 译　郭　阳 审校

适应证

- 持续性疼痛、溃疡、出血、神经卡压、感染、功能受限和肢体缺血。
- 所有患者均要进行保守治疗的尝试（如加压、抬高、阿司匹林和硬化治疗），除非急性出血或肢体缺血。

临床检查

- 手部血管源性病变主要包括血管瘤和血管畸形。血管瘤的一个特点是随时间有不同程度的自发性消退。相反的，血管畸形通常随时间生长不会自发消退（图 102.1A、B）。血管畸形以其主要结构分为淋巴性、静脉性、动脉性和毛细血管性。区分血管瘤和血管畸形是非常必要的，其在本质上有不同的自然病史和治疗选择（表 102.1）。
- 查体时需要注意皮肤表现、累及范围、病变组织质地（可压性、质韧、质软）、与体位的关系以及是否存在血管杂音或震颤。
- 需要评估综合征的相关表现（蓝色硬血管痣综合征、Klippel-Trenaunay 综合征、Kasabach-Merritt 综合征、Maffucci 综合征和 Parkes-Weber 综合征）。

影像学

- 术前 X 线平片帮助不大，但在血管畸形中可以看到静脉结石（静脉栓塞后钙化沉积）。
- B 超可用来诊断淋巴管畸形或动静脉瘘。
- 手部 MRI 有助于明确病变部位和范围，淋巴管和静脉畸形在 T1 加权像为等信号，在 T2 加权像为高信号（图 102.2A、B）。

虎口血管畸形

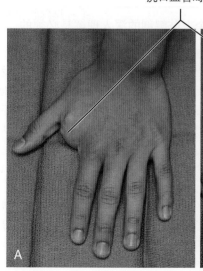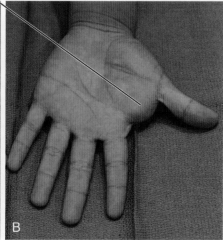

图 102.1 A–B

表 102.1	血管畸形
血管病变类型	亚型
血管瘤	新生儿血管瘤
	速消退型先天性血管瘤（rapid involuting congenital hemangioma, RICH）
	不消退型先天性血管瘤（noninvoluting congenital hemangioma, NICH）
血管畸形	低流量（毛细血管畸形、静脉畸形和淋巴管畸形）
	高流量（动静脉瘘）
	混合型（毛细淋巴管畸形、毛细淋巴管静脉畸形）

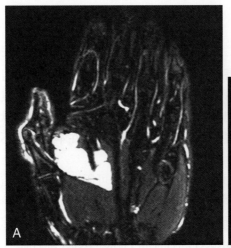 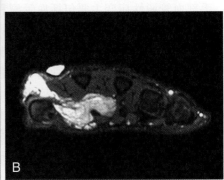

图 102.2　A，手部冠状位 T2 加权像。B，手部轴位 T2 加权像

- 血管造影可以显示出动静脉瘘畸形的大体轮廓。

体位

- 手术在全麻下进行，患者取平卧位。
- 患者将手外展于手术桌上，应用上肢止血带，患者消毒铺单。

显露

显露要点
术中显露时随时查看相关影像学检查。

- 根据血管病变的部位选择入路。对整个上肢解剖的深入理解是必须的。

手术操作

第一步

- 在病变表面由近及远画出切口（图 102.3A、B）。
- 用 15 号刀片掀起皮瓣，暴露血管病变。

第二步

第二步手术要点
严格止血是必须的，这样才能辨认周围的血管神经束，才能确定血管畸形与周围组织的界限。

- 分离并保护周围的血管神经束。
- 由近端向远端分离神经（图 102.4）。

第三步

第三步手术注意
神经内剥离有 25% 的患者会导致痛性神经瘤，所以要避免神经内剥离。

- 结合锐性和钝性分离，以切除血管病变（图 102.5、102.6）。

掌侧切开可显露手掌及虎口　　　　　Z字切口显露虎口

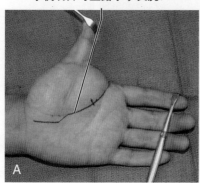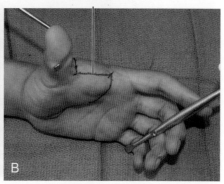

图 102.3 A–B

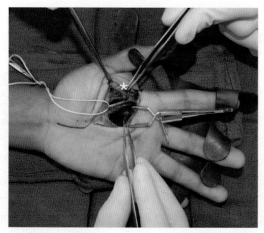

图 102.4　星号显示血管畸形的尺侧缘，黄色引流条显示示指桡侧指固有神经

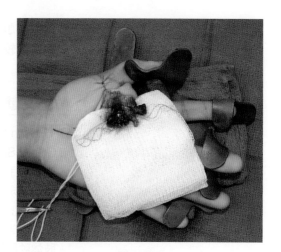

图 102.5

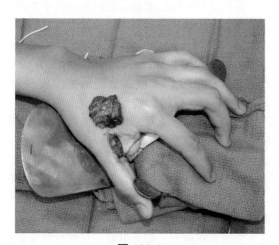

图 102.6

第四步

- 松止血带，彻底止血。
- 在必要时应用组织胶和引流管（图 102.7A）。
- 如果有必要就切除皮缘，对皮肤进行无张力缝合（图 102.7B）。

术后护理和预后

- 使用良好的加压支具，以防止伤口裂开和出血。术后 2 周去除支具。

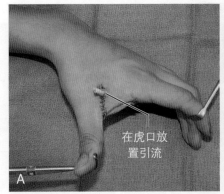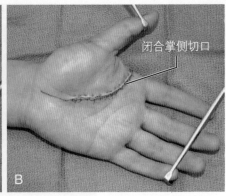

在虎口放置引流

闭合掌侧切口

图 102.7 A–B

- 28% 的患者出现并发症，包括肿胀、出血及伤口愈合问题。如果伤口愈合后组织较软，可能需要翻修手术。对于较大的弥漫性血管畸形，可进行分期切除。

循证文献

Ek ET, Suh N, Carlson MG. Vascular anomalies of the hand and wrist. J Am Acad Orthop Surg 2014; 22: 352–60.

作者对手和腕部血管畸形进行了概述。根据血流特点（低、高）和主要细胞类型（静脉、淋巴管、毛细血管、混合和动静脉）将血管畸形进行分型，进而指导治疗。关于初始治疗仍有争议，但治疗目的均为缓解疼痛和肿胀。硬化治疗、激光治疗和动脉栓塞治疗对于合适的患者有可能获益。对于持续性疼痛、肢体肿胀不能缓解而导致功能障碍或神经压迫症状时，则要考虑手术治疗。手术目的为在避免损伤附近神经、减少出血以及避免肢体缺血的前提下尽可能多地切除病变组织，需要进行仔细的术前计划的精细的手术操作技术。辅助治疗可能是有效的，比如对高流量病变进行术前栓塞治疗（Ⅴ级证据）。

Upton J, Coombs CJ, Mulliken JB, Burrows PE, Pap S. Vascular malformations of the upper limb: a review of 270 patients. J Hand Surg Am 1999; 24: 1019–35

作者回顾总结了 28 年间 270 例上肢血管畸形的治疗经验。女性患者较男性患者稍多（1.5：1.0）。血管畸形按照低流量（静脉型，n=125；淋巴型，n=47；毛细血管型，n=32；混合型，n=33）或高流量（动脉型，n=33）进行分类。MRI 平扫和增强可明确显示所有病变的部位、大小、血流特点和周围结构受累情况。低流量和高流量病变的治疗策略均在文中提出。为 141 位患者进行了 260 例外科切除手术，包括 33 位高流量患者的 24 例切除。术前进行血管造影评估，并放大视图，是高流量动、静脉畸形切除术前计划的重要辅助手段。无论是哪类畸形，外科治疗的策略是在保护神经、肌腱、关节和未累及肌肉的前提下彻底切除病变。如有需要，可进行血管重建和皮肤移植。应该在正常区域内进行切除，往往需要分期完成。有症状的低流量畸形和 A、B 型的高流量病变切除后没有严重的并发症。C 型的高流量病变包括弥漫、远端盗血搏动性病变、累及所有结构包括骨骼，临床进展，14 位患者中有 10 例进行了截肢。低流量病变的并发症率为 22%，高流量为 28%（Ⅲ级证据）。

第一百零三章

掌骨内生软骨瘤切除术

Matthew Brown、Sirichai Kamnerdnakta、Kevin C. Chung 著 李 斌译 郭 阳 审校

适应证

- 病变引起疼痛或畸形。
- 发生病理性骨折。
- 病变导致大范围骨皮质变薄。

临床检查

- 对于任何症状如疼痛、炎症和畸形都应全面记录（图 103.1）。
- 术前应评估并记录手及手指的功能和血管、神经情况。
- 应对双手进行检查和触诊，是否存在无症状或隐匿的肿块，以避免漏诊内生软骨瘤病。

影像学

- 通过 X 线平片可以看到髓内透亮影呈溶骨性改变，可见环形（白色箭头）或弧形（黑色箭头）的软骨钙化性表现（图 103.2）。
- 大部分内生软骨瘤发生于干骺端，可能是由于肿瘤起源于生长板，尽管骨干发病并不少见。骨骺发病很少见，发生于骨骺的软骨性病变更可能是软骨肉瘤。
- 在诊断和随访过程中，要对手进行三个体位的 X 线检查（前后位、侧位和斜位）（图 103.3）。
- 大部分病例可以通过 X 线诊断。如果病史不典型，如疼痛、生长迅速、周围软组织受累，以及发生于不常见的部位，则要结合 CT 和 MRI 检查。
- CT 可以清晰地显示出内生软骨瘤的特点，溶骨性病变内有环形或弧形钙化。肿瘤不应累及周围软组织。如果除了骨内病变外还有界限不清的软组织包块，则应考虑软骨肉瘤。
- MRI 用来鉴别内生软骨瘤与骨梗死或干骺端的髓内骨坏死。骨梗死多发生于有如下病史的患者中，如胰腺炎、器官移植、血红蛋白病或放疗病史。

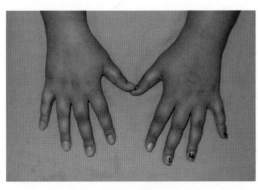

图 103.1

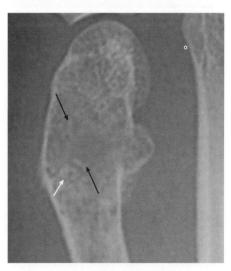

图 103.2

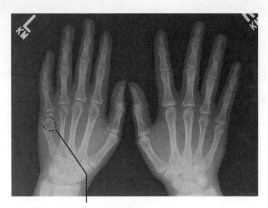

掌骨内生软骨瘤的轮廓

图 103.3

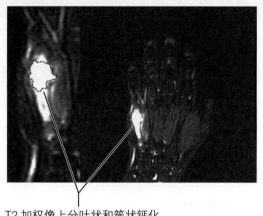

T2 加权像上分叶状和簇状钙化

图 103.4

内生软骨瘤的 MRI 表现为 T2 加权像上含大量微小分叶簇的分叶状高信号表现（图 103.4 ）。

手术解剖

- 通过背外侧入路可以直接显露病变表面的骨皮质，用于掌骨、近节指骨和中节指骨病变。在掌骨和腕骨病变的显露过程中要分辨并保护好尺神经手背支和桡神经浅支。在指骨病变的手术中也要注意保护手指的血管神经束。
- 在显露掌骨远端的内生软骨瘤时可以切断腱联合，牵开伸肌腱，有助于直接暴露骨皮质。

体位

- 取平卧位，将患肢外展于手术台上，手为旋前位。
- 应用止血带。

显露

- 对中、环指病变采用背侧直切口。对于两侧的掌骨、示指和小指，采用背外侧切口（图 103.5 ）。
- 采用背外侧切口直接显露内生软骨瘤表面的骨皮质。
- 进行软组织内分离时要避免损伤浅静脉和感觉神经。
- 牵开伸肌腱，显露掌骨骨干。
- 对于指骨病变，采用背外侧切口，通过侧腱束与掌侧的血管神经束之间显露骨皮质。

手术操作

第一步：掀起骨膜，暴露骨皮质。

- 对于掌背侧骨膜均掀起，以暴露病变的全长（图 103.6 ）。

第二步：在皮质骨上开窗

- 在外侧或背外侧顺着病变长轴开骨窗，宽度为 2～3 mm（图 103.7 ）。
- 开窗要充分，以便完全切除肿瘤，并要避免造成不必要的骨折。
- 用低速磨钻或骨刀进行开窗。

显露要点

避免直接在伸肌腱表面做直切口，以减少术后粘连。

显露注意

减少伸肌腱损伤，保持腱周组织完整，避免过度牵拉。

第一步手术要点

掀起骨膜瓣有助于在手术结束前缝合，以闭合骨窗。

第二步手术要点

如果皮质较薄，可用刀片开窗，可控性更好。

第二步手术注意

开窗要足够大，以便彻底移除肿瘤，刮除更彻底。通过这种可控的开窗可以避免不必要的骨折。

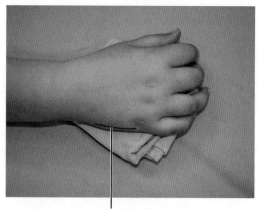

使用病变骨皮质表面的背外侧切口

图 103.5

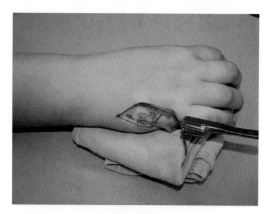

图 103.6

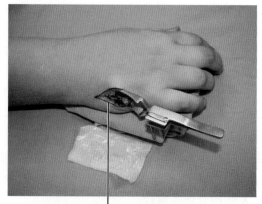

骨皮质开窗要充分，以便刮
除肿瘤时要避免发生骨折

图 103.7

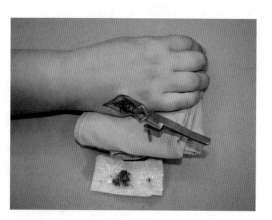

图 103.8

第三步：刮除或移除肿瘤

- 通过骨窗用刮匙彻底移除内生软骨瘤的软骨样基质（图 103.8）。

第四步：骨质重建

- 彻底移除肿瘤后，注射脱钙骨基质填充死腔（图 103.9）。

第五步：闭合伤口

- 松止血带，充分止血。
- 可能的话，缝合骨膜，覆盖骨缺损。
- 如果切开了腱联合，需要进行修复。
- 对手指伤口用不可吸收缝线间断缝合，对手背伤口用可吸收缝线连续缝合（图 103.10）。

附加要点

发生病理性骨折的治疗

- 对于已经发生的病理性骨折，传统的治疗是先等待骨折愈合，通过治疗可以重新活动后再彻底治疗内生软骨瘤。
- 很多作者介绍了多种一期刮除、骨水泥填充的治疗方法，伴或不伴内固定。

第三步手术要点

可通过术中透视确认肿瘤被完全移除。

第四步手术要点

要用合适的注射器注入脱钙骨基质，减少外漏。可以部分缝合骨膜，以减少骨窗大小，注射过程中避免溢出。

第四步手术注意

- 对残腔的处理方法有多种，包括仅刮除不处理、自体骨移植、异体骨移植和骨基质填充。
- 不同的方法预后类似，尽管自体骨存在供区的并发症。
- 如果皮质强度或质量存在问题，可以填充骨水泥，提供术后即刻的强度支持，尽管并未显示出对预后有益。

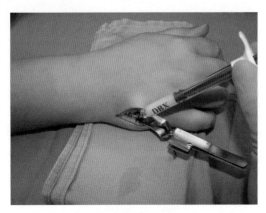

图 103.9

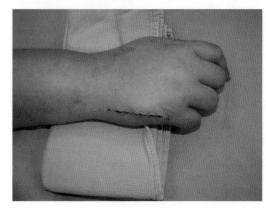

图 103.10

<table>
<tr><td>

第五步手术要点

- 不要将伸肌装置与周围软组织缝合，会干扰肌腱的滑动。
- 对于急性病理性骨折患者，术后需要用支具固定直至骨折愈合。通过X线表现和局部无压痛来证实骨折的愈合。对于其他患者，术后敷料包扎即可。

</td></tr>
</table>

- 延期治疗和即刻治疗的目的是一致的，均为尽快恢复手指的活动度，避免长时间固定引起的活动受限。
- 如果病理性骨折已愈合，对于单一孤立性病灶，一些作者主张无须治疗，定期复查即可，因为恶变风险很低。愈合的骨痂或内生软骨瘤比骨折之前更加坚强。
- 对于多发病变，由于其恶变率较高，需要进行切除手术。

术后护理和预后

- 3天后去除辅料，患者开始主动活动度的锻炼。
- 告知患者6周内避免负重超过5磅和过度的功能锻炼，直到髓腔愈合，强度恢复。
- 所有患者均要随访，通过X线检查证实愈合。
- 骨折愈合后，对单发已愈合的病灶患者要进行1年的随访。随后如有需要，则随访。
- 对多发病变的患者要进行规律随访，监测复发和新发病变。

证据

Bachoura A, Rice IS, Lubahn AR, Lubahn JD. The surgical management of hand enchondroma without postcurettage void augmentation: authors' experience and a systematic review. Hand 2015; 10: 461–71.

这篇系统性综述并没有发现对骨缺损的不同处理方法在并发症的发生上有统计学差异，每种治疗都有其特有的理论上的并发症。当采用自体骨移植时，1/3的并发症与供区有关，包括疼痛和感染等（Ⅲa级证据）。

Herget GW, Strohm P, Rottenburger C. Insights into enchondroma, enchondromatosis and the risk of secondary chondrosarcoma. Review of the literature with an emphasis on the clinical behaviour, radiology, malignant transformation and the follow up. Neoplasma 2014; 61: 365–78.

首选的影像学检查是经典的两平面X线。MRI和CT在诊断困难时应用，因为可以提供更清晰的钙化灶、骨膜反应、皮质破坏及软组织受累情况（Ⅲa级证据）。

Sassoon AA, Fitz-Gibbon PD, Harmsen WS, Moran SL. Enchondromas of the hand: factors affecting recurrence, healing, motion, and malignant transformation. J Hand Surg Am 2012; 37: 1229–34.

本文包含了41例病理骨折，对9例进行即刻刮除植骨治疗，32例等待骨折愈合后治疗。两组患者达到活动度完全恢复的时间没有差异。延迟治疗组有平均7周的制动时间（Ⅳ级证据）。

第一百零四章

周围神经鞘瘤切除术

Joshua M. Adkinson、Kevin C. Chung 著 李 斌 译 郭 阳 审校

适应证

- 需要切除上肢皮下组织内的病变。
- 通常患者主诉为无痛性包块，在术中得以诊断。其他患者可能表现为神经功能受损，如触痛、神经源性疼痛和（或）感觉运动功能障碍。

临床检查

- 神经鞘瘤最常见于远端肢体的掌侧面，累及尺神经、正中神经或桡神经（图 104.1A、B）。
- 叩击肿块可导致神经分布区域的感觉异常。
- 不要将腱鞘囊肿与神经鞘瘤相混淆。腱鞘囊肿 Tinel 征（叩击肿块导致局部或远端产生刺痛感）为阴性可加以鉴别。

影像学

- 术前 MRI 有助于评估肿块的来源，以及其与周围组织的关系等。周围神经鞘瘤在 T1 加权像为低信号，在 T2 加权像为高信号，图 104.1 为骨间后神经的神经鞘瘤 T2 加权像。图 104.2A 显示的是轴位，图 104.2B 显示的是冠状位。
- 仅通过 MRI 检查不足以鉴别良性和恶性神经肿瘤。

左示指指神经神经鞘瘤

左手掌累及正中神经的神经鞘瘤

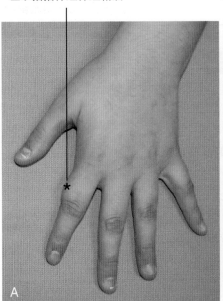
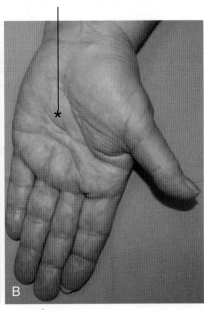

图 104.1 A–B

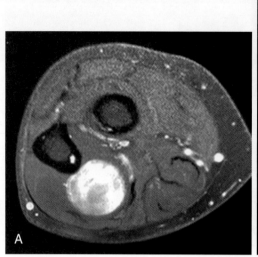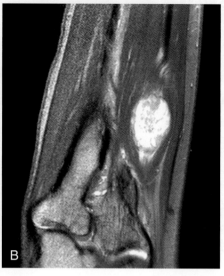

图 104.2 A–B

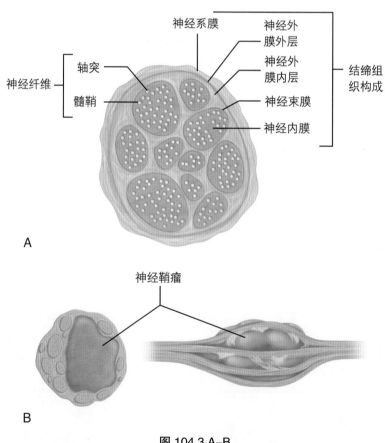

图 104.3 A–B

手术解剖

- 着手对周围神经肿瘤进行切除时，需要对上肢的周围神经解剖有系统的理解。图 104.3A 显示的是正常的神经断层示意图，图 104.3B 显示的是神经鞘瘤断层示意图。

体位

- 取平卧位，将上肢外展于手术台上。

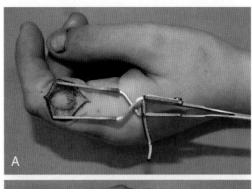

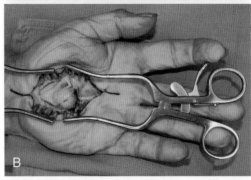

图 104.5 A–B

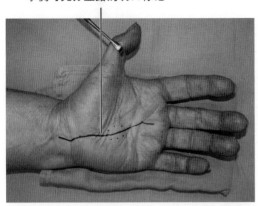

掌侧可允分显露的切口标记

图 104.4

- 采用全麻，应用上肢清洁止血带。
- 标准化消毒铺单。
- 对患肢要驱血充分，以确保术区视野清晰。

显露

- 根据肿瘤的部位确定必要的入路。对整个上肢解剖的系统理解是必需的。

手术操作

第一步

- 标记手术切口，并向病灶远近端延伸（图 104.4）。
- 用 15 号刀片游离皮瓣，显露周围神经肿瘤。

第二步

- 分离并保护周围的血管束，从近端向远端游离受累的神经。图 104.5A 显示的是左示指感觉神经神经鞘瘤的显露。图 104.5B 显示的是掌侧神经鞘瘤的显露和血管神经束的分离保护。

第三步

- 通过显微操作将神经鞘瘤从母神经上剥除。图 104.6A 显示的是左示指感觉神经神经鞘瘤的显微切除。图 104.6B 显示的是掌侧神经鞘瘤的显微切除和血管神经束的分离保护。
- 松止血带，彻底止血。
- 用 4-0 或 5-0 不可吸收缝线缝合伤口（图 104.7）。

术后护理和预后

- 用软敷料包扎患肢，并限制活动 2 周。大部分患者术后感觉和运动功能完好，除非肿瘤广泛累及小的神经分支而不得不切除，或采用神经移植来进

显露要点

- 在分离过程中，应可以随时查看相关的影像学检查。
- 在精细分离时确保有显微器械可用。
- 准备好处理神经缺损，如果要切除一部分神经的话（比如术中发现病变为神经纤维瘤）。

第二步手术要点

- 通常可以从神经中剥除肿物，要保持神经束的完整。
- 如果肿物难以剥除，可能是神经纤维瘤。在这种情况下，切除受累区域，用神经移植来重建。

第三步手术注意

如果进行神经内分离，25% 的患者会出现有症状的神经瘤，所以要避免神经内分离。

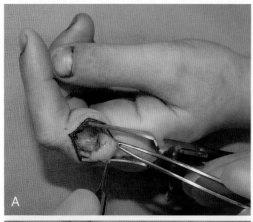

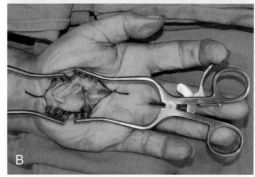

图 104.6 A–B

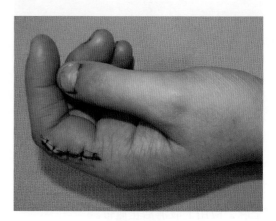

图 104.7

行重建。
- 术前进行了活检或肿瘤复发的患者有更高的风险导致神经功能受损。
- 复发并不常见。

循证文献

- Kang HJ, Shin SJ, Kang ES. Schwannomas of the upper extremity. J Hand Surg Br 2000; 25:604–7.

  这篇文章报道了 13 例患者、20 侧上肢神经鞘瘤的临床表现、MRI 特点和术后转归。12 例 Tinel 征阳性，1 例腕关节力弱，1 例肿瘤位于腕尺管内并导致小鱼际肌肉萎缩。9 例术前行 MRI 检查，6 例证实诊断为神经鞘瘤。对所有肿物均用显微操作切除，2 例发生了术后一过性神经并发症（Ⅲ级证据）。

  Phalen GS. Neurilemmomas of the forearm and hand. Clin Orthop Relat Res 1976; 114: 219–22.

  这篇经典文章报道了对 17 例神经鞘瘤的术前评估和手术切除。6 例位于前臂，11 例位于手部和腕关节。5 例位于手指，1 例位于拇指，3 例位于手掌，2 例位于腕关节。在发生于前臂的肿瘤中，3 例累及正中神经，2 例累及尺神经，而有 1 例起源于桡神经的一小束感觉分支。肿瘤包膜完整，可以轻松地将其从母神经上剥离。很少需要切除受累神经，除非小分支广泛受累（Ⅲ级证据）。

第一百零五章

手部恶性皮肤肿瘤的治疗

Sirichai Kamnerdnakta、Matthew Brown、Kevin C. Chung 著　李　斌 译　郭　阳 审校

适应证

- 对于所有恶性病变，在外科切除后均会延长患者的生存期。
- 治疗的目的是在彻底切除肿瘤的前提下保留功能和外观。

术前关键

- 足够地切除边界。
- 处理局部淋巴结。
- 选择重建。

恶性黑色素瘤

- 切除边界：根据 Breslow 厚度分级决定切除边界。表 105.1 为根据英国修订的 2010 版皮肤黑色素瘤治疗指南（Marsden 等）和 2015.3 版美国国家综合癌症网络（National Comprehensive Cancer Network，NCCN）指南制订的建议的切除边界

- 局部淋巴结的处理：预测淋巴结转移的最佳指标之一是肿瘤厚度。对于 Breslow 厚度超过 1 mm 的肿瘤，如果临床检查淋巴结为阴性，需要进行前哨淋巴结活检。如果前哨淋巴结活检为阳性，需要进一步做局部淋巴结清扫。如果临床检查发现淋巴结为阳性，需要进一步做淋巴结活检。如果最终的活检证实为转移，则需要行彻底的淋巴结清扫。

- 甲下黑色素瘤：甲下黑色素瘤的切除范围在截指与局部广泛切除之间仍有争论。比较这两种方式，截指并没有在预后或生存期方面表现出获益。一般来说，外科医生倾向于在未受累的最远关节水平截指。截指平面也不影响预后。与单纯截指相比，选择性淋巴结清扫没有显著降低淋巴结的复发。

鳞状细胞癌

- 切除边界：根据美国癌症联合委员会（American Joint Committee on Cancer，

表 105.1	建议的切除边界

Breslow 厚度	建议的切除范围
原位癌	0.5 ~ 1.0 cm
<1.0 mm	1.0 cm
1.01 ~ 2.0 mm	1 ~ 2 cm
2.01 ~ 4.0 mm	2 cm
>4 mm	2 ~ 3 cm

根据英国修订的 2010 版皮肤黑素瘤治疗指南（Marsden 等）和 2015.3 版 NCCN 指南制订

AJCC）和 NCCN 鳞状细胞癌治疗指南（2015.1 版），将患者分为高风险组和低风险组。高风险组包括直径>2 cm，组织分化程度低，Breslow 厚度>2 mm，Clark 分级>Ⅳ级，侵及神经，患者处于免疫抑制状态或患有基因缺陷综合征。对高风险组建议的切除边界为 6 mm，低风险组为 4 mm。

- 局部淋巴结的处理：对临床可疑的淋巴结，在进行淋巴结清扫前需行前哨淋巴结活检以确诊。对于高风险患者，如直径>2 cm，厚度>4 mm，存在神经侵犯、分化较差和复发病变，即使临床淋巴结检查为阴性，也推荐行前哨淋巴结活检。

基底细胞癌

- 切除边界：同鳞状细胞癌（高风险组和低风险组）。
- 局部淋巴结的处理：基底细胞癌很少转移至淋巴结。不建议行选择性淋巴结清扫术。但是如果患者的临床淋巴结检查为阳性，则需要进行组织学确诊。如确诊为恶性，则为彻底淋巴结清扫的适应证。

莫氏手术切除

- 采用传统的切除边界，初治基底细胞癌的 5 年复发率为 3%~10%，而复发病例的 5 年复发率超过了 17%。莫氏手术治疗初治病例的 5 年复发率为 1.0%~1.7%，复发病例为 4.0%~5.6%。对于存在边界不规则、需要保护组织结构（手指）、侵袭性组织学表现、神经侵犯、复发病变以及有放疗病史等因素的患者，建议行莫氏手术切除，有助于确保足够的切除边界。

临床检查

- 需要进行从头到足的全身皮肤检查。应对癌前病变或可疑恶性病变进行记录，对卫星灶或移行病变也应进行评估。
- 需记录原发灶的大小、颜色、有无溃疡及并发症等特点。
- 进行手部检查，包括神经血管情况、手部活动度及功能。
- 触诊肘关节周围及腋窝淋巴结。
- 记录骨痛、体重减轻以及肝大等远处转移的症状和体征。

影像学

- 如果临床不考虑转移，则不建议行常规的影像学和血液学检查，因其假阳性率较高。
- 如临床检查可疑深部组织侵犯，MRI 检查可能有帮助。CT 与 MRI 相比 CT 能更好地评估骨质的侵犯。
- 上肢断层血管成像（computed tomography angiography，CTA）或血管造影有助于评估血管受累情况，为术前进行血管重建的设计提供依据。

手术解剖

- 手部掌侧和背侧皮肤的解剖学特点有很多不同。背侧皮肤薄、柔软，皮下蜂窝组织疏松。皮下有较多静脉和淋巴管走行。
- 掌侧皮肤光滑，真皮层和角质层较厚。通过纵向的纤维间隔与其下的掌腱膜锚定。掌侧皮肤无毛囊皮脂腺结构，但是有终端感觉器和汗腺。

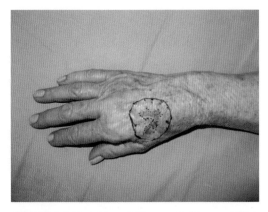

图 105.1（Courtesy of Steven C. Haase, MD）

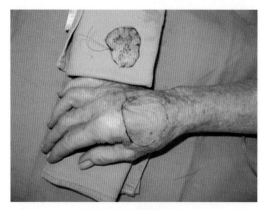

图 105.2（Courtesy of Steven C. Haase, MD）

体位

- 平卧位，患肢外展于手术台上。
- 如有必要行淋巴结清扫，则暴露好同侧腋窝。
- 所有操作在应用止血带下进行。
- 如需要进行皮瓣修复或组织移植，备好供区。

显露

- 标记病变边界和病变周围的炎性反应区，根据不同病变的切除指南制订切除计划（图 105.1）。

皮肤恶性黑色素瘤的广泛切除和植皮或皮肤替代物重建

手术操作

操作适应证

- 缺损不能一期闭合。
- 病变的切除边界要求较高。

第一步：病变的广泛切除

- 根据术前的切口标记切开皮肤。切除深筋膜以浅的所有组织，用不可吸收缝线固定病变的位置。

第二步：应用皮肤替代物（许多病例的选择）

- 仔细止血。
- 根据说明书制备皮肤替代物。
- 对于牛皮肤胶原类似物，在使用前应保持湿润。
- 根据缺损的大小修剪皮肤替代物，用 4-0 可吸收缝线与创面固定（图 105.3）。
- 进行加压包扎，确保移植物与创面紧密接触，无剪切力。
- 术后 1 周进行第一次换药，间断换药至术后 2～3 周。

第三步：植皮

- 从合适的供区薄层取皮，厚度为 0.011～0.015 英寸（0.30～0.40mm）。
- 将前次皮肤替代物表面的硅酮去除。

显露要点

如果计划畸形显微皮瓣重建，则术前应定位和评估供区和受区血管。

显露注意

在手术过程中，如果患者的体表暴露面积较大，要注意保暖，避免患者体温过低。

第一步手术要点

- 对于局部侵袭性肿瘤的其深部组织，如深筋膜、腱周组织、肌腱和肌肉甚至骨质都需要进行评估。如果受累，则进行整块切除。深部组织的切除边界为受累组织更深部的一层筋膜（图 105.2）。
- 需要使用肿瘤无接触操作来避免肿瘤的播散，用纱布或贴膜覆盖病变表面可减少肿瘤的污染。

第一步手术注意

- 在切除过程中要避免肿瘤破裂。
- 如果对切除边界存疑，必要时可行术中冰冻明确。

第二步手术要点

皮肤替代物的再血管化依赖于其与创面血管床的充分接触。纵行小切口有助于引流，避免积液或形成血肿。

第二步手术注意

在许多病例中皮肤替代物不是必须的。对于这些病例，直接植皮是可以的。如果对切除边界有担心，皮肤替代物可以临时用来覆盖裸露的肌腱和骨质，通过植入一层"新生皮"而改善创面质地。与单纯断层植皮相比，皮肤替代物的皮肤更柔软，质地更好（图 105.4）。

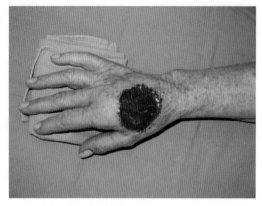

图 105.3 （Courtesy of Steven C. Haase, MD）

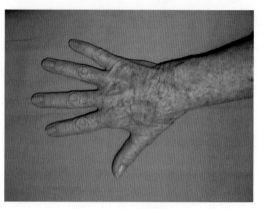

图 105.4 （Courtesy of Steven C. Haase, MD）

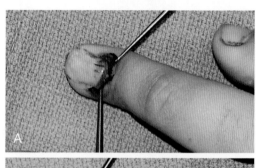

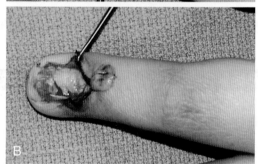

图 105.6 A–B

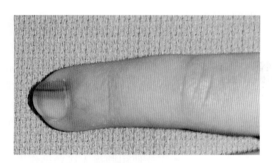

图 105.5

- 用 4-0 可吸收缝线缝合皮片，加压包扎。

广泛切除甲下黑色素瘤

手术操作

操作适应证

- 甲床黑色或暗黑色病变增长超过 3～4 周。如果病变进展，随甲板生长向远端增大，仅进行观察是可接受的。
- 病变增大、边界不规则、超过甲襞以及甲板隆起是危险因素。如果黑色病变发生进展，同时伴有以上表现，则是进行组织活检的适应证（图 105.5）。

第一步：诊断性活检

- 用骨膜剥离器和剪刀去除甲板。
- 45° 放射状切开甲襞，显露甲生发基质（图 105.6A、B）。
- 取全厚椭圆形组织进行活检，用 6-0 或 7-0 可吸收缝线修复甲床，对甲襞用无菌衬垫支撑，以防止粘连。

第一步手术要点

- 确保甲床与甲板彻底分离，不要在拔甲时撕裂甲床。
- 将骨膜剥离器尖锐的一端抵住甲板剥离，以避免损伤甲床。

第一步手术注意

黑甲是一种良性病变，尽管可通过活检证实。但是切除活检后甲床修复不良会导致永久性甲板畸形。对甲床的修复需要精细操作。

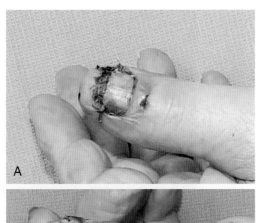

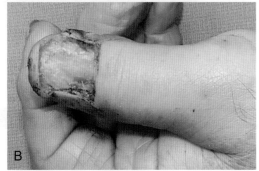

图 105.7 AA–B

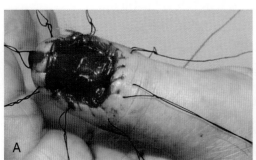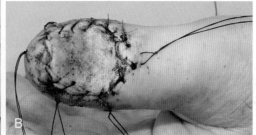

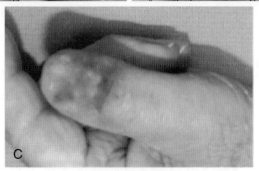

图 105.8 A–C

第二步：彻底切除和重建

- 一旦通过病理学确诊为恶性肿瘤，需要进行根治性手术。
- 对于大部分病例，广泛切除需要一并切除整个甲床，除非进行截指（图 105.7A、B）。
- 通过放射状切口切开甲襞，小心将其掀起，在末节指骨骨膜浅层切除整个甲床和甲生发基质。
- 取全厚皮片，用 6-0 可吸收缝线将其缝合在缺损上。保留末节指骨骨膜有助于植皮。如果肿瘤侵犯更深，截指是更好的选择（图 105.8A－C）。

第二步手术要点

仔细掀起皮瓣和显露在甲床完整切除时是必要的。

第二步手术提示

- 甲床不全切除导致指甲反复生长。
- 不要切除远节指骨的骨膜。

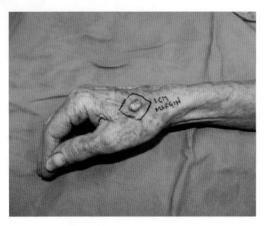

图 105.9

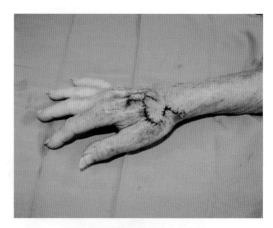

图 105.10

广泛切除后局部皮瓣重建

手术操作

适应证

- 对于复合组织缺损需要采取复合组织重建。
- 创面有重要结构或无血运的结构裸露。
- 跨关节瘢痕可能挛缩。
- 对于复合组织重建、术后放疗、局部瘢痕组织以及术前放疗史等情况，需要进行游离组织移植。

第一步：广泛切除

- 切除病变，评估缺损。
- 在病变周围标记广泛切除的边界（图 105.9）。

第二步：皮瓣切取和转位

<table>
<tr><td>

第二步手术注意
- 与手和手指其他部位相比，掌侧皮肤十分松弛。

</td><td>

- 需要评估周围组织的富余量和弹性，设计局部皮瓣。根据周围皮肤的质地、弹性和富余量地图样设计皮瓣（图 105.10）。
- 在与切除相同的层面切取皮瓣。
- 用间断不可吸收缝线缝合闭合切缘。

</td></tr>
</table>

广泛切除后上臂外侧游离皮瓣重建

手术操作

第一步：广泛切除，缺损评估，对创面预处理。

<table>
<tr><td>

第一步手术要点
- 对臃肿的皮瓣重建后会使肿瘤的复发监测变得困难。
- 为了确保肿瘤切除彻底，对创面暂时用湿纱布覆盖，等待病理确认后再行重建手术。

第一步手术注意
如果切除边界不够，复杂的重建并不会让患者获益。

</td><td>

- 在活检瘢痕周围标记广泛切除边界，用4-0不可吸收缝线固定切除轮廓（图105.11）。
- 沿病变周围切开，垂直切开皮肤及皮下组织直至深筋膜。对于这例患者，体格检查提示肿瘤侵犯了拇长伸肌腱，予以一并切除（图105.12）。
- 对于受区血管在术中用手持多普勒仪探测。将血管吻合处置于血管蒂根部，易于辨认和分离。
- 游离动脉和静脉并清理，为显微吻合做准备。

</td></tr>
</table>

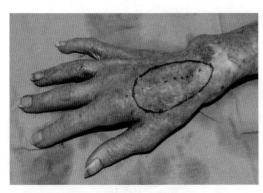

图 105.11

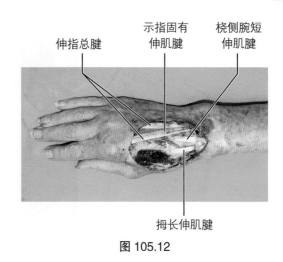

伸指总腱　示指固有伸肌腱　桡侧腕短伸肌腱

拇长伸肌腱

图 105.12

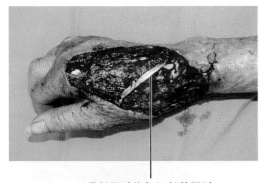

掌长肌腱修复拇长伸肌腱

图 105.13

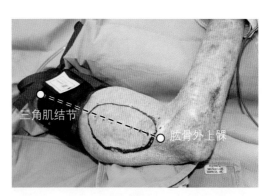

三角肌结节　　　肱骨外上髁

图 105.14

第二步

- 通过间断小切口切取同侧掌长肌腱，根据切下标本内肌腱的长度决定切取的长度。
- 用 4-0 多股编织可吸收缝线编织缝合移植的肌腱远近端来修复拇长伸肌腱。调节张力至拇指指间关节轻度伸直，掌指关节屈曲（图 105.13）。
- 根据缺损大小设计上臂外侧皮瓣的尺寸。可以用海绵或纸来获取缺损的模板。要在设计时予以考虑供区和受区的血管蒂位置。皮岛的长轴与三角肌结节和肱骨外上髁连线一致（图 105.14）。
- 皮瓣切取和闭合的细节详见于第七十七章。
- 从皮瓣边缘开始测量血管蒂的长度，长度要足够用来吻合。桡侧副动脉后支的最大长度可达肱深动脉。将皮瓣后方从肱三头肌掀起，前方从肱肌掀起。血管蒂为桡侧副动脉后支（图 105.15）。

第三步：皮瓣固定和血管蒂显微吻合

- 将上臂外侧皮瓣覆盖缺损，皮瓣的方向要确保不影响血运，血管蒂不迂曲，避免产生不必要的张力。
- 对皮瓣临时用 4-0 不可吸收缝线固定于创面，悬吊血管蒂表面的皮瓣以便显微吻合。用 10-0 尼龙线在显微镜下精细吻合动脉和静脉。检查吻合口的

第二步手术要点

- 术前定位血管穿支有助于术中分离。
- 确定缺损大小后，可由两组医生同时进行操作。一组进行受区的准备，另一组进行皮瓣的切取。
- 如果计划采用带神经的皮瓣，可随皮瓣一并切取臂外侧下皮神经进行再神经化。

第二步手术注意

在前方游离皮瓣时，肱肌和肱桡肌可能附着于皮瓣。桡神经在两块肌肉之间走行。在错误的平面内分离或肌肉穿支的出血会导致术野模糊，有损伤桡神经的风险。

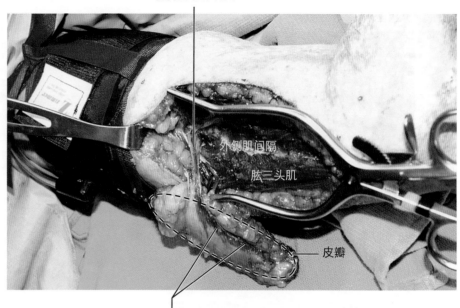

桡侧副动脉后支

外侧肌间隔

肱三头肌

皮瓣

肌间隔皮穿支

图 105.15

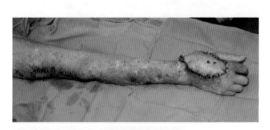

图 105.16

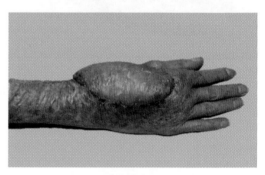

图 105.17

通畅度，观察皮瓣血运。如果有血运不佳的征象发生，在排除皮瓣或血管蒂的压迫后，要立刻对血管蒂进行探查。

- 在皮瓣下放置引流，用 4-0 尼龙线缝合皮瓣与创面。对供区直接逐层缝合（图 105.16）。

术后护理和预后

- 需要持续监测患者的全身状况。启动游离皮瓣观察程序、生命体征支持和维持红细胞压积稳定。一旦有任何血管危象，进行早期探查是必要的。
- 抬高患肢，减少肿胀和静脉充血。
- 10~14 天拆除缝线和所有外固定。
- 根据术中情况启动康复锻炼计划，单纯行软组织覆盖的患者很少需要进行康复治疗。
- 如果皮瓣过于臃肿，应在术后应用加压包扎。术后 3~6 个月血运稳定后可行闭合吸脂或切开减容手术（图 105.17）。

循证文献

Cochran AM, Buchanan PJ, Bueno RA Jr, Neumeister MW. Subungual melanoma: a review of current treatment. Plast Reconstr Surg 2014;2:259–73

这篇文章讨论了甲下黑色素瘤的治疗争论。资料统一性的缺乏、黑色素瘤浸润厚度的精确性差以及治疗选择的偏倚阻碍了甲下黑色素瘤根本治疗方案的推出。有证据表明对原位黑色素瘤可行局部广泛切除。只有四篇文章对局部切除和截指进行了直接比较，而且都是回顾性研究。各项研究对截指会使生存率获益这一观点尚未达成一致。

Ilyas EN, Leinberry CF, Ilyas AM. Skin cancers of the hand and upper extremity. J Hand Surg Am 2012;37A:171–8.

这是一篇手部皮肤恶性肿瘤的综述性文章。文中总结了肿瘤治疗组织和协会对诊断、治疗和预后的建议。

Marsden JR, Newton-Bishop JA, Burrows L, et al; British Association of Dermatologists (BAD) Clinical Standards Unit. Revised UK guidelines for the management of cutaneous melanoma 2010. J Plast Reconstr Aesthet Surg 2010;63:1401–19.

这篇文章着重介绍了英国皮肤黑色素瘤的治疗指南，对指南制订时的证据强度也予以注明，并简要阐述了流行病学、诊断、研究和随访。这些指南由多学科合作制订，由英国黑色素瘤研究组（*United Kingdom Melanoma Study Group*，UKMSG）和英国皮肤病学协会（*British Association of Dermatologists*）的多个学组合作制订。

Martin DE, English JC 3rd, Goitz RJ. Squamous cell carcinoma of the hand. J Hand Surg Am 2011;36A:1377–81.

这是一篇手部鳞状细胞癌相关临床问题的循证医学研究。作者重点介绍了相关研究和文献，包括切除边界的建议和淋巴结的处理相关的系统性综述。这篇文章没有进行新的统计学分析，总结了手部鳞状细胞癌外科治疗预后，具有教育作用（证据等级：综述）。

术后注意

避免长时间的固定，否则会导致关节僵硬和瘢痕挛缩。